"十二五"普通高等教育本科国家级规划教材

国家卫生健康委员会"十四五"规划教材

全 国 高 等 学 校 教 材

供八年制及"5+3"一体化临床医学等专业用

医学统计学
Medical Statistics

第4版

主　　审　颜　虹

主　　编　陈　峰

副 主 编　杨土保　王　彤　马　骏　曾令霞

数 字 主 编　陈　峰

数字副主编　王　彤　杨土保　马　骏　曾令霞

人民卫生出版社

·北 京·

图书在版编目（CIP）数据

医学统计学 / 陈峰主编. -- 4 版. -- 北京 ：人民
卫生出版社，2024. 10. --（全国高等学校八年制及 "5+3"
一体化临床医学专业第四轮规划教材）. -- ISBN 978-7-
117-37029-5

Ⅰ. R195.1

中国国家版本馆 CIP 数据核字第 2024Y9R735 号

人卫智网	www.ipmph.com	医学教育、学术、考试、健康，购书智慧智能综合服务平台
人卫官网	www.pmph.com	人卫官方资讯发布平台

医学统计学

Yixue Tongjixue

第 4 版

主　　编：陈　峰

出版发行：人民卫生出版社（中继线 010-59780011）

地　　址：北京市朝阳区潘家园南里 19 号

邮　　编：100021

E - mail：pmph @ pmph.com

购书热线：010-59787592　010-59787584　010-65264830

印　　刷：鸿博睿特（天津）印刷科技有限公司

经　　销：新华书店

开　　本：850×1168　1/16　印张：43

字　　数：1272 千字

版　　次：2005 年 8 月第 1 版　　2024 年 10 月第 4 版

印　　次：2024 年 11 月第 1 次印刷

标准书号：ISBN 978-7-117-37029-5

定　　价：139.00 元

打击盗版举报电话：010-59787491　E-mail：WQ @ pmph.com

质量问题联系电话：010-59787234　E-mail：zhiliang @ pmph.com

数字融合服务电话：4001118166　E-mail：zengzhi @ pmph.com

编 者

（以姓氏笔画为序）

马　骏（天津医科大学）

王　彤（山西医科大学）

王　静（安徽医科大学）

王学梅（内蒙古医科大学）

尹　平（华中科技大学）

石武祥（桂林医学院）

朱彩蓉（四川大学）

刘玉秀（中国人民解放军东部战区总医院）

刘红波（中国医科大学）

刘启贵（大连医科大学）

宇传华（武汉大学）

李　康（哈尔滨医科大学）

杨土保（中南大学）

余红梅（山西医科大学）

言方荣（中国药科大学）

陈　征（南方医科大学）

陈　峰（南京医科大学）

易　东（陆军军医大学）

罗艳侠（首都医科大学）

赵　杨（南京医科大学）

胡国清（中南大学）

侯　艳（北京大学）

贺　佳（海军军医大学）

秦国友（复旦大学）

夏结来（空军军医大学）

党少农（西安交通大学）

凌　莉（中山大学）

陶育纯（吉林大学）

曹明芹（新疆医科大学）

彭　斌（重庆医科大学）

曾令霞（西安交通大学）

薛付忠（山东大学）

编写秘书

张汝阳（南京医科大学）　　　　　　　　　陈方尧（西安交通大学）

数字编委

（数字编委详见二维码）

数字编委名单

3

融合教材阅读使用说明

融合教材即通过二维码等现代化信息技术,将纸书内容与数字资源融为一体的新形态教材。本套教材以融合教材形式出版,每本教材均配有特色的数字内容,读者在阅读纸书的同时,通过扫描书中的二维码,即可免费获取线上数字资源和相应的平台服务。

本教材包含以下数字资源类型   **本教材特色资源展示**

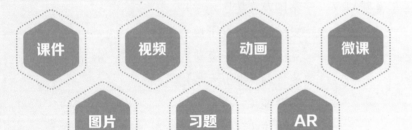

获取数字资源步骤

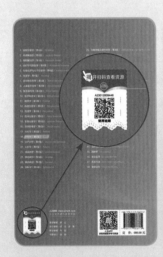 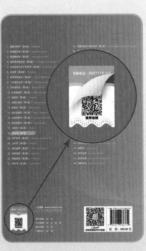 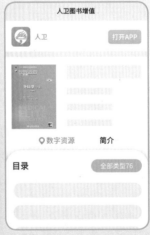 

①扫描封底红标二维码,获取图书"使用说明"。

②揭开红标,扫描绿标激活码注册/登录人卫账号获取数字资源。

③扫描书内二维码或封底绿标激活码随时查看数字资源。

④登录 zengzhi.ipmph.com 或下载应用体验更多功能和服务。

APP 及平台使用客服热线   400-111-8166

读者信息反馈方式

欢迎登录"人卫 e 教"平台官网"medu.pmph.com",在首页注册登录(也可使用已有人卫平台账号直接登录),即可通过输入书名、书号或主编姓名等关键字,查询我社已出版教材,并可对该教材进行读者反馈、图书纠错、撰写书评以及分享资源等。

全国高等学校八年制及"5+3"一体化临床医学专业
第四轮规划教材 修订说明

为贯彻落实党的二十大精神,培养服务健康中国战略的复合型、创新型卓越拔尖医学人才,人卫社在传承20余年长学制临床医学专业规划教材基础上,启动新一轮规划教材的再版修订。

21世纪伊始,人卫社在教育部、卫生部的领导和支持下,在吴阶平、裘法祖、吴孟超、陈灏珠、刘德培等院士和知名专家亲切关怀下,在全国高等医药教材建设研究会统筹规划与指导下,组织编写了全国首套适用于临床医学专业七年制的规划教材,探索长学制规划教材编写"新""深""精"的创新模式。

2004年,为深入贯彻《教育部 国务院学位委员会关于增加八年制医学教育(医学博士学位)试办学校的通知》(教高函〔2004〕9号)文件精神,人卫社率先启动编写八年制教材,并借鉴七年制教材编写经验,力争达到"更新""更深""更精"。第一轮教材共计32种,2005年出版;第二轮教材增加到37种,2010年出版;第三轮教材更新调整为38种,2015年出版。第三轮教材有28种被评为"十二五"普通高等教育本科国家级规划教材,《眼科学》(第3版)荣获首届全国教材建设奖全国优秀教材二等奖。

2020年9月,国务院办公厅印发《关于加快医学教育创新发展的指导意见》(国办发〔2020〕34号),提出要继续深化医教协同,进一步推进新医科建设、推动新时代医学教育创新发展,人卫社启动了第四轮长学制规划教材的修订。为了适应新时代,仍以八年制临床医学专业学生为主体,同时兼顾"5+3"一体化教学改革与发展的需要。

第四轮长学制规划教材秉承"精品育精英"的编写目标,主要特点如下:

1. 教材建设工作始终坚持以习近平新时代中国特色社会主义思想为指导,落实立德树人根本任务,并将《习近平新时代中国特色社会主义思想进课程教材指南》落实到教材中,统筹设计,系统安排,促进课程教材思政,体现党和国家意志,进一步提升课程教材铸魂育人价值。

2. 在国家卫生健康委员会、教育部的领导和支持下,由全国高等医药教材建设研究学组规划,全国高等学校八年制及"5+3"一体化临床医学专业第四届教材评审委员会审定,院士专家把关,全国医学院校知名教授编写,人民卫生出版社高质量出版。

3. 根据教育部临床长学制培养目标、国家卫生健康委员会行业要求、社会用人需求,在全国进行科学调研的基础上,借鉴国内外医学人才培养模式和教材建设经验,充分研究论证本专业人才素质要求、学科体系构成、课程体系设计和教材体系规划后,科学进行的,坚持"精品战略,质量第一",在注重"三基""五性"的基础上,强调"三高""三严",为八年制培养目标,即培养高素质、高水平、富有临床实践和科学创新能力的医学博士服务。

4. 教材编写修订工作从九个方面对内容作了更新:国家对高等教育提出的新要求;科技发展的趋势;医学发展趋势和健康的需求;医学精英教育的需求;思维模式的转变;以人为本的精神;继承发展的要求;统筹兼顾的要求;标准规范的要求。

5. 教材编写修订工作适应教学改革需要,完善学科体系建设,本轮新增《法医学》《口腔医学》《中医学》《康复医学》《卫生法》《全科医学概论》《麻醉学》《急诊医学》《医患沟通》《重症医学》。

6. 教材编写修订工作继续加强"立体化""数字化"建设。编写各学科配套教材"学习指导及习题集""实验指导/实习指导"。通过二维码实现纸数融合,提供有教学课件、习题、课程思政、中英文微课,以及视频案例精析(临床案例、手术案例、科研案例)、操作视频/动画、AR模型、高清彩图、扩展阅读等资源。

全国高等学校八年制及"5+3"一体化临床医学专业第四轮规划教材,均为国家卫生健康委员会"十四五"规划教材,以全国高等学校临床医学专业八年制及"5+3"一体化师生为主要目标读者,并可作为研究生、住院医师等相关人员的参考用书。

全套教材共48种,将于2023年12月陆续出版发行,数字内容也将同步上线。希望得到读者批评反馈。

全国高等学校八年制及"5+3"一体化临床医学专业第四轮规划教材　序言

"青出于蓝而胜于蓝",新一轮青绿色的八年制临床医学教材出版了。手捧佳作,爱不释手,欣喜之余,感慨千百位科学家兼教育家大量心血和智慧倾注于此,万千名医学生将汲取丰富营养而茁壮成长,亿万个家庭解除病痛而健康受益,这不仅是知识的传授,更是精神的传承、使命的延续。

经过二十余年使用,三次修订改版,八年制临床医学教材得到了师生们的普遍认可,在广大读者中有口皆碑。这套教材将医学科学向纵深发展且多学科交叉渗透融于一体,同时切合了"环境-社会-心理-工程-生物"新的医学模式,秉持"更新、更深、更精"的编写追求,开展立体化建设、数字化建设以及体现中国特色的思政建设,服务于新时代我国复合型高层次医学人才的培养。

在本轮修订期间,我们党团结带领全国各族人民,进行了一场惊心动魄的抗疫大战,创造了人类同疾病斗争史上又一个英勇壮举!让我不由得想起毛主席《送瘟神二首》序言:"读六月三十日人民日报,余江县消灭了血吸虫,浮想联翩,夜不能寐,微风拂煦,旭日临窗,遥望南天,欣然命笔。"人民利益高于一切,把人民群众生命安全和身体健康挂在心头。我们要把伟大抗疫精神、祖国优秀文化传统融会于我们的教材里。

第四轮修订,我们编写队伍努力做到以下九个方面:

1. 符合国家对高等教育的新要求。全面贯彻党的教育方针,落实立德树人根本任务,培养德智体美劳全面发展的社会主义建设者和接班人。加强教材建设,推进思想政治教育一体化建设。

2. 符合医学发展趋势和健康需求。依照《"健康中国 2030"规划纲要》,把健康中国建设落实到医学教育中,促进深入开展健康中国行动和爱国卫生运动,倡导文明健康生活方式。

3. 符合思维模式转变。二十一世纪是宏观文明与微观文明并进的世纪,而且是生命科学的世纪。系统生物学为生命科学的发展提供原始驱动力,学科交叉渗透综合为发展趋势。

4. 符合医药科技发展趋势。生物医学呈现系统整合/转型态势,酝酿新突破。基础与临床结合,转化医学成为热点。环境与健康关系的研究不断深入。中医药学守正创新成为国际社会共同的关注。

5. 符合医学精英教育的需求。恪守"精英出精品,精品育精英"的编写理念,保证"三高""三基""五性"的修订原则。强调人文和自然科学素养、科研素养、临床医学实践能力、自我发展能力和发展潜力以及正确的职业价值观。

6. 符合与时俱进的需求。新增十门学科教材。编写团队保持权威性、代表性和广泛性。编写内容上落实国家政策、紧随学科发展,拥抱科技进步、发挥融合优势,体现我国临床长学制办学经验和成果。

7. 符合以人为本的精神。以八年制临床医学学生为中心，努力做到优化文字：逻辑清晰，详略有方，重点突出，文字正确；优化图片：图文吻合，直观生动；优化表格：知识归纳，易懂易记；优化数字内容：网络拓展，多媒体表现。

8. 符合统筹兼顾的需求。注意不同专业、不同层次教材的区别与联系，加强学科间交叉内容协调。加强人文科学和社会科学教育内容。处理好主干教材与配套教材、数字资源的关系。

9. 符合标准规范的要求。教材编写符合《普通高等学校教材管理办法》等相关文件要求，教材内容符合国家标准，尽最大限度减少知识性错误，减少语法、标点符号等错误。

最后，衷心感谢全国一大批优秀的教学、科研和临床一线的教授们，你们继承和发扬了老一辈医学教育家优秀传统，以严谨治学的科学态度和无私奉献的敬业精神，积极参与第四轮教材的修订和建设工作。希望全国广大医药院校师生在使用过程中能够多提宝贵意见，反馈使用信息，以便这套教材能够与时俱进，历久弥新。

愿读者由此书山拾级，会当智海扬帆！

是为序。

中国工程院院士
中国医学科学院原院长　　刘德培
北京协和医学院原院长
二〇二三年三月

主 审 简 介

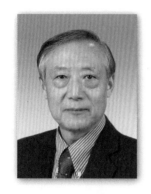

颜 虹

博士,西安交通大学教授,博士研究生导师。现任教育部新医科建设工作组成员,中国卫生信息与健康医疗大数据学会健康统计专业委员会副主任委员,中国医学整合课程联盟理事长,西部医学教育联盟理事长。曾任西安交通大学副校长、医学部主任以及中华预防医学会卫生统计专业委员会第三届主任委员。国务院政府特殊津贴专家、全国优秀教师、卫生部有突出贡献中青年专家、美国中华医学基金会杰出教授奖获得者。

从事医学统计教学和人群健康评价研究工作 44 年,主编、副主编教材 7 部,培养研究生 110 余名,获陕西省高等教育教学成果奖特等奖两次。先后主持国家重点研发计划、国家自然科学基金重点项目、国家科技支撑计划重大项目课题、联合国儿童基金会资助项目等研究项目 20 余项,研究成果在 *British Medical Journal* 等国内外学术期刊发表,学术论文共计 260 余篇。曾获陕西省科学技术奖一等奖。

主 编 简 介

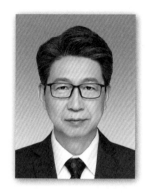

陈　峰

　　博士,南京医科大学教授,博士研究生导师。国家"万人计划"教学名师,江苏省有突出贡献的中青年专家。《中国卫生统计》杂志副主编。历任中国卫生统计学会(现中国卫生信息与健康医疗大数据学会)统计理论与方法专业委员会副主任委员、主任委员,卫生统计学教育专业委员会副主任委员,临床试验生物统计学工作小组(China Clinical Trial Statistics Working Group,CCTS)组长。曾任南京医科大学公共卫生学院院长、研究生院院长,江苏省第八、九、十届政协委员。

　　从事医学统计学教学与科研工作40余年,主要研究领域为医学研究中非独立数据、生物医学高维数据、临床试验评价和分析中的统计理论与方法。主持科技部国家重点研发计划·战略性国际科技合作重点专项、国家自然科学基金重点项目、国家自然科学基金重点国际(地区)合作研究项目、国家自然科学基金专项项目、比尔及梅琳达·盖茨基金会专项项目等20余项。发表或联合发表学术论文300余篇,其中SCI收录160余篇。曾获国家级教学成果奖二等奖,高等学校科学研究优秀成果奖(科学技术)自然科学奖二等奖,全国统计科研优秀成果奖二等奖等。主编、副主编国家级规划教材、全国统计规划教材、教育部推荐"研究生教学用书"及专著等15部,培养研究生100余人。

副主编简介

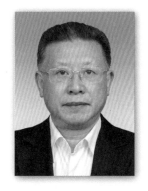

杨土保

中南大学二级教授,博士研究生导师。临床流行病学湖南省重点实验室副主任,湖南省预防医学会卫生统计专业委员会主任委员,湖南省卫生信息与医学装备学会卫生规划专业委员会主任委员,湖南省医学教育科技学会公共卫生与预防医学教育专业委员会副主任委员。

从事教学科研工作 38 年。研究领域主要涉及慢性病流行病学、卫生服务和规划研究与评价,主持各级科研项目 20 余项,发表科研论文 200 余篇。主编国家级规划教材 2 部,副主编国家卫生健康委员会"十三五"规划教材《医学科研方法学》以及临床医学专业五年制、八年制规划教材《医学统计学》,参与编写《卫生统计学》等国家级规划教材 10 余部。

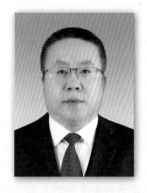

王 彤

博士,教授,博士研究生导师。现任山西医科大学公共卫生学院院长,卫生统计学教研室主任,兼任教育部高等学校公共卫生与预防医学类专业教学指导委员会委员,中国卫生信息与健康医疗大数据学会统计理论与方法专业委员会主任委员,中华预防医学会生物统计分会副主任委员,中国临床肿瘤学会生物统计学专家委员会副主任委员等。

从事教学与科研工作 27 年,研究领域包括高维数据分析、因果推断等,提出高维数据稳健估计与因果推断等方法。主编 4 部规划教材,获全国统计科研优秀成果奖二等奖,山西省教学成果奖特等奖等。为预防医学国家级一流本科专业建设点和医学统计学国家级一流本科课程负责人,山西省普通高等学校教学名师。国家健康科普专家库成员,《中国疾病预防控制中心周报(英文)》(*China CDC Weekly*)、《中华疾病控制杂志》、《中国卫生统计》、《中国职业医学》等编委。

副主编简介

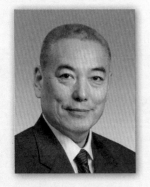

马 骏

博士,教授,博士研究生导师。天津医科大学卫生统计学学科带头人,天津市普通高等学校"卫生(医学)统计学"市级精品课程负责人,天津市教学名师。兼任第五、六届中国统计教育学会生物医学统计分会常务理事,天津市预防医学会卫生统计与信息分会主任委员等。

从事医学统计学教学与科研工作38年,以生物统计学应用、综合评价决策应用为研究方向;研究涉及卫生事业管理、医疗保险、临床试验及评价等领域。主持各级科研项目10余项,发表学术论文120余篇。参与编写国家级规划教材10余部,其中主编2部、副主编4部。

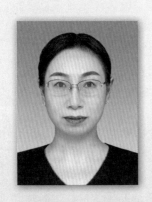

曾令霞

西安交通大学医学部公共卫生学院流行病与卫生统计学教授、系主任,博士研究生导师。获教育部"新世纪优秀人才支持计划"资助。中华预防医学会生物统计分会常委,中国卫生信息与健康医疗大数据学会卫生统计学教育专业委员会常委,中国临床肿瘤学会生物统计学专家委员会常委。主要从事慢性病防控的大型人群队列研究、出生队列研究,主持各级科研项目10余项。发表研究论文200余篇,SCI收录论文(*British Medical Journal*、*JAMA Pediatrics*、*International Journal of Epidemiology* 等)72篇。

从事医学统计学教学工作29年。副主编规划教材1部、参编教材2部。获得陕西省科学技术奖一等奖、二等奖,陕西省自然科学优秀学术论文一等奖各1项,以及西安交通大学医学部名师和"陕西省教科文卫体系统五一巾帼标兵"等多项成果和荣誉。

前　言

全国高等学校八年制及"5+3"一体化临床医学专业规划教材《医学统计学》第1版到第3版由颜虹教授主编，自2005年初版以来，编委会精心耕耘，不断完善。历经多年教学实践的检验，本教材得到广大院校任课教师和学生的普遍认可。

经颜虹教授极力推荐，由我忝任第4版主编，理当吸收前3版之精华，集全体编委之智慧，以不负众望。

第4版编委会确定了本次修订原则：聚焦临床问题，传承创新、强化基础、突出设计、淡化计算。主要修订如下：

1. 对全书结构进行了重新安排，使得脉络更清晰。全书分为三篇：基础篇、高级篇、设计与分析篇。其中，基础篇涵盖了医学统计学的基本概念、基本理论、基本方法；高级篇涵盖了常用的多因素分析和多元分析方法；设计与分析篇包含了医学研究中常见的设计和分析方法。

2. 为适应生物医学的飞速发展，对目前医学科学工作者最为关注的几个热点领域中的统计学问题进行了介绍，包括：组学研究、现实世界研究、基于大数据的研究设计与分析，以及中位数回归与惩罚回归等内容，并增加了常用的曲线拟合和分布拟合检验。

3. 就如下几个方面进行了重点阐述：①强化统计学思维的培养，帮助读者从平均与变异的角度认识生物体的个体变异，从偶然与必然的角度认识医学随机现象，从误差与风险的角度理解统计推断的结论；②强化了基本概念的阐述，以章的篇幅介绍个体变异、抽样误差、参数估计和假设检验4个最基本概念，用随机模拟试验阐述个体变异与抽样误差的理论，使得复杂理论简单化，抽象概念形象化；③强调统计描述的重要性，并从全新的角度介绍了统计图在统计结果可视化中的作用；④突出了研究设计的重要性，强调规范化的、周密的研究设计在确保研究的科学性和完整性中的重要性，并介绍了各种不同研究设计类型的设计要点和分析思路。

本书的编写得到了南京医科大学公共卫生学院生物统计学系的鼎力支持。南京医科大学公共卫生学院生物统计学系沈思鹏副教授、尤东方讲师，以及在读博士、硕士研究生参与了本书的校对、绘图、核算、课件制作等工作，付出了辛勤劳动，在此一并表示衷心感谢。

限于作者学识和精力，书中难免有错谬之处，恳请广大读者和同行批评指正，力争在再版中不断完善。

陈　峰

2024 年 8 月

目 录

第一篇 基 础 篇

第二篇 高 级 篇

第三篇　设计与分析篇

统计软件数据包

第一篇
基 础 篇

第一章

绪　论

【学习要点】

1. 医学统计学是以医学理论为指导,借助统计学的原理和方法研究医学现象中数据的搜集、整理、分析和推断的一门应用性学科。

2. 数据按基本类型分为:定量、定性和等级资料;按结构分为:结构化、非结构化和半结构化数据。常见的特殊数据有:生存时间数据、大数据和现实世界数据。

3. 统计学基本概念包括:总体、个体、样本、同质、变异、参数、统计量、概率、小概率、小概率事件、小概率原理。

4. 医学统计工作的基本步骤包括统计设计、数据收集与整理、资料分析、总结与决策建议等步骤。

5. 学习医学统计学,要牢固建立起统计学思维。

第一节　医学统计学

客观世界总是普遍联系并处于永恒的变化之中。只有从变化中去认识世界,才能对它有深刻的了解。事物的变化就其性质来说,有量变与质变之分,在质和量的密切联系中不断发展;就其变化的现象来说,有必然和偶然之分,且往往是偶然性(不确定性)掩盖了必然性,妨碍了人们对客观规律的认识。统计学(statistics)的根本任务就是揭露隐藏在偶然现象背后的必然性,它是认识世界的重要方法学。

统计学是研究具有随机性的数据的搜集、整理、分析、表达和解释的普遍原理与方法,对不确定数据作出科学推断或预测,直至为采取一定的决策和行动提出依据和建议的学科。《韦氏词典》(*Merriam-Webster Dictionary*)将统计学定义为:"Statistics is a branch of mathematics dealing with the collections, analysis, interpretation and presentation of masses of numerical data"。统计学家 Armitage 认为:"Statistics is the science and art of dealing with variation in data through collection, classification and analysis in such a way as to obtain reliable result"。可见,统计学既是一门科学,也是一门艺术。

人类实践是统计学产生的源泉,也是统计学发展的动力。统计学起源于 17 世纪中叶。最初的统计是一种计数活动,意指事实与数据,称为古典统计学。在西方,统计学一词源于 state,意指对各个国家国情的叙述,内容包括人口、田地、资源和军事等。其研究方法主要采用形式逻辑的比较法和文字记述。18 世纪后叶,重视数字资料和图表描述标志着近代统计学的开始,其研究方法主要是建立在大样本上的大量观察法。其间,误差理论、大数法则、中心极限定理得到了发展。然而,大量观察法并非适用于所有情况。例如,武器试验、临床试验等不容许也不可能进行大量的实验观察,其局限性和不足在应用中不断暴露。直到 1908 年,英国统计学家戈赛特(W. S. Gosset,1876—1937年)在 *Biometrika* 杂志上以笔名 Student 发表了 *t* 分布,奠定了小样本研究的理论基础,促进统计学由"描述统计"向"推断统计"发展,开创了现代统计学的新纪元。20 世纪 20 年代,英国统计学家 R. A. Fisher 创立了实验设计理论与相应的统计方法。1948 年,A. B. Hill 首次将随机对照原则应用在临床试验中,标志着医学统计学的发展日臻成熟。20 世纪 50 年代,电子计算机及软件技术的发展在现代医学统计学的理论发展、普及应用中发挥了不可估量的作用。当今信息时代,人们对高效搜集数据、精确分析数据、进行可靠推断并作出科学决策有着广泛的需求。统计学原理和方法几乎应用到自然科学和社会科学的各个领域,统计学由此产生了许多应用性分支。Pagano 认为:"The concepts of statistics may be applied to a number of fields that include business,psychology and agriculture. When the focus is on the biological and health sciences,we use the term biostatistics"。将数理统计学原理与方法应用在生物医学领域中,就衍生出了医学统计学(medical statistics),或更广义地称为生物统计学(biostatistics);应用在公共卫生领域中,就衍生出了卫生统计学(health statistics)。此外,工业统计学、经济统计学、社会统计学等也得到蓬勃发展。简而言之,只要有数据的地方就有统计学。

医学统计学是以医学理论为指导,借助统计学的原理和方法研究医学现象中数据的搜集、整理、分析和推断的一门应用性学科。

医学统计学已经广泛地应用在医学科学研究中。在文献综述、研究设计、研究实施、数据收集与管理、质量控制、分析总结、结果表达与解释、报告撰写与论文发表等各环节无不涉及统计学问题。对于一个临床试验,如果没有统计学规范,没有周密的统计设计、严格的对照设置、恰当的样本量估算、正确的统计分析、合理的统计学解释,很难想象这个试验结果能得到学术界认可。

第二节 数 据 类 型

医学统计学研究的对象是数据,本节介绍医学研究中常见的一些数据类型。不同类型的数据,其分析思路和方法是不一样的。

数据是大自然给人们的启示,通过分析数据可以寻找数据背后隐含的规律。

一、基本数据类型

医学上的观察指标属于随机变量(random variable),简称为变量(variable)。观察指标的观测结果称为数据(data)或资料,是变量的具体取值。根据资料的性质可将其分为三种基本类型:定量资料(quantitative data)、定性资料(qualitative data)和等级资料(ordinal data)。

（一）定量资料

以定量值表达每个样本的某项观察指标,如血脂、心率等。这类资料的特点是:①指标的数值在个体间有量的差别;②数据间有连续性。定量资料又称等间隔数据(interval data)。

（二）定性资料

以定性方式表达每个个体的某项观察指标,如血型、性别等。这类资料的特点是:①指标的数值在样本间要么相同,要么存在本质差别;②有本质差别者之间无连续性。

（三）等级资料

以等级方式表达每个个体的某项观察指标,如疗效分级、血液黏滞度(简称"血黏度")、心功能分级等。这类资料的特点是:①观察指标在个体间要么相同,要么存在本质差别;②各等级间只有顺序差别,而无具体数值差别,故等级之间的差异不可度量。

医学应用中,将定性资料和等级资料统称为分类资料(categorical data)。其中,定性资料称为无序分类资料,而等级资料又称为有序分类资料。

二、数据的其他分类

根据随机变量的取值,概率论中将随机变量分为两大类:连续型(continuous)和离散型(discrete)。

连续型随机变量是指在一定区间内可以任意取值的变量,简称连续变量,其数值是连续不断的,相邻两个数值可作无限分割,即可取无限个数值。例如身高、体重等。通常有计量单位。连续型随机变量往往是定量的。连续型变量的数值被称为连续型资料。

离散型随机变量是指只能取有限个或无限个可罗列数值的随机变量,简称离散变量。上述定性资料、等级资料均属于离散变量,取值是有限的;单位容积中的细菌数取值为 $0,1,2,\cdots$;全国一天内在交通事故中受伤的人数为 $0,1,2,\cdots$,其取值是可列的。离散型变量的数值被称为离散型资料。

三、生存时间数据

生存时间数据(time-to-event data)简称生存数据(survival data),是以定量和定性相结合的方式表达每个样本经历"某事件"的生存过程,常见于队列研究(cohort study)[又称随访研究(follow-up study)]。生存时间(time-to-event/survival time)数据包含了两个属性:一是"生存时间"有多长,二是"结局事件"是否发生。前者是定量的,后者是定性的。其中,生存时间是指样本从某指定时点开始,到某指定"结局事件/终点事件(outcome event)"发生时所经历的时间。如,肺癌患者从确诊到死亡的时间,阑尾炎患者从手术到康复的时间,药品从生产到失效的时间等。除了具有定量与定性相结合的特点外,由于可能出现样本失访(loss to follow-up)、"死"于其他事件,或随访结束时结局事件尚未出现,该类没有观察到结局事件的数据称为截尾/删失(censor)。截尾数据不能准确计算生存时间,因此所提供的信息是不完全的,在分析时如何充分利用这部分不完全的信息,详见第十一章和第十九章。

四、资料类型的转换

考虑到研究目的和需要、原始数据记录方法,或为了方便数据分析,有时需要对资料进行转换(transformation)。例如,血红蛋白水平为定量资料,若根据世界卫生组织制定的贫血诊断标准,孕妇血红蛋白水平低于 110g/L 为异常,则可将孕妇分为正常与贫血两类,形成二分类资料。如果按 110g/L、90g/L、60g/L、30g/L 水平划分,还可把血红蛋白水平转换为正常、中度贫血、重度贫血、极重度贫血四类,形成等级资料。又如,临床疗效常分为痊愈、显效、进步、稳定、恶化,属于等级资料;若为计算"有效率",将痊愈和显效合并,记为"有效",而将其他三个等级合并,记为"无效",则属于定性资料。可见,根据不同研究目的,不同资料类型之间是可以转换的。

资料的转换是有方向的,只能由定量资料向等级资料、定性资料转换,或等级资料向定性资料转换,反之不行。定量资料转换为等级资料,或等级资料转换为定性资料都会导致信息丢失,除非必要,一般不轻易转换。

五、结构化与非结构化数据

按数据结构不同,生物医学数据又分为:结构化数据(structured data)、非结构化数据(unstructured data)和半结构化数据(semi-structured data)。

(一) 结构化数据

结构化数据是指数据元素之间具有统一而且确定关系的数据。结构化数据通常采用关系型数据库方式记录,数据按表和字段进行存储,各字段之间相互独立。一般特点是:数据以行为单位,以列表示不同的属性。通常,一行数据表示一个观察单位(例如:一个患者)的信息,其不同的属性,即不同的观察指标(例如:年龄、性别等)位于不同的列。统计分析要求数据是结构化的。

(二) 非结构化数据

非结构化数据是数据结构不规则或不完整、没有预定义的数据模型,是不方便用数据库二维逻辑表来表现的数据,包括所有格式的办公文档、文本、图片、各类报表、图像、音频和视频信息等。非结构化数据的格式多样,标准也是多样的,而且在技术上非结构化信息比结构化信息更难标准化和理解。所以,存储、检索、发布以及利用这类数据需要更加智能化的信息技术。此类数据是当前健康医疗大数据中最重要的组成部分,也是使统计分析面临最大挑战的一类数据,如:患者电子病历文本数据以及影像学检查图像数据等。

（三）半结构化数据

半结构化数据是结构化数据的一种形式,它并不符合关系型数据库或其他数据表的形式关联起来的数据模型结构,但包含相关标记,用来分隔语义元素以及对记录和字段进行分层。因此,它也被称为自描述的结构。典型的半结构化数据如:邮件、Web 集群、教学资源库等。

半结构化、非结构化数据往往隐含大量信息,但不能直接进行统计分析,需要数量化、结构化后才能进行分析。

六、大数据

大数据(big data)是指一种规模大到在获取、存储、管理、分析方面大大超出了传统数据库软件工具能力范围的数据集合。大数据具有五大特征,即:海量的数据规模(volume)、快速的数据流转(velocity)、多样的数据类型(variety)、真实性(veracity)和有用信息占比低(value),简称 5V 特征。大数据是高科技信息时代的产物。它带给人们三个颠覆性观念转变:是对"全部"数据进行分析,而不是一个随机样本;是大体方向,而不是精确制导;是关联关系,而非因果关系。有关大数据分析的内容见第三十四章。

七、现实世界数据

现实世界数据(real world data,RWD)是指日常所收集的各种与患者健康状况、诊疗及保健有关的数据。满足适用性条件的现实世界数据,经过适当的分析,可产生现实世界证据(real world evidence,RWE)。基于现实世界数据的研究称为现实世界研究(real world study,RWS)。现实世界数据的适用性包括:数据的合法性、数据与研究问题间的相关性以及数据的质量。数据质量一般从数据的完整性、准确性、透明性、数据标准,以及数据产生、储存、传输、治理、转换过程的质量控制等方面来评估。现实世界数据的来源包括但不限于:卫生信息系统、医保系统、疾病或死因登记系统、疾病监测、不良反应监测、自然人群队列和专病队列、组学相关数据、移动设备端数据等。有关现实世界研究的内容见第三十五章。

第三节　统计学中的几个基本概念

一、总体、个体与样本

总体(population)是指按研究目的所确定的研究对象中,所有观察单位某项指标取值的集合。个体(individual)是构成总体的最基本的观察单位。例如,研究某地某年青少年的身体发育,以 16 岁男子的身高为例,则研究对象是该地该年所有的 16 岁正常男子;观察单位是其中每一个人的身高,这里的每一个人的身高就是一个个体;全部身高值就构成了一个总体。又如,用某新药治疗 2 型糖尿病患者,考察其疗效(有效或无效),则所有接受该药治疗的糖尿病患者均属于研究对象,每个人的疗效是一个个体,所有个体的疗效构成了总体。

总体可分为有限总体(finite population)和无限总体(infinite population)两种。有限总体的观察单位数是有限的,无限总体的观察单位数是无限的。如上例某地某年 16 岁正常男子的身高,是一个有限总体;而 2 型糖尿病患者的疗效,其总体观察单位数应包括现在和未来的接受治疗患者,因为没有时间、空间的限定,可看作是无限的。无限总体只是理论上存在,实际上不可及。

科学研究的目的是要阐明总体特征和规律。然而,在实际工作中,多数情况下没有必要或不可能对总体中的每一个体进行观测。科学的方法是进行抽样(sampling)研究,即从总体中随机抽取一部分有代表性的个体,这些个体的观测值就构成样本(sample)。通过对该样本进行深入研究,利用获得的样本信息进行统计推断,阐明总体特征和规律。如上述 2 型糖尿病的试验,若从此类患者中随机抽出 200 例进行研究,其中所有个体的疗效取值即构成一个样本,样本包含的个体观察单位数称为样本量(sample size),常用 n 表示,这里 $n = 200$。

为了使样本对总体有足够的代表性,要求样本必须是从总体中随机抽取,且样本中的个体要足够多。

二、同质与变异

性质相同的事物具有同质性(homogeneity),否则具有异质性(heterogeneity)或间杂性。观察单位间的同质性是进行研究的前提,也是统计分析的必备条件,缺乏同质性的观察单位是不能笼统地混在一起进行分析的。如不同年龄组男童的身高不能计算均数,因为所得结果没有意义。

同质是相对的。不同研究中或同一研究中不同观察指标对观察对象的同质性的要求不同。例如,男性身高与女性身高有着本质的差别,因此,在考虑身高这一指标时,不能把不同性别的人混在一起。此时,不同性别表示不同质,即异质。而在研究白细胞计数这一指标时,因性别对该指标没有影响或影响甚微,故可以把不同性别的人放在一起分析。又如,在某新药的临床试验中,计算有效率的观察病例必须患同一疾病,甚至具有相同的病型、病情、病程等,对同质性的要求是很严格的;而计算不良反应发生率,通常可将不同病种的病例合起来统计,此时对同质性的要求只有一条:按规定服用该新药。

宇宙中的事物千差万别,各不相同。即使是同质事物,就某一观察指标来看,各观察单位(亦称个体)之间也有差别,这种同质事物间的差别称为变异(variation)。例如,研究儿童的生长发育时,同性别、同年龄儿童的身高,有高有矮,各不相同,称为身高的变异。由于观察单位通常是观察个体,故变异亦称个体变异(individual variation)。变异表现在两个方面,其一,个体与个体间的差别;其二,同一个体重复测量值间的差别。变异是宇宙事物的个性反映,在生物学和医学现象中尤为重要。

变异是由于一种或多种不可控因素(已知的和未知的)以不同程度、不同形式作用于生物体的综合表现。如果我们掌握了所有因素对生物体的作用机制,那么生物体的某指标的观察值就是可预测的。有些指标的变异原因已被人们认识,例如,染色体决定了新生儿的性别;有些指标的变异原因已被认识一部分,比如,人的身高受先天遗传和后天营养的影响,但尚有一部分影响因素是未知的;更多的情况下,影响变异的因素是未知的。就每个观察单位而言,某观察指标的取值是随机的、不可预测的;但就群体而言,其观察指标的变异是有规律性的。当观察值的个数足够多时,观察指标的分布将趋于稳定,并最终服从于某一种总体分布(见第三章)。

个体变异现象广泛存在于人体及其他生物体,是个性的反映。虽然每个个体的变异表现出一定的随机性和不可预测性,但变异并不等于杂乱无章。指标的变异往往是有规律可循的。当所观察的个体数足够多时,观察值的分布将出现一定的规律性,这是总体的反映。从这个意义上讲,变异也是医学研究中必须运用各类统计指标并进行统计分析的缘由。统计学就是探讨个体变异的规律,并运用其规律性进行深入分析的一门学科。可以说,没有个体变异就没有统计学。

三、参数与统计量

统计学上把描述总体特征的指标称为参数(parameter),把描述样本特征的指标称为统计量(statistic)。上述例子中某地某年全部 16 岁正常男子身高值的平均水平,即总体均数就是参数;而样本的平均水平,即样本均数就是统计量。又如,某地所有健康成年男子的白细胞计数构成一个研究总体,则所有健康成年男子的白细胞计数的均数是参数;而从该地随机抽取一定数量的成年男子,检测每人的白细胞计数,其均数是统计量,可作为相应总体参数的一个估计值。再如,某地新生儿的无脑畸形发生率是参数,而根据总体的一个随机样本观测得到的无脑畸形发生率则是统计量。

经典统计学认为,总体参数是事物本身固有属性,在设定条件下是固定不变的;样本统计量则随着所抽取样本的不同而不同,但统计量的分布是有规律的,这种抽样分布规律是统计推断的理论基础,相关内容见第四章。

四、随机事件及其概率

随机事件(random event)简称事件(event),是指在相同条件下,可能出现也可能不出现,而是在大量重复试验中具有某种规律性的事件。例如,硬币有正面和反面,抛掷一次硬币"出现正面"就是一个随机事件。某随机事件在一次试验中是否出现具有不确定性,是不可预测的,但其出现的可能性是事物本身固有的一种客观属性,因而是可以被认识和度量的。

概率(probability)是随机事件发生可能性大小的一个度量,常用 P 来表示,取值范围为 $0 \leqslant P \leqslant 1$。

设对某一随机现象进行了 n 次试验与观察,其中事件 A 出现了 m 次,其出现的频率为 m/n。经过大量反复试验(即 n 越来越大),频率 m/n 越来越接近于某个确定的常数 π。频率的这一特性称为频率的稳定性。频率的稳定性充分说明随机事件出现的可能性是事物本身固有的一种客观属性,因而是可以被认识和度量的。这个常数 π 称为事件 A 出现的概率,记作 $P(A)$ 或 P,这是概率的统计定义。

事件 A 出现的概率愈接近于 0,表示 A 出现的可能性愈小;愈接近于 1,表示出现的可能性愈大。$P(A) = 0$ 表示 A 为不可能事件,即 A 不可能发生;$P(A) = 1$ 表示 A 为必然事件,即 A 必然要发生。

按概率的统计定义,为了确定一个随机事件的概率,就需要进行大量重复试验。但有些情况下,可以根据事物本身的性质直接计算某事件的概率。例如,抛掷一枚均匀的硬币,因为只有两种可能,且"出现正面"和"出现反面"的机会相等,各占一半,所以,事件 A(出现正面)的概率为 0.5。又如,掷一颗骰子,设骰子是一均匀的六面体,每面分别标有 1 到 6。因为掷一次只能出现其中一面,各点出现的可能性相同,所以在一次试验中出现"6 点"的概率为 1/6,而出现"1 点或 6 点"的概率为 2/6。

更一般的,设某随机现象具有如下特征:①所有可能的结果只有有限个,记为 $A_1, A_2, \cdots, A_M$,它们出现的机会均等(等可能性);②在任一次试验中 $A_1, A_2, \cdots, A_M$ 至少出现其中一种(完备性);③在任一次试验中 $A_1, A_2, \cdots, A_M$ 只能出现其中一种(互不相容性)。则在一次试验中事件 A_i 出现的概率为 $1/M$,这是概率的古典定义。

无论采用何种定义,概率的意义不变,即概率是描述随机事件发生的可能性大小的度量。

五、小概率事件与小概率原理

如果某事件发生的概率很小,则称为小概率事件。多大的概率是小概率?不同的研究领域、不同的研究目的,小概率有不同的定义。在医学研究中,常将 ≤0.05 或 ≤0.01 的概率定义为小概率。

由于小概率事件发生的可能性很小,通常认为其在一次试验中不会发生,此即小概率原理。反之,如果某事件在一次试验中发生了,则可"推断"该事件并非小概率事件。小概率原理是进行统计推断的理论依据之一。显然,这种推理是合理的,但有犯错误的风险,而这个风险是可控的。

尽管小概率事件在一次试验中发生的概率很小,但是,在相同条件下无限次重复试验,则该事件总会发生的。这是小概率原理的另外一个方面。

第四节　医学统计工作的基本步骤

医学研究的基本步骤包括立题、设计、实施、分析、总结等步骤。与此相适应,医学统计工作的基本步骤包括统计设计、数据收集与整理、资料分析、总结与决策建议等步骤。

一、统计设计

科研设计(design)是课题研究的方案,包括专业设计和统计设计两部分内容。专业设计主要考虑专业方面的需要,包括:拟探索和解决的医学问题以及明确而具体的研究目标、科学假说及其依据、研究对象与观察指标的选择、实验技术与方法的确定、实验设备与试剂的要求、知情同意的获得等。

NOTES

统计设计则要确定统计研究方法的类型、随机抽样方法或随机分配方案、对照设置方式,估计样本量,控制资料的可靠性及质量,拟定数据管理计划及统计分析计划等。统计设计强调了如何保证按研究目的的要求,尽可能控制混杂因素,用最小样本获得可靠的研究结果。

二、数据收集与整理

(一)数据收集

数据收集(data collection)就是通过合理可靠的手段与渠道获得研究所需的原始数据。收集数据的方式依据研究目的与设计要求确定,通常采用专门手段收集数据,如专题调查和专项实验。有时,可通过统计报表、统计年鉴、经常性工作记录和数据库等收集数据,如医院信息系统(hospital information system,HIS)、居民健康档案、常规体检数据、移动医疗设备、国家卫生健康委员会编制的中国卫生健康统计年鉴、疾病监测报表,以及各类公开发布和共享的数据等。应用常规性数据时,要特别注意数据的出处或来源,指标的定义,以及数据的质量。无论何种手段收集的数据,都应强调它的标准化、准确性和完整性。由于计算机的应用,加之研究的问题越来越复杂,涉及的变量越来越多,获得的数据越来越庞大浩瀚,因此建立好统计数据库显得越来越重要。在大型研究中,通常要设置专门人员从事数据管理工作。

(二)数据整理

数据整理(data sorting)是指在数据的收集过程中,对数据去伪存真、归类整理及汇总的过程。人们习惯把去伪存真的方法叫数据净化(data cleaning),即对原始数据进行检查、核对、纠错、改正。检查与核对一般按照逻辑检查(logical check)和统计检查(statistical check)进行。根据逻辑关系、常识和专业背景知识,不难对所研究的数据进行检查与核对。如 10 岁儿童是不可能结婚的,正常成年男子的身高一般不会低于 140cm 或高于 200cm,人的体温一般不可能高于 42℃。否则,有理由对数据产生怀疑,并进行深入核查,有足够理由时可予以纠正。统计核查可以根据数据间的关联性进行,如在检查儿童体重的同时考察儿童的身高,就比单独检查体重有效得多。

三、数据分析

数据分析是对数据的统计分析(statistical analysis),包括统计描述(statistical description)与统计推断(statistical inference)两方面的内容。前者指用恰当的样本统计量、统计表与统计图等描述数据的数量特征及其分布规律。后者就是利用收集到的具有不确定性的数据,采用合适的统计分析方法来探索数据中隐含的内在的规律性。包括两部分内容:一是参数估计(parameter estimation),即用样本统计量估计总体参数;二是假设检验(hypothesis test),即用样本统计量对总体参数或分布的特定假设进行检验,进而对该假设的成立与否作出推断。

从应用的角度来讲,数据分析包括:比较组间差异、识别关联因素、构建预测模型等。

四、总结与决策建议

研究总结通常以报告和/或论文形式呈现,是科研成果的高度概括,是从实践到理论的提炼,可供医学学术期刊或学术会议发表、交流,目的在于将有价值的研究发现或成果进行推广、应用、转化,并接受实践的进一步的检验。

研究论文的质量取决于研究课题本身的学术价值,包括理论价值和应用价值;取决于研究设计和手段的科学性、先进性、创新性;取决于研究质量的可靠性和可信性;取决于统计学原理和方法的正确应用;取决于成果推广应用的普遍性、安全性和有效性;还取决于研究者的写作水平。

在总结研究结果的同时,要确保总结报告中的统计学的表述符合统计学原理,并善于利用统计表、统计图以更直观、更有效的方式展现研究结果。

由于研究数据具有随机性、不确定性,因此,基于这类数据所作的任何推断都可能有一定错误风险。统计分析完成后,既要从统计学角度给出专业上的推断结论,又要以恰当的方式给决策者提供决策建议。

第五节　建立统计学思维

学习医学统计学,要牢固建立起统计学思维。统计学的思维是用变异与不确定性、机遇与概率的观点去考虑问题,在相同的基础上去比较、分析,依据概率用逻辑推理去做结论,属归纳推理型思维。这在一定程度上与人们在其他学科的学习和日常生活中养成的确定性的、偏于演绎推理型的思维方法有所不同,初学统计应注意这一点。要充分认识到个体变异是普遍存在的,每个指标的个体变异都是有规律的;抽样研究中,抽样误差是不可避免的,但抽样误差是有规律的,这些是统计推断的基础。

统计离不开数据,每个数据都有其实际意义。要充分认识到,数据是大自然给人们的启示,表面上看起来杂乱无章,其间却隐含着内在的规律。因此,要尊重数据,敬畏数据,重视原始数据的完整性和准确性。对数据处理持严肃、认真、实事求是的科学态度,拒绝伪造和篡改统计数据。

统计亦离不开公式和计算。统计学中的公式都是由实际问题引申出来的,一般都有其实际意义。虽不要求掌握其数学推导,但了解其直观意义、用途和应用条件是必要的,学习时要留心有关解释,并多加思考,这将有助于对方法的理解和正确应用。学习医学统计学还应该强化练习。本书的每一章均配有一定数量的习题,旨在帮助初学者学会思考,熟悉概念,正确运用统计方法处理实际问题。统计分析可以基于统计分析软件实现,但如果对统计概念理解不透,统计方法选择不当,即便采用统计软件也会出现错误的结果和推论。因此,内容简单、数据量少的练习是必要的,只有这样才能加深对理论知识的理解,体会出其中的深意。

医学统计学以概率论和数理统计学为基础,前者主要研究规律性中的随机性,而后者是探索随机性中的规律性。正确应用统计方法,能帮助我们正确认识客观事物,阐明事物的固有规律,从而把感性认识提高到理性认识。但统计学不是万能的,它绝不能改变事物的本来面目,把原本不存在的规律"创造"出来。有些人在进行试验之前没有充分考虑,收集了一些不准确、不相关、不可靠或不全面的数据,希望用统计方法来弥补,这是不可能的。要充分认识到,统计学只能认识规律,而不能"创造"或"改变"规律。

最后必须注意,统计分析手段需要有正确的医学理论作指导,不能将医学问题归结到纯粹的数量问题,否则会归纳出错误的,甚至是荒谬的结论。要知道,医学统计是科学研究的一种工具,面对的问题必须来自医学领域;要充分认识到,统计推断是有风险的,这种风险是可控的。统计学上所得到的结论都具有概率性,它不能证明什么,但可提高你的分辨能力和判断能力,为科学决策提供依据。

第六节　有关统计法规

统计源于中世纪拉丁语 Status,意指各种现象的状态和状况。由该语根组成意大利语 Stato,表示"国家"的概念,也有国家结构和国情知识的含义。十八世纪,德国政治学教授亨瓦尔(Gottffried Achenwall)根据这一语根,在《近代欧洲各国国家学纲要》的绪言中,把"国家学"或"统计学"定为 Statistika,原意指"国家显著事项的比较和记述"或"国势学",认为统计是关于国家注意事项的学问。这是历史上首次将"统计"作为学名使用。此后,各国相继沿用并翻译该词,法国译为 Statistique,意大利译为 Statistica,英国译为 Statistics,日本译为"统计"。1907 年,彭祖植编写的《统计学》出版,同时在日本发行,这是我国最早的统计学书籍。从统计学或统计方法诞生千百年以来,统计学就被打上了自然科学与社会科学的双重烙印。统计学在经济社会发展和政府决策中的作用越来越重要,由各国官方制定的统计法规越来越多,统计法规规范了统计工作。

为了科学、有效地组织统计工作,保障统计资料的真实性、准确性、完整性和及时性,发挥统计在了解国情国力、服务经济社会发展中的重要作用,促进社会主义现代化建设事业发展,我国早在1963年由国务院发布了《统计工作试行条例》。1983年12月8日第六届全国人民代表大会常务委员会第三次会议通过了《中华人民共和国统计法》,1984年1月1日起施行。1996年5月15日,第八届全国人民代表大会常务委员会第十九次会议进行了修正。目前施行的《中华人民共和国统计法》于2009年6月27日第十一届全国人民代表大会常务委员会第九次会议修订,自2010年1月1日起施行。国务院于2017年5月28日发布《中华人民共和国统计法实施条例》。《中华人民共和国统计法》赋予统计机构和统计人员依法独立行使统计调查、统计报告、统计监督的职权,不受侵犯。统计调查对象应依法真实、准确、完整、及时地提供统计调查所需的资料,不得提供不真实或者不完整的统计资料,不得迟报、拒报统计资料。编造虚假统计数据,修改统计资料,转移、隐匿、篡改、毁弃或拒绝提供原始记录和凭证、统计台账、统计调查表及其他相关证明和资料,泄露统计信息等违法行为将承担法律责任。

为了加强对全国卫生统计工作的组织和指导,保障卫生统计现代化建设的顺利进行,充分发挥卫生统计在多层次决策和管理中的信息、咨询与监督作用,更好地适应我国卫生改革与发展的需要,根据《中华人民共和国统计法》和《中华人民共和国统计法实施细则》等,1985年4月8日颁布了《卫生部关于进一步加强卫生统计工作的意见》,1989年1月18日颁布了《全国卫生统计工作制度(试行)》,1992年6月20日颁布了《全国卫生统计工作管理办法》,1999年2月25日进行了第三次修订。新版本共分八章三十三条,从卫生统计机构及其职责、卫生统计人员、卫生统计调查和统计报表制度、卫生统计资料的管理和公布等方面对卫生统计工作提出了明确的要求。为适应实施健康中国战略需要,加强和规范卫生健康统计管理工作,确保统计数据的真实性、准确性、完整性、及时性,2021年5月24日,国家卫生健康委员会根据《中华人民共和国统计法》及其实施条例、《中华人民共和国基本医疗卫生与健康促进法》等发布了关于《卫生健康统计工作管理办法(征求意见稿)》公开征求意见的通知。

随着我国加入世界贸易组织(World Trade Organization,WTO),拥有我国自主知识产权的新药的研究与开发迫在眉睫。为保证药物临床试验过程的规范,数据和结果的科学、真实、可靠,保护受试者的权益和安全,国家药品监督管理局根据《中华人民共和国药品管理法》《中华人民共和国药品管理法实施条例》,参照国际公认原则,多次修订了《药品临床试验管理规范》。目前实施的是2020年4月23日由国家药监局、国家卫生健康委联合颁布的《药物临床试验质量管理规范》。它规定了药物临床试验全过程的质量标准,包括方案设计、组织实施、监查、稽查、记录、分析、总结和报告。有关药物临床试验的管理规范和统计学指导原则见第二十七章。

第七节 案 例

【案例1-1】 请浏览《新英格兰医学杂志》中文版网页《NEJM医学前沿》,选择一篇你感兴趣的论著类临床医学研究论文,并深入阅读全文,仔细体会研究目的的重要性、研究内容的逻辑性、研究方法的正确性、研究结果和结论的合理性。然后,请你带着思考和心得,着手撰写一份研究计划书,所选的研究问题应关系人类健康。简述研究背景、立题依据、研究目的、研究内容、材料与方法、技术路线和可行性分析等。请保留这份作业,在学完本书后再翻阅。看看届时会发现什么问题,思考如何修改,并总结学习本书的收获。

解析:研究背景应阐述具体的科学问题,解决科学问题的重大价值和意义。根据文献综述,阐述当前研究的现状,总结现有研究的不足,由此给出立题依据。在某些研究场景中,目前甚至暂无解决所提科学问题的任何研究,则拟开展的研究具有极高的创新性和突破性。将解决科学问题要实现的目标凝练为研究目的。紧密围绕研究目的,以层层递进的方式开展几个不同的研究,其对应的具体内容即为研究内容。材料是指为开展各项研究内容所需要的实验耗材、动物或人群研究的样本等,同时包括上述对象在研究过程中所产生的数据。方法是指产生数据、采集数据、整理数据、分析数据、展示数据及结果所涉及的实验技术、统计方法等。技术路线一般以路线图的形式展示,包括但不限于:研究流程、目的、内容、方法和关键技术点。可行性分析旨在评价整个研究的可操作性和可行性,避免"想法很好、无法实现"的问题。

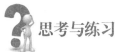 思考与练习

一、选择题

1. 下列指标是分类变量的是( )
   - A. 空腹血糖浓度
   - B. 血清甘油三酯浓度
   - C. 血清总蛋白浓度
   - D. 血清白蛋白浓度
   - E. 血型

2. 下列指标是等级变量的是( )
   - A. 社会经济状态
   - B. 肿瘤类型
   - C. 病理组织分型
   - D. 职业
   - E. 年龄

3. 癫痫患者每个月的发作次数这一变量的类型是( )
   - A. 连续的
   - B. 离散的
   - C. 无序分类的
   - D. 有序分类的
   - E. 定性的

4. 疼痛评分(0~100)这一变量的类型是( )
   - A. 定量的
   - B. 等级的
   - C. 无序分类的
   - D. 有序分类的
   - E. 定性的

5. 欲研究正常成年女性体重的分布规律,下列人员与此同质的是( )
   - A. 16 岁正常女学生
   - B. 24 岁女性流行性感冒患者
   - C. 35 岁女性素食者
   - D. 50 岁女性糖尿病患者
   - E. 55 岁女性食管癌患者

二、思考题

1. 统计学在医学研究中发挥什么作用?

2. 在你的日常生活中,有哪些与概率有关的现象?

3. 在临床尿常规化验单中,哪些指标是定量的,哪些指标是定性的,哪些指标是等级的?

4. 在研究正常人肝功能指标谷草转氨酶(glutamic-oxaloacetic transaminase,GOT)的分布时,如何考虑同质性?

（陈 峰）

第二章
医学研究统计设计概述

第一节　医学研究设计

一、医学研究的目的与意义

科学研究是人类探索自然界未知领域中物质运动及其规律的认识活动,在这一过程中创新知识,更新技术,推动社会进步和发展,为人类服务。医学科学研究主要是以人体为研究对象,揭示生命运动规律、疾病发生发展的机制,探索有效防治疾病和促进人群健康的方法、手段和技术的实践活动。

二、医学研究的基本步骤

一个完整的医学研究课题必须包括如下步骤:①建立科学假说,提出拟探索和解决的医学问题以及明确而具体的目标;②查阅文献,并对文献进行综述、评价;③拟定研究设计方案和技术路线;④实施研究计划;⑤收集、整理、分析研究所得信息和资料;⑥对研究结果进行解释,对提出的假说进行评价,并据此向更高更深的层次探索。

医学研究从立题、设计、实施到评价,均需用到统计学的思维和方法。因此,医学科学工作者必须学习统计学。大型的复杂的医学研究课题最好有统计学专业人员自始至终地参与。

三、医学研究的选题与立项

选题和立项的过程就是建立假说的过程。假说是根据已知的科学事实和科学理论,对准备研究的课题提出一种假定的解释。凡是以客观的事实和科学理论为基础,能够揭示问题内在特征和规律的假说,就是科学的假说。实际工作中,研究者根据专业知识和经验,以及从大量文献中得到的启示,对本领域某问题提出理论假设,并据此立项。整个研究设计就是围绕着如何验证假说而进行的。

爱因斯坦说:"提出问题比解决问题更重要"。科研过程就是提出问题、解决问题的过程。问题来自实践,来自人类对未知的追求,来自现有理论与现实的矛盾,来自不同理论体系间的矛盾。

提出的问题是否可以立项,取决于该问题的科学性和可行性。科学性源于医学科学中防病治病的关键问题或关键技术,有助于推动学科的建设与发展。其包括是否符合国家或地区医学科学发展的战略要求,是否符合人民群众对健康问题的迫切愿望,是否有助于揭示生命现象的本质或规律,以及是否是国际所关注的专业领域热点、焦点医学问题等。可行性的重点则是前期的工作基础、已有的技术手段或方法,以及经费和资源条件等是否能支撑项目的实施与完成。

医学研究课题切忌过大或过于笼统。一个宽泛、内容抽象、可行性差的研究方案不可取,也难以得到资助。搞科研要"有所为,有所不为"。特别是刚刚加入科研行列者应遵循先易后难、由小到大、由浅入深、不断积累、循序渐进的选题原则。

四、医学研究计划的拟定

任何一项研究,在明确研究目的之后,首先应该制订一份周密的研究计划(protocol),完善的研究计划设计是使研究结论具有科学性的重要保证。

研究设计有属于医学专业方面的,也有属于统计学方面的。从统计学角度来讲,研究设计的基本内容包括:确定设计类型,明确研究总体及样本,估计样本量(sample size),拟定观察指标及测量方法,控制资料的可靠性及质量,制订数据的管理及统计分析计划等。

应当指出,任何一个研究设计必须以医学理论为指导,贯彻辩证唯物主义的观点与方法,严格遵循统计学原则,恰当地运用研究设计技术,而不是把研究设计的一些形式生搬硬套。

一个周密的研究设计应该做到用较少的人力、物力、财力和时间,最大限度地获得丰富而可靠的信息资料。为此还必须考虑如下几个方面。

(一)研究因素

合理安排研究因素,提高研究质量。如规定实验组的条件,设置适当的对照组,选择研究方法等。

(二)非处理误差

严格控制非处理误差,使研究结果保持较好的可靠性和稳定性。如对混杂因素的控制和处理,对不同来源变异的控制与分析,以及通过采取必要的随机化方法,保持样本的代表性或组间的均衡性等。

(三)样本量

正确估计样本量,通过较少的观察例数,获取尽可能丰富的信息,提高研究效率。不同的设计类型,样本量估计方法往往会不同。设置合理的效应参数、I型错误水平、检验效能(power of a test),以及选择合理的主要分析方法等是正确估计样本量的关键。

研究设计如果存在缺陷,足以减损研究结果的价值,也会造成浪费。尤其在医学科学飞速发展的今天,对客观事物的认识越来越深,研究中考虑的因素也越来越多,所用的指标越来越多样化,对结果的精确度的要求也越来越高。因而,对相应的研究设计方法亦提出了较高的要求。

五、医学研究的分类

医学研究按不同的分类标准可以分为不同的研究类型。从研究的目的来看,医学研究设计可以分为探索性研究(exploratory study)与验证性研究(confirmatory study);从研究的指标来看,可以分为单因素研究与多因素研究;从研究的对象来看,可分为以正常人群为基础的调查研究或社区干预试验、以患者为基础的临床试验和以动物或其他实验材料为基础的动物实验;从研究的时限来看,可以分为前瞻性研究(prospective study)、回顾性研究(retrospective study)和横断面研究(cross-sectional study);根据医学研究过程的不同发展阶段,联合国教科文组织又把医学研究分为三大类:即基础研究、应用研究、发展研究;从研究是否对研究对象施加干预(intervention)来看,可以分为实验性研究(experimental study)与观察性研究(observational study)。

实验性研究是对研究对象人为施加干预的研究。研究者可以通过随机分组,对不同处理组的研究对象施加不同的干预,从而比较不同干预措施间的效果。

观察性研究是对研究对象不加任何干预措施,在完全"自然状态"下观察、记录各研究对象的特征,描述现象的本质,比较不同环境暴露下疾病的发生、发展。

观察性研究与实验性研究的最大区别是:观察性研究不能对研究对象进行完全随机分组,不能按照研究者的主观意愿对研究对象进行干预,只能被动观察;观察性研究中的随机化多指随机抽样(random sampling),而实验性研究中的随机化多指随机分组(random allocation)。

第二节　实验性研究统计设计概念

实验性研究又称干预性研究(interventional study),是对研究对象人为给予干预措施,并对干预效果进行评价的研究。例如,在关于健康教育能否预防小学生近视的研究中,将小学生随机分为试验组和对照组,试验组的小学生除了每天做一次眼保健操外,还接受有关预防近视的健康教育;对照组的小学生则只是每天做一次眼保健操,不进行健康教育。观察一段时间后,比较两组小学生视力下降的发生情况。

一、实验设计的基本要素

医学研究包括三个基本组成部分,即处理因素(treatment factor)[又称实验因素(experiment factor)]、实验对象(experiment subject)、实验效应(experiment effect)。

(一)处理因素

研究者根据研究目的欲施加或观察的,且能作用于实验对象并引起直接或间接效应的因素称为处理因素(treatment factor),又称实验因素(experiment factor)。

处理因素可以是实验者主观施加的某种外部干预(或措施),如使用或不使用某种药物等;也可以是客观存在的,如观察培养基在空气中的污染程度与季节的关系。"不同季节"就是该实验的"处理因素"的不同水平,而"季节"这个处理因素不是人为施加的,而是客观存在的。

医学研究中,除了"处理因素"对实验结果产生影响外,还有一些"非处理因素",又称干扰因素或混杂因素(confounding factor),也会对研究结果产生影响。例如不同季节制作培养基的条件,培养基放置的位置和时间等。这些因素均可影响污染程度,它们混杂于"季节"这一处理因素之中,产生了干扰作用。在非处理因素中,有的是可以控制的,有的是不可控的。因此,在确定处理因素的同时,需要根据专业知识与实验条件,尽可能找出对研究结果产生影响的非处理因素,并加以控制。

在同一个研究中,处理因素应该标准化,即研究过程中所施加的处理因素应该自始至终保持一致,实施过程中除非必要,一般不改变。

(二)实验对象

实验对象指接受处理并作为实验观察对象的基本单位,又称研究对象(subject),是处理因素作用的客体,与统计分析中的一个观察值对应。根据不同的研究目的,实验对象可以是人、动物,可以是某个器官、血清、细胞,也可以是其他实验材料等。

在实验进行前,必须对研究对象的条件作明确的规定,以确保实验对象的同质性(homogeneity)。所有满足条件的研究对象就是研究的总体,参与实验的研究对象就是样本。只有当样本具有代表性时,所得研究结果才具有普遍性和推广价值。

在临床试验中,除确定的适应证外,还要严格规定入选标准(inclusion criteria)(又称纳入标准)与排除标准(exclusion criteria),既要确保研究对象的同质性,同时又要考虑研究对象的安全,特别是孕产妇和儿童。

例如,研究某药对高血压患者的疗效,理论上,所有高血压患者都应是研究对象。实际上,患者的个体间变异很大,为了保证研究对象的同质性,排除混杂因素对结果的干扰,研究对象的选择需要有限定条件。例如,只选30~65岁原发性高血压患者,且排除继发性高血压、心肺肾功能不全者。

（三）实验效应

实验效应指处理因素作用于研究对象的反应（response）或结果（outcome）。一般通过实验指标（即变量）来表达。

所选指标应能反映处理因素的效应。如果指标选择不当或测定指标的方法不当，未能准确地反映处理因素的作用，那么获得的研究结果就缺乏科学性。因此，实验指标和测定方法的选择事关研究的成败。选择指标的依据是：指标应具有客观性、有效性和准确性。

1. 客观性　观察指标有主观指标与客观指标之分。客观指标（objective indicator）是借助仪器等进行测量来反映研究对象的客观状态或观察结果的观察指标，如体温、心率、白细胞计数、尿胆红素浓度等。实验性研究中应以客观指标为首选指标。主观指标（subjective indicator）是由患者回答或医生定性判断来描述观察结果的观察指标，如痛感、愉快、麻木、头晕、好转等。主观指标易受观察者和被观察者（如果研究对象是人）的心理因素的影响，含有主观上的认知，往往带有一定的随意性、偶然性，有时难以保证真实性与稳定性，甚至可能出现误判，故在研究设计中仅可作为次要的辅助指标。例如临床试验中"疼痛程度"这个指标虽然可用阈值表述，但它既可能受患者的耐受性的影响，又可能受医生对患者的关爱程度的影响。因此，医学研究中应尽量选用客观的、定量的指标来反映实验效应。

2. 有效性　包括灵敏度（sensitivity）与特异度（specificity）两个方面。灵敏度是指某处理因素存在时，所选指标能反映出一定的效应；特异度是指某处理因素不存在时，所选指标不显示处理效应。特异度高的指标最易揭示处理因素的作用，不易受混杂因素干扰，减少假阳性率。例如甲胎蛋白（alpha-fetoprotein，AFP）对于原发性肝癌就是比较特异的指标。又如铅中毒后血液中的锌原卟啉增高，用该指标诊断铅中毒的灵敏度较高，但锌原卟啉增高不都是由铅中毒引起的，其他重金属的增加也可使锌原卟啉增高，故锌原卟啉诊断铅中毒的特异度较低。因此，所选指标或方法应同时具有较高的灵敏度与特异度。

3. 准确性　包括效度（validity）与信度（reliability）两个方面。效度又称准确度（accuracy），是指观测值与真值的接近程度，主要受系统误差的影响。信度又称精密度（precision），是指相同条件下对同一对象的某指标进行重复观察时，观测值与其均数的接近程度，主要受随机因素的影响。医学研究中，如果某一结果有多种观察指标，或某一指标有多种测定方法，则在设计时应尽量选择效度和信度均较高者作为观察指标或测定方法。

医学研究中有些现象的评价本身是主观的，但可以将其等级化或量化。如评价脑卒中者的语言表达情况，将其设为 5 个等级：①正常；②基本可交谈，但有表达困难；③交谈费力，严重表达困难；④只能回答是或不是；⑤不能言语。这样就构成了一个语言表达能力的等级指标，从而提供一个相对客观的评价标准，达到将主观指标尽量客观化的目的。

医学研究中有些现象仅用一个指标是很难全面评价的，这时可以将该问题分解为若干子问题，对每个子问题用一个指标就研究对象的某一个方面进行评价，然后再对这些指标进行综合，构成一个复合指标（composite variable）。医学研究中的评定量表（rating scale）就是一种复合指标。例如，在评价急性脑梗死早期治疗后患者的临床神经功能缺损与改善情况时，采用欧洲脑卒中量表（the European stroke scale，ESS），该量表包括：患者意识水平、理解力、语言表达能力、视野、步行能力等 14 个方面。每个方面均考虑了权重，以 14 个指标的总和作为 ESS 评分，总分为 100 分。简而言之，一个研究中所选观察指标应遵循"少而精"的原则，最好要能按重要性区分主、次要指标。

实验研究的优点：不但能较好地控制重要的非处理因素（即混杂因素）的影响，使比较组间具有均衡性和可比性，还能将多种处理因素通过合理的设计方法包括在较少次数的实验中，从而达到高效的目的。其缺点为：当样本量较少时往往不能保证非处理因素在各组的均衡性。

二、实验设计的基本原则

实验设计（experimental design）是以 R. A. Fisher 为主在 20 世纪 30 年代发展起来的。所谓实验设计就是将处理分配给实验对象的方法。好的实验设计应能有效控制随机误差,避免或减少非随机误差,以较少的实验对象取得较多而可靠的信息,达到经济、高效的目的。为此,实验设计必须遵循如下三个基本的统计学原则。

（一）对照原则

有比较才能鉴别,设立对照（control）的目的是衬托处理因素的效应。所设立的对照组必须与实验组达到均衡可比（equilibrium comparability）,即各对比组之间除处理因素不同外,其他重要的、可控制的非处理因素的分布尽量保持一致。例如,不同对比组实验对象在性别、年龄及健康状况上应保持一致。在临床试验中,还应考虑到病情、病程以及过去接受治疗的情况等对效应的影响。医学研究中对照组的设置还须具备以下三个条件。

1. 对等　对等（homogeneity）指除研究因素外,对照组具备与实验组对等的一切因素。

2. 同步　同步（concurrent）指对照组与实验组在整个研究进程中始终处于同一空间和同一时间。

3. 专设　专设（purpose-design）指任何一个对照组都是为相应的实验组专门设立的,即内对照。一般不采用外对照,如来自文献上的记载或以往研究的、其他研究的资料作为本研究的对照组。

上述三个条件均是为了保证对照组与实验组间的均衡可比性（comparability）,以充分发挥对照组应有的作用。对照组设立后,必要时,应对各对比组的基线（baseline）情况进行比较,以检验其均衡性。

（二）随机原则

随机（random）是为了保证样本的代表性,是为了保证各处理组间在大量不可控制的非处理因素的分布方面尽量保持均衡可比性而采取的一种统计学措施。因此,在实验对象的抽样、分组以及实验实施过程中均应遵循随机化（randomization）原则。随机应体现在如下几个方面。

1. 随机抽样　随机抽样（random sampling）即每一个符合条件的研究对象参加研究的机会相同,即总体中每个个体有相同的机会被抽到样本中来,从而保证所得到的样本具有代表性,以使研究结论具有普遍意义。在现场调查研究中,尤其要注意抽样的随机性。

2. 随机分组　随机分组（random allocation）即每个实验对象分配到同一处理组的机会相同,从而保证各处理组间实验对象尽可能均衡一致,以提高组间的可比性。在对比性实验研究中尤其要注意研究对象分组的随机性。

3. 随机顺序　随机顺序（random order）即每个研究对象先后接受处理的机会相同,是为了平衡实验顺序对结果可能造成的影响。

（三）重复原则

重复（replication）是指在相同实验条件下进行多次研究或多次观察,以提高实验的可靠性与科学性。广义地讲,重复包括如下几个方面。

1. 重复整个研究　确保实验的重现性,以提高实验的可靠性。一个不可重复的研究是没有科学性的。例如在病因学研究中,研究因素是病因这一结论的条件之一是可以在不同地区、不同人群、不同时间重复观察到。

2. 用多个实验对象进行重复　避免把个别情况误认为普遍情况,把偶然或巧合的现象当作必然的规律现象。通过一定数量的重复,使结果具有稳定性,使假设检验达到预定的功效。这里所指的"一定数量"实际上就是样本量。本书第三篇——设计与分析篇将详细介绍不同研究设计时样本量的估计方法。

3. 同一实验对象的重复观察　是为了保证观察结果的精度。例如,在测量血压时,一般测量三次,以三次的平均值作为最终观察值。

理论上,实验对象重复次数愈多,从样本计算出的频率或均数等统计量就愈接近总体参数。实际上,观察次数太多容易造成浪费,且难以控制实验条件,造成实验结果的可靠性差。统计设计的任务之一就是根据研究者提供的有关总体参数的估计值正确估计样本量,既要使统计学结论达到一定的置信度,又不至于造成浪费。

实验设计的方法和技巧很多,但任何设计都必须遵循以上三个基本原则。

三、实验设计的基本内容

一个完整的医学研究课题设计必须包括如下内容:拟探索和解决的医学问题以及明确而具体的目标;科学假说及其依据;设计方案和技术路线;必要的信息及条件保障。研究方案应定得具体而明确,既要可信,又要切实可行。

(一)建立假说

建立假说实际上是选题和立项的过程。研究者根据专业知识、自己的经验以及从文献中得到的启示,对本领域某问题提出理论假设。整个研究设计就是围绕着如何验证假说而进行的。

研究中要正确对待研究的主要问题和次要问题。主要问题就是本次研究要解决的问题;次要问题是为了进一步补充和完善本次研究的结果而需要解决的问题,或为下一个研究提供立项依据。

例如,研究某药对原发性高血压患者的降压效果,主要问题是该药是否有效。次要问题是:高血压患者服用该药后血压的波动情况,受试者的依从性如何;是否继发心脏病、脑血管病;是否增加了治疗成本,有哪些不良反应等。

可见,主要问题非常重要。研究必须围绕主要问题进行各种试验的安排,拟定研究计划,估计样本量,并采取有效的措施控制各种非处理因素的干扰,以确保本次研究的结果对主要问题作出确切的回答。不能试图通过一次试验解决或回答很多问题,或在没有明确主要问题和次要问题的情况下盲目开始试验,更不能在试验结束后依据得到的试验结果再去归纳出迎合研究者主观愿望的所谓的主要问题和次要问题。

(二)确定设计类型

研究者在设计时需根据研究目的、现有资源(人力、物力、财力)和时间要求,以及研究问题的特殊性等选择合适的设计类型。一般来说,从科学论证强度来看,前瞻性研究比回顾性研究强,随机对照研究比非随机对照研究强,纵向研究比横断面研究强,采取区组控制的设计比完全随机的设计强。当然,科学论证性强的设计实施起来往往相对较复杂。

(三)确定研究对象的范围和数量

研究对象的范围就是研究总体(study population)。统计学中对研究总体的要求是同质性,对临床试验来说还要考虑伦理性(ethic)。因此,研究者在计划中要明确研究对象的范围。

在临床试验中,研究对象除确定适应证外,还要严格规定入选标准与排除标准,其目的除确保研究对象的同质性外,还要从伦理上充分考虑研究对象的安全。如果研究对象是孕产妇,还要考虑到胎儿或哺乳期婴儿的安全性。

确定研究对象的数量就是样本量估计。样本量太少,检验效能低,不易得出明确的结论;样本量太大,不仅增加研究成本,而且耗时、费力。研究人员的增加也不易控制试验误差。因此,样本量的确定在研究设计中是一个非常关键的问题。样本量一般根据研究类型及主要观察指标来确定。样本量估计所用参数由研究者根据文献、预试验或经验确定。

四、实验设计的随机化分组

随机分组的方法很多。平时使用的抽签法、抛硬币法或掷骰子法就是最简单的随机化方法。在科学实验中,随机化通过随机数(random number)实现。

(一)随机数及其产生

随机数是个概念,而不是指某些具体的数。这里所说的随机数是指来自均匀分布的随机数。随机数可以通过计算机的随机数发生器生成。

大多数具有编程功能或数字计算功能的软件都可以获得计算机随机数发生器产生的随机数。计算机产生的随机数是（0,1）范围内均匀分布（uniform distribution）的随机变量，其取值在 0 到 1 之间（不包括 0 和 1 本身）。在一次抽样中，每个 0~1 之间的所有实数均有相同机会被抽到。产生一个随机数即在（0,1）中的无数个实数中随机抽取一个数。

欲获得随机数，一般需事先指定一个种子数（seed），相当于在随机数字表上指定行和列。今在 SAS（9.4 版本）中指定种子数为 20 221 031，基于均匀分布产生 10 个随机数：0.858 21，0.991 93，0.687 99，0.049 52，0.296 71，0.336 93，0.692 61，0.809 58，0.547 57，0.303 48。因计算机产生的随机数是 0~1 之间，若要得到 0~999 的随机数，则将每个数乘以 1 000 并取整即可：858，991，687，49，296，336，692，809，547，303。同一软件用相同种子数所产生的随机数是一样的（统计学上称为重现性）。不同软件所得结果可能不同。这种随机数是用数学方法计算出来的。因此，严格地讲，它们不是真正意义上的随机数，因而称为伪随机数（pseudo-random number）。伪随机数具有随机数的性质，即等可能性、无序性。但是伪随机数在一定的条件下可以重现，这一特点使得科学研究中使用伪随机数进行随机化更严谨、科学。

（二）随机分组

随机分组就是将同一个实验对象按相同的组间概率分配到预先设定的几个处理组中。随机化是避免分组偏性的措施之一。其目的是：①保证各处理组的实验对象在各种(已知的或未知的)特征方面相同或相近，即非处理因素在各组达到均衡。例如，临床试验中通过随机化分组，使试验组和对照组的患者在年龄、性别、病情严重程度、用药史等方面相近，保证两组具有可比性。又如，实验小鼠是按体重编号，通过随机化分组可以避免实验对象因体重不同而产生不同的生理状态，以控制系统误差。②避免研究者主观因素对分组的干扰。研究者有意或无意地选择性分组，会破坏组间的均衡性，引入选择偏倚。例如，将病情轻的或慢性患者分至中药治疗组，将病情重的或急性患者分至西药治疗组，从而导致两组不具有可比性。③随机性是统计学推断的理论基础。

1. 完全随机分组　利用随机数实现实验对象的随机化分组。

【例 2-1】　欲将合乎实验要求的实验动物 20 只，随机分配为 A、B 两组。

首先将动物从 1 至 20 编号。取种子数为 20 050 101，用 SAS 软件在计算机上产生对应的 20 个随机数，按随机数的大小顺序，前 10 个较小的随机数对应于 A 组，后 10 个较大的随机数对应于 B 组，即得到分配方案（表 2-1）。

表 2-1　20 个实验对象的随机分组

编号	随机数	随机数排序（从小到大）序号	分组
1	0.206 15	7	A
2	0.727 77	13	B
3	0.719 35	12	B
4	0.039 06	2	A
5	0.768 07	16	B
6	0.759 54	15	B
7	0.262 54	9	A
8	0.743 39	14	B
9	0.254 67	8	A
10	0.082 82	3	A
11	0.091 27	4	A
12	0.866 38	18	B

续表

编号	随机数	随机数排序（从小到大）序号	分组
13	0.125 43	5	A
14	0.550 40	10	A
15	0.004 43	1	A
16	0.997 81	20	B
17	0.904 58	19	B
18	0.783 01	17	B
19	0.144 67	6	A
20	0.624 11	11	B

2. 随机排序 利用随机数决定实验对象接受处理的顺序。

【例 2-2】 如有 5 个动物要先后接受处理,请用随机排列的方法决定实验对象接受处理的顺序。

先对实验动物进行编号:1,2,3,4,5。取种子数为 8 888,在 SAS 软件中产生 5 个随机数:0.947 32,0.148 50,0.638 43,0.535 16,0.203 71。随机数从小到大排列的顺序是:第 2 个随机数0.148 50,第 5 个随机数 0.203 71,第 4 个随机数 0.535 16,第 3 个随机数 0.638 43,第 1 个随机数0.947 32。因此,接受处理的实验动物的顺序依次为 2,5,4,3,1。

3. 分层随机 随机化分组虽然提高了各组的均衡性,但在样本量较少或存在影响实验结果的非处理因素时并不一定能保证各组的均衡性。此时,可先对可能影响实验结果的非处理因素进行分层,即区组化（blocking）;然后,在每一层内进行随机化,这种方法称为分层随机化（stratified randomization）或随机区组（randomized block）。例如,为了保证实验组与对照组动物的性别比例相同,分别对雄性动物和雌性动物进行随机化分组。又如,在多中心临床试验中,患者按中心分层进行随机化。又如,患者的入组率较低时,从试验开始到所有病例入组完毕需要比较长的时间。此时,按入组时间段进行分段随机,使每一段内试验组和对照组的病例数相等,以抵消季节因素对结果的影响,提高组间均衡性。在区组设计中,实验对象是按区组进行随机化的。

【例 2-3】 现有来自 6 个不同窝别的雄性小鼠各 5 只,共 30 只。欲将 30 只小鼠随机分配到 A、B、C、D、E 这 5 个处理组中去。要求每个处理组 6 只,且来自不同的窝别。

这里,6 个窝别即 6 个区组,将每个区组中的 5 只小鼠按 1~5 编号。记为 X_{ij},表示第 i 个窝别的第 j 只小鼠。这时,可利用随机排序法分别对每一区组内的 5 个对象排序,依次将它们分配到 5 个处理组中。取种子数为 12 345,在 SAS 软件中产生 6 组随机数,每组 5 个,并按从小到大顺序排列,并依次分入 A、B、C、D、E 各组。结果见表 2-2。

表 2-2 区组随机化分配方案

区组号	处理组				
	A	**B**	**C**	**D**	**E**
1	X_{12}	X_{14}	X_{15}	X_{11}	X_{13}
2	X_{24}	X_{22}	X_{25}	X_{23}	X_{21}
3	X_{33}	X_{32}	X_{31}	X_{34}	X_{35}
4	X_{45}	X_{43}	X_{42}	X_{44}	X_{41}
5	X_{52}	X_{54}	X_{51}	X_{55}	X_{53}
6	X_{62}	X_{61}	X_{63}	X_{65}	X_{64}

（三）随机数的保存

为了保证实验的可靠性,研究中所用随机化方法、随机数以及产生随机数的程序代码、种子数等均应有记录。特别是在新药的临床试验中,随机数必须具有重现性,产生处理分组随机数的参数及程序等应一起作为盲底密封保存,以备检查。

第三节　观察性研究统计设计概念

观察性研究又称调查研究(survey)或非实验性研究(non-experimental study),常见的有现况研究、病例-对照研究和队列研究。观察性研究对研究对象不施加任何干预措施,是在完全"自然状态"下对研究总体中的全部或部分研究对象已客观存在的特征、状态进行观察、比较和分析,通过调查资料所提供的信息对相应总体的特征作出数量描述或统计推断。从调查的范围来看,观察性研究可分为普查(census)、抽样调查(sampling survey)和典型调查(typical survey)。

一、普查

普查(census)亦称全面调查(overall survey),是指在特定时间范围内,对研究总体中的每一个成员逐个进行调查,如我国每十年一次的人口普查。理论上只有普查才能获得总体参数,且没有抽样误差。普查的目的是全面了解研究总体在某一特定时点的分布与特征,如年中人口数、时点患病率等。通过普查,可以发现总体中的全部病例,以便及早发现,及时治疗;通过普查,可以了解人群健康水平,建立生理标准;普查的同时可以普及医学知识,使所有调查对象从中受益。

【例 2-4】　新中国成立后,我国政府分别在 1953 年、1964 年、1982 年、1990 年、2000 年、2010 年、2020 年进行了 7 次全国人口普查,前 4 次普查以当年 7 月 1 日 0 时作为标准时刻,后 3 次普查以当年 11 月 1 日 0 时作为标准时刻,在此时刻以前(哪怕仅数分钟前)的出生者应计入人口总数,在此时刻以前的死亡者应从人口总数中扣除;反之,在此时点以后的出生者均不应统计在内。

7 次普查的我国人口数分别为:60 194 万、72 307 万、103 188 万、116 002 万、129 533 万、133 972 万、141 178 万。从发展趋势来看,新中国成立以后,我国人口总体呈上升趋势,但 1982 年后增长幅度有所下降。

二、随机抽样调查

抽样调查(sampling survey)是从总体中随机抽取一定数量、具有代表性的观察对象组成样本,根据样本提供的信息,采用统计学方法推断总体特征的调查研究。抽样调查比普查涉及的观察对象数少,因而节省人力、物力、财力和时间,并易于获得较为深入细致的资料。有许多医学问题只能作抽样调查,如药物疗效观察、药品质量检查等。要使得样本具有代表性,首要的条件就是针对不同总体的特点选择合理的随机化抽样方法。挪威统计学家凯尔(A. N. Kiaer)于 1895 年正式提出了抽样调查,并指出:调查结果的准确性不取决于调查对象的多少,而取决于调查的方法。

在设计随机抽样调查时,需明确抽样总体、样本、抽样框。①抽样总体:抽样调查的研究结果需要推论至其全部的个体,而全部个体的集合即称为抽样总体。抽样总体中需要逐个测量的个体称为抽样的基本单位或元素。例如,计划在某地区进行儿童脊髓灰质炎的免疫接种率调查。地区居民中所有 0~7 岁儿童是研究的抽样总体,每个儿童则是一个基本单位。②样本:是从总体中随机抽取的有代表性的一部分个体的集合。例如从以上地区随机抽取 1 000 名儿童,这则 1 000 名儿童即样本。③抽样框(sampling frame):在抽样研究中,为保证总体中的每个个体都有机会被抽取到,抽样前必须定义抽样框。所谓抽样框就是对总体中每个个体的基本特征进行定义,并详细列出清单。如总体中所有人的姓名、编号(如身份证号)、电话、地址,所属省、地、县(市)区、街道(村)等,这样的清单构成了抽样框。抽样则是基于这个清单进行的。抽样设计可能为多个(两个或两个以上)阶段。例如,某地区抽样调查先以乡（村）为单位抽样,再对家庭抽样,最后对家庭中每个成员进行调查。这时,不同阶段的抽样框可以不同,在不同抽样框中列出的单位称抽样单位。多阶段抽样的最后一个抽样单位称计数单位,计数单位可以不等于基本单位。

常用的随机抽样方法有简单随机抽样（simple random sampling）（又称单纯随机抽样）、系统抽样（systematic sampling）、分层抽样（stratified sampling）和整群抽样（cluster sampling）。详见第二十八章。

【例2-5】 1991年8月至1991年10月,研究人员在我国30个省、自治区、直辖市进行了全国高血压抽样调查。按省、自治区、直辖市为自然层,第一阶段在各省进行随机抽样,选取各省的市与县的调查点;第二阶段抽样是非随机的,由各市县协调抽样落实到区和乡,但原则上要求达到所抽的点在经济、人口和文化各方面处于居中水平,对该市或县有一定的代表性;第三阶段是对市与县,以居委会和自然村为群,进行随机整群抽样。这种抽样即多阶段不等比例分层整群抽样。

共选274个居委会和自然村作为调查点,对年龄在15岁以上的城乡自然人群950 356人（男449 350,女501 006人,应答率为89.15%）进行了高血压的抽样调查。

高血压的诊断标准为收缩压≥140mmHg 和/或舒张压≥90mmHg（1mmHg＝0.133kPa）;或血压虽未达上述水平但在调查前2周连续服用降压药者。按以上标准估计出全国15岁以上人群高血压粗患病率为13.58%（男:14.38%,女:12.85%）。若按1990年全国人口普查年龄构成校正,则标化患病率为11.26%（男:12.15%,女:10.32%）。

调查结果表明:30~34岁、35~44岁、45~54岁、55~64岁、65~74岁,和75岁及以上各组的患病率分别为4.64%、8.22%、18.00%、29.40%、41.90% 和51.20%。可见,患病率随年龄增长而增加,45岁及之后各年龄段相较前一年龄段增幅约10%,这表明在青壮年时即应开始对高血压进行预防。同时,结果表明,各年龄组的高血压患病率也呈现出性别间的差异:44岁以前男性高于女性,45~59岁两性相似,但60岁以后则各年龄组的女性患病率高于男性。

从上述两个例子中可初步认识到观察性研究的主要特征为:①没有人为地对调查对象施加任何干预,而是客观地观察、记录了每个调查对象的性别、年龄和所在地区等特征,观察是"被动"的。②在例2-5中,被调查者是否有高血压家族史、是否吸烟、是否饮酒等影响因素已客观存在,不能像实验性研究那样对研究对象进行随机分组并给予某种干预。③观察对象居住的区域是自然形成的。不同地区人口年龄构成可能不同,会影响高血压总患病率。因此,在比较不同地区高血压患病率时,年龄就是混杂因素,但研究者又不能用随机化分组方法平衡两地人群的年龄构成以消除其对高血压患病率的影响;统计分析时通常借助于标准化法、分层分析、多因素统计分析等方法来控制。④由于调查研究多采用问卷（questionnaire）调查,容易产生偏倚,所以调查过程中的质量控制显得尤为重要。

三、非随机抽样调查

非随机抽样调查,顾名思义,抽样不是随机的。非随机抽样调查的样本对总体不具有代表性,但这类调查有助于初步了解总体的情况,包括典型调查,即对个别案例,尤其是典型案例进行调查研究。例如,通过个别典型病例,研究疾病的病理损害等。由于典型调查没有遵循随机抽样的原则,所得资料不能用于估计总体参数。典型调查常作为普查或抽样调查的补充,它们分别从不同角度说明问题。

第四节 偏倚与控制

医学研究的结果除了存在抽样误差（sampling error）外,还可能受到非研究因素的干扰,导致出现偏差。这种偏差通常称为偏倚（bias）或系统误差。

（一）偏倚的类型

按研究的过程,偏倚分为三类,即选择偏倚（selection bias）、测量偏倚（measurement bias）或信息偏倚（information bias）、混杂偏倚（confounding bias）。

1. 选择偏倚 由于研究对象纳入或分组不当，使样本缺乏代表性从而产生的偏倚；研究对象缺乏同质性，组间缺乏可比性而产生的偏倚。

2. 测量偏倚 也称为信息偏倚，在研究过程中由于测量仪器未校准、操作不规范、对结果的判断伴有主观性等而引起的偏倚。

3. 混杂偏倚 由于某些非研究因素与试验因素对效应指标的共同作用，使统计分析结果产生偏倚，从而影响结论。

（二）偏倚的控制

偏倚可能来自研究过程中的任何一个环节。由于偏倚是系统误差，而非抽样误差，没有规律，故偏倚一旦产生，往往事后无法纠正，必然造成研究结果不同程度的歪曲。即使用相应统计分析进行控制和校正，也难以完全排除其影响。有时合适的分析方法（如工具变量法）由于信息缺乏（如没有合适的工具变量）而无法实施。因此，对偏倚的控制必须贯穿于研究的全过程，从而最大限度地控制偏倚对研究结果的干扰。例如，严格规定和控制研究对象的入选和排除标准、采取随机化方法等，控制选择偏倚；严格质量控制标准，采用盲法等手段控制测量偏倚；采用合理的分层、对照、匹配、倾向性评分及多因素分析方法等，减少混杂偏倚的影响。本书第三篇——设计与分析篇针对不同类型的研究分别详述了偏倚的产生的情形及控制方法。

第五节 案 例

【案例 2-1】 一项临床试验欲观察某中药治疗混合性焦虑与抑郁障碍的临床疗效，以临床常用的某西药作为对照组。将满足入选标准和不符合排除标准的 64 例病例按诊疗的先后次序交替分组，即单号为中药组，双号为西药组。试讨论该分组方法是否随机？

解析：随机分组是将研究对象以相同的概率分配到预先设定的不同处理组中。研究对象接受何种处理，事先是不知道的。而此项试验是按患者诊疗的先后次序交替分组，即单号为中药组，双号为西药组，事先就能知道病例的分组结果。因此，该分组方法不是随机的。如果不考虑分层因素，通常需采用区组随机化方法对 64 例病例按诊疗的先后次序以 1:1 的分配比例产生分组盲底，实施随机化分组。

【案例 2-2】 一项回顾性研究分析某院 1990 年 1 月至 1998 年 3 月期间 28 例单宫颈双子宫畸形早孕人工流产的结果。将 1995 年 10 月及以后的 14 名患者作为 A 组（米索前列醇组），于术前 3 小时顿服米索前列醇 600μg 或术前 1 小时阴道穹窿放置米索前列醇 200μg，然后进行人工流产负压吸引术；将 1995 年 10 月以前的患者作为 B 组（对照组），单纯采用人工流产负压吸引术。结论是人工流产术前先给予米索前列醇制剂可使流产更容易、更安全，减少患者痛苦且可避免并发症的发生。试讨论：对照组的设置是否合适？结论是否可靠？

解析：医学研究中对照组的设置须具备对等、同步及专设三个要求，这样才能保证对照组与实验组间的均衡可比，体现对照组应有的作用。而该回顾性研究按就诊的时间段进行分组，显然不满足上述的三个要求，这样设置的对照组，无法控制混杂因素的影响，缺乏可比性，直接比较不合适。同时，样本量也较小，其结论自然也就不可靠了。

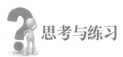 思考与练习

一、选择题

1. 研究设计中，对照的作用是（   ）

　A. 排除抽样误差对分析的干扰　　　　　B. 减少 I 型错误

C. 排除非处理因素对分析的干扰　　　　D. 减少Ⅱ型错误

E. 增加样本量

2. 研究设计中,随机化的作用之一是(　　　)

A. 使抽样误差更小　　　　　　　　　　B. 使统计效能更高

C. 消除抽样误差　　　　　　　　　　　D. 增加不确定性

E. 使所计算的抽样误差有效

3. 研究设计中,重复的作用之一是(　　　)

A. 使计算抽样误差成为可能　　　　　　B. 增大各组间的可比性

C. 避免估计参数时的偏倚　　　　　　　D. 使各组间的离散度减小

E. 减少假阳性

4. 关于分层随机抽样,表述正确的是(　　　)

A. 不适用于层间差别太大时　　　　　　B. 不适用于各层含量相差太大时

C. 在层间差别较大时更适用　　　　　　D. 在层间差别较小时更适用

E. 在层间总人数接近时更适用

5. 实验设计的原则是(　　　)

A. 对照、随机、均衡　　　　　　　　　　B. 随机、重复、均衡

C. 对照、重复、随机　　　　　　　　　　D. 随机、重复、齐同

E. 对等、同步、专设

6. 实验设计的基本要素是(　　　)

A. 处理因素、实验对象和实验效应　　　B. 对照、随机和重复

C. 样本量、假设检验和置信区间　　　　D. 统计分析、数据整理和呈现

E. 客观性、有效性和准确性

二、思考题

1. 研究设计的作用及其基本内容是什么?

2. 实验研究设计的基本要素及应遵循的基本原则是什么?

3. 实验研究设计中对照的作用是什么? 如何设立对照?

4. 随机化的目的是什么? 常用的随机化方法有哪些?

5. 观察性研究的特点是什么? 随机抽样方法有哪些?

6. 常见的偏倚有哪些? 为什么要进行偏倚控制?

(尹　平)

扫码获取
数字内容

第三章

个体变异与变量分布

【学习要点】

1. 个体变异存在普遍性、不可预测性和规律性。

2. 定量资料可以用频数分布表、频数分布图来描述数据的分布规律。

3. 大部分指标的个体变异可以用概率分布作近似描述。定量资料描述集中趋势的指标有：算术均数、中位数；描述离散趋势的指标有：极差、四分位间距、方差和标准差。

4. 当数据呈对称分布时，常用均数与标准差进行描述；当数据呈非对称分布时，常用中位数与四分位间距进行描述。

5. 连续型和离散型随机变量服从特定的概率分布，如正态分布、二项分布和泊松分布等。

6. 正态分布、二项分布和泊松分布的概念、特征及适用条件。

第一节 个体变异

医学研究的对象是人和其他有机生命体，生物功能十分复杂，不同个体在相同条件下对外界环境因素可以发生不同的反应。如在相同的条件下测量同民族、同年龄、同性别的健康人的体温、脉搏等生理指标，会发现不同个体的数值不尽相同。再如，同地区、同民族、同性别、同年龄的健康儿童的各种生理、生化等指标也会存在差异。即使是在实验室的基础研究中，动物与动物之间相同指标的变量值也会不一样。这种同质个体间表现出来的差异称为个体变异（individual variation），简称变异（variation）。

个体变异有三个性质：①普遍性，变异现象广泛存在于人体及其他生物体，人体或生物体的任何观察指标均有变异；②不可预测性，个体变异是由于一种或多种已知或未知的不可控因素以不同形式、不同程度作用于生物体的综合表现，在影响因素及其作用机制尚未被认识之前，其结果是随机的、不可预测的；③规律性，即个体变异是有规律的，任何变量都有内在的规律性。就个体而言，其观察指标的变异是随机的、不可预测的，但就总体而言，其分布是有规律的。统计学的任务就是在同质的基础上，对个体变异进行分析研究，揭示由变异所遮盖的同质事物内在的本质和规律。

当我们不能准确预测一件事情的结果时，随机性就和这件事联系起来了。统计学就是研究个体变异，并利用个体变异规律、抽样误差规律进行统计推断的方法学。只要有变异，就离不开统计学。例如，当投掷一枚硬币时，我们并不能确定硬币将正面朝上还是反面朝上。如果你投掷硬币1 000次，正面朝上或反面朝上将各约500次。也就是说，当我们把随机的事件放在一起时，它们表现出一定的规律性。当我们再次投掷1 000次硬币时，大概率不能重现与前次观察完全相同的结果，这是规律性中的随机性。这种偏差不仅仅发生在投掷硬币时，而且发生于调查、实验和其他任何一种方式的数据收集中。

尽管大量重复观察可以发现随机现象的规律性，但实际研究工作中往往限于财力、人力、伦理等多种原因不能或不愿进行大量重复观察（试验）。医学统计学的理论和方法可以帮助我们提高科学研究的工作效率，以较少的重复观察（试验）获取足够的信息量，尽可能作出精确可靠的结论，揭示随机现象的规律性。

　　个体变异的规律性体现在个体变异的概率性、集中性和离散性。第二、三、四节我们分别讨论如何发现和总结变异的分布规律、集中趋势和离散趋势。第五至八节介绍几种理论分布及相关案例。

第二节　变异的分布规律

　　要了解个体变异的规律，需要从分布（distribution）讲起，分布确定了，个体变异的规律也就清楚了。

　　对于一个实际研究问题，依据设计方案收集到数据后，首先要了解数据的分布规律，包括分布范围、形态、集中位置等特征。频率分布（frequency distribution）是以表格或图形的形式显示样本中各种可能结果的频率。

一、定量资料的频数分布

（一）频数分布表

　　频数分布表的作用是通过对资料的整理展现资料的分布规律。编制频数分布表本质上就是将资料的取值范围分割成若干个互斥且完备（mutually exclusive and exhaustive）的区间（interval）或组段，各区间相互衔接，且互不相交；统计每个组段内的观察值个数作为对应的频数，由各组段的范围及其频数构成最基本的频数分布表。

　　【例3-1】　某地区120名健康成年男子血清总胆固醇浓度（mmol/L）测定结果如图3-1所示，试编制频数分布表。

4.92	4.97	5.54	3.62	5.22	6.36	5.58	6.72	6.49	5.41
6.64	6.32	4.88	5.30	7.32	6.14	5.94	6.52	5.06	5.72
4.71	5.87	7.04	6.25	6.59	5.97	5.48	6.98	6.55	5.81
5.60	4.60	4.98	5.48	7.36	5.30	4.19	5.78	5.98	6.76
8.02	4.08	6.17	6.13	3.88	6.59	4.49	5.92	5.63	5.64
6.26	4.27	5.52	5.79	5.14	6.00	6.74	6.72	6.32	7.33
6.08	7.08	5.13	4.45	4.71	6.50	5.22	3.66	5.18	6.70
4.97	5.58	5.94	7.74	5.40	4.82	5.89	4.36	**2.78**	5.69
5.81	6.94	6.50	4.42	6.02	5.28	5.45	5.80	6.54	3.98
5.68	3.55	6.56	5.30	4.84	5.42	6.20	5.74	4.60	4.45
7.50	5.13	6.88	6.88	6.04	**8.62**	5.27	7.00	6.66	4.85
5.78	4.99	4.70	4.26	5.39	5.39	7.27	5.26	5.56	6.39

图3-1　某地区120名健康成年男子血清总胆固醇浓度（单位：mmol/L）
黑体的数据2.78、8.62分别为最小值、最大值。

　　定量资料频数分布表的编制步骤如下。

　　1. 计算全距　全距（range）符号为R，是一组资料的最大值（maximum, max）与最小值（minimum, min）之差。本例$R = X_{max} - X_{min} = 8.62 - 2.78 = 5.84$（mmol/L）。

　　2. 确定组段数与组距　根据样本量选择适当的组段数。组段数过少会导致资料分布不太清晰，组段数过多则会导致有些组段的频数太少甚至为0，以致资料分布出现较多的大幅度波动。故当样本量在100左右时，通常取7~15组。确定组距采用较为简单的方法，即组距≈全距/组段数。例如，本例全距$R = 5.84$，取组段数=11，则组距=5.84/11=0.531；考虑频数表编制及阅读的便捷，确定以0.55作为本例的组距。

　　3. 确定组段的上下限　每一个组段的起点和终点，分别称为该组段的下限和上限；第一组段必须包括最小值，最后一组段必须包括最大值。本例中，最小值为2.78，组距定为0.55，则第一组段的下限可取为

2.70,上限为 2.70＋0.55＝3.25,组中值为（2.70＋3.25）/2＝2.975。通常情况下,前一组的上限亦为后一组的下限。分组应尽量采用等组距,如果采用不等组距会使频数分布表所表述的频数分布不能代表资料的分布。本例中,从第一组段开始,各组段依次记作:2.70~、3.25~、3.80~、4.35~、4.90~、5.45~、6.00~、6.55~、7.10~、7.65~、8.20~8.75。共 11 个不重叠的组段。需要注意的是,各组段区间为"左闭右开",即包含下限,不包含上限;最后一组段包含最大值。本例各组段划分结果列在表 3-1 的第 1 列。

4. 统计各组段频数　统计各组段频数(frequency),即统计各组段内观察值的个数。见表 3-1 的第 2 列。

5. 计算各组段频率　计算各组段频率(percent),即计算各组段频数与总观察值个数之比,一般用百分数表示。见表 3-1 的第 3 列。

6. 计算累积频数和累积频率　累积频数(cumulative frequency)是由小到大将频数累加,累积频率(cumulative percent)是由小到大将频率累加。结果见表 3-1 的第 4 列和第 5 列。

表 3-1　某地区 120 名健康成年男子血清总胆固醇浓度的频数分布表

血清总胆固醇浓度/(mmol·L⁻¹)	频数	频率/%	累积频数	累积频率/%
2.70~	1	0.83	1	0.83
3.25~	3	2.50	4	3.33
3.80~	6	5.00	10	8.33
4.35~	14	11.67	24	20.00
4.90~	24	20.00	48	40.00
5.45~	28	23.33	76	63.33
6.00~	19	15.83	95	79.17
6.55~	17	14.17	112	93.33
7.10~	5	4.17	117	97.50
7.65~	2	1.67	119	99.17
8.20~8.75	1	0.83	120	100.00
合计	120	100.00	—	—

从表 3-1 可以看出,中间五个组段内集中了较多的观察值,而两端组段内含有较少的观察值。

(二) 频数分布图

根据频数分布表绘制频数分布图,可更直观地展现定量资料的频数分布规律。图 3-2 是表 3-1 对应的频数分布图,称为直方图(histogram)。图中横轴上标出各组段,纵坐标是频数。有关统计图更详细介绍见第五章第四节。

从频数分布图可以直观地了解到该 120 名健康成年男子血清总胆固醇浓度的资料分布在 2.78~8.62mmol/L 之间,中心位于 5.45~6.00mmol/L 之间,呈现中间多两头少的趋势,左右基本对称。

二、定性资料的频数分布

(一) 频数分布表

定性资料频数分布表与定量资料频数分布表的编制方法类似。

对于定性资料,编制频数分布表的方法是直接计算出每一个观察值的频数和频率,以及累积频数和累积频率,然后将它们列在一个表中。例如,表 3-2 给出的是某年级 120 名大学生性别的频数分布表,这里,性别是定性资料,取值为"男"或"女",因此分类很明确。

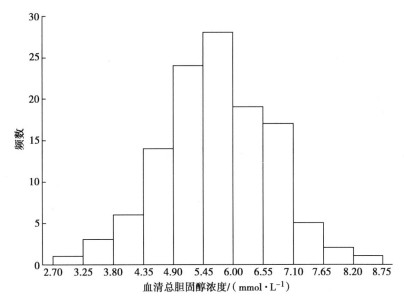

图 3-2　120 名健康成年男子血清总胆固醇浓度频数分布图

表 3-2　120 名大学生性别的频数分布表

性别	频数	频率/%	累积频数	累积频率/%
男	50	41.67	50	41.67
女	70	58.33	120	100
合计	120	100	—	—

对于等级资料的频数分布表的编制,如果等级数不多,可以按定性资料频数分布表的方法编制,即直接计算出每一个观察值(等级)的频数、频率、累积频数和累积频率,然后将它们按照取值的顺序列在一个表中。如果等级数较多,则可先按照观察值的顺序合并成较少的组,然后分别计算各组的频数、频率以及累积频数和累积频率,再按顺序列在一个表中。

【例 3-2】　对某地 35 名大学生作了心理抑郁状况检查,其检测评分结果分别为:5,5,5,5,4,4,4,4,3,3,3,3,3,2,2,2,2,2,2,2,2,2,2,1,1,1,1,1,1,1,0,0,0,0,0。试绘制这 35 名大学生心理抑郁状况的频数分布表。

表 3-3 给出的是 35 名大学生心理抑郁状况的频数分布表。

表 3-3　35 名大学生心理抑郁状况的频数分布表

心理抑郁状况分组	频数	频率/%	累积频数	累积频率/%
正常组(0 或 1)	12	34.28	12	34.28
临界组(2 或 3)	15	42.86	27	77.14
抑郁组(4 或 5)	8	22.86	35	100.00
合计	35	100	—	—

(二)频数分布图

图 3-3 给出的就是根据表 3-2 的资料绘制的 120 名大学生性别的频数分布图,称为条形图(bar chart)。

图 3-4 给出的就是根据表 3-3 的等级资料绘制的 35 名大学生心理抑郁状况的频数分布图。

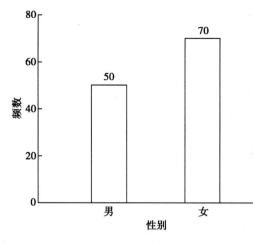

图 3-3　120 名大学生性别的频数分布图　　　图 3-4　35 名大学生心理抑郁状况的频数分布图

第三节　变异的集中趋势

从变量的频率分布可知,变量的取值有两个现象,一是聚集现象,二是离散现象,即围绕一个中心向两边分散。前者称为集中趋势(central tendency),后者称为离散趋势(tendency of dispersion)。本节及第四节分别介绍描述集中趋势和离散趋势的统计指标。

描述集中趋势的主要统计指标有算术均数和中位数,又称位置度量指标(measures of location)。

一、算术均数

算术均数(arithmetic mean),简称为均数(mean),一个变量的均数等于该变量所有观察值之和除以观察值的个数。均数描述了一个变量所有观察值的平均水平。

一般来说,总体均数用希腊字母 μ 表示,样本均数用符号 $\bar{X}$ 表示。如果用 n 表示样本量,X_i 表示个体观察值,则均数的计算公式为

$$\bar{X} = \frac{1}{n}\sum_{i=1}^{n} X_i \tag{3-1}$$

式中,$\sum$ 是求和符号。式(3-1)表示从 X_1 加到 X_n,再除以 n。

不难求得例 3-1 中 120 名健康成年男子血清总胆固醇浓度的样本均数为 5.71mmol/L。

一般来说,算术均数适用于频数分布对称的数据。大多数正常人的生理、生化指标,如身高、体重、胸围、血红蛋白含量等都适宜用均数来描述集中位置。

当资料分布明显呈偏态分布时,算术均数不能较好地描述一个变量的中心位置。

二、中位数与百分位数

(一)中位数

1. 定义　中位数(median)指将一组变量值按从小到大的顺序排列后,位置居于中间的数值,记为 M。其计算公式为

$$n \text{ 为奇数时,} \quad M = X_{(n+1)/2} \tag{3-2}$$

$$n \text{ 为偶数时,} \quad M = \frac{1}{2}(X_{n/2} + X_{n/2+1}) \tag{3-3}$$

2. 中位数的特点

(1)对极端值不敏感,所以当数据中有极端值或含不确定值时,或数据呈偏态分布或分布类型未知时,均宜采用中位数来描述集中趋势。

（2）当数据呈对称分布时,均数和中位数接近;当数据呈右偏态分布时,均数大于中位数;当数据呈左偏态分布时,均数小于中位数。因此,也可以根据中位数和均数的差别大小,粗略判断数据的分布类型。

在例 3-1 中,样本量 $n = 120$,则中位数是排第 60 位（5.69mmol/L）与第 61 位（5.72mmol/L）两个数据的均数,即 $M = (5.69 + 5.72)/2 \approx 5.70$mmol/L。

（二）百分位数

百分位数（percentile）是将数据按照从小到大的顺序排序后,将数据一百等分,位于第 q 个等分位点上（$q = 1, 2, \cdots, 99$）的数值。第 q 个百分位点记为 P_q,有 $q\%$ 的数据 $\leqslant P_q$,且有（$100 - q$）% 的数据 $> P_q$。显然,第 50 百分位数（P_{50}）就是中位数 M。

记 $R = (n + 1)q/100, r = \text{int}(R), f = R - r$,则第 q 个百分位点 P_q 计算公式为

$$P_q = X_r + f \times (X_{r+1} - X_r) \tag{3-4}$$

当 q 等于 25 和 75 时,相应的分位数称为四分位数（quartile）。常把 P_{25} 记为 Q_1 或 Q_L,称为下四分位数;把 P_{75} 记为 Q_3 或 Q_U,称为上四分位数;把中位数 P_{50} 记为 Q_2。Q_1, Q_2, Q_3 恰好把数据分为四个等分。

【例 3-3】 20 名肝癌晚期患者从确诊至死亡的生存时间（天）如图 3-5 所示。

| 52 | 63 | 86 | 89 | 102 | 104 | 115 | 188 | 255 | 292 |
| 306 | 317 | 320 | 365 | 480 | 542 | 561 | 708 | 801 | >935 |

图 3-5 20 名肝癌晚期患者从确诊至死亡的生存时间（单位:天）

其中,第 20 位患者在随访到 935 天时是健在的,但是之后失去了联系。因此只知道其生存时间在 935 天以上,具体生存时间不详（称为不确定数据或截尾数据）。显然,该资料无法计算均数,但可以计算中位数。

$$M = (X_{10} + X_{11})/2 = (292 + 306)/2 = 299（天）$$

当不确定数据是否小于中位数时,如第 5 位患者在 102 天失访,生存时间大于 102 天。此时,无法直接计算中位数。有关生存时间资料的分析见第十一章。

理论上,在开区间（292,306）之内任何一个数据 z 均满足中位数的定义,即位置居中:小于等于 z 的有 50%,大于 z 的也有 50%。如果是这样的话,中位数就不唯一,因此,在样本量为偶数时,定义中位数为中间两个数据的均数是简单且合理的做法。

相应的 90% 的分位数为:

$$R = (20 + 1) \times 90/100 = 18.9, \quad r = \text{int}(R) = 18, \quad f = 18.9 - 18 = 0.9$$
$$P_{90} = X_{18} + 0.9 \times (X_{19} - X_{18}) = 708 + 0.9 \times (801 - 708) = 791.7（天）$$

第四节 变异的离散趋势

离散趋势（dispersion）是个体变异的又一特征,指的是观察值围绕中心位置的散布程度。描述离散趋势的主要统计指标有极差、四分位间距、方差、标准差等。这些指标也称为变异性度量指标。

一、极差

极差（range）指某变量的所有观察值中的最大值（maximum,max）与最小值（minimum,min）的差值,用符号 R 表示,其计算公式为

$$R = X_{\max} - X_{\min} \tag{3-5}$$

极差常用于定量资料的描述。对于计量单位相同的变量,极差越大,变量的观察值越分散,变异度越大。

极差简单易求,单位与原变量的单位相同。其缺点是:仅使用了原变量中很少部分的信息;没有涉及数据的集中位置的信息;对极端值很敏感;与样本量 n 有关,n 越大,极差可能越大。一般来说,样本极差低估了总体极差。因此一般较少直接用极差描述离散趋势。

二、四分位间距

四分位间距(quartile range)即上四分位数与下四分位数之差,用符号 Q 表示,其计算公式为

$$Q = Q_3 - Q_1 \tag{3-6}$$

$Q_1 \sim Q_3$ 区间内包含了全部变量值的一半。

四分位间距对极端值的敏感性远低于极差,受样本量的影响较小。其缺点是:仅使用了原变量中部分的信息;没有涉及数据的集中位置的信息。当资料呈偏态分布时,一般采用四分位间距来描述数据的离散趋势。对于计量单位相同、集中位置相近的变量,四分位间距越大,观察值的离散趋势就越大。

三、方差

方差(variance)是描述一个变量的所有观察值与总体均数的平均离散趋势的指标。一般用 σ^2 表示总体方差,用 S^2 表示样本方差,样本方差的计算公式为

$$S^2 = \frac{1}{n-1}\sum_{i=1}^{n}(X_i - \bar{X})^2 \tag{3-7}$$

数理统计学证明,用式(3-7)计算出来的样本方差 S^2 是总体方差 σ^2 的无偏估计。对于计量单位相同、集中位置相近的变量,方差越大,数据的离散趋势就越大。

方差的计算使用了变量的全部信息,因此用方差来度量数据的离散趋势远远优于极差和四分位间距。由于方差的单位是原变量单位的平方,使用起来不够方便,为此,更常用的是标准差。

四、标准差

标准差(standard deviation,SD)是描述一个变量的所有观察值与均数的平均离散趋势的指标,是方差的算术平方根。一般用 σ 表示总体标准差,用 S 表示样本标准差,样本标准差的计算公式为

$$S = \sqrt{\frac{1}{n-1}\sum_{i=1}^{n}(X_i - \bar{X})^2} \tag{3-8}$$

显然,标准差的单位和原变量的单位一致。一般来说,标准差适用于描述频数分布对称的数据,即适用于描述服从或近似服从正态分布的数据的离散趋势。对于计量单位相同、集中位置相近的变量,标准差越大,数据的离散趋势就越大。

第五节　正态分布

一、正态分布的概念

正态分布(normal distribution)是统计学中最重要的分布,由法国数学家棣莫弗(Abraham de Moivre)于 1733 年首次提出。德国数学家 Gauss(1777—1855 年)之后在研究测量误差时也建立了正态分布,并对正态分布的性质作了进一步的研究,因此又称为高斯分布(Gaussian distribution)。

如果一个连续型随机变量 X 在实数范围内取值,且具有如下的概率密度函数[式(3-9)]和概率

分布函数[式(3-10)],则称该变量服从正态分布,记为 $X \sim N(\mu, \sigma^2)$,其中 μ 表示 X 的均数,σ^2 表示 X 的方差。

$$f(X) = \frac{1}{\sigma\sqrt{2\pi}} e^{\frac{-(X-\mu)^2}{2\sigma^2}} \qquad (3-9)$$

$$F(X) = \frac{1}{\sigma\sqrt{2\pi}} \int_{-\infty}^{X} e^{-\frac{(X-\mu)^2}{2\sigma^2}} \mathrm{d}X \qquad (3-10)$$

当 $\mu = 0, \sigma^2 = 1$ 时,对应的正态分布称为标准正态分布(standard normal distribution),记为 $u \sim N(0,1)$,其概率密度函数和概率分布函数分别为

$$\varphi(u) = \frac{1}{\sqrt{2\pi}} e^{-\frac{u^2}{2}} \qquad (3-11)$$

$$\Phi(u) = \frac{1}{\sqrt{2\pi}} \int_{-\infty}^{u} e^{-\frac{u^2}{2}} \mathrm{d}u \qquad (3-12)$$

不同 μ、σ 下正态分布概率密度函数的图形如图 3-6 所示。

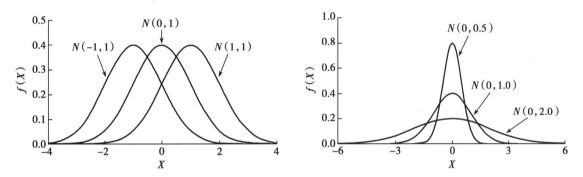

图 3-6　不同 μ 和 σ 下正态分布概率密度函数的图形

如果一个随机变量 X 取对数后,其值的分布为正态分布,则称随机变量 X 服从对数正态分布(logarithmic normal distribution)。

二、正态分布的性质

1. 在直角坐标中,根据正态分布概率密度函数,可绘制出正态分布概率密度函数曲线——正态分布曲线。正态分布曲线为位于 X 轴上方的"钟形曲线",且以 $X = \mu$ 为对称轴左右对称。其以 X 轴为渐近线,两端与 X 轴永不相交。

2. 正态分布曲线在 $X = \mu$ 处有最大值,其值为 $f(\mu) = \dfrac{1}{\sigma\sqrt{2\pi}}$;$X$ 越远离 μ,$f(X)$ 值越小;正态分布曲线在 $X = \mu \pm \sigma$ 处有拐点。

3. 正态分布有两个参数 μ、σ。μ 决定着正态分布曲线在 X 轴上的集中位置,称为位置参数。若 σ 恒定,改变 μ 的值,曲线沿着 X 轴平行移动,其形状不变。σ 决定着正态分布曲线的形状。若 μ 恒定,则 σ 越大,曲线越平坦;σ 越小,曲线越陡峭(见图 3-6)。

4. 对应于正态分布参数 μ 和 σ 的不同取值,正态分布曲线的位置和形状会千变万化,但都可经标准化变换,即

$$u = \frac{X - \mu}{\sigma} \qquad (3-13)$$

将一般正态分布 $N(\mu, \sigma^2)$ 转化为标准正态分布 $N(0,1)$,这一关系表明,只要知道某正态分布的参数 μ 和 σ,即可通过标准变换来计算其取值的概率分布特点。

三、正态分布曲线下面积的分布规律

1. 正态分布曲线与 X 轴间的面积恒等于 1。

2. 服从正态分布的随机变量在某一区间内曲线下的面积与其在这一区间上取值的概率相等。

3. 如果有 $u \sim N(0,1)$，根据标准正态分布的分布函数，为简化计算制成了附表 2，欲求服从标准正态分布的随机变量在区间 $(-\infty, u)(u \leqslant 0)$ 内的曲线下面积，可直接查附表 2。对 $u(u>0)$ 可根据对称性计算得

$$\Phi(u) = 1 - \Phi(-u) \tag{3-14}$$

u 在区间 (u_1, u_2) 取值概率的计算公式为

$$P(u_1 < u < u_2) = \Phi(u_2) - \Phi(u_1) \tag{3-15}$$

标准正态分布曲线下面积关系如图 3-7 所示。

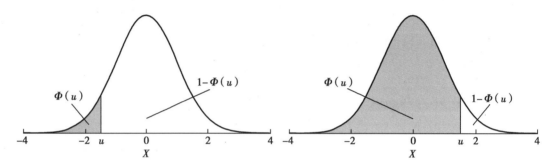

图 3-7 标准正态分布曲线下面积示意图

4. 在区间 $\mu \pm \sigma$ 内，正态分布曲线下的面积为 68.27%；在区间 $\mu \pm 1.96\sigma$ 内的面积为 95.00%；在区间 $\mu \pm 2.58\sigma$ 内的面积为 99.00%。正态分布曲线下面积的分布规律如图 3-8 所示。

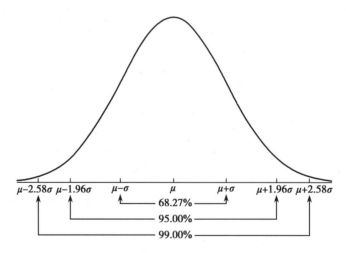

图 3-8 正态分布曲线下面积的分布规律示意图

【例 3-4】 若 Z 服从标准正态分布，试计算 Z 在区间 $(-1.96, 1.96)$ 内的概率。

由式（3-14）和式（3-15），结合附表 2 计算可得

$$
\begin{aligned}
P(-1.96 < Z < 1.96) &= \Phi(1.96) - \Phi(-1.96) \\
&= [1 - \Phi(-1.96)] - \Phi(-1.96) \\
&= 1 - 2\Phi(-1.96) \\
&= 1 - 2 \times 0.025 = 0.95
\end{aligned}
$$

同样可得 $P(-2.58 < Z < 2.58) = 0.99$。

如果 $X \sim N(\mu, \sigma^2)$，X 在区间 (X_1, X_2) 内取值的概率为

$$P(X_1 < X < X_2) = \Phi\left(\frac{X_2 - \mu}{\sigma}\right) - \Phi\left(\frac{X_1 - \mu}{\sigma}\right) \tag{3-16}$$

【例 3-5】 已知同年龄、同性别正常人群，其身高服从正态分布。今测得 160 名 7 岁男孩身高值，得 $\overline{X} = 122.6\text{cm}$，$S = 4.8\text{cm}$。试估计该地当年身高介于 119.0cm 到 125.0cm 范围的 7 岁男孩所占的比例。

本例虽已知身高数据服从正态分布，但 μ、σ 未知，由于 160 例是一个大样本，故可用样本均数和样本标准差作为 μ、σ 的估计值。则作标准化变换为

$$u_1 = \frac{119.0 - 122.6}{4.8} = -0.75$$

$$u_2 = \frac{125.0 - 122.6}{4.8} = 0.50$$

查标准正态分布表得

$$\Phi(u_1) = \Phi(-0.75) = 0.2266$$

$$\Phi(u_2) = \Phi(0.5) = 1 - \Phi(-0.5) = 1 - 0.3085 = 0.6915$$

因此，$\Phi(u_2) - \Phi(u_1) = 0.6915 - 0.2266 = 0.4649$

该地当年身高介于 119.0cm 到 125.0cm 范围的 7 岁男孩所占的比例为 46.49%。

第六节　二项分布

一、二项分布的概念

在随机现象中，最简单的是有且只有两个可能结果的随机现象。如在急性毒性试验中，动物的生存与死亡；在动物诱癌实验中，动物的发癌与不发癌；在流行病学观察中，暴露于某个危险因素的个体发病与不发病；在临床治疗中，患者的治愈与未愈；理化检验结果的阴性与阳性，等等。其结果有且只有两个可能，并表现为互相对立的结果，即每个个体的观察结果只能取其中之一。对这类问题的研究，不仅要确定随机事件可能出现的两个概率，有时还要计算在独立、重复地进行 n 次观察时，某一事件出现 k 次的概率。早期的统计学家对这类问题进行了研究，并总结出离散型随机变量中最常见的分布——二项分布（binomial distribution）。

瑞士数学家 Jakob Bernoulli（1654—1705 年）首先对只有两个互斥的结果 A 和 $\overline{A}$ 的随机试验的性质进行了研究，因此称这样的试验为伯努利试验（Bernoulli trial）。n 次独立、重复的伯努利试验也称为 n 重伯努利试验。n 重伯努利试验满足下列条件。

1. 每次试验只有两个互斥的结果 A 和 $\overline{A}$，所以 $P(A) + P(\overline{A}) = 1$。记 A 发生的概率 $P(A) = \pi$，则 $P(\overline{A}) = 1 - \pi$。

2. 各次试验结果之间是独立的，即满足独立性。

3. 每次试验的条件不变，A 发生的概率不变，当然 $\overline{A}$ 发生的概率也不变，即满足可重复性。

二项分布描述的是在 n 次伯努利试验中，"结果 A 出现 k 次"这一随机事件的概率。如果用随机变量 X 表示在 n 次伯努利试验中结果 A 出现的次数，则 X 为离散型随机变量，其可能的取值为 0，1，$\cdots$，k，$\cdots$，n。X 取值为 k 时的概率计算公式为

$$P(X = k) = \mathrm{C}_n^k \pi^k (1 - \pi)^{n-k} = \frac{n!}{k!(n-k)!} \pi^k (1 - \pi)^{n-k} \quad (k = 0, 1, \cdots, n) \tag{3-17}$$

此时，称 X 服从二项分布，记为 $X \sim B(n, \pi)$。

其中 π 为在每次伯努利试验中结果 A 出现的概率,恒有 $\sum_{k=0}^{n} P(X=k)=1$。

【例 3-6】 已知用某种药物治疗缺铁性贫血的有效率为 0.60。今用该药治疗缺铁性贫血患者 20 人,试计算其中有 12 人治疗有效的概率。

根据题意,以 X 表示 "20 位受治患者中治疗有效的人数",X 服从二项分布,已知 $n=20$,$\pi=0.60$,$X=12$。按式(3-17)计算相应的概率为

$$P(X=12)=\frac{20!}{12!(20-12)!}\times 0.60^{12}\times(1-0.60)^{20-12}=0.179\ 7$$

二、二项分布的性质

(一) 二项分布的图形特征

若 X 服从二项分布,以 X 的取值为横轴,取值概率 $P(X)$ 为纵轴,绘制出二项分布的图形,图 3-9、图 3-10 为不同 n、π 取值的二项分布图形。可以看出二项分布图的形状取决于 n、π 的取值。当 $\pi\neq 0.50$ 时,图形呈偏态,但随 n 的增大,图形逐渐对称,如图 3-9 所示;当 $\pi=0.50$ 时,图形对称,如图 3-10 所示。

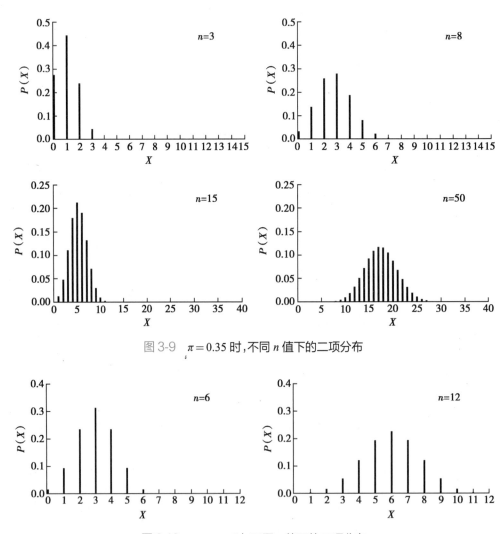

图 3-9 $\pi=0.35$ 时,不同 n 值下的二项分布

图 3-10 $\pi=0.50$ 时,不同 n 值下的二项分布

(二) 二项分布的均数与标准差

若 $X\sim B(n,\pi)$,则有如下结论。

X 的总体均数为

$$\mu = n\pi \tag{3-18}$$

X 的总体方差为

$$\sigma^2 = n\pi(1-\pi) \tag{3-19}$$

X 的总体标准差为

$$\sigma = \sqrt{n\pi(1-\pi)} \tag{3-20}$$

若以 p 表示样本率,即 $p = X/n$,则有如下结论。

样本率 p 的总体均数为

$$\mu_p = \pi \tag{3-21}$$

p 的总体方差为

$$\sigma_p^2 = \frac{\pi(1-\pi)}{n} \tag{3-22}$$

p 的总体标准差为

$$\sigma_p = \sqrt{\frac{\pi(1-\pi)}{n}} \tag{3-23}$$

如果总体率 π 未知,可用样本率 p 作为 π 的估计值,则 σ_p 的估计值为

$$S_p = \sqrt{p(1-p)/n} \tag{3-24}$$

样本率的标准差又称为率的标准误,可用来描述样本率的抽样误差。率的标准误越小,则说明率的抽样误差越小。

(三) 累积概率

累积概率(cumulative probability)常用的有左侧累积和右侧累积两种方法。从阳性率为 π 的总体中随机抽取 n 个个体,则

1. 最多有 k 例阳性的概率:$P(X \leqslant k) = \sum_0^k P(X) = P(0) + P(1) + \cdots + P(k)$

2. 最少有 k 例阳性的概率:$P(X \geqslant k) = \sum_k^n P(X) = 1 - P(X \leqslant k-1)$

其中,$X = 0, 1, 2, \cdots, k, \cdots, n$。计算时可借助下列递推公式,即

$$P(X+1) = \frac{n-X}{X+1} \cdot \frac{\pi}{1-\pi} P(X) \tag{3-25}$$

【例 3-7】 根据例 3-6 中的数据,计算治疗有效人数的总体均数、标准差和率的标准误。

根据题意,以 X 表示"20 位受治患者中治疗有效的人数",X 服从二项分布,已知 $n = 20, \pi = 0.60$。

总体均数为:$\mu = n\pi = 20 \times 0.60 = 12.000\ 0$(人)

总体标准差为:$\sigma = \sqrt{n\pi(1-\pi)} = \sqrt{20 \times 0.6 \times 0.4} = 2.190\ 9$(人)

总体率的标准误为:$\sigma_p = \sqrt{\dfrac{\pi(1-\pi)}{n}} = \sqrt{\dfrac{0.60 \times (1-0.60)}{20}} = 0.109\ 5$

(四) 二项分布概率的正态近似

当 $n\pi$ 和 $n(1-\pi)$ 均较大时,随着 n 的增大,二项分布逐渐逼近于均数为 $n\pi$,方差为 $n\pi(1-\pi)$ 的正态分布。此时可用正态分布 $N[n\pi, n\pi(1-\pi)]$ 作近似计算。二项分布累积概率的正态近似计算公式为

$$P(X \leqslant k) = \sum_{i=0}^{k} \frac{n!}{i!(n-i)!} \pi^i (1-\pi)^{n-i} \approx \Phi\left[\frac{k+0.5-n\pi}{\sqrt{n\pi(1-n\pi)}}\right] \tag{3-26}$$

$$P(X \geqslant k) = \sum_{i=k}^{n} \frac{n!}{i!(n-i)!} \pi^i (1-\pi)^{n-i} \approx 1 - \Phi\left[\frac{k-0.5-n\pi}{\sqrt{n\pi(1-n\pi)}}\right] \tag{3-27}$$

第七节 泊 松 分 布

一、泊松分布的概念

泊松分布（Poisson distribution）是另一种常用的离散型概率分布，由法国数学家 Poisson（1781—1840 年）在研究二项分布的渐近公式时首先提出。随着人们对随机现象研究的不断深入，可以发现在自然界和人类社会中有许多现象是服从泊松分布的。例如单位时间内某急救中心收到呼救的次数、显微镜下某单位方格内的细胞数等。一般而言，服从泊松分布的随机变量 X 是在单位时间或单位空间内的某随机事件发生的次数，故随机变量 X 的取值为非负整数，即 $0,1,2,\cdots$，其相应取值的概率为

$$P(X=k)=\frac{\lambda^k}{k!}\mathrm{e}^{-\lambda}\quad(k=0,1,\cdots)\tag{3-28}$$

此时，称 X 服从以 λ 为参数的泊松分布，记为 $X\sim P(\lambda)$。其中，λ 是大于 0 的常数，称为泊松分布的参数，e 为自然对数的底，$\mathrm{e}\approx2.718\ 3$。

在医疗卫生领域中，泊松分布常用于研究单位时间或单位空间内某事件发生次数的分布，如分析放射性物质在单位时间内的放射次数、单位体积的空气中细颗粒物（particulate matter 2.5，PM2.5）的数目等。

以单位体积的空气中 PM2.5 的数目为例，从理论上介绍满足下列三个条件的随机变量服从泊松分布。

1. 普通性 将单位体积的空气分为 n 份（n 是一个非常大的自然数）。每一份空气的体积非常小，以至于对每份空气进行观察只有两种可能的结果：观察到 1 个 PM2.5 颗粒或没有观察到。

2. 平稳性 每一份空气中是否观察到 1 个 PM2.5 颗粒的概率是相等的。

3. 独立增量性 每一份空气中是否观察到 1 个 PM2.5 颗粒是相互独立的。

二、泊松分布的性质

（一）泊松分布的图形特征

若 X 服从参数为 λ 的泊松分布，以 X 的取值为横轴，相应的概率 $P(X)$ 为纵轴，绘制出泊松分布的图形，如图 3-11 所示。从泊松分布的图形可以看出，随着 λ 的增大，泊松分布的对称性越来越好。

（二）泊松分布的均数与方差

泊松分布只有一个参数 λ，不同的 λ 对应于不同的泊松分布。根据概率论可知，参数 λ 既是泊松分布的总体均数，也是总体方差，即 $\mu=\sigma^2=\lambda$。总体均数与总体方差相等是泊松分布独有的性质。

（三）泊松分布的累积概率

常用左侧或右侧累积概率。单位空间或时间内的事件发生次数为

1. 最多为 k 次的概率：$P(X\leqslant k)=\sum_0^k P(X)=P(0)+P(1)+\cdots+P(k)$

2. 最少为 k 次的概率：$P(X\geqslant k)=\sum_{X=k}^{\infty}P(X)=1-\sum_{X=0}^{k-1}P(X)$

计算时可借助下列递推公式，即

$$P(0)=\mathrm{e}^{-\lambda}\tag{3-29}$$

$$P(X+1)=\frac{\lambda}{X+1}P(X)\tag{3-30}$$

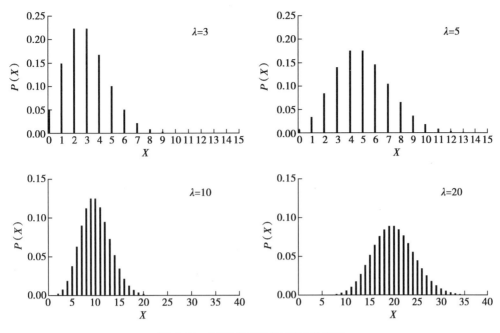

图 3-11　λ 取不同值时的泊松分布图

（四）泊松分布的可加性

如果 $X_1, X_2, \cdots, X_k$ 相互独立,且它们分别服从以 $\lambda_1, \lambda_2, \cdots, \lambda_k$ 为参数的泊松分布,则 $T = X_1 + X_2 + \cdots + X_k$ 服从泊松分布,其参数为 $\lambda_1 + \lambda_2 + \cdots + \lambda_k$。

（五）泊松分布概率的正态近似

当 $\lambda \geqslant 20$ 时,泊松分布概率可以用正态分布概率近似计算,λ 越大,泊松分布越接近于均数为 λ,方差为 λ 的正态分布。对 λ 较大的泊松分布可用正态分布 $N(\lambda, \lambda)$ 作近似计算。泊松分布累积概率的正态近似计算公式为

$$P(X \leqslant k) = \sum_{i=0}^{k} \frac{\lambda^i}{i!} \mathrm{e}^{-\lambda} \approx \Phi\left(\frac{k + 0.5 - \lambda}{\sqrt{\lambda}}\right) \tag{3-31}$$

$$P(X \geqslant k) = \sum_{i=k}^{\infty} \frac{\lambda^i}{i!} \mathrm{e}^{-\lambda} \approx 1 - \Phi\left(\frac{k - 0.5 - \lambda}{\sqrt{\lambda}}\right) \tag{3-32}$$

（六）泊松分布与二项分布的关系

设 $X \sim B(n, \pi_n)$,则当 $n \to \infty$ 且 $n\pi_n = \lambda$ 保持不变时,可以证明 X 的极限分布是以 λ 为参数的泊松分布,所以当 n 很大,π 很小时,二项分布 $B(n, \pi)$ 近似泊松分布 $P(n\pi)$。利用这一性质,在 n 很大且 π 很小时,可用泊松分布的概率作为二项分布概率的近似值。

第八节　案　　例

【案例 3-1】　从某出生队列中随机抽取 100 名产妇怀孕早期血清中锌浓度(单位:μg/L)如图 3-12 所示。

试完成:

（1）绘制频数分布图,以观察该资料的分布。

解析:选择合适的间距,绘制频数分布图。观察数据的集中趋势与离散程度,观察分布图属于对称分布还是偏态分布。

（2）对该资料进行对数变换,观察变换后资料的分布。

解析:原始数据呈右偏态分布,经对数变换后的数据呈单峰对称分布。

1 184	401	769	674	637	1 020	736	270	825	629
692	330	786	768	816	833	468	546	954	723
773	602	629	602	617	472	559	536	363	724
687	318	754	568	700	1 013	1 635	633	944	445
557	576	1 176	486	726	531	440	434	605	797
648	477	723	655	699	438	573	579	630	414
484	603	727	940	857	1 239	1 355	455	524	491
491	599	655	594	894	598	365	447	592	891
502	501	801	846	800	754	543	674	533	857
307	690	494	629	844	840	536	600	673	944

图 3-12　100 名产妇怀孕早期血清中锌浓度（单位：μg/L）

（3）讨论变换后资料的均数、标准差与原始资料的均数、标准差有何关系？

解析：原始数据存在一定比例的极端值，不适合采用均数、标准差描述集中趋势和离散程度，应选择中位数、四分位间距进行数据描述。若错误采用均数、标准差，可能会夸大数据的平均水平和离散程度。

【案例 3-2】　101 名正常人的血清肌红蛋白浓度（单位：ng/ml）数据见表 3-4，计算中位数。

表 3-4　101 名正常人的血清肌红蛋白浓度的频数分布表

肌红蛋白浓度 /（ng·ml^{-1}）	组中值	频数	累积频数
0~	2.5	1	1
5~	7.5	2	3
10~	12.5	4	7
15~	17.5	6	13
20~	22.5	7	20
25~	27.5	9	29
30~	32.5	13	42
35~	37.5	23	65
40~	42.5	34	99
45~50	47.5	2	101

解析：如图 3-13 所示，数据 <35 和 <40 的比例分别是 42/101 和 65/101，目标是求解数据 $<M$ 的比例是 50%。

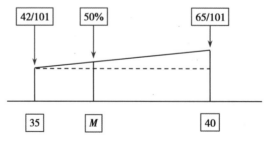

图 3-13　求解中位数的示意图

根据余弦公式,建立以下公式可以获得 M 的数值:

$$\frac{65/101-42/101}{40-35}=\frac{50\%-42/101}{M-35}$$

$$M=35+\frac{40-35}{65-42}\times(101\times50\%-42)=36.85\,(\text{ng/ml})$$

【案例 3-3】 一般人群先天性心脏病的发病率为 8‰。某研究者为探讨母亲吸烟是否会增加其子女的先天性心脏病的发病危险,对一群 20~35 岁有吸烟嗜好的孕妇进行了生育观察,在她们生育的 320 名子女中,经筛查,有 4 人患有先天性心脏病。

试讨论:

(1) 若以 X 表示观察中患先天性心脏病的子女数,X 服从什么分布?

解析:事件数服从二项分布。

(2) 若人群先天性心脏病的发病率为 8‰,计算 320 名子女中有至少 4 名子女患有先天性心脏病的概率。

解析:根据二项分布概率公式可以算得 x 人患病的概率是 $P(x)=C_n^x\pi^x(1-\pi)^{n-x}$,则至少 4 人患病的概率是 $P(x\geqslant4)=1-P(x<3)$。

(3) 这一研究过程是否有可改进的地方?

解析:研究目的是评价孕妇吸烟是否增加子女患病的风险。据此,选择 20~35 岁且其他特征也尽可能相似的孕妇,并将其分为吸烟组和不吸烟组。若吸烟者组子女患病概率较不吸烟组高,且差异有统计学意义,则提供了较合理的统计学证据。

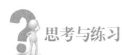 思考与练习

一、选择题

1. 算术均数和中位数相比,算数均数(　　　)

　　A. 抽样误差更大 　　　　　　　　B. 不易受极端值的影响

　　C. 更充分利用数据信息 　　　　　D. 更适用于偏态分布资料

　　E. 更适用于分布不明确资料

2. 在服从正态分布条件下,样本标准差 S 的值(　　　)

　　A. 与算术均数有关 　　　　　　　B. 与个体的变异程度有关

　　C. 与样本量无关 　　　　　　　　D. 与集中趋势有关

　　E. 与量纲无关

3. 下列叙述,**错误**的一项是(　　　)

　　A. 一次伯努利试验的两个可能结果出现的概率之和为 1

　　B. 泊松分布只有一个参数 λ

　　C. 泊松分布的均数与标准差相等

　　D. 任何正态分布都可以转换成标准正态分布

　　E. 二项分布、泊松分布在一定条件下可以转化为正态分布

4. 正态分布曲线下横轴上,从 $\mu-1.64\sigma$ 到 $\mu+2.58\sigma$ 的面积占曲线下总面积的(　　　)

　　A. 99.0% 　　　B. 90.0% 　　　C. 94.5% 　　　D. 97.0% 　　　E. 5.5%

5. 服从二项分布随机变量的总体标准差为(　　　)

　　A. $\sqrt{n(1-\pi)}$ 　　　　　　　　B. $(n-1)\pi(1-\pi)$

　　C. $n\pi(1-\pi)$ 　　　　　　　　　D. $\sqrt{n\pi(1-\pi)}$

　　E. $\sqrt{n\pi}$

6. 正态分布曲线上的拐点的横坐标为（   ）

    A. $\mu \pm 2\sigma$ B. $\mu \pm \sigma$ C. $\mu \pm 3\sigma$ D. $\bar{X} \pm S$ E. $\bar{X} \pm 2S$

7. 正态分布 $N(\mu, \sigma^2)$，当 μ 恒定时，σ 越大（   ）

    A. 曲线沿横轴越向左移动   B. 曲线沿横轴越向右移动

    C. 观察值变异程度越大，曲线越"胖"   D. 曲线形状和位置不变

    E. 观察值变异程度越小，曲线越"瘦"

二、思考题

1. 简述编制定量资料频数分布表的方法步骤。

2. 简述描述定量资料集中趋势的统计指标的特性和使用区别。

3. 简述描述定量资料离散趋势的统计指标的特性和使用区别。

4. 如何判断变量是否服从泊松分布？

5. 简述正态分布、二项分布、泊松分布三者间的关系。

6. 正态分布、标准正态分布、对数正态分布有何异同？

（马　骏）

第四章
抽样误差

【学习要点】

1. 由于存在个体变异,开展抽样研究不可避免地会出现抽样误差,具体表现为:样本统计量与总体参数间的差异,样本统计量间的差异。

2. 中心极限定理描述了任意分布下均数的抽样分布规律,包括两个重要的部分。

3. t 分布描述了正态分布中小样本均数的抽样分布规律。

4. χ^2 分布和 F 分布分别描述了正态分布中方差、方差之比的抽样分布规律。

第一节 抽样误差的概念

现代医学研究的主要手段是抽样研究。从某总体中随机抽取一个样本来进行研究,而所得样本统计量与总体参数常不一致,这种由抽样引起的样本统计量与总体参数间的差异属于抽样误差(sampling error),这在抽样研究中是不可避免的。

例如,假设某地成年男子血红蛋白浓度的总体均数 μ 为 137.6g/L,随机抽查了 360 名男子,算得平均血红蛋白浓度 $\bar{X}=134.5$g/L,若用 $\bar{X}$ 作为该地区成年男子血红蛋白浓度的总体均数 μ 的估计值,则有:(137.6 – 134.5)=3.1g/L。此差值属于抽样误差。

抽样误差有两种表现形式,其一是样本统计量与总体参数间的差异,如样本均数与总体均数间的差异;其二是样本统计量间的差异,如两次抽样得到的两个样本均数之间的差异。

从理论上讲,若进行 K 次抽样,所得的 K 个样本统计量(例如 $\bar{X}$)很可能各不相同。若将这些样本统计量编制成频率分布图,即可看出样本统计量的抽样分布是有规律的。

抽样误差产生的两个基本条件如下所述。

1. 抽样研究 抽样是抽样误差产生的基本条件之一。只有对总体中的部分个体进行研究,才可能导致样本指标与总体指标的不相等。而且在同一类型的研究中,样本量越少的研究,抽样误差可能会越大。

2. 个体变异 变异是抽样误差产生的又一基本条件。在医学科研领域许多被研究事物都存在着变异现象,如身高、血压、体温等,这也正是医学统计学所要研究的。在抽样方法和样本量不变的条件下,变异大的事物抽样误差也大,反之则小。

以上是产生抽样误差的必备条件,缺一不可。若进行普查,某事物的个体变异再大也不会产生抽样误差;若个体间无变异,当然无须作抽样研究,也无抽样误差可言。

只要存在个体变异,并采用随机抽样研究,抽样误差便不可避免。由于抽样是随机的,样本统计量与总体参数间存在着随机误差。要控制研究中的风险,需要对抽样误差的规律性进行研究。所谓抽样误差研究是在总体分布已知的条件下,探究在给定样本量等条件下,样本统计量(均数、方差、率等)的分布规律。

本章介绍有关均数、方差的抽样误差规律。

第二节 均数的抽样误差规律

虽然均数的抽样误差可表现为样本均数与总体均数的差值,但由于总体均数往往是未知的,故这个差值实际上是得不到的,只能估计。均数的抽样误差也可表现为多个样本均数间的离散度,但由于在实际科研中,对同一问题很少作多次抽样研究,所以这个离散度也是得不到的。那么,如何衡量抽样误差的大小,揭示抽样误差的规律呢? 这就需要应用数理统计中的中心极限定理(central limit theorem)。

中心极限定理的含义:从均数为 μ、标准差为 σ 的总体中独立随机抽样,当样本量 n 增加时,样本均数的分布将趋于正态分布,此分布的均数为 μ,标准差为 $\sigma_{\bar{X}}$。

$$\sigma_{\bar{X}} = \frac{\sigma}{\sqrt{n}} \tag{4-1}$$

在统计理论上将样本统计量的标准差称为标准误(standard error,SE),用来衡量抽样误差的大小。据此,样本均数的标准差 $\sigma_{\bar{X}}$ 称为标准误。由上式可见,此标准误与个体变异 σ 成正比,与样本量 n 的平方根成反比。

实际工作中,σ 往往是未知的,一般可用样本标准差 S 代替 σ,求得 $\sigma_{\bar{X}}$ 的估计值 $S_{\bar{X}}$。即

$$S_{\bar{X}} = \frac{S}{\sqrt{n}} \tag{4-2}$$

因为标准差 S 随样本量的增加而趋于稳定,故增加样本量可以降低抽样误差。

中心极限定理表明,即使从非正态总体中随机抽样,只要样本量足够大,样本均数的分布也趋于正态分布。这里设计了一个模拟实验,考察来自标准正态分布(A)、均匀分布(B)、指数分布(C)和 β 分布(D)总体的样本均数的抽样分布规律。四个分布的概率密度函数分别如下所示。

分布 A　　标准正态分布　　$N(0,1)$　　　　$f(u) = \dfrac{1}{\sqrt{2\pi}} e^{-\frac{u^2}{2}}$

分布 B　　均匀分布　　　　$U(0,1)$　　　　$f(x) = 1$

分布 C　　指数分布　　　　$E(1)$　　　　　$f(x) = e^{-x}$

分布 D　　β 分布　　　　$Beta(0.2,0.2)$　　$f(x) = \dfrac{1}{B(0.2,0.2)} x^{-0.8}(1-x)^{-0.8}$

分别从各总体中抽取 10 000 个样本量为 n 的样本,计算每个样本的均数,并根据 10 000 个样本均数做频率分布图(图 4-1),计算样本均数的均数及其标准差(表 4-1)。由图 4-1 可见,原总体为正态分布,其样本均数呈正态分布特征;原总体并非正态分布,其样本均数的分布不再显示原来的非正态分布的特征,且随着样本量 n 的增大,样本均数的分布很快接近正态分布,且均匀分布接近正态分布要快于偏态分布,单峰分布快于双峰分布。因此,根据中心极限定理的理论,即使对于总体的精确分布不清楚(这种情况在分析实际资料时常常遇到),我们也可以利用这一特性对他们的抽样误差进行各种分析。

表 4-1　四个总体不同样本量时 10 000 个模拟样本的均数及标准误

样本量 n	10 000 个样本	理论值
	均数±标准误 $(\bar{X} \pm S_{\bar{X}})$	均数±标准误 $(\mu \pm \sigma_{\bar{X}})$
总体分布 A		
2	−0.010 7±0.698 8	0.000 0±0.707 1
4	−0.007 2±0.494 6	0.000 0±0.500 0
10	−0.005 9±0.313 1	0.000 0±0.316 2
25	−0.006 8±0.197 6	0.000 0±0.200 0
总体分布 B		
2	0.497 6±0.204 3	0.500 0±0.204 1
4	0.497 3±0.145 2	0.500 0±0.144 3
10	0.499 1±0.091 0	0.500 0±0.091 3
25	0.500 1±0.057 3	0.500 0±0.057 7
总体分布 C		
2	1.023 7±0.699 1	1.000 0±0.707 1
4	1.017 3±0.495 8	1.000 0±0.500 0
10	1.011 1±0.314 4	1.000 0±0.316 2
25	1.006 7±0.196 5	1.000 0±0.200 0
总体分布 D		
2	0.501 8±0.297 1	0.500 0±0.298 8
4	0.499 8±0.210 5	0.500 0±0.211 3
10	0.498 0±0.133 1	0.500 0±0.133 6
25	0.497 2±0.084 8	0.500 0±0.084 5

表 4-1 中 16 种抽样分布的均数及标准误与理论值非常接近。实际工作中,常用 $\bar{X} \pm S_{\bar{X}}$ 表示某指标的均数及其抽样误差。

本节描述了来自不同总体的样本均数的抽样误差和抽样分布规律。

对于均数而言,中心极限定理告诉我们,即便原总体非正态分布,在样本量足够大时,样本均数也近似服从正态分布。这个新的正态分布均数为原总体均数,标准差为原总体标准差除以样本量的平方根。了解了这个规律之后,即便只进行一次抽样,也可在控制了犯错误的风险后由样本均数对总体均数进行推断。

事实上,任何一个样本统计量均有其分布规律,如来自正态分布总体的样本方差服从 χ^2 分布;方差之比服从 F 分布;相关系数作适当变换后近似服从正态分布;率的分布与样本量 n 和率的大小有关,在 n 较少时服从二项分布,在 n 足够大时,近似服从正态分布等。统计量的抽样分布规律是进行统计推断的理论基础。

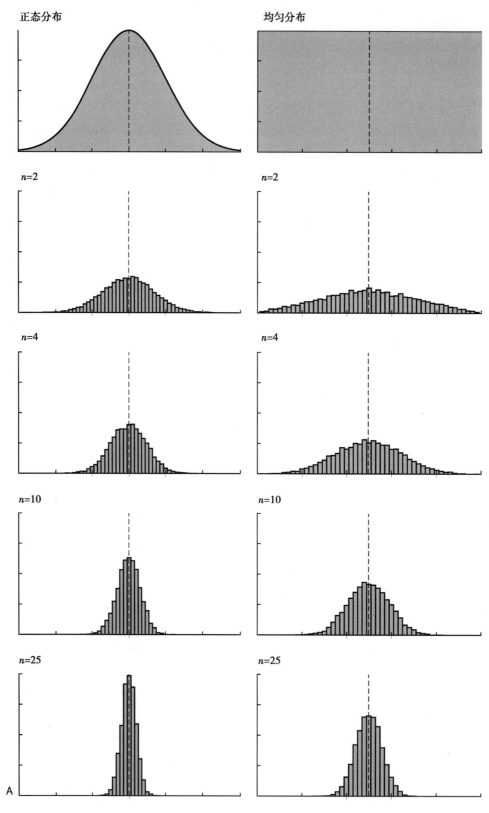

图 4-1 中心极限定理图示

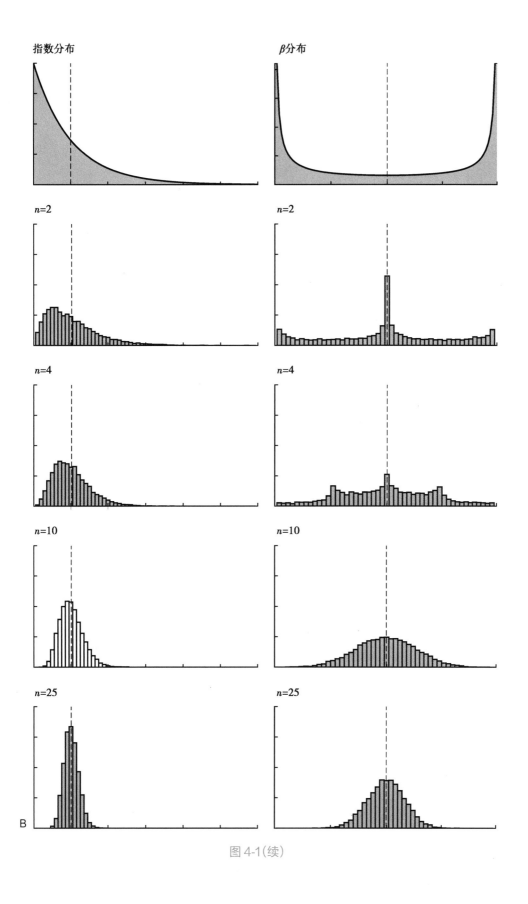

图 4-1(续)

第三节　t 分布

中心极限定理表明,从任何总体中随机抽样,当样本量较大时,其均数的抽样分布将趋于正态分布。样本量小的时候,均数的抽样分布如何呢? 英国统计学家 W. S. Gosset 于 1908 年导出了从正态分布总体中抽样时,不同样本量时的样本均数的确切分布。

设从正态分布 $N(\mu, \sigma^2)$ 中随机抽取样本量为 n 的样本,样本均数和标准差分别为 $\overline{X}$ 和 S,设

$$t = \frac{\overline{X} - \mu}{S_{\overline{X}}} = \frac{\overline{X} - \mu}{\dfrac{S}{\sqrt{n}}} \tag{4-3}$$

则 t 服从自由度为 $(n-1)$ 的 t 分布(t-distribution)。Gosset 在《生物统计》杂志上发表该论文时用的笔名是 "Student",故 t 分布又称 Student t 分布。

t 分布曲线可用图 4-2 表示。

t 分布有以下的特征。

1. t 分布为一簇单峰分布曲线。

2. t 分布以 0 为中心,左右对称。

3. t 分布曲线的形态与自由度 v 有关,自由度越小,t 分布的峰越低,而两侧尾部翘得越高;自由度逐渐增大时,t 分布逐渐逼近标准正态分布;当自由度为无穷大时,t 分布就是标准正态分布。

每一自由度下的 t 分布曲线都有自身的分布规律,这个规律可见于 t 界值表(附表 3),表中横标目为自由度,纵标目为概率 P,表中数据为相应的 t 界值。以 α 表示

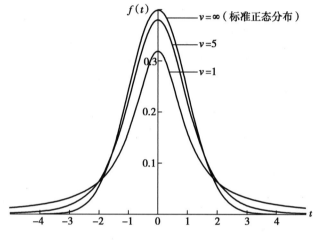

图 4-2　自由度分别为 1、5、∞时的 t 分布

从 $-\infty$ 到界值的曲线下面积,则界值记为 $t_{\alpha, v}$,其对称位置的界值记为 $t_{1-\alpha, v}$,表示从 $-\infty$ 到界值曲线下面积为 $1-\alpha$。可见,$t_{\alpha, v}$ 为下侧界值,而 $t_{1-\alpha, v}$ 为上侧界值。两者关系是: $-t_{\alpha, v} = t_{1-\alpha, v}$。尾部面积有单双侧之分。当双侧尾部面积为 α 时,则每侧的尾部面积为 $\alpha/2$。此时,下侧界值为 $t_{\alpha/2, v}$,上侧界值则为 $t_{1-\alpha/2, v}$。

t 分布表明,从正态分布总体中随机抽取样本,由样本计算的 t 值接近 0 的可能性较大,远离 0 的可能性较小。例如,$t_{1-0.025, 10} = 2.228$ 表明从正态分布总体中抽取样本量为 $n = 11$ 的样本,则由该样本计算的 t 值大于等于 2.228 的概率为 0.025,小于等于 -2.228 的概率亦为 0.025。可表示为

$$P(t \leqslant -2.228) + P(t \geqslant 2.228) = 0.05$$

或表示为

$$P(-2.228 < t < 2.228) = 1 - 0.05 = 0.95$$

t 分布主要用于均数的置信区间估计(见第六章)和假设检验(见第七章)等。

第四节　方差的抽样误差规律

与均数相似,来自同一总体的样本方差间也存在抽样误差。以标准正态分布为例,分别从服从标准正态分布的总体中随机抽取样本量为 2、4、10 和 25 的样本,各重复 10 000 次,获得的样本方差乘以 $(n-1)$ 后的频数分布如图 4-3,四个分布的样本均数及方差分别为:0.973 8/1.907 7,2.971 1/5.844 3,

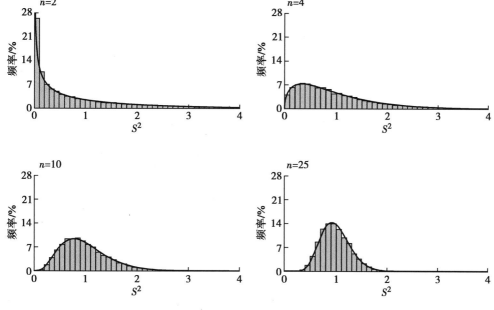

图 4-3 来自标准正态分布的样本方差频数分布

8.961 3/17.790 7 和 23.729 2/47.865 6。不难发现,它们的均数和标准差分别接近于自由度为 1、3、9 和 24 的 χ^2 分布的均数和方差(见本章第五节)。

第五节 χ^2 分布

设从正态分布 $N(\mu, \sigma^2)$ 中随机抽取样本量为 n 的样本,样本均数和标准差分别为 $\bar{X}$ 和 S,设

$$\chi^2 = \frac{(n-1)S^2}{\sigma^2} \tag{4-4}$$

则 χ^2 值服从自由度为 $(n-1)$ 的 χ^2 分布(χ^2-distribution),χ 是小写希腊字母,读作 chi。可见,χ^2 分布是方差的抽样分布。

统计学家 Pearson 在研究定性资料时指出,可以用 χ^2 分布近似描述具有某种属性的实际频数 A_i 与理论频数 T_i 之间的抽样误差,即

$$\chi^2 = \sum \frac{(A_i - T_i)^2}{T_i} \tag{4-5}$$

Pearson 还指出,如果样本量和理论频数均较大(如 $n > 40$,$T_i > 5$),或自由度大于 1 时,近似程度较好。因此,χ^2 分布除用于方差的抽样分布研究外,还可用于样本分布与理论分布的拟合优度检验(见第十五章)、率或构成比的比较(见第九章)等。

χ^2 分布有以下的特征。

1. χ^2 分布为一簇单峰正偏态分布曲线,χ^2 取值范围为 0~∞。$\nu = 1$ 时分布最为偏斜。随 ν 的逐渐加大,分布趋于对称。图 4-4 给出了 4 个不同自由度时的 χ^2 分布。

2. 自由度为 ν 的 χ^2 分布,其均数为 ν,方差为 2ν。

3. $\nu = 1$ 时,χ^2 分布实际上是标准正态分布变量的平方。自由度为 ν 的 χ^2 分布实际上是 ν 个标准正态分布变量的平方和。可表示为

$$\chi^2 = u_1^2 + u_2^2 + \cdots + u_\nu^2 \tag{4-6}$$

其中,u_i 为标准正态变量。该性质说明,χ^2 分布具有可加性。

4. 每一自由度下的 χ^2 分布曲线都有自身的分布规律,这个规律可见于 χ^2 界值表(附表 4),表中

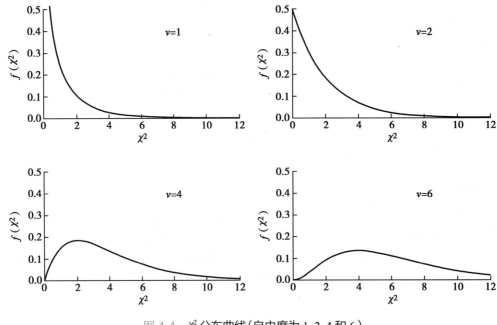

图 4-4　χ^2 分布曲线(自由度为 1,2,4 和 6)

横标目为自由度,纵标目为概率 P,表中数据为相应的 χ^2 界值。当自由度 v 确定后,χ^2 与右侧尾部面积 P 的关系如附表 4 右上角插图所示。以 $1-\alpha$ 表示从 0 到界值的曲线下面积,界值记为 $\chi^2_{(1-\alpha),v}$。图中阴影部分表示大于 $\chi^2_{1-\alpha,v}$ 的右侧尾部面积是 α。例如,自由度为 1 时,$\chi^2_{1-0.05,1}=3.84$。表示当 $v=1$,右侧 $\alpha=0.05$ 时,χ^2 的界值为 3.84,即按 χ^2 的分布规律,$v=1$ 时,理论上 $\chi^2 \geqslant 3.84$ 的概率为 0.05。

　　χ^2 分布说明,从正态分布的总体中随机抽样,所得样本的方差 S^2 接近于总体方差 σ^2 的可能性大,远离总体方差的可能性小。即 χ^2 值接近其均数 $n-1$ 的可能性大,远离 $n-1$ 的可能性小。自由度 $=10$ 时,$\chi^2_{1-0.025,10}=20.48$,$\chi^2_{1-0.975,10}=3.25$,说明,从正态分布的总体中随机抽样,得到的样本的 χ^2 值大于等于 20.48 的概率为 0.025,小于等于 3.25 的概率亦为 0.025。可表示为

$$P(\chi^2 \leqslant 3.25) + P(\chi^2 \geqslant 20.48) = 0.05$$

或表示为

$$P(3.25 < \chi^2 < 20.48) = 1 - 0.05 = 0.95$$

　　χ^2 分布主要用于方差的置信区间估计(见第六章)、率或构成比的假设检验(见第九章)、分布的拟合优度检验(见第十五章)等。

第六节　F 分布

　　设从两个方差相等的正态分布 $N(\mu_1,\sigma^2)$ 和 $N(\mu_2,\sigma^2)$ 总体中随机抽取样本量分别为 n_1 和 n_2 的样本,样本均数和标准差分别为 $\overline{X}_1$、S_1 和 $\overline{X}_2$、S_2。设

$$F = \frac{S_1^2}{S_2^2} \tag{4-7}$$

　　则 F 服从自由度为 (n_1-1,n_2-1) 的 F 分布(F-distribution)。F 分布有两个自由度,F 取值范围为 $0\sim\infty$。可见,F 分布是方差比的分布,常用于方差齐性检验,方差分析等(见第八章)。

　　F 分布有以下的特征。

　　1. F 分布为一簇单峰正偏态分布曲线,其形态与两个自由度有关,F 取值大于 0。图 4-5 给出了 4 组不同自由度时的 F 分布曲线。

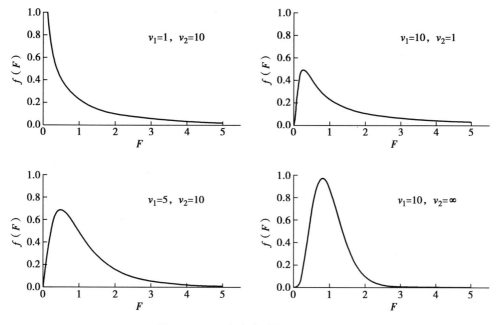

图4-5　不同自由度时的 F 分布曲线

2. 若 F 服从自由度为 (v_1, v_2) 的 F 分布,则其倒数 $1/F$ 服从自由度为 (v_2, v_1) 的 F 分布。

3. 自由度为 (v_1, v_2) 的 F 分布,其均数为 $v_2/(v_2-2)$,与第一自由度无关。

4. 当第一自由度 $v_1=1$ 时,F 分布实际上就是自由度为 v_2 的 t 分布的平方;当第二自由度 $v_2=\infty$ 时,F 分布实际上等于自由度为 v_1 的 χ^2 分布。

5. 每一对自由度的 F 分布曲线下的面积分布规律见方差分析用 F 界值表(附表5),表中横标目为分母的自由度,纵标目为分子的自由度,表中分别给出了右侧尾部概率为 0.05 和 0.01 时的 F 界值。以 α 表示从0到界值的曲线下面积,界值记为 $F_{\alpha(v_1, v_2)}$。则右侧尾部面积为 α 时,对应的界值记为 $F_{1-\alpha(v_1, v_2)}$。

F 分布表明,从两个方差相等的正态分布总体中随机抽取样本量分别为 n_1 和 n_2 的样本,计算所得 F 值应接近 $v_2/(v_2-2)$,当第二个样本量增加时,F 值接近于1。$F_{1-0.05(20, 20)}=2.12$ 表示,从方差相等的正态分布总体中随机抽取两个样本量均为 21($n_1=n_2=21$)的样本,则由两样本计算的 F 值大于等于 2.12 的可能性为 0.025,而小于 $1/2.12=0.471\,7$ 的可能性亦为 0.025。

第七节　案　例

【案例4-1】　随着自由度的增加,t 分布逐渐逼近标准正态分布。两个分布界值的差异也逐渐变小。因此,较大样本量时,可以采用标准正态分布的界值(1.96)来近似代替 t 分布的界值,用以计算均数的置信区间。如果两个分布界值的相对差异在 5% 以内,则认为基本相似。请问样本量至少是多少?

解析:如图4-6所示,随着 t 分布自由度的增加,t 分布与标准正态分布的界值相对差异以指数速度急剧变小。当样本量为26,自由度为25时,两者的相对差异为 5%。

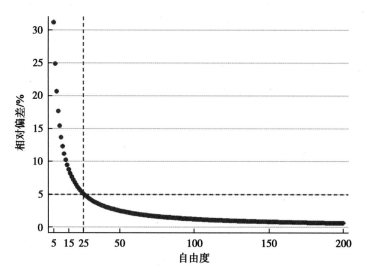

图 4-6　不同自由度时 t 分布与标准正态分布界值的相对差异

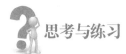 思考与练习

一、选择题

1. $\sigma_{\bar{X}}$ 表示（　　）

　　A. 总体标准差　　　　　　　　　B. 样本标准差

　　C. 抽样分布均数的理论标准误　　D. 抽样分布均数的估计标准误

　　E. 样本均数与总体均数之差

2. $S_{\bar{X}}$ 表示（　　）

　　A. 总体均数的离散趋势　　　　　B. 总体标准差的离散趋势

　　C. 样本均数的离散趋势　　　　　D. 样本标准差的离散趋势

　　E. 样本均数与总体均数之差

3. 减小均数的抽样误差的可行方法之一是（　　）

　　A. 严格执行随机抽样　　　　　　B. 增大样本量

　　C. 设立对照　　　　　　　　　　D. 减少个体变异

　　E. 加强研究质量控制

4. 当样本量一定时,下列说法正确的是（　　）

　　A. 标准差越小,均数的代表性越好

　　B. 标准误越小,均数的代表性越好

　　C. 标准差越大,均数的代表性越好

　　D. 标准误越大,均数的代表性越好

　　E. 均数的代表性与标准差和标准误的大小无关

5. 关于系统误差、测量误差、抽样误差的论述正确的是（　　）

　　A. 三种误差在实际工作中均不可避免

　　B. 系统误差和测量误差不可避免,抽样误差可避免

　　C. 测量误差和抽样误差不可避免,系统误差可避免

　　D. 系统误差和抽样误差不可避免,测量误差可避免

　　E. 只有抽样误差不可避免

二、思考题

1. 何为抽样误差？决定抽样误差大小的因素有哪些？

2. 标准差和标准误有何区别和联系？

3. 为什么自由度为无穷大时，t 分布变为标准正态分布？

4. χ^2 分布、t 分布、F 分布的曲线各有何特点？

5. χ^2 分布、t 分布、F 分布的实际应用有哪些？

6. χ^2 分布、t 分布、F 分布、正态分布之间的关系如何？

7. 请利用所学统计学软件，对第二节中均数抽样误差规律性的模拟进行编程。

8. 请利用所学统计学软件，对第四节中方差抽样误差规律性的模拟进行编程，并与相应理论分布的参数进行对比。

9. 请利用所学统计学软件，对第六节中方差之比抽样误差规律性的模拟进行编程，并与相应理论分布的参数进行对比。

（赵 杨）

第五章

统 计 描 述

【学习要点】

1. 统计描述是统计推断的基础。常用统计量、统计表或统计图来描述数据特征。

2. 一般从数据的集中趋势、离散趋势两个角度采用均数±标准差、中位数（四分位间距）等方式对定量资料进行统计描述。

3. 定性资料常用的相对数指标包括比、构成比、率等。

4. 统计表和统计图是描述性统计分析中的重要工具。

统计分析包括统计描述（statistical description）和统计推断（statistical inference）两部分。统计描述是统计推断的基础。

统计描述是一种概括性分析，用样本的统计量或统计图表的形式，定量地描述或总结样本（已知）的特征。统计描述与统计推断的区别在于，前者旨在对样本信息（已知）进行总结，而后者是利用样本信息推断总体（未知）。

本章介绍如何用样本统计量，以统计表、统计图的形式来描述样本资料。

第一节 概 述

先看一个案例。

【例 5-1】 肺动脉高压是一类预后不良的疾病。以往的观察研究表明肺动脉去神经术（pulmonary artery denervation，PADN）可降低患者的肺动脉压力。然而，PADN 的安全性和有效性尚未在随机对照试验中得到证实。在一项 PADN 治疗肺动脉高压的随机对照试验（PADN-CFDA）中，128 位受试者被随机分入试验组和对照组。在基础治疗的基础上，试验组采用肺动脉去神经手术（PADN 组），对照组采用假手术（假手术组）。主要疗效指标是 6 分钟步行距离（6-minute walk distance，6MWD），次要疗效指标为氨基末端脑利钠肽前体（N-terminal pro-brain natriuretic peptide，NT-proBNP）。

由图 5-1 可知，试验筛选了 186 名肺动脉高压患者。128 名符合条件的患者被随机分入试验组和对照组。试验组 63 例受试者均完成了手术后第 7 天、30 天和 180 天的随访，其中有 61 例在手术后第 7 天、60 例在手术后第 30 天、59 例在手术后第 180 天完成了 6 分钟步行测试（6 minute walking test，6MWT）；对照组 65 例受试者均完成了手术后随访，其中有 64 例在手术后第 7 天、62 例在手术后第 30 天、63 例在手术后第 180 天完成了 6MWT。流程图反映了整个试验的过程，一目了然。

表 5-1 罗列了试验组、对照组和合计的受试者不同观察指标的统计量。其中，年龄、体质量指数（body mass index，BMI）、从确诊到入组时间、6MWD、NT-proBNP 等指标是定量资料，采用均数±标准差来表示；因为 NT-proBNP 的分布是偏态的，所以给出了中位数（四分位间距）。性别是二分类指标，用女性人数及比例表示，试验组 63 人，其中女性 57 人，占比 90.5%；对照组 65 人，其中女性 49 人，占比 75.4%。类似指标还有吸烟。病因为五分类的定性指标，包含：特发性、与结缔组织疾病有关、与

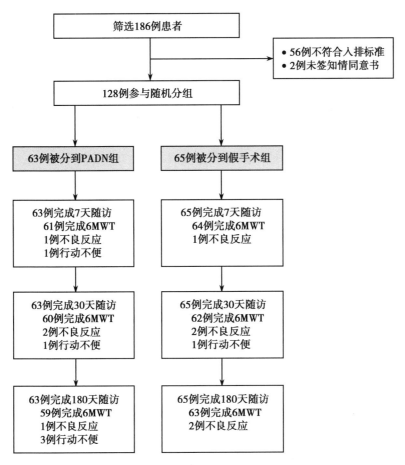

图 5-1 PADN-CFDA 试验流程图
PADN:肺动脉去神经术;6MWT:6 分钟步行测试。

先天性心脏病有关、与门静脉高压症相关、遗传性五种,用频数和构成比来表示每种病因所占比例。其中,试验组中每种病因的构成比分别为 57.1%,22.2%,14.3%,4.8% 和 1.6%。显然,各病因的构成比合计为 100%。世界卫生组织(World Health Organization,WHO)心力衰竭分级是等级指标,也用频数和构成比表示。从表 5-1 可以看出,两组基线均衡可比。

表 5-1 PADN-CFDA 试验受试者主要基线特征

观察指标	试验组(n=63)	对照组(n=65)	合计(n=128)
人口学资料			
年龄(mean±SD)/岁	42.2±11.9	39.5±11.5	40.8±11.8
BMI(mean±SD)/(kg·m^{-2})	22.7±3.5	22.2±3.0	22.4±3.3
女性人数(构成比)/n(%)	57(90.5)	49(75.4)	106(82.8)
病因频数(构成比)/n(%)			
特发性	36(57.1)	34(52.3)	70(54.7)
与结缔组织疾病有关	14(22.2)	17(26.2)	31(24.2)
与先天性心脏病有关	9(14.3)	13(20.0)	22(17.2)
与门静脉高压症相关	3(4.8)	0(0.0)	3(2.3)
遗传性	1(1.6)	1(1.5)	2(1.6)

续表

观察指标	试验组（$n=63$）	对照组（$n=65$）	合计（$n=128$）
临床特点			
目前吸烟频数（构成比）/n（%）	3（4.8）	3（4.6）	6（4.7）
确诊到入组时间（mean±SD）/年	3.8±5.7	3.1±4.9	3.5±5.3
6MWD（mean±SD）/m	387.5±91.7	414.3±91.5	401.1±92.2
WHO 心力衰竭分级，频数（构成比）/n（%）			
Ⅰ级	1（1.6）	3（4.6）	4（3.1）
Ⅱ级	27（42.9）	33（50.8）	60（46.9）
Ⅲ级	32（50.8）	27（41.5）	59（46.1）
Ⅳ级	3（4.8）	2（3.1）	5（3.9）
NT-proBNP 浓度 $M(Q)$/（pg·ml^{-1}）	1 753.4（3 578.9）	936.5（2 027.7）	1 036.8（2 819.1）

注:mean±SD:均数±标准差;BMI:体质指数;6MWD:6分钟步行距离;NT-proBNP:氨基末端脑利钠肽前体;M:中位数;Q:四分位间距。

表 5-2 列出了手术六个月后试验组和对照组主要疗效指标 6MWD 和次要疗效指标 NT-proBNP 相较于基线的平均改善情况。显然,试验组受试者平均 6MWD 相较于对照组增加得更多(多 30.2m);而试验组受试者平均 NT-proBNP 浓度比对照组降低得更多,中位数比较有类似结果。

表 5-2   PADN-CFDA 试验第 180 天时主要和次要疗效指标的变化量(与基线相比)

终点指标	试验组（$n=63$）	对照组（$n=65$）
6MWD 的增加量		
mean±SD/m	56.9±5.6	26.7±5.4
$M(Q_L,Q_U)$/m	61.0（12.0,92.0）	18.0（−9.0,66.0）
NT-proBNP 浓度的减少量		
mean±SD/（pg·ml^{-1}）	1 568.0±214.0	507.3±203.1
$M(Q_L,Q_U)$/（pg·ml^{-1}）	954.9（69.8,2 021.6）	123.4（43.7,1 016.5）

注:mean±SD:均数±标准差;M:中位数;Q_L:下四分位数;Q_U:上四分位数。

图 5-2 展示了试验组和对照组手术后不同时间点的平均 6MWD 相较于基线增加的情况。孰优孰劣一目了然。

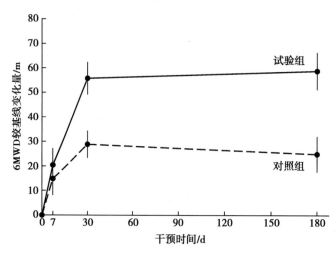

图 5-2   两组受试者手术后不同时间 6 分钟步行距离较基线增加情况

读者通过表 5-1 和表 5-2,以及图 5-1 和图 5-2 可对 PADN-CFDA 试验的情况有大致的印象。如果图表中再加上统计推断的结果,那就更加完美。

可见,统计描述在表述研究结果中的重要性。描述变量特征的核心要素是统计量,当有多组或多个变量要描述时,精心设计和安排构建合适的统计表和统计图会使得结果更整洁、更清晰、直观。

第二节 统 计 量

一、定量资料的统计指标

从连续变量的频数分布表和频数分布图可了解数据的分布范围、集中趋势以及分布形态等分布情况,但无法从中得到数据特征的准确信息,为此需要计算相应的统计指标。对定量资料进行统计描述,需要根据数据分布类型选择合适的指标,从集中趋势(平均水平)和离散趋势(变异程度)两个方面进行描述。

对于近似正态分布的资料,同时用均数和标准差描述,可表示为 $\bar{X}(S)$ 或 $\bar{X} \pm S$ 或 mean ± SD 或均数 ± 标准差;对于偏态分布资料,同时用中位数和四分位间距描述,可表示为 $M(Q)$ 或中位数(四分位间距),也可用中位数和上、下四分位数描述,表示为 $M(Q_L, Q_U)$。有时给出最小值和最大值以说明数据分布的范围。

对于对数正态分布资料(取对数后资料服从正态分布),可采用几何均数和几何标准差描述。

定量资料统计描述常用的统计指标及其适用条件见表 5-3。

表 5-3　定量资料统计描述常用统计量及适用条件

描述内容	指标	意义	适用条件
集中趋势	均数	个体的平均值	对称分布,特别是正态分布资料
	几何均数	平均倍数	取对数后对称分布,或对数正态分布资料
	中位数	位次居中的观察值	①非对称分布;②半定量资料;③末端无确切数值;④分布不明
离散趋势	极差	观察值的取值范围	不拘分布形式,概略分析
	标准差	观察值距离均数的平均程度	对称分布,特别是正态分布资料
	四分位间距	居中半数观察值的全距	①非对称分布;②半定量资料;③末端无确切数值;④分布不明
	变异系数	变异程度大小的对比	①不同计量单位的变量间比较;②计量单位相同但平均水平相差悬殊的变量间比较

二、定性资料的统计指标

描述定性资料基本特征的相对数指标有:频率、构成比、率和比。如表 5-4 所示。

表 5-4　定性资料统计描述常用的统计指标及其适用条件

指标	定义	适用条件
频率	n/N	估计总体中某一结局发生的概率或可能性
构成比	$n_1/N, n_2/N, \cdots, n_k/N$	估计总体中所有可能结局所占的比例或比重
率	发生数/单位时间(空间)内总观察数	估计总体中某时期内或单位时间内某一结局发生的概率,表示事件发生的速率或强度
比	A/B	估计两个指标的相对大小

（一）比例

比例（proportion）是某事物内部各组成部分的观察单位数与所有组成部分的观察单位总数之比，描述事物内部各组成部分所占的比例。频率和构成比都属于比例。

频率的定义为

$$频率 = \frac{某现象实际发生的观察单位数}{可能发生该现象的观察单位总数} \times K \tag{5-1}$$

式中，K 是比例基数，可取 100%、1 000‰、10 000/万、100 000/10 万等。比例基数的选择主要根据习惯用法，使得计算结果能保留 1~2 位整数。如吸烟率一般用百分率（100%），婴儿死亡率用千分率（1 000‰），而癌症患病率用万分率（10 000/万）等。

构成比的定义为

$$构成比 = \frac{该事物内部某组成部分的观察单位数}{某事物内部各个组成部分的观察单位总数} \times 100\% \tag{5-2}$$

例如，在表 5-1 中，128 名患者的病因由特发性、与结缔组织疾病有关、与先天性心脏病有关、与门静脉高压症相关以及遗传性五个方面组成，各部分的构成比分别为 57.1%，22.2%，14.3%，4.8% 和 1.6%。五个部分的构成比之和为 100%。

构成比描述事物内部各组成部分的比例，而频率则关注事物内部某一组成部分的比例。

（二）率

率（rate）是一个具有时期概念的指标，用于说明在某一时段内某现象或事件发生的频率或强度。根据研究目的，可采用两种定义。

1. 描述某事件在某时期内发生的（频）率的定义为

$$率 = \frac{某时期内发生某事件的观察单位数}{该时期开始时暴露的观察单位数} \times K \tag{5-3}$$

常用的有生存率、死亡率等。上述定义的率是描述在某一时期内某现象发生的频率或强度，亦称为累积发生率。

2. 描述某现象在观察单位时间内发生的（速）率的定义为

$$率 = \frac{发生某事件的观察单位数}{\sum 观察单位 \times 观察时间} \times K \tag{5-4}$$

所观察的事件在单位时间内发生的频率或强度，即速率，其倒数就是该事件发生一次的平均观察时间。常用于随访某暴露人群的发病率等，所以式（5-4）所定义的率也称为强度型的率，在流行病学中用该公式定义的发病率（incidence rate，IR）亦称为发病密度（incidence density）。

例如，某高校对某肿瘤高发地区 5 万人的自然人群队列进行了随访，累计随访 45.2 万人年，共发现肺癌病例 358 例，则该地区肺癌年发病率为：358/45.2 万 = 79.2/10 万。

（三）比

比（ratio）也称为相对比，表示两个相关指标之比，描述一个指标值是另一个指标值的几倍或百分之几。计算公式为

$$比 = \frac{指标A的值}{指标B的值} \tag{5-5}$$

式中，A 和 B 两个指标的性质可以相同，也可以不同。

例如，据我国 2020 年全国人口普查数据显示，2019 年年末我国 0~4 岁人口共 77 883 888 人。其中男孩 40 969 331 人，女孩 36 914 557 人。按照国际惯例性别比定义为：男性人口数/女性人口数 × 100。则我国 0~4 岁性别比为 110.98。

又如，对晚期非小细胞肺癌患者，传统化疗 1 年生存率为 20%，而靶向治疗 1 年生存率为 45%，则靶向治疗与化疗的风险比为：（1 - 45%）/（1 - 20%）= 0.69。

流行病学研究中经常用到的两个相对比指标——相对危险度和优势比,都是相对比。详见第三十章和三十一章。

三、应用相对数指标的注意事项

(一)计算相对数时总观察单位数应足够多

观察单位数过小,一方面缺乏代表性,另一方面所得相对数也不稳定,不能准确地反映总体的客观规律。从统计学角度看,由于观察单位数太少,任何偶然的因素都会造成结果的不稳定。因此无论哪种结果发生,都无法确定结果的可靠性。

(二)要区分比例中的频率与率的差异

前者是与时间无关的指标或者仅是一个时点的指标;后者是一个强度指标,与观察的人数及观察时间的长短有关。由于历史原因,医学上有些指标名义上是率,实际不是率,而是比例或者相对比。如患病率就是一个时点的频率指标,而不是率。应用时注意区分。

(三)区别比例中的构成比和率

第三节 统 计 表

统计表(statistical table)是将研究指标或统计量及其取值以特定表格的形式列出,以形象直观、简单明了、清晰易懂的方式对数据的基本特征进行描述,使人们对所要研究的数据有一个整体上的直观印象,是描述性统计分析中常用的重要工具。

一、统计表的基本结构

一个最简单的统计表通常包括如下部分。

(一)标题

标题(title)位于表的正上方,概括地说明表的基本内容。标题也可以包含资料产生的时间、地点或来源,内容较多时也可以放在位于表下方的注释里。一篇文章中如果有多个表格,标题应包含表的编号,以便区分和引用。

(二)标目

标目(captions)用于说明表内纵横方向的内容。横标目(stub)说明每一行的内容;纵标目(box head)说明每一列的内容;横总标目(row caption)是对多个横标目的总称;纵总标目(column caption)是对多个纵标目的总称。一般情况下,横标目与纵标目是主宾结构。在复合表中,纵标目和横标目可能会有次级标目(sub heading)。

(三)表体

表体(body)是表的主体部分,通常是相应的统计量,具体以数字体现。数字一律用阿拉伯数字。每一列的数字要求保留的小数位数一致,小数点对齐。一张统计表中同一个统计指标应保留相同的小数位数。对于不存在的值或不需要填写的地方用"—"或文字表示。

(四)分割线

最简单的统计表为三线表(开放式统计表),包括顶线、底线和纵标目下的横线。纵标目下的横线主要起到分割纵标目与表体的作用。线条长度均与表同宽,中间不断开。有时根据绘制需要可以增加线条。线条应用的一般原则是:仅使用横线,不使用竖线和斜线。有时用留空来表示分割线。

(五)注释

注释是需要额外解释的内容,通常放在表下方,注释不是必选项。

对于不同类型的数据,统计表的内容和形式有所不同。

二、制表的一般原则

编制统计表的原则是中心内容明确、层次分明和清晰易懂。

1. 统计表应该具有可读性,能独立于正文。一张统计表应该简单而有吸引力,包含必要信息,不需要进一步解释。

2. 计量单位应该明确。如果列描述的是变量,则计量单位放在纵标目中。如果行描述的是变量,则计量单位放在横标目中。如果一张表中描述的是一个变量,或变量的计量单位相同,则计量单位可放在标题中。

3. 对于复合表格,通常用粗分割线分隔大类下的数据,用细分割线分隔数据的子类。

4. 表格尽可能简单,不要包含太多内容。如果需要表格包含的内容多,可以按照不同规则分成多个表。

三、单式统计表和复式统计表

统计表包括单式统计表(unitary statistical table)和复式统计表(multiple statistical table)。

统计表的主语只有一个层次,称为单式统计表,也称为简单表。例如表5-5描述了某医院用瑞舒伐他汀及阿托伐他汀治疗老年冠状动脉粥样硬化性心脏病(简称"冠心病")的疗效比较的研究结果,主语只有试验分组一个层次,属于单式统计表。表中内容反映了不同组别(横标目)的疗效(纵标目)的构成情况。

表5-5　某医院两种他汀类药物治疗老年冠心病的疗效比较

组别	总例数	显效数	有效数	无效数	总有效率/%
阿托伐他汀组	36	20	14	2	94.44
瑞舒伐他汀组	36	18	15	3	91.67

统计表的主语有两个以上层次,称复式统计表。表5-6描述了某中学初中三个年级学生视力现况,将研究对象按年级和性别两个特征进行分层,一个表中含两个主语,属于复式统计表。表中内容反映了不同年级(横标目)、不同性别(纵标目)的中学生视力(次纵标目)的构成情况。

表5-6　某中学初中三个年级学生视力情况分析

年级	男性			女性		
	总例数	近视例数	近视率/%	总例数	近视例数	近视率/%
初中一年级	120	74	61.67	116	82	70.69
初中二年级	115	75	65.22	121	88	72.73
初中三年级	112	83	74.11	118	93	78.81

编制统计表的目的是将数据的分布形态以及统计分析的重要结果简洁清晰地表示出来。一般不同类型的数据不要列在一个表中,不同的统计分析方法所得到的结果也不要混合在一个表中,以免造成错误或误解。

【例5-2】 某研究者进行某地社区居民健康调查时,随机选取了459名50岁及以上的居民,对居民按照是否患高血压分为两组,对其共患其他常见慢性病信息进行了统计,结果编制成表5-7。问该统计表的编制存在何种问题?

表 5-7　居民健康调查统计

常见疾病＼分组	有高血压（216 人）	%	无高血压（243 人）	%
脑卒中				
是	33	67.35	16	32.65
否	183	44.63	227	55.37
冠心病				
是	37	68.52	17	31.48
否	179	44.2	226	55.8
糖尿病				
是	61	65.59	32	34.41
否	155	42.35	211	57.65

该表存在较多的问题。首先，表的标题不够清楚，并未说明该资料来源的时间、地点及研究的具体内容等信息，未能表明表格编制的内容；其次，该表包含了太多的线条，要去掉表中的斜线、竖线，还要去掉多余的横线；另外，该表的标目表达不清，不能较为清晰地说明表中数字的含义；最后，该表数据列出内容及数据保留位数不统一，不方便阅读。总之，该表没有很好地达到制表的目的，可将该表修改制成如下统计表（表 5-8）。

表 5-8　某地 50 岁及以上社区居民高血压患者共患慢性病情况

常见慢性病	高血压患者（n=216）	非高血压患者（n=243）	合计	高血压患病率/%
脑卒中				
是	33	16	49	67.35
否	183	227	410	44.63
冠心病				
是	37	17	54	68.52
否	179	226	405	44.20
糖尿病				
是	61	32	93	65.59
否	155	211	366	42.35

与表 5-7 相比，表 5-8 中心内容明确、条理清楚，层次分明，清晰易懂。

第四节　统　计　图

统计图是用可视化的手段，利用点的位置、线段的升降、直条的长短与面积的大小等各种几何图形，将研究对象的内部构成、对比情况、分布特点与相互关系等特征形象生动地表达出来，用来探索和揭示数据蕴含的规律。统计图在科研论文中常与统计表联合使用，给读者留下深刻而又清晰的印象。

统计图形种类繁多，每一种图形提供了不同的视角。统计图形专家 William S. Cleveland 认为，图形的"准确性"并非指从图形中读出精确的数值，而是通过调整设计框架来凸显应该被关注的重点。

一、统计图的基本要素

一幅完整的统计图形由以下几个部分组成。

（一）图题

图题即统计图的标题,用简明扼要的文字说明统计图所要传达的内容。与表题不一样,图题通常置于图的下方,有时也置于图的上方。

（二）坐标

二维平面图形默认采用直角坐标系,用原始尺度绘制图形。为了呈现效果,亦可将横轴或纵轴的尺度进行对数变换等。标目放置于纵轴的外侧和横轴的下方,用简要的文字说明横轴和纵轴分别代表的变量名及其计量单位。坐标轴的尺度要合适,恰好包含所展示的数据区域,并略宽松。坐标刻度的疏密可根据画幅而调整,适度为宜。

（三）图体

图体是统计图的核心,将变量值或统计量的值映射至点、线、面积等几何图形以表达主题,并通过几何图形的大小、形状、灰度、颜色、透明度等来区分、强化主题。

（四）图例

图例是对图中各种点、线、块、颜色等作简要注释,便于读懂图中各几何图形或标记的含义,常置于图形的上方或侧面。若图体中有足够的空白区域,亦可置于图体。

（五）图注

图注对研究背景、数据特征、分析方法、缩写注释、图形反映的主要结果加以简要说明,便于读懂图形,抓住重点。图注不是必选项。

二、绘图一般原则

制作一幅恰当的统计图形,需要考虑以下几个一般性原则。

（一）内容简明扼要

一幅图形阐明一个结果（或规律）即可,少则聚,多则散,内容过多会分散图形的焦点。

（二）遵循设计原则

心理学中格式塔理论（Gestalt theory）明确地提出:眼脑作用是一个不断组织、简化、统一的过程,正是通过这一过程,才产生易于理解、协调的整体。由此产生了格式塔的一些基本原则,它们是构图、布局和界面设计时经常遵循的原则。即不同事物可以用不同的几何图形、不同颜色、不同大小加以区分,也可以利用位置的远近、运动的趋势,甚至可以用辅助线构造不同的域加以区分。

（三）构造视觉焦点

一幅统计图形想要传达的数据的规律即图形的中心思想和焦点。可以通过调整几何图形的大小（点的大小和形状、线的粗细和样式、块的大小）,设置具有强对比度的颜色,辅以指导线和注释文字,弱化非焦点区域的元素来构造焦点,吸引注意力。

三、常用统计图

从图形类型看,常用统计图形包括:条形图（bar chart）、直方图（histogram）、线图（line chart）、半对数线图（semilogarithmic line chart）、饼形图（pie chart）、点图（dot chart）、箱式图（box plot）、散点图（scatter plot）、维恩图（Venn diagram）等。若从应用目的来看,图形可用来描述分布、关系、构成、趋势、变化速度,还可以用来比较大小,描述研究或操作流程等。

（一）描述分布的统计图

描述分布的图主要有:直方图和箱式图。

1. 直方图　直方图基于实际观测数据直观显示数值变量的分布情况。将所有数据等距分为若干组段显示于横轴,用"柱子"的面积（等距时为高度）表示该组的样本频数（或频率）。频数（或频率）越大则柱子越高。用例 5-1 中纳入的 128 例受试者基线的 6MWD（单位:m）资料绘制直方图,见图 5-3。从图中可以看出,受试者基线 6MWD 主要分布于 300~500m 之间,少数患者基线状况较差。

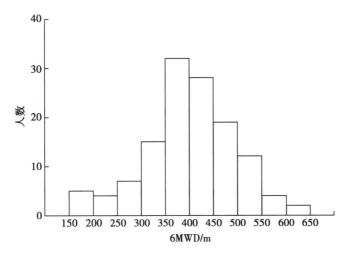

图 5-3 PADN-CFDA 临床试验中 128 名受试者基线 6MWD 分布

2. 箱式图 箱式图基于多个描述性统计量来绘图描述连续变量的分布。箱式图中间的线表示中位数,箱子的上下底分别是上四分位数(Q_3)和下四分位数(Q_1),即箱体包含了 50% 的数据。箱子的高度在一定程度上反映了数据的波动范围。从箱体上下边缘起,向外侧延展 1.5 倍(或 3 倍)的四分位间距,在此范围之外的数据点通常被识别为潜在离群值,以圆点表示。该图也称箱须图(boxwhisker plot)。以 PADN-CFDA 试验为例,图 5-4 可反映 PADN 组和假手术组基线 6MWD 的分布情况。

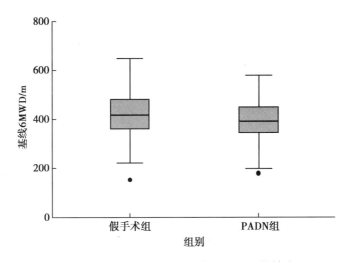

图 5-4 PADN 组与假手术组基线 6MWD 的箱式图

(二) 描述关系的统计图

描述关系的图有:散点图、维恩图。

1. 散点图 散点图常用来描述两个连续变量之间的关系。散点图的绘制方法是以自变量为横坐标,以因变量为纵坐标,在平面坐标系中画出每一对观察值所在的位置。例如,图 5-5 描述了 200 名英国正常成年男子身高与体重的关系,该散点图显示出身高与体重之间存在共变关系,身高越高的人体重也相对较重。更多变量间关系的案例见第十二章到十四章。

2. 维恩图 维恩图可用于描述定性资料间的关系。以炎症性肠病转录组学研究为例,研究收集了 10 只持续性腹泻的中国恒河猴外周血,同时收集了 10 例炎症性肠病患者外周血和肠道组织,10 例持续性腹泻小鼠肠道组织。恒河猴外周血分别和其他三组比较,所检出的全基因组差异表达基因的数目的重叠情况见图 5-6。

维恩图还常用来表达临床试验中不良反应情况。

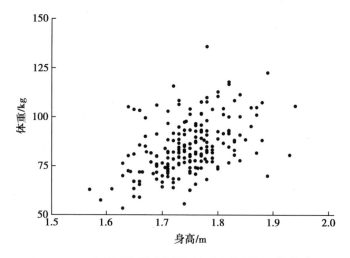

图 5-5   200 名英国正常成年男子身高与体重关系的散点图

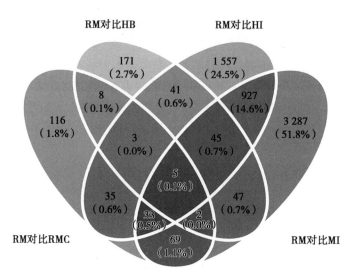

图 5-6   中国恒河猴、人、小鼠炎症性肠病全基因组差异表达基因情况
RM:持续性腹泻的中国恒河猴外周血;HB:炎症性肠病患者外周血;HI:
炎症性肠病患者肠道组织;MI:持续性腹泻小鼠肠道组织。

（三）描述构成的统计图

描述构成的图有:饼形图、百分条图。

1. 饼形图   饼形图以圆饼表示定性资料各类别的频数(或构成比)之和,各扇形代表各类别,扇形角的大小和相应频数(或构成比)成比例。通常用不同颜色或条纹区分不同的类别,各类别的构成比或频数需要标注于图上。以 PADN-CFDA 试验为例,图 5-7 展示了 128 名受试者基线 WHO 心力衰竭分级的构成情况。

2. 百分条图   百分条图以直条总宽度为"100%",分割为若干小块,每一小块的面积(长度)占比代表不同类别的构成。图 5-8 展示了例 5-1 中 PADN 组与假手术组受试者基线 WHO 心力衰竭分级的构成情况。

（四）描述趋势的统计图

描述两个连续变量之间的趋势关系用线图,在直角坐标系

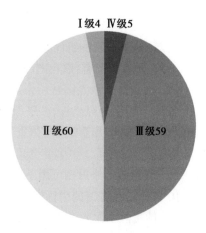

图 5-7   PADN-CFDA 试验 128 名受试者基线心力衰竭分级构成情况

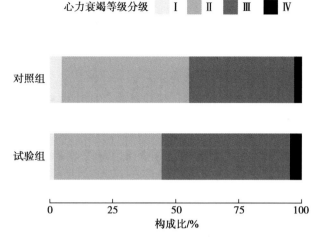

图 5-8　PADN-CFDA 试验两组受试者基线心力衰竭分级
构成情况

中,线图表示纵轴变量随横轴变量的变化而变化的情况。两个变量的数值一一对应,形成唯一的数值对。在平面直角坐标系中,数值对用点表示,用线(折线或平滑曲线)连接相邻的点。有时可以将两个或多个意义相同的线图放在同一个坐标系中,以利于直观比较它们的趋势差异。

线图的纵轴可以是原始观察值。以 1990—2009 年某省细菌性痢疾月发病数为例(图 5-9),从图上可以清晰地看到细菌性痢疾月发病数周期性明显,且呈逐年下降的趋势。

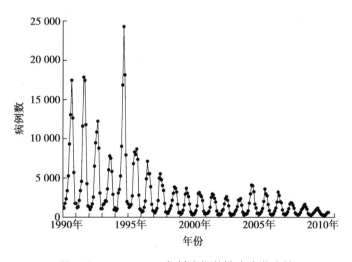

图 5-9　1990—2009 年某省细菌性痢疾发病数

线图的纵轴亦可以是统计量。以 PADN-CFDA 临床试验为例,图 5-2 清晰展示了 180 天的试验期内,PADN 组(试验组)和假手术组(对照组)的 6 分钟步行距离较基线平均变化水平的差异。

(五)描述变化速度的统计图

描述事物发展速度的变化一般用半对数线图。这是一种特殊的线图,适用于呈现指数级变化趋势的数值变量资料。通常,纵坐标是对数尺度,横坐标为原始尺度,因而又称半对数线图。若横轴为时间,则可用来反映变化速度。以图 5-9 的数据为例,其相应的半对数线图如图 5-10 所示,可见随着时间的变化,病例数除了呈周期趋势外,下降速度几乎是线性的。

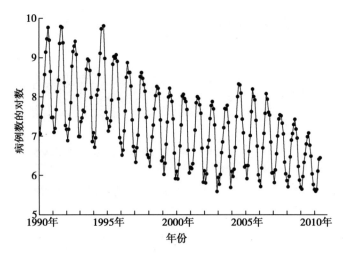

图 5-10   1990—2009 年某省细菌性痢疾发病数（对数尺度）

（六）比较大小的统计图

比较大小的图有：条形图、点图。

1. 条形图   多组间比较常用条形图，以展现多组间的频数、均数、率等统计量的组间比较。常见的条形图为纵向设计，横轴为组别或类别，纵轴为描述指标，直条的高度代表统计量的大小。图 5-11 展示了某临床试验中心的心肌炎不良事件发生情况，清晰可见不同性别和年龄组的心肌炎不良事件数的差异。

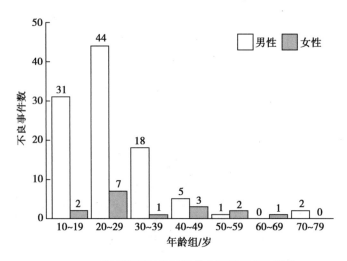

图 5-11   不同性别和年龄组的心肌炎不良事件数

2. 点图   心理学研究提示，人类感知数据点在标尺上的位置，比感知条形长度更为直观。用虚线代表值域范围，在虚线上用点位置反映值的大小的图形，称为点图，可展示多个指标的某个测量值（或均数、率、比等统计量）的大小关系。图 5-12 展示了孟加拉国 569 名新生儿脐带血清中的 56 种元素与 3 岁神经发育的关联性分析结果，即展示了各元素含量每增加一个标准差，儿童 3 岁贝利婴儿发展量表（Bayley scale of infant development）认知得分的平均改变量。

（七）描述流程的统计图

一项随机对照临床研究，其分析报告中的第一张图通常是描述研究的流程图。按照随机对照试验报告规范（consolidated standards of reporting trials，CONSORT）的要求，该流程图需包含招募筛选、随机分组、随访、分析四个部分。节点间以箭头相连，每个节点至下一节点受试者人数上出现变化时，需要加以引导线列举失访或缺失的人数及原因。

由流程图 5-1 可知,PADN-CFDA 试验筛选了 186 名肺动脉高压患者,128 名符合条件的患者被随机分入试验组和对照组。试验组 63 例,有 61 例在手术后第 7 天完成了 6 分钟步行测试,60 例在手术后第 30 天完成了测试,59 例在手术后第 6 个月完成了测试;对照组 65 例,有 64 例在手术后第 7 天完成了测试,62 例在手术后第 30 天完成了测试,63 例在手术后第 6 个月完成了测试。流程图清晰地反映了整个试验的过程。

事实上,任何一项研究都适合用流程图来展示设计思路和步骤。本书第三十三章的图 33-4 为中国人群全基因组数据遗传变异位点质控流程图,图 33-12 为脑胶质瘤预后模型研究流程图,皆属此类。

(八)其他统计图

统计图形种类繁多,尚有很多具有较高展示度的统计图形。例如,用阶梯线图方式来反映随访过程中生存率随时间变化的生存曲线图(见图 5-21),反映变量之间的相关程度的层次聚类图(见图 23-1),以及全基因组关联研究中描述百万级遗传变异位点关联性结果的曼哈顿图(见图 33-10)等。

四、复合统计图

一项医学研究可产生各类丰富的分析结果。如何清晰呈现结果、展示数据规律,给统计图形的设计提出了较高的要求。简单的或者单一图形的展示效果往往有限。以图层叠加多种统计图形是常用的方式。常见的形式有以下几种。

(一)双纵坐标轴图

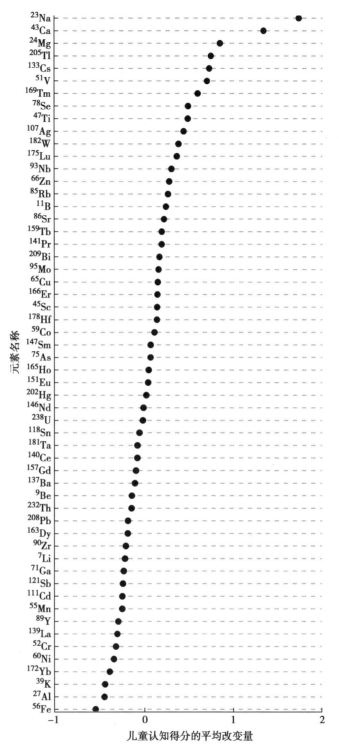

图 5-12　56 个元素和儿童认知得分的关联性

若两种图形具有相同的横坐标,但纵坐标取值相差较大,则可用图层进行叠加,各图用不同的线型、颜色、透明度等加以区分。

根据例 2-4,如果要同时展现我国 1953 年至 2020 年 7 次人口普查的人口数变化趋势和增长速度,此时可采用双纵坐标,如图 5-13。左纵坐标表示全国人口数(万人),右纵坐标表示年平均增长率(%)。由图 5-13 可知,尽管全国总人口数一直是增加的,但其增加速度却在下降。

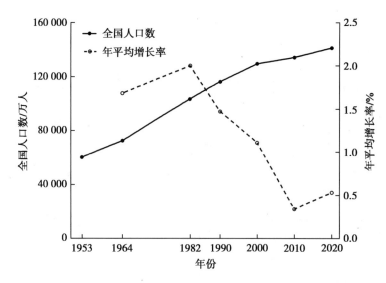

图 5-13   历次人口普查全国人口数和发展速度

（二）共用坐标轴图

有时为了比较分布或大小,常在一个坐标轴上绘制两个分布图或条形图。图形可以同向叠加(见图 35-3),也可以上下放置(见图 29-2),还可以左右放置。

例如,同时展示我国男性和女性的年龄构成,如果在同一个坐标系里用直方图展示,则重叠较多。此时,如图 5-14 所示,对称放置两个直方图达到了同时展示的目的,并能直观对比不同年龄组人口的分布。

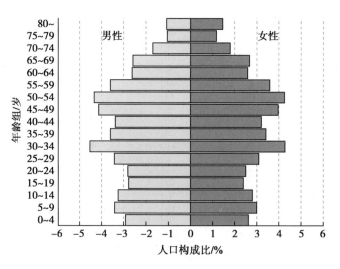

图 5-14   我国 2020 年人口金字塔

（三）同时展现相关关系和边际分布

即在一幅图中同时展现两变量的关系和分布。如图 5-15 的两幅图用散点图表示身高和体重的关系,图 5-15A 在散点图上方用箱式图表示横轴变量身高的分布,而在图形右侧用箱式图表示纵轴变量体重的分布;图 5-15B 则是用直方图分别表示身高和体重的分布。

（四）多图拼接

将画布进行网格化分割,根据设计,不同栅格内可放置不同的统计图形,各栅格的高和宽可根据需要调整,多种图形拼成一幅图,以较为全面地反映数据的特征。如图 5-16,将画布划分为 4×4 格,

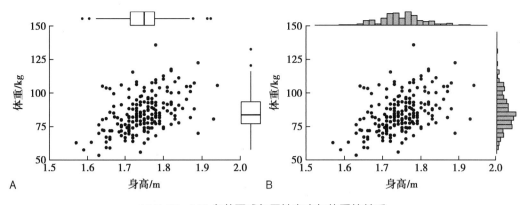

图 5-15 200 名英国成年男性身高与体重的关系

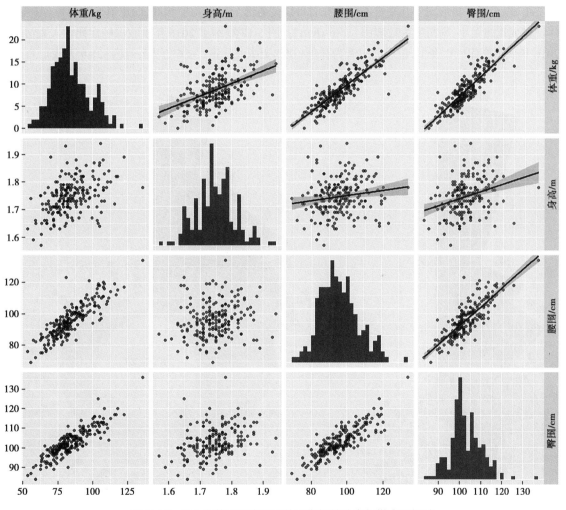

图 5-16 200 名英国正常男子体形指标的分布与散点图矩阵

左下角区域放置 4 个变量间两两关系的散点图;中间主对角线区域放置 4 个变量的直方图;右上角区域放置 4 个变量两两关系的回归图。

有时,将多幅子图拼接组成大图时,为了便于表述,每个小图依次编号(A,B,C,⋯)并按照报告的逻辑顺序排放,以便于较为完整地呈现研究结果。事实上,图 5-15 就是两个图形拼接的,分别标有 A、B。

复合图形在设计上需要注意:①风格统一,不同子图的标签字体和字号、色系、几何图形大小和形状等设计风格需统一。②去冗求精,若有共同的几何图形的图例、文字标注或注释,切勿重复。可抽提置于整个复合图形的上方、右侧、或空白区域。③整体美学,子图轮廓尽可能对齐,多个子图的排列要考虑图形在报告中的排版形式,复合图形的宽高比尽量符合设计美学要求。在各子图同一个相对位置上(正上方或左上角)用 A,B,C,……标以序号以便于文中引用。

五、图形的变换

统计图形的设计,除了遵循科学性外,还需要具有一定的艺术性。对图形进行变换,可提升其视觉冲击力。当然,图形的变换,不仅是为了好看,而且为了更好地表达数据的特征、蕴含的规律,和想要传递给读者的关键信息。列举以下几种情况供参考。

(一) 饼形图的尺度变换

常规饼形图是个圆形,通过各扇形的面积大小体现其构成比的大小。但有时由于个别成分占比非常小,以至于在饼形图中几乎看不到。此时可以使各部分扇形角度相同,而用扇形的面积(或半径)体现构成比的大小,则衍生为玫瑰图(rose chart)。图 5-17 展示了 2016 年度我国癌症死亡人数情况。2016 年我国癌症死亡者中,位居前三者为肺癌(65.7 万人)、肝癌(33.6 万人)、胃癌(28.9 万人)。

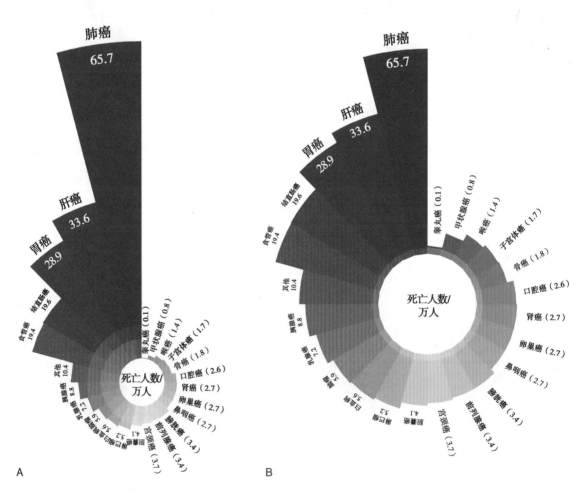

图 5-17   2016 年度我国癌症死亡人数情况
A. 以长度为刻度;B. 以面积为刻度。

(二) 条形图的极坐标变换

条形图经极坐标变换后,可以展示更多组的数据,更为凸显值较高的分组。图 5-18 展示了某疾病分别感染 A、B 两毒株患者的临床症状,以及不同临床症状发病率的差异。

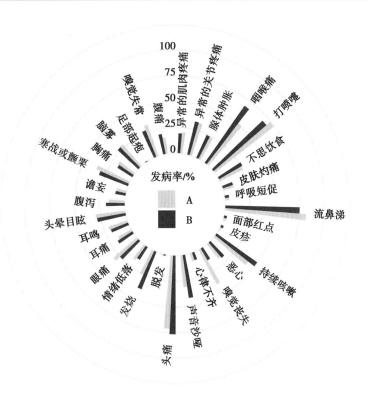

图 5-18 某病患者中分别感染 A、B 两毒株者临床症状情况比较

（三）直方图的阿基米德螺旋坐标变换

螺旋直方图基于阿基米德螺旋坐标系，常用于绘制随时间变化的数据，用来展示数据的周期性或变化趋势。图 5-19 展示了上海市 2017 年 1 月 1 日至 2020 年 12 月 31 日四年日均 PM2.5 浓度变化情况。按照我国 24 小时 PM2.5 平均浓度限值为 75μg/m³ 的标准，上海市日均 PM2.5 浓度在这四年中大部分都低于限值。

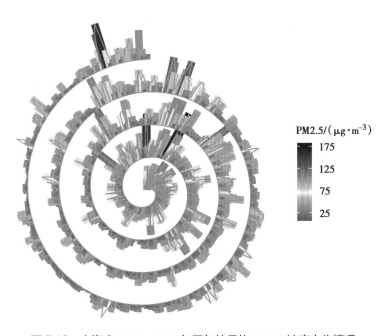

PM2.5/(μg·m⁻³)

175
125
75
25

图 5-19 上海市 2017—2020 年四年的日均 PM2.5 浓度变化情况

（四）线图的极坐标变换

将线图的横轴进行极坐标变换,形似雷达屏显,即雷达图。图 5-20 展示了基于骨髓数字病理图片所构建的人工智能模型进行骨髓增殖性肿瘤辅助诊断和亚型鉴别的效果,图中的值为受试者操作特征曲线下面积,越接近 100%,则表现越好。

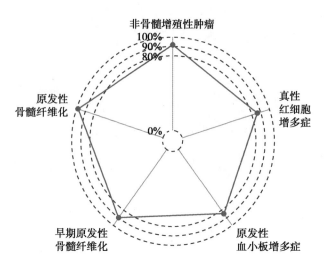

图 5-20　基于骨髓数字病理图片的人工智能的骨髓增殖性肿瘤辅助诊断模型的效果

六、图形的美化

（一）比例

艺术设计领域默认宽高比为 4∶3,符合"黄金分割"比例,视觉效果较好。科学出版物中,要根据图形类别而定,无固定的建议。如:饼形图建议用 1∶1 的画幅,横轴和纵轴尺度范围相同的散点图和线图亦推荐 1∶1 的画幅,若横轴范围较大,则可用 6∶4、10∶7 甚至 64∶9(4^3∶3^3)的宽幅画,如图 5-9 和图 5-10;若纵轴范围较大,宽高比可以倒过来,如图 5-12。

（二）大小

图形一般占编辑版面宽度的 50%~80% 为宜,不宜过小,亦不宜太满。复合图通常比单幅图大一些。图中文字的大小需与图相协调,通常比正文文字小一号。一篇文章中的图形大小要一致,文字字体、字号需统一。线条的粗细也应分清主次,坐标轴、指导线等参考线可略细,体现数据规律的线条则可略粗。

（三）色彩

在平面设计中,色彩起着强化主题的作用。简要的数据可以用单色呈现;同一类别而程度有别的数据,可以用同一色系的渐变色来呈现;若含有类别不同、大小有别的数据,则建议用彩色呈现。色彩有主次之分,画面基调采用次要色彩,焦点几何图形元素或结果采用主体色彩。一幅图形中尽量不超过三种色系。

（四）修饰

必要的修饰可以使得图形更美观或易读。图形加轮廓线可以清晰指示图形范围,在科学文献出版物中和复合统计图形排版时常用;纵坐标或横坐标加参考线,便于读者看清几何图形所对应的值;亦可对重要的几何图形引出指导线,加以标注;当坐标轴的无效区域较长可忽略时,可在轴上加破格线(双斜线或双波浪线),以示省略,等等。上述都是图形修饰的手段。

（五）主题

统一的图形背景,协调的标签字体、字号,重点突出的几何图形,构成了一幅图的设计主题。形和色的完美搭配,方能呈现图形之美。

同一份研究报告中的图形,应该注意主题、色彩、大小、风格的协调一致。在学术论文投稿中应该特别注意期刊对图形的要求。医学权威期刊,如《新英格兰医学杂志》《柳叶刀》等,都对统计表、统计图有比较严格的要求,并提供了配色参考。

七、图表的结合

图形的优势在于直观,表格的优势在于精确,如果将统计图和统计表结合,可直观、精确地展示研究结果。如,生存曲线下方叠加各时点的风险人数(图 5-21);又如例 5-1 中按年龄、性别、BMI 分组、NT-proBNP 以及 WHO 心力衰竭分级亚组进行分析时,将亚组的描述性结果表格与森林图相融合(图 5-22)。

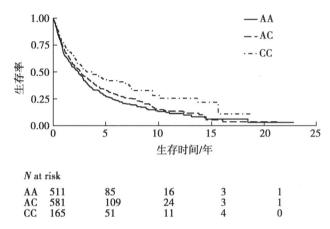

N at risk

AA	511	85	16	3	1
AC	581	109	24	3	1
CC	165	51	11	4	0

图 5-21　携带 rs34211819 不同基因型的长期戒烟肺癌患者的生存曲线

AA:野生型;AC:杂合突变型;CC:纯合突变型;N at risk:各时点的风险人数。

亚组	PADN组例数	假手术组例数	森林图	亚组内差异(95% CI)	亚组间差异(95% CI)
总计	63	65			33.8(16.7~50.9)
年龄/岁					
<30	8	13		35.4(−7.8~78.6)	参考组
30~50	38	41		25.2(2.4~47.9)	−10.3(−58.2~37.7)
>50	17	11		63.7(28.2~99.2)	28.3(−26.5~83.1)
性别					
男	6	16		3.6(−41.8~49.0)	参考组
女	57	49		35.9(17.0~54.7)	32.3(−16.0~80.6)
BMI/(kg·m⁻²)					
<25	18	12		41.6(5.1~78.2)	参考组
≥25	45	53		28.1(8.6~47.7)	−13.5(−54.4~27.4)
NT-proBNP浓度/(pg·ml⁻¹)					
<300	15	19		20.6(−10.8~51.9)	参考组
300~1 400	14	25		71.5(41.7~101.3)	50.9(8.1~93.7)
>1 400	34	21		6.3(−21.9~34.6)	−14.2(−56.0~27.5)
WHO FC					
Ⅰ/Ⅱ	28	36		27.9(6.0~49.7)	参考组
Ⅲ/Ⅳ	35	29		29.4(4.8~53.9)	1.5(−31.1~34.1)

图 5-22　PADN-CFDA 试验中亚组分析结果

BMI:体质指数;NT-proBNP:氨基末端脑利钠肽前体;WHO FC:WHO 心力衰竭分级。

第五节　医学常用统计指标

医学常用统计指标是指人口统计和疾病统计等工作中常用的统计指标,是制订卫生工作计划、了解人群健康水平、评价计划生育工作效果、研究疾病流行规律、进行有效的疾病预防工作的重要依据。

人口统计资料主要来源于人口普查(census)、人口抽样调查和人口登记。人口统计指标主要包括人口总数、人口构成、人口生育、人口死亡和人口寿命等方面的统计指标。常用指标的计算公式及其指标类型见表5-9。

表 5-9　常用的人口统计指标

指标	分母	分子	比例基数	说明
年龄构成比	总人口数	各年龄组人口数	100	构成比
性别比	女性人口数	男性人口数	100	比
老年人口系数	总人口数	≥65 岁人口数	100	构成比
少儿人口系数	总人口数	≤14 岁人口数	100	构成比
老年负担系数	15~64 岁人口数	≥65 岁人口数	100	比
少儿负担系数	15~64 岁人口数	≤14 岁人口数	100	比
总负担系数	15~64 岁人口数	≤14 和≥65 岁人口数	100	比
老少比	≤14 岁人口数	≥65 岁人口数	100	比
粗出生率	某年平均人口数	同年活产数	1 000	比
总生育率	某年 15~49 岁妇女数	同年活产数	1 000	比
年龄别生育率	某年某年龄组妇女人数	同年某年龄组活产数	1 000	比
终生生育率	经历育龄期的某批妇女人数	同批妇女所生子女数	1 000	比
人工流产率	某年 15~49 岁妇女人数	同年人工流产人次	100	比
粗死亡率	某年平均人口数	同年内死亡人数	1 000	率
年龄组死亡率	某年某年龄组平均人口数	同年内该年龄组死亡人数	1 000	率
婴儿死亡率	某年活产总数	同年内 <1 周岁婴儿死亡人数	1 000	比
新生儿死亡率	某年活产总数	同年内 <28 天新生儿死亡人数	1 000	比
围生儿死亡率	某年围生期死胎数＋死产数＋活产数	同年围生期死胎数＋死产数＋出生 7 天内死亡数	1 000	率
5 岁以下儿童死亡率	某年活产总数	同年内 5 岁以下儿童死亡人数	1 000	比
孕产妇死亡率	某年活产总数	同年孕产妇死亡人数	10 万	比
死因别死亡率	某年平均人口数	同年内某种原因死亡人数	10 万	率
死因构成比	某年死亡总人数	同年内某类死因死亡人数	100	构成比

疾病统计资料主要来源包括疾病报告和报表资料、医疗工作记录和疾病调查资料等。常用的疾病统计指标主要有发病率(incidence rate,IR)、患病率(prevalence rate,PR)、治愈率(cure rate)、生存率(survival rate)、残疾患病率(prevalence rate of deformity)等。这些常用指标的计算公式见表5-10。

表 5-10　常用的疾病统计指标

指标	分母	分子	比例基数	说明
发病率	某时期可能发生某疾病的平均人口数	同时期内新发生该疾病的病例数	1 000 或 10 万	率
患病率	某时点受检查人口数	检查时发现的现患某疾病的人数	1 000 或 10 万	频率
治愈率	接受治疗人数	治愈人数	100	频率
生存率	期初存活的人数	活满特定时期的人数	100	率
残疾患病率	检查人数	检出的残疾患者人数	100	频率

第六节　案　例

【案例 5-1】　假设两医院对某病的治愈率如表 5-11 所示。由表 5-11 中数据可见,无论是轻度患者还是中重度患者,甲医院的治愈率均高于乙医院。但是,乙医院合计的治愈率却高于甲医院。这就是著名的辛普森悖论(Simpson's paradox)。

表 5-11　两医院对某病的治愈率

病情	甲医院			乙医院		
	收治人数	治愈人数	治愈率/%	收治人数	治愈人数	治愈率/%
轻度	300	180	60.0	700	350	50.0
中重度	700	210	30.0	300	75	25.0
合计	1 000	390	39.0	1 000	425	42.5

试讨论:

(1)为什么出现这种情况?

解析:甲乙两个医院收治患者病情轻度、中重度的比例存在较大的差别。

(2)如果已知该病患者中,轻病例占比为 60%,而重病例为 40%。按照这个比例分别对甲、乙两医院计算加权合并治愈率(也称为标化率),即

$$p' = w_1 p_1 + w_2 p_2 = 0.4 \times p_{轻} + 0.6 p_{中重}$$

请问:甲、乙两医院的标化率是否可以用来进行两医院的比较? 这个标化率是否可以用来反映两医院的实际水平?

解析:只能在当前比例的患者群中进行两个医院治愈率的比例。这种方式仅仅适用于特定人群两个医院的综合治愈率的比较,并不能反映医院的实际水平。

(3)如果不知道该病患者中的轻度与中重度的比例,用两组轻度病例数的合计以及中重度病例的合计占总病例的比例作为权重,分别对甲、乙两医院计算标化率。这种标准的选择是否可行? 这种标准选择方法与第 2 问中的标准选择是否有区别?

解析:可行。尽管操作原理一致,但是两个医院标化率之差完全不同。就轻度病人而言,两医院的治愈率差较大,为 10%;就中重度病人而言,两医院的治愈率差较小,为 5%。患者群体轻度病人比例越高,则率差越大。

思考与练习

一、最佳选择题

1. 算术均数和中位数相比,算术均数(　　)
    A. 抽样误差更大
    B. 不易受极端值的影响
    C. 更充分利用数据信息
    D. 更适用于偏态分布资料
    E. 更适用于分布不明确资料

2. 计算几何均数时,采用以 e 为底的自然对数 $\ln(X)$ 和采用以 10 为底的常用对数 $\lg(X)$,所得计算结果(　　)
    A. 相同
    B. 不相同
    C. 有时相同,有时不同
    D. 只能采用 $\ln(X)$
    E. 只能采用 $\lg(X)$

3. 一个变量的所有观察值同乘以一个大于 1 的常数后,不变的是(　　)
    A. 算术均数
    B. 几何均数
    C. 中位数
    D. 标准差
    E. 变异系数

4. 变异系数 CV 的数值(　　)
    A. 一定大于等于 1
    B. 一定小于等于 1
    C. 一定比标准差小
    D. 一定等于 1
    E. 不能确定与 1 的关系

5. 比较幼儿与成人身高两组数据的变异大小,宜采用(　　)
    A. 方差
    B. 标准差
    C. 全距
    D. 四分位间距
    E. 变异系数

6. 计算人乳头瘤病毒(human papilloma virus,HPV)疫苗接种后中和抗体阳性率,分母是(　　)
    A. HPV 感染易感人数
    B. 平均人口数
    C. HPV 疫苗接种人数
    D. HPV 感染患病人数
    E. HPV 疫苗接种后的抗体阳性人数

7. 计算标准化死亡率的目的是(　　)
    A. 减少死亡率估计的偏倚
    B. 减少死亡率估计的抽样误差
    C. 便于进行不同地区死亡率的比较
    D. 消除各地区内部构成不同的影响
    E. 便于进行不同时间死亡率的比较

8. 某研究者收集了其单位 2020 年员工健康体检信息,欲描述不同性别员工的高血压患病的情况,其统计图宜采用(　　)
    A. 散点图
    B. 饼形图
    C. 条形图
    D. 直方图
    E. 箱式图

9. 某研究者收集了 2001 年至 2020 年我国每年主要慢性病的患病率资料,欲比较各慢性病患病率的速度变化趋势,统计图宜采用(　　)
    A. 半对数线图
    B. 饼形图
    C. 线图
    D. 直方图
    E. 箱式图

10. 可用来描述正常成年男子静息心率与每日平均运动时间的关系的统计图是(   )

    A. 散点图   B. 饼形图

    C. 线图   D. 直方图

    E. 箱式图

二、简答题

1. 描述定量资料集中趋势的统计指标有哪些？简述各指标的特性和使用区别。

2. 描述定量资料离散趋势的统计指标有哪些？简述各指标的特性和使用区别。

3. 常用的相对数指标有哪些？简述各指标的特性和使用区别。

4. 简述应用相对数指标的注意事项。

5. 简述常用统计图的适用情况。

6. 常用医学指标中，那些称为率，但实际上是比的有哪些？

7. 某研究者对某个纺织厂进行职业病状况的调查，随机调查了 300 名工人，其中 50 人患有职业病，患病工人中男性 5 人(占 10%)，女性 45 人(占 90%)。因此，该研究者得到结论：该纺织厂女性职业病患病率高于男性的结论。请问此结论是否正确？请说明理由，并说明怎样做才能得到男女患病情况比较的正确结论。

三、讨论题

1. 两个企业工人某种职业病的患病情况见表 5-12。分别计算各企业两个工龄组的患病率，再计算各企业合计的患病率，看看有什么发现？如果要比较两个企业的患病率，应该怎么分析？

表 5-12   甲乙两个企业工人某种职业病的患病情况比较

工龄	甲工厂			乙工厂		
	工人数	患病数	患病率/%	工人数	患病数	患病率/%
<15 年	320	38	11.88	150	14	9.33
≥15 年	140	34	24.29	230	52	22.61
合计	460	72	15.65	380	66	17.37

2. 某研究者在一项回顾性研究中收集的部分胰腺炎患者资料见表 5-13，其目的是研究某药物对胰腺炎的治疗效果。

表 5-13   某医院 24 名胰腺炎住院患者的情况

患者编号	年龄/岁	性别	分组	住院时间/d	治疗结局
1	58	1	2	5	1
2	60	1	2	3	3
3	49	1	1	9	2
4	49	1	1	4	3
5	57	2	2	9	1
6	44	2	2	5	2
7	44	1	1	3	3
8	50	1	1	4	3
9	54	2	2	8	3
10	66	2	1	6	3

续表

患者编号	年龄/岁	性别	分组	住院时间/d	治疗结局
11	49	1	2	5	2
12	59	1	1	6	1
13	53	1	1	4	2
14	52	2	2	5	3
15	45	2	1	5	2
16	64	2	2	5	2
17	69	1	1	11	2
18	50	1	2	6	3
19	46	2	1	5	3
20	38	1	2	4	2
21	57	1	2	6	3
22	73	1	1	9	1
23	64	2	2	5	3
24	64	1	1	5	2

注:1. 性别:1=男,2=女。

2. 分组:1=试验组,2=对照组。

3. 治疗结局:1=无效,2=好转,3=治愈。

请问:

(1)胰腺炎患者年龄及住院时间的分布特征是否相同?是否可以选择相同的统计描述指标对其进行统计描述?请进行说明。

(2)对胰腺炎住院患者治疗结局的情况进行描述应选择哪一个统计指标?如果将治疗结果好转和治愈合起来认为治疗有效,此时对治疗结局的情况进行描述是否可以选择同一个统计指标?是否有其他指标可以选择?为什么?

(罗艳侠)

第六章

参 数 估 计

【学习要点】

1. 统计量的抽样分布规律是参数估计的理论基础。

2. 参数估计包括点估计和区间估计。区间估计是按一定的概率或置信度用一个连续的区间去估计总体参数所在范围,这个范围称作置信区间。

3. 95% 区间估计的置信度含义是每 100 个样本所算得的 100 个 95% 置信区间中,平均有 95 个包含总体参数,有 5 个不包含总体参数。置信区间的两个要素是可靠性和精确性,两者相互牵制。一般常用 95% 置信区间,其较好地兼顾可靠性和精确性。

4. 均数、率、事件数的置信区间估计方法略有差异。样本量较大时,上述统计量或统计量的差值近似服从正态分布,可采用正态近似法估计置信区间。

5. 置信区间基于统计量的抽样分布,以一定的置信度估计总体参数,总体参数只有一个。参考值范围基于变量的数值分布,以一定的比例覆盖变量数值的范围,数值有多个。

在第四章讨论的抽样误差,主要研究从已知的总体中随机抽样,所得样本的统计量具有哪些性质。常见统计量的抽样分布告诉我们,从已知总体中随机抽样所得的统计量位于一定范围内的概率大小。而实际工作中的分析思路恰好与之相反:即我们得到一个样本,要根据样本所提供的信息推断总体的性质。例如,欲了解某降压药的疗效,随机抽取一部分高血压患者进行临床试验,观察药物的疗效。这部分参加试验的患者即样本。尽管样本中的每一个个体所研究指标的情况在试验中均被了如指掌,但研究的目的并不限于此样本,而是通过这一样本所提供的信息进一步推断该药物在总体人群中是否有效,是否可以应用于临床。这个结论是针对总体的。利用统计量的概率分布,我们可以建立样本信息与总体特征的概率关系,这就为本章介绍的统计推断奠定了理论基础。

统计推断(statistical inference)就是根据样本所提供的信息,以一定的概率推断总体的性质。统计推断包括两方面的内容:参数估计(parameter estimation)和假设检验(hypothesis test)。本章主要阐述如何根据统计量的抽样分布性质,用样本统计量估计总体参数。

第一节　参数估计的概念

医学研究的目的之一是希望了解有关的总体参数,即对未知的总体参数进行估计。由样本信息估计总体参数称为参数估计。参数估计的概念是 J. Neyman 在 1937 年提出的。参数估计包括点估计(point estimation)和区间估计(interval estimation)。

一、点估计

点估计一般是直接用样本统计量作为总体参数的估计值。这种估计方法简单方便,但未考虑抽样误差。

例如,某市大学生的身高是一个总体,但该总体的参数 μ——平均身高未知。为此,随机抽取该地区 15 名大学生,测得其身高的样本均数为 $\bar{X} = 166.00\text{cm}$,样本标准差为 $S = 9.62\text{cm}$,这些都是样本统计量。用样本均数 $\bar{X}$ 作为总体均数 μ 的一个估计值,用样本的标准差 S 作为总体标准差 σ 的一个估计值,即认为该市所有大学生的平均身高为 166.00cm,标准差为 9.62cm。这就是点估计,思维朴素,也很直观。

在这个问题中,总体参数 μ 和 σ 是未知的,但它们是固定的值,并不是随机的。而样本统计量随样本的不同而异,是随机的。如果有另一个研究者做同样的研究,测得当地另外 20 名大学生的平均身高为 $\bar{X}=167.41$cm,当然也可以此作为总体平均身高的另一个点估计。那么,谁的结论更可信? 点估计是无法回答的,这就需要用到区间估计了。

二、区间估计

区间估计是按一定的概率或置信度($1-\alpha$)用一个连续的区间去估计总体参数所在范围,这个范围称作置信度为 $1-\alpha$ 的置信区间(confidence interval,CI),又称可信区间。这种估计方法称为区间估计。置信区间估计的理论基础是统计量的抽样分布。

置信度为 $1-\alpha$ 的置信区间的确切含义是:每 100 个样本按同样方法所算得的 100 个 $100(1-\alpha)\%$ 置信区间中,平均有 $100(1-\alpha)$ 个包含了总体参数。如取 $\alpha=0.05$,则在每 100 个样本所算得的 100 个 95% 置信区间中,平均有 95 个包含总体参数,有 5 个不包含总体参数。

置信区间有两个置信限(confidence limit),即下置信限和上置信限,分别记为 C_L 和 C_U。置信区间不包括上置信限和下置信限两个值,是一个开区间,表示为(C_L,C_U)。

三、置信区间的两个要素

(一) 可靠性

置信区间的第一个要素是可靠性,用置信度 $1-\alpha$ 的大小表示。通常根据研究目的和实际问题的背景由研究者自行决定置信度的大小,常用的置信度为 90%、95% 和 99%,但并不以此为限。

(二) 精确性

置信区间的第二个要素是精确性,用置信区间的宽度 C_U-C_L 衡量。区间太长,虽其可靠性高,但提供的信息有限,如估计一个药物的疗效为 1% 到 99%,也许可靠,但没有价值。精确性与变量的变异度大小、样本量和 $1-\alpha$ 取值有关。当 $1-\alpha$ 确定后,置信区间的长度就由个体变异和样本量决定:个体变异越大,区间越宽;样本量越小,区间越宽。当抽样误差确定后,可靠性和精确性是相互牵制的:若要提高可靠性,可取较小的 α 值,此时势必使区间变宽,导致精确性下降。故不能笼统地认为 99% 置信区间比 95% 置信区间好。一般常用 95% 置信区间,认为它能较好地兼顾可靠性和精确性。

可靠性和精确性是相互矛盾的两个方面,置信区间的要旨是充分利用样本所提供的信息,对总体参数作出尽可能可靠且精确的估计。

第二节　均数的置信区间

一、总体均数的置信区间

根据第四章的结果,从正态分布总体 $N(\mu,\sigma^2)$ 中随机抽取一个样本,则 $t=\dfrac{\bar{X}-\mu}{S_{\bar{X}}}$ 服从自由度为 $v=n-1$ 的 t 分布,即 t 值接近于 0 的可能性较大,远离 0 的可能性较小,出现太大的 t 值和太小的 t 值的可能性更小。根据 t 分布的性质,大于等于 $t_{1-0.05/2,v}$ 者只有 2.5%,小于等于 $t_{0.05/2,v}$ 者亦只有 2.5%。则 t 有 95% 的可能在 $t_{0.05/2,v}$ 到 $t_{1-0.05/2,v}$ 之间。更一般的有

$$P(-t_{1-\alpha/2,v}<t<t_{1-\alpha/2,v})=1-\alpha \tag{6-1}$$

或

$$P(\overline{X}-t_{1-\alpha/2,v}S_{\overline{X}}<\mu<\overline{X}+t_{1-\alpha/2,v}S_{\overline{X}})=1-\alpha \qquad (6-2)$$

从而总体均数的（$1-\alpha$）置信区间定义为

$$(\overline{X}-t_{1-\alpha/2,v}S_{\overline{X}},\overline{X}+t_{1-\alpha/2,v}S_{\overline{X}}) \qquad (6-3)$$

其中，$v=n-1$ 为自由度，$t_{1-\alpha/2,v}$ 为自由度是 v 的两侧尾部面积各为 $\alpha/2$ 的上侧 t 界值，可查 t 界值表获得。在该区间中，$\overline{X}-t_{1-\alpha/2,v}S_{\overline{X}}$ 为置信区间的下限，$\overline{X}+t_{1-\alpha/2,v}S_{\overline{X}}$ 为置信区间的上限，置信度为 $1-\alpha$。当 $\alpha=0.05$ 时，该置信区间的置信度为 95%；当 $\alpha=0.01$ 时，该置信区间的置信度为 99%。从式（6-2）的展示中可见，统计量的概率分布就是区间估计问题的理论基础，从式（6-3）中也可以看到前述置信区间两个要素之间的关系。

将两个置信限简记为：$\overline{X}\pm t_{1-\alpha/2,v}S_{\overline{X}}$。

当样本量较大时，例如 $n>100$，t 分布逼近标准正态分布，此时可用标准正态分布代替 t 分布，用于置信区间的近似计算。相应的 $100(1-\alpha)$% 置信区间为

$$(\overline{X}-u_{1-\alpha/2}S_{\overline{X}},\overline{X}+u_{1-\alpha/2}S_{\overline{X}}) \qquad (6-4)$$

其中，$u_{1-\alpha/2}$ 为标准正态离差绝对值，即标准正态分布右侧尾部概率为 $\alpha/2$ 时，标准正态分布对应的上侧界值，如 $u_{1-0.05/2}=1.96$，$u_{1-0.01/2}=2.58$。

【例 6-1】 某医生测得 12 名正常人的血清转铁蛋白浓度（g/L），结果如下。试估计正常人血清转铁蛋白浓度均数的 95% 置信区间。

| 2.65 | 2.72 | 2.85 | 2.91 | 2.55 | 2.76 | 2.82 | 2.69 | 2.64 | 2.73 | 2.71 | 2.61 |

根据资料算得：$n=12$，$\overline{X}=2.72$，$S^2=0.104^2$。

自由度为 $v=n-1=11$、$\alpha=0.05$ 的 t 界值为：$t_{1-0.05/2,11}=2.2010$。则均数的 95% 置信区间为

置信限下限：$\overline{X}-t_{1-\alpha/2,v}S_{\overline{X}}=2.72-2.2010\times\dfrac{0.104}{\sqrt{12}}=2.65(\mathrm{g/L})$

置信限上限：$\overline{X}+t_{1-\alpha/2,v}S_{\overline{X}}=2.72+2.2010\times\dfrac{0.104}{\sqrt{12}}=2.78(\mathrm{g/L})$

结论：估计该地正常人的平均血清转铁蛋白浓度为 2.72g/L，其 95% 置信区间为 2.65~2.78g/L。

由上可见，均数的置信区间长度与标准差成正比，与样本量的平方根成反比，且置信度 $1-\alpha$ 越大，$t_{1-\alpha/2,v}$ 越大，则区间越宽。

【例 6-2】 随机抽得某地 90 名正常成年女性，计算其红细胞数的均数为 $4.18\times10^{12}/L$，标准差为 $0.29\times10^{12}/L$。试估计该地正常成年女性红细胞数总体均数的 95% 置信区间。

本例总体标准差 σ 未知，但 $n=90$，故可用式（6-4）来近似估计该地正常成年女性红细胞数总体均数的 95% 置信区间，$u_{1-0.05/2}=1.96$，根据式（6-4）得

置信限上限：$\overline{X}+u_{1-0.05/2}S_{\overline{X}}=4.18+1.96\times0.29/\sqrt{90}=4.24\times10^{12}/L$

置信限下限：$\overline{X}-u_{1-0.05/2}S_{\overline{X}}=4.18-1.96\times0.29/\sqrt{90}=4.12\times10^{12}/L$

结论：该地正常成年女性红细胞数的总体均数为 $4.18\times10^{12}/L$，其 95% 置信区间为：$(4.12\sim4.24)\times10^{12}/L$。或者说，可认为用 $(4.12\sim4.24)\times10^{12}/L$ 来估计该地正常成年女性红细胞数的总体均数，置信度为 95%。

二、两均数之差的区间估计

在实际工作中，我们常常需要估计两总体均数之差 $\mu_1-\mu_2$。例如，病毒性肝炎患者与正常人的血清转铁蛋白平均相差多少？正常成年男女的红细胞数平均相差多少？高血压患者经某药物治疗后，试验组与对照组的总体血压平均降低多少？等等。我们可以用两样本均数之差 $\overline{X}_1-\overline{X}_2$ 作为两总体均数之差 $\mu_1-\mu_2$ 的点估计。但是，点估计没有考虑抽样误差的大小，故需估计两总体均数之差的置信区间。

设两样本的样本量、均数和方差分别为：n_1、n_2，$\overline{X}_1$、$\overline{X}_2$ 和 S_1^2、S_2^2，由数理统计理论可知

$$t = \frac{(\overline{X}_1 - \overline{X}_2) - (\mu_1 - \mu_2)}{S_{\overline{X}_1 - \overline{X}_2}} \tag{6-5}$$

统计量 t 服从自由度为 $v = n_1 + n_2 - 2$ 的 t 分布。其中有

$$S_{\overline{X}_1 - \overline{X}_2} = \sqrt{S_C^2 \times \left(\frac{1}{n_1} + \frac{1}{n_2}\right)} \tag{6-6}$$

式中，$S_{\overline{X}_1 - \overline{X}_2}$ 称为均数之差的标准误。S_C^2 称为合并方差，是两样本方差的加权均数，其计算公式为

$$S_C^2 = \frac{(n_1 - 1) S_1^2 + (n_2 - 1) S_2^2}{n_1 + n_2 - 2} \tag{6-7}$$

则根据 $P(-t_{1-\alpha/2,v} < t < t_{1-\alpha/2,v}) = 1 - \alpha$，可得 $\mu_1 - \mu_2$ 的置信区间为

$$\left[(\overline{X}_1 - \overline{X}_2) - t_{1-\alpha/2,(n_1+n_2-2)}S_{\overline{X}_1 - \overline{X}_2}, (\overline{X}_1 - \overline{X}_2) + t_{1-\alpha/2,(n_1+n_2-2)}S_{\overline{X}_1 - \overline{X}_2}\right] \tag{6-8}$$

样本量较大时，可用正态近似法，即把 t 分布的分位数换成标准正态分布的分位数。

【例 6-3】（续例 6-1）某医生研究转铁蛋白对病毒性肝炎诊断的临床意义，测得 12 名正常人和 15 名病毒性肝炎患者血清转铁蛋白浓度（g/L），结果如表 6-1 所示。试估计正常人和患者的转铁蛋白浓度均数之差的 95% 置信区间。

表 6-1   正常人和病毒性肝炎患者血清转铁蛋白浓度   单位：g/L

分组	血清转铁蛋白浓度测量结果							
正常人（X_1）	2.65	2.72	2.85	2.91	2.55	2.76	2.82	2.69
（$n_1 = 12$）	2.64	2.73	2.71	2.61				
病毒性肝炎患者（X_2）	2.36	2.15	2.52	2.25	2.28	2.31	2.53	2.22
（$n_2 = 15$）	2.19	2.34	2.31	2.41	2.57	2.61	2.24	

根据资料算得

$$\overline{X}_1 = 2.72 \qquad\qquad S_1^2 = 0.10^2$$
$$\overline{X}_2 = 2.35 \qquad\qquad S_2^2 = 0.14^2$$

$$S_c^2 = \frac{11 \times 0.10^2 + 14 \times 0.14^2}{12 + 15 - 2} = 0.015$$

$$S_{\overline{X}_1 - \overline{X}_2} = \sqrt{S_c^2 \times \left(\frac{1}{n_1} + \frac{1}{n_2}\right)} = \sqrt{0.015\left(\frac{1}{12} + \frac{1}{15}\right)} = 0.047$$

自由度为 $v = n_1 + n_2 - 2 = 12 + 15 - 2 = 25$，$\alpha = 0.05$ 的 t 界值为：$t_{1-0.05/2,25} = 2.060$，则两组均数之差的 95% 置信区间为

置信限下限：$(2.72 - 2.35) - 2.060 \times 0.047 = 0.27$（g/L）

置信限上限：$(2.72 - 2.35) + 2.060 \times 0.047 = 0.47$（g/L）

结论：两均数之差的置信区间结果表明，病毒性肝炎患者的血清转铁蛋白浓度较正常人平均低 0.37g/L，其 95% 置信区间为 0.27~0.47g/L。

第三节　率的置信区间

一、率的抽样误差及标准误

与均数一样，率也存在抽样误差。率的标准差又称率的标准误，其表达式为

$$S_p = \sqrt{\frac{p(1-p)}{n}} \tag{6-9}$$

但率的分布为偏态的。当总体率 $\pi < 0.5$ 时，为正偏态；当 $\pi > 0.5$ 时，为负偏态；仅当 $\pi = 0.5$ 时，为对称分布。只有当 n 较大、π 和 $(1-\pi)$ 都不太小时，例如 $n\pi$ 和 $n(1-\pi)$ 均大于 5 时，率的抽样分布才近似服从正态分布。因此，总体率 π 的区间估计需要考虑样本量的大小和率的大小。

二、总体率 π 的区间估计

正如可通过样本均数对总体均数作出点估计和区间估计一样，也可根据样本率对总体率作出点估计和区间估计。

(一) 正态近似法

前已述及，当样本量 n 足够大，且样本率 p 和 $(1-p)$ 都不太小时，如 np 和 $n(1-p)$ 均大于 5 时，样本率 p 的抽样分布近似正态分布，故可按式 (6-10) 估计总体率 π 的置信区间，即

$$(p-u_{1-\alpha/2}S_p,\ p+u_{1-\alpha/2}S_p),\ \text{简写为：} p \pm u_{1-\alpha/2}S_p \tag{6-10}$$

式中，$u_{\alpha/2}$ 为标准正态离差。

【例 6-4】 某医院临床检验科随机抽取了 144 名不同患者的尿液标本，检出各种微生物的阳性率为 9.03%。求总体中尿液微生物检出阳性率的 95% 置信区间。

本例 $n = 144$，$p = 9.03\%$，可用正态近似法计算置信区间。

先按式 (6-9) 计算 S_p 为

$$S_p = \sqrt{0.090\ 3 \times (1-0.090\ 3)/144} = 2.388\%$$

95% 置信区间为

置信限下限：$9.03\% - 1.96 \times 2.388\% = 4.35\%$

置信限上限：$9.03\% + 1.96 \times 2.388\% = 13.71\%$

结论：尿液微生物检出阳性率为 9.03%，采用正态近似法估计其 95% 置信区间为 (4.35%, 13.71%)。

正态近似法仅用于当样本量 n 较大，且样本率 p 不接近 0 或 1 时的情况。否则，近似程度不够，会出现估计的置信限小于 0 或大于 1 的不合理情况。

【例 6-5】 某研究者观察 29 名使用某种皮肤敷料的研究对象发生不良反应的情况，有 1 名出现不良反应，作者报道不良反应发生率为 3.4%，其 95% 置信区间为 (-3.1%, 10.0%)。显然，阳性率小于 0 是不可能的，因此这种估计是错误的。造成这种错误的原因是样本量太少，此时需要用精确法。

(二) 精确法

当样本量 n 较小时，特别是当 p 接近 0 或 1 时，不能用前述的正态近似法，而应根据二项分布的原理确定总体率的置信区间，即精确法。1970 年，Miettinen 根据二项分布与 F 分布的关系，导出了总体率的置信限算法。

设 n 个个体中阳性数为 r，样本率为 $p = r/n$，则总体阳性率 $100(1-\alpha)\%$ 的置信区间为 (π_L, π_U)，即

$$\pi_L = \frac{r}{r + (n-r+1)F_{1-\alpha/2, [2(n-r+1), 2r]}}$$

$$\pi_U = \frac{r+1}{r+1 + (n-r)/F_{1-\alpha/2, [2(r+1), 2(n-r)]}} \tag{6-11}$$

当 $r = 0$ 时，$\pi_L = 0$，$\pi_U = \dfrac{1}{1 + n/F_{1-\alpha/2, (2,2n)}}$；当 $r = n$ 时，$\pi_L = \dfrac{1}{n + F_{1-\alpha/2, (2,2n)}}$，$\pi_U = 1$。

这里，π_L 和 π_U 分别对应两个不同的 F 分布，$F_{1-\alpha/2, [2(n-r+1), 2r]}$ 是自由度为 $[2(n-r+1), 2r]$ 的右侧

概率为 $\alpha/2$ 的 F 分布分位数；$F_{1-\alpha/2,[2(r+1),2(n-r)]}$ 是自由度为 $[2(r+1),2(n-r)]$ 的右侧概率为 $\alpha/2$ 的 F 分布分位数。当 $n \leq 50$ 时，也可以查附表 7"百分率的置信区间"直接获得 95% 或 99% 的置信区间，结果一样。

对例 6-5 资料用精确法，计算不良反应发生率的 95% 置信区间。

$$F_{1-0.025(58,2)} = 39.482, \quad F_{1-0.025(4,56)} = 3.024,$$

$$\pi_L = \frac{1}{1 + 29 \times 39.482} = 0.09\%, \quad \pi_U = \frac{2}{2 + 28/3.024} = 17.76\%。$$

结论：该人群的不良反应发生率为 3.45%，采用精确法估计其 95% 置信区间为 0.09%~17.76%。若用查表方法，查询附表 7，$n=29$，$X=1$ 时，得 95% 的置信区间为 0.1%~17.8%，结果一致。

三、两总体率之差 $\pi_1 - \pi_2$ 的区间估计

两样本率之差 $p_1 - p_2$ 可作为两总体率之差 $\pi_1 - \pi_2$ 的点估计，两总体率之差的置信区间估计方法很多。这里介绍最常用的正态近似法和 Newcombe-Wilson 法。

(一) 正态近似法

正态近似法又称 Wald 法。当样本量 n_1、n_2 足够大时，两样本率之差的置信区间可用正态分布近似法构造。设 $p_1 = r_1/n_1$，$p_2 = r_2/n_2$ 是两个样本率，$p_1 - p_2$ 是它们的差。如果 $n_1 p_1$，$n_1(1-p_1)$，$n_2 p_2$，$n_2(1-p_2)$ 均大于 5，则可使用正态近似法求总体率之差的置信区间，即

$$\left[(p_1 - p_2) - u_{1-\alpha/2} S_{p_1 - p_2}, (p_1 - p_2) + u_{1-\alpha/2} S_{p_1 - p_2} \right] \tag{6-12}$$

其中，$S_{p_1 - p_2}$ 为率的差值的标准误，其计算公式为

$$S_{p_1 - p_2} = \sqrt{\frac{p_1(1-p_1)}{n_1} + \frac{p_2(1-p_2)}{n_2}} \tag{6-13}$$

当样本量较小时用 Wald 连续性校正法（Wald method with continuity correction），即

$$\left[(p_1 - p_2 - c) - u_{1-\alpha/2} S_{p_1 - p_2}, (p_1 - p_2 + c) + u_{1-\alpha/2} S_{p_1 - p_2} \right]$$

其中，校正数 $c = \frac{1}{2}\left(\frac{1}{n_1} + \frac{1}{n_2} \right)$。

【例 6-6】 对甲、乙两种降压药进行临床疗效评价，将某时间段内入院的高血压患者随机分为两组，每组均为 100 人。甲药治疗组 80 位患者有效，乙药治疗组 50 位患者有效，试估计两种降压药有效率之差的 95% 置信区间。

将甲、乙两药治疗组的患者数、治疗有效数分别以 n_1、X_1 和 n_2、X_2 表示，则 $n_1 p_1$，$n_1(1-p_1)$，$n_2 p_2$，$n_2(1-p_2)$ 均大于 5，$p_1 = 80/100 = 80\%$，$p_2 = 50/100 = 50\%$。按式（6-13）得

$$S_{p_1 - p_2} = \sqrt{\frac{0.8 \times (1-0.8)}{100} + \frac{0.5 \times (1-0.5)}{100}} = 0.064$$

按式（6-12）得

$$\left[(0.8 - 0.5) - 1.96 \times 0.064, (0.8 - 0.5) + 1.96 \times 0.064 \right]$$

即两种降压药有效率之差的 95% 置信区间为（17.46%，42.54%）。

(二) Newcombe-Wilson 法

当不满足正态近似条件时，即样本量 n_1、n_2 不是很大，或样本率接近 0 或 100%，甚至样本率等于 0 或 100% 时，率差的置信区间可用 Newcombe-Wilson 法（1998 年）构造。

先用 Wilson 法计算单个率的置信区间，即

$$
\begin{cases}
(C_{L1},C_{U1})=\dfrac{1}{2(n_1+u_{1-\alpha/2}^2)}\left[(2n_1p_1+u_{1-\alpha/2}^2)\pm u_{1-\alpha/2}\sqrt{4n_1p_1(1-p_1)+u_{1-\alpha/2}^2}\right]\\[2mm]
(C_{L2},C_{U2})=\dfrac{1}{2(n_2+u_{1-\alpha/2}^2)}\left[(2n_2p_2+u_{1-\alpha/2}^2)\pm u_{1-\alpha/2}\sqrt{4n_2p_2(1-p_2)+u_{1-\alpha/2}^2}\right]
\end{cases}
$$

或 Wilson 校正法,即

$$
\begin{cases}
(C_{L1},C_{U1})=\dfrac{1}{2(n_1+u_{1-\alpha/2}^2)}\left[(2n_1p_1+u_{1-\alpha/2}^2)\pm\left(1+u_{1-\alpha/2}\sqrt{4p_1\left[n_1(1-p_1)+1\right]+u_{1-\alpha/2}^2-2-\dfrac{1}{n_1}}\right)\right]\\[2mm]
(C_{L2},C_{U2})=\dfrac{1}{2(n_2+u_{1-\alpha/2}^2)}\left[(2n_2p_2+u_{1-\alpha/2}^2)\pm\left(1+u_{1-\alpha/2}\sqrt{4p_2\left[n_2(1-p_2)+1\right]+u_{1-\alpha/2}^2-2-\dfrac{1}{n_2}}\right)\right]
\end{cases}
$$

Newcombe-Wilson 法的置信限为

$$
率差的下限=(p_1-p_2)-\sqrt{(p_1-C_{L1})^2+(C_{U2}-p_2)^2}
$$

$$
率差的上限=(p_1-p_2)+\sqrt{(C_{U1}-p_1)^2+(p_2-C_{L2})^2}
$$

其中,C_{L1},C_{U1} 和 C_{L2},C_{U2} 分别是 Wilson 法或 Wilson 校正法得到的单个率的置信区间的下限和上限。

【例 6-7】　某研究者观察两种皮肤敷料使用后的不良反应发生率,试验组与对照组各 40 例,其中试验组不良反应发生率为 1%,对照组不良反应发生率为 3%,试估计两率之差的 95% 置信区间。

将试验组与对照组例数、不良反应发生率分别以 n_1 和 n_2,p_1 和 p_2 表示,则 n_1p_1,n_2p_2 均小于 5,且两个率都接近 0,故考虑用 Newcombe-Wilson 法估计率差的置信区间。

先用 Wilson 法计算单个率的置信区间,即

$$
\begin{cases}
(C_{L1},C_{U1})=\dfrac{1}{2\times(40+1.96^2)}\times\left[(2\times40\times0.01+1.96^2)\pm1.96\sqrt{4\times40\times0.01\times(1-0.01)+1.96^2}\right]=(0.001,0.105)\\[2mm]
(C_{L2},C_{U2})=\dfrac{1}{2\times(40+1.96^2)}\times\left[(2\times40\times0.03+1.96^2)\pm1.96\sqrt{4\times40\times0.03\times(1-0.03)+1.96^2}\right]=(0.006,0.136)
\end{cases}
$$

再用 Newcombe-Wilson 法计算置信限为

$$
率差的下限=(0.01-0.03)-\sqrt{(0.01-0.001)^2+(0.136-0.03)^2}
$$

$$
率差的上限=(0.01-0.03)+\sqrt{(0.105-0.01)^2+(0.03-0.006)^2}
$$

估计得到两组不良反应发生率之差的 95% 置信区间为 $(-0.13,0.08)$。

第四节　事件数的置信区间

在泊松分布资料中,总体均数 λ 实际是总体平均计数(count),为区别于定量资料的总体均数概念,我们将 λ 称作总体计数。X 为单位时间或单位空间内某事件的发生数,故称作样本计数。由于抽样误差的客观存在,样本计数 X 一般与总体计数 λ 不相等,但其抽样误差有规律性,可利用样本计数来估计总体计数。

一、正态近似法

当样本计数 $X>50$ 时,可按正态近似原理,用式(6-14)求总体计数 λ 的置信区间。

$$
(X-u_{1-\alpha/2}\sqrt{X},X+u_{1-\alpha/2}\sqrt{X})\tag{6-14}
$$

式中,$u_{1-\alpha/2}$ 为标准正态离差。

如果有多个样本计数 $X_1,X_2,\cdots,X_n$,则可以先求其和 $X=\sum X_i$,然后计算 X 的 95% 的置信区间,

再用除法得到平均每个单位内的计数及其 95% 置信区间。

也可以先求样本计数 $X_1, X_2, \cdots, X_n$ 的平均 $\overline{X} = \sum X_i / n$,再求其 95% 置信区间,但此时的计算公式为

$$\left(\overline{X} - u_{1-\alpha/2}\sqrt{\overline{X}/n},\ \overline{X} + u_{1-\alpha/2}\sqrt{\overline{X}/n}\right) \tag{6-15}$$

【例 6-8】 用计数器两次测得某放射性物质 5 分钟内发出的脉冲数分别为 42 和 48 个。假设单位时间内发射的脉冲数符合泊松分布,试估计该放射性物质每 5 分钟平均发射脉冲数的 95% 置信区间。

将 5 分钟视为单位时间,因泊松分布具有可加性,我们先计算 2 个单位时间(即 10 分钟)内平均脉冲数的 95% 置信区间。$X = 42 + 48 = 90$,故按式(6-14)计算可得

$$\left(90 - 1.96 \times \sqrt{90},\ 90 + 1.96 \times \sqrt{90}\right) = (71.41, 108.59)$$

结论:每单位时间(5 分钟)该放射性物质平均发出脉冲数为 45.00 个,采用正态近似法估计总体计数 λ 的 95% 置信区间为 35.70~54.30 个。用式(6-15)计算,结果相同。

二、直接计算概率法

当样本计数 $X \leqslant 50$ 时,不能用上述正态近似法,而应根据泊松分布的原理确定 λ 的置信区间。1984 年,Liddell 根据泊松分布与 χ^2 分布的关系,导出了总体计数 λ 的置信限算法。

设样本计数为 X,则 λ 的 $100(1-\alpha)\%$ 的置信限为

$$\lambda_L = \frac{\chi^2_{\alpha/2, 2X}}{2}, \quad \lambda_U = \frac{\chi^2_{1-\alpha/2, 2X+2}}{2} \tag{6-16}$$

$X = 0$ 时,$\lambda_L = 0$。其中,$\chi^2_{\alpha/2, 2X}$ 是自由度为 $2X$ 的 χ^2 分布左侧尾部概率为 $\alpha/2$ 的分位数,$\chi^2_{1-\alpha/2, 2X+2}$ 是自由度为 $2X+2$ 的 χ^2 分布右侧尾部概率为 $\alpha/2$ 的分位数。

当 $X \leqslant 50$ 时,也可以查附表 8 "泊松分布 λ 的置信区间",得到 λ 的 95% 或 99% 置信区间。

【例 6-9】 对某地区居民饮用水进行卫生学检测,随机抽查 1ml 水样,培养大肠埃希菌 2.00 个,试估计该地区水中平均每毫升所含大肠埃希菌的 95% 置信区间。

$$\lambda_L = \frac{\chi^2_{0.025, 4}}{2} = \frac{0.484\,4}{2} = 0.24$$

$$\lambda_U = \frac{\chi^2_{0.975, 6}}{2} = \frac{14.449\,4}{2} = 7.22$$

结论:采用直接计算概率法估计总体计数 λ 的置信区间,结果表明,估计平均每 1ml 自来水中大肠埃希菌的 95% 置信区间为:0.24~7.22 个/ml。

也可以用查表法,$X = 2 < 50$,查附表 8,样本计数为 2 的一行,λ 的 95% 置信区间的下限为 0.24,上限为 7.22。结论一致。

第五节 方差的置信区间

由第四章第五节可知,从正态分布 $N(\mu, \sigma^2)$ 中随机抽取样本量为 n 的样本,样本的均数和标准差分别为 $\overline{X}$ 和 S,则

$$\chi^2 = \frac{(n-1)\,S^2}{\sigma^2} \tag{6-17}$$

χ^2 值服从自由度为 $n-1$ 的 χ^2 分布,从而有

$$P\left(\chi^2_{\alpha/2, \nu} < \frac{(n-1)\,S^2}{\sigma^2} < \chi^2_{1-\alpha/2, \nu}\right) = 1 - \alpha \tag{6-18}$$

即

$$P\left[(n-1)S^2/\chi^2_{1-\alpha/2,\nu}<\sigma^2<(n-1)S^2/\chi^2_{\alpha/2,\nu}\right]=1-\alpha \tag{6-19}$$

这里, $\chi^2_{\alpha/2,\nu}$ 和 $\chi^2_{1-\alpha/2,\nu}$ 是自由度为 ν 的 χ^2 分布, 左侧累积概率分别为 $\alpha/2$ 和 $1-\alpha/2$ 的分位数。

【例 6-10】求例 6-1 资料中正常人的血清转铁蛋白浓度(g/L)的方差的 95% 置信区间。

在例 6-1 中, 方差为 $S^2=0.104^2$。自由度为 $\nu=n-1=11,\chi^2_{0.025,11}=3.816,\chi^2_{0.975,11}=21.920$。则方差的 95% 置信区间为

$$\sigma^2_L=11\times0.104^2/21.920=0.005=0.073^2$$
$$\sigma^2_U=11\times0.104^2/3.816=0.031=0.176^2$$

结论:基于 χ^2 分布对总体方差置信区间进行估计,结果表明,估计正常人的血清转铁蛋白浓度总体方差的 95% 置信区间为:$0.005\sim0.031$g/L,相应标准差的 95% 置信区间为:$0.073\sim0.176$g/L。

第六节　置信区间的正确应用

一、正确理解置信区间的含义

在未抽样时,样本统计量(均数、率、方差等)具有随机性,按公式算得的 95% 置信区间包含总体参数的概率是 95%。一旦抽样后,样本统计量便确定,根据样本算得的 95% 置信区间要么包含总体参数,要么不包含总体参数,二者必居其一,无概率可言。因此,95% 的置信度仅针对置信区间的构建方法而言。以均数的置信区间为例,其含义是:如果重复 100 次抽样,每次样本量均为 n,每个样本均按 $\bar{X}\pm t_{1-0.05/2,\nu}S_{\bar{X}}$ 构建置信区间。则在此 100 个置信区间中,理论上有 95 个包含总体均数,有 5 个不包含总体均数。

在区间估计中,总体参数虽未知,但却是固定的值,而不是随机变量值。因此,95% 的置信区间不能理解为总体参数有 95% 的可能落在该区间内;更不能理解为有 95% 的总体参数在该区间内,而 5% 的参数不在该区间内。因为总体参数只有一个。

图 6-1 是从 $N(0,1)$ 中随机抽取的 100 个 $n=10$ 的样本所估计的 100 个 95% 置信区间示意,每一根纵线表示一个置信区间。纵坐标表示总体均数 μ 所在位置,与横坐标相交的线段,表示相应的置信区间包含了总体均数。从图 6-1 可见,每个区间是否包含总体均数是明确的,但从 100 个置信区间来看,其中恰好有 95 个包含了总体均数(细线),而另外 5 个未包含总体均数(粗线)。

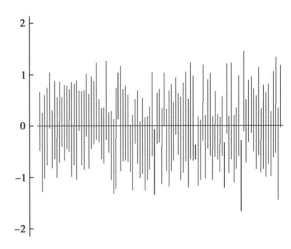

图 6-1　100 个来自 $N(0,1)$ 的样本所估计的总体均数 95% 置信区间示意

二、单侧置信区间

在实际工作中,有时仅置信区间的下限或上限有意义。例如,某药物的平均有效期最短是多少?某药物的不良反应发生率最大是多少?对这类问题寻求两端都有界限的置信区间就没有意义了。此时,可以用一端有界限的置信区间,称为单侧置信区间。

例如,临床上观察 120 名使用某生物制剂的患者,其皮疹发生率 $2/120=1.67\%$,则该生物制剂的

皮疹发生率的 95% 置信上限为

$$\pi_U = \frac{r+1}{r+1+(n-r)/F_{1-\alpha/2;2(r+1),2(n-r)}} = \frac{2+1}{2+1+(120-2)/2.137\,1} = 5.15\%$$

即该生物制剂的皮疹发生率最大为 5.15%。

双侧置信区间的构建往往与抽样分布的两侧尾部面积有关,但率的置信区间[式(6-11)]、事件数的置信区间[式(6-16)]对应的是两个自由度不同的分布。单侧置信区间的构建往往与抽样分布的一侧尾部面积有关。到底选用单侧置信区间还是双侧置信区间,应根据具体问题由专业知识确定。

三、区间 $\mu \pm u_{1-0.05/2}\sigma_{\bar{X}}$ 和 $\bar{X} \pm t_{1-0.05/2,\nu}S_{\bar{X}}$ 的区别

区间 $\mu \pm u_{1-0.05/2}\sigma_{\bar{X}}$ 是以 μ 为中心的区间,表示从已知的均数为 μ、标准差为 σ 的正态分布总体中抽样,每 100 个样本量为 n 的样本均数中,理论上有 95 个被包含在该区间内。从逻辑推理上看,是用演绎法解释了样本均数的抽样误差。

区间 $\bar{X} \pm t_{1-0.05/2,\nu}S_{\bar{X}}$(或区间 $\bar{X} \pm u_{1-0.05/2,\nu}\sigma_{\bar{X}}$)是以样本均数 $\bar{X}$ 为中心的区间,用以估计总体均数 μ 所在范围。若用同样方法估计 100 次,理论上将有 95 个置信区间包含总体均数。从逻辑推理上看,是用归纳法解释了样本均数的抽样误差。

事实上,前者是概率论研究的内容,从已知总体中抽样,研究样本均数的抽样误差规律;后者是统计学研究的内容,根据样本均数和标准误推断总体均数。

类似的区间还有,反映率的抽样误差区间:$\pi \pm u_{1-0.05/2}\sigma_{\pi}$ 和 $p \pm u_{1-0.05/2}S_p$;反映泊松分布事件数的抽样误差区间:$\lambda \pm u_{1-0.05/2}\sqrt{\lambda}$ 和 $X \pm u_{1-0.05/2}\sqrt{X}$,等等。

四、置信区间 $\bar{X} \pm t_{1-0.05/2,\nu}S_{\bar{X}}$ 与容许区间 $\bar{X} \pm u_{1-0.05/2}S$ 的区别

两者均是从样本估计得到的区间,区别在于如下两点。

1. 置信区间 $\bar{X} \pm t_{1-0.05/2,\nu}S_{\bar{X}}$ 用于估计总体均数,总体均数只有一个;而容许区间 $\bar{X} \pm u_{1-0.05/2}S$ 用于估计变量值的分布范围,变量值可能很多甚至无限。95% 容许区间的含义是指有 95% 的变量值在该范围内。

2. 置信区间 $\bar{X} \pm t_{1-0.05/2,\nu}S_{\bar{X}}$ 所基于的 t 分布是统计量的抽样分布,一般均可通用;而 $\bar{X} \pm u_{1-0.05/2}S$ 容许区间所基于的正态分布是变量值的分布,只有当变量值的分布接近正态分布时方才适用。两者有着本质的区别。

第七节　案　例

【案例 6-1】 为了解企业职工身体健康状况,某研究者在该企业随机选取 120 名职工,调查并收集了职工人口学、生活习惯、工作状况等方面的相关指标。部分指标(BMI、饮酒率、倒班情况)的汇总数据信息如下(表 6-2)。请计算男性和女性的 BMI、饮酒率、倒班情况三个指标的置信区间。

表 6-2　员工基本情况调查表

性别	例数	BMI($\bar{X} \pm S$)/(kg·m^{-2})	饮酒率/%	倒班情况/(人·次·月$^{-1}$)
男	80	24.71 ± 4.82	11.25	60
女	40	22.90 ± 3.79	2.50	30
合计	120	24.11 ± 4.57	8.33	90

解析:BMI 均数的置信区间参见式(6-3),饮酒率的置信区间参见式(6-11),倒班人次的置信区间参见式(6-16)。

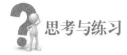思考与练习

一、选择题

1. 当样本量增大时,以下说法正确的是（　　　　）

A. 标准差会变小　　　　　　　　　B. 均数标准误估计值会变小

C. 均数标准误估计值会变大　　　　D. 标准差会变大

E. 均数标准误估计值不变

2. 区间 $\overline{X} \pm 2.58 S_{\overline{X}}$ 的含义是（　　　　）

A. 99% 的总体均数在此范围内　　　B. 样本均数的 99% 置信区间

C. 99% 的样本均数在此范围内　　　D. 总体均数的 99% 置信区间

E. 总体中有 99% 的观察值在此范围内

3. 通常可用来减小抽样误差的方法是（　　　　）

A. 减小样本标准差　　　　　　　　B. 减少样本量

C. 扩大样本量　　　　　　　　　　D. 增大样本标准差

E. 控制偏倚

4. 两总体均数之差区间估计中 95% 置信度的含义是（　　　　）

A. 两总体均数有差别的可能性有 95%

B. 区间包含两总体均数之差的可能性有 95%

C. 有 95% 的总体均数差值在该区间内,而 5% 的总体均数差值不在该区间内

D. 有 95% 的样本均数差值在该区间内,而 5% 的样本均数差值不在该区间内

E. 两样本均数之差在所估计出区间范围的可能性有 95%

5. 在样本量一定时,总体均数的置信区间的宽度（　　　　）

A. 随着置信水平的增大而增大　　　B. 随着置信水平的增大而减小

C. 与置信水平的大小无关　　　　　D. 与置信水平的大小为非线性关系

E. 与均数本身的大小有关

二、简答题

1. 样本均数的抽样分布有何特点?

2. 均数的标准误的意义是什么? 与标准差有何区别和联系?

3. 用同一份样本指标去估计总体参数的 95% 置信区间与 99% 置信区间,两者比较,哪一个估计的精确性好? 为什么?

4. 如何运用抽样误差规律对总体参数进行估计?

5. 简述区间 $\mu \pm u_{1-0.05/2}\sigma_{\overline{X}}$ 和 $\overline{X} \pm t_{1-0.05/2,\nu}S_{\overline{X}}$ 的区别。

三、计算分析题

1. 测得某地 10 名正常人和 10 名病毒性肝炎患者血清转铁蛋白（g/L）的浓度,结果如下,试估计:（1）该地正常人和病毒性肝炎患者血清转铁蛋白总体均数的 95% 置信区间;（2）该地正常人和病毒性肝炎患者血清转铁蛋白总体均数之差的 95% 置信区间。

| 正常人 | 2.7 | 2.7 | 2.9 | 2.9 | 2.6 | 2.8 | 2.8 | 2.7 | 2.6 | 2.7 |
| 病毒性肝炎患者 | 2.4 | 2.2 | 2.5 | 2.3 | 2.3 | 2.3 | 2.5 | 2.2 | 2.3 | 2.3 |

2. 某医院在接受肾移植的 43 名患者中,检测出 19 例巨细胞病毒感染,求肾移植巨细胞病毒感染率的 95% 置信区间。

3. 为了解产道分娩与剖宫产产后出血率的高低,某产院抽查了产道分娩 318 人,剖宫产 169 人,

资料如下（表6-3）。试估计该产院产道分娩与剖宫产产后出血率之差的95%置信区间。

表6-3　不同生产方式的出血情况

生产方式	总例数	出血例数	出血率/%
产道分娩	318	68	21.38
剖宫产	169	24	14.20

4. 对某一水体进行卫生学评价,随机取得10ml水样,培养得大肠埃希菌菌落3个,试估计该水体中平均每10ml所含大肠埃希菌菌落数的95%置信区间。

5. 测得某放射性同位素半小时内发出的脉冲数为490个,试估计该放射性同位素平均每30分钟脉冲数的95%置信区间。

（王　彤）

第七章
假设检验

【学习要点】

1. 假设检验是对所估计的总体首先提出一个原假设（零假设，无效假设），然后通过样本数据去推断是否拒绝这一假设的方法。

2. 小概率事件是发生概率≤0.05或≤0.01的事件。小概率原理指小概率事件在一次试验中不可能发生。这是进行统计推断的重要基础和假设检验的重要依据。

3. 假设检验的基本原理就是应用小概率事件反证法思想来间接回答所提出的推论总体的问题。

4. 假设检验中的两种假设：一种是原假设，记为 H_0；另一种是备择假设，也称对立假设，记为 H_1。假设检验一般包括三个基本步骤：建立假设，确定检验水准；计算相应的检验统计量；确定 P 值并作出推断结论。

5. 原假设为真而被拒绝的错误称为第一类错误，也称Ⅰ型错误、假阳性错误或弃真错误。犯Ⅰ型错误的概率记作 α；原假设为不真而不被"拒绝"的错误称为第二类错误，也称Ⅱ型错误、假阴性错误或存伪错误。犯Ⅱ型错误的概率记作 β。

6. 检验效能也称为把握度，记作 $1-\beta$。其意义为：当两总体确有差别，按 α 水准，假设检验能发现它们差别（拒绝 H_0）的能力。

上一章介绍了如何基于抽样误差规律，用样本信息估计总体参数，本章介绍如何基于抽样误差规律来进行假设检验（hypothesis test）。

对所估计的总体首先提出一个原假设，然后通过样本数据去推断是否拒绝这一假设，这一过程称为假设检验，亦称显著性检验（significance test），其目的是推断总体参数之间有无差别。在医学研究中，假设检验的主要目的是为新发现、新结果和新结论提供统计学依据。本章将以单样本的未知总体均数与已知总体均数的比较为例，介绍假设检验的基本思路、基本步骤、基本概念和实际应用。

第一节　假设检验的基本思路

一、假设检验的基本原理

先来看一个女士品茶的故事。

20世纪20年代后期的一个夏日午后，在英国剑桥大学，一群年轻人围坐在户外享用着下午茶。期间一位女士坚称：把茶加入牛奶中，或把牛奶加入茶中，不同的做法会使奶茶的口味不同。而且，她能分辨出这种差别。在场的一帮科学精英们对这位女士的"胡言乱语"嗤之以鼻。在他们看来这是不可能的。仅仅因为调制的顺序不同，奶茶的味道就发生变化？他们怀疑该女士没有这个本事。然而，在座的一个身材矮小、戴着眼镜、蓄着短须的先生不这么看。他对这个问题很敏感，兴奋地说："我们来做个实验吧！"便开始策划一个实验。

实验中，他们调制了8杯奶茶，4杯是将牛奶加入茶中，4杯是将茶加入牛奶中。然后打乱顺序，逐一请女士鉴定。当然，女士不知道具体的调制顺序。奉上第1杯时，女士品尝后正确说出了调制的顺序,引来了一片欢呼。但是,大家很快安静了下来。因为,即使该女士没有这个本事,也有 50% 的可能猜对,这并不能证明她真的有这个本事。实验紧张地进行,所有人都急切期待着实验结果。然而,令人称奇的是,女士居然把 8 杯奶茶的调制顺序全部说对了! 最后,大家一致认为,该女士确实有这个本事。

策划这个实验的人叫 R. A. Fisher。他当时只有三十几岁。1935 年,他在经典著作 *The Design of Experiments* 中讨论了“女士品茶”的实验,考虑了各种可能的实验方法,以确定那位女士是否能作出区分;同时详细讨论了实验的各种可能结果和相应的概率,以便在不同实验结果出现时判断女士是否有这个本事。Fisher 将其称为检验假设问题。这个故事是否真的发生过,不得而知。但是,假设检验这个统计学推断方法应运而生。

我们来梳理一下这个假设检验的问题和推断的思路。

首先,我们构建如下两个假设。

H_0:该女士并不具备真实的分辨能力。

H_1:该女士具备真实的分辨能力。

这里,第一个假设 H_0 称为原假设(null hypothesis),第二个假设 H_1 称为备择假设(alternative hypothesis),备择假设为原假设的否定命题。

之后,我们构造一个与此相关的统计量,并计算相应的概率。这里 8 杯中有 4 杯是将牛奶加入茶中的,如果能将这 4 杯挑出来,就等于说对了全部。该命题类似于在古典概型中的抽球游戏:游戏箱子中一共有 8 个球,4 个白球,4 个黑球,随机从中抽出 4 个球,其中 4 个均为白球(分辨出将牛奶加入茶中的 4 杯奶茶)的概率是多少?

借助排列组合的思想,定义统计量 X 是抽到白球的数量,显然 X 的取值为 $0,1,2,3,4$。通过排列组合的公式,我们可以得到各组合的概率分别是

X	组合	概率
0	$C_4^0 \times C_4^4 / C_8^4$	0.014 3
1	$C_4^1 \times C_4^3 / C_8^4$	0.228 6
2	$C_4^2 \times C_4^2 / C_8^4$	0.514 3
3	$C_4^3 \times C_4^1 / C_8^4$	0.228 6
4	$C_4^4 \times C_4^0 / C_8^4$	0.014 3

该结果告诉我们,如果该女士不具备真实的分辨能力(H_0 成立),靠碰运气全部猜对的概率只有 0.014 3,这个概率很小。小概率原理告诉我们:在一次实验中,小概率事件不可能发生。

在假设下,依据小概率原理,“女士全部说对”这个小概率事件不会发生。然而,实际情况是“女士全部说对”这个小概率事件发生了。假设下的结果与实际情况的结果相互矛盾。那么,我们就怀疑原假设(H_0)是否成立,并据此拒绝原假设,接受备择假设(H_1),即该女士不是碰运气猜对的,而是她确实有这个真实的分辨能力。

可见,假设检验的基本思想是“反证法”:先建立一个检验假设(原假设),计算在该假设成立的条件下,事件 A 发生的概率。然后基于小概率原理,在事件 A 已经发生的前提下,推断原假设是否成立。如果在原假设下,事件 A 发生的概率很小,小到我们认为几乎不可能发生,那么我们就可以拒绝原假设,接受备择假设。

这里涉及另一个问题,多小的概率为小概率? 科学研究中,习惯上把小概率的水准定在 0.05,即把发生概率小于或等于 0.05 的事件称为小概率事件。当一个事件发生的概率小于或等于 0.05 时,我们认为可以有理由拒绝原假设。在女士品茶这个实验中,P 值仅为 0.014 3,小于 0.05,所以可以认为该女士具备分辨的能力,即能够区分出来先加奶还是先加茶。

再来看一个医学例子。

【例7-1】　已知平原正常男子平均血红蛋白浓度为142.0g/L,标准差为12.0g/L。某研究者调查了50名高原正常男子,得其平均血红蛋白浓度为154.3g/L,标准差为19.2g/L。问高原正常男子的血红蛋白浓度是否与平原正常男子相同?

这里涉及两个总体,第一个总体是平原正常男子血红蛋白浓度,并已知其总体均数$\mu_0 = 142.0$g/L;第二个总体是高原正常男子的血红蛋白浓度,其总体均数μ_1不知道,但是得到其一个样本,样本量为50,样本均数154.3g/L,标准差为19.2g/L。要比较的问题是两个总体的均数是否相同。

显然,高原正常男子血红蛋白浓度的样本均数154.3g/L不等于平原正常男子血红蛋白浓度的总体均数142.0g/L。这种差别有两种可能:一是抽样误差,二是本质上的差别。

先假设$H_0:\mu_1 = \mu_0$,即高原正常男子血红蛋白浓度的总体均数等于平原正常男子血红蛋白浓度的总体均数,均为142.0g/L,而样本均数154.3g/L与总体均数142.0g/L的差别纯粹是抽样误差。我们先来看看这个假设是否成立。

我们知道,血红蛋白浓度近似服从正态分布。根据抽样误差规律,从总体均数为142.0g/L,标准差为12.0g/L的正态总体中随机抽样,样本均数仍然服从正态分布,且相应的均数为142.0g/L,标准误为$12.0/\sqrt{n}$。标准化后,统计量u服从标准正态分布,即

$$u = \frac{\overline{X} - u_0}{\sigma_0 / \sqrt{n}} = \frac{154.3 - 142.0}{12.0 / \sqrt{50}} = 7.2478$$

正态分布$N(142, 12.0^2/50)$中大于等于154.3的概率,等价于标准正态分布$N(0,1)$中$u \geq 7.2478$的概率,此概率非常小,$P < 0.0001$。可见,在H_0成立的前提下,不太可能观察到如此小概率的样本。因此,样本均数与总体均数的差别不太可能纯粹由抽样误差导致。由此,拒绝H_0,可以推断:高原正常男子的血红蛋白浓度与平原正常男子存在本质差别。

综上所述,假设检验的目的是推断样本统计量的差异是由于总体参数的不同造成的,还是抽样误差造成的。在正常条件下,即原假设成立的前提下,样本统计量与总体参数之间的差异比较小,即该差异较小的概率较大;而差异较大的概率很小,也就是说在一次实验中,样本统计量与假定的总体参数的差异如果较大,则说明产生差异的原因不只是随机因素,应该还有其他原因(本质的差异)导致这种差别。

可见,假设检验的基本思路是反证法,决策的依据是小概率原理。

二、原假设与备择假设

假设检验的第一步就是要设立原假设和备择假设。

(一)原假设

原假设也称零假设(null hypothesis),记为H_0。H_0尤为重要,是假设检验中计算检验统计量和P值,作出统计学结论的前提条件。设立H_0主要有两种方式,一是在研究设计时,通过随机抽样的方法得到研究样本,使样本统计量(如$\overline{X}$、p)在施加干预前能代表总体均数或总体率;或者在施加干预前通过随机分组的方法使两样本数据具有相同的总体特征(如相同的分布、相同的总体参数)。二是根据反证法的思想,直接对总体参数或总体分布作出假设,如两总体均数相等、两总体方差相等、观察数据服从正态分布等,并不去考虑H_0的合理性。

建立H_0要特别注意专业上的逻辑性,以保证拒绝H_0和接受H_1的合理性。例如,不能将H_0设为成年男女身高的总体均数相等,20岁年龄组与50岁年龄组收缩压的总体均数相等。根据现有专业知识,已经知道成年男女的平均身高不相等,50岁年龄组的平均收缩压高于20岁年龄组。这类问题应属于统计描述问题,不是假设检验的问题。所以,应当尽可能地在研究设计时保证H_0的正确性。如果研究对象满足H_0,施加干预后的实验结果拒绝了H_0,假设检验的P值才能作为说明干预有效的"证据"。

（二）备择假设

备择假设是与原假设 H_0 相对立的假设，也称对立假设，记为 H_1。在假设检验过程中，原假设或被拒绝，或不被拒绝。如果 H_0 不被拒绝，则意味着样本信息未提供充分证据拒绝 H_0；如果 H_0 被拒绝，则说明样本信息不支持原假设，转而接受与 H_0 相对立的备择假设 H_1。H_1 通常表述所提出需要解决的问题，即需要推断比较的总体参数是否有差异。从 H_1 的表达式也可以表明是单侧检验还是双侧检验（详见本章第三节）。

第二节　假设检验的基本步骤

假设检验一般包括三个基本步骤：建立假设，确定检验水准；计算相应的检验统计量；确定 P 值并作出推断结论。

【例 7-2】 以例 7-1 的资料为例，已知平原正常男子平均血红蛋白浓度为 142.0g/L，标准差为 12.0g/L。某研究者调查了 50 名高原正常男子，得其平均血红蛋白浓度为 154.3g/L，标准差为 19.2g/L。问高原正常男子的血红蛋白浓度是否与平原正常男子相同？

一、建立假设，确定检验水准

根据反证法的思想提出原假设 H_0，同时设置与 H_0 相对立的备择假设 H_1。根据例 7-1 的数据，可建立原假设 H_0 和备择假设 H_1。

$H_0:\mu_1 = 142.0$（高原正常男子血红蛋白浓度的总体均数与平原正常男子相同）。

$H_1:\mu_1 \neq 142.0$（高原正常男子血红蛋白浓度的总体均数与平原正常男子不同）。

$\alpha = 0.05$。

这里，α 是检验水准（level of a test），也称显著性水准（significance level），是人为预先规定的，判断小概率事件的概率尺度，即表示拒绝实际上成立的 H_0 的最大允许概率。由于统计学历史发展的早期阶段不能提供详细的概率分布表，对于 α 的大小，可以根据不同研究目的给予不同的设置，通常定为 0.05 或 0.01，一直沿用至今。

二、计算相应的检验统计量

检验统计量（test statistic）是将服从不同分布类型的样本统计量与假定的参数的差别进行转换，从而得到的服从特定分布的标准值，如 u 值（标准正态离差）、t 值、F 值、χ^2 值等。检验统计量与统计描述的样本统计量都是根据样本计算得到的统计量。统计描述的样本统计量（如样本均数）主要用于参数估计（对应总体参数的点估计值），本章所说的检验统计量主要用于确定假设检验的 P 值（P value）。检验统计量的选择主要根据资料类型、设计类型、资料分布类型、检验的目的和假设检验方法所要求的条件等进行，一般不同的假设检验方法选择计算不同的检验统计量。有的检验方法无须计算检验统计量，可以直接计算相应的 P 值，如四格表资料的确切概率法。

在例 7-1 中，数据为定量资料，服从正态分布，设计类型为单样本设计，其检验统计量 u 值如下。

$$u = \frac{\overline{X}-u_0}{\sigma_0/\sqrt{n}} = \frac{154.3-142.0}{12.0/\sqrt{50}} = 7.2478$$

三、确定 P 值并作出推断结论

假设检验规定：如果一次试验（观察）结果 $P \leq \alpha$，拒绝 H_0；反之，如果 $P > \alpha$，则不拒绝 H_0。拒绝 H_0 时的统计结论为"差别有统计学意义"；不拒绝 H_0 的统计结论为"差别无统计学意义"。拒绝 H_0 时，除了统计结论外，还应该根据资料的具体情况，结合专业知识作出一个专业结论。

在本例中，$u = 7.2478$，查界值分布表，检验界值 $u_{1-0.05/2} = 1.96$，$u > u_{1-0.05/2}$ 得 $P < 0.05$。按预先设

定 $\alpha=0.05$ 的检验水准,拒绝 H_0,统计结论为差别有统计学意义。结合专业知识,可以认为高原正常男子血红蛋白浓度的总体均数高于平原正常男子。

这里,P 值的计算依赖于检验统计量及其概率分布,而检验统计量的概率分布依赖于原假设。因此,原假设、检验统计量及其分布,以及 P 值的计算是一脉相传、相互对应的。

第三节　假设检验中的几个关键问题

一、双侧检验与单侧检验

(一) 双侧检验

绝大多数情况下,研究者是对研究假说进行探索性研究,在此情形下,假设检验关心的是总体间有无差别,并不清楚差别的方向,如 $\mu_1-\mu_2$ 的值可能大于 0(为正)也可能小于 0(为负)。因此,备择假设被写成 $H_1:\mu_1\neq\mu_2$,表明这是双侧检验。这种不知道或者不限制差别方向,只检验有无差别的检验,称为双侧检验(two-sided test)。

双侧检验时,u 检验的检验水准是标准正态分布左右两个单侧尾部概率 $\alpha/2$ 之和 α。因为 u 分布和 t 分布是对称分布,所以左右两侧界值的数值相同,但符号相反,如 $u_{1-0.05/2}$ 和 $u_{0.05/2}$ 分别为 1.96 和 -1.96。因此,u 界值表和 t 界值表中只给出了右侧界值。双侧检验的备择假设 H_1 包含 $\mu_1>\mu_2$ 和 $\mu_1<\mu_2$ 两种情况,所以 $u\geqslant u_{1-\alpha/2}$ 的概率和 $u\leqslant u_{\alpha/2}$ 的概率分别为 $\alpha/2$,合计为 α。给定 $\alpha=0.05$,从图 7-1 可看出双侧 u 检验的检验水准。当 $u_{1-0.05/2}=1.96$ 时,右侧的尾部面积为 0.025,表示 $u\geqslant 1.96$ 的概率;左侧的尾部面积也为 0.025,表示

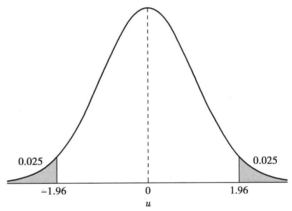

图 7-1　双侧 u 检验的检验水准 α

$u\leqslant -1.96$ 的概率。两侧尾部面积之和为 0.05,即双侧检验的检验水准 $\alpha=0.05$。

无论检验统计量 u 值是正还是负,只要 $|u|\geqslant u_{1-\alpha/2}$,都拒绝 H_0、接受 H_1。

(二) 单侧检验

在实验研究中,如果研究者已经明确某特定因素的作用方向,同时有充分的专业理由认为,由于该特定因素(如环境因素、干预因素)的作用,使得当前样本代表的总体均数 μ 必定大于(或小于)已知总体均数 μ_0,这种情形一般认为是验证性研究。例如,如果 2012 年该市 18 岁应征男青年体重的总体均数(μ)与 2012 年全国 18 岁应征男青年的总体均数(μ_0)不相等,由于该市经济发达、居民生活水平较高,只会出现 $\mu>\mu_0$ 的情况。因此,备择假设只能写为 $H_1:\mu>\mu_0$,表明这是单侧检验,此时只关心 u 值大于 0 的情况。如果备择假设写为 $H_1:\mu<\mu_0$,这也是单侧检验,此时只关心 u 值小于 0 的情况。这种只关心单侧方向差别的检验,称为单侧检验(one-sided test)。

单侧检验的备择假设为 $H_1:\mu<\mu_0$ 或 $H_1:\mu>\mu_0$。由于备择假设 H_1 实际上只包括 $\mu_0>\mu$ 或 $\mu_0<\mu$ 两种情况中的一种,u 检验的检验水准取单侧概率 α。如果备择假设是 $H_1:\mu>\mu_0$,u 检验的检验界值定为 $u_{1-\alpha}$;如果备择假设是 $H_1:\mu<\mu_0$,u 检验的检验界值定为 u_α。图 7-2 说明的是备择假设为 $H_1:\mu<\mu_0$ 时,单侧 u 检验的检验水准,取标准正态分布曲线的左侧的尾部面积,检验界值为 $u_{0.05}=-1.645$。

如果备择假设是 $H_1:\mu<\mu_0$,那么只有在 $u\leqslant u_\alpha$ 的情况下接受 H_1;如果备择假设是 $H_1:\mu>\mu_0$,那么只有在 $u\geqslant u_{1-\alpha}$ 的情况下接受 H_1。

对于多个均数比较的 F 检验(方差分析)、两个率或多个率比较的 χ^2 检验来说,检验统计量 F 值

的分布 χ^2 值的分布都不是对称分布,左右两侧界值是不相同的。尽管 F 检验和 χ^2 检验是双侧检验,但是双侧检验水准 α 分别对应 F 分布和 χ^2 分布的单侧尾部面积。

以 u 检验为例,阐述应用双侧检验与单侧检验的注意事项。u 检验中,单侧检验界值为 $u_{1-0.05}=1.64$,双侧检验界值为 $u_{1-0.05/2}=1.96$,若检验统计量 $u=1.80$,则单侧检验显示差异有统计学意义($u>u_{1-0.05}$,$P<0.05$),但双侧检验显示差别无统计学意义($u<u_{1-0.05/2}$,$P>0.05$)。由此可见,对于同一样本数据,单侧检验比双侧检验较易获得有统计学意义的

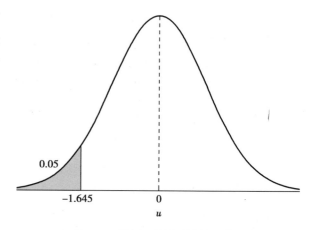

图7-2　单侧 u 检验的检验水准 α

结果。如果本应作双侧检验而误用了单侧检验,那就增加了 I 型错误的概率。

在设定备择假设时,由于单侧检验比双侧检验有更严格的专业要求,因此它一般用于研究因素的作用方向比较明确的验证性研究。然而,在探索性研究中,不能为了得出"有差别"的结论,而根据观察(试验)结果的样本信息,把双侧检验界值改为单侧检验界值,如把 $u_{1-0.05/2}=1.96$ 改为 $u_{1-0.05}=1.65$。因此,在没有特别说明,同时专业上缺乏非常充分的理由的情况下,一般采用双侧检验。使用单侧检验还是双侧检验,应在研究设计阶段作出规定,不能在计算得出检验统计量后再决定。优效性检验、非劣效检验都是单侧检验,且检验水准为 0.025。详见第二十七章。

二、I型错误与II型错误

(一)I型错误

由于假设检验是在假定 H_0 正确的前提下计算检验统计量,并以 P 值作为检验依据,因此,无论结论是否拒绝原假设 H_0,都会存在错误的风险。以两样本均数的 u 检验为例,当 $H_0:\mu_1=\mu_2$ 为真时(两样本的总体均数本来没有差别),但由于抽样误差得到检验统计量 $|u|\geq u_{1-\alpha}$,$P\leq\alpha$,假设检验结论为拒绝 H_0、接受 H_1,推论两样本的总体均数有差别。在 H_0 成立的情况下,虽然出现当前这种均数的样本以及更极端样本的概率很小,但是并非完全不可能发生。因此,拒绝 H_0 可能会犯错误。这种原假设为真而被拒绝的错误称为第一类错误,也称 I 型错误(type I error)、假阳性错误或弃真错误。犯 I 型错误的概率记作 α,即前述的检验水准 α。它是在研究设计时根据不同研究目的预先规定的、允许犯 I 型错误概率的最大值。为了减少这种错误的发生概率,统计学通常事先规定一个小的概率 α。当 α 取为 0.05 时,其意义是:如果原假设 H_0 成立,按照同样的方法在原假设 H_0 规定的总体中重复抽样,那么在每 100 次检验结论中,平均可以有 5 次拒绝 H_0(假阳性,I 型错误)。

要特别注意 P 与 α 的区别:检验水准 α 是允许犯 I 型错误的最大概率,而且是在检验之前就确定了的。P 值是在研究已经完成并基于样本观察结果而获得的结果。

(二)II型错误

假设检验的另一种错误是原假设 H_0 不真而 H_1 为真,如 $H_1:\mu_1\neq\mu_2$ 成立(两样本对应的总体均数确实存在差别),但得到 $|u|<u_{1-\alpha/2}$,$P>\alpha$ 的检验结果,假设检验结论为不拒绝 H_0,推论两样本的总体均数没有差别。这种原假设为不真而不被"拒绝"的错误称为第二类错误,也称 II 型错误(type II error)、假阴性错误或存伪错误,犯 II 型错误的概率记作 β。由于 H_0 不成立时检验统计量的精确分布往往难以确定,所以在多数情况下准确估计 β 的数值比较困难。β 的意义是:如果 H_0 并不成立,即所研究的两样本对应的总体均数有实质差异(例如 $\mu_1\neq\mu_2$),按照同样的方法在总体中重复抽样,那么在每 100 次检验结论中,平均可以有 100β 次不拒绝 H_0(假阴性,II 型错误)。由于 II 型错误是只在"不拒绝"H_0 时才可能犯的错误,而且在假设检验的步骤中没有设定 β 值的大小,所以根据假设检验,不能

因为 $P>\alpha$，"不拒绝" H_0，从而就盲目作出"没有差别"的结论，因为我们不知道犯Ⅱ型错误的概率 β 到底有多大。因此，在作出结论的时候，一般不说"没有差别"或"两总体均数相同"的结论，只说"未见差别"或"尚不能认为两总体均数不相同"。相反，如果 $P\leqslant\alpha$，就可以明确地作出"有差别"或"两总体均数不相同"的结论，因为我们知道犯Ⅰ型错误的概率不会超过 α。假设检验的两类错误及概率见表 7-1。从表 7-1 中可以看出，实际情况与 H_0 不一致时，检验结论为拒绝 H_0；或者实际情况与 H_0 一致时，检验结论为不拒绝 H_0，这两种推断结论都是正确的。

表 7-1　假设检验的两类错误及概率

客观实际	假设检验结论	
	拒绝 H_0	不拒绝 H_0
H_0 为真	Ⅰ型错误（α）	推断正确（$1-\alpha$）
H_0 不真	推断正确（$1-\beta$）	Ⅱ型错误（β）

注：括号中为各事件发生的概率。

（三）两型错误的关系与控制

当样本量一定时，Ⅰ型错误的概率 α 变小，Ⅱ型错误的概率 β 就变大。反之亦然。

图 7-3 是以样本均数与总体均数比较的 u 检验为例来说明两类错误的概率 α 和 β。设 H_0：$\mu=\mu_0$，$H_1:\mu>\mu_0$。若 H_0 为真，由于抽样误差得到较大的 $\overline{X_1}$ 值以及 u 值，使得 $|u|\geqslant u_\alpha$，按 $\alpha=0.05$ 的检验水准，拒绝 H_0，接受 H_1，结论为 $\mu>\mu_0$，此时犯Ⅰ型错误，其概率为 α。相反，若 H_0 不真，H_1 为真，由于抽样误差可能获得一个较小的 $\overline{X_2}$ 值以及 u 值，使得 $|u|<u_\alpha$，检验结论为不拒绝 H_0，此时犯Ⅱ型错误，其概率为 β。从图 7-3 中可以发现，α 设置愈小，β 愈大；相反，α 设置愈大，β 愈小。若要同时减小Ⅰ型错误的概率 α 和Ⅱ型错误的概率 β，就必须设置较小的 α 值并且通过增加样本量 n 减小Ⅱ型错误的概率 β。

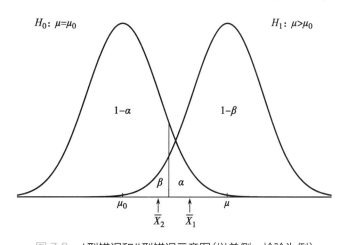

图 7-3　Ⅰ型错误和Ⅱ型错误示意图（以单侧 u 检验为例）

当 n 增大时，由于 $\overline{X}$ 的标准误 $\sigma_{\overline{X}}=\sigma/\sqrt{n}$ 变小，H_0 和 H_1 的分布曲线向各自的总体均数位置"压缩"，在同样的 α 值设置情况下，β 随之变小。反之，如果先确定 β 和 α，就可以得到合适的样本量 n，因此，β 在估计样本量时十分重要。

在假设检验可能出现的两类错误之中，往往会有一种错误危害较大。要权衡两类错误的危害来确定 α 的大小。例如，在一种新药与某常规药疗效比较的假设检验中，如果犯Ⅰ型错误较大，意味着可能过高评价疗效一般的新药，淘汰比较成熟的常规药物。为了不轻易淘汰比较成熟的常规药物，应控制Ⅰ型错误的概率，将 α 取得小一些。

犯Ⅰ型错误的概率用 α 来控制，其大小与检验水准相同。根据研究者的需要，α 常取为 0.05 或 0.01 等。当样本量 n 一定时，α 越小，β 越大；α 越大，β 越小，见图 7-4。在实际应用中，往往先确定 α，再通过 β 去估计样本量，或根据样本量估计 β。

三、检验效能

检验效能（power of a test）也称为把握度。其意义为：当两总体确有差别，按 α 水准，假设检验能发现它们差别(拒绝H_0)的能力。例如$1-\beta=0.90$,若两总体确有差别,则理论上在 100 次抽样中,有 90 次能得出有差别的结论。一般情况下,对同一检验水准α,检验效能较大的检验方法更好。

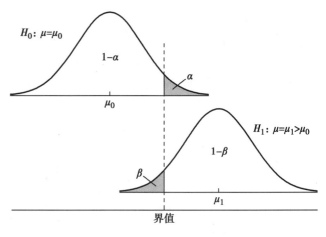

图 7-4　假设检验的两类错误

（一）检验效能的影响因素

检验效能用概率$1-\beta$表示,其中β为假设检验中不拒绝H_0时犯Ⅱ型错误的概率。下面以两均数u检验,即式(7-1)为例,分析检验效能的影响因素。

$$u=\frac{\overline{X}_1-\overline{X}_2}{\sigma_{\overline{X}_1-\overline{X}_2}}=\frac{\overline{X}_1-\overline{X}_2}{\sqrt{\dfrac{\sigma_1^2}{n_1}+\dfrac{\sigma_2^2}{n_2}}} \qquad (7\text{-}1)$$

1. 总体参数的差异越大,检验效能越大　在两均数u检验中,总体参数的差异记为:$\delta=\mu_1-\mu_2$。$|\delta|$越大,越有可能在抽样中获得较大差别的两样本均数$\overline{X}_1$、$\overline{X}_2$。在其他条件相同的情况下,$|\delta|$越大,从概率的意义上讲,$|\overline{X}_1-\overline{X}_2|$也越大,越有可能获得能够拒绝$H_0$的$u$值,得到两总体间有差别的结论。

2. 个体差异(标准差)越小,检验效能越大　若比较的两总体内的个体差异越小,即总体标准差$\sigma=\sigma_1=\sigma_2$越小,两均数之差的标准误$\sigma_{\overline{X}_1-\overline{X}_2}$越小。$u$检验公式中的分母$\sigma_{\overline{X}_1-\overline{X}_2}$越小,$u$值就越大,越容易得到拒绝$H_0$的假设检验结果。

3. 样本量越大,检验效能越大

4. 检验水准α(Ⅰ型错误的概率)定得越大,检验效能越大　$\alpha=0.05$时的检验效能大于$\alpha=0.01$时的检验效能。因为α定得越大,u检验的检验界值越小,假设检验越容易拒绝H_0。

在以上影响检验效能的四个因素中,总体参数的差异δ、总体标准差σ、检验水准α通常是相对固定的,尤其是δ和σ,都是不可改变的参数,只能作出比较接近的估计,但不能人为调整。可以人为调整的因素是样本量n_1、n_2。因此,样本量估计在研究设计中的作用非常重要。

（二）检验效能的估计

在分析假设检验结果,特别是分析那些未能拒绝H_0的假设检验结果时,事后估计检验效能$1-\beta$的值,有助于判断是总体参数确实没有差别,还是由于样本量太少导致的检验效能不足,如$1-\beta<80\%$。检验效能估计方法能够帮助那些没有按照合理的样本量设计或使用不确定的样本量进行假设检验的研究者,评估其假设检验结论的可靠性。

假设检验是根据有限的样本信息对总体进行推断,推断结论是在检验假设H_0且控制Ⅰ型错误概率α(即检验水准)下作出的。而对于Ⅱ型错误概率β的大小,由于H_0不成立时检验统计量的精确分布往往难以确定,所以在多数情况下准确估计β的数值比较困难,需要通过特殊的方法来获得β的大小,进而得到检验效能$1-\beta$的大小。

以定性资料假设检验为例,介绍检验效能估计方法。

在样本率与已知总体率的比较中,检验效能相关的统计量用式(7-2)计算。

$$1-\beta=1-\Phi\left(-\frac{\delta\sqrt{n}-u_{1-\alpha/2}\sqrt{\pi_0(1-\pi_0)}}{\sqrt{\pi(1-\pi)}}\right)=\Phi\left(\frac{\delta\sqrt{n}-u_{1-\alpha/2}\sqrt{\pi_0(1-\pi_0)}}{\sqrt{\pi(1-\pi)}}\right) \qquad (7\text{-}2)$$

式中,π_0为已知总体率,π为预期实验结果的总体率,$\delta=\pi-\pi_0$,n为样本量;$u_{1-\alpha}$为检验水准α对应的标准正态分布的界值,α有单侧、双侧之分,当取双侧时,用$u_{1-\alpha/2}$表示。根据计算出的u值查标准正态分布曲线下的面积,即$\Phi(u)$值来确定检验效能$1-\beta$。

【例 7-3】 已知传统方法治疗某病的有效率是 75%。现评价一种新型方法,观察了 60 个病例,得到其有效率是 85%。在 $\alpha = 0.05$ 下,经检验得到两种方法有效率差别无统计学意义的结论。从临床角度,新型方法有效率比传统方法有了明显提高。因此,研究者认为可能是样本量不足导致检验效能低下,该检验可能犯了Ⅱ型错误。假设新型方法有效率是 85%,试计算当前样本量下的检验效能。

已知 $\pi_0 = 0.75, \pi = 0.85, \delta = 0.85 - 0.75 = 0.1, n = 60, u_{1-0.05/2} = 1.96$,代入式(7-2)得

$$1 - \beta = \Phi\left[\frac{0.1 \times \sqrt{60} - 1.96 \times \sqrt{0.75 \times (1-0.75)}}{\sqrt{0.85 \times (1-0.85)}}\right] = \Phi(-0.21) = 0.416\,8$$

查附表 2,u 值等于 -0.21 对应的表中值为 $0.416\,8$,则检验效能为 41.68%,不足 80%。可见,当前的样本量明显不足。

四、P 值的合理解释与应用

P 值自提出以来,在心理学、临床医学、教育学、社会学、经济学等领域得到广泛应用。关注 P 值的意义与实用前提、假设检验中 P 值的合理解释以及应用 P 值的注意事项,对于合理应用假设检验中 P 值的结果具有重要的实际意义。

(一)P 值的意义与使用前提

1. P 值的定义　P 值指由 H_0 所规定的总体作重复随机抽样,获得等于及大于(或等于及小于)当前检验统计量实际取值的概率。美国统计学会的声明也给出了 P 值的非正式定义:"P 值就是基于某个特定统计模型计算得出数据的某个统计量(如两个对照组的样本均数之差),其与观测值相比,等于观测值或比观测值更极端的概率"。如果 P 值很小,就说明这种情况发生的概率很小。而如果出现了,根据小概率原理,就有理由拒绝原假设。

P 值理论归功于现代统计学之父、英国统计学家 R. A. Fisher。他基于 1908 年 Student 的 t 分布理论,于 1925 年首次给出不同情形下 P 值的计算方法。P 值提供的是度量实际数据与原假设不相容的证据,P 值越小,越有理由拒绝原假设。他提示研究者应尽可能重复实验,如果重复实验仍然得到较小的 P 值,则可以推论观察到的效应不大可能是单纯由于偶然因素造成的。

1933 年,波兰数学家 Jerzy Neyman 和英国统计学家 Egon Sharpe Pearson 在 Fisher 提出 P 值理论的 8 年后提出了假设检验理论,他们认为考虑一个原假设的前提是先构想至少一个合理的备择假设。与 Fisher 理论不同,Neyman-Pearson 的假设检验理论中包含Ⅰ型错误和Ⅱ型错误(或检验效能)。按照 Fisher 的 P 值理论,P 值为 0.052 和 0.047 在作出推断结论时的权重几乎相等,而按照 Neyman-Pearson 的假设检验理论,则结论完全相反。Fisher 的 P 值检验思想中没有涉及"备择假设"的概念,也未提到"接受"某个假设的事情,不拒绝原假设只是没有证据表明原假设是错误的,但并不能证明其正确性;Neyman-Pearson 假设检验的 P 值是在考虑一个原假设的前提下同时建立与之相对立的合理的备择假设,然后通过 P 值作出统计学结论。事实上,现行的假设检验理论是 Fisher 的 P 值理论和 Neyman-Pearson 假设检验理论的结合,称为零假设显著性检验(null hypothesis significance testing)。事先指定Ⅰ型错误率(通常是 5%)和检验效能(通常至少 80%),然后计算 P 值,如果 P 值小于事先指定的Ⅰ型错误率,则拒绝原假设。统计学教科书从 20 世纪 50 年代开始融合这两种理论,20 世纪 60 年代开始被科学界和研究者广泛接受。其推论依据是:若 A 成立,则 B 不大可能出现;若出现 B,则不支持 A。

2. P 值的使用前提　实际应用 P 值需要考虑一些前提条件。

(1)统计数据应来源于科学严密设计的实验性研究或观察性研究,应该在设计阶段根据研究目的从总体中随机抽取样本,使样本具有代表性,不同组间比较时,应该考虑组间的非处理因素的均衡可比性。

(2)确定 P 值的假设检验方法应该满足检验条件,例如资料的类型、研究设计类型、数据分布类型等方面要素,这样才能正确运用假设检验,并根据 P 值作出恰当的结论。

（3）合理运用和解释 P 值。在假设检验中，P 值的确定是基于一次实验获得的，重复多次实验会得到不同的 P 值。较小的 P 值并不一定意味着有较大或较重要的效应，较大的 P 值也不代表缺乏重要性或有较小的效应。而且样本量的大小也会影响 P 值的大小。建议研究者要将更多专业理论背景和其他相关证据纳入科学推断的过程中，包括研究的有效设计、样本数据的质量评价、研究问题的非样本信息以及数据分析时所采用的合理假设等，综合使用假设检验、效应值、置信区间等，从不同角度阐释研究现象，而不是将假设检验中的 P 值作为统计推断的唯一依据。

（二）假设检验中 P 值的合理解释

在各种假设检验中，有必要对 P 值进行合理解释。尽管 P 值的解释立足于相同条件下的大量重复实验，但在实际工作中，P 值是基于检验统计量，在 H_0 成立情况下通过概率分布计算得到的，然后再基于 P 值与 α 比较的结果进行统计推断。如果通过查界值表估计 P 值所在的区间，P 值的习惯表述是：$P > 0.05$ 称"无统计学意义"；$P \leqslant 0.05$ 称"有统计学意义"。P 值很小时"拒绝 H_0，接受 H_1"，拒绝 H_0 只代表差异不为零，P 值小只代表犯 I 型错误的机会小于 α。

P 值是在原假设为真的条件下计算得到的，当包括原假设在内的所有假设成立时，它只反映样本数据与预测情况的一致程度。例如，$P = 0.02$ 意味着样本数据和根据模型预测的情况不是很接近，$P = 0.30$ 暗示样本数据和模型分析预测情况相对来说更为相近。事实上，P 值并不是描述"原假设是真是假"或"备择假设是真是假"的概率。所以，P 值既不是原假设为真或为假的概率，也不是备择假设为真或为假的概率。P 值是在总体原假设成立的情况下某样本特征出现的条件概率，并不是原假设错误的概率或备择假设正确的概率。

在报告假设检验结论时，如果 $P < \alpha$，宜说差异有统计学意义（statistically significance），同时写明 P 的数值或相应的不等式。目前许多计算机统计分析软件能提供 P 值的确切值，如 $P = 0.0241$，$P = 0.0573$ 等。

第四节　假设检验的正确应用

一、假设检验的统计意义

假设检验的结论包含统计结论和专业结论两部分。统计结论是根据 P 值大小推断总体参数有无差别；专业结论是根据总体参数间的差异大小和方向有无实际意义作出合理解释。

检验结果 $P \leqslant \alpha$，按所取检验水准 α，拒绝 H_0，接受 H_1，作出差别有统计学意义的结论。这里要特别提醒的是，"显著"是统计专业术语，是以 α 取 0.05 或 0.01 而言，与治疗效果的"显著"、影响作用的"显著"是不同的概念。对于这个结论应正确理解为：在 H_0 成立的条件下（即总体均数相同），从该总体中抽样所得的样本，根据样本能计算得到与它相等或大于它的检验统计量（t 值、u 值、F 值）的可能性小于或等于检验水准 α，根据小概率原理，认为小概率事件在一次试验中不可能发生，所以拒绝 H_0。决不能把 $P \leqslant \alpha$ 理解为两总体均数相同的可能性小于或等于 α，因为我们假设检验的第一步就是先认定 H_0 成立（如两总体均数相同），P 值是 H_0 成立的条件下的 P 值。$P \leqslant \alpha$ 是作出"差别有统计学意义"的结论的唯一依据，使我们将犯 I 型错误的概率控制在 α。

另外，假设检验 H_0 是用反证法的思想给出的，并不一定有实际意义，如果没有正确的试验设计作保证，H_0 有时甚至不合逻辑，如成年男性和女性身高的总体均数相同，肿瘤患者与非肿瘤患者的生存质量相同等。所以当 $P > \alpha$，只能认为没有足够的理由拒绝 H_0，不能以此证明 H_0 是正确的，也不能作出"无差别"或"总体参数相等"的结论。

如果试验是为了提供"无差别"或"相等"的统计学依据，则应采用等效检验，详见第二十七章第三节。

二、假设检验的实际意义

假设检验注重差异有无统计学意义,并不探求差异的大小,也不能揭示差异的实际意义。小的 P 值只能说明有充足理由拒绝原假设,所研究的差异存在统计学意义,并不代表差异一定具有实际意义。尤其是样本量很大的情况下,P 值可能很小,而此时的试验或处理效应可能并没有实际意义。因此,当研究结果具有统计学意义时,应进一步结合总体效应量及专业知识来判断结果的实际意义。

例如,有人调查我国城市女婴出生体重,北方 5 385 人,均数为 3.08kg,标准差为 0.53kg;南方 4 896 人,均数为 3.10kg,标准差为 0.34kg。结论是北方和南方城市女婴出生体重相差不大。但作 t 检验后得 $t=2.93$,$P=0.003\,4$。这里出生体重仅相差 0.02kg,但 P 值很小,这是因为样本量很大。我们决不能因为 $P<0.01$,有高度统计意义,而作出北方和南方城市女婴出生体重均数相差很大的结论。

反之,当样本量很小时,即使样本均数差别较大也会得出较小的检验统计量值和较大的 P 值而作出差别无统计意义的结论。因此,P 值大小只能说明统计学意义,不一定有实际意义。这时一定要结合实际情况考虑有无实际意义,可以说"没有理由认为两总体均数不相等",但不能得出"两总体均数相等"的结论。

对假设检验结果的实际意义或临床意义的判定,一定要结合专业知识。当专业上和统计学上都有意义时,试验结果才有实用价值。实际上,一项研究的实际意义或临床意义在研究设计阶段就应该解决,如在试验计划书中就应该明确,两个药的疗效进行比较,有效率相差多大(统计上称为处理效应的差异,记作 δ_0,如 $\delta_0=8\%$)才有临床意义;新旧两个降血压药的疗效进行比较,治疗后血压下降值平均相差多大(如 $\delta_0=10\text{mmHg}$)才说明新药有效。这里的 δ_0 说明一项研究的差异多大才有实际意义。所以,对于有试验计划书指导的假设检验,检验结果的统计意义与实际意义是一致的,即拒绝 H_0 说明处理效应的差别达到 δ_0,不拒绝 H_0 说明处理效应的差别没有达到 δ_0。但对于没有试验计划书指导的假设检验,如观察性研究用反证法设立的检验假设,差异有无实际意义就要依靠专业知识和逻辑推理去判定了。特别值得注意的是,研究中没有获得差异有统计学意义的结果也是值得报告的。

三、假设检验与区间估计的关系

以均数研究为例,置信区间用于推断总体均数的范围,而假设检验用于推断总体均数间是否有差别。两者既有区别,又相互联系。

(一)置信区间具有假设检验的主要功能

【例 7-4】 为了解甲氨蝶呤对外周血白介素-2(interleukin-2,IL-2)水平的影响,某医生将 60 名哮喘患者随机分为两组,其中对照组 29 例(n_1)采用安慰剂,试验组 31 例(n_2)采用小剂量甲氨蝶呤进行治疗。测得对照组治疗前 IL-2 的均数为 20.00IU/ml($\overline{X}_1$),标准差为 7.00IU/ml(S_1);试验组治疗前 IL-2 的均数为 17.00IU/ml($\overline{X}_2$),标准差为 8.50IU/ml(S_2),问两组总体均数相差多大?

根据题意有

$$S_{\overline{X}_1-\overline{X}_2}=\sqrt{\frac{(n_1-1)S_1^2+(n_2-1)S_2^2}{n_1+n_2-2}\left(\frac{1}{n_1}+\frac{1}{n_2}\right)}=\sqrt{\frac{(29-1)7^2+(31-1)8.5^2}{29+31-2}\left(\frac{1}{29}+\frac{1}{31}\right)}=2.018\,1$$

令 $\alpha=0.05$,$v=n_1+n_2-2=29+31-2=58$,由于 $t_{1-0.05/2,58}$ 与 $t_{1-0.05/2,60}$ 非常接近,姑且用后者代替。查 t 界值表,得 $t_{1-0.05/2,60}=2.000$,按下式计算两总体 IL-2 均数之差($\mu_1-\mu_2$)双侧 95% 的置信区间为

$$(\overline{X}_1-\overline{X}_2)\pm t_{1-\alpha/2,v}S_{\overline{X}_1-\overline{X}_2}=(20.00-17.00)\pm 2.000\times 2.018\,1=(-1.036\,2,7.036\,2)\,(\text{IU}/\text{ml})$$

该区间内包括 0.00,与两总体方差相等时的均数比较 t 检验结果[t 检验的 $t=(20.00-17.00)/2.018\,1=1.487<t_{1-0.05/2,60}=2.000$,$P>0.05$]按照 $\alpha=0.05$ 水准不拒绝 H_0 的推断结论是等价的。

(二)置信区间可提供假设检验没有提供的信息

置信区间在回答差别有无统计学意义的同时,还可以提示差别是否具有实际意义。例如,降血压

药至少要使血压平均降低 10mmHg 才认为具有临床治疗意义,即 10mmHg 是具有实际意义的值。在图 7-5 中,置信区间(1)~(3)均不包含原假设 H_0,意味着相应的差异具有统计学意义,且(1)提示差异具有实际意义;(2)提示可能具有实际意义;(3)提示实际意义不大。图 7-5 中的(4)与(5)均无统计学意义,但(4)提示样本量不足,(5)属于可以不拒绝原假设的情况。

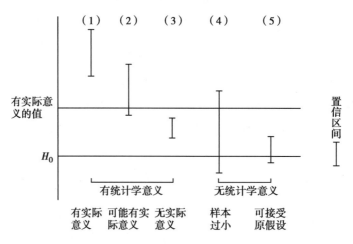

图 7-5　置信区间可以提供的信息

(三)假设检验比置信区间多提供的信息

假设检验可以报告确切的 P 值,置信区间只能在预先确定的置信度 $100(1-\alpha)\%$ 的水平上进行推断。在不拒绝 H_0 的场合,可以对检验效能作出估计,从而评价在识别差异能力增强的情形下是否能够拒绝 H_0,而置信区间并不提供这方面的信息。

根据以上的讨论,置信区间与相应的假设检验既能提供相互等价的信息,又有各自不同的功能。把置信区间与假设检验结合起来,可以提供更为全面、完整的信息。因此,很多专业期刊要求,在报告假设检验结论的同时,必须报告相应区间估计的结果。美国心理协会 2010 年发布的出版手册中指出:假设检验是起点,在这基础上增加报告效应量、置信区间和全面的描述才能表达出结果的完整含义。

第五节　案　例

【案例 7-1】　某疾病病死率高达 52%。某医生改变治疗方案,收治 3 名患者,结果死亡 1 例,康复 2 例。撰文报道,新治疗方案病死率为 33%,低于 52%。请对此进行评价。

解析:首先,实施新方案的样本仅 3 例。样本量太小,抽样误差太大,样本病死率很难逼近总体病死率。其次,目标是比较新旧两种治疗方案的总体病死率,应该通过统计推断的手段实现,例如采用假设检验或区间估计的方式。所以,建议增加新方案的样本量,并进行统计推断以实现目的。

 思考与练习

一、单项选择题

1. 关于假设检验,下列说法正确的是(　　　)

　　A. 单侧检验优于双侧检验

　　B. 采用单侧检验还是双侧检验取决于 u 值大小

　　C. 若 P 值大于 0.05,应接受 H_0

D. 若 P 值小于 0.05,则接受 H_1 可能犯第一类错误

E. 用 u 检验进行两样本总体均数比较时,对样本量没有要求

2. 两样本比较时,分别取以下检验水准,第二类错误最小的水准是( )

A. $\alpha = 0.05$ B. $\alpha = 0.01$

C. $\alpha = 0.10$ D. $\alpha = 0.20$

E. $\alpha = 0.15$

3. 在两样本均数差别的 u 检验中,如果检验结果 $P > 0.05$,事先估计并确定合适的样本量的一个重要作用是( )

A. 控制 I 型错误概率的大小   B. 可以消除 I 型错误

C. 控制 II 型错误概率的大小   D. 可以消除 II 型错误

E. 同时消除 I 型错误和 II 型错误

4. 两样本均数比较的 u 检验,差别有统计学意义时,P 越小,说明( )

A. 两样本均数差别越大   B. 两总体均数差别越大

C. 越有理由认为两总体均数不同   D. 越有理由认为两样本均数不同

E. 越有理由认为两总体均数相同

5. 在两样本均数比较的 u 检验中,原假设是( )

A. 两总体均数相等   B. 两样本均数相等

C. 两总体均数不等   D. 两样本均数不等

E. 样本均数等于总体均数

6. 分别从随机数字表抽得 50 个(各取两位数字)随机数字作为两个样本,其均数和方差分别为 $\bar{X}_1$、S_1^2 和 $\bar{X}_2$、S_2^2,则理论上( )

A. 两总体均数相差为 0

B. $\bar{X}_1 \neq \bar{X}_2$,两总体均数相差不为 0

C. $S_1^2 \neq S_2^2$,两总体方差相差不为 0

D. 作两样本均数的 u 检验,必然得出无差别的结论

E. 作两样本均数的 u 检验,必然得出有差别的结论

二、问答题

1. 假设检验中 α 与 P 有什么联系与区别?为什么假设检验结果 $P < 0.05$ 可以作出"有差别"的结论,$P > 0.05$ 不能作出"无差别"的结论?

2. 怎样正确运用单侧检验和双侧检验?

3. 为什么假设检验的结果不能绝对化?

4. 简述检验效能的概念和主要影响因素以及它们之间的关系。

5. 简述 I 型错误和 II 型错误的区别与联系。了解这两类错误有何实际意义。

6. 如何理解假设检验的因果关系推论与实验设计的关系?

三、计算题

1. 为观察白芍总苷对寻常性银屑病的治疗效果和安全性,将 100 例患者随机分为白芍总苷＋阿维 A 组(白芍总苷组)和安慰剂＋阿维 A 组(安慰剂组),每组各 50 例,治疗 12 周后观察结束,比较两组的银屑病面积和严重程度指数(psoriasis area and severity index,PASI)的评分并评价疗效。12 周时,白芍总苷组的 PASI 均数为 4.37,标准差为 2.92;安慰剂组的 PASI 均数为 3.20,标准差为 2.31。是否有统计学证据证明白芍总苷治疗寻常性银屑病有效?

2. 某医院儿科将 255 名慢性胃炎患儿随机分成两组,分别采用中药和西药治疗,结果见表 7-2。问两种药物的疗效有无差别?

表 7-2   两组慢性胃炎患儿的治疗结果

组别	观察例数	有效例数	有效率/%
中药组	131	126	96.2
西药组	124	90	72.6

（杨土保）

第八章

定量资料的假设检验

【学习要点】

1. 定量资料的单样本、两样本均数比较可采用 t 检验,两组或两组以上样本均数比较可采用方差分析。这些方法既可用于实验性研究,也可以用于观察性研究。

2. 以两个独立样本均数比较的 t 检验为例,t 检验的基本思想是:在原假设下,两个样本均数的差值与差值的标准误的比值为 t 值,并服从 t 分布。若 t 值不大(未超过 t 分布的界值),则不拒绝原假设;反之,则拒绝原假设。

3. 以完全随机设计下多个均数比较为例,方差分析的基本思想是:在原假设下,不同组间均数的差异纯粹由抽样误差导致,组间变异属于随机变异。各个组内观察值的变异体现同质个体的个体变异,组内变异也属于随机变异。理论上,组内变异与组间变异相同,即组间均方与组内均方之比(F 值)为 1。若 F 值不大(未超过 F 分布的界值),则不拒绝原假设;反之,则拒绝原假设。

4. 多个样本均数比较不能简单使用 t 检验进行两两比较,这会导致 I 型错误膨胀。实际应用时,应该根据需求选择合适的两两比较方法,如 SNK-q 检验、Dunnett-t 检验、LSD-t 检验、Bonferroni 检验等。

5. 应用 t 检验和方差分析时,应关注其适用条件和注意事项,如独立性、正态性、方差齐性。方差齐性检验方法有 F 检验、Bartlett 检验、Levene 检验等,各方法都存在应用条件及优缺点。

6. 随机区组设计(包括两样本的配对设计)控制了区组因素,能够提高检验效能。

定量资料假设检验的主要任务是比较样本均数。单个样本或两个样本均数比较的假设检验常采用 t 检验,多个样本均数比较的假设检验常采用方差分析。实际应用时,应把握各种假设检验方法的用途、适用条件和注意事项。

第一节 单样本均数的 t 检验

根据研究设计类型和资料性质,t 检验(t-test)又可分为单样本均数的 t 检验,配对样本均数的 t 检验,两独立样本均数的 t 检验。

单样本均数的 t 检验又称单样本 t 检验(one sample t-test),适用于样本均数 $\bar{X}$ 与已知总体均数 μ_0 的比较,目的是检验样本均数 $\bar{X}$ 所代表的未知总体均数 μ 是否与已知总体均数 μ_0 有差别。已知总体均数 μ_0 一般指理论值、标准值或经过大量观察所得到的稳定值。小样本数据分析时,单样本均数的 t 检验的应用条件是资料服从正态分布(正态分布检验方法详见第十五章),其检验统计量 t 按式(8-1)计算。

$$t = \frac{\bar{X} - \mu_0}{S/\sqrt{n}}, \quad v = n - 1 \tag{8-1}$$

式中,S 为样本标准差,n 为样本量,v 为自由度。

【例 8-1】 通过以往大量资料得知某地 20 岁男子平均身高为 168cm,今随机测量当地 16 名 20 岁男子,得其身高均数为 172cm,标准差为 7cm。问当地现在 20 岁男子的平均身高是否比以往高?

本例目的是比较样本均数所来自的总体均数是否高于已知的总体均数。根据经验,身高服从正态分布,可用单样本均数的 t 检验。

1. 建立检验假设,确定检验水准

$H_0:\mu=\mu_0=168cm$,即现在该地 20 岁男子的平均身高与以往 20 岁男子的平均身高相等。

$H_1:\mu>\mu_0=168cm$,即现在该地 20 岁男子的平均身高高于以往 20 岁男子的平均身高。

$\alpha=0.05$(单侧)。

2. 计算检验统计量

本例 $n=16,\overline{X}=172cm,S=7cm,\mu_0=168cm$。按式(8-1)可得

$$t=\frac{172-168}{7/\sqrt{16}}=2.286,\quad v=16-1=15$$

3. 确定 P 值

利用 Excel 函数 "=TDIST(2.286,15,1)",得单侧概率 $P=0.0186$,按 $\alpha=0.05$ 水准,拒绝 H_0,差异有统计学意义。

4. 结论

可以认为该地 20 岁男子平均身高比以往要高。

样本均数 $\overline{X}$ 与已知总体均数 μ_0 的比较,当样本量较大时,亦可近似地采用 u 检验(参见本章第六节)。

第二节　配对样本均数的 t 检验

配对样本均数的 t 检验又称配对 t 检验(paired/matched t-test),适用于配对设计的定量资料的两相关样本均数的比较,目的是检验两相关样本差值的均数所代表的未知总体均数是否等于 0。配对设计(paired design)有两种情况:①同源配对,同一研究对象分别接受两种不同处理;②异源配对,为消除混杂因素的影响,将实验对象按某些重要特征(如性别、年龄等)相近的原则配对,并分别随机实施两种处理,如同性别、同窝的两只动物配成一对。

配对设计的数据具有一一对应的特征,研究者关心的变量常常是对子的效应差值而不是各自的效应值。在进行配对资料的 t 检验时,应求出各对数据间的差值 d,将 d 作为变量值计算均数。若两处理因素的效应无差别,理论上差值 d 的总体均数 μ_d 应为 0。故可将该检验理解为差值的样本均数 $\overline{d}$ 所对应的总体均数 μ_d 与总体均数 0 的比较,因此,其应用条件是差值 d 变量服从正态分布。配对 t 检验的检验统计量 t 可按式(8-2)构造如下

$$t=\frac{\overline{d}-0}{S_{\overline{d}}}=\frac{\overline{d}}{S_d/\sqrt{n}},\quad v=n-1 \tag{8-2}$$

式中,d 为每对数据的差值,$\overline{d}$ 为差值的样本均数,S_d 为差值的标准差,$S_{\overline{d}}$ 为差值样本均数的标准误,n 为对子数,v 为自由度。

【例 8-2】 某医院随机抽取 16 名健康男青年,利用 A、B 两种血红蛋白测定仪器检测了其血红蛋白浓度(g/L),检测结果见表 8-1 第 2、3 列。问:两种血红蛋白测定仪器的检测结果是否有差别?

表 8-1　两种仪器检测 16 名健康男青年血红蛋白浓度的结果

单位:g/L

编号	仪器 A 检测的血红蛋白浓度	仪器 B 检测的血红蛋白浓度	血红蛋白浓度的差值
1	113	140	27
2	125	150	25
3	126	138	12
4	130	120	−10

续表

编号	仪器 A 检测的血红蛋白浓度	仪器 B 检测的血红蛋白浓度	血红蛋白浓度的差值
5	150	140	−10
6	145	145	0
7	135	135	0
8	105	115	10
9	128	135	7
10	135	130	−5
11	100	120	20
12	130	133	3
13	110	147	37
14	115	125	10
15	120	114	−6
16	155	165	10

注:血红蛋白浓度的差值=仪器 B 检测的血红蛋白浓度−仪器 A 检测的血红蛋白浓度。

本例为同源配对设计。计算 A、B 两种测定仪器检测的血红蛋白浓度差值,结果见表 8-1 第 4 列。对差值进行正态性检验满足正态性(Shapiro-Wilk 统计量 $W=0.949, v=16, P=0.469\,7$,方法详见第十五章),可用配对样本均数的 t 检验。

1. 建立检验假设,确定检验水准

$H_0: \mu_d = 0$,即 A、B 两种测定仪器检测血红蛋白浓度差值的总体均数为 0。

$H_1: \mu_d \neq 0$,即 A、B 两种测定仪器检测血红蛋白浓度差值的总体均数不为 0。

$\alpha = 0.05$(双侧)。

2. 计算检验统计量

本例 $\bar{d} = 8.125\text{g/L}, S_d = 13\,735\text{g/L}, n = 16$,按式(8-2)可得

$$t = \frac{8.125}{13.735/\sqrt{16}} = 2.366, \quad v = 16 - 1 = 15$$

3. 确定 P 值

利用 SPSS 软件得双侧概率 $P=0.031\,9$,按 $\alpha=0.05$ 水准,拒绝 H_0,接受 H_1,差异有统计学意义。

4. 结论

可以推断 A、B 两种血红蛋白测定仪器检测结果的差值的均数不为 0,并且仪器 B 的血红蛋白浓度检测值高于仪器 A 的血红蛋白浓度检测值。

【例 8-3】 某研究者采用配对设计进行实验,比较 2 种抗癌药物对小白鼠肉瘤的抑瘤效果。先将 10 只染有肉瘤的小白鼠按体重大小配成 5 个对子,每个对子内 2 只小白鼠随机接受两种抗癌药物,以肉瘤的重量为指标,实验结果见表 8-2 的第 2、3 列。问:2 种不同药物的抑瘤效果有无差别?

表 8-2　不同药物作用后小白鼠肉瘤的重量　　单位:g

编号	A 药作用后肉瘤的重量	B 药作用后肉瘤的重量	肉瘤重量的差值
1	0.82	0.65	0.17
2	0.73	0.54	0.19
3	0.43	0.34	0.09
4	0.41	0.21	0.20
5	0.68	0.43	0.25

注:肉瘤重量的差值=A 药作用后肉瘤的重量−B 药作用后肉瘤的重量。

本例为异源配对设计。A 药、B 药作用后小白鼠肉瘤重量的差值的计算结果见表 8-2 的第 4 列。对差值进行正态性检验满足正态性(Shapiro-Wilk 统计量 $W=0.949,v=5,P=0.727\,3$),可用配对 t 检验。

1. 建立检验假设,确定检验水准

$H_0:\mu_d=0$,即 2 种不同药物的抑瘤效果相同。

$H_1:\mu_d\neq0$,即 2 种不同药物的抑瘤效果不相同。

$\alpha=0.05$(双侧)。

2. 计算检验统计量

本例 $\bar{d}=0.180\text{g},n=5,S_d=0.058\text{g}$,按式(8-2)可得

$$t=\frac{0.180}{0.058/\sqrt{5}}=6.903,\quad v=5-1=4$$

3. 确定 P 值

利用 SPSS 软件得双侧概率 $P=0.002\,3$,按 $\alpha=0.05$ 水准,拒绝 H_0,接受 H_1,差异有统计学意义。

4. 结论

可认为 2 种不同的药物的抑瘤效果不相同,B 药的抑瘤效果较好。

第三节 两独立样本均数的 t 检验

两独立样本 t 检验(two independent samples t-test),又称成组 t 检验,适用于完全随机设计两独立样本均数的比较,其比较的目的是检验两独立样本均数所代表的未知总体均数是否相等,其应用条件是两组数据均服从正态分布,且两样本对应的两总体方差相等。两组完全随机设计是将研究对象完全随机分配到两个不同处理组,或从两个总体中随机抽取样本进行比较。

一、两总体方差相等时的均数比较 t 检验

当两总体方差相等,即 $\sigma_1^2=\sigma_2^2$ 时,两独立样本 t 检验统计量构造如下。

$$t=\frac{\bar{X}_1-\bar{X}_2}{S_{\bar{X}_1-\bar{X}_2}},\quad v=n_1+n_2-2 \tag{8-3}$$

$$S_{\bar{X}_1-\bar{X}_2}=\sqrt{S_c^2\left(\frac{1}{n_1}+\frac{1}{n_2}\right)},\quad S_c^2=\frac{(n_1-1)S_1^2+(n_2-1)S_2^2}{n_1+n_2-2} \tag{8-4}$$

式中,$\bar{X}_1$ 和 $\bar{X}_2$ 为两样本均数,$S_{\bar{X}_1-\bar{X}_2}$ 为均数之差的标准误,S_c^2 为合并方差(combined variance 或 pooled variance),n_1、n_2 分别为两样本的样本量,v 为自由度。

当 $H_0:\mu_1=\mu_2$ 为真时,两样本检验统计量 t 服从自由度为 n_1+n_2-2 的 t 分布。当统计检验结果为 $P\leqslant\alpha$ 时,拒绝 H_0,接受备择假设 $H_1:\mu_1\neq\mu_2$。

【例 8-4】 为了解内毒素对肌酐的影响,将 20 只雌性中年大鼠随机分为甲组和乙组。甲组中的每只大鼠不给予内毒素,乙组中的每只大鼠则给予 3mg/kg 的内毒素。分别测得两组大鼠的肌酐浓度(mg/L)结果如表 8-3。问:内毒素是否对肌酐有影响?

表 8-3　两组大鼠的肌酐浓度　　　　　　　　　　　　　　　　　单位:mg/L

组别	肌酐浓度									
甲组	6.2	3.7	5.8	2.7	3.9	6.1	6.7	7.8	3.8	6.9
乙组	8.5	6.8	11.3	9.4	9.3	7.3	5.6	7.9	7.2	8.2

本例为完全随机设计。对两组进行正态性检验均满足正态性(甲组:Shapiro-Wilk 统计量 $W=0.923, v=10, P=0.380\,4$;乙组:$W=0.977, v=10, P=0.948\,0$)。

对两组进行两样本方差齐性检验满足方差齐性(Levene 方差齐性检验 $F=0.527, P=0.477\,2$),可用两独立样本均数的 t 检验。

1. 建立检验假设,确定检验水准

$H_0: \mu_1 = \mu_2$,即内毒素对肌酐无影响。

$H_1: \mu_1 \neq \mu_2$,即内毒素对肌酐有影响。

$\alpha = 0.05$(双侧)。

2. 计算检验统计量

今算得甲组大鼠的肌酐均数 $\overline{X}_1=5.360$mg/L,标准差 $S_1=1.699$mg/L;乙组大鼠的肌酐均数 $\overline{X}_2=8.150$mg/L,标准差 $S_2=1.597$mg/L。按式(8-3)、式(8-4)得

$$t = \frac{5.360 - 8.150}{\sqrt{\dfrac{(10-1) \times 1.699^2 + (10-1) \times 1.597^2}{10+10-2} \times \left(\dfrac{1}{10} + \dfrac{1}{10}\right)}} = -3.785,$$

$$v = 10 + 10 - 2 = 18$$

3. 确定 P 值

利用 SPSS 软件得双侧概率 $P=0.001\,4$,按 $\alpha=0.05$ 水准,拒绝 H_0,接受 H_1,差异有统计学意义。

4. 结论

可以认为内毒素对肌酐有影响。结合本例,内毒素具有升高肌酐浓度的作用。

二、两总体方差不等时的均数比较 t' 检验

若两总体方差不等,即 $\sigma_1^2 \neq \sigma_2^2$ 时,可采用近似 t 检验(t' 检验)。t' 检验亦称近似 t 检验,常用 Satterthwaite 法近似 t 检验。Satterthwaite 法是对自由度进行校正的一种方法。t' 统计量的公式为

$$t' = \frac{\left|\overline{X}_1 - \overline{X}_2\right|}{\sqrt{\dfrac{S_1^2}{n_1} + \dfrac{S_2^2}{n_2}}} \tag{8-5}$$

自由度校正公式为

$$v = \frac{(S_1^2/n_1 + S_2^2/n_2)^2}{\dfrac{(S_1^2/n_1)^2}{n_1-1} + \dfrac{(S_2^2/n_2)^2}{n_2-1}} \tag{8-6}$$

【例 8-5】 随机抽取 10 名晚期肺癌患者和 12 名硅沉着病 0 期工人,利用 X 线胸片测量肺门横径右侧距 RD(right distance of hilar diameter)值(cm),结果见表 8-4。问:晚期肺癌患者的 RD 值是否高于硅沉着病 0 期工人的 RD 值?

表 8-4 肺癌晚期患者和硅沉着病 0 期工人的 RD 值　　　　　　　　　　单位:cm

组别	RD 值										
硅沉着病 0 期工人	3.23	3.50	4.04	4.15	4.28	4.34	4.47	4.64	4.75	4.82	4.95	5.10
晚期肺癌患者	2.78	3.23	4.20	4.87	5.12	6.21	7.18	8.05	8.56	9.60		

本例为完全随机设计。对两组进行正态性检验均满足正态性(硅沉着病 0 期工人:Shapiro-Wilk 统计量 $W=0.943, v=12, P=0.532\,8$;晚期肺癌患者:$W=0.959, v=10, P=0.774\,8$)。

对两组进行两样本方差齐性检验,结果方差不齐(Levene 方差齐性检验 $F=20.433, P<0.001$),只能用两独立样本均数的 t' 检验。

1. 建立检验假设,确定检验水准

$H_0: \mu_1 = \mu_2$,即晚期肺癌患者的 RD 值与硅沉着病 0 期工人的 RD 值相等。

$H_1: \mu_1 > \mu_2$,即晚期肺癌患者的 RD 值高于硅沉着病 0 期工人的 RD 值。

$\alpha = 0.05$(单侧)。

2. 计算检验统计量

按式(8-5)和式(8-6)计算得

$$t' = \frac{5.980 - 4.356}{\sqrt{\dfrac{2.321^2}{10} + \dfrac{0.566^2}{12}}} = 2.160$$

$$v = \frac{(2.321^2 / 10 + 0.566^2 / 12)^2}{\dfrac{(2.321^2 / 10)^2}{10 - 1} + \dfrac{(0.566^2 / 12)^2}{12 - 1}} = 9.893$$

3. 确定 P 值

利用 SPSS 软件得单侧概率 $P = 0.056\,4/2 = 0.028\,2$,按 $\alpha = 0.05$ 水准,拒绝 H_0,接受 H_1,差异有统计学意义。

4. 结论

可认为晚期肺癌患者的 RD 值高于硅沉着病 0 期工人的 RD 值。

两独立样本均数比较,当样本量较大时,亦可近似地采用 u 检验(参见本章第六节)。

第四节　多个独立样本均数的方差分析

本章第三节介绍的 t 检验适用于两个样本均数的比较,但实际工作中,常常会遇到多个样本均数的比较。此时,t 检验方法不再适用,需要采用方差分析(analysis of variance,ANOVA)。方差分析是分析处理因素方差是否与机会期望方差相等的一种方法,故此得名。由英国统计学家 R. A. Fisher 于1923 年首次提出,为纪念 Fisher,故方差分析又称 F 检验。

多个样本均数比较不能简单采用 t 检验,理由如下。①增加了假设检验的次数:如有 g 个处理因素分组,按数学的组合(combination)原理,g 个均数两两比较需要进行 c 次 t 检验,计算公式如下。

$$c = \mathrm{C}_g^2 = \frac{g!}{2!(g-2)!} = g(g-1)/2$$

如 $g = 3, 4, 5, 6, \cdots$,则分别需要进行 $3, 6, 10, 15, \cdots$ 次 t 检验。②增大了 I 型错误的概率:根据二项分布原理,在检验水准 α 确定的情况下,如进行 c 次 t 检验,则至少有一次犯 I 型错误的概率为

$$\alpha' = P(X \geqslant 1) = 1 - P(X = 0) = 1 - \mathrm{C}_c^0 \times \alpha^0 (1-\alpha)^c = 1 - (1-\alpha)^c \approx c\alpha$$

如果 $\alpha = 0.05, g = 6$,进行 15 次 t 检验,则 I 型错误的概率增大为 $\alpha' = 1 - (1 - 0.05)^{15} = 0.536\,7$(或 $\alpha' \approx c\alpha = 0.75$)。

一、方差分析的基本思想

根据研究目的和设计类型,将全部观察值的总变异分解为两个或多个部分,各部分的变异可由不同处理因素的影响效应或者误差的效应解释,将各影响因素产生的变异(处理因素方差)与随机误差变异(机会期望方差)进行比较,以推断该因素是否存在影响效应。

下面结合单个处理因素的完全随机设计资料,介绍方差分析的基本思想。

$H_0: \mu_1 = \mu_2 = \cdots = \mu_g$,即所有总体均数相等。

H_1:各总体均数间不等或不全相等。

数据格式见表 8-5。

表8-5 g 个处理组的试验结果

处理因素	测量值						样本量	均数	标准差
第1水平	X_{11}	X_{12}	$\cdots$	X_{1j}	$\cdots$	X_{1n_1}	n_1	$\overline{X}_1$	S_1
第2水平	X_{21}	X_{22}	$\cdots$	X_{2j}	$\cdots$	X_{2n_2}	n_2	$\overline{X}_2$	S_2
$\vdots$	$\vdots$	$\vdots$	$\vdots$	$\vdots$	$\vdots$	$\vdots$	$\vdots$	$\vdots$	$\vdots$
第 i 水平	X_{i1}	X_{i2}	$\cdots$	X_{ij}	$\cdots$	X_{in_i}	n_i	$\overline{X}_i$	S_i
$\vdots$	$\vdots$	$\vdots$	$\vdots$	$\vdots$	$\vdots$	$\vdots$	$\vdots$	$\vdots$	$\vdots$
第 g 水平	X_{g1}	X_{g2}	$\cdots$	X_{gj}	$\cdots$	X_{gn_g}	n_g	$\overline{X}_g$	S_g
合计							n	$\overline{X}$	S

按完全随机设计将全部研究对象随机分成 g 组,分别给予第 $i(i=1,2,\cdots,g)$ 处理,每一处理组的样本量为 $n_i,n=\sum n_i$。用 X_{ij} 表示第 i 处理组的第 $j(j=1,2,\cdots,n_i)$ 个测量值。$\overline{X}_i$、S_i 分别表示第 i 处理组的均数、标准差,$\overline{X}$、S 分别表示总均数、总标准差。

（一）变异的分解

对于完全随机设计的方差分析,总变异(total variation)可分解为组内变异(within-group variation)和组间变异(between-group variation)两部分。

1. 总变异 总变异是所有 n 个测量值与总均数 $\overline{X}$ 之间的差异。用离均差平方和(sum of squares of deviations from mean)表示变异,用符号 SS 表示,则总离均差平方和的计算公式为

$$
\begin{aligned}
SS_{\text{总}} &= \sum_{i=1}^{g}\sum_{j=1}^{n_i}(X_{ij}-\overline{X})^2 \\
&= (X_{11}-\overline{X})^2+(X_{12}-\overline{X})^2+\cdots+(X_{ij}-\overline{X})^2+\cdots+(X_{gn_g}-\overline{X})^2
\end{aligned}
\tag{8-7}
$$

因为是将各组数据当成了一个整体,所以其自由度 $v_{\text{总}}=n-1$。

各组自身的变异为

$$
SS_i = \sum_{j=1}^{n_i}(X_{ij}-\overline{X}_i)^2, \quad i=1,2,\cdots,g
$$

2. 组内变异 每组 SS_i 之和称为组内变异。

$$
SS_{\text{组内}} = \sum_{i=1}^{g}SS_i = \sum_{i=1}^{g}\sum_{j=1}^{n_i}(X_{ij}-\overline{X}_i)^2
\tag{8-8}
$$

反映了随机误差的大小,又称为误差。组内自由度

$$
v_{\text{组内}} = \sum_{i=1}^{g}(n_i-1) = n-g
$$

3. 组间变异 组间变异反映了处理因素不同水平之间的差异,除随机误差外,也包括组间差异。其大小可用各组样本均数 $\overline{X}_i$ 与总均数 $\overline{X}$ 的离均差平方和之和表示,即

$$
\begin{aligned}
SS_{\text{组间}} &= \sum_{i=1}^{g}n_i(\overline{X}_i-\overline{X})^2 \\
&= n_1(\overline{X}_1-\overline{X})^2+n_2(\overline{X}_2-\overline{X})^2+\cdots+n_g(\overline{X}_g-\overline{X})^2
\end{aligned}
\tag{8-9}
$$

组间自由度 $v_{\text{组间}}=g-1$。$\overline{X}_i$ 是第 i 组的 n_i 个个体值的均数,所以在计算每一个组间离均差平方和时,均需在前面乘以 n_i,以此作为每一个组间离均差平方和的权重。

不难验证三个变异指标之间有如下关系。

$$
SS_{\text{总}} = SS_{\text{组间}} + SS_{\text{组内}}
\tag{8-10}
$$

$$
v_{\text{总}} = v_{\text{组间}} + v_{\text{组内}}
\tag{8-11}
$$

（二）变异的比较

由于上述离均差平方和（$SS_{组间}$、$SS_{组内}$）与样本量有关,样本量越大,离均差平方和越大,所以不能直接比较。为了消除样本量的影响,需要将各部分的离均差平方和除以各自的自由度,得到相应的平均变异指标——均方（mean square, MS）,以符号 MS 表示,均方即方差,它是标准差的平方。组间均方（between mean square）和组内均方（within mean square）的计算公式为

$$MS_{组间} = \frac{SS_{组间}}{v_{组间}} \qquad (8-12)$$

$$MS_{组内} = \frac{SS_{组内}}{v_{组内}} \qquad (8-13)$$

方差分析的统计量

$$F = \frac{MS_{组间}}{MS_{组内}} \qquad (8-14)$$

方差分析计算公式可以总结为表 8-6。

表 8-6 方差分析的计算公式

变异来源	离均差平方和 SS	自由度 v	均方 MS	F 值
组间	$\sum_{i=1}^{g} n_i (\bar{X}_i - \bar{X})^2$	$g-1$	$MS_{组间} = \dfrac{SS_{组间}}{v_{组间}}$	$\dfrac{MS_{组间}}{MS_{组内}}$
组内	$\sum_{i=1}^{g}\sum_{j=1}^{n_i} (X_{ij} - \bar{X}_i)^2$	$n-g$	$MS_{组内} = \dfrac{SS_{组内}}{v_{组内}}$	
总变异	$\sum_{i=1}^{g}\sum_{j=1}^{n_i} (X_{ij} - \bar{X})^2$	$n-1$		

当 H_0 为真,即 $\mu_1 = \mu_2 = \cdots = \mu_g$ 成立时,各处理组的样本来自同一总体,无处理因素的作用,则组间变异和组内变异一样,只反映随机误差作用的大小,$MS_{组间}$ 与 $MS_{组内}$ 比较接近,故 F 接近 1。相反,各组有不同处理效应,即 g 个总体均数不全相同时,$MS_{组间}$ 较大,而 $MS_{组内}$ 不会有明显变化,故对应的 F 值会增大。当 $F \geq F_{1-\alpha(v1,v2)}$,$P \leq \alpha$,对于 H_0 为真而言,这是一个小概率事件,一次随机抽样一般是不会发生的,因此可以拒绝 H_0,接受 H_1,可认为各组的总体均数不等或不全相等;相反,若计算得到的 $F < F_{1-\alpha(v1,v2)}$,$P > \alpha$,则没有足够理由拒绝 H_0。

二、多个独立样本均数的检验

上述变异分解、均方估计及 F 统计量都是基于正态分布理论,进行方差分析时同样要求资料满足正态分布且方差相等两个基本假设。即如下所述。

1. 各样本组内观察值相互独立,且服从正态分布。

2. 各样本组内观察值总体方差相等,即方差齐性（homogeneity of variance）。

可对资料的正态性和方差齐性作统计学检验,也可根据专业知识判断。方差分析的用途很广,本章只介绍单个处理因素的完全随机设计的方差分析。

【例 8-6】 为研究茶多酚保健饮料对急性缺氧的影响,某研究者将 60 只小白鼠随机分为低、中、高三个剂量组和一个对照组,每组 15 只小白鼠。对照组给予蒸馏水 0.25ml 灌胃,低、中、高剂量组分别给予 2.0g/kg、4.0g/kg、8.0g/kg 的饮料溶于 0.2~0.3ml 蒸馏水后灌胃。每天一次,40 天后,对小白鼠进行耐缺氧存活时间试验,结果见表 8-7。试比较不同剂量的茶多酚保健饮料对延长小白鼠的平均耐缺氧存活时间有无差别。

表 8-7　各组小白鼠耐缺氧时间

组别	耐缺氧时间 X_{ij}/min								样本量 n_i	均数 X_i/min	标准差 S_i/min
对照组	20.79	22.91	27.21	19.34	17.85	23.79	22.60	18.53	15	21.31	3.40
（$i=1$）	23.23	20.14	26.71	19.36	17.22	24.13	15.85				
低剂量组	22.22	24.74	21.53	19.66	25.89	29.10	18.93	18.64	15	23.23	3.52
（$i=2$）	26.39	25.49	20.43	22.69	29.67	20.36	22.74				
中剂量组	28.56	28.67	25.28	30.38	23.13	23.47	28.88	29.62	15	28.14	4.00
（$i=3$）	24.82	34.64	22.29	29.22	25.63	35.12	32.32				
高剂量组	31.93	37.94	39.76	27.94	29.65	34.23	32.63	29.13	15	32.84	4.66
（$i=4$）	39.62	36.15	28.85	24.07	29.29	35.24	36.13				
合计									60	26.38	5.92

每组的样本量、均数、标准差见表 8-7 的最后三列。每组数据对应的最大值、75% 分位数、中位数、25% 分位数、最小值见图 8-1 所示。图中平行于横轴的虚线是总均数 $=26.38$min，各组平均水平相互之间以及与总均数之间相差较大。那么，它们之间的差异是随机抽样误差导致的，还是差异本身就存在？这些需要进行假设检验。

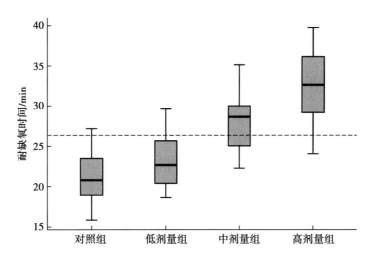

图 8-1　60 例四组小白鼠耐缺氧时间（表 8-7 数据）的箱式图

本例属于完全随机设计。对四组进行正态性检验均满足正态性（对照组：Shapiro-Wilk 统计量 $W=0.966,v=15,P=0.787\,4$；低剂量组：$W=0.939,v=15,P=0.367\,1$；中剂量组：$W=0.947,v=15$，$P=0.484\,1$；高剂量组：$W=0.957,v=15,P=0.643\,1$）。

对四组进行多样本方差齐性检验满足方差齐性（Levene 齐性检验 $F=0.830,v_1=3,v_2=56$，$P=0.482\,9$），可采用多个独立样本均数的方差分析。

1. 建立检验假设，确定检验水准

$H_0:\mu_1=\mu_2=\mu_3=\mu_4$，即四个总体均数相等。

H_1：四个总体均数不等或不全相等。

$\alpha=0.05$（双侧）。

2. 计算检验统计量

可根据式（8-7）至式（8-14），可得到表 8-8。

表 8-8　方差分析表

变异来源	SS	v	MS	F	P
组间	1 205.796	3	401.932	26.087	< 0.000 1
组内	862.797	56	15.407		
总计	2 068.593	59			

3. 确定 P 值

根据 SPSS 软件得到 $P < 0.000\,1$，按 $\alpha = 0.05$，拒绝 H_0，接受 H_1，差异有统计学意义。

4. 结论

可认为不同剂量的茶多酚保健饮料对延长小白鼠的平均耐缺氧存活时间不完全相同。

三、多个样本均数间的多重比较

上述方差分析结论为差异有统计学意义，说明多个总体均数不等或不全相等，但究竟是四组总体均数全部不等，还是其中某几个总体均数不等，需进一步对多个均数作两两比较（也称多重比较）。均数多重比较方法有很多，这里仅介绍最常用的 SNK-q 检验、Dunnett-t 检验、LSD-t 检验和 Bonferroni 检验等四种。

在研究设计中未考虑均数多重比较问题，如探索性研究，经方差分析，结论为有统计学意义之后才决定对多个均数都进行两两事后比较（post hoc comparisons），可采用 SNK-q 检验法（SNK 的英文全称是 Students-Newman-Keuls）。

在设计阶段就根据研究目的或专业知识考虑，计划好对各均数间进行两两比较（planned contrast），如同时验证某药品三个剂型的有效性，只作各剂型与对照组的比较即可，一般采用 Dunnett-t 检验。

根据研究目的或专业知识考虑，在设计阶段决定不作全面的多重比较，如只想比较疾病常见类型之间的疗效差别，此时可采用 LSD-t 检验。

Bonferroni 检验是将 LSD-t 检验获得的 P 值乘以两两比较可能的次数，然后与检验水准 $\alpha = 0.05$ 比较来控制累积 I 型错误概率增大的方法，适用于各种两两比较，其结论相对保守。分组越多越保守，该方法检验效能越差。

上述前三种方法都是基于方差分析中估计的、多组共有的误差均方（或组内均方）计算的，这是与 t 检验最大的不同之处。这四种方法获得的结果会有微小差别，可根据统计设计和专业知识考虑选择不同的多重比较方法。

（一）SNK-q 检验

SNK 法属多重极差检验（multiple range test），因其检验统计量为 q，又称 q 检验。

本法的假设检验统计量为

$$q = \frac{|\overline{X}_A - \overline{X}_B|}{S_{\overline{X}_A - \overline{X}_B}} = \frac{|\overline{X}_A - \overline{X}_B|}{\sqrt{\dfrac{MS_{误差}}{2}\left(\dfrac{1}{n_A} + \dfrac{1}{n_B}\right)}}, \quad v = v_{误差} \tag{8-15}$$

式中，分子为任意两个对比组 A、B 的样本均数的差值绝对值；分母是差值的标准误；n_A 和 n_B 分别为 A 和 B 两个样本的样本量，$MS_{误差}$ 为方差分析中算得的（随机区组设计）误差均方或（完全随机设计）组内均方 $MS_{组内}$。

【例 8-7】　例 8-6 的 F 检验的结论为有统计学意义，试用 SNK-q 检验方法对这四个均数进行多重比较。

1. 建立检验假设,确定检验水准

用 A 与 B 代表相比较的任意两组,则

$H_0: \mu_A = \mu_B$(A 与 B 两个对比组的总体均数相等)。

$H_1: \mu_A \neq \mu_B$(A 与 B 两个对比组的总体均数不等)。

$\alpha = 0.05$(双侧)。

2. 计算检验统计量 q 值

已知:$n_A = n_B = 15$,$MS_{误差} = MS_{组内} = 15.407$。

(1)计算差值的标准误

本例各组样本量相等,故任意两组均数差值的误差均方相等,即

$$S_{\bar{X}_A - \bar{X}_B} = \sqrt{\frac{15.407}{2} \times \left(\frac{1}{15} + \frac{1}{15} \right)} = 1.013$$

(2)样本均数顺序排队编秩号

排队编秩结果如表 8-9 所示。

表 8-9　处理组名称与 q 检验组号(即均数秩次)关系

	对照组	低剂量组	中剂量组	高剂量组
均数	21.310 7	23.232 0	28.135 3	32.837 3
均数秩次(R)	1	2	3	4

(3)列表计算 q 统计量

6 次两两对比的 q 统计量如表 8-10 所示。

表 8-10　四个样本均数两两比较的 q 检验

对比组	两均数之差 $\lvert \bar{X}_A - \bar{X}_B \rvert$	q 值 $\dfrac{\lvert \bar{X}_A - \bar{X}_B \rvert}{1.013}$	组数 a	q 检验界值 $P = 0.05$	q 检验界值 $P = 0.01$	P 值
1 与 4	11.526 7	11.378 8	4	3.74	4.59	< 0.01
1 与 3	6.824 7	6.737 1	3	3.40	4.28	< 0.01
1 与 2	1.921 3	1.896 6	2	2.83	3.76	> 0.05
2 与 4	9.605 3	9.482 0	3	3.40	4.28	< 0.01
2 与 3	4.903 3	4.840 4	2	2.83	3.76	< 0.01
3 与 4	4.702 0	4.641 7	2	2.83	3.76	< 0.01

3. 确定 P 值

q 检验界值不但考虑自由度,而且还考虑均数秩次 R 的差别,用组数 a 表示,可由下式确定,即

$$a = \lvert R_A - R_B \rvert + 1$$

例如,"1 与 4"比较,$a = \lvert 1 - 4 \rvert + 1 = 4$;"1 与 3"比较,$a = \lvert 1 - 3 \rvert + 1 = 3$。依次类推。根据计算的 $MS_{误差}$ 即 $MS_{组内}$ 的自由度 $\nu_{误差} = 56$(本例取 60),及对比组内包含的组数 a 查 q 检验界值表(附表 9),并确定 P 值,填入表 8-10。

按 $\alpha = 0.01$,由表 8-10 得:除对照组与低剂量组的对比组之外,其他均拒绝 H_0,接受 H_1,差异有统计学意义。

4. 结论

除了低剂量组之外,其他不同剂量的茶多酚保健饮料与对照组相比,明显延长了小白鼠的平均耐

缺氧存活时间;且茶多酚保健饮料剂量越高,延长小白鼠的平均耐缺氧存活时间越长。

请注意,q 检验与 t 检验比较有两大差别:①t 检验中的误差是单纯的两组合并误差;而 q 检验基于多组共有的误差均方。②t 检验界值仅与自由度有关;q 检验界值除与自由度有关外,还与组数 a 有关,比较的均数间秩次差别愈大则界值愈大。

(二) Dunnett-t 检验

在实际科研工作中,有时需要了解各处理组与对照组样本均数之间的差别有无统计学意义,而对各处理组间的差别并不全部感兴趣。此时,分析方法会有所不同。下面介绍适用于多个实验组均数逐一与对照组均数进行比较的 Dunnett-t 检验方法。

假设检验统计量为

$$t_{\text{Dunnett}} = \frac{|\bar{X}_{\text{T}} - \bar{X}_{\text{C}}|}{S_{\bar{X}_{\text{T}} - \bar{X}_{\text{C}}}} = \frac{|\bar{X}_{\text{T}} - \bar{X}_{\text{C}}|}{\sqrt{MS_{\text{误差}}\left(\dfrac{1}{n_{\text{T}}} + \dfrac{1}{n_{\text{C}}}\right)}}, \quad v = v_{\text{误差}} \tag{8-16}$$

式中,T 代表多个处理组,C 为对照组;分子为任意处理组与对照组样本均数的差值绝对值;分母是差值的标准误;n_{T} 和 n_{C} 分别为处理组与对照组的样本量;$MS_{\text{误差}}$ 为前述方差分析中算得的误差均方。

【例 8-8】 例 8-6 的 F 检验结论为有统计学意义,试用 Dunnett-t 检验比较高、中、低剂量组与对照组差异有无统计学意义。

1. 建立检验假设,确定检验水准

$H_0:\mu_{\text{T}} = \mu_{\text{C}}$(处理组与对照组的总体均数相等)。

$H_1:\mu_{\text{T}} \ne \mu_{\text{C}}$(处理组与对照组的总体均数不等)。

$\alpha = 0.05$(双侧)。

2. 计算检验统计量 t 值

已知:$n_{\text{T}} = n_{\text{C}} = 15, MS_{\text{误差}} = 15.407$。

(1)计算差值的标准误

本例各组样本量相等,故任意两组均数差值的误差均方相等,即

$$S_{\bar{X}_{\text{T}} - \bar{X}_{\text{C}}} = \sqrt{MS_{\text{误差}}\left(\frac{1}{n_{\text{T}}} + \frac{1}{n_{\text{C}}}\right)} = \sqrt{15.407 \times \left(\frac{1}{15} + \frac{1}{15}\right)} = 1.433$$

(2)列出统计量计算表,如表 8-11 所示。

表 8-11　高、中、低剂量组与对照组均数比较的 Dunnett-t 检验

对比组	两均数之差 $\|\bar{X}_{\text{T}} - \bar{X}_{\text{C}}\|$	t_{Dunnett} 值 $\|\bar{X}_{\text{T}} - \bar{X}_{\text{C}}\|/1.433$	处理组数 a	检验界值 $P = 0.05$	检验界值 $P = 0.01$	P 值
4 与 1	11.526 7	8.042 2	3	2.27	2.90	< 0.01
3 与 1	6.824 7	4.761 6	3	2.27	2.90	< 0.01
2 与 1	1.921 3	1.340 5	3	2.27	2.90	> 0.05

SPSS 软件得到对比组 4 与 1、3 与 1、2 与 1 的双侧 P 值分别为:< 0.000 1、< 0.000 1、0.403 4。

3. 确定 P 值

以 $v_{\text{误差}} = 56$(本例近似取 60)及处理组数 $a = 3$ 查 Dunnett-t 检验界值表(附表 10.2),并确定 P 值,填入表 8-11。由表 8-11 可知,高、中剂量组分别与对照组比较,$P < 0.01$,按 $\alpha = 0.01$ 水准拒绝 H_0,接受 H_1,差异有统计学意义,可认为高、中剂量组比对照组效果更强;但低剂量组与对照组比较,$P > 0.05$,按 $\alpha = 0.05$ 水准不拒绝 H_0,差异没有统计学意义。

NOTES

4. 结论

高、中剂量组比对照组效果更强,但尚不能认为低剂量组比对照组效果更好。

请注意,类似于 q 检验,Dunnett-t 检验与 t 检验比较亦有两大区别:①t 检验的误差是单纯的两组合并误差;Dunnett-t 检验是基于多组共有的误差均方。②t 检验界值仅与自由度有关;Dunnett-t 检验界值除与自由度有关外,还与处理组数 T 有关,处理组愈多则界值愈大。

(三) LSD-t 检验

LSD-t 检验又称最小有意义差异(least significant difference,LSD)t 检验,用于多组中某一对或几对在专业上有特殊意义的均数的比较。一般在设计阶段确定哪些均数需进行多重比较。统计量为

$$t = \frac{|\bar{X}_A - \bar{X}_B|}{S_{\bar{X}_A - \bar{X}_B}} = \frac{|\bar{X}_A - \bar{X}_B|}{\sqrt{MS_{误差}\left(\frac{1}{n_A} + \frac{1}{n_B}\right)}}, \quad v = v_{误差} \quad (8\text{-}17)$$

【例 8-9】 例 8-6 研究的 F 检验结论为有统计学意义,研究目的只为比较低剂量组与高剂量组,低剂量组与对照组效果的差别,试用 LSD-t 检验方法对这两对均数进行多重比较。

1. 建立检验假设,确定检验水准

$H_0:\mu_A = \mu_B$(A 与 B 两个对比组的总体均数相等)。

$H_1:\mu_A \neq \mu_B$(A 与 B 两个对比组的总体均数不等)。

$\alpha = 0.05$(双侧)。

2. 计算检验统计量 LSD-t 值

已知:$n_A = n_B = 15$,$MS_{误差} = 15.407$,$v = v_{误差} = 56$。

(1)计算差值的标准误

本例各组样本量相等,故任意两组均数差值的误差均方相等,即

$$S_{\bar{X}_A - \bar{X}_B} = \sqrt{MS_{误差}\left(\frac{1}{n_A} + \frac{1}{n_B}\right)} = \sqrt{15.407 \times \left(\frac{1}{15} + \frac{1}{15}\right)} = 1.433$$

(2)计算统计量 LSD-t 值,如表 8-12 所示。

表 8-12　两对均数比较的 LSD-t 检验

对比组	两均数之差	LSD-t 值	t 检验界值		P 值
	$|\bar{X}_A - \bar{X}_B|$	$|\bar{X}_A - \bar{X}_B|/1.433$	$P = 0.05$	$P = 0.01$	
2 与 4	9.605 3	6.701 7	2.003	2.667	< 0.01
2 与 1	1.921 3	1.340 5	2.003	2.667	> 0.05

3. 确定 P 值

以 $v_{误差} = 56$ 查 t 界值表(附表 3)确定 t 检验界值,填入表 8-12。

利用 SPSS 软件得到具体 P 值:对比组 "2 与 4" "2 与 1" 分别为 < 0.000 1、0.185 5。按 $\alpha = 0.05$,对比组 2 与 4 的差异有统计学意义,而对比组 2 与 1 的差异没有统计学意义。

4. 结论

高剂量组比低剂量组效果更强,但尚不能认为低剂量组比对照组效果更好。

LSD-t 检验与两独立样本 t 检验(成组 t 检验)的差别在于,LSD-t 检验中的合并方差为方差分析中的误差均方,自由度为方差分析中的误差自由度。

(四) Bonferroni 检验

Bonferroni 检验考虑了累积犯 I 型错误的概率问题,这种方法是在 LSD-t 检验基础上对检验水准进行适当调整的一种保守方法(更不容易拒绝 H_0)。即将 LSD-t 检验获得 P 值乘以两两比较可能的

次数,例 8-6 的 $P_{\text{Bonferroni}} = cP_{\text{LSD}-t} = 6P_{\text{LSD}-t}$,当校正 $P_{\text{Bonferroni}}$ 值大于 1 时,均用 1 取代,如表 8-13 所示。

表 8-13　SPSS 软件得到的、例 8-6 的 LSD-t 检验与 Bonferroni 检验的 P 值

对比组		均数间差值	LSD-t 的 P 值	Bonferroni 的 P 值
1	2	−1.921 3	0.185 5	1.000 0
	3	−6.824 7	0.000 0	0.000 1
	4	−11.526 7	0.000 0	0.000 0
2	1	1.921 3	0.185 5	1.000 0
	3	−4.903 3	0.001 2	0.007 0
	4	−9.605 3	0.000 0	0.000 0
3	1	6.824 7	0.000 0	0.000 1
	2	4.903 3	0.001 2	0.007 0
	4	−4.702 0	0.001 8	0.010 7
4	1	11.526 7	0.000 0	0.000 0
	2	9.605 3	0.000 0	0.000 0
	3	4.702 0	0.001 8	0.010 7

第五节　方差的齐性检验

检验两个或多个总体方差是否相等的方法,称为方差齐性检验(homogeneity test for variance)。常用的方法有 F 检验、Bartlett 检验、Levene 检验等。

一、F 检验

判断两总体方差 σ_1^2、σ_2^2 是否相等常用 F 检验,即

$$F = \frac{S_1^2(较大)}{S_2^2(较小)}, \quad v_1 = n_1 - 1, v_2 = n_2 - 1 \tag{8-18}$$

式中,S_1^2 为较大的样本方差,S_2^2 为较小的样本方差,分子的自由度为 v_1,分母的自由度为 v_2。

检验统计量 F 值为两个样本方差之比,如仅是抽样误差的影响,F 值一般不会偏离 1 太远。求得 F 值后,根据 Excel 函数 "$=\text{FDIST}(F, v_1, v_2)*2$" 得到 P 值(F 值愈大,P 值愈小),然后按所取的 α 水准作出推断结论。

【例 8-10】 对例 8-4,用 F 检验判断两总体肌酐浓度的方差是否齐同。

由例 8-4 知 $S_1 = 1.699\text{mg/L}, n_1 = 10; S_2 = 1.597\text{mg/L}, n_2 = 10$。

1. 建立检验假设,确定检验水准

$H_0: \sigma_1^2 = \sigma_2^2$,即两总体肌酐的总体方差相等。

$H_1: \sigma_1^2 \neq \sigma_2^2$,即两总体肌酐的总体方差不等。

$\alpha = 0.10$(双侧)。

2. 计算检验统计量

按式(8-18)计算得

$$F = \frac{1.699^2}{1.597^2} = 1.13, \quad v_1 = 10 - 1 = 9, v_2 = 10 - 1 = 9$$

3. 确定 P 值

根据 Excel 函数 "$=\text{FDIST}(1.13, 9, 9)*2$" 得到 $P = 0.858$,按 $\alpha = 0.10$ 水准,不拒绝 H_0。

4. 结论

差异无统计学意义,尚不能认为两总体肌酐浓度的方差不等,即两总体肌酐浓度的方差齐同。

故例 8-4 采用了方差相等情形的两独立样本均数的 t 检验。

二、Bartlett 检验

设从 g 个正态分布总体中,分别独立地随机抽取 g 个样本,记各样本均数为 $\bar{X}_i$、样本方差为 S_i^2($i=1,2,\cdots,g$)。$H_0:\sigma_1^2=\sigma_2^2=\cdots=\sigma_g^2$,$H_1$:各总体方差不全相等,有

$$\chi^2=\frac{1}{C}\left[(n-g)\ln S_c^2-\sum_{i=1}^{g}(n_i-1)\ln S_i^2\right],\quad v=g-1 \tag{8-19}$$

其中,合并方差为

$$S_c^2=\frac{\sum_{i=1}^{g}(n_i-1)S_i^2}{n-g}=MS_{组内}$$

校正系数为

$$C=1+\frac{1}{3(g-1)}\left[\sum_{i=1}^{g}\frac{1}{n_i-1}-\frac{1}{n-g}\right]$$

式中,g 为组数,n_i 为各组样本量,$n=\sum n_i$ 为总的样本量,S_i^2 为各组方差。统计量 χ^2 服从以 $g-1$ 为自由度的 χ^2 分布。若 P 值较小,则拒绝 H_0,认为方差不齐;否则,认为方差齐同。

【例 8-11】 对例 8-6,采用 Bartlett 检验判断方差是否满足方差齐性条件。

1. 建立检验假设,确定检验水准

$H_0:\sigma_1^2=\sigma_2^2=\sigma_3^2=\sigma_4^2$,即四个总体方差全相等,方差齐同。

H_1:各总体方差不等或不全相等。

$\alpha=0.10$(双侧)。

2. 计算检验统计量

按式(8-19)计算得到 $n_1=n_2=n_3=n_4=15$,$g=4$,$S_1^2=11.539$,$S_2^2=12.372$,$S_3^2=16.033$,$S_4^2=21.685$,合并方差 $S_c^2=15.407$,校正系数 $C=1.030$,$\chi^2=1.726$,$v=4-1=3$。

3. 确定 P 值

根据 Excel 函数"$=$CHIDIST(1.726,3)"得到 $P=0.631$。按 $\alpha=0.10$ 水准,不拒绝 H_0。

4. 结论

差异无统计学意义,尚不能认为方差不齐,故可认为四个总体具有方差齐性。

三、Levene 检验

前面的 F 检验、Bartlett 检验要求资料服从正态分布,但有时候正态分布条件难以满足,此时可以采用更加广泛使用的 Levene 检验。这一方法是大多数常用统计软件的默认齐性检验方法。

Levene 方差齐性检验的基本原理:将原始观测值 X_{ij} 转换为相应的离差值 z_{ij},SPSS 软件离差值采用公式 $z_{ij}=|X_{ij}-\bar{X}_i|$ 计算,而 SAS 软件离差值采用公式 $z_{ij}=(X_{ij}-\bar{X}_i)^2$ 计算。根据式(8-8)、式(8-9)、式(8-14)对 z_{ij} 进行方差分析,即

$$F=\frac{\sum_{i=1}^{g}n_i(\bar{z}_i-\bar{z})^2/(g-1)}{\sum_{i=1}^{g}\sum_{j=1}^{n_i}(z_{ij}-\bar{z}_i)^2/(n-g)},\quad v_1=g-1,v_2=n-g \tag{8-20}$$

若各组总体方差相等,则组间变异与组内变异接近,F 值接近于 1。

【例 8-12】 对例 8-6,采用 Levene 检验判断方差是否满足方差齐性条件。

1. 建立检验假设,确定检验水准

$H_0: \sigma_1^2 = \sigma_2^2 = \sigma_3^2 = \sigma_4^2$,即四个总体方差全相等,四个总体方差齐同。

H_1:各总体方差不等或不全相等。

$\alpha = 0.10$(双侧)。

2. 计算检验统计量

由 SPSS 软件得 Levene 检验的 $F = 0.830, v_1 = 4 - 1 = 3, v_2 = 60 - 4 = 56$。

3. 确定 P 值

由 SPSS 软件得到 $P = 0.482\,9$,按 0.10 检验水准,$P > \alpha$,不拒绝 H_0。

4. 结论

差异无统计学意义,尚不能认为四个总体方差不同,即方差齐同。

第六节 注 意 事 项

本节主要介绍数据变换、u 检验、多样本均数比较常见的资料或设计类型及其他需要注意的问题。

一、数据变换

当假设检验或专业知识判断,认为数据非正态或方差不齐时,有时可通过数据转换(data transformations)的方法改善资料的正态性和方差齐性。常用方法有对数变换、平方根变换、倒数变换和平方根反正弦变换等。

(一) 平方根反正弦变换

平方根反正弦变换(arcsine square root transformation)又称为角度变换(angular transformation)。当观测值 X 是 0~1 范围内的率,服从 β 分布,由于样本均数靠近 0 或 1 时方差小,而在 0.5 时方差最大,故这时宜采用平方根反正弦变换,使靠近 0.5 的个体变异相对小些。设变换后的新值为 X',则采用变换公式为

$$X' = \arcsin \sqrt{X} \qquad (8-21)$$

其中 arcsin 为反正弦函数。

(二) 平方根变换

平方根变换(square root transformation)适用于观测值 X 服从泊松分布的资料,如单位时间的放射粒子数目。由于这类资料的方差等于均数,当均数大时方差也大,故可用平方根转换,使靠近均数的个体变异相对小些。平方根变换公式为

$$X' = \sqrt{X} \qquad (8-22)$$

(三) 对数变换

对数变换(logarithm transformation)适用于某些服从对数正态分布的资料。变换公式为

$$X' = \log X \qquad (8-23)$$

由于 0 和负值无对数,这时可改用 $X' = \log(X+a)$,a 为任意数,log 可以是 ln、lg 等对数。

恰当的数据变换可同时改善正态性和方差齐性,便于满足 t 检验或方差分析条件。但缺点是难以估计统计描述指标,对分析结果解释欠直观。须注意,数据变换后不等于就具有正态性和方差齐性了,通常还需进一步判断或检验。

二、u 检验

样本量足够大,比如单样本或对子数为 50,两组之和样本量为 100 的情况下,t 分布近似服从 u 分布(即标准正态分布),t 检验也可以采用 u 检验进行分析。对于两样本成组检验,有

$$u = \frac{\left| \overline{X}_1 - \overline{X}_2 \right|}{\sqrt{\dfrac{S_1^2}{n_1} + \dfrac{S_2^2}{n_2}}} \qquad (8\text{-}24)$$

按标准正态分布获得 u 对应的 P 值,如双侧 $u = 1.96, P = 0.05$。

三、多样本均数比较常见的资料或设计类型

前面以完全随机设计的多组间均数比较为例介绍了方差分析方法。这种方法也可以用于观察性研究,因为只关心一个处理因素不同水平间是否存在差异,所以该方法也称为单因素方差分析(one-way ANOVA)。

方差分析也可以用于观察性研究的多因素均数比较。对应到两因素、三因素实验研究设计分别是随机区组设计、拉丁方设计(见第二十六章)。

随机区组设计(randomized block design)又称为随机配伍组设计、单位组设计,是配对设计的推广。具体做法是:先按对试验结果有影响的非研究因素(如性别、体重、年龄、职业、病情、病程等)将研究对象配成若干个区组(block),再分别将各区组内的研究对象随机分配到处理水平不同的各个组。其设计方法是将数据按区组和处理组两个因素进行分组,并对两个分组变量进行方差分析。这种方法也可以用于观察性研究,因为关心一个处理因素和一个区组因素的不同水平间是否存在差异,所以该方法也称为两因素方差分析(two-way ANOVA)。

采用随机区组设计,可校正某些混杂因素(确实与试验结果有关的非研究因素)对研究的干扰,提高统计效率。

第 $j(j = 1, 2, \cdots, b)$ 区组的 g 个研究对象被随机分配接受处理因素第 $i(i = 1, 2, \cdots, g)$ 水平的处理,试验结果用 X_{ij} 表示。方差分析表见表 8-14。

表 8-14　随机区组设计资料的方差分析表

变异来源	v	SS	MS	F
处理组间	$g-1$	$\sum\limits_{i=1}^{g} b(\overline{X}_i - \overline{X})^2$	$\dfrac{SS_{处理}}{v_{处理}}$	$\dfrac{MS_{处理}}{MS_{误差}}$
区组间	$b-1$	$\sum\limits_{j=1}^{b} g(\overline{X}_j - \overline{X})^2$	$\dfrac{SS_{区组}}{v_{区组}}$	$\dfrac{MS_{区组}}{MS_{误差}}$
误差	$(b-1)(g-1)$	$SS_{总} - SS_{处理} - SS_{区组}$	$\dfrac{SS_{误差}}{v_{误差}}$	
总变异	$n-1$	$\sum\limits_{i=1}^{g}\sum\limits_{j=1}^{b} (\overline{X}_{ij} - \overline{X})^2$		

$$SS_{总} = SS_{处理} + SS_{区组} + SS_{误差} \qquad (8\text{-}25)$$

$$v_{总} = v_{处理} + v_{区组} + v_{误差} \qquad (8\text{-}26)$$

【例 8-13】　为研究克拉霉素的抑菌效果,将 28 个短小芽孢杆菌平板,依据菌株的来源不同分成了 7 个区组,每组 4 个平板用随机的方式分配给标准药物高剂量组(SH)、标准药物低剂量组(SL),以及克拉霉素高剂量组(TH)、克拉霉素低剂量组(TL)。给予不同的处理后,观察抑菌圈的直径,结果见表 8-15。问:(1)4 种处理效果是否不同?　(2)不同菌源之间抑菌圈的直径大小是否不同?

表 8-15   28 个平板给予不同处理后的抑菌圈直径   单位:mm

处理组	区组						
	1	2	3	4	5	6	7
SL	18.02	18.32	18.09	18.30	18.26	18.02	18.23
SH	19.41	20.20	19.56	19.41	19.59	20.12	19.94
TL	18.00	18.58	18.21	18.24	18.11	18.13	18.06
TH	19.46	19.89	19.64	19.50	19.56	19.60	19.54

本例中总样本量 $n = 28$, 区组数 $b = 7$, 处理因素水平数 $g = 4$。

1. 建立检验假设, 确定检验水准

对处理组

$H_0: \mu_{SL} = \mu_{SH} = \mu_{TL} = \mu_{TH}$ (4 个处理组的处理效果相同)。

$H_1: \mu_{SL}, \mu_{SH}, \mu_{TL}$ 与 μ_{TH} 不全相等 (4 个处理组的处理效果不全相同)。

$\alpha = 0.05$ (双侧)。

对区组

$H_0: \mu_1 = \mu_2 = \cdots = \mu_6 = \mu_7$ (菌源对抑菌圈的直径大小没有影响)。

$H_1: \mu_1, \mu_2, \cdots, \mu_7$ 不全相等 (菌源对抑菌圈的直径大小有影响)。

$\alpha = 0.05$ (双侧)。

2. 计算检验统计量 F 值

实验结果的方差分析如表 8-16 所示。

表 8-16   例 8-13 实验结果的方差分析表

变异来源	SS	v	MS	F	P
处理	15.604	3	5.201	192.228	< 0.001
区组	0.622	6	0.104	3.831	0.012
误差	0.487	18	0.027		
总变异	16.713	27			

3. 确定 P 值

由方差分析表可知:处理组 $P < 0.01$, 按 $\alpha = 0.05$ 检验水准拒绝 H_0, 接受 H_1, 差别有统计学意义; 对区组 $P < 0.05$, 按 $\alpha = 0.05$ 水准拒绝 H_0, 接受 H_1, 差别有统计学意义。

4. 结论

对于处理组, 可认为 4 个处理组的处理效果不全相同。

对于区组, 可认为菌源对抑菌圈的直径大小有影响。

由上述分析过程可知, 关于变异分解, 有

完全随机设计: $SS_{总} = SS_{处理} + SS_{组内}$

随机区组设计: $SS_{总} = SS_{处理} + SS_{区组} + SS_{误差}$

由此可见, 随机区组设计的优点是:从组内变异中分离出区组变异, 使误差变异减小, 因而更容易发现处理组间的差别, 提高统计效率。每个区组内的若干个研究对象间具有良好的同质性, 组间的均衡性较强。

本例若按完全随机设计分析, 则 $F_{处理} = 112.563, P < 0.01, F$ 值减少了三分之一, 统计效率降低。但使用随机区组设计分析, 偶尔会出现误差变异的减少幅度低于误差自由度的减少幅度, 误差均方变大, 对处理组比较的统计效率反而更低的情况。

注意:方差分析的结果拒绝 H_0,接受 H_1,不能说明各组总体均数间两两都有差别。如果要分析处理组或区组内部的哪两两之间有差别,可进行多个均数间的多重比较。当 $g=2$ 时,随机区组设计方差分析与配对设计资料的 t 检验等价,完全随机设计方差分析与成组设计资料的 t 检验等价,理论上有 $t^2=F$。

四、本章节其他需要注意的事项

1. 定量资料的单样本、两样本均数比较采用 t 检验,两组或两组以上样本均数比较采用方差分析。当用于两个均数间比较时,方差分析检验结果与 t 检验完全等价,比如随机区组设计方差分析与配对设计 t 检验等价,$t^2=F$。事实上,第一自由度为1,第二自由度为 v 时,$F_{(1,v)}$ 分布等于自由度为 v 的 t_v 分布。

2. t 检验包括单样本均数的 t 检验、配对样本均数的 t 检验、两独立样本均数的 t 检验。根据不同设计类型,方差分析方法不一样,本章主要介绍了完全随机化设计的方差分析、随机区组设计的方差分析。t 检验与方差分析既可以用于实验性研究,也可以用于随机抽样调查研究。

3. 运用 t 检验与方差分析时,应弄清各种检验方法的用途、适用条件和注意事项。如小样本数据进行单样本均数的 t 检验要求资料服从正态分布(见第十五章);配对样本均数的 t 检验要求配对差值服从正态分布;两独立样本均数的 t 检验要求两组数据均服从正态分布,且两样本对应的两总体方差相等,对两小样本尤其要求方差齐性。若两总体方差不等,可采用数据变换或 t' 检验或秩变换检验(见第十章)。当样本量较大时,t 检验亦可近似地采用 u 检验。方差分析同样要求各样本对应总体均近似服从正态分布,具有方差齐性。若方差齐同,且各组均近似服从正态分布,选用方差分析。若方差不齐,或某样本对应总体不服从正态分布,可采用数据变换或秩变换检验(见第十章)。

4. 对于不同设计的方差分析,其假设检验的基本思想是一致的,即均将组间均方(处理因素间平均变异)与误差均方(误差平均变异)进行比较。不同之处在于变异分解的项目因设计不同而不同。具体来讲,根据实验设计的类型和研究目的,将全部观测值总的离均差平方和及其自由度分解为两个或多个部分,除随机误差作用外,每个部分的变异可由某个因素的作用加以解释。通过比较不同变异来源的均方,借助 F 分布作出统计学推断,从而推论各种研究因素对实验结果有无影响。

5. 多个样本均数经方差分析后,若差异有统计学意义,需要对多个均数进行多重比较。未计划的多个均数进行两两事后比较,可采用 SNK-q 检验法;对计划好的各组均数与对照组的比较,一般采用 Dunnett-t 检验;只对某一对或某几对在专业上有特殊意义的均数进行比较,可采用 LSD-t 检验。Bonferroni 检验以调整 P 值为主,即将 LSD-t 检验获得的 P 值乘以可能比较次数(C_g^2)后再与人为确定的检验水准 α 进行比较,结果最为保守。相反,上述几种两两比较方法中,LSD-t 检验更容易出现差异有统计学意义的检验结果。

6. 两样本方差的齐性检验主要有 F 检验和 Bartlett 检验,两个方法以要求资料服从正态分布为前提。三个及以上样本方差的齐性检验主要有 Bartlett 检验及 Levene 检验。由于 Levene 检验对资料分布是否服从正态分布不作要求,因此 Levene 检验是国际通用统计软件的默认齐性检验方法。

7. 与完全随机设计相比,随机区组设计(包括两样本的配对设计)将若干个具有良好同质性的研究对象归为一个区组,组间的均衡性较强,因而控制了可能存在的混杂因素,并且在进行方差分析时将区组的变异从原组内变异中分解出来,使误差变异减小,因而更容易察觉处理组间的差别,提高了统计效率。

第七节　案　　例

【案例 8-1】 某研究者为研究金属镉对大鼠肝脏中锌浓度的影响,将20只小鼠随机分为实验组和对照组。实验组小鼠每日饮用含金属镉的水,对照组每日饮用正常水。1个月后,测量小鼠肝脏中锌浓度(μg/ml),结果如表 8-17 所示。该研究者对该数据进行成组 t 检验,结果为:$t=2.117,v=18,$

$P = 0.048$。结论为：两组小鼠肝脏中锌浓度的差别有统计学意义，金属镉具有升高小鼠肝脏中锌浓度的作用。你是否同意该结论？另一作者对数据进行配对 t 检验，结果为：$t = 2.151, v = 9, P = 0.060$。结论为：尚不能认为两组小鼠肝脏中锌浓度的差别有统计学意义，还不能认为金属镉对小鼠肝脏中锌浓度有作用。你是否同意该结论？

表 8-17　实验组和对照组小鼠肝脏中锌浓度　　　　　　　　　　单位：μg/ml

分组	锌浓度									
实验组	7.14	5.95	7.10	8.26	10.08	7.91	9.07	9.30	8.64	8.51
对照组	6.61	7.31	7.20	7.80	7.65	7.65	6.39	6.57	7.91	7.86

解析：研究者将小鼠随机分为实验组和对照组。本例应该采用成组 t 检验。

【案例 8-2】　为研究不同剂量阿托伐他汀对心肌梗死的兔内皮祖细胞（endothelial progenitor cells, EPCs）水平的影响，某研究者将 30 只新西兰大白兔随机分成 3 组，每组 10 只，分别给予生理盐水 5ml/（kg·d）、常规剂量阿托伐他汀 5mg/（kg·d）和大剂量阿托伐他汀 20mg/（kg·d），喂养 8 周，测其喂养后双染阳性细胞（EPCs）计数，如表 8-18 所示。

表 8-18　三种不同喂养方式下新西兰兔双染阳性细胞（EPCs）计数

分组	均数 $\overline{X}$	标准差 S	样本量 n^*
对照组	211.17	18.65	6
常规剂量组	321.44	30.27	9
大剂量组	240.29	44.37	7

注：* 每组 10 只大白兔在实验结束后仍存活的每组有效样本量。

经数据分析，结果如表 8-19 所示。

表 8-19　三组间双染阳性细胞（EPCs）计数的两两 t 检验结果

组别	t	P
对照组和常规剂量组	7.921	< 0.000 1
对照组和大剂量组	1.491	0.164 0
常规剂量组和大剂量组	4.355	0.000 7

问：（1）该资料采用的是何种统计学分析方法？分析是否恰当，为什么？

解析：该例采用 t 检验进行组间两两比较。分析方法不恰当。多次假设检验增加了犯一类错误的概率。

（2）若不正确，应采用何种统计分析方法，请作分析。

解析：应该采用方差分析进行总体组间比较。若结果提示组间差异有统计学意义，可采用 SNK-q 检验法进行组间两两比较。

【案例 8-3】　某医生用 A, B, C 三种营养素喂养小白鼠，用 8 窝小白鼠，每窝 3 只，每窝小白鼠被随机地安排喂养这三种营养素中的一种；6 周后观察小白鼠体重增长（g）情况，得表 8-20 的资料。

表 8-20　三种营养素喂养小白鼠所增体重　　　　　　　　　　单位：g

处理组	窝别								均数
	1	2	3	4	5	6	7	8	
A	50	48	55	66	76	37	63	45	55.0
B	57	59	61	54	81	46	50	43	56.4

续表

处理组	窝别								均数
	1	2	3	4	5	6	7	8	
C	69	66	67	76	83	68	54	48	66.4
均数	58.7	57.7	61.0	65.3	80.0	50.3	55.7	45.3	59.3

经随机区组设计的方差分析得三种营养素间的 $F = 6.319, P = 0.011\ 1$;窝别间的 $F = 6.670$, $P = 0.001\ 3$。认为营养素及窝别两个因素均可影响增长体重,但营养素的作用不如窝别因素大。窝别常反映遗传因素,证明遗传因素对增长体重影响明显。

问:(1)所用统计分析方法是否正确,为什么?

解析:正确。该例采用随机区组设计,设计处理组和区组两个因素,采用两因素方差分析。

(2)作者结论是否正确,表现在什么方面?

解析:两因素方差分析的结果正确,但是结论不正确。P 值越小表示越有可能存在统计学关联,不代表效应越强。

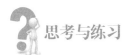 思考与练习

一、选择题

1. 在两样本均数比较的 t 检验中,原假设是(　　　)

　　A. 两样本均数不等　　　　　　　B. 两样本均数相等

　　C. 两总体均数不等　　　　　　　D. 两总体均数相等

　　E. 样本均数等于总体均数

2. 两样本均数比较的 t 检验,差别有统计意义时,P 越小,说明(　　　)

　　A. 两样本均数差别越大　　　　　B. 两总体均数差别越大

　　C. 越有理由认为两总体均数不同　D. 越有理由认为两样本均数不同

　　E. 越有理由认为两总体均数相同

3. 正态性检验,按 $\alpha = 0.05$ 水准,认为总体服从正态分布,此时若推断有错,其错误的概率(　　　)

　　A. 大于 0.05　　　　　　　　　　B. 小于 0.05

　　C. 等于 0.05　　　　　　　　　　D. 等于 β,而 β 未知

　　E. 等于 $1 - \beta$,而 β 未知

4. 对 3 个均数作方差分析,结果有统计学意义,可认为(　　　)

　　A. 3 个总体均数完全不同　　　　B. 3 个样本均数完全不同

　　C. 其中 2 个总体均数不同　　　　D. 其中 2 个样本均数不同

　　E. 2 个或 3 个总体均数不同

5. 当组数等于 2 时,对于同一资料,方差分析结果与 t 检验结果相比(　　　)

　　A. t 检验结果更为准确　　　　　B. 方差分析结果更为准确

　　C. 完全等价且 $t = \sqrt{F}$　　　　　D. 完全等价且 $F = \sqrt{t}$

　　E. 两者结果可能出现矛盾

6. 方差分析中的组间均方是(　　　)

　　A. 表示全部变量值的变异大小　　B. 仅仅表示抽样误差的大小

　　C. 仅仅表示处理作用的大小　　　D. 表示处理作用与抽样误差两者的大小

　　E. 表示总变异与抽样误差两者的大小

7. 若单因素方差分析结果为 $F > F_{0.01(v_1, v_2)}$，则结论是（　　）

A. 证明各总体均数都不相等　　　　B. 证明各总体均数不全相等

C. 可认为各总体均数都不相等　　　D. 可认为各总体均数不全相等

E. 各总体均数全相等

二、简答题

1. t 检验的应用条件是什么，如何判断？应用条件不满足时，如何比较两样本？

2. 方差分析的基本思想和应用条件是什么？总离均差平方和及总自由度应如何计算？

3. 简述方差分析与 t 检验的相同点和不同点。

4. SNK-q 检验、Dunnett-t 检验与 LSD-t 检验法三种方法各自的适用条件是什么？

5. 数据变换在资料处理中的作用是什么？

三、分析计算题

1. 某医生研究脑缺氧对脑组织中生化指标的影响，将出生状况相近的乳猪按出生体重配成7对，每对中的两只乳猪随机接受两种处理，分别为对照组和脑缺氧模型组（实验组），实验结果见表 8-21。试比较两种处理的猪脑组织钙泵的浓度有无差别。

表 8-21　两组乳猪脑组织钙泵浓度　　　　　　　　　　　　　　　　单位：μg/g

乳猪对子编号	对照组	实验组
1	0.355 0	0.275 5
2	0.200 0	0.254 5
3	0.313 0	0.180 0
4	0.363 0	0.323 0
5	0.354 4	0.311 3
6	0.345 0	0.295 5
7	0.305 0	0.287 0

2. 随机抽取 20 只小鼠分配到 A、B 两个不同饲料组，每组 10 只，在喂养一定时间后，测得鼠肝中铁的浓度（μg/g），数据如下。试问不同饲料对鼠肝中铁的浓度有无影响？

A 组：　3.59　　0.96　　3.89　　1.23　　1.61　　2.94　　1.96　　3.68　　1.54　　2.59

B 组：　2.23　　1.14　　2.63　　1.00　　1.35　　2.01　　1.64　　1.13　　1.01　　1.70

3. 为研究雌激素对子宫发育的作用，将 12 只未成年大白鼠按种系相同、体重相近划分为 4 个区组，每个区组 3 只，随机安排注射 2ng/g、4ng/g 和 8ng/g 三种不同剂量的雌激素（分别为 A、B、C 组），一段时间后取出子宫并称重，数据如表 8-22 所示。试比较下列实验结果中三个剂量组之间大白鼠子宫质量的差异有无统计学意义。

表 8-22　未成年雌性大白鼠的子宫质量　　　　　　　　　　　　　　　　单位：mg

区组	处理组		
	A	B	C
甲	106	116	145
乙	42	68	115
丙	70	111	133
丁	42	63	87

4. 某实验者欲研究参芪扶正注射液对心力衰竭大鼠心肌纤维化的影响,选取了 40 只雄性 SD (Sprague Dawley)大鼠,随机分为四组,模型组(A 组)、参芪小剂量组(B 组)、参芪中剂量组(C 组)及参芪大剂量组(D 组),实验开始后第 1 天腹膜内注射阿霉素。药物干预 8 周后,将 SD 大鼠麻醉处死,迅速取心脏标本。用免疫组化法检测心肌 I 型胶原蛋白表达量——积分光密度(integral optical density,IOD)值,结果如表 8-23 所示。

表 8-23 各组大鼠心肌 I 型胶原蛋白相对表达量(IOD 值)

分组	IOD 值									
A 组	1 789.1	1 779.0	1 800.1	1 801.3	1 799.7	1 796.5	1 788.1	1 800.9	1 797.4	1 791.8
B 组	1 185.1	1 189.3	1 167.7	1 185.9	1 169.5	1 192.3	1 185.4	1 188.8	1 207.9	1 180.1
C 组	998.2	979.1	986.5	959.3	981.4	988.6	981.1	996.7	977.8	969.9
D 组	1 757.4	1 768.3	1 779.9	1 739.8	1 801.3	1 780.1	1 774.4	1 783.0	1 770.2	1 775.5

(1)检验资料是否满足方差齐性?

(2)总的来说,四组大鼠心肌 I 型胶原蛋白相对表达量(IOD 值)是否有差异?

(3)试用 LSD-t 方法检验每两组间是否有差异。

(4)已知 A 组(模型组)是对照组,请用 Dunnett-t 检验方法对这三个均数进行多重比较。

(宇传华)

第九章

定性资料的假设检验

【学习要点】

1. 在医学研究中,常需要对定性资料的各种类别如血型(A型、B型、AB型、O型)、癌症类型(腺癌、鳞状细胞癌)及药物或治疗方式的疗效(有效、无效)等进行比较。

2. 定性资料的假设检验包括样本率与总体率的比较、两个或多个总体率(或构成比)的比较、两变量间的关联性检验、暴露与结局关联性的分层分析、趋势检验、Fisher确切概率检验等相关内容。

3. 基于二项分布的概率公式,即直接法和率的正态近似法常被用于样本率与总体率的比较。χ^2检验、Fisher确切概率检验和正态近似法常被用于两个样本率的比较。无论成组设计还是配对设计,应该事先根据数据作出正确判断后,再选择合适的方法(χ^2检验、校正χ^2检验、确切概率法)进行率的比较。

4. 在观察例数比较大,且π不接近0或1时,样本率p近似服从正态分布,此时可以采用正态近似法进行率的假设检验。

5. 以成组设计两个率的比较为例,χ^2检验的基本思想是:在原假设下,实际观察数和理论观察数的差别应该不大,即χ^2统计量未超过分布的界值。若差别较大,则拒绝原假设。

6. χ^2检验常被用于定性资料的组间比较,Cochran-Mantel-Haenszel(CMH)χ^2检验常被用于分层分析,趋势χ^2检验常被用于二分类变量与有序分类变量间的关联性分析。

第一节　样本率与总体率的比较

样本率与总体率的比较即样本率所代表的未知总体率π与已知总体率π_0(一般为理论值或标准值)的比较,目的是推断该样本是否来自某已知总体。由于抽样误差的存在,从率为π_0的总体中进行随机抽样,所得到的样本率p往往与总体率不会恰好相等,并且不同次抽样得到的样本率也不尽相同。可用假设检验的方法来推断样本率与总体率之间的差别是由于各总体参数不同造成的还是由于抽样误差引起的。

一、正态近似法

根据中心极限定理,当观察例数n比较大,而π不接近0或1时,样本率p近似服从正态分布,即$p \sim N(\pi, \pi(1-\pi)/n)$。一般认为,当$np \geqslant 5$且$n(1-p) \geqslant 5$时,可使用正态近似检验。统计量$u$的计算公式为

$$u = \frac{|p - \pi_0|}{\sqrt{\pi_0(1-\pi_0)/n}} \tag{9-1}$$

式中,p为样本率,π_0为已知总体率,n为样本量。

【例9-1】　已知某地30岁以上成人白内障患病率为20.00%。某研究对该地区345位65岁以上的老年人进行了检查,其中107例患有白内障,占31.01%。问:65岁以上的老年人白内障患病率是否比30岁以上成年人高?

1. 建立检验假设,确定检验水准

$H_0: \pi = \pi_0$,即老年人的白内障患病率等于 20.00%。

$H_1: \pi > \pi_0$,即老年人的白内障患病率高于 20.00%。

单侧 $\alpha = 0.05$。

2. 计算检验统计量

$$u = \frac{|0.310\,1 - 0.200\,0|}{\sqrt{0.200\,0 \times (1 - 0.200\,0) / 345}} = 5.113$$

3. 确定 P 值

本例中,$u = 5.113 > u_{1-0.05} = 1.645$,$P < 0.05$,按 $\alpha = 0.05$ 的水准,拒绝 H_0,接受 H_1。

4. 结论

结合实际结果,研究结论为:该地 65 岁以上老年人的白内障患病率为 31.01%,其单侧 95% 置信区间下限为 26.90%,高于 30 岁以上的成年人。

二、直接法

当样本量较小或 π_0 不靠近 0.5 时,可根据二项分布的原理直接计算出累积概率(起止由假设检验的具体情况界定),即 P 值,再与所取检验水准比较,作出统计推断。对于单侧检验,有以下两种情况。

最多出现 k 个"阳性"例数的概率为

$$P(X \leqslant k) = \sum_{X=0}^{k} P(X) = \sum_{X=0}^{k} \frac{n!}{X!(n-X)!} \pi^X (1-\pi)^{n-X} \tag{9-2}$$

至少出现 k 个"阳性"例数的概率为

$$P(X \geqslant k) = \sum_{X=k}^{n} P(X) = \sum_{X=k}^{n} \frac{n!}{X!(n-X)!} \pi^X (1-\pi)^{n-X} \tag{9-3}$$

对于双侧检验,累积概率应为实际样本出现的概率与远离原假设的更极端事件出现的概率之和,即 $P = \sum P(X=i)$,其中事件 i 出现的概率小于等于实际样本出现的概率。

【例 9-2】　已知某药物治疗银屑病的有效率为 60%,某医院现收治 15 名银屑病患者,经该药物治疗,其中有 8 名患者治疗结果为有效。问:该医院使用该药物治疗银屑病患者的有效率与一般水平是否不同?

1. 建立检验假设,确定检验水准

$H_0: \pi = \pi_0$,即该医院使用该药物治疗银屑病患者的有效率与一般水平相同。

$H_1: \pi \neq \pi_0$,即该医院使用该药物治疗银屑病患者的有效率与一般水平不同。

双侧 $\alpha = 0.05$。

2. 计算累积概率

本例的样本量较小,不满足使用正态近似检验的条件,因此使用二项分布的概率公式直接计算累积概率。根据题意,$n = 15$,$X = 8$,$p = 0.53$。从 $\pi = 0.60$ 的总体中抽样,样本"阳性"例数 $X = 8$ 出现的概率为

$$P(X=8) = \frac{15!}{8!(15-8)!} \times 0.60^8 \times (1-0.60)^{15-8} = 0.177\,1$$

比实际样本更极端的事件,即满足 $P = P(X=i) \leqslant 0.177\,1$ 的事件 i 分别有:1、2、3、4、5、6、7、8、11、12、13、14、15。因此,所要计算的双侧检验概率 P 值为

$$P = 1 - P(X=9) - P(X=10) = 1 - 0.206\,6 - 0.185\,9 = 0.607\,5$$

3. 确定 P 值

本例中,$P > 0.05$,按 $\alpha = 0.05$ 的水准,不拒绝 H_0,差异无统计学意义。

4. 结论

对累积概率的直接计算得出的结果表明,尚不能认为该医院使用该药物治疗银屑病患者的有效率与一般水平不同($P=0.6075$)。

第二节 两个率的比较

两个样本率比较的目的是推断相应的两总体率是否相等。检验方法可用 u 检验和 χ^2 检验(chi-square test)。

一、两样本率比较的 u 检验

先看一个实例。

【例 9-3】 一项晚期非小细胞肺癌的Ⅲ期临床试验共治疗患者 437 例,用药两个周期后,对照组(安慰剂)观察 $n_1=143$ 例,有效控制 $X_1=49$ 例,控制率 $p_1=34.27\%$;试验组(多靶点抗肿瘤药物治疗)观察 $n_2=294$ 例,有效控制 $X_1=236$ 例,控制率 $p_2=80.27\%$,问:两组控制率有无差别?

资料显示两组患者控制率不同。由于样本率与相应总体率间存在抽样误差,那么两组控制率间的差别究竟是不同药物治疗导致的本质上的差别,还是仅仅由抽样误差所致? 为此,需进行假设检验。

1. 建立检验假设,确定检验水准

$H_0:\pi_1=\pi_2$,两总体控制率相等。

$H_1:\pi_1\neq\pi_2$,两总体控制率不等。

双侧 $\alpha=0.05$。

2. 计算检验统计量

用正态近似检验,检验统计量 u 为

$$u=\frac{|p_1-p_2|}{S_{p_1-p_2}}=\frac{|p_1-p_2|}{\sqrt{p_C(1-p_C)\left(\dfrac{1}{n_1}+\dfrac{1}{n_2}\right)}} \tag{9-4}$$

式中,p_1、p_2 分别为两样本率,$S_{p_1-p_2}$ 为率差的标准误;n_1、n_2 分别为两样本样本量;p_C 为两样本合计率,$p_C=(X_1+X_2)/(n_1+n_2)$。

本例中则有

$$u=\frac{|0.8027-0.3427|}{\sqrt{0.6522(1-0.6522)(1/294+1/143)}}=9.474$$

3. 确定 P 值

本例中,$u=9.474>u_{1-0.05/2}=1.960$,$P<0.05$,按 $\alpha=0.05$ 水准,拒绝 H_0,接受 H_1,差别有统计学意义。

4. 结论

正态近似 u 检验结果表明,两组控制率不同($u=9.474$,$P<0.0001$),结合本资料可认为多靶点抗肿瘤药物治疗晚期非小细胞肺癌的有效控制率高于安慰剂。

由第三章第六节可知,当 n 较大时,二项分布可用正态分布近似计算。因此,这里所介绍的两样本率比较的 u 检验,当 n_1p_1、n_2p_2、$n_1(1-p_1)$、$n_2(1-p_2)$ 均大于 5 时才适用,如果 n 较小,则可用校正的 u 检验,即

$$u_C = \frac{\left| \dfrac{X_1 - 0.5}{n_1} - \dfrac{X_2 - 0.5}{n_2} \right|}{\sqrt{p_C(1 - p_C)\left(\dfrac{1}{n_1} + \dfrac{1}{n_2}\right)}} \tag{9-5}$$

而当 n 很小时（比如 $n \le 40$ 时），则需用确切概率法（见本章第七节）。

二、成组设计两样本率比较的 χ^2 检验

u 检验与 t 检验的思路相同，反映的是在标准误的尺度下，样本统计量与相应总体参数的偏离。这里介绍另一种检验方法，即 χ^2 检验（chi-square test），其思路虽与 u 检验、t 检验不同，但确有异曲同工之妙。

χ^2 检验常用于分类变量组间比较，该方法由英国统计学家 Karl Pearson 于 1900 年提出，也称为 Pearson χ^2 检验，其基本思想是通过比较样本频数分布与基于 χ^2 分布的理论频数分布之间的差异大小进行假设检验。

如式（9-6）所示，A 为实际观察频数，T 为理论期望频数，则有

$$\chi^2 = \sum \frac{(A - T)^2}{T} \tag{9-6}$$

在原假设 H_0 成立的条件下，A 与 T 相差不会太大，从而 χ^2 值不会太大。事先规定检验水准 α，记其对应的临界值为 $\chi^2_{1-\alpha,v}$。若式（9-6）计算获得的 χ^2 值较大，大于临界值 $\chi^2_{1-\alpha,v}$，则按照检验水准 α，差异有统计学意义，拒绝 H_0，接受 H_1；若 χ^2 值小于 $\chi^2_{1-\alpha,v}$，则按照检验水准 α，差异无统计学意义，尚不能拒绝 H_0。χ^2 值服从自由度为 v 的 χ^2 分布，其中 v 是 χ^2 分布的唯一参数，决定 χ^2 分布的曲线形状（见第四章第五节）。

对于确定的自由度 v，有唯一确定的 χ^2 分布曲线。在该 χ^2 分布曲线下，设定检验水准 α，在单次抽样中，根据样本算得的 χ^2 值及更极端的情况所对应的尾部面积就是假设检验对应的 P 值（图 9-1）。若 $\chi^2 > \chi^2_{1-\alpha,v}$，则 $P < \alpha$，认为差异有统计学意义，拒绝 H_0，接受 H_1；否则认为差异无统计学意义，尚不能拒绝 H_0。

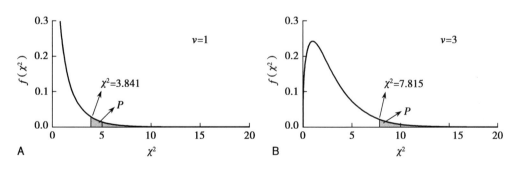

图 9-1　χ^2 值与 P 值

A. 自由度 $v = 1$ 的 χ^2 值与 P 值；B. 自由度 $v = 3$ 的 χ^2 值与 P 值。

对于两个或两个以上样本率或构成比的比较，需要先将数据按照变量的分类数整理成 $R \times C$ 行列表，其中 R 为行变量的分类数，C 为列变量的分类数，则自由度为

$$v = (R - 1)(C - 1) \tag{9-7}$$

$R \times C$ 行列表包括多种形式，其中 2×2 行列表（即四格表）是最简单的一种行列表，自由度为 1。第 r 行（$r = 1, 2, \cdots, R$）、第 c 列（$c = 1, 2, \cdots, C$）格子中的观察频数 A_{rc} 对应的期望频数为

$$T_{rc} = \frac{n_r \cdot n_c}{n} \tag{9-8}$$

式中，n_r 为第 r 行的合计数，n_c 为第 c 列的合计数，n 为总例数。

【例 9-4】 某医生将变应原为细菌的急性荨麻疹患者随机分为两组，分别用甲、乙两种抗生素治疗，两天后观察治疗效果。A 药治疗 80 例，有效 60 例，B 药治疗 75 例，有效 58 例，结果见表 9-1。问：两种药的有效率是否有差别？

表 9-1　两种药治疗变应原为细菌的急性荨麻疹有效率的比较

药物	疗效		合计	有效率/%
	有效	无效		
A	60	20	80	75.00
B	58	17	75	77.33
合计	118	37	155	76.13

本例中，基本数据仅有四个，即 60、20、58、17，其余的数据都可从这四个数据推算得到，这种资料又称为四格表（fourfold table）资料。

对于如表 9-2 所示的四格表资料，组别 1、组别 2 及两组别合计属性 1 的发生率或构成比分别为 π_1、π_2、π，则其估计值分别为 $\hat{\pi}_1 = \dfrac{a}{a+b}$、$\hat{\pi}_2 = \dfrac{c}{c+d}$、$\hat{\pi} = \dfrac{a+c}{n}$，其余格子发生率或构成比的估计值以此类推。

表 9-2　四格表资料形式

组别	属性		合计
	1	2	
1	a	b	$a+b$
2	c	d	$c+d$
合计	$a+c$	$b+d$	n

在例 9-4 中，利用 χ^2 检验比较两药有效率，基本步骤如下。

1. 建立检验假设，确定检验水准

$H_0 : \pi_1 = \pi_2$，即两种药的有效率无差别。

$H_1 : \pi_1 \neq \pi_2$，即两种药的有效率有差别。

双侧 $\alpha = 0.05$。

2. 计算检验统计量

由式（9-8）得期望频数为

$$T_{11} = (a+b)\frac{(a+c)}{n} = \frac{80 \times 118}{155} = 60.90 \quad T_{12} = (a+b)\frac{(b+d)}{n} = \frac{80 \times 37}{155} = 19.10$$

$$T_{21} = (c+d)\frac{(a+c)}{n} = \frac{75 \times 118}{155} = 57.10 \quad T_{22} = (c+d)\frac{(b+d)}{n} = \frac{75 \times 37}{155} = 17.90$$

将各个格子观察频数与期望频数代入式（9-6），得

$$\chi^2 = \frac{(60-60.90)^2}{60.90} + \frac{(20-19.10)^2}{19.10} + \frac{(58-57.10)^2}{57.10} + \frac{(17-17.90)^2}{17.90} = 0.116, \quad \nu = 1$$

3. 确定 P 值

本例为四格表资料，自由度 $\nu=1$。查 χ^2 界值表（附表 4）得到 $\chi^2_{1-0.05,1} = 3.84$，本例 $\chi^2 = 0.116 < \chi^2_{1-0.05,1}$，故 $P > 0.05$。在 $\alpha = 0.05$ 的水准上不拒绝 H_0。

4. 结论

χ^2 检验结果表明,尚不能认为两种药的有效率不同($\chi^2 = 0.116, P > 0.05$)。

对于本例,也可采用 u 检验来比较两总体率之间的差异。即

$$u = \frac{\hat{\pi}_1 - \hat{\pi}_2}{\sigma_{\hat{\pi}_1 - \hat{\pi}_2}} = \frac{\hat{\pi}_1 - \hat{\pi}_2}{\sqrt{\hat{\pi}(1-\hat{\pi})\left(\frac{1}{n_1} + \frac{1}{n_2}\right)}} = \frac{60/80 - 58/75}{\sqrt{\frac{118}{155} \times \left(1 - \frac{118}{155}\right) \times \left(\frac{1}{80} + \frac{1}{75}\right)}} = -0.341$$

可见 $u^2 = (-0.341)^2 \approx 0.116 = \chi^2$,当自由度为 1 时,有 $\chi^2 = u^2$。

由于理论数也是从四格表的四个频数 a, b, c, d 计算得出,由此可以导出四格表资料的专用 χ^2 检验公式,可简化计算,即

$$\chi^2 = \frac{(ad - bc)^2 n}{(a+b)(c+d)(a+c)(b+d)}, \quad v = 1 \tag{9-9}$$

对于本例,基于四格表资料专用公式式(9-9),有

$$\chi^2 = \frac{(60 \times 17 - 58 \times 20)^2 \times 155}{80 \times 75 \times 118 \times 37} = 0.116, \quad v = 1$$

理论上,基于式(9-9)所得结果与基于式(9-6)所得结果一致。

事实上,χ^2 分布是一种连续型分布,而基于式(9-6)算得的 χ^2 统计量是离散的,只有当样本量或理论频数较大时,Pearson χ^2 才近似服从 χ^2 分布。为改善 χ^2 统计量分布的连续性,英国统计学家 Yates F.(1934)提出了连续性校正卡方检验(continuity-adjusted chi-square test)。计算公式为

$$\chi^2 = \sum \frac{(|A-T| - 0.5)^2}{T} \tag{9-10}$$

由式(9-9)推导获得四格表连续性校正专用公式为

$$\chi^2 = \frac{(|ad - bc| - 0.5n)^2 n}{(a+b)(c+d)(a+c)(b+d)}, \quad v = 1 \tag{9-11}$$

四格表资料是否需要进行连续性校正,一般可按如下情况处理。

1. 当总例数 $n \geq 40$,且每个格子期望频数 $T \geq 5$ 时,采用 Pearson χ^2 检验,见式(9-6)。

2. 当总例数 $n \geq 40$,但有 $1 \leq T < 5$,采用式(9-10)或式(9-11)计算校正的值。

3. 当总例数 $n < 40$ 或任意格子期望频数 $T < 1$,基于频数计算的 χ^2 统计量已不再服从 χ^2 分布,应采用四格表的 Fisher 确切概率检验(详见本章第七节)。

【例 9-5】 两种药物治疗急性淋巴细胞白血病疗效的试验结果见表 9-3,问两种药物的疗效有无差别?

表 9-3　两种药物治疗急性淋巴细胞白血病的有效率

药物	疗效		合计	有效率/%
	有效	无效		
甲	28	2	30	93.33
乙	11	4	15	73.33
合计	39	6	45	86.67

1. 建立检验假设,确定检验水准

$H_0: \pi_1 = \pi_2$,即两种药物的疗效无差别。

$H_1: \pi_1 \neq \pi_2$,即两种药物的疗效有差别。

双侧 $\alpha = 0.05$。

2. 计算检验统计量

计算 $T_{min}=T_{22}=15\times6/45=2<5$，且 $n=45>40$，故用式（9-11）计算校正 χ^2 值。即

$$\chi^2=\frac{\left(|28\times4-2\times11|-0.5\times45\right)^2\times45}{30\times15\times39\times6}=1.947,\quad v=1$$

3. 确定 P 值

自由度 $v=1$，查 χ^2 界值表得到 $\chi^2_{1-0.05,1}=3.84$，本例 $\chi^2=1.947<\chi^2_{1-0.05,1}$，$P>0.05$，按 $\alpha=0.05$ 的水准，不拒绝 H_0。

4. 结论

校正 χ^2 检验结果表明，尚不能认为两种药物治疗急性淋巴细胞白血病的有效率有差别（$\chi^2=1.947,P>0.05$）。

三、配对设计四格表资料的 χ^2 检验

若对同一批观察对象或检测样品用两种方法进行处理，结果以二分类变量如阳性、阴性表示，这种配对设计所产生的资料，需要采用配对四格表资料的 χ^2 检验，其表格形式与独立样本的四格表形式相似，但内涵不一样，检验方法也有所不同。

【例 9-6】 用两种不同的方法对 60 例脑恶性肿瘤患者进行诊断，收集得到的结果见表 9-4，问：两种方法的检测结果有无差别？

表 9-4　两种方法诊断脑恶性肿瘤的检测结果

甲法	乙法		合计
	+	−	
+	30	2	32
−	12	16	28
合计	42	18	60

对于二分类变量配对设计资料，可整理为表 9-5 的形式。

表 9-5　配对四格表形式

甲法	乙法		合计
	+	−	
+	a	b	$a+b$
−	c	d	$c+d$
合计	$a+c$	$b+d$	n

从表 9-5 可以看出，按检测结果可分四种情况：①甲+乙+；②甲+乙−；③甲−乙+；④甲−乙−。甲法和乙法的阳性率分别是 $\frac{a+b}{n}$ 和 $\frac{a+c}{n}$，阳性率之差为 $\frac{a+b}{n}-\frac{a+c}{n}=\frac{b-c}{n}$，因此两种方法的差异主要体现在甲+乙−的对子数 b 和甲−乙+的对子数 c 的差值。因此为了比较两种检测方法有无差异，只需比较检测结果不一致的②与④。

若 $b=c$，则两种方法的检测结果相同。这两个数据的期望频数为 $\frac{b+c}{2}$，根据式（9-6）有

$$\chi^2=\frac{\left(b-\frac{b+c}{2}\right)^2}{\frac{b+c}{2}}+\frac{\left(c-\frac{b+c}{2}\right)^2}{\frac{b+c}{2}}=\frac{(b-c)^2}{b+c} \tag{9-12}$$

上式由 Quinn McNemar 于 1947 年提出,故也称为 McNemar 检验。当 $b+c<40$ 时,需要进行连续性校正,公式为

$$\chi^2 = \frac{(|b-c|-1)^2}{b+c} \qquad (9\text{-}13)$$

例 9-6 的检验步骤如下。

1. 建立检验假设,确定检验水准

$H_0:\pi_1=\pi_2$,两种方法的总体检出率相同。

$H_1:\pi_1\neq\pi_2$,两种方法的总体检出率不同。

双侧 $\alpha=0.05$。

2. 计算检验统计量

因为 $b=2,c=12,b+c<40$,故采用式(9-13),有

$$\chi^2 = \frac{(|2-12|-1)^2}{2+12} = 5.786, \quad v=1$$

3. 确定 P 值

$\chi^2=5.786>\chi^2_{1-0.05,1}=3.841,P<0.05$,按 $\alpha=0.05$ 的水准,拒绝 H_0,接受 H_1。

4. 结论

配对 χ^2 检验结果表明,可认为两种方法的阳性检出率不相同($\chi^2=5.786,P<0.05$)。根据表 9-4,甲法阳性检出率为 $32/60=53.3\%$,乙法阳性检出率为 $42/60=70.0\%$,可认为乙法阳性检出率高于甲法。

第三节　行×列表资料的检验

对多个样本率或构成比进行比较时,需先将数据整理成 $R\times C$ 表资料($R\geqslant2,C\geqslant2$),再利用 $R\times C$ 表资料 χ^2 检验进行比较。对于多组比较,若比较结果差异有统计学意义,则需进一步进行两两比较。

一、多个样本率的比较

对于 $R\times C$ 表,记第 $r(r=1,2,\cdots,R)$,第 c 列($c=1,2,\cdots,C$)对应的观察频数为 A_{rc},其行合计为 $n_{r.}$,列合计为 $n_{.c}$,总例数为 n,可由 χ^2 检验基本公式式(9-6)推导获得行×列表通用公式为

$$\chi^2 = n\left(\sum_{r=1}^{R}\sum_{c=1}^{C}\frac{A_{rc}^2}{n_{r.}n_{.c}}-1\right), \quad v=(R-1)(C-1) \qquad (9\text{-}14)$$

【例 9-7】 某临床医学研究生用三种药物治疗小鼠皮肤过敏,结果见表 9-6,试比较三种药物疗效有无差别。

表 9-6　三种药物治疗小鼠皮肤过敏的有效率

药物	有效数	无效数	合计	有效率/%
A	60	18	78	76.9
B	20	21	41	48.8
C	22	38	60	36.7
合计	102	77	179	57.0

检验步骤如下。

1. 建立检验假设,确定检验水准

$H_0:\pi_1=\pi_2=\pi_3$,即三组总体有效率相等。

$H_1:\pi_1,\pi_2,\pi_3$ 不等或不全相等,即三组总体有效率不等或不全相等。

双侧 $\alpha=0.05$。

2. 计算检验统计量

采用式(9-14),有

$$\chi^2=179\times\left(\frac{60^2}{78\times102}+\frac{18^2}{78\times77}+\frac{20^2}{41\times102}+\frac{21^2}{41\times77}+\frac{22^2}{60\times102}+\frac{38^2}{60\times77}-1\right)$$

$$=23.881$$

$$v=(R-1)(C-1)=(3-1)\times(2-1)=2$$

3. 确定 P 值

本例中,$\chi^2=23.881>\chi^2_{1-0.05,2}=5.991$,$P<0.05$,按 $\alpha=0.05$ 的水准,拒绝 H_0,接受 H_1。

4. 结论

可认为三种药物治疗小鼠皮肤过敏的有效率不等或不全相等。

二、两组或多组构成比的比较

【例 9-8】 某医院呼吸科医生欲比较城镇病患和农村病患非小细胞肺癌几种种类的构成有无差别,得表 9-7 数据。试比较城镇和农村非小细胞肺癌种类构成有无差别。

表 9-7　城镇和农村非小细胞肺癌种类构成比较

病患来源	非小细胞肺癌病例数(构成比/%)			合计
	腺癌	鳞状细胞癌	大细胞癌	
城镇	330(54.55)	225(37.19)	50(8.26)	605
农村	269(45.98)	250(42.74)	66(11.28)	585
合计	599(50.34)	475(39.92)	116(9.75)	1 190

检验步骤如下。

1. 建立检验假设,确定检验水准

H_0:城镇和农村病患非小细胞肺癌种类总体构成比相同。

H_1:城镇和农村病患非小细胞肺癌种类总体构成比不相同。

双侧 $\alpha=0.05$。

2. 计算检验统计量

采用式(9-14),有

$$\chi^2=1\,190\times\left(\frac{330^2}{605\times599}+\frac{225^2}{605\times475}+\frac{50^2}{605\times116}+\frac{269^2}{585\times599}+\frac{250^2}{585\times475}+\frac{66^2}{585\times116}-1\right)$$

$$=9.401$$

$$v=(R-1)(C-1)=(2-1)\times(3-1)=2$$

3. 确定 P 值

本例,$\chi^2=9.401>\chi^2_{1-0.05,2}=5.991$,$P<0.05$,按 $\alpha=0.05$ 检验水准,拒绝 H_0,接受 H_1。

4. 结论

χ^2 检验结果表明,可认为城镇和农村病患非小细胞肺癌种类构成比不相同($\chi^2=9.401$,$P<0.05$)。

本例中的非小细胞肺癌种类为无序多分类变量,若为有序多分类变量,如比较某疾病在两种治疗方法下的疗效(无进展、好转、痊愈),则应运用等级资料的秩和检验(见第十章第二节)。

第四节　多个样本率的多重比较

进行多个样本率或构成比的比较时,如果拒绝 H_0,多个总体率或构成比之间的差异有统计学意义,表明至少有某两个总体率之间有差异。为进一步确定具体是哪两个总体率或构成比之间有差异,也需要进行多个率或构成比的两两比较。

与定量资料的两两比较类似,可采用 Bonferroni 检验进行多个样本率或构成比的两两比较,检验步骤如下。

1. 先对行×列表资料进行 χ^2 分割,即将其变成多个四格表。

2. 对每个四格表进行 χ^2 检验。

3. 采用 $\alpha' = \dfrac{\alpha}{比较次数}$ 调整检验水准,其中 α 为事先确定的水准(通常 $\alpha = 0.05$)。

4. 对计算所得的 χ^2 值与 α' 对应的 $\chi^2_{1-\alpha', v}$ 进行比较,作出统计推断。当比较组有 k 组时,任意两组进行比较,则比较次数 $k(k-1)/2$,当设定某组为对照组时,则比较次数为 $k-1$ 次。

【例 9-9】 以例 9-7 资料中的 B 药为对照组,另两组为实验组,试分析两实验组与对照组的总体有效率有无差别?

其他均与例 9-7 相同,不同的是:两实验组与同一个对照组比较,其比较次数只有 $k-1 = 3-1 = 2$ 次,调整检验水准 α',即

$$\alpha' = \frac{0.05}{(3-1)} = 0.025$$

自由度为 1 时,临界值 $\chi^2_{1-0.025, 1} = 5.024$,$\chi^2_{\text{A-B}} > \chi^2_{1-0.025, 1}$,$\chi^2_{\text{B-C}} < \chi^2_{1-0.025, 1}$,由此可得到:按 $\alpha' = 0.025$ 水准,A 药与 B 药有效率之间的差别有统计学意义,而 B 药与 C 药有效率之间的差别无统计学意义。

第五节　Cochran-Mantel-Haenszel χ^2 检验

一、Cochran-Mantel-Haenszel χ^2 检验

Cochran-Mantel-Haenszel χ^2 检验,简称 CMH χ^2 检验,又称分层 χ^2 检验,是由 William G. Cochran Nathan Mantel 和 William Haenszel 提出并发展的,主要用于分层分析。其是通过控制分层因素,考察暴露或处理因素与结局事件之间关联的一种方法,应用较广泛,常需借助统计软件完成。下面简述其计算过程,设 $i = 1, 2, \cdots, j$ 表示分层变量及其取值,第 i 层的四格表一般形式见表 9-8。

表 9-8　分层变量中第 i 层的四格表一般形式

处理	属性		合计
	阳性	阴性	
A 组	a_i	b_i	n_{i0}
B 组	c_i	d_i	n_{i1}
合计	m_{i0}	m_{i1}	n_i

其中 a_i, b_i, c_i, d_i 为第 i 层四个格子的实际频数。

其 CMH 统计量计算如下。

$$\chi^2_{\text{CMH}} = \frac{\sum_{i=1}^{j} [a_i - T(a_i)]^2}{\sum_{i=1}^{j} Var(a_i)}, \quad v = 1 \tag{9-15}$$

式中，$T(a_i)$ 和 $Var(a_i)$ 分别是基于 H_0 的第 i 层四格表第一行第一列格子对应的理论频数及其方差，计算如下。

$$T(a_i) = \frac{n_{i0} \cdot m_{i0}}{n_i} \tag{9-16}$$

$$Var(a_i) = \frac{n_{i0} \cdot n_{i1} \cdot m_{i0} \cdot m_{i1}}{n_i^2(n_i-1)} \tag{9-17}$$

【例 9-10】 在以晚期非小细胞肺癌患者作为研究对象进行的回顾性研究中，欲分析治疗组（多西他赛＋奥沙利铂，$n=228$）与对照组（多西他赛＋顺铂，$n=236$）的疗效差异，考虑到年龄是混杂因素，对疗效可能有影响，按照年龄分层后（> 55 岁，≤ 55 岁），结果见表 9-9。

表9-9   多西他赛＋奥沙利铂组与多西他赛＋顺铂组治疗晚期非小细胞肺癌疗效比较

年龄	分组	人数		合计
		有效	无效	
> 55 岁	治疗组	104	16	120
	对照组	88	40	128
	小计	192	56	248
≤ 55 岁	治疗组	76	32	108
	对照组	60	48	108
	小计	136	80	216
合计		328	136	464

本例涉及了两个原因变量：年龄、治疗方案；结局变量为一个，即疗效（以获益人数表示），年龄作为二分类变量，取值分别为 > 55 岁和 ≤ 55 岁；治疗方案分别为治疗组（多西他赛＋奥沙利铂）和对照组（多西他赛＋顺铂）。其目的是分析排除年龄的混杂效应后，研究不同治疗方案对疗效有何影响，因此，可以使用 CMH χ^2 检验，其检验过程如下。

1. 建立检验假设，确定检验水准

H_0：各年龄组不同治疗方案组的总体有效率相同。

H_1：至少有一个年龄组不同治疗方案组的总体有效率不同。

双侧 $\alpha = 0.05$。

2. 计算检验统计量

按式（9-16）和式（9-17）分别计算第 $i(i=1,2)$ 层的 $T(a_i)$ 和 $S^2(a_i)$ 为

$$T(a_1) = \frac{120 \times 192}{248} = 92.90, \quad Var(a_1) = \frac{120 \times 128 \times 192 \times 56}{248^2 \times (248-1)} = 10.87$$

$$T(a_2) = \frac{108 \times 136}{216} = 68.00, \quad Var(a_2) = \frac{108 \times 108 \times 136 \times 80}{216^2 \times (216-1)} = 12.65$$

按式（9-15）计算 CMH 统计量得

$$\chi^2_{CMH} = \frac{\sum_{i=1}^{j}[a_i - T(a_i)]^2}{\sum_{i=1}^{j}Var(a_i)} = \frac{[(104-92.90)+(76-68.00)]^2}{10.87+12.65} = 15.504, \quad \nu = 1$$

3. 确定 P 值

按 $\nu = 1$ 查 χ^2 界值表，$\chi^2_{1-0.05,1} = 3.841$，本例 $\chi^2 > \chi^2_{1-0.05,1}$，$P < 0.05$。按 $\alpha = 0.05$ 的检验水准拒绝 H_0，接受 H_1。

4. 结论

Cochran-Mantel-Haenszel χ^2 检验结果表明,可认为控制了年龄的影响后,不同治疗方案的总体有效率不同($\chi^2_{CMH} = 15.504, P < 0.05$)。

此外,对于分层病例-对照研究或队列研究资料,要判断各层的效应值(OR 或 RR)是否同质,通常需要进行效应值的同质性检验,常用方法为 Breslow-Day 检验。若不拒绝同质假设,才可以依据 CMH χ^2 检验的结果推断出分层变量层间治疗效应同质,此时,可进一步用 Mantel-Haenszel 法估计合并的 OR 或 RR 值及其置信区间。若拒绝同质假设,则提示分层变量和治疗方法之间存在交互作用,此时 CMH χ^2 检验的结果不能说明问题,不宜合并 OR 或 RR 值,可进行多因素 logistic 回归分析。本例 Breslow-Day 检验结果不拒绝同质假设($P = 0.311\ 0 > 0.05$),可认为两年龄组不同治疗方案的有效率的总体 OR 值同质,进一步估计合并 OR_{MH} 及其 95% 置信区间为 2.31(95% CI:1.52~3.52)。

二、Cochran-Armitage 趋势检验

Cochran-Armitage 趋势(Cochran-Armitage trend,CAT)检验即趋势 χ^2 检验,是由 William Cochran 和 Peter Armitage 提出并完善的一种用于分析一个二分类变量和一个有序分类变量关联性的统计方法。该方法适用于 $2 \times k$ 列联表资料,用于分析结局事件的发生率是否呈现随暴露或处理因素水平的变化而变化的趋势。下面简述其计算过程,如表 9-10 为 $2 \times k$ 列联表。

表 9-10　$2 \times k$ 列联表(以 $k = 3$ 为例)

组别	有序分类变量			合计
	等级 1	等级 2	等级 3	
病例组	r_{11}	r_{12}	r_{13}	R
对照组	r_{21}	r_{22}	r_{23}	R'
合计	n_1	n_2	n_3	N

其 CAT 的检验统计量计算如下。

$$\chi^2 = \frac{N\left(N\sum r_i x_i - R\sum n_i x_i\right)^2}{R(N-R)\left[N\sum n_i x_i^2 - \left(\sum n_i x_i\right)^2\right]}, \quad v = 1 \tag{9-18}$$

式中,N 为两组合计样本量;R 为病例组样本量;r_i 为病例组第 i 个等级的例数;n_i 为第 i 个等级两组合计例数;x_i 为第 i 个等级的赋值。

显然,x_i 的赋值不同,得到的检验结果不同。目前的赋值方法有等距赋值、均秩赋值、MERT(mid-ranks using extreme ranks tie)方法等,一般认为有序分类数据的 CAT 检验更推荐采用等距赋值,因此本书以等距赋值作为 x_i 的赋值方法。等距赋值是指相邻两个等级赋值的差为一个不等于 0 的常数,即按照等级顺序的赋值是个等差序列。

【例 9-11】 欲研究某种化合物的致癌性,将 60 只大鼠随机分为四组,均用含该化合物的饲料喂养,剂量分别为 100mg/kg、200mg/kg、300mg/kg 和 400mg/kg,1 年后观察肿瘤发生情况,试分析肿瘤的发生率是否随着剂量水平的增加而增加。数据见表 9-11。

表 9-11　60 只大鼠喂食某种化合物 1 年后肿瘤发生情况

分组	不同剂量处理后发生与未发生肿瘤的大鼠例数				合计
	100mg/kg	200mg/kg	300mg/kg	400mg/kg	
发生肿瘤	3	5	6	10	24
未发生肿瘤	12	10	9	5	36
合计	15	15	15	15	60

本例涉及一个有序的多水平因素,即化合物的剂量;结果变量为二分类变量,即肿瘤是否发生。分析目的为判断肿瘤发生率是否具有随剂量增加而增加的趋势,因而,可采用 CAT 检验方法分析。

1. 建立检验假设,确定检验水准

H_0:肿瘤发生率随剂量增加无增加趋势。

H_1:肿瘤发生率随剂量增加有增加趋势。

双侧 $\alpha = 0.05$。

2. 计算检验统计量

依据等距赋值方法,分别给剂量水平 x_i 赋值 1,2,3,4,然后按照式(9-18)计算 CAT 检验统计量得

$$\chi^2 = \frac{N\left(N\sum r_i x_i - R\sum n_i x_i\right)^2}{R(N-R)\left[N\sum n_i x_i^2 - \left(\sum n_i x_i\right)^2\right]}$$
$$= \frac{60 \times (60 \times 71 - 24 \times 150)^2}{24 \times (60 - 24) \times (60 \times 450 - 150^2)} = 6.722$$

3. 确定 P 值

按 $\nu = 1$ 查 χ^2 界值表,$\chi^2_{1-0.05,1} = 3.841$,本例 $\chi^2 > \chi^2_{1-0.05,1}$,$P < 0.05$。按 $\alpha = 0.05$ 的检验水准拒绝 H_0,接受 H_1。

4. 结论

Cochran-Armitage 趋势检验结果表明,可认为肿瘤发生与化合物剂量水平之间存在一定趋势($\chi^2 = 6.722$,$P < 0.05$)。因为化合物剂量分别为 100mg/kg、200mg/kg、300mg/kg 和 400mg/kg 时,肿瘤的发生率分别为 20.0%、33.3%、40.0% 和 66.7%,明显呈现递增趋势,因此随着化合物剂量的增加,肿瘤的发生率有增加的趋势。

第六节　行×列表资料 χ^2 检验的注意事项

1. 计算 χ^2 时,使用绝对数而非相对数,因为 χ^2 的大小与频数大小相关。

2. χ^2 检验的理论频数要足够大。进行行×列表资料的 χ^2 检验时,80% 以上格子的期望频数应该大于 5,且不能有期望频数小于 1 的格子出现,否则易导致分析的偏性。若有 1/5 以上格子的期望频数小于 5,或者有任意一个格子的期望频数小于 1,则可采取如下措施。

(1)在人力、财力和时间等条件支持的情况下增加样本量。

(2)将期望频数太小的行或列与性质相近的邻行或邻列合并。

(3)改用 Fisher 确切概率法进行检验。

3. 行×列表资料经 χ^2 检验后,如假设检验的结果是拒绝 H_0,只能认为各总体率或构成比之间总的来说有差别,若想知道具体哪两个比较组间存在差异,应进一步进行两两比较。

4. χ^2 检验没有考虑效应的等级顺序,因此当结果变量为等级资料时,比较各处理组的效应有无差别应该采用秩和检验(见第十章)。

5. 各变量中的各个分类彼此独立。$R \times C$ 表资料是由行变量的 R 个分类与列变量的 C 个分类交叉组合后清点计数得到的频数,无论行变量还是列变量,各个分类彼此互斥。

第七节　确切概率法

当样本量较少时(如四格表资料总例数 $n < 40$,或有期望频数 $T < 1$),基于频数计算的 χ^2 值已经不再服从 χ^2 分布,需要采用 Fisher 确切概率检验(Fisher's exact test)进行分析。该方法由 R. A. Fisher

（1934 年）提出，是一种运用超几何分布（hypergeometric distribution）直接计算概率的方法。下面以四格表资料为例说明这一检验方法。

四格表 Fisher 确切概率检验的基本思想是：在周边合计数保持不变的条件下，基于超几何分布，直接计算样本事件以及比样本事件更加极端的情况发生的概率。其步骤是：首先在周边合计不变的条件下，依次增减四格表第一个格子的频数，可以得到各种组合的四格表并求出所有组合四格表的概率。然后将小于等于原样本四格表概率的所有四格表概率值相加，得到双侧检验 P 值。原样本四格表以左（包括原样本）的所有四格表概率之和为左侧概率，原样本四格表以右（包括原样本）的所有四格表概率之和为右侧概率，根据备择假设选择用左侧概率还是右侧概率。

按照超几何分布的原理，四格表的概率计算公式为

$$P = \frac{(a+b)!(c+d)!(a+c)!(b+d)!}{a!b!c!d!n!} \tag{9-19}$$

式中，"!"表示阶乘，$n! = 1 \times 2 \times \cdots \times n$，其中 $0! = 1$。a、b、c、d 为四格表的四个基本数据，n 为总例数。在四格表周边合计数不变的条件下，共有"周边合计数中最小数 + 1"种组合。

【例 9-12】 某医生用甲、乙两种疗法治疗某病患者 30 人，治疗结果见表 9-12。问：两药的疗效有无差别？

表 9-12 两种疗法治疗结果比较

组别	有效数	无效数	合计	有效率/%
甲法	2	14	16	12.5
乙法	3	11	14	21.4
合计	5	25	30	16.7

本例 $n = 30 < 40$，故宜用 Fisher 确切概率检验。周边合计中最小数为 5，如表 9-13 所示，共计可获得 $5+1 = 6$ 种组合的四格表。

表 9-13 两种疗法 Fisher 确切概率表

组合 1		组合 2		组合 3		组合 4		组合 5		组合 6	
有效	无效	有效	无效	有效	无效	有效	无效	有效	无效	有效	无效
0	16	1	15	**2**	**14**	3	13	4	12	5	11
5	9	4	10	**3**	**11**	2	12	1	13	0	14
$P_1 = 0.014\,05$		$P_2 = 0.112\,39$		$P_3 = 0.306\,51$		$P_4 = 0.357\,60$		$P_5 = 0.178\,80$		$P_6 = 0.030\,65$	

这即周边合计不变时的一个超几何分布。其中，第 3 个四格表为原样本四格表。从各种组合的四格表对应的概率 P_i 来看，越远离该四格表，对应概率 P_i 值越小。所有组合的概率之和为 1。

检验步骤如下。

1. 建立检验假设，确定检验水准

H_0：两种疗法疗效相同。

H_1：两种疗法疗效不同。

双侧 $\alpha = 0.05$。

2. 计算各组合四格表的概率 P_i

按式（9-19）计算各组合四格表对应的概率 P_i 值。

3. 确定 P 值

原样本四格表对应的概率 $P_3 = 0.306\,51$，小于或等于 P_3 的四格表为 $i = 1, 2, 3, 5, 6$，故有双侧检验 P 值为

$P = P_1 + P_2 + P_3 + P_5 + P_6 = 0.014\ 05 + 0.112\ 39 + 0.306\ 51 + 0.178\ 80 + 0.030\ 65 = 0.642\ 40$

按 $\alpha = 0.05$ 的水准,不拒绝 H_0。

4. 结论

四格表 Fisher 确切概率法结果表明,尚不能认为两种药物的疗效不同($P = 0.642\ 40$)。

第八节 案 例

【案例 9-1】 某研究者欲比较甲乙两种手术方式的术后某部位感染率是否存在差异,收集数据见表 9-14。

表 9-14 甲乙两种手术方式的术后某部位感染情况比较

组别	发生感染与未发生感染的例数		合计
	发生感染	未发生感染	
甲	6	14	20
乙	1	18	19
合计	7	32	39

检验步骤如下。

1. 建立检验假设,确定检验水准

H_0:甲乙两种手术方式的术后某部位感染率无差别。

H_1:甲乙两种手术方式的术后某部位感染率有差别。

双侧 $\alpha = 0.05$。

2. 计算检验统计量

$$\chi^2 = \frac{(ad - bc)^2 n}{(a+b)(c+d)(a+c)(b+d)}$$
$$= \frac{(6 \times 18 - 14 \times 1)^2 \times 39}{(6+14) \times (1+18) \times (6+1) \times (14+18)}$$
$$= 4.048$$

3. 确定 P 值

$\chi^2 = 4.048 > \chi^2_{1-0.05,1} = 3.841, P < 0.05$,按 $\alpha = 0.05$ 的水准,拒绝 H_0,接受 H_1。

4. 结论

χ^2 检验结果表明,可认为两种手术方式的术后某部位感染率有差别($\chi^2 = 4.048, P < 0.05$)。

请讨论以下问题。

(1)你是否认可分析该资料的方法?

解析:本例中进行两组率的比较,总样本量 < 40 且最小的理论频数 < 5,统计方法应选择 Fisher 确切概率法为宜。

(2)该资料的结论是否正确?

解析:不正确。采用 Fisher 确切概率法,$P = 0.091$,两种手术方式的术后某部位感染率无差别。

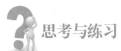 思考与练习

一、选择题

1. 利用直接法进行样本率与总体率的比较时,计算"阳性"次数至多出现 k 次和至少出现 k 次的概率,下列说法正确的是( )

A. 至少出现 k 次，$P(X > k) = \sum\limits_{X=k}^{n} P(X)$

B. 至多出现 k 次，$1 - P(X \geqslant k) = 1 - \sum\limits_{X=k}^{n} P(X)$

C. 至少出现 k 次，$1 - P(X \leqslant k) = 1 - \sum\limits_{X=0}^{k} P(X)$

D. 至多出现 k 次，$P(X < k) = \sum\limits_{X=0}^{k} P(X)$

E. 至少出现 k 次，$1 - P(X < k) = 1 - \sum\limits_{X=0}^{k-1} P(X)$

2. 在样本率与总体率的比较中，以下说法中，可以认为样本率近似服从正态分布的是（   ）

　A. $np \geqslant 5$ 　　　　　　　　　　B. $n(1-p) \geqslant 5$

　C. $np \geqslant 5$ 或 $n(1-p) \geqslant 5$ 　　D. $np \geqslant 5$ 且 $n(1-p) \geqslant 5$

　E. $np \leqslant 5$ 且 $n(1-p) \leqslant 5$

3. 行×列表的 χ^2 检验应注意（   ）

　A. 任意格子的期望频数若小于 5，则应该用校正公式

　B. 若有五分之一以上格子的期望频数小于 5，则要考虑将性质相近的邻列或邻行合并

　C. 任意格子的期望频数小于 5，则应将性质相近的邻列或邻行合并

　D. 若有五分之一以上格子的期望频数小于 5，则应该用校正公式

　E. 有任意一个格子的实际频数小于 1，则应使用 Fisher 确切概率法进行检验

4. 配对设计二分类资料比较，当结果不一致的对子数之和小于 40，即 $b+c < 40$ 时，下列 χ^2 检验的公式正确的一项是（   ）

　A. $(b-c)^2 / (b+c)$ 　　　　　　　B. $\sum (|A-T|-1)^2 / T$

　C. $\sum (|A-T|-0.5)^2 / T$ 　　　　D. $(|b-c|-1)^2 / (b+c)$

　E. $\sum (A-T)^2 / T$

5. 用两种方法治疗扁桃体炎，用中药治疗 18 人，15 人治愈；用西药治疗 17 人，12 人治愈。若比较两种药物的治疗效果，用（   ）

　A. $(|A-T|-1)^2 / T$ 　　　　　　　B. $\sum (|A-T|-1)^2 / T$

　C. $\sum (|A-T|-1) / T$ 　　　　　　D. $[(|ad-bc|)^2 n] / [(a+b)(b+c)(a+c)(b+d)]$

　E. Fisher 确切概率检验

6. 当四格表的周边合计不变时，若某格子的实际频数有变化，则其期望频数（   ）

　A. 增大 　　　　　　　　　　　　B. 减小

　C. 不确定 　　　　　　　　　　　D. 不变

　E. 随该格实际频数的增减而增减

二、简答题

1. 样本率与总体率的比较中，率的正态近似法的适用条件是什么？

2. χ^2 检验的基本思想是什么？

3. 四格表资料 χ^2 检验的适用条件是什么？当条件不满足时可以考虑的处理方法是什么？

4. $R \times C$ 表 χ^2 检验的适用条件是什么？当条件不满足时可以考虑的处理方法是什么？

5. 配对四格表的适用条件是什么？

6. CMH χ^2 检验的原理及用途是什么？

7. Fisher 确切概率检验的原理和步骤是什么？

三、计算分析

1. 已知某药物治疗扁桃体炎的有效率为 55%。某医院现收治 12 名扁桃体炎患者,经该药物治疗,其中有 9 名患者治疗结果为有效。问:该医院使用该药物治疗扁桃体炎患者的有效率与一般水平是否不同?

2. 某医师用两种疗法治疗脑胶质瘤,结果见表 9-15,试比较两种疗法的疗效是否不同?

表 9-15   两种疗法治疗脑胶质瘤的疗效比较

疗法	例数		合计	有效率/%
	有效	无效		
甲	27	6	33	81.82
乙	24	3	27	88.89
合计	51	9	60	85.00

3. 某医院用中药和西药治疗失眠,结果见表 9-16,试分析两疗法的疗效是否相同?

表 9-16   两种方法治疗失眠的效果比较

疗法	例数		合计	有效率/%
	有效	无效		
中药	13	4	17	76.47
西药	8	9	17	47.06
合计	21	13	34	61.76

4. 某社区分别用液基薄层细胞学检查法和人乳头瘤病毒(human papilloma virus,HPV)检测法筛查宫颈癌,222 名受试对象的结果见表 9-17,问:两种方法的检出率有无差别?

表 9-17   两种方法筛查宫颈癌的结果比较

HPV 检测法	液基薄层细胞学检查法		合计
	+	−	
+	59	35	94
−	31	97	128
合计	90	132	222

5. 某研究人员调查了 300 例成年抑郁症患者的心理治疗满意度和婚姻状况,结果见表 9-18。试分析对于不同婚姻状况的成年抑郁症患者,心理治疗满意度是否不同?

表 9-18   300 名成年抑郁症患者的心理治疗满意度与婚姻状况的关系

家庭关系	心理治疗结果的例数		合计	治疗满意度/%
	满意	不满意		
已婚且同居	123	47	170	72.35
离异或独居	55	35	90	61.11
丧偶	20	20	40	50.00
合计	198	102	300	66.00

6. 在某横断面调查中,研究人员总结了 50 岁男性中饮酒者与不饮酒者高血压患病状况,考虑到吸烟与否是混杂因素,对饮酒的效应可能有影响,按照吸烟与否分层后,结果见表 9-19。试分析饮酒组与不饮酒组高血压患病率是否不同?

表 9-19　饮酒与不饮酒男性高血压患病情况比较

是否吸烟	是否饮酒	例数		合计
		患高血压	不患高血压	
吸烟	饮酒	321	204	525
	不饮酒	51	77	128
	小计	372	281	653
不吸烟	饮酒	32	76	108
	不饮酒	55	366	421
	小计	87	442	529
	合计	459	723	1 182

（凌　莉）

第十章
等级资料的假设检验

【学习要点】

1. 秩和检验是基于数据秩次的非参数检验,对总体的分布不作假设,适用于等级资料分析,也适用于总体分布形式未知、偏态分布、方差不齐的定量资料分析。

2. 成组设计秩和检验的基本思想是:在原假设下,两个样本来自分布相同的总体,则样本的实际秩和与理论秩和之差是抽样误差所致,此差值一般不会很大。若当前样本所得差值不是很大,则不拒绝原假设;否则,拒绝原假设。

3. 配对设计秩和检验的基本思想是:在原假设下,两个样本差值的总体分布应以 0 为中位数。样本差值的正负和大小应随机出现。正的差值与负的差值的分布应该对称相等,正秩和、负秩和均应该与理论秩和相差不大。若当前样本所得差值不是很大,则不拒绝原假设;否则,拒绝原假设。

4. 数据不适合参数检验时,可以采用非参数检验;数据适合参数检验,则不能采用非参数检验。

本章将讲述基于秩次的假设检验方法,属于非参数统计(non-parametric statistics)范畴,是对前述 t 检验、方差分析等参数统计(parametric statistics)方法的补充和扩展。在进行统计推断时,若根据经验或某种理论能在推断之前就对总体作一些假设,则这些假设无疑有助于提高统计推断的效率,这种情况下的统计推断方法称为"参数统计"。非参数统计是不对总体分布作假设或仅作非常一般性假设的条件下的统计推断方法,不易发生因对总体分布的假定不当而导致的重大错误,较易获得可靠的结论。等级资料以及不满足参数检验条件的定量资料一般需要用基于秩次的非参数统计方法分析。非参数统计作为统计学的一个重要分支,在医学研究中应用十分广泛。

第一节 秩次与秩和

观察单位的秩次(rank)是指全部观察值按某种顺序排列的位序;秩和(sum of ranks)是同组秩次之和。下面用实例说明秩次与秩和的定义及计算。

【例 10-1】 某实验室检测了 A、B 两组患者的尿蛋白情况,每组各 6 人,结果如下。其中,－表示阴性,±表示可疑,＋、＋＋、＋＋＋表示阳性及程度。问:两组患者尿蛋白检测结果有无差异?

A 组: － ± ＋ ＋ ＋ ＋＋
B 组: ＋ ＋＋ ＋＋ ＋＋ ＋＋＋ ＋＋＋

本例 A、B 两组各有 6 个观察值。现依从小到大(也可从大到小)的顺序把它们统一排列起来,并标明秩次,结果如下。

A 组: － ± ＋ ＋ ＋ ＋＋
B 组: ＋ ＋＋ ＋＋ ＋＋ ＋＋＋ ＋＋＋
编号: 1 2 3 4 5 6 7 8 9 10 11 12

原始数据中共有 4 个"＋",其秩次分别是 3、4、5、6,由于它们原本属同样的等级,若取不同的秩次,则显然不合理,应以此 4 个秩次的均数 $\frac{3+4+5+6}{4}=4.5$ 作为"＋"的平均秩次;同理,4 个"＋＋"也

取平均秩次 $\frac{7+8+9+10}{4}=8.5$;2 个 "+++" 亦取平均秩次 11.5。因此,A、B 两组的秩次应取作:

A 组: −   ±   +   +   +   ++
B 组: +   ++   ++   ++   +++ +++
秩次: 1   2 4.5 4.5 4.5 4.5 8.5 8.5 8.5 8.5 11.5 11.5

算得两组的秩和(T)分别为:$T_A=25$、$T_B=53$。

注意:设 A 组有 n_1 例,B 组有 n_2 例,A、B 两组共有 $(n_1+n_2)=N$ 例,则两组秩和相加应等于 $N(N+1)/2$。本例 $N=12$,$N(N+1)/2=12\times(12+1)/2=78$,$T_A+T_B=78$,表明秩和计算无误。

将等级变成秩次的方法称为秩变换(rank transformation)。秩次反映等级的高低;秩和反映各组等级的分布位置。秩和检验就是通过秩次的排列求出秩和,从而对总体的分布进行假设检验的方法。至于秩次排列的顺序,从小到大和从大到小的检验结果是相同的。

第二节 两组资料比较的秩和检验

两组等级资料比较的目的是基于两个随机样本来推断两样本所代表的两个总体分布位置是否相同,可采用两样本秩和检验,又称 Wilcoxon 秩和检验(Wilcoxon rank sum test)。

一、基本思想

仍以例 10-1 来阐述。首先建立检验假设。

H_0:A、B 两组尿蛋白等级总体分布相同。

H_1:A、B 两组尿蛋白等级总体分布不同。

双侧 $\alpha=0.05$。

两样本比较的秩和检验的基本思想是:如果待比较的两个样本(样本量分别为 n_1 及 n_2)来自同一总体或分布相同的两个总体(即 H_0 成立),则样本量为 n_1 的样本的实际秩和 T 与其理论秩和 $n_1(N+1)/2$ 之差 $[T-n_1(N+1)/2]$ 是抽样误差所致,故此差值一般不会很大;若从现有样本中算得的 T 与其理论秩和相差很大,则说明从 H_0 规定的总体中随机抽得现有样本及更极端样本的概率 P 较小,如小于等于检验水准 α,则可拒绝 H_0。

因此,可根据统计量 T 的抽样分布计算 P 值并作出判断。附表 11 是两样本秩和检验的 T 界值表,本例 $n_1=6$,$n_2-n_1=0$,$\alpha=0.05$(双侧),查附表 11 得界值:26~52。此界值说明,若两组等级总体分布位置相同,则 95% 的统计量 T 在 26 到 52 之间(不包括 26 和 52 本身)。本例 $T=25$,小于 26,说明在 H_0 成立的条件下获得该样本或差别更大样本的可能性 P 小于 0.05,故按 $\alpha=0.05$ 水准,拒绝 H_0,接受 H_1,差异有统计学意义。可以下结论:Wilcoxon 秩和检验结果表明,A、B 两组患者尿蛋白等级总体分布不同($P<0.05$)。

二、方法步骤

【例 10-2】 为研究某靶向治疗新药对非小细胞肺癌的治疗效果,以化疗药物为基础治疗,试验组用化疗药物加靶向治疗,对照组用化疗药物加安慰剂,治疗四个周期后根据实体瘤缩小比例确定的疗效可分为完全缓解、部分缓解、稳定和进展四个等级,结果见表 10-1,试评价该靶向药物的疗效。

本例试验效应为治疗效果,属于等级资料,分析步骤如下。

1. 建立检验假设,确定检验水准

H_0:两组非小细胞肺癌患者疗效的总体分布相同。

H_1:两组非小细胞肺癌患者疗效的总体分布不同。

双侧 $\alpha=0.05$。

表10-1　两组非小细胞肺癌患者治疗效果的比较

治疗效果（1）	试验组（2）	对照组（3）	合计（4）	秩次范围（5）	平均秩次（6）	秩和 试验组（7）	秩和 对照组（8）
完全缓解	16	12	28	1~28	14.5	232.0	174.0
部分缓解	58	38	96	29~124	76.5	4 437.0	2 907.0
稳定	65	81	146	125~270	197.5	12 837.5	15 997.5
进展	11	19	30	271~300	285.5	3 140.5	5 424.5
合计	$150(n_2)$	$150(n_1)$	300			$20\ 647.0(T_2)$	$24\ 503.0(T_1)$

2. 计算检验统计量

（1）进行编秩：先按组段计算各等级的合计人数，见表10-1第4列；确定各组段秩次范围，见第5列；然后计算出各组段的平均秩次，见第6列，如疗效为"完全缓解"共28例，其秩次范围为1~28，平均秩次为$(1+28)/2=14.5$，其他平均秩次的计算类似。

（2）求秩和：以各组段的平均秩次分别与两组各等级例数相乘，分别求得各组的秩和，见第7列与8列。对照组的秩和与总样本量分别为T_1和n_1，试验组的秩和与总样本量分别为T_2和n_2，$T_1=24\ 503.0$，$T_2=20\ 647.0$。两样本样本量不等时，以样本量较小者为T_1和n_1，另一组为T_2和n_2。

（3）计算检验统计量：若两组样本量相等，则任取一组的秩和为统计量。若两组样本量不等，则以样本量较小者对应的秩和为统计量。本例两组样本量相等，可取检验统计量$T=20\ 647.0$。

3. 确定P值

当$n_1>10$或$n_2-n_1>10$时，T分布接近均数为$n_1(N+1)/2$，方差为$n_1n_2(N+1)/12$的正态分布，故可选用正态近似法按式（10-1）直接计算u值，按标准正态分布界定P值并作出推断结论。

$$u=\frac{|T-n_1(N+1)/2|-0.5}{\sqrt{n_1n_2(N+1)/12}}\tag{10-1}$$

式（10-1）中，0.5为连续性校正数，因为u分布是连续的，而T分布是不连续的。

式（10-1）是在无相同观察值，即无相同秩次时使用的，相同秩次不太多时近似程度较好；但若相同秩次过多时（如超过25%），用式（10-1）计算的u值偏小，应按式（10-2）和式（10-3）进行校正。u经校正后将略增大，P值相应减小。

$$u_C=u/\sqrt{C}\tag{10-2}$$

$$C=1-\sum(t_j^3-t_j)/(N^3-N)\tag{10-3}$$

式（10-3）中，t_j为第j个相同秩次的个数。如表10-1中，治疗转归"完全缓解"的有28个，"部分缓解"的有96个，"稳定"的有146个，"进展"的有30个，即$t_1=28$，$t_2=96$，$t_3=146$，$t_4=30$，则有

$$\sum(t_j^3-t_j)=(28^3-28)+(96^3-96)+(146^3-146)+(30^3-30)=4\ 045\ 524$$

$$C=1-\frac{\sum(t_j^3-t_j)}{(N^3-N)}=0.850\ 164\ 11$$

本例样本量较大，可用近似正态检验作出推断结论。

$$u=\frac{|T-n_1(N+1)/2|-0.5}{\sqrt{n_1n_2(N+1)/12}}=\frac{|20\ 647.0-150\times(300+1)/2|-0.5}{\sqrt{150\times150\times(300+1)/12}}=2.565\ 7$$

$$u_C=\frac{u}{\sqrt{C}}=2.565\ 7/\sqrt{0.850\ 2}=2.782\ 6$$

得 $P=0.0054$。按 $\alpha=0.05$ 检验水准，拒绝 H_0，接受 H_1。

4. 结论

Wilcoxon 秩和检验结果表明，可以认为该靶向治疗药物对非小细胞肺癌患者有效（$u_C=2.7827$，$P=0.0054$）。

注意：若 $n_1 \leq 10$，且 $n_2-n_1 \leq 10$，可直接查附表11，确定 P 值。若统计量 T 值在界值范围内，其 P 值大于相应的概率；若 T 值在界值范围外，则 P 值小于相应的概率。由于统计量 T 的抽样分布是离散分布，为了将第一类错误率控制在既定水准之下，故若 T 值恰等于界值，其 P 值小于或等于相应的概率。

第三节 多组资料比较的秩和检验

完全随机设计多个样本比较的目的是推断各样本分别代表的总体分布是否不同。对于定量资料，若多个样本均来自正态分布总体，且任意两个总体方差齐，可使用完全随机设计资料的方差分析（详见第八章第四节）比较多个样本均数所代表的总体均数是否不等。对于等级资料，可以考虑使用非参数检验判断各总体分布（或总体分布位置）是否相同。本节介绍的完全随机设计多个样本比较的 Kruskal-Wallis H 检验（Kruskal-Wallis H test），是由 Kruskal 和 Wallis 在 Wilcoxon 秩和检验的基础上扩展而来，又称为 K-W 检验或 H 检验。

一、方法步骤

【例 10-3】 某医院用三种复方制剂治疗老年慢性支气管炎，治疗结果如表 10-2 第 1~4 列，试比较三种复方制剂的疗效。

1. 建立检验假设，确定检验水准

H_0：三种复方制剂疗效的总体分布相同。

H_1：三种复方制剂疗效的总体分布不全相同。

双侧 $\alpha=0.05$。

2. 计算检验统计量

计算步骤为：①进行编秩，编秩方法同例 10-2；②计算各等级合计人数，见表 10-2 第 5 列；③确定秩次范围，计算平均秩次，结果见第 6、7 列；④求秩和 T，三个处理组的秩和计算即第 8、9、10 列的合计；⑤最后按式（10-4）计算检验统计量 H。

表 10-2 三种复方制剂治疗老年慢性支气管炎疗效比较

疗效等级（1）	例数 老复方（2）	复方I（3）	复方II（4）	合计（5）	秩次范围（6）	平均秩次（7）	秩和 老复方（8）=（2）×（7）	复方I（9）=（3）×（7）	复方II（10）=（4）×（7）
控制	36	4	1	41	1~41	21.0	756.0	84	21
显效	115	18	9	142	42~183	112.5	12 937.5	2 025	1 012.5
好转	184	44	25	253	184~436	310.0	57 040.0	13 640	7 750
无效	47	35	4	86	437~522	479.5	22 536.5	16 782.5	1 918
合计	382	101	39	522			93 270.0	32 531.5	10 701.5

$$H = \frac{12}{N(N+1)} \sum \frac{R_i^2}{n_i} - 3(N+1)$$ （10-4）

式中，n_i 为各组样本量，$N=\Sigma\,n_i$，R_i 为各组秩和。将本例有关数据代入式（10-4）可得

$$H=\frac{12}{522\times(522+1)}\times\left(\frac{93\,270.0^2}{382}+\frac{32\,531.5^2}{101}+\frac{10\,701.5^2}{39}\right)-3\times(522+1)=21.632\,5$$

若相同秩次较多（如本例），按式（10-4）算得的 H 值偏小，则尚需按式（10-5）进行校正，即

$$H_{\mathrm{C}}=\frac{H}{C} \tag{10-5}$$

这里 C 的定义同式（10-3）。本例各等级的合计数即相同秩次的个数，故有

$$\sum(t_j^3-t_j)=(41^3-41)+(142^3-142)+(253^3-253)+(86^3-86)=19\,762\,020$$

$$C=1-\frac{19\,762\,020}{522^3-522}=0.861\,1$$

$$H_{\mathrm{C}}=H/C=21.632\,5/0.861\,1=25.121\,9$$

3. 确定 P 值

若组数 $k=3$，每组样本量 $\leqslant 5$，可直接查附表 12，Kruskal-Wallis H 检验用的 H 界值表，确定 P 值；若组数 $k\geqslant 4$，或最大样本量大于 5，则 H 近似服从 $v=k-1$ 的 χ^2 分布，可查 χ^2 界值表（附表4）。本例因每组样本量远远超过 5，故按 $v=k-1=3-1=2$ 查 χ^2 界值表，得 $\chi^2_{1-0.005,2}=10.60$，$H_{\mathrm{C}}>\chi^2_{1-0.005,2}$，$P<0.005$。按 $\alpha=0.05$ 水准，拒绝 H_0，接受 H_1，差别有统计学意义。

4. 结论

多组比较的 Kruskal-Wallis H 检验结果表明，三种复方制剂疗效不全相等（$H_{\mathrm{C}}=25.121\,9$，$P=0.000\,1$）。

本方法的基本思想与单因素的方差分析类似。假设有 k 个对比组，各组样本量、秩和、平均秩次和每个个体秩次分别记为：$n_j,R_j,\overline{R}_j$ 和 i。$N=n_1+n_2+\cdots+n_k$，则总秩和为 $N(N+1)/2$，总秩次的平均为 $(N+1)/2$。假设没有相同的等级，则秩次的总离均差平方和为

$$SS_{总}=\sum_{i=1}^{N}\left(i-\frac{N+1}{2}\right)^2=N(N^2-1)/12$$

秩次的组间离均差平方和为

$$SS_{组间}=\sum_{j=1}^{k}n_j\left(\overline{R}_j-\frac{N+1}{2}\right)^2=\sum_{j=1}^{k}\frac{R_j^2}{n_j}-\frac{N(N+1)^2}{4}$$

参照式（10-4）的表达方式，H 值的计算也可以表示为

$$H=\frac{SS_{组间}}{SS_{总}/(N-1)}$$

可见 Kruskal-Wallis H 检验的统计量 H 的核心部分是秩次的组间变异与总变异之比。显然，H 越大，说明组间变异越大，反之亦然。

将 Kruskal-Wallis H 检验用于两组资料比较时，与本章第二节的 Wilcoxon 秩和检验分析的结果等价。

二、多个独立样本两两比较的检验（扩展的 t 检验法）

与方差分析和 χ^2 检验类似，用 Kruskal-Wallis H 检验推断多个总体分布是否不等时，当推断结论为拒绝 H_0，接受 H_1 时，只能得出各总体分布不同或不全相同的结论，但不能说明任意两个总体分布不同。若要对每两个总体分布作出有无不同的推断，需要作组间的多重比较。多重比较的方法较多，此处介绍扩展的 t 检验法，各组样本量相等或不等时均适用。统计量 t 值的计算公式如下

$$t = \frac{|\bar{R}_A - \bar{R}_B|}{\sqrt{\frac{N(N+1)(N-1-H)}{12(N-k)}\left(\frac{1}{n_A} + \frac{1}{n_B}\right)}}$$

$$v = N - k \qquad\qquad (10\text{-}6)$$

式中，$\bar{R}_A$ 及 $\bar{R}_B$ 为两对比组 A 与 B 的平均秩次；n_A 与 n_B 为样本量；k 为处理组数；N 为总样本量；H 为 Kruskal-Wallis H 检验中算得的统计量 H 或 H_C 值；分母为 $(\bar{R}_A - \bar{R}_B)$ 的标准误。

【例 10-4】 请分析例 10-3 资料中哪些复方制剂疗效的总体间分布有差异。

1. 建立检验假设，确定检验水准

H_0：欲比较的两个复方制剂疗效的总体分布相同。

H_1：欲比较的两个复方制剂疗效的总体分布不同。

双侧 $\alpha = 0.05$。

2. 计算检验统计量

首先求各组平均秩次 $\bar{R}_i$。令老复方组为第 1 组、复方Ⅰ为第 2 组、复方Ⅱ为第 3 组，则：$\bar{R}_1 = 93\,270.0/382 = 244.16$，$\bar{R}_2 = 32\,531.5/101 = 322.09$，$\bar{R}_3 = 10\,701.5/39 = 274.40$。

其次计算检验统计量。列出两两比较计算表，求得 t 值。见表 10-3。

表 10-3　例 10-3 资料的两两比较

对比组 A 与 B （1）	样本量		两平均秩次之差 $\|\bar{R}_A - \bar{R}_B\|$ （4）	t （5）	P （6）
	n_A （2）	n_B （3）			
1 与 2	382	101	77.93	4.724	< 0.001
1 与 3	382	39	30.24	1.220	> 0.20
2 与 3	101	39	47.69	1.716	> 0.05

表中第 5 列为按式（10-6）计算的 t 值。本例 $N = 522$，$k = 3$，$H_C = 25.121\,9$，则 1 与 2 比较时的 t 值为

$$t = \frac{|322.09 - 244.16|}{\sqrt{\frac{522 \times (522+1) \times (522-1-25.121\,9)}{12 \times (522-3)} \times \left(\frac{1}{382} + \frac{1}{101}\right)}} = 4.724$$

仿此得表 10-3 第 5 列。

3. 确定 P 值

根据表 10-3 第 5 列中的 t 值，按 $v = 522 - 3 = 519$，查附表 3（可用线性内插法）t 界值表，界定 P 值，见表 10-3 第 6 列。

4. 结论

多组比较的 Kruskal-Wallis H 检验及扩展的 t 检验两两比较结果表明，三种复方制剂疗效总的来说有差别（$H_C = 25.121\,9$，$P = 0.000\,1$）。其中老复方与复方Ⅰ组之间疗效有差别（$t = 4.724$，$P < 0.000\,1$），根据资料可认为老复方制剂疗效较好。老复方与复方Ⅱ组，复方Ⅰ组与复方Ⅱ组间均无差别（$t = 1.220$，$P = 0.223$；$t = 1.716$，$P = 0.087$）。

另外，我们也可以按照 Bonferroni 校正法原理，两对比组采用两样本秩和检验的方法进行分析，将所得 P 值与校正后的检验水准 α' 比较，若 $P < \alpha'$，则拒绝 H_0。α' 为校正后的检验水准，为总的检验水准除以比较次数。本例比较 3 次，按 $\alpha = 0.05$ 总的检验水准，每次比较必须采用调整的检验水准，即

$$\alpha' = \frac{0.05}{3 \times (3-1)/2} = 0.017$$

第四节　配对设计资料的秩和检验

配对设计的资料中,主要是对差值进行分析。配对设计的等级资料用 Wilcoxon 提出的符号秩和检验(signed rank sum test)。

一、基本思想

假定两种处理方法的效应相同,则样本非 0 差值可归因于抽样误差所致,其总体分布应以 0 为中位数,且越接近于 0,频数分布越密集;同理,在自身前后对比研究中,若处理无效,则每一研究对象处理前后所得结果的差值的总体亦应以 0 为中位数。若此假设成立,则样本差值的正负应该是随机的,正的差值与负的差值的分布应该对称相等,正秩和 T_+ 及负秩和 T_- 均应与其理论秩和 $n(n+1)/4$ 比较接近。若从样本求得一个偏离 $n(n+1)/4$ 很远的 T 值,且其相应的 P 小于检验水准 α,根据小概率原理,我们就有理由拒绝 H_0,接受 H_1。

二、方法步骤

【例 10-5】　对 16 名中重度系统性硬化患者进行为期 16 周的治疗,观察治疗前后患者雷诺现象评分(0~10 分),结果见表 10-4 的 2、3 列。问:治疗后雷诺现象是否有好转?

表 10-4　16 名系统性硬化患者治疗前后雷诺现象评分

患者编号 (1)	治疗前 (2)	治疗后 (3)	治疗前后评分差值 (4)	符号秩次 (5)
1	8	8	0	—
2	7	6	1	4
3	6	8	−2	−10
4	7	6	1	4
5	9	7	2	10
6	5	4	1	4
7	8	7	1	4
8	5	3	2	10
9	8	7	1	4
10	7	4	3	13.5
11	8	9	−1	−4
12	7	4	3	13.5
13	6	4	2	10
14	6	6	0	—
15	10	8	2	10
16	9	10	−1	−4
合计				$T_+=87, T_-=18$

该研究是一个自身前后对照的设计,结果变量是取值为 0~10 的等级资料,0 表示无症状,等级越高,疾病越严重。欲评价治疗后雷诺现象是否有好转,可以分析治疗前后雷诺现象评分等级是否有差异。检验过程如下。

1. 建立检验假设,确定检验水准

H_0:差值中位数等于 0,即治疗前后患者雷诺现象评分等级无差异。

H_1:差值中位数不等于 0,即治疗前后患者雷诺现象评分等级有差异。

双侧 $\alpha = 0.05$。

2. 计算检验统计量

(1)进行编秩,先求各对数据的差值,见表 10-4 第 4 列,再按从小到大的顺序对差值的绝对值编秩。编秩时,若差值为 0,舍去不计;若差值绝对值相等,则取其平均秩次。第 4 列有 2 个 0,舍去不计;本例差值中有 7 个绝对值为 1,取秩次 1~7 的平均秩次 4;有 5 个 2,取 8~12 的平均秩次 10;有 2 个 3,取 13、14 的平均秩次 13.5。秩次保留差值的正负号,为符号秩,见第 5 列。

(2)求秩和,确定检验统计量 T。分别求正秩和 T_+、负秩和 T_-,任取 T_+ 或 T_- 作为统计量 T。本例 $T_+ = 87$,$T_- = 18$,令 $T = T_+ = 87$。

记 n 表示非 0 差值的个数,则 T_+ 和 T_- 之和应等于 $n(n+1)/2$。故 T_+ 大时,T_- 必然就小;反之,T_+ 小时,T_- 必然就大。

3. 确定 P 值

本例 $T = 87$,$n = 14$,查附表 13,符号秩和检验用 T 界值表,双侧 0.05 对应的界值范围是 21~84,双侧 0.01 对应的界值范围是 12~93,故得 $0.01 < P < 0.05$。按 $\alpha = 0.05$ 水准拒绝 H_0,接受 H_1,差异有统计学意义。鉴于 T_+ 和 T_- 的关系,当 T_+ 超出界值范围时,T_- 必然也超出界值范围;反之,当 T_+ 在界值范围内,则 T_- 必然也在界值范围内;而当 T_+ 恰好等于界值时,T_- 必然也等于另一端的界值。事实上,两端界值之和等于 $n(n+1)/2$。

4. 结论

配对设计的 Wilcoxon 符号秩和检验结果表明,治疗后症状有改善。若用统计软件分析,可以得到确切的 P 值。本例 $P = 0.025\ 7$。

当样本量 $n \leqslant 50$ 时,可查附表 13。随着 n 增加,T 分布逼近均数为 $n(n+1)/4$,方差为 $n(n+1)(2n+1)/24$ 的正态分布。当 $n > 50$ 时,T 分布的近似正态性已较满意,故可按正态分布的原理,用式(10-7)计算 u 值进行判断。

$$u = \frac{|T - n(n+1)/4| - 0.5}{\sqrt{n(n+1)(2n+1)/24}} \tag{10-7}$$

上式分子中的 0.5 是连续性校正数,因为 u 值是连续的,而 T 值是不连续的。

当相同差值较多时(指绝对值,不包括差值为 0 者),用式(10-7)求得的 u 值偏小,需用式(10-8)进行校正。

$$u = \frac{|T - n(n+1)/4| - 0.5}{\sqrt{\dfrac{n(n+1)(2n+1)}{24} - \dfrac{\sum(t_j^3 - t_j)}{48}}} \tag{10-8}$$

式中,t_j 为第 j($j = 1, 2, \cdots$)个相同差值的个数,假定差值绝对值中有 7 个 1,5 个 2,2 个 3,则 $t_1 = 7$,$t_2 = 5$,$t_3 = 2$,$\sum(t_j^3 - t_j) = (7^3 - 7) + (5^3 - 5) + (2^3 - 2) = 462$。

第五节 随机区组设计资料的秩和检验

随机区组设计(randomized block design)又称为配伍组设计,是配对设计的扩展。随机区组设计的等级资料比较,对应于随机区组设计定量资料的方差分析。随机区组设计的等级资料可采用 Friedman M 检验,该方法是由 M. Friedman 在符号秩和检验的基础上提出来的,又称 M 检验,目的是推断各处理组总体分布是否不同。

NOTES

一、基本思想

本方法的基本思想与区组设计的方差分析类似。假设有 k 个处理组，b 个区组，则每个区组的样本量为 k，按照区组内编秩，则每个区组的秩和为 $k(k+1)/2$，平均秩为 $(k+1)/2$。总样本量为 $N=kb$，总秩和为 $bk(k+1)/2$，总平均秩为 $(k+1)/2$。各处理组的秩和及平均秩次分别记为：R_j 及 $\bar{R}_j$。假设没有相同的等级，则秩次的总离均差平方和为

$$SS_{总} = \sum_{i=1}^{b}\sum_{j=1}^{k}\left(j - \frac{k+1}{2}\right)^2 = bk(k^2-1)/12$$

处理组间秩次的组间离均差平方和为

$$SS_{组间} = \sum_{j=1}^{k} b\left(\bar{R}_j - \frac{k+1}{2}\right)^2 = \sum_{j=1}^{k}\frac{R_j^2}{b} - \frac{bk(k+1)^2}{4}$$

定义的 M 统计量为

$$M = \frac{SS_{组间}}{SS_{总}/b(k-1)} = \frac{12}{bk(k+1)}\sum R_j^2 - 3b(k+1) \tag{10-9}$$

即 Friedman M 检验统计量的核心部分也是秩次的组间变异与总变异之比。显然，M 越大，说明组间变异越大，反之亦然。

当样本量较少时，根据区组数 b 与处理组数 k 查附表 14，Friedman M 检验用 M 界值表，得到 P 值范围。区组或处理组数超过附表范围时，按自由度 $v=k-1$ 的 χ^2 分布进行统计推断。如有相同秩次，且 M 按近似 χ^2 分布进行统计推断时，需采用校正公式，即

$$M_C = \frac{M}{C} \tag{10-10}$$

式中 C 的定义同式（10-3）。

二、方法步骤

【例 10-6】 五位评委分别评定了四种葡萄酒的一至四 4 个等级，设一级为最优，二级其次，依次类推，结果如表 10-5，问：对四种酒的评判等级是否一致？

表 10-5   五位评委对四种葡萄酒作等级评定（一至四级）

评委	白兰地 W	白兰地 X	白兰地 Y	白兰地 Z
A	四（4）	二（2）	一（1）	三（3）
B	四（4）	一（1）	二（2）	三（3）
C	三（3）	一（1）	二（2）	四（4）
D	四（4）	二（2）	三（3）	一（1）
E	三（3）	一（1）	二（2）	四（4）
秩和 R_j	18	7	10	15

注：括号内为数据的秩次。

1. 建立检验假设，确定检验水准

H_0：四种葡萄酒评判等级的总体分布相同。

H_1：四种葡萄酒评判等级的总体分布不全相同。

双侧 $\alpha = 0.05$。

2. 计算检验统计量

（1）首先编秩并求秩和：先在每一区组内将数据从小到大编秩（见括弧内数字），如有相同数据，

取平均秩次;再按处理组求各组秩和 $R_j, j = 1, 2, \cdots, k$。

（2）其次计算检验统计量 M 值:本例 $k = 4, b = 5$,代入式（10-9）得

$$M = \frac{12}{5 \times 4 \times (4+1)} \times (18^2 + 7^2 + 10^2 + 15^2) - 3 \times 5 \times (4+1) = 8.76$$

3. 确定 P 值

根据处理组数 k 与区组数 b 查附表14,得到 P 值范围。本例 $k = 4, b = 5$,查表得: $M_{0.05} = 7.80$, $M_{0.01} = 9.96$。 $M_{0.05} < M < M_{0.01}$, $0.01 < P < 0.05$。按 $\alpha = 0.05$ 水准,拒绝 H_0,接受 H_1,差异有统计学意义。

4. 结论

Friedman M 检验结果表明,四种酒的等级总的来说有差别（$M = 8.76, P = 0.032\ 7$）。

若 b 或 k 超出附表14的范围, M 近似服从 $v = k - 1$ 的 χ^2 分布,故可按 $v = k - 1$ 查 χ^2 界值表（附表4）,获得概率 P,作出统计推断。

注意,在只有两个处理组时,Friedman M 检验并不与配对的 Wilcoxon 符号秩和检验等价。事实上,Friedman M 检验效能相对较低。

三、两两比较（q 检验法）

上述统计分析仅仅回答了对四种酒评价是否一致的问题,若不一致,则需进一步回答哪些酒的评判等级不同,此时,尚需经两两比较方可得出结论。

【例10-7】 试比较例10-6资料中哪些酒的评判等级有差异?

1. 建立检验假设,确定检验水准

H_0:对比的两种葡萄酒评判等级的总体分布相同。

H_1:对比的两种葡萄酒评判等级的总体分布不同。

双侧 $\alpha = 0.05$。

2. 计算检验统计量

首先将各处理组的秩和从大到小排列,如表10-6所示,并按顺序列出各对比组及两对比组范围内包括的组数 a,如表10-7第1、2列。

表 10-6　四种酒评价结果秩和排序

	白兰地 W	白兰地 X	白兰地 Y	白兰地 Z
R_j	18	7	10	15
秩和排序	1	4	3	2

表 10-7　四种酒评价结果的两两比较

对比组 A 与 B （1）	组数 a （2）	两秩和之差 $R_A - R_B$ （3）	$q = \dfrac{(3)}{2.886\ 8}$ （4）	P （5）
1 与 4	4	11	3.810 4	$P < 0.05$
1 与 3	3	8	2.771 2	$P > 0.05$
1 与 2	2	3	1.039 2	$P > 0.05$
2 与 4	3	8	2.771 2	$P > 0.05$
2 与 3	2	5	1.732 0	$P > 0.05$
3 与 4	2	3	1.039 2	$P > 0.05$

其次求检验统计量 q 值,公式为

$$q = \frac{R_A - R_B}{S_{R_A - R_B}} \tag{10-11}$$

$$S_{R_A - R_B} = \sqrt{\frac{bk(k+1)}{12}} \tag{10-12}$$

上式中,$R_A - R_B$ 为两对比组的秩和之差,$S_{R_A - R_B}$ 为其标准误,其余同前。本例中则有

$$S_{R_A - R_B} = \sqrt{\frac{5 \times 4 \times (4+1)}{12}} = 2.886\,8$$

q 值列于表 10-7 第 4 列。

3. 确定 P 值

查附表 9 的 q 界值表,确定 P 值(恒取 $\nu = \infty$),见表 10-7 第 5 列。

4. 结论

区组设计等级资料的 Friedman M 检验及 q 检验两两比较结果表明,四种酒的等级总的来说有差别($M = 8.76, P = 0.032\,7$),对白兰地 W 与白兰地 X 的评价不同($q = 3.810\,4, P < 0.05$),根据本资料可认为后者优于前者,即评委较偏爱白兰地 X。尚不能认为其余任意两者间有差异(P 值均大于 0.05)。

第六节　秩和检验的正确应用

一、秩和检验的适用范围

理论上,秩和检验可用于任意分布(distribution free)的资料,即不论样本所来自总体的分布如何,都能适用。具体地说,秩和检验可适用于以下情况。

1. 等级资料,如例 10-1 至例 10-6。

2. 定量资料,但数据的某一端或两端无确定数值,如"< 0.01g"" > 50mg""1∶1 024 以上"等。

3. 定量资料,但数值的分布是极度偏态的,如 L 形分布,或个别数值偏离过大而不属于"过失误差"者。

4. 定量资料,但各组离散程度相差悬殊,即使经变量变换,也难以达到方差齐性。

5. 定量资料,但分布类型尚未确知,此时可先用秩和检验进行分析。

6. 兼有等级和定量性质的资料,如评分。

二、秩和检验的优缺点

任何统计方法都有适用范围,在适用范围内,优势得以显示出来;超出适用范围,缺点将暴露出来。秩和检验不依赖于资料的分布类型,故适用范围广泛,尤其在等级资料的分析中具有较高的检验功效。

为叙述方便,以成组设计两样本比较为例。如资料满足 t 检验的条件,应该用 t 检验进行分析。如果对这类资料用 Wilcoxon 秩和检验,实际上是将观察单位的具体数值舍弃不用,只保留了秩次的信息,使检验功效降低;尤其在样本量较小时,检验功效降低得更加明显。反之,如果定量资料不满足 t 检验的条件而仍用 t 检验,则检验功效同样会降低。样本量较大时,对于均匀分布的资料,t 检验与秩和检验的功效大致相同;而对其他偏态分布资料,t 检验的功效不如秩和检验;对极度偏态的 L 形分布资料,t 检验的功效降低更加明显,此时秩和检验的优点更加明显。

有研究表明:对于满足 t 检验条件的资料,秩和检验效能约为 t 检验的 95.5%($3/\pi$)。而对于不满足 t 检验的资料,则由于情况比较复杂,故 t 检验的效能相对于秩和检验的降低程度就难以界定了。同理,配对设计的 t 检验与 Wilcoxon 符号秩和检验,完全随机设计的方差分析与 Kruskal-Wallis H 检验,随机区组设计的方差分析与 Friedman M 检验的关系等,均与上述 t 检验与 Wilcoxon 秩和检验间的关系相似。

第七节 案 例

【案例 10-1】 为研究孟加拉国胎儿孕早期血清砷暴露水平对早产有无影响,对 24 名孕妇孕早期 (孕期≤14 周)血清样本中砷暴露水平进行检测,其中 12 名胎儿为足月产,而另外 12 名胎儿为早产 (表 10-8)。试比较早产与足月产胎儿孕早期血清砷暴露水平是否相同?

表 10-8 早产与足月产胎儿孕早期血清砷暴露水平 单位:μg/L

分组	血清砷暴露水平										
足月产	—	0.567	3.968	1.987	0.492	1.236	14.008	3.574	0.457	0.493	1.745	0.872
早产	3.043	6.044	9.643	3.757	1.198	11.620	5.312	7.449	3.386	8.966	—	6.012

注:表中"—"表示数据低于检测限(limit of detection,LOD)。

解析:一般来说,血清砷浓度的分布是偏态分布,且本资料中有 2 例数据因为太小,小于检测限 (limit of detection,LOD),因此,没有确切数据,只能采用非参数检验。为方便计算,没有确切数据的 个体一般给予一个小于该组数据最小值的数值,即排序时要排在第一位。本例定义为 0.155。

思路一:采用两独立样本的 Wilcoxon 秩和检验。

1. 建立检验假设,确定检验水准

H_0:两组胎儿孕早期血清砷暴露水平的总体分布相同。

H_1:两组胎儿孕早期血清砷暴露水平的总体分布不同。

双侧 $\alpha = 0.05$。

2. 编秩,求秩和,计算统计量 T

结果如表 10-9 所示。

表 10-9 早产与足月产胎儿孕早期血清砷暴露水平的比较

足月产		早产	
孕早期血清砷暴露水平/(μg·L^{-1}) (1)	秩次 (2)	孕早期血清砷暴露水平/(μg·L^{-1}) (3)	秩次 (4)
0.155	1.5	3.043	12
0.567	6	6.044	19
3.968	16	9.643	22
1.987	11	3.757	15
0.492	4	1.198	8
1.236	9	11.620	23
14.008	24	5.312	17
3.574	14	7.449	20
0.457	3	3.386	13
0.493	5	8.966	21
1.745	10	0.155	1.5
0.872	7	6.012	18
$n_1 = 12$	$T_1 = 110.5$	$n_2 = 12$	$T_2 = 189.5$

注:表中 n_1 和 T_1 分别代表足月产组的样本量与秩和;n_2 和 T_2 分别代表早产组的样本量与秩和。

将两组原始数据混合,并由小到大排序编秩,对于相同的数据,取平均秩次。分别将两组的秩次相加,得到两组的秩和 T_1 和 T_2。最后计算检验统计量。若两组样本量相等,则任取一组的秩和为统计量。若两组样本量不等,则以样本量较小组对应的秩和为统计量 T。本例两组样本量相等,可取检验统计量 $T = 110.5$。

3. 确定 P 值范围,得出结论

本例 $n_1 > 10$,超出 T 值表范围,可用正态近似法。计算统计量 u 得

$$u = \frac{\left| T - \frac{n_1(N+1)}{2} \right| - 0.5}{\sqrt{\frac{n_1 n_2 (N+1)}{12}}} = 2.25$$

$u > u_{1-0.05/2} = 1.96, P < 0.05$。按 $\alpha = 0.05$ 检验水准,拒绝 H_0,接受 H_1,认为两组胎儿孕早期血清砷暴露水平不同,由于早产组秩和高于足月产组秩和,因此可以认为早产组胎儿孕早期血清砷暴露水平高于足月产组。

思路二:采用秩变换检验(rank transformation test)

秩变换检验就是根据设计方法,先对数据进行秩变换(编秩),然后按照 t 检验或方差分析方法对秩次直接进行比较。一般用于定量资料不满足参数检验的条件且样本量较大时。此时,秩变换检验所得结果与秩和检验的结论基本上是一致的。

本例是成组设计的两组比较,先将两组混合编秩(见表第 2 列和 4 列),然后对两组的秩次直接进行 t 检验,得 $t = 2.536\,1, P = 0.018\,8$。

结论同 Wilcoxon 秩和检验得出的结论。

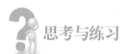 思考与练习

一、选择题

1. 不属于非参数检验方法特点的是(　　　)
   A. 不受总体分布的限定　　　　　　　　B. 多数非参数统计方法简单,易于掌握
   C. 适用于等级资料　　　　　　　　　　D. 检验效能总是低于参数检验
   E. 可用于未知分布类型的定量资料

2. 非参数检验的应用条件是(　　　)
   A. 总体是正态分布　　　　　　　　　　B. 若两组比较,要求两组的总体方差相等
   C. 不依赖于总体分布　　　　　　　　　D. 要求样本量很大
   E. 要求不低于 3 个以上的总体进行比较

3. 在对适用于 Wilcoxon 符号秩和检验的资料进行分析时,如果有两个差值为 0,则(　　　)
   A. 0 舍弃不计　　　　　　　　　　　　B. 按照大小依次排序
   C. 对正秩和有 3,对负秩和有 −3　　　　D. 对正秩和有 1.5,对负秩和有 −1.5
   E. 对正秩和有 0.5 和 1,对负秩和有 −0.5 和 −1

4. 两小样本定量资料比较的假设检验,首先应考虑(　　　)
   A. 用 t 检验　　　　　　　　　　　　B. 用秩和检验
   C. t 检验与秩和检验均可　　　　　　　D. 资料符合 t 检验还是秩和检验的条件
   E. χ^2 检验

5. 在作两样本均数比较时,已知 n_1、n_2 均小于 30,总体方差不齐且呈极度偏峰的资料宜用(　　　)
   A. t' 检验　　　　　　　　　　　　　B. t 检验
   C. u 检验　　　　　　　　　　　　　D. 秩和检验

E. t' 检验与秩和检验均可

6. 三组比较的秩和检验,样本量均为 5,确定 P 值应查(　　　)

    A. χ^2 界值表
    B. H 界值表

    C. T 界值表
    D. M 界值表

    E. t 界值表

7. Wilcoxon 秩和检验和 t 检验相比,其优点是(　　　)

    A. 计算简便,不受分布限制
    B. 其统计量的公式更为合理

    C. 其检验效能更好
    D. 抽样误差小

    E. 任何定量资料都适用

8. 某市铅作业工人的血铅浓度的中位数为 1.11μmol/L,非铅作业工人的血铅浓度的中位数为 0.40μmol/L,1.11μmol/L 与 0.40μmol/L 不同,原因可能是(　　　)

    A. 样本量太少
    B. 抽样误差

    C. 总体均数不同
    D. 系统误差

    E. 样本均数不可比

9. 对于随机区组设计资料,当处理组间方差不齐,部分处理组效应指标不服从正态分布时,宜选用的方法是(　　　)

    A. t 检验
    B. 方差分析

    C. Wilcoxon 秩和检验
    D. K-W 检验

    E. Friedman M 检验

10. 欲比较四种治疗方案对肺癌的治疗效果(无效、有效和治愈)有无差别,应选用(　　　)

    A. χ^2 检验
    B. 校正的 χ^2 检验

    C. Wilcoxon 秩和检验
    D. Kruskal-Wallis H 检验

    E. Friedman M 检验

二、简答题

1. 举例说明参数检验与非参数检验有何不同?选用非参数检验方法的基本原则有哪些?

2. 在什么情况下使用基于秩的非参数检验,它有何优缺点?

3. 在基于秩的非参数检验中,为什么在不同组间出现相同数据要给予"平均秩次",而在同一组的相同数据不必计算平均秩次?

4. 两组或多组有序分类资料的比较,为什么宜用秩和检验而不用 χ^2 检验?

三、分析计算题

1. 某药厂研发出某种新型试验药治疗周围性眩晕。以苯海拉明药品作为对照组,比较使用两种药品后的患者的眩晕程度,患者用药后眩晕程度可分为完全缓解、基本缓解、部分缓解和无效四个等级,结果见表 10-10,试比较两组药品治疗效果有无差别?

表 10-10　两组不同药品对周围性眩晕的疗效比较

治疗效果	试验药	苯海拉明
完全缓解	40	26
基本缓解	24	13
部分缓解	15	10
无效	8	9
合计	87	58

2. 四种疾病患者痰液内嗜酸性粒细胞的检查结果见表 10-11。问四种疾病患者痰液内嗜酸性粒细胞等级有无差别?

表 10-11 四种疾病患者痰液内嗜酸性粒细胞等级比较

粒细胞等级 （1）	例数			
	支气管扩张 （2）	肺水肿 （3）	肺癌 （4）	病毒性呼吸道感染 （5）
−	1	4	7	4
+	3	6	9	7
++	10	6	5	5
+++	7	2	4	1
合计	21	18	25	17

3. 为研究某三种饲料对于实验大鼠肝中维生素 A 浓度的影响,研究者将 24 只大鼠分为 8 个区组,每个区组内 3 只大鼠性别、窝别均相同,体重相近。将区组内的每只大鼠随机分配三种饲料(A 饲料,B 饲料,C 饲料)中的一种喂养,经过一个月喂养后,进行大鼠肝脏中维生素 A 浓度(IU/g)测定,结果见表 10-12,试分析三种饲料喂养的大鼠肝内的维生素 A 浓度是否有差异?

表 10-12 三种饲料喂养的大鼠肝内的维生素 A 浓度 单位:IU/g

区组	A 饲料	B 饲料	C 饲料
1	3 000	2 680	2 850
2	2 570	2 340	2 400
3	4 730	2 350	3 200
4	2 550	2 500	2 550
5	5 300	4 500	4 960
6	2 600	2 400	2 520
7	2 850	2 850	2 630
8	7 470	5 420	6 360

4. 某研究者为了探讨女性服用两种避孕药后对血清总胆固醇的影响是否有差异,随机抽取 20 名成年女性进行研究。其中 11 人服用甲种避孕药,9 人服用乙种避孕药,分别测量所有研究对象服药前后血清总胆固醇浓度,服药前后血清总胆固醇浓度的变化量见表 10-13。试比较两种避孕药对女性血清总胆固醇浓度的影响是否有差异。

表 10-13 服用避孕药女性血清总胆固醇浓度改变量 单位:mmol/L

甲药	乙药	甲药	乙药
2.00	1.87	3.25	−0.93
0.98	0.85	1.28	0.00
−0.34	−0.47	9.87	1.28
1.06	0.93	2.03	
3.10	2.97	9.34	
−0.24	−0.37		

5. 某工厂生产产品需要铅作为添加剂,虽然在生产过程中积极地采取防护措施,但工人认为自己可能存在血铅浓度超标。为此,防护人员进行了一项研究,她随机抽取接触铅作业的一线男性工人 13 名,检测其血铅浓度结果如下(μmol/L):0.662、0.362、0.428、0.568、0.772、0.279、0.438、0.382、0.590、1.394、0.665、0.484、1.589。已知该地区正常成年男子血铅浓度中位数为 0.541μmol/L。欲确定该厂工人的血铅浓度水平是否不同于正常人,应采用哪种分析方法? 为什么? 结果如何?

（刘红波）

第十一章
生存资料的统计推断

【学习要点】

1. 生存数据的统计描述和统计推断必须采用生存分析专用方法。生存数据和生存分析涉及一些重要的概念:生存时间、删失、死亡/生存概率、生存率、生存曲线、中位生存时间等。

2. 生存率一般用 Kaplan-Meier 估计法进行估计,同时采用生存曲线图进行直观描述。对大型队列研究,随访人数较多,原始资料常按随访时间分成不同组段并采用寿命表法描述生存过程。

3. 生存率或生存曲线的比较方法有 log-rank 检验、Gehan 检验等。前者给予任意时间两组间死亡差别相同的权重;后者给予早期时间更大的权重。实际应用时,应结合专业知识、生存曲线图等信息选择合理的方法。

4. 当协变量层数不太大时,可采用分层检验以控制协变量的影响。当分组变量是等级变量时,可采用趋势检验评价生存率是否在等级间存在变化趋势。

5. 只有当生存数据两组间的风险率满足等比例假设时,log-rank 检验的效能才较高;否则,应该选择其他特殊的检验方法。

医学随访研究中,有时观察结果并非在短期内能够确定,需作长期随访观察,例如对一些慢性病或恶性肿瘤的预后及远期疗效观察等。这种情况下,原有的疗效指标如有效率、治愈率等难以适用,因为评价某种疗法对这些疾病的效果,不仅要看是否出现了某种结局(如有效、治愈、死亡等),还要考虑出现这些结局所经历的时间长短。生存分析(survival analysis)是将观察结局和出现这一结局所经历的时间结合起来分析的一种统计分析方法。对于生存时间数据的描述可使用不同时间点的生存率,还有中位生存时间等统计量,同时可绘制生存曲线来直观表达和比较不同样本生存情况。由于生存曲线只是对样本生存过程的统计描述,样本生存率或生存曲线不同也可能是抽样误差所致,故而在生存分析中一个重要的问题是进一步对组间总体的生存曲线进行假设检验。例如在随访研究中,将确诊某病患者随机分配到不同治疗组,记录所有患者生存时间并作组间整个生存曲线的比较,以评价不同治疗方案的优劣。

本章主要介绍生存资料的基本概念、生存资料的描述,生存率的估计和生存资料的组间比较。

第一节　生存分析的基本概念

一、生存数据的特点

通过一个样例来展示生存分析涉及数据的特点和基本概念。某医师收集了 95 例 2015 年 1 月 1 日到 2017 年 12 月 31 日恶性胆道梗阻患者支架手术后的随访资料,以了解患者术后生存情况及其可能的影响因素,患者被观察的终点是发生死亡,研究截止时间为 2018 年 12 月 31 日,即患者最长随访时间可能是 4 年,最短可能是 1 年。资料记录了手术日期、随访截止日期、观察结果(1 为死亡、0 为删失)、支架类型(1 为金属支架、0 为塑料内涵管)、性别(1 为男、0 为女)、年龄(岁)、住院时间(天)、是否有并发症(0 为无、1 为有)、肿瘤体积(cm³)等信息,结果见表 11-1(仅展示其中 8 例详细信息)。

表 11-1　95 例恶性胆道梗阻患者支架手术后生存资料

编号	手术日期	随访截止日期	随访时间/天	观察结果	支架类型	性别	年龄/岁	住院时间/d	并发症	肿瘤体积/cm³
1	2015-09-20	2016-03-24	186	1	1	1	71	16	0	6.20
2	2017-12-17	2017-12-23	6	0	1	1	43	48	1	35.75
…	…	…	…	…	…	…	…	…	…	…
13	2016-08-05	2017-06-03	302	1	1	1	67	30	0	20.00
14	2017-12-06	2018-12-31	390	0	1	1	69	11	0	8.64
15	2017-12-31	2018-12-31	365	0	1	0	72	16	0	14.28
…	…	…	…	…	…	…	…	…	…	…
93	2016-07-26	2016-11-15	112	1	0	1	60	30	0	13.02
94	2016-02-18	2016-11-17	273	1	0	1	56	27	0	1.80
95	2017-12-01	2018-02-20	81	1	0	1	39	49	0	5.04

(一) 生存时间

相比其他类型的数据,生存分析法要考虑患者治疗等所经历的时间,该时间一般叫作生存时间(survival time),它是起点事件(starting event)与终点事件(outcome event)之间的时间间隔,常用符号 T 表示。例如,上述样例中恶性胆道梗阻患者的起点事件是支架手术,终点事件是发生死亡,而起点和终点事件之间的间隔就是生存时间,单位是天。又如急性白血病患者从治疗开始到复发为止之间的缓解期,接触有害物质到发病的时间,患者入院治疗到康复出院的时间等。生存分析中最基本的问题就是计算生存时间,因此要明确规定随访的起点事件、终点事件,及其时间的计量单位(如小时、日、月、年等)。狭义的生存时间指某种疾病的患者从发病到死亡所经历的时间,广义的生存时间定义为从某种起点事件到终点事件(不一定是死亡)所经历的时间,本章为了方便一般将终点事件称为"死亡"。

(二) 右删失

上述表 11-1 的样例中,观察结果会有两种,一是如编号为 1 的患者,在随访截止时患者死亡(即观察结果为 1),即发生了终点事件,这种能从起点一直随访观察至终点事件(死亡)发生的称为完整数据。另一种是如编号为 2 的患者,随访截止时患者未被观察到死亡(即观察结果为 0),即随访期内未观察到死亡,或者死亡可能会发生在该患者随访截止之后,该类数据称为右删失数据(right censored data),简称为删失数据(censored data),或截尾数据。能观察到死亡发生的称为生存时间,否则称为删失时间。

删失产生的原因有:随访对象(患者)失访,如患者搬迁导致失去联系、患者中途退出治疗(随访),或其他原因导致死亡(如车祸)等,这些原因导致事先规定的终点事件(如死亡)无法在研究期间被观察到,如表 11-1 中编号为 2 的患者。除此之外,另一种原因是患者自进入研究一直能被观察到,但到研究截止时(表 11-1 对应的是 2018 年 12 月 31 日),终点事件(死亡)依然未发生,如编号为 14、15 的患者。

由于生存时间不服从正态分布(一般服从指数或威布尔等分布),并且生存数据中含有删失,因此一般定量资料的统计描述指标或统计推断方法不适用,生存数据有专门的统计分析方法。

二、生存数据的统计描述

(一) 死亡概率和生存概率

1. 死亡概率　死亡概率(mortality probability)指在某段时间开始时存活的患者在该段时间内死亡的可能性(为了方便,均将事件概率记为死亡概率),记为 q,如果在该段时间内无删失数据,计算公式为

$$q = \frac{某人群某时段总死亡例数}{某人群同时段的期初观察例数}$$

若某段时间内有删失发生,则 q 的分母用校正观察例数,如

$$校正观察例数 = 期初观察例数 - \frac{1}{2}删失例数$$

2. 生存概率 生存概率(survival probability)指在某段时间开始时存活的患者至该段时间结束时仍存活的可能性,记为 p。对于一般情况,有 $p = 1 - q$。如果在该段时间内无删失数据,则计算公式为

$$p = \frac{某人群活过某时段例数}{某人群同时段的期初观察例数} = 1 - q$$

若某段时间内有删失,则分母用校正观察例数。

(二) 生存率

生存率(survival rate)指患者经过 t 时刻后仍存活的概率,也称为生存函数,用 $S(t)$ 表示。令 T 为患者的生存时间(即起点事件至死亡发生的时间间隔),则生存率函数定义为

$$S(t) = P(T \geqslant t) \tag{11-1}$$

如果没有删失,则生存函数或生存率可用下式计算,即

$$S(t) = \frac{经过 t 时刻仍存活的观察例数}{总观察例数} \tag{11-2}$$

如果有删失,则需分时段计算不同单位时间的生存概率 $p_i(i = 1, 2, \cdots, t)$,然后利用概率乘法原理将 p_i 相乘得到 t 时刻生存率,即

$$S(t) = p_1 \times p_2 \times \cdots \times p_t \tag{11-3}$$

可以看出,生存概率与生存率在名词上仅一字之差,含义却不同。生存概率是针对单位时间而言的,生存率是针对某个时间段的(由单位时间组成的时间段),它是生存概率的累积结果。如评价肿瘤预后常用的 5 年生存率是指第 1 年存活,第 2 年也存活,……,直至第 5 年仍存活的累积概率,而这 5 年中每 1 年都有不同的生存概率。

(三) 生存曲线

除了使用统计量,图示方法是更加直观的统计描述手段。根据计算出的不同时点的生存率,可以将随访时间作横坐标,生存率作纵坐标,将各个时间点生存率连接在一起绘制生存曲线(survival curve)。随着时间的增加,该曲线一般呈下降趋势,下降速度快在图形上表现为坡度大、曲线陡峭,意味着较低的生存率或较短的生存时间;下降速度慢在图形上表现为坡度小、曲线平缓,意味着较高的生存率或较长的生存时间。

(四) 中位生存时间

另一个用来概括样本生存情况的描述统计量为中位生存时间(median survival time),也称中位生存期、半数生存期,表示当且仅当 50% 个体尚存活的时间。由于生存时间并非正态分布,故常用中位生存时间作为某人群生存过程的概括性描述指标。中位生存时间越长,表示疾病预后越好;中位生存时间越短,表示疾病预后越差。由于生存资料存在删失数据,当有数据在早期删失时,无法直接计算中位数,但可借助生存曲线进行图法估计或用线性内插法求得。

第二节 生存率的估计

一、Kaplan-Meier 估计

Kaplan-Meier 估计法或 K-M 法,也称乘积极限法,是由 Kaplan 和 Meier 于 1958 年提出,它主要

针对小样本未分组资料,也可用于大样本。下面通过一个实例来介绍此方法。

【例 11-1】　某医师收集了 20 例用甲、乙两种疗法进行治疗的脑肿瘤患者的生存时间(周)资料,见表 11-2。试估计两种疗法的生存率并绘制生存曲线。

表 11-2　20 例脑肿瘤患者两种疗法的生存时间　　　　　　　　　单位:周

甲疗法组	5	7^+	13	13	23	30	30^+	38	42	42	45^+
乙疗法组	1	3	3	7	10	15	15	23	30		

1. 生存率的估计　根据第一节的定义和式(11-3),以带有删失值的甲疗法组为例,Kaplan-Meier 估计生存率的步骤如下。

(1)将生存时间由小到大排序,其值 t_i 见表 11-3 第 2 列。其中当遇到数值相同的完全数据与删失数据时,将删失数据排在完全数据之后,如 30^+ 排在 30 之后。

(2)列出 t_i 时刻的死亡例数 d_i,见表 11-3 第 3 列。其中删失数据对应的死亡例数为 0。

(3)列出 t_i 时刻的期初观察例数 n_i,即该时刻之前的生存例数,见表 11-3 第 4 列。

(4)将式(11-1)变形为式(11-4),计算各时间段生存概率 p_i,列于表 11-3 第 5 列。

$$p_i = \frac{n_i - d_i}{n_i} \tag{11-4}$$

(5)再根据式(11-3)计算 t_i 时刻的生存率 $S(t_i)$,列于表 11-3 第 6 列。注意,删失数据所对应的死亡例数为 0,其生存概率为 1,所以它所对应的生存率与前一个完全数据的生存率相同。

表 11-3　甲疗法组的生存率及其标准误

序号 i (1)	时间/周 t_i (2)	死亡数 d_i (3)	期初例数 n_i (4)	生存概率 $p_i=(n_i-d_i)/n_i$ (5)	生存率 $S(t_i)$ (6)	标准误 $SE[S(t_i)]$ (7)
1	5	1	11	10/11 = 0.909 1	0.909 1	0.086 7
2	7^+	0	10	10/10 = 1.000 0	0.909 1 × 1.000 0 = 0.909 1	0.086 7
3	13	2	9	7/9 = 0.777 8	0.909 1 × 0.777 8 = 0.707 1	0.142 9
4	23	1	7	6/7 = 0.857 1	0.707 1 × 0.857 1 = 0.606 1	0.154 1
5	30	1	6	5/6 = 0.833 3	0.606 1 × 0.833 3 = 0.505 1	0.158 1
6	30^+	0	5	5/5 = 1.000 0	0.505 1 × 1.000 0 = 0.505 1	0.158 1
7	38	1	4	3/4 = 0.750 0	0.505 1 × 0.750 0 = 0.378 8	0.161 3
8	42	2	3	1/3 = 0.333 3	0.378 8 × 0.333 3 = 0.126 3	0.116 3
9	45^+	0	1	1/1 = 1.000 0	0.126 3 × 1.000 0 = 0.126 3	0.116 3

2. 生存率的区间估计　以上计算出的样本生存率是总体生存率的点估计,进一步求得各生存率的标准误,即可按照近似正态分布原理来估计总体生存率的置信区间。

生存率的标准误可按照下式计算。

$$SE[S(t_i)] = S(t_i)\sqrt{\sum_{j=1}^{i} \frac{d_j}{n_j(n_j - d_j)}} \tag{11-5}$$

总体生存率的 $(1-\alpha)$ 置信区间为

$$S(t_i) \pm u_{1-\alpha/2} SE[S(t_i)] \tag{11-6}$$

需要注意的是,靠近生存时间两端点处的生存率近似正态性不是很好,按照正态分布原理计算出的置信区间可能会超出 0~1 的范围,造成结果解释上的困难。例如按照上述方法,表 11-3 中最后一行 45 周的总体生存率 95% 置信区间为 $(-0.101\,6, 0.354\,2)$,出现生存率小于 0 的情形。针对此问题,解决的办法是计算对数变换后的生存率及其标准误,对变换后的生存率利用近似正态分布原理求出置信区间,最后再进行置信区间的反变换。

生存率的对数变换公式为

$$G(t_i) = \ln\{-\ln[S(t_i)]\} \tag{11-7}$$

其标准误 $SE[G(t_i)]$ 为

$$SE[G(t_i)] = \sqrt{\sum_{j=1}^{i} \frac{d_j}{n_j(n_j - d_j)} \bigg/ \left(\sum_{j=1}^{i} \ln\frac{n_j - d_j}{n_j}\right)^2} = \frac{SE[S(t_i)]}{|\ln[S(t_i)]| \times S(t_i)} \tag{11-8}$$

将式(11-6)中的 $S(t_i)$ 换为 $G(t_i)$ 求得 $G(t_i)$ 的置信区间后,取其逆函数即可以得到原来 $S(t_i)$ 的置信区间,即

$$\exp\{-\exp[G(t_i) \pm u_{1-\alpha/2} SE(G(t_i))]\} \tag{11-9}$$

例如: $$G(45) = \ln\{-\ln[S(45)]\} = \ln(-\ln 0.126\,3) = 0.727\,1$$

$$SE[G(t_i)] = \frac{0.116\,3}{|\ln 0.126\,3| \times 0.126\,3} = 0.445\,0$$

按式(11-9),其总体生存率的 95% 置信区间为

$$\exp\{-\exp[0.727\,1 \pm 1.96 \times 0.445\,0]\} = (0.007\,1, 0.421\,1)$$

这样,保证生存率的置信区间在 $(0,1)$ 范围内。

3. 绘制生存曲线   在图 11-1 中,将例 11-1 数据计算出的两组生存率作纵坐标(乙疗法组生存率计算略),生存时间作横坐标绘制生存曲线,又称 Kaplan-Meier 生存曲线,为右连续的阶梯形曲线。可以看出甲疗法组比乙疗法组的样本生存曲线高,疗效好。

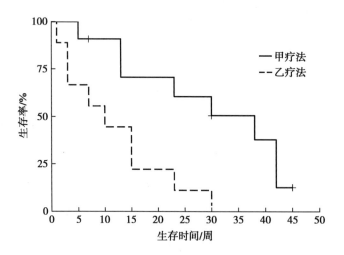

图 11-1   脑肿瘤患者甲、乙两疗法组生存曲线

4. 计算中位生存时间   从图 11-1 中可以直观地看出甲疗法组的中位生存时间大约为 30 周。利用线性内插法可以得到更精确的数值,其计算类似前述的百分位数。从表 11-3 中找到与生存率 50% 相邻的上下两个生存率及其生存时间,利用线性比例关系求解中位生存时间。此例中有

$$\frac{30 - 38}{30 - t_m} = \frac{0.505\,1 - 0.378\,8}{0.505\,1 - 0.5}$$

$$\frac{30-38}{30-t_m} = \frac{0.505\,1-0.378\,8}{0.505\,1-0.500\,0}$$

解得:中位生存时间 $t_m = 30.3$(周)。

二、寿命表法

在大型队列研究中,随访人数往往较多,原始资料常按随访时间分成不同组段得到各组段频数,这种大样本的分组数据通常可以用寿命表法来描述生存过程。

【例 11-2】 有 250 例结直肠癌患者的随访资料,记录手术后每年的死亡与删失人数,见表 11-4 第 3、4 列,试描述其生存过程。

1. 表 11-4 中第 2 列是将全部随访对象按手术后时间划分的区间段 $[t_{i-1}, t_i)$,这样就可以把手术后患者的死亡情况整理成频数表。

表 11-4　250 例结直肠癌患者的手术后生存率及其标准误

序号 i (1)	术后时间 t_{i-1}/年 (2)	死亡人数 d_i (3)	删失人数 c_i (4)	期初例数 l_i (5)	期初有效暴露人数 $n_i = l_i - c_i/2$ (6)	生存概率 $p_i = (n_i - d_i)/n_i$ (7)	生存率 $S(t_i)$ (8)	生存率标准误 $SE[S(t_i)]$ (9)
1	0~	0	0	250	250.0	1.000 0	1.000 0	0.000 0
2	1~	20	14	250	243.0	0.917 7	$1.000\,0 \times 0.917\,7 = 0.917\,7$	0.017 6
3	2~	41	12	216	210.0	0.804 8	$0.917\,7 \times 0.804\,8 = 0.738\,6$	0.028 8
4	3~	36	20	163	153.0	0.764 7	$0.738\,5 \times 0.764\,7 = 0.564\,7$	0.033 6
5	4~	22	13	107	100.5	0.781 1	$0.564\,8 \times 0.781\,1 = 0.441\,2$	0.035 1
6	5~	14	10	72	67.0	0.791 0	$0.441\,1 \times 0.791\,0 = 0.348\,91$	0.035 4
7	6~	9	17	48	39.5	0.772 2	$0.349\,0 \times 0.772\,2 = 0.269\,5$	0.035 9
8	7~	4	22	18.0		0.888 9	$0.269\,4 \times 0.888\,9 = 0.239\,5$	0.037 6
9	8~	4	5	12	9.5	0.578 9	$0.239\,5 \times 0.578\,9 = 0.138\,6$	0.044 1
10	9~	0	1	3	2.5	1.000 0	$0.138\,7 \times 1.000\,0 = 0.138\,7$	0.044 1
11	10~	0	2	2	1.0	1.000 0	$0.138\,7 \times 1.000\,0 = 0.138\,7$	0.044 1

2. 第 3 列和第 4 列为随访记录的各时间区间患者死亡人数 d_i 与删失人数 c_i。

3. 第 5 列为各区间期初观察人数 l_i,$l_i = l_{i-1} - d_{i-1} - c_{i-1}$,表示在时点 t_{i-1} 处尚存活的患者数。

4. 第 6 列为考虑删失数据后校正的有效暴露人数。这里假定删失数据在区间内分布是均匀的,都近似在区间中点发生删失,故从期初观察人数减去 $c_i/2$(这里展示生存分析特有方法对删失值所包含信息的利用)。无删失数据的区间无须校正。

5. 计算各区间生存概率 p_i,列在第 7 列。

6. 按式(11-3)计算各时点累积生存率 $S(t_i)$,列在第 8 列。

图 11-2 是将例 11-2 计算出的生存率作纵坐标,生存时间作横坐标绘制的生存曲线,呈折线形,可以看出术后 4 年内生存率下降较快。

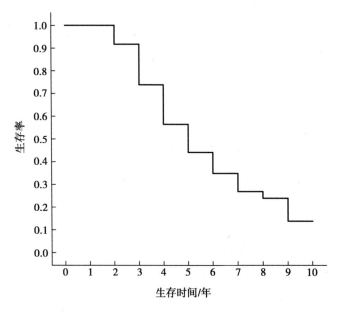

图 11-2　250 例手术后结直肠癌患者的生存曲线

第三节　log-rank 检验

常用的生存曲线比较方法是 log-rank 检验,它属于非参数方法。该法并不指定生存时间服从某种特定的分布,所比较的是整个生存时间的分布,而不是仅仅比较某个特定时间点的生存率。以下通过一个实例来说明该法的基本思想与步骤。

【例 11-3】 例 11-1 的某医师收集了 20 例用甲、乙两种疗法治疗脑肿瘤患者的生存时间(周)资料,见表 11-3 或表 11-5,图 11-1 为两组的生存曲线。比较甲、乙两种疗法组脑肿瘤患者的生存率有无差别?

1. 建立检验假设,确定检验水准

H_0:两种治疗方式的脑肿瘤患者生存曲线分布相同。

H_1:两种治疗方式的脑肿瘤患者生存曲线分布不同。

双侧 $\alpha = 0.05$。

2. 计算检验统计量

表 11-5　20 例脑肿瘤患者两种疗法的生存曲线 log-rank 检验计算表

序号	时间/周	甲疗法组				乙疗法组				合计	
i (1)	t_i (2)	n_{1i} (3)	d_{1i} (4)	T_{1i} (5)	V_{1i} (6)	n_{2i} (7)	d_{2i} (8)	T_{2i} (9)	V_{2i} (10)	N_i (11)	D_i (12)
1	1	11	0	0.550 0	0.247 5	9	1	0.450 0	0.247 5	20	1
2	3	11	0	1.157 9	0.460 4	8	2	0.842 1	0.460 4	19	2
3	5	11	1	0.647 1	0.228 4	6	0	0.352 9	0.228 4	17	1
4	7	10	0	0.625 0	0.234 4	6	1	0.375 0	0.234 4	16	1
5	10	9	0	0.642 9	0.229 6	5	1	0.357 1	0.229 6	14	1
6	13	9	2	1.384 6	0.390 5	4	0	0.615 4	0.390 5	13	2
7	15	7	0	1.272 7	0.416 5	4	2	0.727 3	0.416 5	11	2
8	23	7	1	1.555 6	0.302 5	2	1	0.444 4	0.302 5	9	2

续表

序号 i (1)	时间/周 t_i (2)	甲疗法组				乙疗法组				合计	
		n_{1i} (3)	d_{1i} (4)	T_{1i} (5)	V_{1i} (6)	n_{2i} (7)	d_{2i} (8)	T_{2i} (9)	V_{2i} (10)	N_i (11)	D_i (12)
9	30	6	1	1.714 3	0.204 1	1	1	0.285 7	0.204 1	7	2
10	38	4	1	1.000 0	0.000 0	0	0	0.000 0	0.000 0	4	1
11	42	3	2	2.000 0	0.000 0	0	0	0.000 0	0.000 0	3	2
合计			8	12.550 1	2.713 9		9	4.449 9	2.713 9		17

（1）首先，将生存时间由小到大排序，表 11-5 的第 1 列为序号，第 2 列为记录的生存时间或删失时间。

（2）其次，在 H_0 成立时，两组的生存分布相同，故可把两组的数据合并，计算合并的死亡概率（hazard），以此计算相应的期望死亡人数，故将两组的完全生存时间混合排序列在表 11-5 第 2 列，相同生存时间只列 1 次。两组在不同时间点的期初观察例数（number at risk）n_{1i}、n_{2i} 列于第 3、第 7 列，其合计 $N_i = n_{1i} + n_{2i}$ 列于第 11 列；不同时点两组的死亡人数为 d_{1i}、d_{2i}，分列于第 4、第 8 列，其合计 $D_i = d_{1i} + d_{2i}$ 列于第 12 列；不同时点期初观察例数等于上一时点期初观察例数减去上一时点的死亡数与删失数。

（3）再次，按式（11-10）计算各组期望死亡人数 T_{1i} 和 T_{2i}，并分列于表中第 5、第 9 列。

$$T_{ki} = \frac{D_i}{N_i} \times n_{ki}, \quad k = 1, 2 \tag{11-10}$$

上式表示在每个时点，当两组的死亡率相等且均为该时点的总死亡数除以该时点的总观察数时，按照各组期初例数计算的期望死亡人数。分别将两组各时点期望死亡人数相加，得到 $T_k(k=1,2)$ 列在第 5、第 9 列合计处，而两组实际总死亡数为第 4、第 8 列合计 $A_k = \sum_i d_{ki}(k=1,2)$。如果两组各时点生存率都相等，那么两组总的期望死亡数 T_k 和总的实际死亡数 A_k 相差不大。检验实际数与期望数差别大小的统计量为 χ^2，可按式（11-11）计算，即

$$\chi^2 = \sum_{k=1}^{2} \frac{(A_k - T_k)^2}{T_k}, \quad v = k - 1 \tag{11-11}$$

此例从表 11-5 中最后一行合计处得到甲疗法组实际死亡数 $A_1 = 8$，期望死亡数 $T_1 = 12.550\,1$；乙疗法组 $A_2 = 9$，$T_2 = 4.449\,9$。

（4）最后，代入式（11-11）得

$$\chi^2 = \frac{(8 - 12.550\,1)^2}{12.550\,1} + \frac{(9 - 4.449\,9)^2}{4.449\,9} = 6.302$$

$$v = 2 - 1 = 1$$

3. 确定 P 值

查 χ^2 界值表得，$0.010 < P < 0.025$。

4. 结论

按 $\alpha = 0.05$ 水准，拒绝 H_0，接受 H_1，两组有统计学差异，可认为两组生存率不同，结合生存曲线图（见图 11-1）或两组的中位生存时间，可以认为甲疗法组生存率高于乙疗法组。

以上计算中总有 $\sum A = \sum T$，且 $D_i = \sum_{k=1}^{2} T_{ki}$，这两点可用来核对中间计算是否有误。

注意事项如下。

（1）以上介绍的是 log-rank 检验的近似法，计算简便，但其结果比精确法（一般统计软件中输出

精确法计算结果)保守。log-rank 检验精确法 χ^2 统计量计算公式为

$$\chi^2 = \frac{\left[\sum w_i(d_{ki} - T_{ki})\right]^2}{S_k^2} \tag{11-12}$$

式中,S_k^2 为第 k 组期望数 T_k 的方差估计,$S_k^2 = \sum w_i^2 \frac{n_{ki}}{n_i}\left(1 - \frac{n_{ki}}{n_i}\right)\left(\frac{n_i - d_i}{n_i - 1}\right)d_i$。$w_i$ 为权重,对 log-rank 检验,$w_i = 1$,即该检验给任意时间点处两组间死亡的差别相同的权重。当比较的两总体生存曲线成比例(或两组风险率成比例)时,检验效能最大;$w_i = n_i$ 则对应 Gehan 检验(也称为 Breslow 检验),该检验给两组间死亡的早期差别更大的权重。

本例 log-rank 检验精确法方差估计 S_{ki}^2 见表 11-5 第 6 列和第 10 列,第 6、第 10 列合计处 $V_1 = V_2 = 2.713\ 9$。

按甲疗法组计算,$\chi^2 = \dfrac{(8 - 12.550\ 1)^2}{2.713\ 9} = 7.629$

按乙疗法组计算,$\chi^2 = \dfrac{(9 - 4.449\ 9)^2}{2.713\ 9} = 7.629$

Gehan $\chi^2 = \dfrac{62.001\ 4^2}{587.150\ 5} = 6.547$。结论同 log-rank 检验近似法。

(2)对于大样本频数表形式的生存曲线比较,基本方法与上述相同。另外,该法很容易推广到多个组的比较,在此不赘述。需要强调的是,生存曲线的比较也和前面均数、率的比较一样,要求组间具有可比性,最好是按照比较因素进行随机化分配之后再比较。如果是未经随机化分配的观察对比资料,要考虑是否有混杂因素干扰,若存在混杂因素,可进行分层分析或采用多因素分析方法。

(3)当假设检验发现组间生存曲线有差别时,可通过中位生存时间差值、风险比 HR(hazard ratio)、相对危险度 RR(relative risk)等指标评价其差别。风险比 HR 可由 Cox 比例风险回归模型计算得到。相对危险度是两个对比组相对死亡比的比值,而相对死亡比是实际死亡数与期望死亡数之比,于是,第 i 组相对于第 j 组的相对危险度为

$$\widehat{RR} = \frac{A_i / T_i}{A_j / T_j} \tag{11-13}$$

假设第 i 组人数 n_1,第 j 组人数 n_2,其 95% 置信区间为

$$\exp[\ln \widehat{RR} \pm 1.96 SE(\ln \widehat{RR})]$$

其中 $SE(\ln \widehat{RR}) = \sqrt{\dfrac{1}{A_i} + \dfrac{1}{A_j} - \dfrac{n_1 + n_2}{n_1 n_2}}$。

对例 11-1 数据计算乙疗法组相对于甲疗法组的相对危险度及其 95% 置信区间为

$$\widehat{RR} = \frac{9/4.449\ 9}{8/12.550\ 1} = 3.173$$

$$SE(\ln \widehat{RR}) = \sqrt{\frac{1}{9} + \frac{1}{8} - \frac{11 + 9}{11 \times 9}} = 0.185$$

$$\exp[\ln(3.173) \pm 1.96 \times 0.185] = (2.208, 4.560)$$

即乙疗法组死亡风险是甲疗法组的 3.173(95% CI:2.208~4.560)倍;反之,甲疗法组死亡风险是乙疗法组的 31.5%(1/3.173,95% CI:21.9%~45.3%)。

第四节　分层假设检验

在组间比较时,经常会面临在组间调整某些影响死亡率的协变量问题,一种方法是基于 Cox 比

例风险回归模型(见第十九章),另外一种就是基于分层形式来解决假设检验问题。当协变量的层数不太大时,这种分层方法比较有效。例如,一项对霍奇金淋巴瘤(Hodgkin lymphoma,HL)或非霍奇金淋巴瘤(non-Hodgkin lymphoma,NHL)患者的本体移植和异体移植疗效比较的研究。其中 HL 和 NHL 两种患者是分层变量,感兴趣的问题是校正患者疾病状态后,两种移植技术是否有差异。分层检验的检验统计量为

$$\chi^2 = \sum_k \frac{\left(\sum_s A_{ks} - \sum_s T_{ks}\right)^2}{\sum_s T_{ks}}$$

(11-14)

其中 k 为分组,s 为分层。具体计算步骤如下。

1. 将数据先分层,再分组。
2. 计算每层每组的合计实际死亡数 A 与期望死亡数 T。
3. 代入式(11-14)进行分层检验。

【例 11-4】 试将表 11-6 的资料,分析考虑 HL 与 NHL 的分层因素后,比较本体和异体移植的疗效差异。

1. 建立检验假设,确定检验水准

H_0:考虑 HL 与 NHL 分层因素后,患者本体和异体移植疗效相同。

H_1:考虑 HL 与 NHL 分层因素后,患者本体和异体移植疗效不同。

检验水准:双侧检验,$\alpha = 0.05$。

2. 计算检验统计量

表 11-6 HL 和 NHL 患者的本体和异体移植疗效比较

疾病方式 (分层变量) (1)	移植方式 (分组变量) (2)	病例数 (3)	实际死亡数 A (4)	期望死亡数 T (5)
NHL	异体	11	5	7.25
	本体	12	9	6.75
HL	异体	5	5	1.89
	本体	15	7	10.11

分层 log-rank 检验为

$$\chi^2 = \sum_k \frac{\left(\sum_s A_{ks} - \sum_s T_{ks}\right)^2}{\sum_s T_{ks}}$$

$$= \frac{[(5+5)-(7.25+1.89)]^2}{7.25+1.89} + \frac{[(9+7)-(6.75+10.11)]^2}{6.75+10.11}$$

$$= \frac{0.74}{9.14} + \frac{0.74}{16.86} = 0.125$$

$$v = 1$$

3. 确定 P 值

查表得 $P > 0.50$,按照 $\alpha = 0.05$ 的水准,差异没有统计学意义,即考虑到分层因素后,异体和本体移植未发现有差异。

4. 得出结论

本例如果仅考虑 NHL 患者,$\chi^2 = 1.448$,$P > 0.100$,仅考虑 HL 患者,$\chi^2 = 6.074$,$P < 0.025$。

第五节 趋 势 检 验

多组生存率比较时,若分组变量是等级变量,如肿瘤分期为Ⅰ期、Ⅱ期、Ⅲ期,或连续变量等级化分组,如年龄(岁)<30、30~、40~,在 log-rank 检验组间生存率差别有统计学意义后,还可作趋势检验(trend test),分析风险率是否有随分组等级变化而变化的趋势。即是否有肿瘤分期越高,预后越差,或年龄越大(或越小),预后越差的情况。计算步骤如下。

1. 计算每组的实际死亡数 A 与期望死亡数 T。

2. 进行趋势检验。

$$\chi^2 = \frac{\left[\sum S(A-T)\right]^2}{\sum S^2 T - \left[(\sum ST)^2/(\sum T)\right]} \tag{11-15}$$

式中,S 为各组记分,可简单地用自然数 $1,2,\cdots,k$ 作为 S 的取值。χ^2 统计量服从自由度为 $k-1$ 的 χ^2 分布。

【例 11-5】 某研究者收集了 57 例喉癌患者的随访资料,病情分为三个阶段,汇总后数据展示在表 11-7 资料,分析步骤如下。

1. 分析喉癌患者病情阶段与预后的关系

(1)建立检验假设,确定检验水准

H_0:3 组间不同病情阶段总体生存率相同。

H_1:3 组间不同病情阶段总体生存率不同。

检验水准:双侧检验,$\alpha = 0.05$。

(2)计算检验统计量

表 11-7   喉癌患者病情阶段与预后的关系

病情阶段 (1)	病例数 (2)	实际死亡数 A (3)	期望死亡数 T (4)	相对死亡比(A/T) (5)
1	17	7	12.52	0.56
2	27	17	17.73	0.96
3	13	11	4.74	2.32

log-rank 检验

$$\chi^2 = \frac{(7-12.52)^2}{12.52} + \frac{(17-17.73)^2}{17.73} + \frac{(11-4.74)^2}{4.74} = 10.731$$

(3)确定 P 值

$v=2$,查表得 $P<0.001$。

(4)结论

可认为 3 组间生存率差别有统计学意义,进一步进行趋势检验。

2. 进行趋势检验

(1)建立检验假设,确定检验水准

H_0:3 组总体生存率无随病情阶段变化而变化的趋势。

H_1:$S_1(t) \geqslant S_2(t) \geqslant S_3(t)$,即病情阶段越低,生存率越高。

检验水准:双侧检验,$\alpha = 0.05$。

(2)计算检验统计量

计算结果见表 11-8。

表 11-8　趋势检验 χ^2 计算表

病情阶段 （1）	记分 S （2）	A （3）	T （4）	S(A−T) （5）	ST （6）	S^2T （7）
1	1	7	12.52	−5.52	12.52	12.52
2	2	17	17.73	−1.46	35.46	70.92
3	3	11	4.74	18.78	14.22	42.66
合计		35	34.99	11.80	62.20	126.10

代入式（11-15）得

$$\chi^2 = \frac{11.80^2}{126.10 - (62.20^2 / 34.99)} = 8.966$$

$$v = 2$$

（3）确定 P 值

查 χ^2 界值表得，$P < 0.011\,4$。

（4）结论

可认为病情阶段越低，生存率越高，预后越好。

第六节　应用中的注意事项

1. 生存率和中位生存时间是主要的生存数描述指标，一般同时绘制生存曲线图进行直观描述。Kaplan-Meier 估计法是最重要的生存率估计方法；在大样本时可以使用寿命表法计算生存率。

2. log-rank 检验是生存率比较的非参数方法之一，由于该检验能对各组的生存率作整体比较，实际工作中应用较多。log-rank 检验有近似法和精确法，通过计算机进行组间比较时，一般直接使用精确法。

3. 当生存数据两组间的风险率成比例假设不满足（如生存曲线交叉、发生延迟疗效）时，log-rank 检验的检验效能可能较差，此时可以使用结合 Fleming-Harrington 权重和 log-rank 检验的组合法 MaxCombo 检验，在比例假设失效的情况下一般有较高的检验效能。另外，也可以使用界标法分析，例如两条生存曲线发生交叉，可以将交叉点作为界标点，分别分析界标点之前或之后的组间差异情况。

4. 多组生存率比较时，如分组变量是等级变量，在 log-rank 检验有统计学意义后还可分析风险率是否有随分组等级变化而变化的趋势，称为趋势检验。需要指出的是，只有当知道备择假设是具有次序这一先验信息时，才能使用趋势检验。

5. 当存在少数混杂变量时，可以将该变量作为分层因素处理，进行分层 log-rank 检验。

6. 当某种疾病的结局存在多种情况时，例如埃博拉病毒感染者，其结局可能有两种情况：死亡或治愈。但患者最终要么是死亡要么是治愈，只能发生一种，这里死亡与治愈相当于是竞争状态，此种情况的生存数据被称为竞争风险（competing risks）生存数据，其对应的数据分析要使用专用方法。

第七节　案　　例

【案例 11-1】　某临床研究收集了 243 例黑色素瘤患者的生存时间，其中 122 例采用免疫疗法，另外 121 例为对照组，终点事件为死亡，生存时间单位为月。如下展示了两组生存曲线（图 11-3）和部分数据（表 11-9）。试问免疫疗法是否有效？

解析：首先，进行统计描述。采用 Kaplan-Meier 估计法绘制两组的生存曲线，如图 11-3，并计算中位生存时间，免疫疗法组和对照组的中位生存时间分别是 18 个月和 12 个月。其次，比较两组生存曲线

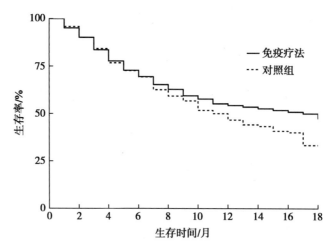

图 11-3   黑色素瘤患者两种疗法的生存曲线

是否有差异。经典统计推断方法 log-rank 检验的 $\chi^2 = 3.1935$，$P = 0.0739$，两组间没有统计学差异。

表 11-9   黑色素瘤患者的生存时间数据（部分）

编号	分组	时间/月	状态	编号	分组	时间/月	状态	编号	分组	时间/月	状态
1	1	1	1	118	1	18	0	234	0	18	0
2	1	1	1	119	1	18	0	235	0	18	0
3	1	1	1	120	1	18	0	236	0	18	0
4	1	1	1	121	1	18	0	237	0	18	0
5	1	1	1	122	1	18	0	238	0	18	0
6	1	1	1	123	0	1	1	239	0	18	0
7	1	2	1	124	0	1	1	240	0	18	0
8	1	2	1	125	0	1	1	241	0	18	0
9	1	2	1	126	0	1	1	242	0	18	0
10	1	2	1	127	0	1	1	243	0	18	0

注释：编号：ID；分组：group（=0 为对照组，=1 为免疫疗法组）；时间（月）：time；状态：status（=0 为删失，=1 为死亡）。

　　log-rank 检验的结果显示免疫疗法没有更好的效果，但从两组中位生存时间发现，免疫疗法比对照组要多 6 个月。同时从生存曲线图中可以发现，在随访的前 7 个月，两组生存曲线几乎没有差异，但在 7 个月后，免疫疗法的生存曲线高于对照组，同时了解到免疫疗法产生疗效一般有一定的延迟性，这可能导致出现延迟疗效，即会出现比例风险假设失效的复杂情况。而经典 log-rank 检验要求比较的组间满足等比例风险假设，在非等比例风险情况下，其检验效能较差，可能无法发现组间的差异。因此针对此种情况，采用两种特殊方法进行再分析，一种是针对两条生存曲线出现复杂情况的 MaxCombo 检验，另外一种是界标（landmark）法分析 7 个月后的组间差异。

　　MaxCombo 检验的 $Z_{\max} = 2.4997$，$P < 0.0001$，两组有统计学差异。再结合中位生存时间，可以认为免疫疗法的效果要好于对照组。另外一种方法为界标法，以第 7 个月为界标点，分析第 7 个月及以后的组间差异情况。此时免疫疗法组和对照组样本量分别为 83 和 84，删失率分别为 48.2% 和 69%，对应 log-rank 检验结果为 $\chi^2 = 6.5130$，$P = 0.0107$，两组间有统计学差异，可以解释为 7 个月及以后免疫疗法的生存率高于对照组。

思考与练习

一、选择题

1. 生存分析中的生存时间是指（　　　）
   - A. 治疗开始至失访的时间
   - B. 用药至失访的时间
   - C. 观察开始至终点发生的时间
   - D. 观察开始至失访的时间
   - E. 入院至出院的时间

2. 针对宫颈癌患者的随访资料作生存分析时，获得完全数据是指观察到患者（　　　）
   - A. 死于宫颈癌
   - B. 死于车祸
   - C. 死于禽流感
   - D. 研究结束时依然存活
   - E. 搬迁至异地导致失访

3. 对食管癌患者术后随访资料进行生存分析，当终点事件为死亡时，其中的删失值可以是（　　　）
   - A. 患者失访
   - B. 患者死于车祸
   - C. 患者死于其他肿瘤
   - D. 观察期结束仍存活
   - E. 观察期内肿瘤复发

4. 生存分析中的结局变量是（　　　）
   - A. 生存时间
   - B. 右删失
   - C. 生存率
   - D. 生存时间与随访结局
   - E. 生存时间与生存率

5. 生存分析里的中位生存时间是指（　　　）
   - A. 所有个体生存时间的中位数
   - B. 生存曲线中点对应的时间
   - C. 所有个体所观察到时间的中位数
   - D. 所有个体生存时间和删失时间合计的中位数
   - E. 生存率等于 0.5 时对应的 X 轴的生存时间

6. log-rank 检验与 Gehan 检验相比（　　　）
   - A. log-rank 检验对随访早期的组间差异敏感
   - B. Gehan 检验对随访早期的组间差异敏感
   - C. Gehan 检验对随访后期的组间差异敏感
   - D. 二者对随访早期的组间差异同样敏感
   - E. 二者对随访后期的组间差异同样敏感

7. 关于生存概率与生存率，叙述正确的是（　　　）
   - A. 生存率不会随时间增加
   - B. 生存概率随时间增加而增大
   - C. 生存概率一定大于生存率
   - D. 生存概率一定小于生存率
   - E. 生存概率一定等于生存率

二、简答题

1. Kaplan-Meier 估计生存率的基本原理是什么？
2. 寿命表的使用条件和特点是什么？
3. log-rank 检验的基本原理是什么？
4. log-rank 检验使用的条件是什么？
5. 分层 log-rank 检验的目的和普通 log-rank 检验有何区别？

6. 趋势检验使用时有什么前提条件?

三、计算分析题

1. 某医院 10 例肺癌患者接受新治疗法,终点事件为死亡,其生存时间(月)为:3、6、12、13、15⁺、18、23、26、27⁺、40⁺。试估计各时间点生存率、中位生存时间,并绘制生存曲线图。

2. 某医院用传统方法、新型方法治疗黑色素瘤患者,随访收集到各患者的生存时间(月)。试比较两种方法所治疗患者的生存时间有无差异。

传统方法:1、2、3、4、6、7、12⁺、14、18、20⁺

新型方法:3、5⁺、9、10、14⁺、17、18⁺、25、28⁺、29、36⁺、40⁺

(陈　征)

第十二章
简单相关分析

【学习要点】

1. 相关关系是一种共变关系,表现为一个变量增大时,另一个变量随之增大(或随之减小)。相关关系不是因果关系。

2. 二维正态分布的两个变量之间存在线性相关关系时,可以用线性相关系数度量相关的程度和方向。此外,对样本相关系数要进行统计推断才能判断总体是否存在相关。

3. 先绘制散点图判断变量间有无线性相关趋势,有线性趋势时再计算线性相关系数,并进行统计推断。

4. 对相关系数 r 进行 z 变换后,z 值近似服从正态分布。因此,可以先算得 z 值的区间,再据此估计总体相关系数的置信区间。

5. 等级变量间计算 Spearman 等级相关系数;定性变量间计算列联系数。

前面几个章节介绍的各类统计分析均限于一个变量,包括单个变量的总体参数估计,两组或多组变量的总体参数比较等。然而客观事物往往不是孤立的,它们互相联系和制约,如人的身高与体重、体温与脉搏次数、药物剂量与反应、病情与疗效等。医学研究中常需探讨两个变量之间的联系,这种联系可以分为两类:确定性关系和非确定性关系。所谓确定性关系是指两指标之间的关系是函数关系,当已知一个指标的值时,通过这种函数关系可以精确地计算出另一个指标的值,没有误差。例如,圆的周长与半径的关系:$C=2\pi R$,已知半径 R 就能精确地计算出圆的周长 C。非确定性关系是指两指标有一定联系,但并未精确到可以用函数关系来表达。例如,青少年身高随年龄增长而增高,二者关系具有必然性,但不能根据某个人的年龄准确推算其身高,原因是除了年龄之外,影响身高的因素还有很多,因此,即使年龄相同,身高之间依然存在个体变异。这种既有必然联系又不确定的关系就是相关关系(correlation)。医学研究中存在着大量的此类相关问题。而相关分析正是研究观察指标之间相关关系的统计方法,即通过对实际数据的分析,从不确定的、带有偶然性的现象中寻求必然的统计规律。

第一节 定量资料的直线相关

一、直线相关的意义

当两个定量变量在数值上出现如下情况:当一个变量增大时,另一个变量也随之增大(或随之减小),称这种现象为共变,也就说明两变量之间具有相关关系。若两个变量同时增大或减小,变化趋势是同向的,则两变量之间的关系为正相关(positive correlation);若一个变量增大时,另一个变量减小,变化趋势是反向的,称为负相关(negative correlation)。相关关系又分为线性的(linear)相关和非线性的(non-linear)相关。本章只讨论线性的相关关系。

直线相关系数(linear correlation coefficient),又称积差相关系数(coefficient of product-moment correlation)、Pearson 相关系数,简称相关系数(correlation coefficient),是表达两个定量变量之间线性

相关的密切程度和共变方向的统计指标。Karl Pearson（1857—1936 年）从理论上定义了相关系数，鉴于他的贡献，该相关系数被称为 Pearson 相关系数。相关系数的分布则是在 1915 年由英国生物统计学家 R. A. Fisher（1890—1962 年）及印度统计学家 Anil Kumar Gain（1919—1978 年）推导出来的。

二、样本直线相关系数的计算

两变量 (X,Y) 的总体相关系数用希腊字母 ρ（读作 rho）表示，样本的相关系数用符号 r 表示。计算公式为

$$\rho = \frac{\text{cov}(X,Y)}{\sigma_X \sigma_Y} \tag{12-1}$$

$$r = \frac{\sum (X-\bar{X})(Y-\bar{Y})}{\sqrt{\sum (X-\bar{X})^2 \sum (Y-\bar{Y})^2}} = \frac{l_{XY}}{\sqrt{l_{XX}l_{YY}}} \tag{12-2}$$

式中，$l_{XX} = \sum (X-\bar{X})^2$ 表示 X 的离均差平方和；$l_{YY} = \sum (Y-\bar{Y})^2$ 表示 Y 的离均差平方和；$l_{XY} = \sum (X-\bar{X})(Y-\bar{Y})$ 表示 X 与 Y 间的离均差积和。

相关系数是一个无量纲的统计指标，其取值范围为 $-1 \leqslant r \leqslant 1$，同样，$-1 \leqslant \rho \leqslant 1$，适用于变量 X 和 Y 服从双正态分布的定量资料。当相关系数大于 0 表示正相关，相关系数小于 0 表示负相关，相关系数等于 0 表示不相关。相关系数的绝对值越大，表示两变量之间的相关程度越密切；相关系数越接近于 0，表示相关越不密切。

将两变量在直角坐标系中作散点图，横轴变量记为 X，纵轴变量记为 Y，如图 12-1。

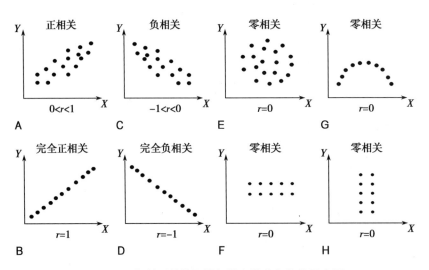

图 12-1　相关系数的取值与散点的变化趋势示意图

图 12-1A 中，两变量的散点呈椭圆形分布，变化趋势同向，为正相关；图 12-1B 中，两变量的散点在一条直线上，即 X 与 Y 有函数关系，为完全正相关；图 12-1C 中，两变量的散点呈椭圆形分布，变化趋势反向，为负相关；图 12-1D 中两变量的散点在一条直线上，但趋势反向，为完全负相关；图 12-1E 中散点呈圆形分布，无趋势，故 X 和 Y 无相关关系；图 12-1F 中散点分布平行于 X 轴，表示 X 增大或减小时，Y 的取值范围并没有变化，故 X 和 Y 无相关关系；图 12-1G 中散点呈很规则的抛物线形，表示 X 和 Y 间有非线性的相关关系，但相应的线性相关系数 $r=0$，这是因为 r 所表示的仅仅是线性关系；图 12-1H 与图 12-1F 相似，Y 增大或减小时，X 的取值范围并没有变化，故两者无相关关系。

【例 12-1】　测得某地 15 名正常成年人的血铅浓度（X, μmol/L）和 24 小时的尿铅浓度（Y, μmol/L）如表 12-1 所示，试分析血铅浓度与尿铅浓度之间是否直线相关。

表12-1　15名志愿者的血铅浓度和24小时的尿铅浓度测量值　　单位：μmol/L

编号	X	Y	编号	X	Y
1	0.11	0.14	9	0.23	0.24
2	0.25	0.25	10	0.33	0.30
3	0.23	0.28	11	0.15	0.16
4	0.24	0.25	12	0.04	0.05
5	0.26	0.28	13	0.20	0.20
6	0.09	0.10	14	0.34	0.32
7	0.25	0.27	15	0.22	0.24
8	0.06	0.09	合计	3.00	3.17

1. 画散点图　画散点图是进行定量资料线性相关分析的首要步骤，其目的在于：一是初步判断变量间的关系是否为线性相关关系，是正相关还是负相关。其观察点的分布是集中的还是分散的。如果不是线性的，是否为非线性相关分析。如果是非线性关系，可以用曲线回归（详见第十四章）。二是查看是否有离群值（outlier）。离群值指远离数据群的观察点，有时可在相关分析中产生误导作用。如图12-2中的点 P 和点 Q。其中，图12-2A中 P 点的存在，可能掩盖了原有的线性趋势；图12-2B中 Q 点的存在，可能造成了有线性趋势的假象。但是，不能把所有这类观察点不加识别地一律看作异常值，而应谨慎分辨是真的异常值，还是属于原分布内偏离较大的变量值。

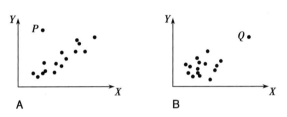

图12-2　离群值对相关分析的影响

例12-1中，按 (X,Y) 实测值在直角坐标图上画出15个点，见图12-3。由散点图可判断，两变量之间有线性趋势，且为正相关。可以作相关分析。

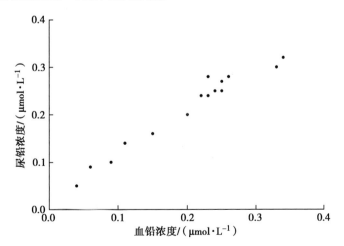

图12-3　15名志愿者的血铅浓度和24小时的尿铅浓度测量值散点图

2. 计算样本相关系数 r　先计算变量 X 和 Y 的均数、离均差平方和与离均差积和，计算结果如下。

$$\bar{X} = 0.200\,0, \quad \bar{Y} = 0.211\,3$$

$$l_{XX} = 0.116\,8, \quad l_{YY} = 0.098\,2, \quad l_{XY} = 0.104\,8$$

按式（12-2）得相关系数为

$$r = \frac{0.104\,8}{\sqrt{0.116\,8 \times 0.098\,2}} = 0.978\,7$$

三、总体相关系数 ρ 的抽样分布

与其他统计量一样,样本相关系数也有抽样误差。即使从一个相关系数 $\rho = 0$ 的总体中随机抽样,样本相关系数也往往不一定等于 0。下面分别介绍总体相关系数等于 0 和不等于 0 的情况下,样本相关系数的抽样分布。

(一)总体相关系数 $\rho = 0$

从相关系数 $\rho = 0$ 的总体中抽样,样本相关系数的抽样分布是对称的,当样本量较大时,近似正态分布;当样本量较小时,样本相关系数服从自由度为 $n - 2$ 的 t 分布。

$$t_r = \frac{|r|}{S_r} = \frac{|r|}{\sqrt{\dfrac{1 - r^2}{n - 2}}}, \quad \nu = n - 2 \tag{12-3}$$

(二)总体相关系数 $\rho \neq 0$

从相关系数 ρ 不等于 0 的总体中抽样,样本相关系数的抽样分布是偏态的。如图 12-4,其中图 12-4A、图 12-4B 和图 12-4C 分别是从相关系数为 -0.8,0 和 0.8 的双变量正态分布总体中,随机抽取样本量为 $n = 20$ 的 1 000 个样本相关系数的频数分布图。

由图 12-4 可见,$\rho = 0$ 时,样本相关系数的分布(图 12-4B)是对称的;$\rho = -0.8$ 时的分布(图 12-4A)是正偏态的;$\rho = 0.8$ 时的分布(图 12-4C)是负偏态的。

R. A. Fisher(1921 年)提出的 z 变换法解决了这个问题。对相关系数 r 作如下变换。

$$z = \operatorname{artanh} r = \frac{1}{2} \ln\left(\frac{1 + r}{1 - r}\right) \tag{12-4}$$

其反变换为

$$r = \tanh z = \frac{e^{2z} - 1}{e^{2z} + 1} \tag{12-5}$$

式(12-5)又称为双曲正切变换(transformation of hyperbolic tangent),式(12-4)称为反双曲正切变换(transformation of inverse hyperbolic tangent)。

Fisher 指出,所得变换值 z 近似服从均数为 $\frac{1}{2}\ln[(1 + r)/(1 - r)]$,标准差为 $1/\sqrt{n - 3}$ 的正态分布。且样本量越大,近似效果越好。图 12-4D、图 12-4E、图 12-4F 分别是图 12-4A、图 12-4B、图 12-4C 的相关系数 r 的变换值 z 的频数分布,可见,原来的偏性几乎消失,三个分布均趋于正态分布。

四、相关系数的假设检验

由于存在抽样误差,即使总体相关系数 $\rho = 0$,样本相关系数一般也不为 0,样本相关系数的大小还受样本量的影响。所以,不能仅凭样本相关系数大小判断两个变量是否存在相关关系,一般需要对相关系数作假设检验。

以例 12-1 资料为例,相关系数的假设检验具体步骤如下。

1. 建立检验假设,确定检验水准

H_0:总体相关系数 $\rho = 0$,血铅浓度与尿铅浓度无相关关系。

H_1:总体相关系数 $\rho \neq 0$,血铅浓度与尿铅浓度有相关关系。

双侧 $\alpha = 0.05$。

2. 计算检验统计量 t_r

$$t_r = \frac{r}{\sqrt{\dfrac{1 - r^2}{n - 2}}} = \frac{0.978\,7}{\sqrt{\dfrac{1 - 0.978\,7^2}{15 - 2}}} = 17.189, \quad \nu = 15 - 2 = 13$$

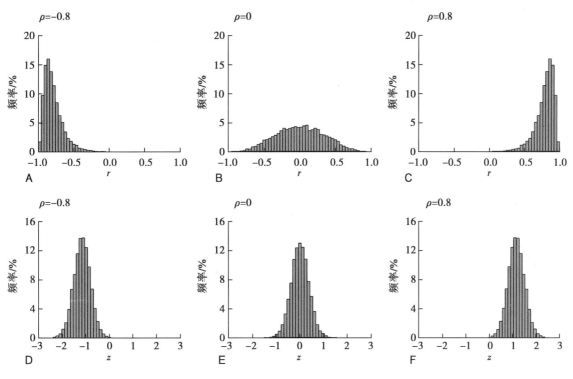

图 12-4　相关系数 r 的抽样分布及其变换值 z 的分布

3. 确定 P 值

按自由度 $v = 13$，查 t 界值表，可知 $t_{1-0.05/2, 13} = 2.160$，统计量 $t_r > t_{1-0.05/2, 13}$，得 $P < 0.001$。按 $\alpha = 0.05$ 水准，拒绝 H_0，接受 H_1，差异有统计学意义。

4. 结论

线性相关分析结果表明，正常成年人血铅浓度与 24 小时尿铅浓度是线性相关的，呈现正相关关系，相关系数 r 为 $0.978\ 7$（$t_r = 9.437, P < 0.001$）。

五、总体相关系数的置信区间

当 $\rho \neq 0$ 时，研究者通常会进一步分析总体相关系数 ρ 的 $(1-\alpha)$ 置信区间。由于 $\rho \neq 0$ 的样本相关系数 r 呈偏态分布，要计算 ρ 的 $(1-\alpha)$ 置信区间，需先对 r 作 Fisher z 变换，根据变换后 z 服从正态分布，计算 z 的置信区间，再将置信区间的上下限反变换为相关系数的置信区间。以例 12-1 的数据为例，具体步骤如下。

1. 对 r 作 Fisher z 变换

$$z = \frac{1}{2}\ln\left(\frac{1+r}{1-r}\right) = \frac{1}{2}\ln\frac{1+0.978\ 7}{1-0.978\ 7} = 2.265\ 7$$

z 的标准误为 $S_z = \sqrt{\dfrac{1}{n-3}} = \sqrt{\dfrac{1}{15-3}} = 0.288\ 7$。

2. 根据正态分布原理，得到 95% 置信区间上下限

$$z_L = z - u_{\alpha/2}S_z = 2.265\ 7 - 1.96 \times 0.288\ 7 = 1.699\ 8$$

$$z_U = z + u_{\alpha/2}S_z = 2.265\ 7 + 1.96 \times 0.288\ 7 = 2.831\ 6$$

3. 对 z 的上下限 (z_L, z_U) 作反变换，得到 ρ 的 95% 置信区间

$$\rho_L = \frac{e^{2z_L}-1}{e^{2z_L}+1} = \frac{e^{2 \times 1.699\ 8}-1}{e^{2 \times 1.699\ 8}+1} = 0.935\ 4$$

$$\rho_{U} = \frac{e^{2z_U} - 1}{e^{2z_U} + 1} = \frac{e^{2 \times 2.831\,6} - 1}{e^{2 \times 2.831\,6} + 1} = 0.993\,1$$

综上分析,正常成年人血铅浓度与 24 小时尿铅浓度间有线性相关,相关系数为 0.978 7,其总体相关系数的 95% 置信区间为(0.935 4,0.993 1)。

六、两总体相关系数的比较

设有两个样本,样本量分别为 n_1、n_2,样本相关系数分别为 r_1、r_2,记对应的总体相关系数分别为 ρ_1、ρ_2。欲比较这两个样本对应的总体相关系数是否相等。相应的检验假设如下。

H_0:两总体相关系数相等,即 $\rho_1 = \rho_2$。

H_1:两总体相关系数不等,即 $\rho_1 \neq \rho_2$。

根据相关系数的抽样分布原理,对每个相关系数分别进行 Fisher z 变换,所得相关系数变换值 z 服从正态分布,则根据正态分布原理,两个相关系数的差值也服从正态分布。因此,可以将相关系数是否相等的假设检验,转换为 z 值的总体均数是否相等的检验。

H_0:两总体相关系数的变换值相等,即 $\mu_{z_1} = \mu_{z_2}$。

H_1:两总体相关系数的变换值不等,即 $\mu_{z_1} \neq \mu_{z_2}$。

可用下列公式检验统计量 u。

$$u = \frac{z_1 - z_2}{\sqrt{\dfrac{1}{n_1 - 3} + \dfrac{1}{n_2 - 3}}} \sim N(0,1) \qquad (12\text{-}6)$$

显然 $\rho_1 = \rho_2$ 的充分必要条件是 $\mu_{z_1} = \mu_{z_2}$,因此可以按标准正态分布作出推断结论。

【例 12-2】 测量 10 名铅中毒患者接受一周治疗后的血铅浓度 X(μmol/L)和 24 小时的尿铅浓度 Y(μmol/L),如表 12-2 所示。试比较例 12-1 中正常人血铅浓度与尿铅浓度的相关系数和铅中毒患者的血铅浓度与尿铅浓度之间的相关系数是否相同。

表 12-2   10 名铅中毒患者血铅浓度与 24 小时的尿铅浓度测量值   单位:μmol/L

编号	X	Y	编号	X	Y
1	0.57	0.49	6	0.27	0.26
2	0.32	0.26	7	0.41	0.27
3	0.34	0.33	8	0.45	0.39
4	0.33	0.40	9	0.34	0.34
5	0.42	0.34	10	0.32	0.31

1. 画散点图

根据图 12-5,铅中毒患者治疗一周后的血铅浓度与尿铅浓度呈线性趋势,且两变量间均呈正向变化。

2. 分别计算两样本相关系数 r,之后对两相关系数是否为 0 进行假设检验

正常人的相关系数: $r_1 = \dfrac{0.104\,8}{\sqrt{0.116\,8 \times 0.098\,17}} = 0.978\,7$

铅中毒患者的相关系数: $r_2 = \dfrac{0.042\,67}{\sqrt{0.068\,41 \times 0.047\,29}} = 0.750\,2$

计算统计量 t 值:

$$t_{r1} = \frac{|r|}{\sqrt{\dfrac{1-r^2}{n-2}}} = \frac{0.978\,7}{\sqrt{\dfrac{1-0.978\,7^2}{15-2}}} = 17.189, \quad t_{r2} = \frac{|r|}{\sqrt{\dfrac{1-r^2}{n-2}}} = \frac{0.750\,2}{\sqrt{\dfrac{1-0.750\,2^2}{10-2}}} = 3.209$$

$$v_1 = 15 - 2 = 13, \quad v_2 = 10 - 2 = 8$$

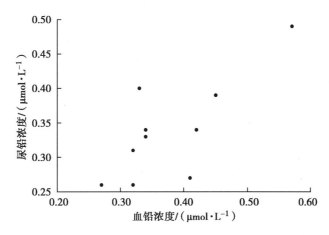

图 12-5　10 名铅中毒患者尿铅浓度与血铅浓度的散点图

则 $P_1 < 0.000\ 1, P_2 = 0.012\ 4$。

3. 比较两总体相关系数是否相等

H_0：正常成年人血铅浓度与尿铅浓度的相关系数与铅中毒患者的相等，即 $\rho_1 = \rho_2$。

H_1：正常成年人血铅浓度与尿铅浓度的相关系数与铅中毒患者的不等，即 $\rho_1 \neq \rho_2$。

$\alpha = 0.05$。

本节中已述，相关系数不等于 0 时，其抽样分布是偏态的，故需对样本相关系数作 z 变换，然后对 z 值进行分析。

本例中有

$$z_1 = \frac{1}{2}\ln\frac{1+r_1}{1-r_1} = 2.265\ 7, \quad z_2 = \frac{1}{2}\ln\frac{1+r_2}{1-r_2} = 0.973\ 4$$

之后计算检验统计量 u 得

$$u = \frac{z_1 - z_2}{\sqrt{\dfrac{1}{n_1-3}+\dfrac{1}{n_2-3}}} = \frac{2.265\ 7 - 0.973\ 4}{\sqrt{\dfrac{1}{15-3}+\dfrac{1}{10-3}}} = 2.717\ 2 > 1.96$$

由于 $u > u_{1-0.05/2} = 1.96$，得 $P < 0.05$。按 $\alpha = 0.05$ 水准，故拒绝 H_0，接受 H_1，差异有统计学意义。

4. 结论

线性相关分析结果表明，无论是正常人还是铅中毒患者，其血铅浓度与 24 小时尿铅浓度间均呈正相关关系，其中正常人相关系数 r 为 0.978 7（$t_r = 17.189, P < 0.000\ 1$），铅中毒患者相关系数 r 为 0.750 2（$t_r = 3.209, P = 0.012\ 4$）。$u$ 检验结果进一步表明，正常人与铅中毒患者的血铅浓度与尿铅浓度的相关系数不等（$u = 2.717\ 2, P < 0.05$）。

在进行相关分析时，样本需具有同质性。不同质的样本放在一起分析可能掩盖了两样本原本各自具有的线性相关（图 12-6A）；也可能产生虚假关联（图 12-6B）。事实上，例 12-1 与例 12-2 中正常人与铅中毒患者的血铅与尿铅的相关关系不一致，因此，不能合并进行相关分析。

在进行相关分析时，同样要求观察单位之间是相互独立的。

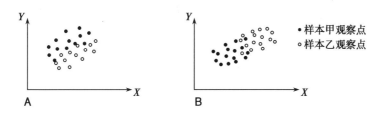

图 12-6　样本的间杂性对相关的误导

第二节　等级资料的相关分析

等级变量之间的相关关系用等级相关(rank correlation)表示。等级相关分析的方法很多,最常用的是 Spearman 等级相关。

一、Spearman 等级相关

Spearman 等级相关的基本思想是:分别对两个观察指标的观察值 X 和 Y 作秩变换(rank transformation),用秩次 R_X 和 R_Y 表示;然后按第一节的方法计算 R_X 和 R_Y 的相关。样本等级相关系数用 r_s 表示,总体等级相关系数用 ρ_s 表示。

【例12-3】 某研究调查了 600 名继发性三尖瓣反流(secondary tricuspid regurgitation,STR)患者,量其纽约心功能分级(New York heart function assessment,NYHA)及三尖瓣反流的严重程度(表 12-3),试分析纽约心功能分级与三尖瓣反流严重程度的相关关系。

表12-3　600 名患者纽约心功能分级与三尖瓣反流严重程度

纽约心功能分级(X)	三尖瓣反流严重程度(Y)					X 的秩次范围	X 的平均秩次
	0	1	2	3	合计		
Ⅰ	7	206	21	0	234	1~234	117.5
Ⅱ	4	242	62	6	314	235~548	391.5
Ⅲ	1	31	18	2	52	549~600	574.5
合计	12	479	101	8	600		
Y 的秩次范围	1~12	13~491	492~592	593~600			
Y 的平均秩次	6.5	252.0	542.0	596.5			

分析步骤如下。

1. 分别对患者的纽约心功能分级 X 和三尖瓣反流严重程度 Y 分别按照从小到大的顺序进行编秩

由于 X 和 Y 均为等级变量,因此相同等级的观察值,取平均秩次。例如,本例中 X 有 234 个Ⅰ级,这 234 个观察值对应的秩应为 1,2,…,234,故这 234 个观察值的秩为它们的平均秩,即 $\frac{1+2+\cdots+234}{234}=117.5$。其他等级的平均秩次计算方法相同,结果详见表 12-3。

2. 按式(12-7)计算 Spearman 等级相关系数 r_s

$$r_s = \frac{\sum (R_X - \bar{R}_X)(R_Y - \bar{R}_Y)}{\sqrt{\left[\sum (R_X - \bar{R}_X)^2\right]\left[\sum (R_Y - \bar{R}_Y)^2\right]}} \tag{12-7}$$

注意,Spearman 等级相关系数计算公式[式(12-7)]与直线相关系数的计算公式[式(12-2)]类似,只是将式(12-2)中的 X,Y 换成其秩次 R_X,R_Y。

本例中按式(12-7),对秩次求相关系数得

$$r_s = 0.221\ 9$$

二、等级相关的假设检验

对总体等级相关系数 ρ_s 是否为 0 作假设检验,根据样本量 n 的大小有两种方法:当样本量较少时用查表法;当样本量较大时,用近似 t 检验法。

1. 查表法 当 $n \leq 50$ 时，可以根据样本量 n 查 Spearman r_s 界值表。若 $|r_s| \geq r_{s(a,n)}$，则 $P \leq \alpha$，即两变量之间存在等级相关关系；若 $|r_s| < r_{s(\alpha,n)}$，则 $P > \alpha$，即两变量之间不存在等级相关关系。

2. 近似 t 检验法 当 $n > 50$ 时，则可以用如下的检验统计量。

$$t_{r_s} = \frac{|r_s|}{\sqrt{(1-r_s^2)/(n-2)}}, \quad v = n-2 \tag{12-8}$$

统计量 t_{r_s} 是近似服从自由度为 $n-2$ 的 t 分布。依据 r_s 的值计算出 t_{r_s}，再查 t 界值表确定 P 值，则可作出推断。

对例 12-3 资料的等级相关系数进行检验，$n = 600 > 50$，可按式（12-8）计算 t_{r_s} 值，得

$$t_{r_s} = \frac{0.221\,9}{\sqrt{\dfrac{1-0.221\,9^2}{600-2}}} = 5.565\,1$$

按自由度 $v = 598$，查 t 界值表，可知 $t_{r_s} > t_{1-0.05/2,598}$，得 $P < 0.001$。按 $\alpha = 0.05$ 水准，故拒绝 H_0，接受 H_1，差异有统计学意义。

结论：Spearman 等级相关检验结果表明，STR 患者的纽约心功能分级（NYHA）与三尖瓣反流严重程度呈正向等级相关关系，相关系数为 $r_s = 0.221\,9（t_{r_s} = 5.565\,1，P < 0.001）$。

Spearman 等级相关不仅适用于探索和描述等级变量之间的关系，还可以用于分析两变量不服从双正态分布或总体分布类型未知的情形。

【例 12-4】 某医生收集 12 名急性脑梗死（acute cerebral infarction，ACI）患者的资料，记录了患者在抢救期间的总胆固醇浓度（mmol/L），用爱丁堡-斯堪的纳维亚神经病学卒中量表（Scandinavian Neurological Stroke Scale，SNSS）评分标准评定患者的神经功能缺损程度（表 12-4），试分析总胆固醇 Y 与神经功能评分 X 是否相关。

表 12-4 12 名 ACI 患者的量表评分和总胆固醇测量值与编秩

量表评分 X	总胆固醇（mmol/L）Y	量表评分的秩 R_X	总胆固醇的秩 R_Y
10	4.04	1	3
44	6.21	11	12
15	4.83	8.5	9
19	5.23	10	10
14	4.71	7	8
12	4.44	5.5	7
15	4.38	8.5	5.5
11	3.73	3	1
99	6.00	12	11
11	4.38	3	5.5
12	4.00	5.5	2
11	4.36	3	4

由于量表评分 X 呈偏态分布，不宜作 Pearson 直线相关分析，可用 Spearman 等级相关分析量表评分 X 与总胆固醇 Y 的相关性。

1. 建立检验假设，确定检验水准

H_0：Spearman 总体相关系数 $\rho_S = 0$，即量表评分与总胆固醇不相关。

H_1：Spearman 总体相关系数 $\rho_S \neq 0$，即量表评分与总胆固醇相关。

NOTES

双侧 $\alpha = 0.05$。

2. 计算 Spearman 等级相关系数

将 X 和 Y 按从小到大的顺序进行编秩,并记为 R_X 和 R_Y。按式(12-7)计算 Spearman 等级相关系数。本例中 $\sum(R_X - \bar{R}_X)(R_Y - \bar{R}_Y) = 120.25$,$\sum(R_X - \bar{R}_X)^2 = 140$,$\sum(R_Y - \bar{R}_Y)^2 = 142.5$,则

$$r_S = \frac{\sum(R_X - \bar{R}_X)(R_Y - \bar{R}_Y)}{\sqrt{\sum(R_X - \bar{R}_X)^2 \sum(R_Y - \bar{R}_Y)^2}} = \frac{120.25}{\sqrt{140 \times 142.5}} = 0.851\ 4$$

3. 对等级相关作假设检验

本例 $n = 12 < 50$,可以查 r_S 界值表,$r_{S(0.05,12)} = 0.587$,统计量 $r_S > r_{S(0.05,12)}$,得 $P < 0.001$,按 $\alpha = 0.05$ 水准,故拒绝 H_0,接受 H_1,差异有统计学意义。

4. 结论

Spearman 等级相关检验结果表明,神经功能量表评分与总胆固醇呈正相关,相关系数为 $r_S = 0.851\ 4$,$P < 0.001$。

第三节　定性资料的相关分析

定性资料由于变量的取值是性质上的差别,而非数量上的差别,因此其相关分析具有特殊性。本节主要介绍定性资料相关分析的列联系数。

一、四格表资料的相关分析

2×2 列表资料的相关性分析可用列联系数 r_n 来描述两分类变量的相关性,其意义与直线相关系数 r 相同。表达式为

$$r_n = \frac{ad - bc}{\sqrt{(a+b)(c+d)(a+c)(b+d)}} \tag{12-9}$$

式中 a, b, c, d 分别代表四格表中四个格子的实际频数,r_n 的取值范围在 $-1 \sim 1$ 之间,$r_n = 0$ 表示两变量完全独立,$|r_n| = 1$ 表示两变量完全相关,且 r_n 的绝对值越大,相关越密切。

【例 12-5】 某医生欲探究吸烟与肺癌的相关关系,选取 200 名患者进行检查,见表 12-5 所示。试分析吸烟与肺癌是否存在相关关系,并分析相关程度。

表 12-5　某医院 200 名患者吸烟与肺癌的检查情况

吸烟	肺癌		合计
	是	否	
是	84(a)	16(b)	100($a+b$)
否	20(c)	80(d)	100($c+d$)
合计	104($a+c$)	96($b+d$)	200(n)

按式(12-9)计算列联系数得

$$r_n = \frac{84 \times 80 - 16 \times 20}{\sqrt{(84+16) \times (20+80) \times (84+20) \times (16+80)}} = 0.640\ 5$$

从列联系数来看,吸烟与肺癌之间有相关关系。

二、列联表资料的相关分析

对于列联表资料的相关分析,可计算 Pearson 列联系数 C 进行,其表达式为

$$C = \sqrt{\frac{\chi^2}{n + \chi^2}} \qquad (12\text{-}10)$$

式中,χ^2 值为列联表的 χ^2 值,n 为样本量。列联系数 C 的取值范围在 0~1 之间,0 表示完全独立,1 表示完全相关。越接近 0,两变量关系越不密切;越接近 1,两变量关系越密切。此外,当行数与列数不相同时,也可使用 Cramér 修正列联表系数 V,其计算公式如下。

$$V = \sqrt{\frac{\chi^2}{n \times \min(R-1,\ C-1)}} \qquad (12\text{-}11)$$

式中,χ^2 值为列联表的 χ^2 值;n 为样本量;$\min(R-1, C-1)$ 表示取(行数-1)与(列数-1)中的最小值;V 的取值范围也在 0~1 之间,0 表示完全独立,1 表示完全相关。

事实上,分类变量的取值只有性质上的不同,而无大小之分,因此列联系数只表示程度,不表示方向。

【例 12-6】 某医院对某地区 6 041 人的 MN 血型和 ABO 血型进行测定,如表 12-6 所示,试分析两种血型系统间有无关联及其关系密切程度。

表 12-6　该地区 6 041 人 MN 和 ABO 血型分布

ABO 血型	MN 血型			合计
	M	N	MN	
O	331	349	876	1 556
A	380	415	802	1 597
B	451	586	950	1 987
AB	147	169	585	901
合计	1 309	1 519	3 213	6 041

按式(12-10)计算其 Pearson 列联系数得

$$C = \sqrt{\frac{\chi^2}{n + \chi^2}} = \sqrt{\frac{90.52}{6\ 041 + 90.52}} = 0.122$$

同时也可计算其 Cramér 修正列联表系数 V 为 0.087。从列联系数来看,两种血型分类系统的列联系数较小,相关程度较小。

三、列联相关系数的假设检验

从例 12-5 的资料来看,当实际频数 b 和 c 均为 0,或 a 和 d 均为 0 时,吸烟与肺癌为完全相关。同理,当 a、d 较多而 b、c 较少时,或者当 a、d 较少而 b、c 较多时,吸烟与肺癌有相关关系。而当 $a/c = b/d$ 时,即当肺癌为"是"时,吸烟的"是"与"否"之比,等于肺癌为"否"时,吸烟的"是"与"否"之比,换句话说,当肺癌为"是"时的吸烟的构成比,等于肺癌为"否"时的吸烟的构成比,此时,吸烟与肺癌之间无相关关系。因此,列联系数是否为 0 的假设检验即构成比是否相同的假设检验。

由第九章可知,χ^2 检验的计算公式

$$\chi^2 = \frac{(ad-bc)^2 n}{(a+b)(a+c)(b+d)(c+d)} \quad v = (2-1)(2-1)$$

（一）例 12-5 的假设检验步骤

1. 建立检验假设,确定检验水准

H_0:吸烟与肺癌之间相互独立。

H_1:吸烟与肺癌之间存在关联。

双侧 $\alpha = 0.05$。

2. 计算检验统计量

$$\chi^2 = \frac{(84 \times 80 - 16 \times 20)^2 \times 200}{100 \times 100 \times 104 \times 96} = 82.0513, \quad v = 1$$

3. 确定 P 值

按自由度 $v = 1$，查 χ^2 界值表，可知 $\chi^2 > \chi^2_{0.05,1} = 3.8415$，得 $P < 0.001$。按 $\alpha = 0.05$ 水准，拒绝 H_0，接受 H_1，差异有统计学意义。

4. 结论

χ^2 检验结果表明，吸烟与肺癌之间有相关关系，列联系数为 0.6405（$\chi^2 = 82.051, P < 0.001$）。

同理，行×列表资料的列联系数是否为 0 的假设检验与行×列表构成比是否相同的 χ^2 检验相同，即

$$\chi^2 = n \left(\sum_{r=1}^{R} \sum_{c=1}^{C} \frac{A_{rc}^2}{n_r n_c} - 1 \right), \quad v = (R-1)(C-1) \tag{12-12}$$

（二）例 12-6 资料的检验步骤

1. 建立检验假设，确定检验水准

H_0:两种血型系统间相互独立。

H_1:两种血型系统间存在关联。

双侧 $\alpha = 0.05$。

2. 计算检验统计量

$$\chi^2 = 6\,041 \times \left(\frac{331^2}{1\,556 \times 1\,309} + \frac{349^2}{1\,556 \times 1\,519} + \cdots + \frac{585^2}{901 \times 3\,213} - 1 \right) = 90.52$$

$$v = (4-1) \times (3-1) = 6$$

3. 确定 P 值

按自由度 $v = 6$，查 χ^2 界值表，可知 $\chi^2 > \chi^2_{1-0.05,6} = 12.59$，故得 $P < 0.001$。按 $\alpha = 0.05$ 水准，拒绝 H_0，接受 H_1。

4. 结论

χ^2 检验结果表明，两种血型系统间存在关联，但相关程度较小，列联系数为 0.122（$\chi^2 = 90.52, P < 0.001$）。

无论是何种资料类型，由样本数据计算得到的相关系数、列联系数的大小均与样本量有关，因此不能仅凭样本相关系数大小判断两个变量是否存在相关关系，还应根据假设检验的结果作出推断。但是，相关关系的强弱应根据相关系数的大小确定，与 P 的大小无关。

第四节 案 例

通过统计软件进行相关分析，其结果可以以矩阵的形式清晰地列出多个指标之间的两两相关系数、假设检验结果、参与运算的样本量等。

【案例 12-1】 测得 20 名成年男子身高（cm）、体重（kg）、胸围（cm）和第一秒用力呼气量占用力肺活量百分率（percentage of forced expiratory volume in first second to forced vital capacity, FEV$_1$/FVC），结果如表 12-7。试对这些指标的关系进行分析。

1. 画散点图 由于本例是分析多个指标间的两两相关，因此，可以将各指标间散点图设计为散点图矩阵。如图 12-7。

表 12-7 20 名成年男子体形指标与 FEV_1/FVC 的测量结果

身高/cm	体重/kg	胸围/cm	$FEV_1/FVC/\%$	身高/cm	体重/kg	胸围/cm	$FEV_1/FVC/\%$
176	72	80.8	81.3	165	59	60.6	77.3
173	55	84.3	90.9	164	61	68.7	78.6
161	50	54.9	76.8	168	62	89.3	81.0
174	65	89.1	79.7	164	55	74.5	81.9
167	58	90.9	76.5	182	75	107.8	92.2
163	55	65.2	79.1	177	74	96.1	92.8
168	51	82.9	79.1	167	50	77.5	74.7
162	45	60.6	84.2	172	67	95.9	83.7
184	83	92.4	92.8	173	75	86.5	86.8
172	57	74.5	86.9	176	71	97.9	90.4

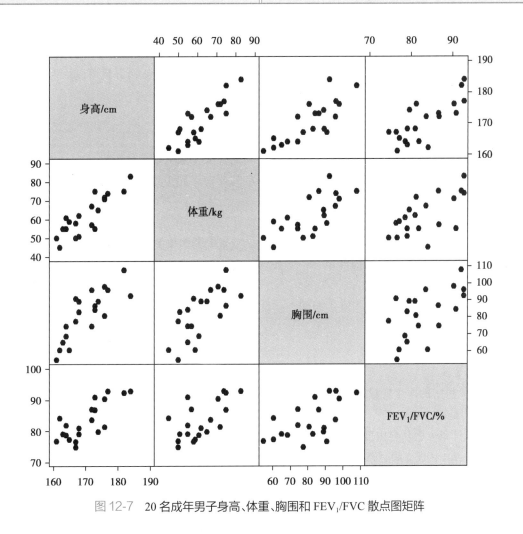

图 12-7 20 名成年男子身高、体重、胸围和 FEV_1/FVC 散点图矩阵

2. 计算两两相关系数,并进行假设检验 利用统计软件,得到相关矩阵如下。其中,非对角线单元格中,第一行是两个变量的相关系数,第二行是假设检验的 P 值。

	身高/cm	体重/kg	胸围/cm	FEV$_1$/FVC/%
身高/cm	1.000 0			
体重/kg	0.869 0* 0.000 0	1.000 0		
胸围/cm	0.813 6* 0.000 0	0.703 4* 0.000 5	1.000 0	
FEV$_1$/FVC/%	0.768 5* 0.000 1	0.635 4* 0.002 6	0.589 1* 0.006 3	1.000 0

*$P < 0.05$。

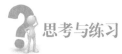 **思考与练习**

一、判断题

1. 某批样品分别用两种仪器检测得到的测量值 X 和 Y，X 和 Y 的样本相关系数 $r = 0.9$，则可以直接推断 X 和 Y 相关，并且有统计学意义。

2. Spearman 等级相关系数是描述两个定量变量呈线性相关的程度。

3. X 和 Y 服从双变量正态分布就是指 X 和 Y 分别服从正态分布。

4. 在一个大样本中，X 和 Y 的相关系数非常接近 1，则可以认为 $X \approx Y$，并且可以认为 X 可以近似替代 Y。

二、选择题

1. 对 X，Y 两个随机变量作直线相关分析时，下列正确的说法是（   ）
   A. 要求 X，Y 呈双变量正态分布   B. 只要求 X 服从正态分布
   C. 只要求 Y 服从正态分布   D. 只要求 X 和 Y 是定量变量
   E. 对 X 和 Y 的分布没有要求

2. 相关分析研究的是（   ）
   A. 变量间的共变关系   B. 变量间的因果关系
   C. 变量间严格的一一对应关系   D. 变量间的线性关系
   E. 变量间的非线性关系

3. Pearson 等级相关系数等于 0 表明两个变量（   ）
   A. 是严格的函数关系   B. 不存在相关关系
   C. 不存在线性相关关系   D. 存在曲线相关关系
   E. 相互独立

4. 一组资料中的两个变量服从双变量正态分布，则对于样本 Pearson 相关系数的检验统计量 t_r，则下列正确的是（   ）
   A. 统计量 t_r 服从自由度为 $n-2$ 的 t 分布
   B. $H_0: \rho = 0$ 成立时，统计量 t_r 服从自由度为 $n-2$ 的 t 分布
   C. $H_1: \rho \neq 0$ 成立时，统计量 t_r 服从自由度为 $n-2$ 的 t 分布
   D. 当拒绝 $H_0: \rho = 0$ 时，认为 t_r 仍服从自由度为 $n-2$ 的 t 分布
   E. 当拒绝 $H_0: \rho = 0$ 时，认为 t_r 不服从自由度为 $n-2$ 的 t 分布

5. 对于 Spearman 相关分析，要求资料满足（   ）
   A. X 和 Y 可以满足双变量正态分布
   B. 对资料无任何要求

C. 要求观察单位之间独立

D. X 和 Y 必须为有序分类变量或定量资料

E. 对 X 和 Y 的类型没有要求

6. 当列表中的两个变量相互独立时,计算的列联系数为(　　　)

A. 1　　　　　　　　　　　　B. 2

C. 大于 1　　　　　　　　　　D. 小于 0

E. 等于 0

7. 若要说明两变量之间线性相关程度是高的,则计算的相关系数应接近于(　　　)

A. 1　　　　　　　　　　　　B. −1

C. $+\infty$　　　　　　　　　　D. 1 的绝对值

E. 0

三、分析计算题

1. 为了研究凝血酶浓度与凝血时间之间的相关性,随机抽取 15 名健康成人,测定血液的凝血酶浓度(U/ml)及凝血时间(min)。如表 12-8 所示。分析这两项指标是否相关。

表 12-8　15 名健康成人凝血酶浓度及凝血时间

受试者号	1	2	3	4	5	6	7	8	9	10	11	12	13	14	15
凝血酶浓度 U/ml	1.1	1.2	1.0	0.9	1.2	1.1	0.9	0.6	1.0	0.9	1.1	0.9	1.1	1.0	0.7
凝血时间/ min	14	13	15	15	13	14	16	17	14	16	15	16	14	15	17

2. 某医生在其接诊的患者中随机选取 234 名患者,按居住地分为三组,检查各居住地患者患甲状腺肿的类型,如表 12-9 所示。分析居住地与甲状腺肿类型之间有无关系。

表 12-9　234 名患者居住地与甲状腺肿类型的分布

居住地	甲状腺肿类型			合计
	弥漫性	结节性	混合性	
城市	28	16	8	52
农村	45	30	5	80
牧区	20	70	12	102
合计	93	116	25	234

(王学梅)

第十三章
简单线性回归

【学习要点】

1. 简单线性回归是描述与分析两变量在数量上的线性依存关系的统计方法。简单线性回归模型的一般形式是：$\hat{Y}=a+bX$。其中，a是常数项；b是回归系数，表示X每增加1个单位，Y平均变化b个单位。

2. 通过最小二乘法进行线性回归模型的参数估计。该方法使得残差平方和最小。采用方差分析对回归模型进行假设检验。采用t检验对回归系数b进行假设检验。

3. 简单线性回归模型的拟合优度指标主要有：决定系数、校正决定系数、剩余标准差。

4. 应用线性回归模型可以估计给定自变量时因变量的95%置信区间、95%容许区间。两者的含义与公式存在本质区别。

5. 线性回归模型的4个前提条件是：线性、独立性、正态性、等方差性。

6. 应用线性回归模型的注意事项是：不能把毫无关联的指标随意进行回归分析；建模前，应"先画图、再分析"；必须结合专业背景与研究目的，明确因变量与自变量；可使用残差图判断模型是否满足前提条件；利用回归模型进行预测时，应遵循"只能内插、不能外延"的原则。

第一节　线性回归的基本理论

医学科研实践中，如果一个变量随另一个变量呈现线性变化趋势，则两变量间可能存在线性关联，分析线性关联常用的统计分析方法为线性相关与线性回归。上一章已经介绍线性相关，本章重点介绍线性回归。线性相关的目的是描述与分析两变量相关关系的方向与密切程度，线性回归的目的是描述与分析两变量在数量上的依存关系，即一个变量变化一个测量单位时，另一个变量随之可能改变的量。例如，人体发热时心率会加快，成年人体温每升高1℃，心率平均增加12~18次/分。

英国统计学家Francis Galton（1822—1911年）在研究父亲身高和儿子身高的遗传现象时，发现了向均数回归（regression to the mean）的有趣现象：通常父亲身高较高时，儿子的身高也较高。然而个子高的父亲，其儿子往往会比父亲矮一些；而个子矮的父亲，其儿子往往会比父亲高一些，自然进化规律使得人类的身高从高矮两极向所有人的均数回归。不只是人类身高，科学观测显示自然界存在许多向均数回归的现象，后来发展起来的方法称为"回归"分析。简单线性回归是描述与分析两个变量之间数量上的线性依存关系常用的统计方法。

一、线性回归的概念

线性回归是回归分析中最基本、最简单的一种模型，又称简单线性回归（simple linear regression），通常采用线性方程的形式表达两变量在数量上的依存关系。应用回归分析进行描述与推断时，习惯性将反映结局的、被解释、被预测或者难测量的变量作为因变量（dependent variable）或响应变量（response variable），用Y表示；将反映原因的、可解释、可控制或者易测量的变量作为自变量（independent variable）或解释变量（explanatory variable），用X表示。

现举例说明线性回归分析中的有关概念。

【例 13-1】　用磁共振成像方法测量 20 名成年女性身体总脂肪量（kg），根据受试者身高和体重计算其体质指数（body mass index，BMI），BMI＝体重/身高²（kg/m²），如表 13-1 所示。试建立总脂肪量与体质指数间的数量依存关系。

表 13-1　20 名成年女性体质指数与总脂肪量

编号	BMI/(kg·m⁻²)	总脂肪量/kg	总脂肪量的估计值/kg	编号	BMI/(kg·m⁻²)	总脂肪量/kg	总脂肪量的估计值/kg
1	28.7	38.6	34.306 355	11	27.0	26.0	31.087 363
2	20.9	15.3	19.536 871	12	31.2	28.1	39.040 164
3	26.7	36.4	30.519 308	13	31.0	45.0	38.661 457
4	29.8	33.6	36.389 227	14	32.3	30.2	41.123 036
5	19.2	17.9	16.317 883	15	31.0	42.3	38.661 457
6	26.4	26.7	29.951 249	16	38.2	53.5	52.294 827
7	23.0	27.7	23.513 270	17	26.4	27.6	29.951 249
8	29.0	28.4	34.874 410	18	43.5	68.5	62.330 500
9	23.0	30.4	23.513 270	19	27.3	32.9	31.655 419
10	22.1	23.2	21.809 099	20	26.3	33.0	29.761 895

将体质指数作为自变量，身体总脂肪量作为因变量，在直角坐标系上绘制散点图（图 13-1），可见总脂肪量 Y 随体质指数 X 增加而增加，呈直线变化趋势，但并非所有的点恰好都在一条直线上。这与两变量间严格对应的函数关系不同，为线性回归关系。

线性回归模型的一般形式为

$$Y_i = \alpha + \beta X_i + \varepsilon_i \quad i = 1, 2, \cdots, n \quad (13-1)$$

式（13-1）中，α 为回归直线的截距（intercept）或常数项（constant term）；β 是回归直线的斜率（slope），又称为回归系数（regression coefficient）；ε 为残差（residual）或剩余，$\varepsilon_i = Y_i - \hat{Y}_i$，即实测值 Y_i 与估计值 $\hat{Y}_i$

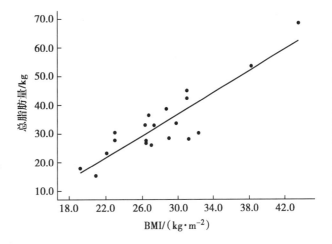

图 13-1　20 名成年女性总脂肪量与体质指数的线性趋势

之差，ε 为随机误差且 $\varepsilon \sim N(0, \sigma^2)$；$n$ 为样本量。可见，Y 的实测值分为两部分，一部分是可由自变量解释的部分，即预测值（predictive value）或估计值 $\hat{Y}$；另一部分则是不能由自变量解释的部分，即残差。

实际应用时，研究者根据样本数据建立 Y 与 X 的线性回归模型，样本回归模型的表达式为

$$\hat{Y} = a + bX \quad (13-2)$$

式中，a、b 分别是常数项 α 和回归系数 β 的样本估计值。a 是回归直线在 Y 轴上的截距。b 为回归系数，即回归直线的斜率，$b > 0$，直线从左下方走向右上方，即 Y 随 X 增大而增大；$b < 0$，直线从左上方走向右下方，即 Y 随 X 增大而减小；$b = 0$，直线与坐标轴平行，即 Y 不随 X 变化而变化，X 与 Y 无线性回归关系。回归系数 b 可以描述 Y 与 X 数量上的依存关系，其统计学意义是 X 每增（减）一个测量单位，Y 平均改变 b 个单位。$\hat{Y}$ 为给定一个 X 值，因变量 Y 的估计值或预测值，实际上是 X 取某定值时，所对应 Y 的总体均数 $\mu_{Y|X}$ 的点估计值，$\hat{Y}$ 又称为条件均数。

二、回归参数的估计

从散点图来看，求解 a、b 实际上就是"合理地"找出一条能最好地代表数据点分布趋势的直线。基于拟合的直线应保证各实测值 Y 与假定回归线上的估计值 $\hat{y}$ 的纵向距离（即残差 $Y_i - \hat{Y}_i$）最小，考虑到每个点的残差有正有负，因此，通常取各点的残差平方和 $\sum \varepsilon_i^2 = \sum (Y_i - \hat{Y}_i)^2$ 最小的直线为所求直线，这就是所谓的最小二乘估计（least squares estimation）原理。最小二乘法是指残差（因变量的实测值 Y 与估计值 $\hat{Y}$ 之差）的平方和最小。最小二乘估计原理所得的回归直线必过点 $(\bar{X}, \bar{Y})$。

根据最小二乘法，欲使残差平方和 $\sum \varepsilon_i^2 = \sum (Y_i - a - bX_i)^2$ 达到最小，数学上求偏导可估计出 a、b 的值，即

$$b = \frac{l_{XY}}{l_{XX}} = \frac{\sum (X - \bar{X})(Y - \bar{Y})}{\sum (X - \bar{X})^2} \tag{13-3}$$

$$a = \bar{Y} - b\bar{X} \tag{13-4}$$

式（13-3）中，l_{XY} 为 X 与 Y 的离均差交叉乘积和，简称离均差积和；l_{XX} 为自变量的离均差平方和。据式（13-3）与式（13-4），例 13-1 可计算出回归系数 b 和截距 a，具体计算式为

$$\bar{X} = 28.15, \quad \bar{Y} = 33.265$$

$$l_{XX} = (28.7 - 28.15)^2 + (20.9 - 28.15)^2 + \cdots + (26.3 - 28.15)^2 = 619.150$$

$$l_{XY} = (28.7 - 28.15) \times (38.6 - 33.265) + (20.9 - 28.15) \times (15.3 - 33.265) + \cdots +$$
$$(26.3 - 28.15) \times (33.0 - 33.265) = 1\,172.375$$

可得回归系数和截距分别为

$$b = 1.893\,523\,4$$

$$a = 33.265 - 1.893\,523\,4 \times 28.15 = -20.037\,684$$

保留小数点后 4 位，则相应的回归模型为

$$\hat{Y} = -20.037\,7 + 1.893\,5X$$

取 $X = 20$，得 $\hat{Y} = 17.8$；$X = 40$ 时，得 $\hat{Y} = 55.7$。在散点图上经过点 $(20, 17.8)$ 和点 $(40, 55.7)$ 画一条直线，即所估计的回归直线。回归直线必然经过点 $(\bar{X}, \bar{Y})$。根据这一性质，研究者可以验证所估计的直线是否正确。

所作回归线一般不宜超过样本的自变量取值范围。回归直线是依据样本数据建立的，在样本的自变量取值范围外，两变量间是否仍保持目前估计的直线关系尚不清楚，因此应避免直线外延。本例中，X 的最小观察值为 19.2kg/m^2，最大观察值为 43.5kg/m^2，故回归直线在 X 轴上不应超过 $19.2 \sim 43.5\text{kg/m}^2$ 的范围。

三、参数的统计推断

体质指数与总脂肪量的回归模型 $\hat{Y} = -20.037\,7 + 1.893\,5X$，这是由 20 名成年女性的样本数据估计出来的。回归分析首要考虑的问题是总体上，体质指数与总脂肪量是否存在直线关系。即使 X、Y 的总体回归系数 β 为零，由于抽样误差的影响，其样本回归系数 b 也不一定为零。因此，需要通过假设检验来对回归模型是否成立进行统计推断，即检验总体回归系数 β 是否为零，可采用回归模型的方差分析与回归系数的 t 检验。

（一）回归模型的假设检验

利用方差分析对总体回归模型是否成立进行假设检验。方差分析是对因变量 Y 的总变异进行分解，即对因变量 Y 的离均差平方和 l_{YY} 进行分解与分析。

1. Y 变异的分解　如图 13-2，实测值 P 点的纵坐标被回归直线与均数 $\bar{Y}$ 截成三个线段。

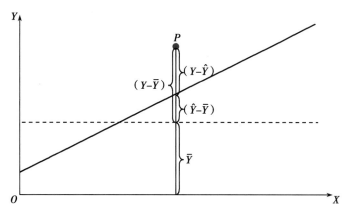

图 13-2　因变量 Y 总变异的分解

第一段 $(Y-\hat{Y})$ ，表示 P 点与回归直线的纵向距离，即实际值 Y 与估计值 $\hat{Y}$ 之差，也就是残差；第二段 $(\hat{Y}-\overline{Y})$ ，即估计值 $\hat{Y}$ 与均数 $\overline{Y}$ 之差；第三段 $\overline{Y}$ ，是因变量 Y 的均数。

其中， $Y-\overline{Y}=(\hat{Y}-\overline{Y})+(Y-\hat{Y})$

P 点是散点图中任取的一点，将全部的实测点都按上式处理，并将等式两端平方后再求和，可证明 $\sum(\hat{Y}-\overline{Y})(Y-\hat{Y})=0$ ，从而可得

$$\sum(Y-\overline{Y})^2=\sum(\hat{Y}-\overline{Y})^2+\sum(Y-\hat{Y})^2$$

上式用符号表示为

$$SS_{总}=SS_{回}+SS_{剩} \tag{13-5}$$

$SS_{总}$ ：即 $\sum(Y-\overline{Y})^2=l_{YY}$ ，为 Y 的离均差平方和（sum of squares），说明未考虑 X 与 Y 的回归关系时， Y 围绕其均数的总变异。

$SS_{回}$ ：即 $\sum(\hat{Y}-\overline{Y})^2$ ，为回归平方和（regression sum of squares），它反映在 Y 的总变异中可以用 X 与 Y 的线性回归关系解释的部分。 $SS_{回}$ 越大，说明回归效果越好。

$SS_{剩}$ ：即 $\sum(Y-\hat{Y})^2$ ，为剩余平方和（residual sum of squares）或残差平方和 $SS_{残差}$ ，它反映了除 X 对 Y 的线性影响之外，其他因素对 Y 的变异影响，也就是在总变异中无法用 X 解释的部分。在散点图中，各实测点距回归直线越近， $\sum(Y-\hat{Y})^2$ 越小，说明直线回归的估计误差越小。

上述三个平方和，各有其相应的自由度 v ，并有如下的关系。

$$v_{总}=v_{回}+v_{剩} \tag{13-6}$$

$$v_{总}=n-1, \quad v_{回}=1, \quad v_{剩}=n-2$$

式中 n 为样本量。

例 13-1 中，依据表 13-1 的数值，各离均差平方和与自由度的计算结果如下。

$$SS_{总}=l_{YY}=\sum(Y-\overline{Y})^2=(38.6-33.265)^2+(15.3-33.265)^2+\cdots+(33.0-33.265)^2$$
$$=2\,795.925$$

$$SS_{回}=\sum(\hat{Y}-\overline{Y})^2=(34.306\,355-33.265)^2+(19.536\,871-33.265)^2+\cdots+$$
$$(29.761\,895-33.265)^2=2\,219.919$$

$$SS_{剩}=\sum(Y-\hat{Y})^2=(38.6-34.306\,355)^2+(15.3-19.536\,871)^2+\cdots+$$
$$(33.0-29.761\,895)^2=576.006$$

$$v_{总}=n-1=20-1=19$$

$$v_{剩}=n-2=18$$

依据式（13-5）与式（13-6）可知,总的离均差平方和与总自由度分解的存在,说明只要计算出其中两个离均差平方和,另一个离均差平方和就可估算出来。数据分析中,通常利用统计分析软件估算出各离均差平方和与自由度。

2. 方差分析

【例13-2】 试推断例13-1所求得的成年女性总脂肪量 Y 与体质指数 X 的线性回归模型是否成立。

总体回归模型中如果 $\beta=0$,则 Y 与 X 间不存在线性依存关系,回归模型的假设检验等价于对总体回归系数是否为零的检验,即 H_0 为 $\beta=0$。为此,通过方差分析可以检验总体回归模型中的线性关系。统计量 F 的计算公式为

$$F=\frac{SS_{回}/v_{回}}{SS_{剩}/v_{剩}}=\frac{MS_{回}}{MS_{剩}},\quad v_{回}=1,\quad v_{剩}=n-2 \tag{13-7}$$

式中, $MS_{回}$、$MS_{剩}$ 分别称为回归均方与剩余均方。在 H_0 成立的前提下,即没有回归的影响效应,理论上 F 值应接近1。统计量 F 服从自由度为 $v_{回}$、$v_{剩}$ 的 F 分布。求得 F 值后,查 F 界值表得 P 值,根据检验水准作出推断结论。

对回归模型是否成立作方差分析,假设检验步骤如下。

（1）建立检验假设,确定检验水准

$H_0:\beta=0$,即成年女性总脂肪量与体质指数之间无直线关系。

$H_1:\beta\neq0$,即成年女性总脂肪量与体质指数之间有直线关系。

双侧 $\alpha=0.05$。

（2）计算检验统计量

方差分析计算表如表 13-2 所示。

表 13-2　例 13-1 的方差分析计算表

变异来源	离均差平方和 SS	自由度 v	均方 MS	F 值	P 值
回归	2 219.919	1	2 219.919	69.372	< 0.000 1
剩余	576.006	18	32.000		
总变异	2 795.925	19			

（3）确定 P 值

已知 $v_1=1$,$v_2=18$,查 F 界值表,得 $P<0.01$,统计软件分析可得到更精确的 P 值,$P<0.000\ 1$,按 $\alpha=0.05$ 水准,拒绝 H_0,接受 H_1。

（4）结论

可以认为成年女性总脂肪量与体质指数之间存在直线关系。成年女性体质指数每增加 $1kg/m^2$,身体总脂肪量平均增加 1.893 5kg。

（二）总体回归系数 β 的假设检验

对总体回归系数 β 的假设检验采用 t 检验法,统计量 t 的计算公式为

$$t=\frac{b-0}{S_b},\quad v=n-2 \tag{13-8}$$

$$S_b=\frac{S_{Y\cdot X}}{\sqrt{l_{XX}}} \tag{13-9}$$

$$S_{Y\cdot X}=\sqrt{\frac{\sum(Y-\hat{Y})^2}{n-2}}=\sqrt{MS_{剩}} \tag{13-10}$$

上式中,S_b 为样本回归系数的标准误;$S_{Y·X}$ 为剩余标准差(residual standard deviation),是指扣除 X 的影响后 Y 的离散程度。求得 t 值后,查 t 界值表,得 P 值,按所取检验水准作出推断结论。

下面以例 13-2 为例,对回归系数进行 t 检验,假设检验的步骤如下。

1. 建立检验假设,确定检验水准

$H_0:\beta=0$,即成年女性总脂肪量与体质指数之间的回归系数为 0。

$H_1:\beta\neq 0$,即成年女性总脂肪量与体质指数之间的回归系数不为 0。

双侧 $\alpha=0.05$。

2. 计算检验统计量

本例 $n=20$,$S_{Y·X}=\sqrt{32.000\ 33}=5.656\ 9$,$l_{XX}=619.150$,$b=1.893\ 5$,可得

$$S_b=\frac{S_{Y·X}}{\sqrt{l_{XX}}}=\frac{5.656\ 9}{\sqrt{619.150}}=0.227\ 3$$

$$t=\frac{b}{S_b}=\frac{1.893\ 5}{0.227\ 3}=8.330\ 4,\quad v=18$$

3. 确定 P 值

按 $v=18$,查 t 界值表,得 $P<0.001$。按 $\alpha=0.05$ 水准,拒绝 H_0,接受 H_1,回归关系有统计学意义。

4. 结论

同方差分析。

事实上,在直线回归中,回归模型方差分析的 F 统计量与回归系数检验的 t 统计量有如下关系:$t^2=F$,本例中 $8.329\ 0^2=69.37$。理论上,当第一自由度等于 1 时,自由度为 $(1,v)$ 的 F 分布与自由度为 v 的 t 分布的平方等价,因此直线回归方程的方差分析结果与回归系数 t 检验结果是等价的。

(三) 总体回归系数 β 的置信区间

利用上述对回归系数的 t 检验,可以得到 β 的 $(1-\alpha)$ 的双侧置信区间为

$$b\pm t_{1-\alpha/2,v}S_b \tag{13-11}$$

【例 13-3】　根据例 13-1 求得体质指数对总脂肪量的回归系数为 $b=1.893\ 5$,试估计其总体回归系数的 95% 双侧置信区间。

前面得 $S_b=0.227\ 3$,按自由度 $v=18$ 查 t 界值表,得 $t_{1-0.05/2,18}=2.101$,按式(13-11)计算 β 的 95% 双侧置信区间为

$$(1.893\ 5-2.101\times0.227\ 3,1.893\ 5+2.101\times0.227\ 3)=(1.415\ 9,2.371\ 1)$$

总体回归系数 β 的 95% 置信区间不包括 0,按 $\alpha=0.05$ 水准,亦可得到总体回归系数不为 0 的推断结论。

四、线性回归拟合效果的评价

(一) 线性回归分析的步骤

描述与分析两个变量的线性回归关系,基本的分析逻辑是:①绘制散点图,散点呈线性趋势时,进行线性回归分析。散点图也可直观地发现是否存在可能的异常点或异常值。②采用最小二乘法估计样本的回归参数,列出样本回归模型。③推断总体回归模型是否成立,可采用方差分析或 t 检验,$P<0.05$ 时,结论为总体回归模型成立;也可以对总体回归系数 95% 的置信区间进行估计,若置信区间不包括 0,推断总体回归模型成立。④总体上存在线性回归关系时,解释回归系数的统计学意义,即两变量在数量上的线性依存关系。⑤评价模型的拟合效果:简单线性回归分析中,常用的评价模型效果的指标有剩余标准差 $S_{Y·X}$、决定系数 R^2 和校正决定系数 R^2。现主要介绍这三个评价指标。

(二) 剩余标准差 $S_{Y·X}$

剩余标准差 $S_{Y·X}$ 等于 $\sqrt{MS_{剩}}$,反映的是扣除 X 对 Y 的线性影响后 Y 的变异程度,因此剩余

标准差越小,残差越小,回归模型的拟合程度越好。剩余标准差的取值范围为 $[0,\infty)$,对比同一数据建立的几个回归模型,$S_{Y\cdot X}$ 越小,模型的拟合效果就越好。例 13-1 中,剩余标准差 $S_{Y\cdot X} = \sqrt{MS_{剩}} = \sqrt{32.000\,33} = 5.656\,9$。

(三)决定系数 R^2

在线性回归模型中,决定系数(coefficient of determination)R^2 是一个重要的统计量,其定义为

$$R^2 = \frac{SS_{回}}{SS_{总}} \tag{13-12}$$

即决定系数是回归离均差平方和占总离均差平方和的比例。R^2 取值范围为 $[0,1]$,无计量单位,其数值大小反映回归贡献的相对程度,也就是 Y 的总变异中回归关系所能解释的比例。决定系数越接近 1,回归关系解释的比例越大,各实测点距回归直线越近,回归模型拟合效果越好。在简单线性回归中,决定系数等于简单相关系数的平方,即 $R^2 = r^2$。

不难验证,在例 13-1 中,成年女性总脂肪量与体质指数之间的相关系数 $r = \frac{l_{XY}}{\sqrt{l_{XX}l_{YY}}} = \frac{1\,172.375}{\sqrt{619.150 \times 2\,795.925}} = 0.891\,06$,决定系数 $R^2 = \frac{2\,219.919\,47}{2\,795.925\,50} = 0.793\,98 = 0.891\,06^2$,表示体质量指数可解释女性总脂肪量变异的 79.40%,另外 20.60% 的变异不能用体质指数解释。

决定系数除了作为回归拟合效果的概括统计量,还可用于对回归作假设检验。其中对线性回归的拟合优度检验就等价于对总体回归系数的假设检验,检验统计量为

$$F = \frac{R^2}{(1-R^2)/(n-2)} = \frac{SS_{回}}{SS_{剩}/v_{剩}} = \frac{MS_{回}}{MS_{剩}}, \quad v_1 = 1, \quad v_2 = n-2 \tag{13-13}$$

决定系数的缺点是,当回归模型中变量增加时,R^2 总是增加的,即便所增加的变量无统计学意义。因此,根据 R^2 判断模型优劣时,总是变量最多的方程最好。显然,这不合理。

(四)校正决定系数 R^2

校正决定系数 $R^2_{校正}$ 意义同决定系数。公式如下:

$$R^2_{校正} = 1 - \frac{n-1}{n-m-1}(1-R^2) = 1 - \frac{MS_{剩}}{MS_{总}} \tag{13-14}$$

其中,n 为样本含量;m 为方程中变量数。与 R^2 类似,$R^2_{校正}$ 也反映模型的拟合优度,但增加了对自变量数目的"惩罚"。当有统计学意义的变量进入方程,可使校正决定系数增加,而当无统计学意义的变量增加到方程中时,校正决定系数反而减少。$R^2_{校正}$ 衡量方程优劣的标准是:方程中尽可能多地包含有意义的变量,而尽可能少地包含无意义的变量。因此,$R^2_{校正}$ 是最常用的模型评价指标之一。

第二节   线性回归的应用

一、总体均数 $\mu_{Y|X}$ 的 95% 置信区间

回归的主要作用之一就是通过 X 预测 Y,在医学科研中有着广泛的应用。$\hat{Y}$ 是相应 X 的预测值,它是总体均数 $\mu_{Y|X}$ 的点估计值。将自变量 X 的某一定值 X_0 代入回归模型所求得的估计值称为条件均数(conditional mean)的估计值,用 $\hat{Y}_0$ 表示,对总体条件均数 $\mu_{Y|X=X_0}$ 进行区间估计时,其标准误按下式计算。

$$S_{\hat{Y}_0} = S_{Y\cdot X}\sqrt{\frac{1}{n} + \frac{(X_0 - \bar{X})^2}{\sum(X - \bar{X})^2}} \tag{13-15}$$

如果在 X_0 上,因变量 Y 服从正态分布,那么 μ_{Y_0} 的 $(1-\alpha)$ 双侧置信区间为

$$\left(\hat{Y}_0 - t_{1-\alpha/2,(n-2)} S_{\hat{Y}_0}, \hat{Y}_0 + t_{1-\alpha/2,(n-2)} S_{\hat{Y}_0}\right), \quad 或缩写为 \hat{Y}_0 \pm t_{1-\alpha/2,(n-2)} S_{\hat{Y}_0} \tag{13-16}$$

由式（13-15）和式（13-16）可见，$\mu_{Y|X}$ 的置信区间在 $X = \bar{X}$ 最窄，并随着 X 远离 $\bar{X}$ 逐渐变宽，说明预测的精度下降。因此，当通过远离 $\bar{X}$ 的 X 来预测 Y 时要十分谨慎。该置信区间的含义是：在某一定值 X_0 处，若反复抽样 100 次，可得到 100 个相应 Y 的总体均数的置信区间，平均有 $100 \times (1-\alpha)$ 个置信区间包含总体均数 $\mu_{Y|X=X_0}$。

【例 13-4】 依据例 13-1 数据所求回归模型为 $\hat{Y} = -20.0377 + 1.8935X$，当 $X_0 = 28\text{kg/m}^2$ 时，试估计成年女性身体总脂肪量的总体均数 μ_{Y_0} 的 95% 双侧置信区间。

回归模型 $\hat{Y} = -20.0377 + 1.8935X$，代入 $X_0 = 28$，得到估计值 $\hat{Y}_0 = 32.98$。可解释为体质指数为 28kg/m^2 的成年女性，身体总脂肪量的平均水平约为 32.98kg。μ_{Y_0} 的 95% 置信区间估计可利用式（13-15）与式（13-16）计算，即

已知 $S_{Y \cdot X} = 5.6569, n = 20, X_0 = 28, \bar{X} = 28.15, l_{XX} = 619.150$，则

$$S_{\hat{Y}_0} = 5.6569 \times \sqrt{\frac{1}{20} + \frac{(28 - 28.15)^2}{619.150}} = 1.265$$

本例 $n = 20, v = 20 - 2 = 18$，查 t 界值表，得 $t_{1-0.05/2,18} = 2.101$。于是，当 $X_0 = 28$ 时，μ_{Y_0} 的 95% 双侧置信区间为

$$(32.98 - 2.101 \times 1.265, 32.98 + 2.101 \times 1.265) = (30.322, 35.638)$$

各 X 所对应的 $\mu_{Y|X}$ 的 $(1-\alpha)$ 双侧置信区间的两端点形成两条光滑的曲线，围绕在线性回归方程 $\hat{Y} = -20.0377 + 1.8935X$ 的上下侧，构成形似"领结"的带状区域，即图 13-3 中，与实线相邻的两条虚线绘制的曲线所围成的带状区域。

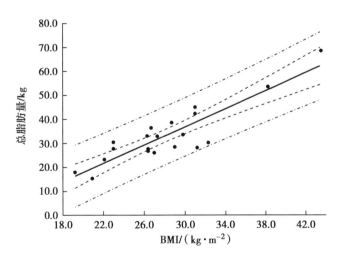

图 13-3　$\mu_{Y|X}$ 的 95% 置信区间和个体 Y 值的容许区间

二、个体 Y 值的容许区间

线性回归分析中，总体中 X 取某定值 X_0 时，个体 Y_0 值的波动范围，其标准差 S_{Y_0} 按式（13-17）计算。

$$S_{Y_0} = S_{Y \cdot X} \sqrt{1 + \frac{1}{n} + \frac{(X_0 - \bar{X})^2}{\sum(X - \bar{X})^2}} \tag{13-17}$$

式中，$S_{Y \cdot X}$ 为剩余标准差，为了简化计算，当 X_0 与 $\bar{X}$ 接近且 n 充分大时，可用 $S_{Y \cdot X}$ 代替 S_{Y_0}。个体 Y_0 值的 $(1-\alpha)$ 容许区间按式（13-18）计算。

$$\left(\hat{Y}_0 - t_{1-\alpha/2,(n-2)} S_{Y_0}, \hat{Y}_0 + t_{1-\alpha/2,(n-2)} S_{Y_0}\right), \quad 缩写为 \hat{Y}_0 \pm t_{1-\alpha/2,(n-2)} S_{Y_0} \tag{13-18}$$

同样，Y 的容许区间端点形成两条光滑的曲线，位于 μ_Y 的置信区间的外侧，即图13-3中的最外侧两条点虚线绘制的曲线。该容许区间的含义是：在某一定值 X_0 处，100个个体值中平均有 $100\times(1-\alpha)$ 的个体值在求出的范围内。

【例13-5】 用例13-1的数据，计算当 $X_0=28$ 时，个体 Y_0 值的95%容许区间。

$$S_{Y_0}=5.656\ 9\times\sqrt{1+\frac{1}{20}+\frac{(28-28.15)^2}{619.150}}=5.797$$

前面已查得 $t_{1-0.05/2,18}=2.101$，当 $X_0=28$ 时，$\hat{Y}_0=32.98$。按式（13-18），个体 Y_0 值的95%容许区间为

$$(32.98-2.101\times5.797,32.98+2.101\times5.797)=(20.801,45.159)$$

即体质指数为 28kg/m^2 的成年女性总体中，有95%的女性身体总脂肪量在20.801~45.159kg的范围内。

第三节　残 差 分 析

线性回归模型成立需要满足4个前提条件，即线性（linear）、独立（independence）、正态（normal distribution）与等方差（equal variance），这4个条件的英文首写字母连起来恰好为"LINE"。

所谓线性是指因变量 Y 与自变量 X 呈线性趋势，通常通过绘制 X 与 Y 的散点图或残差图来判断是否满足这一条件。

独立是指任意两个观察值互相独立。如果不满足该条件，名义上有 n 个观察个体，实际上提供的信息却没有这么多，导致回归估计值不够准确和精确。通常根据专业与数据收集来判断是否满足这一条件。

正态性是指对于每个给定的 X 值，其所对应的 Y 值是不确定的，但 Y 值的总体服从正态分布，如果不满足该条件，在正态分布假设下对总体回归系数 β 的假设检验和区间估计均无效。通常可用残差的直方图、频率-频率图（proportion-proportion plot，简称 P-P 图）来考察这一条件是否成立。如果不满足这一条件，可考虑对原始数据进行变量变换，使其正态化后再进行线性回归分析。

等方差性是指在自变量 X 的取值范围内，不论 X 取什么值，Y 都具有相同的方差。如果不满足该条件，总体回归系数 β 的估计会有偏性，对它的假设检验和区间估计均无效。常通过绘制 X 与 Y 的散点图或残差图（residual plot）来判断等方差性。上述4个条件，可用图13-4示意。

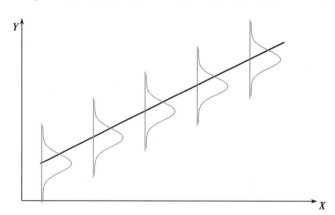

图13-4　回归模型正态性与等方差性的前提假设

残差是指观测值 Y_i 与通过线性回归模型计算所得的预测值 $\hat{Y}_i$ 之间的差值，其表达式为：$\varepsilon_i=Y_i-\hat{Y}_i$。它的大小反映了模型拟合数据优劣的信息。残差分析（residual analysis）旨在通过残差深入了解数据与模型之间的关系，评价实际资料是否符合回归模型的假设，识别离群值等。

例如在表 13-1 中,第一数据点的残差 $\varepsilon = 38.6 - 34.31 = 4.29$,依次类推,计算出各数据点的残差值。将各残差数据减去其均数,除以其标准差,便得标准化残差。以自变量 X_i 为横坐标,残差为纵坐标,绘制残差散点图,如图 13-5A 所示。

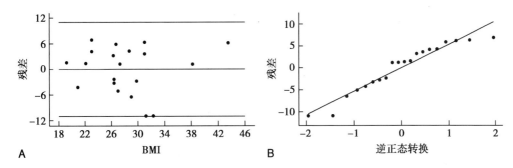

图 13-5　女性总脂肪量与体质指数线性回归模型的残差分析
A.残差图;B.分位数-分位数图(quantile-quantile plot,简称Q-Q图)。

类似的,也可以因变量取值 Y_i 为横坐标,以残差或标准化残差为纵坐标,绘制散点图。这两类散点图均称为残差图。

图 13-6 给出了几种以自变量取值为横坐标,标准化残差为纵坐标的残差图的常见类型。

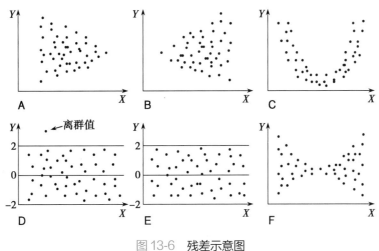

图 13-6　残差示意图

在图 13-6 中,图 13-6A、图 13-6B 和图 13-6F 表示残差不满足等方差的条件;图 13-6C 显示存在非线性关系;图 13-6D 显示某点处于 ± 2 倍标准差以外,可能是离群值;只有图 13-6E 显示残差呈随机分布。

第四节　应用中的注意事项

简单线性回归分析是回归分析的基础,应用非常广泛,在实际应用中,需要注意以下事项。

1. 作回归分析要有实际意义,不能把毫无关联的两种现象随意进行回归分析,忽视事物、现象间的内在联系和规律。

2. 线性回归的适用范围应以自变量取值范围为限。若无充足理由证明超出自变量取值范围时线性回归关系仍成立,应该避免随意外延。

3. 进行回归分析时应先绘制散点图(scatter plot)。散点图是判断两变量是否存在线性趋势,以及有无极端数据或异常点的最有效的图示法。

如果各散点的分布呈线性趋势,可作线性回归分析;若各散点无线性趋势,则需要根据散点的分布类型,选择合适的曲线模型,或经数据变换后,再进行线性回归分析。若在散点图中出现一些特大或特小的离群值,则应及时复核检查,在准确无误的前提下,根据离群值判断准则,对其决定取舍。否则,将对 a、b 值的估计产生较大影响,甚至得到与客观事实相反的结论。

4. 线性回归分析用于描述因变量 Y 对自变量 X 在数值上的依存关系,其中哪一个作为因变量主要是根据专业上的要求而定,可以考虑把易于精确测量的变量作为 X,另一个随机变量作为 Y,例如用体重估计体表面积。线性回归分析的资料,一般要求因变量 Y 是来自正态分布总体的随机变量,自变量 X 是可以精确测量和严格控制的变量,这类回归称为 I 型回归;如果 X 也服从正态分布时,亦可求由 Y 估计 X 的回归模型,这类回归就称为 II 型回归。一般情况下两个回归模型并不相同,但对其总体回归系数的假设检验是等价的。

5. 判断线性回归前提条件是否满足,最为简单有效的方法是考察回归残差图。线性回归的应用条件为 "line",即:因变量与自变量的关系为线性、各观测对象独立、误差服从均数为 0 的正态分布且方差相等。如果实际数据不满足这些假设而直接拿来作线性回归可能会得到专业上无法解释的结果,至少会影响回归估计的精度与假设检验的 P 值。

6. 线性回归与线性相关均是描述与表达两变量的关联性的常用方法,实际应用中应注意两者既有区别又有联系,应避免误用或者混用。

(1)线性回归与相关有如下区别。

1)研究目的不同:线性相关关注的是两变量相关关系的方向与密切程度,两者关系是平行的;线性回归关注的是两变量在数量上的依存关系,或者用容易测量的变量预测难测量的变量,根据目的与专业背景将两变量区分为自变量与因变量。

2)应用条件不同:线性相关要求两变量均为随机变量,满足双变量正态分布;线性回归应用前提为 "line",因变量为随机变量,服从正态分布,自变量可以精确测量或控制。对于满足线性相关的数据,既可以进行 I 型回归也可以进行 II 型回归。

3)描述与分析的统计量不同:采用相关系数描述与分析相关关系;采用回归系数描述与分析两变量数量上依存关系。

(2)对于同一数据,若既能进行线性回归分析也能进行相关分析,则两者间有如下联系。

1)相关系数与回归系数的符号相同,共变方向一致。

2)两者的假设检验是等价的。

3)回归系数与相关系数存在函数关系,可以相互估计与推导。

4)决定系数 $R^2 = SS_{回} / SS_{总}$,可解释回归变异占总变异的比例,评价回归模型的应用效果。

第五节 案 例

利用回归方程进行统计预测(statistical forecast)是回归方程的一个重要用途。所谓统计预测就是把预报因子(自变量 X)代入回归方程对预报量(因变量 Y)进行估计,其波动范围可按求个体 Y 值容许区间的方法进行计算。

【案例 13-1】 某地疾病预防控制中心根据 2004 年至 2013 年 10 年的流行性乙型脑炎(简称"乙脑")发病率(1/10 万,预报量 Y)与相应前一年 7 月份日照时间(h,预报因子 X)建立回归方程,将乙脑发病率作平方根反正弦变换,即取 $Y' = \arcsin\sqrt{Y}$,求得回归模型为 $\hat{Y}' = -1.197 + 0.006\,8X$,$S_{Y'·X} = 0.022\,3$,$\overline{X} = 237.43$,$l_{XX} = 5\,690$,$n = 10$。已知 2013 年 7 月份日照时间 $X_0 = 260$h,试估计 2014 年该地的乙脑发病率(设 $\alpha = 0.05$)。

解析:上述问题就是通过 X 值对个体 Y 值进行区间估计。按式(13-17)计算得

$$S_{Y_0'} = 0.022\ 3 \times \sqrt{1 + \frac{1}{10} + \frac{(260 - 237.43)^2}{5\ 690}} = 0.024\ 3$$

按 $\alpha = 0.05, v = 10 - 2 = 8$，查 t 界值表，得 $t_{1-0.05/2,8} = 2.306$。又有 $\hat{Y}_0' = -1.197 + 0.006\ 8 \times 260 = 0.571$，按式(13-17)，95% 容许区间为

$$(0.571 - 2.306 \times 0.024\ 3, 0.571 + 2.306 \times 0.024\ 3) = (0.515\ 0, 0.627\ 0)$$

取原函数 $Y = (\sin Y')^2$，得 95% 容许区间为(0.000 080 8,0.000 119 7)，故可预测该地 2014 年乙脑发病率有 95% 的可能在 8.08/10 万~11.97/10 万之间。

利用回归模型进行统计控制(statistical control)是利用回归模型进行逆估计,如要求因变量 Y 在一定范围内波动,可以通过控制自变量 X 的取值来实现,这是回归模型应用的另一个方面。

【案例13-2】 根据某缺碘地区 10 名产妇在妊娠 15~17 周时母血促甲状腺激素(thyroid-stimulating hormone,TSH)水平(X)与足月分娩时新生儿脐带血 TSH 水平(Y)数据建立的线性回归模型为 $\hat{Y} = 2.994\ 3 + 0.997\ 3X, S_{Y \cdot X} = 0.328\ 5$。若新生儿脐带血 TSH 水平超过 5mU/L,可认为新生儿缺碘,应对妊娠妇女采用补碘干预措施。问:母血 TSH 水平应控制在什么水平可使新生儿脐带血 TSH 水平不超过 5mU/L(设 $\alpha = 0.05$)。

解析:在扣除 X 对 Y 的影响后,Y 本身对回归直线的离散程度为 $t_{1-\alpha/2,v} \times S_{Y \cdot X}$(双侧)或 $t_{1-\alpha,v} \times S_{Y \cdot X}$(单侧)。本例 $v = 10 - 2 = 8$,查 t 界值表,单侧 $t_{1-0.05,8} = 1.860$,单侧 95% 上限为 $\hat{Y}_1 = \hat{Y} + 1.860 S_{Y \cdot X} = 2.994\ 3 + 0.997\ 3X + 1.860 \times 0.328\ 5 = 3.605\ 3 + 0.997\ 3X$

当 $\hat{Y}_1 = 5$ 时,解得 $X = 1.398\ 5$mU/L,即只有将母血 TSH 水平控制在 1.398 5mU/L 水平以下,那么才有 95% 可能使新生儿脐带血 TSH 水平不超过 5mU/L。

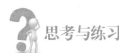 思考与练习

一、单选题

1. 回归模型 $\hat{Y} = a + bX$ 中,b 表示(　　)

　　A. 当 X 增加一个单位时,Y 增加 b 个单位

　　B. 当 Y 增加一个单位时,X 增加 b 个单位

　　C. 当 X 增加一个单位时,Y 平均增加 b 个单位

　　D. 当 Y 增加一个单位时,X 平均增加 b 个单位

　　E. 当 X 增加一个单位时,Y 平均增加 $a + b$ 个单位

2. 回归系数检验的原假设 H_0 是(　　)

　　A. $\beta \neq 0$　　　　　　　　　　　B. $\beta < 0$

　　C. $\beta > 0$　　　　　　　　　　　D. $\beta = 0$

　　E. $b = 0$

3. 决定系数 R^2 指的是(　　)

　　A. $SS_{总}/SS_{回}$　　　　　　　　　B. $SS_{总}/SS_{剩}$

　　C. $SS_{剩}/SS_{回}$　　　　　　　　　D. $SS_{剩}/SS_{总}$

　　E. $SS_{回}/SS_{总}$

4. 在线性回归与线性相关的联系与区别中,以下说法错误的是(　　)

　　A. 两者的系数符号相同　　　　　　B. 两者的假设检验不等价

　　C. 两者的应用条件不同　　　　　　D. 两者的统计量不同

　　E. 两者的共变方向相同

5. 线性回归模型的前提条件中,正态性指的是(　　)

　　A. X 服从正态分布　　　　　　　　B. 给定 X 时,Y 服从正态分布

    C. 给定 Y 时, X 服从正态分布　　　　D. X 与 Y 均服从正态分布

    E. 回归系数服从正态分布

6. 用最小二乘法确定线性回归的原理是各观测点距回归直线的(　　　)

    A. 纵向距离之和最小　　　　　　　　B. 纵向距离的平方和最小

    C. 垂直距离之和最小　　　　　　　　D. 垂直距离的平方和最小

    E. 横向距离的平方和最小

7. $S_{Y \cdot X}$ 表示(　　　)

    A. Y 的离散程度　　　　　　　　　　B. $\hat{Y}$ 对 $\bar{Y}$ 的离散程度

    C. Y 对 X 的离散程度　　　　　　　D. Y 对 $\hat{Y}$ 的离散程度

    E. Y 的标准误

8. $\hat{Y} = 7 + 2X$ 是 1~7 岁儿童以年龄(岁)估计体重(kg)的回归模型,下列叙述正确的是(　　　)

    A. 回归系数的解释为年龄每增加 1 岁,体重增加 7kg

    B. 年龄为 8 岁时,儿童的体重平均水平为 23kg

    C. 将体重单位换算成克时,回归的截距改变,回归系数不变

    D. 样本回归系数等于 2,总体回归系数一定等于 2

    E. $\hat{Y}$ 是指给定年龄为某个值时,儿童体重的总体均数的估计值

9. 回归系数的假设检验,其自由度为(　　　)

    A. n　　　　　　　　　　　　　　　B. $n-1$

    C. $n-2$　　　　　　　　　　　　　D. $2n-1$

    E. $2n-2$

10. 对因变量 Y 的离均差平方和,下列分解正确的是(　　　)

    A. $SS_{剩} = SS_{回}$　　　　　　　　　　B. $SS_{总} = SS_{剩}$

    C. $SS_{总} = SS_{回}$　　　　　　　　　　D. $SS_{总} + SS_{剩} = SS_{回}$

    E. $SS_{总} - SS_{回} = SS_{剩}$

二、问答题

1. 简述方差分析对回归系数进行假设检验时因变量 Y 的变异是如何分解的。

2. 简述线性回归分析的步骤。

3. 简述简单线性回归分析需要注意的问题。

4. 线性回归分析的前提条件是什么? 如何来判断这些条件是否满足?

5. 简述个体 Y 值的容许区间与 μ_Y 的 95% 的置信区间的区别。

三、计算题

1. 15 名儿童的身高与肺泡无效腔容积的观察值如表 13-3 所示。根据该数据回答如下问题。

表 13-3　儿童身高与肺泡无效腔容积的观测数据

对象号	身高/cm	肺泡无效腔容积/ml	对象号	身高/cm	肺泡无效腔容积/ml
1	110	45	9	175	102
2	116	32	10	167	111
3	123	41	11	165	88
4	130	45	12	160	65
5	129	43	13	157	79
6	142	67	14	156	92
7	147	58	15	149	58
8	153	57			

（1）分析身高与肺泡无效腔容积是否存在线性关系。

（2）能否用身高预测或估计肺泡无效腔容积？如何进行预测？

（3）对比前两个问题所采用的方法，分析它们有何区别与联系？

2．一名产科医生收集12名产妇24h尿液，测量其中雌三醇的含量，同时记录了产儿出生体重，见表13-4。根据该数据回答问题。

表13-4　产妇尿中雌三醇含量与新生儿体重的观测数据

编号	尿雌三醇/[mg·(24h)⁻¹] X	新生儿体重/kg Y	编号	尿雌三醇/[mg·(24h)⁻¹] X	新生儿体重/kg Y
1	7	2.5	7	19	3.1
2	9	2.5	8	21	3.0
3	12	2.7	9	22	3.5
4	14	2.7	10	24	3.4
5	16	3.7	11	25	3.9
6	17	3.0	12	27	3.4

（1）试分析产妇的尿雌三醇与新生儿体重是否存在线性回归关系。

（2）根据两者的线性回归关系，估计产妇尿中雌三醇含量为18mg/24h时，新生儿体重总体均数95%的置信区间，以及个体值的95%容许区间。

3．某研究者收集了在密歇根州Tecumseh地区10~15岁年龄组中655名男孩的平均肺活量（L）和身高（cm）数据。表13-5显示了12个身高组中每个组的平均肺活量。试建立身高与肺活量的回归关系。

表13-5　10~15岁身高组与平均肺活量的数据

身高组编号	身高/cm X	平均肺活量/L Y	身高组编号	身高/cm X	平均肺活量/L Y
1	134	1.7	7	158	2.7
2	138	1.9	8	162	3.0
3	142	2.0	9	166	3.1
4	146	2.1	10	170	3.4
5	150	2.2	11	174	3.8
6	154	2.5	12	178	3.9

（曹明芹）

第十四章

曲线拟合

【学习要点】

1. 曲线拟合是指选择适当的曲线类型拟合观测数据,并用拟合的曲线方程分析两变量间的关系。所拟合的曲线主要有四种作用:修匀观察值、建立经验公式、求特殊点、描述特征。

2. 医学研究中常见的曲线类型包括:指数曲线、对数曲线、双曲线、简单抛物线、logistic 曲线、周期性曲线等。每种曲线具有各自的特征,是决定曲线类型的重要依据。

3. 曲线拟合的步骤是:画散点图、决定曲线类型、估计曲线参数、作回归曲线图。

4. 曲线回归的参数估计一般通过曲线直线化后的最小二乘法和非线性最小二乘法实现,后者较为常用。一般借助统计软件实现曲线拟合。软件操作时,需要设置合理的参数初始值,以便迭代快速收敛。拟合复杂的曲线时,可以分步进行:先初步构建粗糙的模型,再进一步优化获得精细的模型。

5. 常用的拟合优度统计量有:均方误差、校正的决定系数。

前面章节中学习了简单线性回归的方法,但在实际中有时两个变量之间的关系并不一定是直线关系,例如剂量-反应关系、基因调控、pH 与蛋白凝固的关系,以及蛋白的药物吸附量与血浆浓度、药物在血浆中的浓度与时间等均呈非线性关系。这时,需要考虑用曲线描述两个变量之间的关系。

曲线拟合(curve fitting)是指选择适当的曲线类型拟合观测数据,并用拟合的曲线方程分析两变量间的关系,属于非线性回归(nonlinear regression)。本章重点介绍医学研究中常见曲线的用途、拟合步骤和正确应用,并通过实例介绍最常用的几种回归曲线:指数曲线、对数曲线、双曲线、简单抛物线、logistic 曲线、周期性曲线等。

第一节　曲线拟合概论

一、曲线回归模型

记曲线回归模型为

$$Y = f(X; \theta) + \varepsilon \tag{14-1}$$

其中,Y 为因变量的实际观测值;$f(X; \theta)$ 表示曲线方程,其中 X 为自变量,$\theta = (\theta_1, \theta_2, \cdots, \theta_p)$,为模型中的 p 个需要估计的参数;ε 为误差项,服从特定的分布,如服从正态分布。曲线方程的主要特征是 Y 与自变量 X 之间呈非线性关系。

二、曲线拟合的作用

根据不同的研究目的,拟合曲线主要有四个不同的作用。

(一) 修匀

由于研究对象的个体变异和抽样误差,根据实际资料所观测到的散点趋势一般难以全部通过同一条合理的光滑曲线描述。按照实际数据推算出来的曲线回归方程,由于对观察点进行了修匀,能减少个体变异和误差的影响,比较恰当地显示原资料中两个变量之间的回归关系。因此,经过修匀的曲线比原资料的观察点合理而稳定。如例14-5,钉螺的生存率应随土埋时间的延长而持续下降,这应是真实情况,但实测资料中,第5个月的生存率反而高于第4个月,这种不合理的现象在用logistic曲线拟合时被"修匀"持续下降,反映了接近总体回归的趋势。

(二)建立经验公式

由已知X值估计Y值的条件均数$\hat{Y}$时,因受个体变异和抽样误差的影响,与同一个X值对应的Y值往往不止一个,理论上可以有无穷个,并形成某种分布,如正态分布,则$\hat{Y}$值为在固定的X值条件下Y的均数。在例14-3中,可以根据所建立的曲线回归方程,由动物的体重预测每日代谢率。这里所述由X估计Y,主要指内插估计,而非外延预测。这是因为曲线拟合的回归方程一般只在X的观测范围内有效,超出这个范围就不一定仍保持此种关系,这一点与直线回归的应用相似。

(三)求特殊点

例如,拟合抛物线后,可以根据曲线的性质估计因变量的极大值或极小值,及其对应的自变量的值;拟合指数或对数曲线后,可以估计极限值;拟合logistic曲线后,可以估计趋势变化由慢转快或由快转慢的拐点;拟合周期性曲线后,可以研究什么时候出现最大值、最小值等,如在例14-6中,可以预测细菌性痢疾发病的高峰和低谷时间。类似的问题如培养细菌生长的最适宜温度、儿童发育最快的年龄段、人体最舒适的气温或湿度等,都可以用曲线拟合的方法进行研究。

(四)通过曲线参数描述相关的特征

如本章例14-8描述的药代动力学方程,由于数据有一定的随机波动,为了消除其影响,显示出时间和药物浓度之间的真实变化关系,使用曲线回归的方法可以得到理论曲线,同时可以通过模型参数的估计值进行药理和生物学方面的解释。

三、曲线拟合的步骤

拟合曲线一般有如下四个步骤。

(一)画散点图

通过画散点图,判断曲线的趋势和性质,包括有无极值、有无拐点、有无异常值等。

(二)决定曲线类型

通常需根据资料的性质和散点图的变化趋势选定曲线类型,这是非常关键的一步,既需要专业知识的指导,也需要一定的经验。专业上需要考虑理论上的限制条件、有无渐近线等。例如,生存率指标理论上不能小于0,也不能大于1,因此估计值也需要满足这个限制条件。

(三)估计曲线的参数

这一步通常用计算机程序迭代计算,如果直接使用非线性最小二乘方法进行参数估计,需要事先给出参数的初值(initial value)。初值越接近真值,计算机估计越容易收敛;不合理的初值可能导致不收敛或错误的估计值。

(四)作回归曲线图,并给出比较和评价的结果

根据估计的参数,画出回归曲线图,观察并分析其是否反映了散点的趋势,是否满足专业上的性质和条件,有无更好的曲线估计等。一般情况,通过回归曲线的分析,基本上能够评价拟合的效果。

四、非线性最小二乘估计

类似直线回归,曲线回归参数的估计也可以用最小二乘法,称为非线性最小二乘(non-linear least squares),即估计参数$\theta = (\theta_1, \theta_2, \cdots, \theta_p)$使得残差平方和(residual sum of squares,RSS)达到最小,则有

$$RSS = \sum_{i=1}^{n} \varepsilon_i^2 = \sum_{i=1}^{n} (Y_i - \hat{Y}_i)^2 \rightarrow \min \qquad (14-2)$$

式中,n为样本量,ε_i是第i个观测值Y_i与估计值$\hat{Y}_i$的残差。曲线回归中,参数的估计需要用迭代法求

解,并可以直接由计算机输出结果。

五、曲线拟合优度

曲线拟合优度(goodness of fit)表示特定的曲线与数据之间的吻合程度,与直线回归类似,可以用模型的均方误差(mean square error,MSE)和决定系数 R^2 来描述。均方误差为

$$MSE = \frac{\sum_{i=1}^{n}(Y_i - \hat{Y}_i)^2}{n-p} \tag{14-3}$$

其中,n 为样本量;p 为回归模型中参数的个数。显然,MSE 越小越好。

决定系数定义为

$$R^2 = 1 - \frac{SS_{残差}}{SS_{总}} = 1 - \frac{\sum(Y-\hat{Y})^2}{\sum(Y-\overline{Y})^2}, \quad 0 \leqslant R^2 \leqslant 1 \tag{14-4}$$

校正决定系数 R_{adj}^2(adjusted R^2)为

$$R_{adj}^2 = 1 - \frac{MS_{残差}}{MS_{总}} = 1 - \frac{SS_{残差}/(n-p)}{SS_{总}/(n-1)}$$

$$= 1 - \frac{n-1}{n-p}(1-R^2) \tag{14-5}$$

其中,$0 \leqslant R_{adj}^2 \leqslant 1$,且 R_{adj}^2 总是小于 R^2。R_{adj}^2 越接近 1,说明曲线拟合得越好。R_{adj}^2 既反映了模型的拟合优度,又增加了对回归方程中参数个数的"惩罚",即要用尽可能少的参数拟合回归曲线,避免过拟合。需要注意的是,上述指标只在上述非线性最小二乘估计时具有意义,如果采用对 Y 变换的曲线直线化方法则不一定适合,甚至可能出现负值。

第二节　医学常见曲线及其拟合

以下介绍几种最常见的曲线方程。

一、指数曲线

指数曲线(exponential curve)可以有多种形式,较常用的是以自然常数 e 为底的指数函数,曲线方程为

$$Y = e^{\alpha + \beta X} \tag{14-6}$$

其中,α 和 β 是需要估计的参数。

指数曲线的特征是曲线变化的斜率随自变量 X 值的增加而变化。当 $\beta > 0$ 时,曲线随 X 的增加而单调增加且越来越快,最终趋于无穷大;当 $\beta < 0$ 时,曲线随 X 增加而单调减少且越来越慢,最终趋于 0。

如果对式(14-6)两边取对数,则

$$\ln Y = \alpha + \beta X \tag{14-7}$$

可以理解为:Y 在对数尺度上与 X 呈线性关系。

指数曲线的一个更普遍的形式为

$$Y = K \pm e^{\alpha + \beta X} \tag{14-8}$$

作对数变换,有

$$\ln(K-Y) = \alpha + \beta X \quad 或 \quad \ln(Y-K) = \alpha + \beta X \tag{14-9}$$

如图 14-1 所示,K 是一个有生物学意义的极值(图 14-1 中虚线所在位置),可以是指定的参数,也

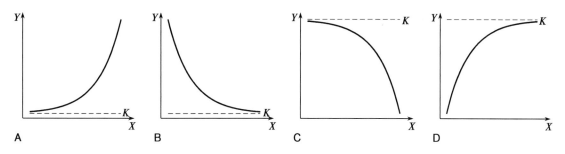

图14-1　四型指数曲线示意图($\beta > 0$)

A. Ⅰ型曲线：$Y = K + e^{\alpha + \beta X}$；B. Ⅱ型曲线：$Y = K + e^{\alpha - \beta X}$；C. Ⅲ型曲线：$Y = K - e^{\alpha + \beta X}$；D. Ⅳ型曲线：$Y = K - e^{\alpha - \beta X}$。

可以是待估参数。指数曲线中，X 的取值为负无穷到正无穷；K 为 X 趋于无穷小或无穷大时 Y 的极限值，即对Ⅰ~Ⅳ型指数曲线，Y 的极限值为 K。实际应用时，需根据具体问题的生物学意义，尤其是极限值及其性质，选定相应的曲线。

在医学研究中，指数曲线有许多用途。指数曲线可用于描述以几何级数递增或递减的现象，其主要特征是变化速度不断地改变。例如，微生物学中的细菌培养及细胞裂变的增殖速度，通常随时间的增加而呈现出指数曲线的变化趋势。另外，当因变量实际观测值的方差随自变量 X 增加而越来越大时，也可以对数据 Y 进行对数变换，采用线性模型的形式进行回归分析。

【例14-1】　锡克试验的阴性率随儿童年龄的增长而升高，某地查得 1~7 岁儿童的资料如表 14-1 第 1、2 列所示。试拟合指数曲线。

表14-1　不同年龄组锡克试验的阴性率

年龄/岁 X	锡克试验阴性率/% Y	锡克试验阴性率估计值/% $\hat{Y}$	年龄/岁 X	锡克试验阴性率/% Y	锡克试验阴性率估计值/% $\hat{Y}$
1	57.1	56.6	5	96.7	95.5
2	76.0	78.3	6	95.6	96.5
3	90.9	88.5	7	96.2	97.0
4	93.0	93.2			

其中，随着年龄的增加，锡克试验阴性率不可能超过 100%，因此，根据散点的趋势判断，可选用Ⅳ型指数模型。

用非线性最小二乘估计得

$$\hat{Y} = 97.41 - e^{4.47 - 0.76X}$$

散点图和拟合曲线见图 14-2。根据拟合结果，可以得到各参数的估计误差和置信区间（表 14-2）。

表14-2　模型参数的统计推断

参数	估计值	标准误	t	P	95% CI
K	97.41	1.405 3	69.31	0.000	93.50~101.31
α	4.47	0.110 1	40.59	0.000	4.16~4.78
β	0.76	0.105 2	7.23	0.002	0.47~1.05

类似于直线回归，曲线模型也可以进行方差分析（表 14-3）。

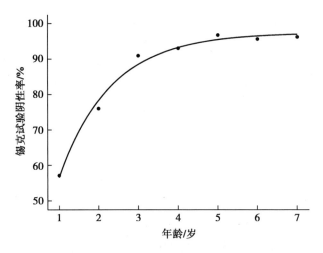

图 14-2   不同年龄锡克试验阴性率的指数回归

表 14-3   曲线模型的方差分析

变异来源	SS	v	MS	F	P
回归模型	1 302.657	2	651.328 5	179.638 9	< 0.000 1
剩余残差	14.503	4	3.625 7		
总变异	1 317.160	6	219.526 7		

注:表格中的结果为软件计算所得数值的修约值。

与直线回归的方差分析相同,模型的方差分析表中,$SS_{残差}$为残差平方和;$SS_{模型}$为模型的贡献,其与$SS_总$的比值就是$R^2 = 0.989\ 0$;而模型的校正决定系数$R_{adj}^2 = 1 - 3.625\ 7 / 219.526\ 7 = 0.983\ 5$;$MSE = 3.625\ 7$。模型的假设检验结果$F = 179.638\ 9$,自由度为$(2,4)$,$P < 0.000\ 1$。

实际中,估计的曲线回归线很好地反映了散点的趋势,拟合效果非常好,此时统计推断的结果已经不重要。另外,由于曲线回归模型对误差项并没有正态分布和方差齐性的假设,因此这里方差分析的结果只是一个参考的结果,相对而言参数估计的置信区间更有意义。为节省篇幅,后面的分析将省略模型和参数的统计推断结果。

二、对数曲线

对数曲线(logarithmic curve)是指自变量取对数的直线方程,通常采取自然对数。其基本的回归方程为

$$Y = \alpha + \beta \ln X \tag{14-10}$$

其中α和β是待估参数。对数曲线中,X的取值大于0,y的取值为负无穷到正无穷。对数曲线也可以理解为自变量X在对数尺度上与Y呈线性关系。因此,对于实际数据X和Y,可以$\ln X$为新的自变量,与因变量Y进行直线回归分析。

对数曲线的一个更一般的形式为

$$Y = \alpha + \beta \ln(K \pm X) \tag{14-11}$$

如图 14-3 所示,K是自变量X的一个有生物学意义的渐近线(图中虚线所在位置),可以是指定的参数,也可以是待估参数。此时,X的取值满足$K \pm X > 0$的要求。在Ⅰ、Ⅲ型对数曲线中,X趋于K时,Y趋于无穷;在Ⅱ、Ⅳ型对数曲线中,X趋于$-K$时,Y趋于无穷。实际应用时,需根据具体问题的生物学意义,尤其是X的极值及其性质,选定相应的曲线。

对数曲线呈单调递增或递减的趋势,Ⅱ、Ⅳ型的特点是开始变化较快,过一阶段后变化趋于缓慢;Ⅰ、Ⅲ型则相反。另外,实际中如果自变量X数据的范围过宽(如可在 0~10 000 范围波动),特别是存在部分离群值,可以通过取对数使数据分布变得更均匀。

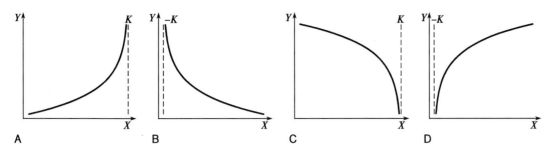

图14-3　四型对数曲线示意图（$\beta > 0$）

A. Ⅰ型曲线：$Y = \alpha - \beta \ln(K - X)$；B. Ⅱ型曲线：$Y = \alpha - \beta \ln(K + X)$；
C. Ⅲ型曲线：$Y = \alpha + \beta \ln(K - X)$；D. Ⅳ型曲线：$Y = \alpha + \beta \ln(K + X)$。

【例14-2】　为研究隧道亮度对交通安全的影响,某研究搭建暗室环境,在不同环境光照强度条件下,测试了受试者的平均暗反应时间,数据如表 14-4。试建立暗反应时间与环境照度的关系。

表14-4　环境照度与平均暗反应时间

环境照度/lx X	平均反应时间/s Y	平均反应时间预测值/s $\hat{Y}$	环境照度/lx X	平均反应时间/s Y	平均反应时间预测值/s $\hat{Y}$
50	0.10	0.15	1 200	4.31	4.22
75	0.45	0.67	1 400	4.50	4.42
100	1.11	1.03	1 600	4.68	4.59
150	1.77	1.55	1 800	5.05	4.74
200	1.87	1.92	2 000	4.48	4.87
300	2.48	2.44	2 500	5.18	5.16
400	2.34	2.81	3 000	5.28	5.39
500	3.13	3.10	3 500	5.34	5.59
600	3.67	3.33	4 000	5.87	5.76
800	3.76	3.70	4 500	6.18	5.91
1 000	4.11	3.98	4 800	5.66	5.99

　　根据散点趋势(图 14-4),选择Ⅳ型对数曲线,其中 K 可以取 0。由非线性最小二乘估计得曲线方程为

$$\hat{Y} = -4.863\ 9 + 1.280\ 9 \times \ln X$$

该模型的校正决定系数为：$R_{\text{adj}}^2 = 0.984\ 3$；均方误差 $MSE = 0.050\ 50$。

　　如果直接拟合Ⅳ型对数曲线 $\hat{Y} = \alpha + \beta \ln(K + X)$,方程中多了一个参数 K,则得曲线方程为

$$\hat{Y} = -4.551\ 7 + 1.240\ 4 \ln(-9.654\ 1 + X)$$

该方程比前面的多了一个参数,其均方误差 $MSE = 0.051\ 71$,反而增加了。校正决定系数 $R_{\text{adj}}^2 = 0.983\ 9$,反而减小了。且参数 K 的标准误为 12.204 3,其 95% CI 为 $(-35.20, 15.89)$。可见,参数 K 增加了模型的复杂程度,得到了较差的结果。

三、双曲线

　　双曲线又称双对数曲线（log-log curve）,即对 X 和对 Y 都取对数,$\ln Y$ 与 $\ln X$ 间是线性关系,即

$$\ln Y = \alpha + \beta \ln X \tag{14-12}$$

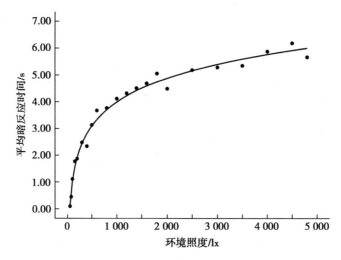

图 14-4　环境照度与平均暗反应时间的对数曲线拟合

其原始函数为

$$Y = e^{\alpha} X^{\beta} \tag{14-13}$$

其中 α 和 β 是需要估计的参数。

双曲线更一般的形式为

$$\ln(K_1 \pm Y) = \alpha + \beta \ln(K_2 \pm X) \tag{14-14}$$

前面的指数曲线和对数曲线均有一条渐近线,而双曲线有两条渐近线。对于医学资料而言,双曲线的形状与相应的指数曲线是类似的,但是由于多了一条渐近线的限制,使得曲线顶部的弯曲度更加明显(图 14-5)。

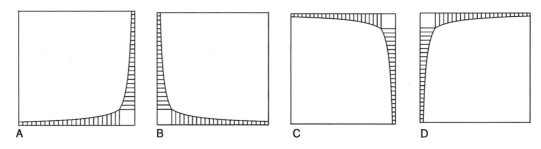

图 14-5　四型双曲线示意图

A. Ⅰ型曲线:$\ln Y = \alpha + \beta \ln(K - X)$;B. Ⅱ型曲线:$\ln Y = \alpha + \beta \ln X$;C. Ⅲ型曲线:$\ln(K_1 - Y) = \alpha + \beta \ln(K_2 - X)$;D. Ⅳ型曲线:$\ln(K - Y) = \alpha + \beta \ln X$。

【例 14-3】　在生态学研究中,有人测量了人以及不同动物的体重和每日代谢率(kcal·d⁻¹,1kcal = 4.18kJ),结果如表 14-5。试建立体重与代谢率之间的关系。

表 14-5　人以及不同动物的体重与代谢率

人或动物	体重/(kg) X	每日代谢率/(kcal·d⁻¹) Y	每日代谢率估计值/(kcal·d⁻¹) $\hat{Y}$
mouse	0.021	3.6	3.283 4
rat	0.282	28.1	24.159 5
guinea pig	0.410	35.1	32.209 0
rabbit	2.980	167.0	147.874 2

续表

人或动物	体重/(kg) X	每日代谢率/(kcal·d⁻¹) Y	每日代谢率估计值/(kcal·d⁻¹) $\hat{Y}$
rabbit	1.520	83.0	88.152 9
rabbit	2.460	119.0	127.614 5
rabbit	3.570	164.0	169.892 4
rabbit	4.330	191.0	197.051 7
rabbit	5.330	233.0	231.163 3
cat	3.000	152.0	148.636 2
macaque	4.200	207.0	192.489 8
dog	6.600	288.0	272.419 5
dog	14.100	534.0	488.154 0
dog	24.800	875.0	753.339 5
dog	23.600	872.0	725.170 1
goat	36.000	800.0	1 003.125 0
chimpanzee	38.000	1 090.0	1 045.677 0
sheep	46.400	1 254.0	1 219.111 0
sheep	46.800	1 330.0	1 227.179 0
woman	57.200	1 368.0	1 431.769 0
woman	54.800	1 224.0	1 385.380 0
woman	57.900	1 320.0	1 445.214 0
cow	300.000	4 221.0	5 115.659 0
cow	435.000	8 166.0	6 806.046 0
beef heifers	482.000	7 754.0	7 364.318 0
cow	600.000	7 877.0	8 713.840 0

资料来源:KLEIBER M. Body size and metabolic rate. Physiological reviews,1947,27(4):511-541。

　　本资料中,在双对数尺度上,体重和代谢率的散点图(图 14-6)近似呈线性关系(读者可自行验证)。因此,可以拟合双曲线。

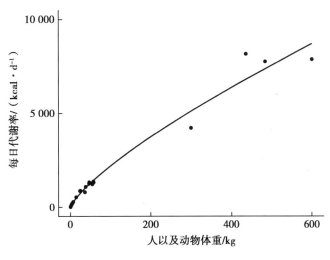

图 14-6　人以及不同动物体重与代谢率的双曲线关系

用非线性最小二乘估计拟合双曲线得

$$\hat{Y} = e^{4.157\,3 + 0.768\,4\ln X}$$

散点图和拟合的曲线见图 14-6。模型的校正决定系数 $R^2_{\text{adj}} = 0.982\,0$，拟合优度良好。

四、logistic 曲线

logistic 曲线呈 S 形，其形式可表示为

$$Y = L + \frac{K}{1 + e^{-\beta(X-\theta)}} \tag{14-15}$$

其中 β 和 θ 是待估参数；L 是变量 Y 的下限值，$L+K$ 是 Y 的上限值，可以根据实际情况给定，也可以估计。

logistic 曲线多用于描述生长发育过程、消亡过程、剂量-反应关系等。曲线的形状呈略拉长的 S，它的上、下各有一渐近线，均平行于 X 轴，分别对应于 $Y=L$ 和 $Y=L+K$。对于上升型曲线（$\beta>0$），X 变量与 Y 变量的关系始终是正向的；对于下降型曲线（$\beta<0$），X 变量与 Y 变量的关系始终是负向的，见图 14-7。模型中 β 反映了曲线变化的速度，θ 对应的 X 值是曲线的拐点。在 logistic 曲线中，曲线上升（下降）速度先是由慢到快，在经过拐点 $X=\theta$ 后由快变慢。

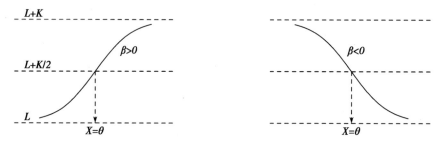

图 14-7　logistic 曲线示意图

【例 14-4】 某地调查不同年龄组冠心病患病率（表 14-6），试分析两者间的关系。

表 14-6　不同年龄组冠心病患病率

年龄/岁 age	检查人数 N	患病人数 n	患病率 p	患病率估计值 $\hat{p}$
25~	10	1	0.10	0.106 3
30~	15	2	0.13	0.143 4
35~	12	3	0.25	0.215 1
40~	15	5	0.33	0.333 4
45~	13	6	0.46	0.485 6
50~	8	5	0.63	0.629 4
55~	17	13	0.76	0.730 5
65~	10	8	0.80	0.816 3

从散点图（图 14-8）不难发现，这是一个典型的 S 形曲线。用非线性最小二乘法拟合 logistic 曲线模型得

$$\hat{p} = 0.074\,2 + \frac{0.766\,3}{1 + e^{-0.163\,8(\,age-44.095\,2)}}$$

该模型曲线拟合优度 $R^2_{\text{adj}} = 0.989\,2$。拐点为 $\theta = 44.1$ 岁，即约在 44.1 岁前冠心病患病率随年龄增加的速度越来越快，而在其后冠心病患病率随年龄增加的速度越来越慢。

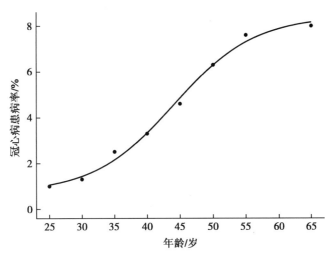

图14-8　年龄组与冠心病患病率的关系

【**例14-5**】　在冬季土埋钉螺的研究中,先把一批活钉螺装入瓦罐同时埋入土中,以后每隔一个月取出部分瓦罐,检视钉螺的存活只数,并计算存活率,经一年实验的结果见表14-7第1、2列。

表14-7　土埋钉螺的存活率

时间/月 *time*	生存率/% *p*	生存率估计值/% $\hat{p}$	时间/月 *time*	生存率/% *p*	生存率估计值/% $\hat{p}$
0	100.0	100.00	7	41.0	33.25
1	93.0	98.16	8	15.0	20.41
2	92.3	94.79	9	5.2	11.69
3	88.0	88.89	10	3.5	6.40
4	60.7	79.33	11	1.3	3.41
5	82.0	65.69	12	0.5	1.79
6	48.4	49.29			

该资料有个特点,刚刚埋入时,所有的钉螺都是存活的,即 $X=0$ 时,存活率 $p=100\%$,所以回归曲线需要经过(0,100)这一点;随着时间的延长,钉螺的存活率为0,即 $L=0$。如果直接用 $p=100/[1+\mathrm{e}^{-\beta(time-\theta)}]$ 曲线拟合,则可能得不到 $time=0$ 时,存活率 $p=100\%$ 的理论值。

因此,这里设定 logistic 回归曲线中 $L=0$,$K=1+\mathrm{e}^{\alpha}$,即

$$p=\frac{1+\mathrm{e}^{\alpha}}{1+\mathrm{e}^{\alpha+\beta\cdot time}}\times100\%$$

这样,当 $time=0$ 时,存活率的估计值为100%。

采用非线性最小二乘估计方法,得到回归方程为

$$\hat{p}=\frac{1+\mathrm{e}^{-3.8875}}{1+\mathrm{e}^{-3.8875+0.6592time}}\times100\%$$

拟合效果见图14-9。该模型满足:在 $time=0$ 时,$\hat{p}=100\%$;$time\to\infty$ 时,$\hat{p}\to0$。曲线拟合优度 $R_{\mathrm{adj}}^2=0.9811$。

五、周期性曲线

很多生物现象表现为明显的周期性、季节性。周期性曲线一般用三角函数表示为

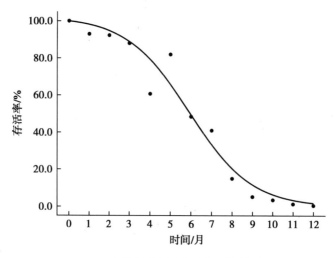

图 14-9　钉螺的存活率与土埋时间的关系

$$f(t) = \beta_0 + \gamma \cos(2\pi t/L - \theta) \tag{14-16}$$

其中，β_0 为常数项，$|\gamma|$ 是周期波动的幅度，$\pi = 3.14159$，L 为周期长度，θ 是一个与峰谷对应位置相关的参数。当 $\gamma > 0$ 时，高峰值为 $\beta_0 + \gamma$，$L\theta/2\pi$ 为高峰对应位置；当 $\gamma < 0$ 时，高峰值为 $\beta_0 - \gamma$，$L(\pi+\theta)/2\pi$ 为高峰对应位置。

实际中最常见的是以年为周期、以月为时间单位的周期函数，此时 $L = 12$；当以季度为时间单位时，则 $L = 4$。

【例 14-6】　某地 2019 年细菌性痢疾逐月发病人数如表 14-8，假设该地区总人口数不变，试拟合季节性模型。

表 14-8　某地 2019 年细菌性痢疾逐月发病人数

时间/月 t	发病人数 Y	发病人数估计值 $\hat{Y}$	时间/月 t	发病人数 Y	发病人数估计值 $\hat{Y}$
1	298	288.9	7	1 078	1 113.5
2	284	294.6	8	1 186	1 092.1
3	390	358.0	9	869	898.6
4	559	492.1	10	656	653.7
5	691	702.8	11	417	457.7
6	897	947.6	12	319	339.5

其中，考虑到单纯用三角函数估计值 $\hat{Y}$ 可能会小于 0，而这里发病人数是大于等于 0 的，因此可选用曲线方程，即

$$y = e^{[\beta_0 + \gamma \cos(2\pi t/12 - \theta)]}$$

此时，能够保证 Y 的估计值大于 0。

数据采用非线性最小二乘估计得

$$\hat{Y} = e^{[6.3407 - 0.6894 \cos(2\pi t/12 - 0.7310)]}$$

拟合效果见图 14-10。该曲线拟合优度 $R_{\text{adj}}^2 = 0.9952$。

根据该回归曲线，估计出季节性趋势的峰谷位置可分别由 $2\pi \times t_1/12 - 0.7310 = \pi$ 和 $2\pi \times t_2/12 - 0.7310 = 0$ 计算，结果分别得 $t_1 = 7.39$、$t_2 = 1.39$，即对应于 7 月 12 日为高峰时间，而 1 月 12 日为低谷时间。

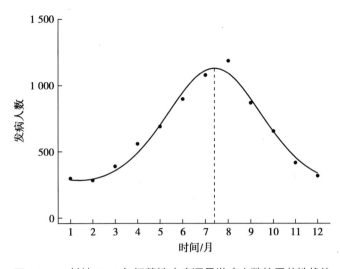

图 14-10 某地 2019 年细菌性痢疾逐月发病人数的季节性趋势

六、简单抛物线

简单抛物线（parabola）又称二次曲线（quadratic curve），其基本形式为

$$Y = \alpha + \beta_1 X + \beta_2 X^2 \tag{14-17}$$

其中，α、β_1 和 β_2 是需要估计的参数。其主要特点是具有极值和上升或下降的两段曲线。$\beta_2 > 0$ 时，开口向上，曲线有极小值；$\beta_2 < 0$ 时，开口向下，曲线有极大值；其极值在 $X = -\beta_1/(2\beta_2)$ 处，并以此左右趋势对称。

上述方程可以用非线性最小二乘估计，也可以将 X^2 视为新的自变量，用线性最小二乘法估计两因素回归模型，得到参数的估计值，结果等价。更一般的情况是对 X 作变换，例如作对数变换 $\ln(K \pm X)$、根号变换 $\sqrt{K \pm X}$ 等。

【例 14-7】 新生儿的出生体重如果小于 2 500g，则称为低出生体重。印度某地调查得到不同孕妇年龄组的新生儿低出生体重发生率如表 14-9，试建立两者间的关系。

表 14-9 印度某地孕妇年龄组新生儿低出生体重发生率

年龄/岁 X	低出生体重发生率/% Y	低出生体重发生率估计值/% $\hat{Y}$	年龄/岁 X	低出生体重发生率/% Y	低出生体重发生率估计值/% $\hat{Y}$
14	11.4	11.26	24	5.6	5.31
16	8.2	8.16	26	6.1	5.91
18	5.8	6.32	28	7.3	6.81
20	5.5	5.37	30	7.1	7.95
22	5.0	5.09	34	10.9	10.73

绘制散点图不难发现，这是一个 U 形曲线。从资料可以看出，年龄在 18~26 岁之间时，低出生体重发生率都比较低。随着年龄增加或减小，低出生体重发生率会增加，但左侧增加趋势和右侧增加趋势不一样，右侧上升趋势比左侧平缓一些，即左右不对称。此时不宜直接用二次曲线拟合。

对年龄作对数变换 $\ln X$，变换后左右基本对称（读者可自行验证）。采用非线性最小二乘估计得

$$\hat{Y} = 291.913\,7 - 185.491\,6 \ln X + 29.989\,7(\ln X)^2$$

拟合效果见图 14-11。该曲线拟合优度 $R^2_{\mathrm{adj}} = 0.960\,2$，$P < 0.000\,1$。

根据回归方程估计得到，最小值对应的年龄为 $\mathrm{e}^{[185.491\,6/(2 \times 29.989\,7)]} = 22.02$，即 22 岁年龄组孕妇的低

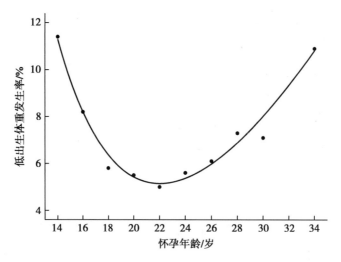

图 14-11　印度某地孕妇年龄与新生儿低出生体重发生率的关系

出生体重发生率最低。

七、微分动力学模型曲线

微分动力学模型是由一系列线性微分方程组描述的一类非线性模型,可用于模拟生物系统中物质交换的问题。例如,一种口服药物在血清中的浓度可包含一个引导药物的肠部浓度 $C_1(t)$,以及从肠吸收药物的血液浓度 $C_2(t)$ 和一个排泄道,可用图 14-12 描述。

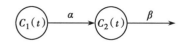

图 14-12　微分动力学过程示意图

假定这两个部分构成一阶动力学系统,则可用下列微分方程组加以描述。

$$\frac{dC_1(t)}{dt} = -\alpha C_1(t) \tag{14-18}$$

$$\frac{dC_2(t)}{dt} = \alpha C_1(t) - \beta C_2(t) \tag{14-19}$$

其中 $C_1(t)$ 和 $C_2(t)$ 分别表示药物在两个生理部位的浓度,α 和 β 表示相应的转换速率的参数。通过解微分方程组可以分别得到药物在两个生理部位的浓度与时间关系的曲线方程。

在药理学中,通常将生物系统按动力学特性划分为若干房室,可分为一室模型、二室模型和多室模型。其中,一室模型是把整个机体视为一个系统(房室),即假定血浆中药物浓度与组织中药物浓度快速达到动态平衡;二室模型则将机体划分为两个子系统(中央室和周边室),即药物进入不同组织(子系统)转运速率不同;多室模型则分为更多的子系统。例如,通过建立口服药物二室模型的微分方程组并求解,可得静脉血中药物浓度 $C(t)$ 的曲线方程为

$$C(t) = Ne^{-K_a t} + Le^{-\alpha t} + Me^{-\beta t} \tag{14-20}$$

其中 N、L、M 和 K_a、α、β 是 6 个待估计的参数,$K_a > \alpha > \beta$。可以看出,这是一个三指数相加的变化曲线,曲线各参数有特定的含义,如 K_a 表示药物吸收速率相关的恒量,α 为与药物分布速率相关的恒量,β 为与药物消除速率相关的恒量。

【例 14-8】　研究一种靶向小分子抗癌药物的药代动力学特性,空腹口服片剂药物 0.5mmg,并分别在不同的时间点检测血浆中的药物浓度(ng/ml),数据如表 14-10。试用二室模型拟合药物浓度-时间曲线。

采用非线性最小二乘估计得回归方程为

$$C(t) = -19.972\,0e^{-3.640\,0t} + 7.739\,7e^{-0.433\,7t} + 2.185\,2e^{-0.018\,7t}$$

曲线拟合效果见图 14-13,该曲线拟合优度为 $R_{adj}^2 = 0.983, P = 0.001\,8$。

表 14-10 研究的靶向药物药代动力学数据

时间/h t	空腹药物浓度/ ($ng \cdot ml^{-1}$) $C(t)$	空腹药物浓度估计值/ ($ng \cdot ml^{-1}$) $\hat{C}(t)$	时间/h t	空腹药物浓度/ ($ng \cdot ml^{-1}$) $C(t)$	空腹药物浓度估计值/ ($ng \cdot ml^{-1}$) $\hat{C}(t)$
0.00	—	—	2.00	5.098	5.342 4
0.25	1.036	1.080 3	4.00	3.328	3.393 5
0.50	5.341	5.159 9	8.00	2.103	2.122 6
1.00	6.092	6.636 7	12.00	1.855	1.788 6
1.50	6.771	6.078 3	24.00	1.373	1.395 3

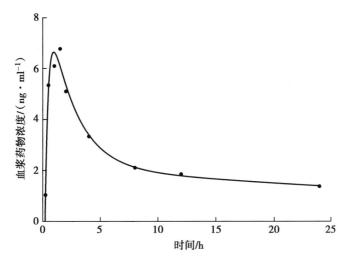

图 14-13 口服某种靶向小分子抗癌药物的二室模型药代动力学曲线

八、米-曼曲线

米-曼曲线（Michaelis-Menten curve）也称为酶动力理论模型，其一般形式可表示为

$$Y = \frac{\alpha X}{\beta + X} \tag{14-21}$$

其中，α 和 β 是两个要估计的参数。该曲线中，当 $X=0$ 时，$Y=0$；当 X 趋于无穷大时，Y 趋于恒量 α，参数 α 是 Y 的理论最大值。

米-曼曲线通常用来表示酶联反应、蛋白结合效应，以及药物在体内的降解速率与酶活力关系等，此时模型参数 α 可表示酶促反应速度的理论饱和值，β 为米氏常数（Michaelis constant），可以证明其等于酶促反应速度达理论饱和值一半时底物（如药物或反应蛋白）的浓度。

【例 14-9】 根据药学的蛋白结合理论，蛋白的朗缪尔（Langmuir）型单分子层具有吸附功能。已知在恒温条件下，每克蛋白的药物吸附量与血浆浓度具有渐近关系，表 14-11 给出了 10 组观察值，试作米-曼曲线拟合。

由散点图（图 14-14）可以看出，药物吸附量随血浆浓度的增加而增加，用非线性最小二乘法估计拟合米-曼曲线得

$$\hat{Y} = \frac{4.044\ 1X}{144.121\ 4 + X}$$

该模型校正决定系数 $R_{adj}^2 = 0.971\ 0$，拟合的曲线见图 14-14。

表 14-11　血浆蛋白浓度与药物吸附量数据

血浆蛋白浓度/ (g·L⁻¹)	药物吸附量/ (mg·g⁻¹)	药物吸附量预测值/(mg·g⁻¹)	血浆蛋白浓度/ (g·L⁻¹)	药物吸附量/ (mg·g⁻¹)	药物吸附量预测值/(mg·g⁻¹)
X	Y	$\hat{Y}$	X	Y	$\hat{Y}$
9.5	0.083	0.250	67.8	1.735	1.294
12.7	0.103	0.328	51.7	0.767	1.068
21.2	0.466	0.519	77.2	1.573	1.411
22.5	0.399	0.546	212.4	2.462	2.409
42.3	0.899	0.918	234.8	2.360	2.506

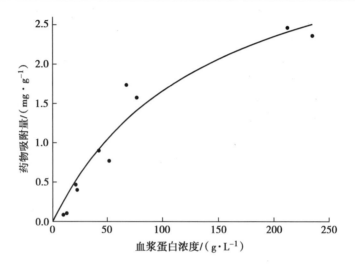

图 14-14　血浆蛋白浓度与药物吸附量的曲线关系

九、其他特殊类型曲线

(一) 多项式曲线

多项式曲线的一般形式为

$$Y = \alpha + \beta_1 X + \beta_2 X^2 + \cdots + \beta_k X^k \tag{14-22}$$

其中 α 和 $\beta_1, \beta_2, \cdots, \beta_k$ 是需要估计的参数。这是二次曲线的扩展。

可以看出,多项式曲线是关于自变量 X 的非线性函数,也是关于多项式系数 $\beta_i(i=1,2,\cdots,k)$ 的线性函数,理论上只要阶数取得足够高,就可以很好地拟合任意数据。然而,为了避免过拟合,通常使用的是二次曲线或三次曲线。

三次曲线为

$$Y = \alpha + \beta_1 X + \beta_2 X^2 + \beta_3 X^3 \tag{14-23}$$

其图形可以有两个极值。三次曲线可用于拟合具有较复杂关系两变量的数据(图 14-15)。

(二) Gompertz 增长曲线

Gompertz 增长曲线(Gompertz growth curve)的一般形式为

$$Y = K e^{\alpha e^{-\beta t}} \tag{14-24}$$

其中 K、α 和 β 是要估计的参数。这实际上是一个双重指数曲线,其形状呈 S 形。

Gompertz 曲线可用于研究不同生物种群的增长情况。模型参数有明确的生物学意义,其中 K 为环境能容纳种群的最大数量;$\alpha = \ln(Y_0/K)$,Y_0 为初始时刻种群的数量;β 为内禀增长率(增长率−死亡率)。曲线的特点是初期增长缓慢,以后逐渐加快,当达到一定程度后,增长率趋于稳定,最后接近一条水平线。该曲线有两条渐近线,分别为 $Y=K$ 和 $Y=0$。Gompertz 曲线形如 logistic 曲线,呈 S 形。

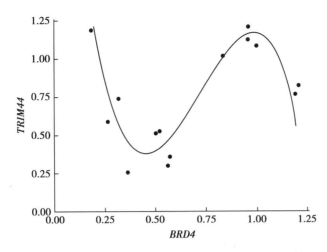

图 14-15　黑色素瘤肿瘤细胞中 *TRIM44* 与 *BRD4* 基因表达量的三次曲线

TRIM44：tripartite motif-containing 44；*BRD4*：bromodomain-containing protein 4。

（三）probit 回归曲线

probit 回归主要用于二项反应的生物检定，如果用 Y 表示在剂量为 X 时的阳性率，可以用下述模型表示它们之间的关系。

$$Y = \varPhi(\alpha + \beta \ln X) \tag{14-25}$$

$\varPhi$ 表示标准正态分布的累积概率分布函数，上式也可以用标准正态分布的反函数表示，即

$$\varPhi^{-1}(Y) = \alpha + \beta \ln X \tag{14-26}$$

此即线性形式的 probit 回归模型。其中 α 和 β 是模型中的两个参数，可以利用极大似然法求得。

在一些药物或毒物效价的剂量-反应实验研究中，同种类的每一只动物药物耐受剂量可能有很大的不同，不同剂量使动物发生"阳性反应"的概率常呈正偏态分布，将剂量取对数后则概率分布接近正态分布。用这一模型可以求出任一剂量下反应阳性率的半数有效量为：

$$ED_{50} = e^{-(\hat{\alpha}/\hat{\beta})} \tag{14-27}$$

其中，$\hat{\alpha}$ 和 $\hat{\beta}$ 分别为模型参数的估计值。

一般情况下，probit 曲线与 logistic 分布曲线形状十分接近，很难根据拟合优度区别两者的优劣。实际中，反应概率在 0~1 之间大范围变化的实验研究，更适合使用 probit 模型。

第三节　曲线回归的参数估计

非线性模型或曲线的参数估计的方法有多种，其中最基本的有曲线直线化方法和非线性最小二乘方法。

一、曲线直线化方法

曲线直线化方法是指通过适当的变量变换将曲线方程转化为直线方程的形式，即

$$g(Y) = \alpha + \beta h(X) \tag{14-28}$$

其中 $g(Y)$ 和 $h(X)$ 为特定的变换函数，即在曲线拟合时先对数据进行变换，再用线性模型最小二乘（least squares，LS）的方法对参数进行估计。

常见的变换包括对数变换 $\ln(K \pm X)$、平方根变换 $\sqrt{K \pm X}$ 或倒数变换 $1/(K \pm X)$ 等。例如，前述的指数曲线可以通过对因变量 Y 取对数转换、对数曲线可以通过对自变量 X 取对数、双对数曲线通过对因变量 Y 和自变量 X 同时取对数、米-曼曲线可以通过对因变量 Y 和自变量 X 各自取倒数、多

项式方程通过幂变换转换为线性方程。图 14-16 就是例 14-3 资料在双对数尺度下体重与代谢率之间的关系,即体重的对数与代谢率的对数间呈线性关系。

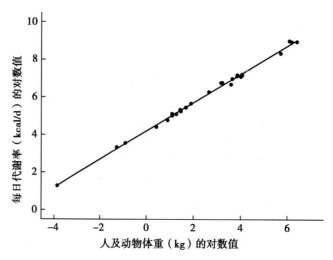

图 14-16   对数尺度下人及动物体重与代谢率的关系

曲线直线化后,用最小二乘法求得直线回归方程,再用反变换得到 Y 与 X 的回归关系。这种方法与直接用非线性最小二乘估计所得结果并不相同,甚至相差较大。一般的,如果通过数据变换,模型残差项更符合正态分布和方差齐性的假设,则使用曲线直线化的方法更合理;在软件允许的条件下,更多的情况是直接拟合曲线,而直线化后得到的参数估计,可以作为曲线方程中对应参数的初值。

二、非线性最小二乘估计

根据实际观测数据进行曲线拟合,回归方程参数估计的最小二乘估计(LS)使其残差平方和达到最小,即使 Q 达到最小的参数估计。

$$Q = \sum_{i=1}^{n} (Y_i - \hat{Y}_i)^2 \tag{14-29}$$

其中 Y_i 为因变量的实际观测值,$\hat{Y}_i = f(X_i; \hat{\theta})$ 是根据自变量 X_i 得到的估计值,$\theta = (\theta_1, \theta_2, \cdots, \theta_p)$ 为模型的 p 个参数估计值,n 为观测的样本量。对此,可以使用高斯-牛顿迭代方法(Gauss-Newton iteration method),即首先计算函数 $f(X; \theta)$ 对各参数的一阶导数的雅可比矩阵,即

$$\mathbf{J}(\hat{\theta}^{(t)}) = \begin{bmatrix} \dfrac{\partial f(X_1)}{\partial \theta_1} & \dfrac{\partial f(X_1)}{\partial \theta_2} & \cdots & \dfrac{\partial f(X_1)}{\partial \theta_p} \\ \dfrac{\partial f(X_2)}{\partial \theta_1} & \dfrac{\partial f(X_2)}{\partial \theta_2} & \cdots & \dfrac{\partial f(X_2)}{\partial \theta_p} \\ \vdots & \vdots & \ddots & \vdots \\ \dfrac{\partial f(X_n)}{\partial \theta_1} & \dfrac{\partial f(X_n)}{\partial \theta_2} & \cdots & \dfrac{\partial f(X_n)}{\partial \theta_p} \end{bmatrix}_{\theta = \hat{\theta}^{(t)}} \tag{14-30}$$

其中 $\hat{\theta}^{(t)}$ 为迭代第 t 步的参数估计值。根据泰勒级数展开,第 $t+1$ 步迭代的解为

$$\hat{\theta}^{(t+1)} = \hat{\theta}^{(t)} + [\mathbf{J}^T(\hat{\theta}^{(t)}) \mathbf{J}(\hat{\theta}^{(t)})]^{-1} \mathbf{J}^T(\hat{\theta}^{(t)}) [Y - f(\hat{\theta}^{(t)})] \tag{14-31}$$

其渐近协方差矩阵为

$$\mathrm{cov}(\hat{\theta}) = \hat{\sigma}^2 [\mathbf{J}^T(\hat{\theta}) \mathbf{J}(\hat{\theta})]^{-1} \tag{14-32}$$

其中 $\hat{\sigma}^2$ 为模型误差项 ε 的方差估计,矩阵的对角线元素即参数 θ 的方差估计 $Var(\hat{\theta})$。通过不断迭代

直到所有的参数达到预先设定的误差 $|\hat{\theta}^{(t+1)} - \hat{\theta}^{(t)}| < \delta$（如 $\delta = 0.001$）收敛为止。上述计算过程需要用计算机程序完成。

三、非线性模型参数的置信区间

对于大样本数据,参数 θ 的估计量 $\hat{\theta}$ 渐近正态分布,参数估计的 95% 置信区间近似为

$$\hat{\theta} \pm t_{1-\alpha/2, v} SE(\hat{\theta}) \tag{14-33}$$

其中 $t_{1-\alpha/2, v}$ 为在置信度 $1-\alpha$ 时自由度为 v 的双侧 t 分布界值, $SE(\hat{\theta})$ 为标准误。

与线性模型不同,在小样本情形下,非线性模型参数的最小二乘估计并非无偏估计,同时估计量也不是正态分布,此时得到的参数 95% 置信区间估计只是近似结果。

第四节　应用中的注意事项

(一) 曲线类型的选择

在医学研究领域中,通常根据专业知识或两个变量的散点图选择一种曲线作拟合,然后根据拟合优度指标衡量曲线的拟合效果。然而,实际中可能有多个曲线类型对数据都有很好的拟合,如二次或三次曲线几乎能够很好地拟合很多不同曲线类型的数据。如何选择曲线类型和曲线方程,大致可以从下面两个方面进行考虑。

1. 根据专业知识和散点的趋势定曲线类型　实际中最好根据专业知识选择曲线类型,如果缺少相关的依据,可以先根据数据的散点图进行初步选择,再适当结合专业知识配合数据确定。如例 14-1,若仅从散点图上看,Ⅳ型指数曲线或Ⅳ型对数曲线均可采用,但由于锡克试验反应率理论上限是 100%,即在纵轴上应有一条相应的渐近线,因此定为Ⅳ型指数曲线。

2. 注意曲线的特殊要求　数据本身具有的特点应在拟合的曲线上表现出来,如例 14-4 和例 14-5 中率的估计值不能小于 0,也不能大于 1;例 14-5 要求曲线起始于 (0,100%) 点,而例 14-9 中则要求曲线起始于 (0,0) 点。

(二) 校正值 K 的作用

不同曲线类型一般形式中的参数 K 有着特殊意义,其主要与渐近线有关。在指数、对数、双曲线模型中, K 还有一个作用是直线化。例如在例 14-1 中,直接对观测值 Y 取对数,并不能使得 $\ln Y$ 与 X 呈线性关系,而如果作 $\ln(97.41 - Y)$ 变换则能使其与 X 呈线性关系。可见,对于曲线直线化的问题,一旦确定了曲线类型,选择 K 值就是拟合曲线方程的关键了。

(三) 参数估计方法的选择

如前所述,曲线拟合方法大致可分两类:一类为曲线直线化方法,这种方法的显著特点是通过数据变换的方法,可以使用线性回归的最小二乘 (LS) 方法对参数进行估计;第二类方法为非线性最小二乘方法。对于一个实际问题,究竟是采用曲线直线化方法还是使用非线性最小二乘方法估计参数更好,难以一概而论,关键是要看实际数据更符合哪种模型的假设。一般的,如果通过数据变换,使模型的残差项更符合正态分布和方差齐性的假设,则使用曲线直线化的参数估计方法更合理;反之则应尽量使用非线性最小二乘的方法进行参数估计。本章例题使用的都是非线性最小二乘方法。

关于参数的置信区间估计,通常情况下曲线模型的参数估计量并不服从正态分布,因而利用正态分布原理得到的区间估计结果只是近似值,如果要获得更准确的结果,需要使用其他方法。

(四) 对拟合优度的正确认识

拟合优度指标有多种,如均方误差 (MSE)、决定系数 R^2、校正决定系数 R^2_{adj} 等。然而,实际中对同一组数据使用不同的曲线拟合可能效果相近,此时并非模型的均方误差越小、决定系数越大就越好,最重要的是曲线模型是否具有专业意义,且模型要尽量简单。在缺少理论根据时,除要考虑数据模型

的拟合优度,还要尽可能考虑模型的误差分布和参数估计的性质,对此可以通过残差图和模拟实验的方法对其进行评价(感兴趣的读者可以参考有关文献)。

(五) 曲线回归的假设检验

对于拟合的曲线必要时可进行假设检验。检验的内容主要分为三个方面:①曲线回归的模型或参数有无统计学意义;②拟合回归曲线的必要性,即与直线回归的差别有无统计学意义;③两条回归曲线的比较,即对于两组数据使用相同曲线类型进行拟合,比较回归曲线参数的差别有无统计学意义。

需要说明的是,曲线回归模型与线性回归模型不同,其误差项一般并没有正态和方差齐性的假设,因此模型及参数的假设检验只是"近似"的结果。实际中,如果曲线与散点图的拟合程度很好(如 $R_{adj}^2 \geqslant 0.90$),通常不需要给出假设检验的结果。

第五节　案　例

【案例 14-1】　为了探讨一种靶向抗癌药物的活性,使用 NCI-H211 肺癌肿瘤细胞,将药物分为 5 种不同剂量进行细胞学实验研究,数据如表 14-12。试分别使用 logistic 曲线拟合剂量和对数剂量与细胞抑制率的关系曲线,并计算半数有效量 ED_{50}。

表 14-12　研究药物对肺癌肿瘤细胞 NCI-H211 抑制率的实验结果

分组	剂量/(nmol·L^{-1}) X	对数剂量 $\ln X$	细胞抑制率/% p
1	0.25	−1.386 3	2.26
2	0.65	−0.430 8	4.37
3	2.00	0.693 1	28.32
4	2.50	0.916 3	48.20
5	5.00	1.609 4	84.17

解析:拟合 logistic 曲线为

$$p = \frac{K}{1 + e^{-\beta(X-\theta)}}$$

考虑剂量-反应数据一般呈偏态分布,因此对剂量取对数,拟合对数 logistic 曲线为

$$p = \frac{K}{1 + e^{-\beta(\ln X-\theta)}}$$

由于细胞抑制率最大为 100%,因此上面两式取 $K=1$。分别对上述两个曲线进行拟合,结果见表 14-13,散点图和拟合的曲线见图 14-17。结果表明,使用对数剂量得到的曲线方程优于直接使用剂量得到的方程。

表 14-13　剂量-反应 logistic 曲线拟合数据的参数估计结果

模型	模型参数	估计值	标准误	模型评价		
				MSE	R^2	R_{adj}^2
logistic 曲线	β	1.065	0.223	0.004 3	0.987	0.979
	θ	2.803	0.209			
对数 logistic 曲线	β	2.751	0.281	0.000 9	0.998	0.996
	θ	0.981	0.031			

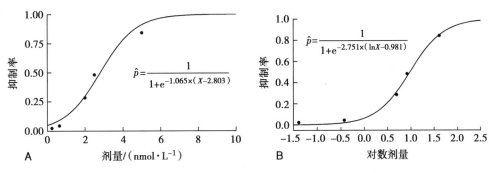

图 14-17　靶向药物剂量-反应曲线和对数剂量-反应曲线
A. 药物剂量-反应曲线;B. 对数剂量-反应曲线。

由于对数 logistic 曲线拟合优度更好,半数有效量使用下式计算,即

$$\frac{1}{1+e^{-\beta(\ln ED_{50}-\theta)}}=0.5$$

得 $ED_{50}=e^{\hat{\theta}}=2.667\,7$,其 95% 置信区间近似为

$$e^{[\hat{\theta}\pm t_{1-a/2,\nu}SE(\hat{\theta})]}=(2.449\,0,2.905\,8)$$

即 ED_{50} 的 95% 置信区间为(2.449 0,2.905 8)。

【案例 14-2】　在例 14-8 中,研究靶向小分子抗癌药物的药代动力学特性,得到了二室模型拟合药物浓度-时间曲线为

$$C(t)=-19.972\,0e^{-3.640\,0t}+7.739\,7e^{-0.433\,7t}+2.185\,2e^{-0.018\,7t}$$

理论上,在时间 $t=0$ 时,血药浓度 $C(t)$ 应等于 0,同时口服药物后的血药浓度会有一个滞后期 t_0,上述曲线方程不满足这一条件。现若要求所建方程经过 $(t_0,0)$ 点,试建立新的方程,并根据新方程分别计算曲线下面积 $AUC_{0-\infty}$、达高峰时间 t_{max}、高峰浓度 C_{max} 和血药浓度达峰 1/2 时的时间 $t_{(1/2)K_a}$、血药浓度达峰后分布到外周组织中使血浆中药物浓度下降 1/2 的时间 $t_{(1/2)\alpha}$,以及药物浓度在组织中消除半衰期 $t_{(1/2)\beta}$。

解析:模型修改如下。

$$C(t)=Ne^{-K_a(t-t_0)}+Le^{-\alpha(t-t_0)}-(N+L)e^{-\beta(t-t_0)},\quad t\geq t_0$$

$$C(t)=0,\quad t<t_0$$

其中,$K_a>\alpha>\beta$。该模型满足时间为 0 时,$C(t)=0$;时间 t 趋于无穷大时,$C(t)\to0$。

用非线性最小二乘法估计得

$$C(t)=-9.237\,0e^{-3.640\,0\times(t-0.211\,8)}+7.060\,4e^{-0.433\,7\times(t-0.211\,8)}+2.176\,6e^{-0.018\,7\times(t-0.211\,8)}$$

即 $\hat{K}_a=3.640\,0$、$\hat{\alpha}=0.433\,7$、$\hat{\beta}=0.018\,7$、$\hat{t}_0=0.211\,8$。拟合优度 $R^2=0.995$,$R^2_{adj}=0.983$,$P=0.001\,8$。结果可见,上述两种模型的拟合优度相同,但显然考虑拟合的曲线经过 $(t_0,0)$ 点的模型更为合理。从估计的参数上看,从引导药物由肠部到血液的过程中有一个停滞期,时间约为 13 分钟($\hat{t}_0=0.212$h);另外,药物消除速率相关的参数估计值 $\hat{\beta}$ 很小($\hat{K}_a>\hat{\alpha}\gg\hat{\beta}$),说明药物在体内残留时间相对较长(图 14-18),可能的原因是药物主要分布在某些组织中或广泛分布在各组织中,且与某些组织有亲和力。

曲线下面积 $AUC_{0-\infty}$ 为

$$AUC_{0-\infty}=\int_0^\infty(-9.236\,9e^{-3.640\,0\times(t-0.211\,8)}+7.060\,4e^{-0.433\,7\times(t-0.211\,8)}+2.176\,6e^{-0.018\,7\times(t-0.211\,8)})dt$$

$$=-\frac{9.236\,9e^{3.640\,0\times0.211\,8}}{3.640\,0}+\frac{7.060\,4e^{0.433\,7\times0.211\,8}}{0.434}+\frac{2.176\,6e^{0.018\,7\times0.211\,8}}{0.019}=129.212$$

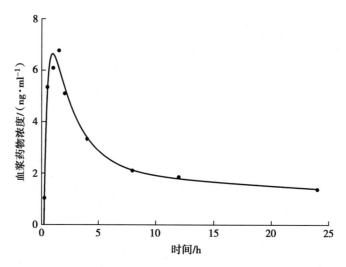

图 14-18　口服某种靶向小分子抗癌药物二室模型药代动力学曲线［强制过（$\hat{t}_0$,0）点］

即药代动力学曲线下面积为 129.212（ng·h·ml^{-1}）。

曲线达高峰的时间可通过解下面方程得到，即

$$\left.\frac{\mathrm{d}C(t)}{\mathrm{d}t}\right|_{t=\hat{t}_{\max}}=0$$

解得 $\hat{t}_{\max}$，即在 0.954 小时曲线达高峰。

高峰浓度为

$$C_{\max}=-9.236\,9e^{-3.640\,0\times(t-0.211\,8)}+7.060\,4e^{-0.433\,7\times(t-0.211\,8)}+2.176\,6e^{-0.018\,7\times(t-0.211\,8)}$$
$$=6.643$$

即血药浓度高峰为 6.643ng/ml。

血药浓度达峰 1/2 时的时间可用 $e^{-\hat{K}_a\hat{t}_{(1/2)K_a}}=1/2$ 计算，即

$$\hat{t}_{(1/2)K_a}=\ln2/\hat{K}_a=0.693/3.640\,0=0.190（\mathrm{h}）$$

类似的，血药浓度达峰后分布到外周组织中使血浆中药物浓度下降 1/2 的时间为

$$\hat{t}_{(1/2)\alpha}=\ln2/\hat{\alpha}=0.693/0.433\,7=1.598（\mathrm{h}）$$

药物在组织中消除的半衰期为

$$\hat{t}_{(1/2)\beta}=\ln2/\hat{\beta}=0.693/0.018\,7=37.059（\mathrm{h}）$$

由此看到，药物在组织中消除的半衰期为 37.06 小时，说明药物在体内残留时间相对较长。

 思考与练习

一、单选题

1. 与曲线直线化方法相比，曲线回归使用非线性最小二乘估计，得到的数据拟合结果一定是（　　）

    A. 有更小的残差平方和　　　　　　B. 有更大的残差平方和

    C. 残差平方和的大小不定　　　　　D. 参数估计有更小的方差

    E. 统计推断更为合理

2. 衡量曲线拟合优度，可以使用的指标是（　　　　）

    A. 简单相关系数　　　　　　　　　B. χ^2 统计量

C. t 或 F 统计量   D. 参数估计的标准误差

E. Y 与 $\hat{Y}$ 的相关系数平方

3. 曲线类型选择的最主要依据是（   ）

     A. 散点图   B. 拟合优度

     C. 参数的专业意义   D. 参数估计的标准误差

     E. 方差分量

4. 曲线拟合残差图的最主要作用是（   ）

     A. 判断是否符合正态分布   B. 判断方差是否相同

     C. 评估拟合优度   D. 显示参数估计的置信区间

     E. 可视化参数的估计误差

5. 指数曲线 $Y = e^{\alpha + \beta X}$ 的参数 $\beta > 0$ 时，适用于描述的变量关系是（   ）

     A. 随 X 值增加 Y 值不断减少   B. 随 X 值增加 Y 值变化越来越小

     C. 随 X 值增加 Y 值变化越来越大   D. α 值的正负决定 Y 值变化方向

     E. 随 X 值的增加 y 可达到恒定值

6. 对数曲线 $Y = \alpha + \beta \ln X$，当 $\beta > 0$ 时，其主要特点是（   ）

     A. 曲线变化服从正态分布   B. 曲线变化先快后慢

     C. 曲线变化先慢后快   D. 曲线变化的速率取决于 α

     E. 当自变量 X 很大时 y 趋近于恒定

7. 二次曲线 $Y = \alpha + \beta_1 X + \beta_2 X^2$ 的主要特点是（   ）

     A. 曲线参数有特定的专业意义   B. 曲线变化主要取决于 α

     C. 曲线变化主要取决 β_1 D. 曲线变化主要取决于 β_2

     E. X 值在不同区间 y 的变化趋势不同

8. logistic 曲线的主要特点是（   ）

     A. 曲线上升的速度很快   B. 曲线下降的速度较慢

     C. 曲线上升速度中间陡两边平缓   D. 曲线下降速度中间陡两边平缓

     E. 曲线变化速度中间陡两边平缓

9. 与 probit 曲线形状相似的是（   ）

     A. 米-曼曲线   B. 二次曲线

     C. 三次曲线   D. 对数曲线

     E. logistic 曲线

10. 米-曼方程的主要特点是（   ）

     A. 曲线变化速度较快   B. 曲线变化速度较慢

     C. 曲线变化速度恒定   D. 曲线变化速度先慢后快

     E. 曲线变化速度先快后慢并趋于恒量

二、简答题

1. 曲线回归主要有哪些用途，其与直线回归有什么不同？

2. 曲线回归的基本步骤有哪些？

3. 对曲线方程的参数进行估计时，使用曲线直线化方法与非线性最小二乘方法有何异同？

4. 实际中应如何选择曲线类型？

5. 指数曲线的参数意义是什么？

6. 结合实例说明米-曼方程的参数意义是什么？

7. 描述生物种群的增长的 Gompertz 曲线的参数意义是什么？

8. 二次曲线和三次曲线与其他曲线方程相比较有何特点？

三、计算题

1. 研究黑色素瘤组织巨噬细胞中 *GDPD1* 与 *FGFR2* 基因表达量之间的关系,试用对数曲线回归法拟合表 14-14 中列出的数据。

表 14-14　黑色素瘤组织巨噬细胞中 *GDPD1* 与 *FGFR2* 两个基因表达量的数据

FGFR2 X	*GDPD1* Y	*FGFR2* X	*GDPD1* Y	*FGFR2* X	*GDPD1* Y	*FGFR2* X	*GDPD1* Y
0.359 5	1.282 1	0.100 8	1.004 6	0.352 9	1.948 4	0.350 9	1.325 0
0.339 3	1.205 4	0.071 9	0.924 6	0.654 8	1.981 7	0.606 5	1.515 9
0.078 7	0.439 4	0.115 8	1.259 5	0.531 5	1.422 0	0.888 4	1.797 0
0.160 5	0.865 5	0.712 5	2.017 2	0.379 9	1.336 1		

2. 研究黑色素瘤肿瘤细胞中含锌指和 BTB 域 32(Zinc Finger And BTB Domain Containing 22, *ZBTB22*)与溴结构域蛋白 4(Bromodomain Containing 4, *BRD4*)基因表达量之间的关系,试用二次曲线回归法拟合表 14-15 中列出的数据。

表 14-15　黑色素瘤肿瘤细胞中 *ZBTB22* 与 *BRD4* 两个基因表达量的数据

BRD4 X	*ZBTB22* Y	*BRD4* X	*ZBTB22* Y	*BRD4* X	*ZBTB22* Y	*BRD4* X	*ZBTB22* Y
0.184 2	0.159 9	0.503 7	0.087 3	0.832 4	0.095 7	1.191 2	0.341 8
0.266 1	0.151 2	0.521 6	0.039 4	0.956 2	0.181 0	1.208 0	0.304 8
0.319 0	0.070 1	0.562 6	0.000 0	0.958 3	0.143 9		
0.364 0	0.000 0	0.571 0	0.015 9	0.997 9	0.099 9		

3. 对例 14-9 的数据分别使用 $Y = \alpha_1 - \beta_1\gamma_1^{X}$ 和 $y = \alpha_2 - e^{\beta_2 + \gamma_2 X}$ 两种曲线拟合,并给出残差图;然后再与米-曼方程拟合的结果进行比较,讨论采用何种曲线方程更为合理。

4. 对案例 14-1 是数据分别取原始剂量和对数剂量进行 probit 曲线拟合,并与 logistic 曲线拟合的结果进行比较,说明两种曲线拟合结果的异同点。

5. 在生态学研究中,有人测量了不同动物的心脏质量与其脉率(表 14-16),试建立心脏质量与脉率的关系。

表 14-16　不同动物心脏质量与脉率的关系

动物	心脏质量/kg X	脉率/(次·min⁻¹) Y	动物	心脏质量/kg X	脉率/(次·min⁻¹) Y
侏儒鼩鼱	0.000 479	1 300	狗	0.5	100
蜂鸟	0.001 588	1 000	牛	2.2	66
兔子	0.006 69	135	马	6.4	34
猫	0.02	180	长颈鹿	11.0	150
羊	0.147	75	大象	16.5	30
猪	0.302	80	蓝鲸	180.0	9

（李　康　张汝阳）

第十五章
分布检验与拟合优度检验

扫码获取
数字内容

【学习要点】

1. 正态分布的检验方法可采用矩法和 Shapiro-Wilk 检验。前者利用矩原理来检验偏度和峰度,后者利用顺序统计量 W 来判断总体是否满足正态性。此外,也可用直方图、分位数-分位数图(quantile-quantile plot,简称 Q-Q 图)和频率-频率图(proportion-proportion plot,P-P 图)来进行直观的判断。实际应用时,推荐检验结合图形,综合判断。

2. 任意分布的检验方法可采用 Pearson χ^2 检验和 Kolmogorov-Smirnov 检验。

3. Pearson χ^2 检验的基本思想是:先将总体的取值区域分为多个互不相容的组,再将样本观测值落在各组的实际频数与已知分布对应的理论频数进行比较,并构造 χ^2 统计量来衡量样本与总体分布的拟合程度。该方法要求样本量 $\geqslant 50$,各组理论频数 $\geqslant 5$。

4. Kolmogorov-Smirnov 检验的基本思想是:首先根据理论分布得到理论累积概率分布函数;其次根据样本数据算得经验累积概率分布函数;然后计算理论与经验累积分布函数在相同变量值点上的差值,并以最大绝对差值为 D_n 统计量。在原假设下,D_n 统计量服从 Kolmogorov 分布,统计量值应该不太大。如果太大(超过分布的界值),则拒绝原假设。该方法为非参数检验,适合检验样本量 > 100 的数据。

5. 分布检验和拟合优度检验不拒绝原假设,才能推断一个样本来自某已知分布型或特定分布型的总体。此时,需要控制第二类错误。除增加样本量外,一般设定较大的检验水准,如 0.20。

由于个体变异的普遍性和规律性,生物医学中的每个观察指标都有特定的统计分布,这也是统计描述与统计推断的基础。某指标的统计资料是否服从某统计分布,或能否用某已知的分布或分布族拟合实际数据,拟合效果好坏的标准是什么?这就是分布拟合优度检验(goodness of fit test)要解决的问题。

本章首先重点介绍了两类正态分布的检验方法,包括计算法和图示法;另外本章还重点介绍了两种常用的、适合于各种分布的拟合优度检验方法,即 Pearson χ^2 检验以及 Kolmogorov-Smirnov 检验。

第一节 正态分布的检验法

正态分布在医药领域相关研究中起着特别重要的作用。一方面它是最常见的一种分布,诸如成人的身高、体重、白细胞计数、红细胞计数、血红蛋白浓度、血压等指标都近似服从正态分布。另一方面,常见统计推断方法,例如参数假设检验和方差分析均是以总体服从正态分布为前提的,因此在拿到一批样本数据以后,总希望能了解样本来自的总体分布是否为正态分布。常见的检验方法有计算法和图示法,其中计算法包括矩法和 W 检验法(Shapiro-Wilk 检验)等;图示法是指通过绘制样本数据的直方图、Q-Q 图、P-P 图等方法对数据是否来自正态总体进行直观的判断。

一、矩法

矩法检验亦称动差法、偏度峰度检验,它是利用数学上的矩原理检验偏度和峰度,从而判断总体正态性的方法。偏度指分布不对称的程度和方向,用偏度系数(coefficient of skewness)衡量,而峰度则指分布与正态曲线相比的尖峭程度或平阔程度,用峰度系数(coefficient of kurtosis)衡量,样本偏度系数和峰度系数分别用 g_1 和 g_2 表示,总体偏度系数和峰度系数分别用 γ_1 和 γ_2 表示。理论上,总体偏度系数 $\gamma_1 = 0$ 为对称,$\gamma_1 > 0$ 为正偏态,$\gamma_1 < 0$ 为负偏态;总体峰度系数 $\gamma_2 = 0$ 为正态峰,$\gamma_2 > 0$ 为尖峭峰,$\gamma_2 < 0$ 为平阔峰。当同时满足对称性和正态峰两个条件时,才能认为该资料服从正态分布。因此用矩法进行正态性检验,包括偏度检验和峰度检验两个部分。

样本偏度系数和峰度系数 g_1 和 g_2 的计算公式分别为

$$g_1 = \frac{n}{(n-1)(n-2)} \sum_{i=1}^{n} \left(\frac{X_i - \bar{X}}{S} \right)^3 \tag{15-1}$$

$$g_2 = \frac{n(n+1)}{(n-1)(n-2)(n-3)} \sum_{i=1}^{n} \left(\frac{X_i - \bar{X}}{S} \right)^4 - \frac{3(n-1)^2}{(n-2)(n-3)} \tag{15-2}$$

偏度系数小于 0 的分布称为负偏态或左偏态分布,偏度系数大于 0 的分布称为正偏态或右偏态分布。偏度系数、峰度系数的标准误的计算公式分别为

$$\sigma_{g_1} = \sqrt{\frac{6n(n-1)}{(n-2)(n+1)(n+3)}} \tag{15-3}$$

$$\sigma_{g_2} = \sqrt{\frac{24n(n-1)^2}{(n-3)(n-2)(n+3)(n+5)}} \tag{15-4}$$

由式(15-1)和式(15-2)计算的 g_1 和 g_2,其抽样分布近似为正态分布,可用 u 检验对其进行检验来推断分布的正态性。u 统计量的计算公式为

$$u_{g_1} = \frac{g_1}{\sigma_{g_1}} \tag{15-5}$$

$$u_{g_2} = \frac{g_2}{\sigma_{g_2}} \tag{15-6}$$

检验的基本步骤如下。

1. 建立检验假设,确定检验水准

$H_0: \gamma_1 = 0$ 且 $\gamma_2 = 0$,即总体服从正态分布。

$H_1: \gamma_1 \neq 0$ 或 $\gamma_2 \neq 0$,即总体不服从正态分布。

2. 计算检验统计量

$$u_{g_1} = \frac{g_1}{\sigma_{g_1}}, \quad u_{g_2} = \frac{g_2}{\sigma_{g_2}}$$

3. 确定 P 值,得出推断结论

查标准正态分布函数表确定两个检验统计量 u_{g_1}, u_{g_2} 对应 P 值 P_1 和 P_2,若 $P_1 > \alpha$ 且 $P_2 > \alpha$,则不拒绝原假设 H_0,即认为总体服从正态分布,否则拒绝原假设 H_0。

需要注意的是,不拒绝原假设 H_0 并不意味着 H_0 一定成立,因此通常在作分布检验和拟合优度检验中,我们拒绝原假设时,检验水准 α 取较小的值 0.05 或 0.10;而接受原假设时,则将检验水准取较大的值,通常取 0.20,这样可以较小的风险"确认" H_0 成立。

【例 15-1】 从某单位 2002 年的职工体检资料中随机抽取 101 名正常成年女子的血清总胆固醇浓度(mmol/L),测量结果如下,试用矩法对其总体进行正态性检验。

2.35	4.21	3.32	5.35	4.17	4.13	2.78	4.26	3.58	4.34	4.84
4.41	4.78	3.95	3.92	3.58	3.66	4.28	3.26	3.50	2.70	4.61
4.75	2.91	3.91	4.59	4.19	2.68	4.52	4.91	3.18	3.68	4.83
3.87	3.95	3.91	4.15	4.55	4.80	3.41	4.12	3.95	5.08	4.53

3.92	3.58	5.35	3.84	3.60	3.51	4.06	3.07	3.55	4.23	3.57
4.83	3.52	3.84	4.50	3.96	4.50	3.27	4.52	3.19	4.59	3.75
3.98	4.13	4.26	3.63	3.87	5.71	3.30	4.73	4.17	5.13	3.78
4.57	3.80	3.93	3.78	3.99	4.48	4.28	4.06	5.26	5.25	3.98
5.03	3.51	3.86	3.02	3.70	4.33	3.29	3.25	4.15	4.36	4.95
3.00	3.26									

1. 建立检验假设,确定检验水准

$H_0: \gamma_1 = 0$ 且 $\gamma_2 = 0$,即总体服从正态分布。

$H_1: \gamma_1 \neq 0$ 或 $\gamma_2 \neq 0$,即总体不服从正态分布。

$\alpha = 0.20$。

2. 计算检验统计量

按式(15-1)至式(15-6)计算可得

$$g_1 = 0.041, \quad g_2 = -0.150, \quad \sigma_{g_1} = 0.240, \quad \sigma_{g_2} = 0.476$$

$$u_{g_1} = \frac{g_1}{\sigma_{g_1}} = \frac{0.041}{0.240} = 0.171, \quad u_{g_2} = \frac{g_2}{\sigma_{g_2}} = \frac{-0.150}{0.476} = -0.315$$

3. 确定 P 值,得出推断结论

查标准正态分布函数表,得双侧概率 $P_1 = 2[1 - \Phi(0.171)] = 0.865$,$P_2 = 2\Phi(-0.315) = 2 \times 0.378\,3 = 0.756\,6$,因为 $P_1 > 0.20$ 且 $P_2 > 0.20$,所以接受 H_0,可认为成年女子的血清总胆固醇浓度服从正态分布。

二、W 检验法(Shapiro-Wilk 检验)

1965 年,S. S. Shapiro 与 M. B. Wilk 提出用顺序统计量 W 来检验总体分布的正态性,称其为 W 检验法。本法常用于检验小样本(样本量小于 50)资料的正态性,其基本步骤如下。

1. 建立检验假设,确定检验水准

H_0:总体服从正态分布。

H_1:总体不服从正态分布。

$\alpha = 0.20$。

2. 计算检验统计量 W

$$W = \frac{\left\{\sum_{i=1}^{[n/2]} a_i(W)\left[X_{(n+1-i)} - X_{(i)}\right]\right\}^2}{\sum_{i=1}^{n}(X_i - \bar{X})^2} \tag{15-7}$$

其中 $X_{(i)}$ 为将 n 个观测值 X_i 重新按升序排列后的第 i 个观察值,$a_i(W)$ 为系数,需查 W 检验专用系数 $a_i(W)$ 表(附表 16-1),$[n/2]$ 表示 $n/2$ 的整数部分。

3. 得出推断结论

根据检验中规定的检验水准以及样本量 n,查询 W 检验的界值表(附表 16-2)可得临界值 W_α。若 $W \leq W_\alpha$,$P \leq \alpha$,则拒绝原假设;若 $W > W_\alpha$,$P > \alpha$,则不拒绝原假设。W 检验法计算较复杂,也可借助统计软件计算检验统计量 W 和 P 值。

【例 15-2】 抽查用克矽平治疗的硅沉着病患者 10 名,得他们治疗前后血红蛋白浓度的差值(单位:g/L)如下。

$$12, -13, -10, 16, 14, 20, -16, 17, -20, 18$$

试用 W 检验法检验治疗前后血红蛋白浓度的差值是否服从正态分布。

1. 建立检验假设

H_0:总体服从正态分布。

H_1:总体不服从正态分布。

检验水准设为 0.20。

2. 计算检验统计量 W

由 W 检验统计量的计算公式[式(15-7)],对数据进行计算得表 15-1。

表 15-1 W 检验统计量的计算表

i	$x_{(i)}$	$x_{(11-i)}$	$x_{(11-i)} - x_{(i)}$	$a_i(W)$
1	−20	20	40	0.573 9
2	−16	18	34	0.329 1
3	−13	17	30	0.214 1
4	−10	16	26	0.122 4
5	12	14	2	0.039 9

表中最后一列的系数值由 W 检验专用系数表(附表 16-1)根据 n 的值查得。

根据表 15-1 由式(15-7)得

$$\sum_{i=1}^{5} a_i(W)[x_{(11-i)} - x_{(i)}] = 43.830\ 6, \quad \sum_{i=1}^{10}(x_i - \bar{x})^2 = 2\ 389.600\ 0$$

检验统计量为

$$W = \frac{43.830\ 6^2}{2\ 389.600\ 0} = 0.804\ 0$$

3. 得出推断结论

由 $n = 10$ 查 W 检验统计量的界值表(附表 16.2)得 $W_{0.05} = 0.842$,由于 $0.804\ 0 < 0.842$,$P < 0.05$,所以按 $\alpha = 0.20$ 拒绝原假设,即认为治疗前后血红蛋白浓度的差值不服从正态分布。

1972 年 S. S. Shapiro 和 R. S. Francia 提出了 W 检验的简化改进版 W' 检验,该方法通常可用于当样本量介于 50~100 之间的情形,两种检验的方法统计性能基本一致。

三、图形法

前面提出的方法都是通过假设检验来判断总体是否服从正态分布,除此之外还有图形法,它是通过一些统计图形来判断样本所对应总体的分布类型,也是正态性检验方法中比较直观的一种。常使用的统计图有直方图、Q-Q 图、P-P 图等。

(一)直方图

直方图(histogram)是用于展示分组数据分布的一种图形,以各直方面积描述各组频数的多少,面积的总和相当于各组频数之和,适合表示连续型数值变量资料的频数分布。直方图的横轴尺度是数值变量值,纵轴是频数。需要注意的是,如各组距不等时,要折合成等距后再绘图,即将频数除以组距得到单位组距的频数作为直方的高度,组距为直方的宽度。

另一种表示数值变量资料频数分布的方式是将各组段观察频数除以总观察频数得到各组段的频率,以各组段频率除以组距得到的频率密度作为直方图的高度,绘制的直方图称为频率直方图,它以各直方面积表示各组频率,其面积的总和为 1。

可利用直方图来判断数据是否服从正态分布,其基本原理是画出样本数据的直方图,然后与该组数据的理论分布(密度曲线)进行比较,来直观判断二者的吻合水平,以对数据的正态性作出初步评判。

在例 15-1 中,将 101 名正常成年女子的血清总胆固醇浓度(mmol/L)绘制直方图(图 15-1)。

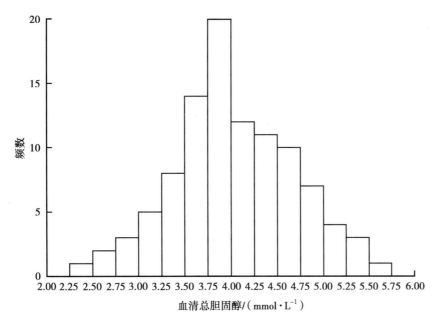

图 15-1　血清总胆固醇浓度的直方图

若数据基本符合正态分布,则会呈现出中间高、两侧低、左右基本对称的"钟形"分布曲线。若数据为分类数据或数据量较少,一般很难呈现出标准的正态分布,此时建议只要图形呈现出"钟形"也可接受数据服从正态分布。若数据分布完全偏离正态,则说明数据不符合正态分布。由此直方图可以看出血清总胆固醇浓度基本上服从正态分布。

（二）Q-Q 图与 P-P 图

Q-Q 图与 P-P 图均用于检验数据是否符合指定分布,例如正态分布,不同的是检验方法中所依据的指标存在差异。下面以正态分布作为检验分布举例说明两种图形的使用。

1. Q-Q 图　是以样本的分位数取值作为横坐标,其对应正态分布的理论分位数为纵坐标,画散点图,借以比较二者的拟合度。当数据与正态分布拟合较好时,图上的点会大致分布于一条直线上。

2. P-P 图　以样本的累积频率作为横坐标,以待检验的正态分布计算的相应累积概率作为纵坐标,在直角坐标系中作散点图。如果资料服从正态分布,则样本点应围绕第一象限的对角线分布。

例 15-1 中,将 101 名正常成年女子的血清总胆固醇浓度（mmol/L）绘制 P-P 图（图 15-2）和 Q-Q 图（图 15-3）。

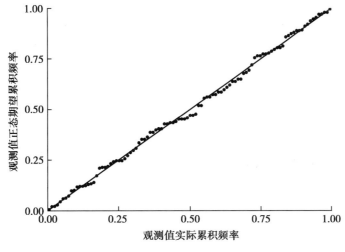

图 15-2　血清总胆固醇浓度的正态分布 P-P 图

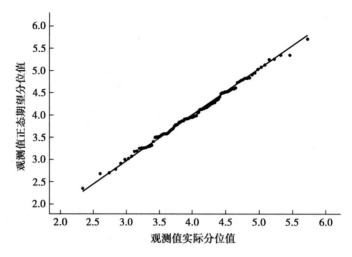

图 15-3   血清总胆固醇浓度的正态分布 Q-Q 图

图 15-2 中数据的分布点都基本落在了对角线上,因此可以直观判断总体分布与正态分布没有显著差异。同理,在图 15-3 中,横轴为样本的分位数,纵轴是理论分布的分位数。如果数据与理论分布无显著差异,那么图中的点应随机分散在对角线的附近。图 15-3 中的数据点随机分布在对角线附近,也表明样本来自的总体分布与理论分布无显著差异。

利用统计图分析正态性,往往是依靠分析者的主观判断进行,因而容易产生结果偏差,而通过假设检验来判断正态性则相对比较客观,在实际应用中二者可相互结合使用。

第二节   任意分布的检验方法

在实际应用中,除了正态性检验,有时需要由样本值来考察总体是否服从某个已知的分布,为此需要进行相应的假设检验,这种考察样本数据的实际分布是否与理论分布吻合的检验称为拟合优度检验(goodness of fit test)。本节介绍的 Pearson χ^2 检验和 Kolmogorov-Smirnov 检验是常用于检验总体是否服从指定分布的重要方法。

一、Pearson χ^2 检验

(一) 原假设

设总体 X 的分布函数为 $F(x)$,但其具体形式未知。现根据随机变量 X 的样本值 $x_1, x_2, \cdots, x_n$ 来检验关于总体分布的假设,即

$$H_0: 总体 X 服从分布 F_0(x)$$

其中,$F_0(x)$ 是某个已知分布。由于通常只关心样本数据与给定的分布是否吻合,而不考虑当 H_0 不真时 X 的可能分布,所以这类检验可以不写出备择假设。

如果总体 X 是离散型的,则原假设 H_0 相当于

$$H_0: P\{X = x_k\} = P_k, \quad k = 1, 2, \cdots$$

如果总体 X 是连续型的,则原假设 H_0 相当于

$$H_0: X 的密度函数 f(x) = f_0(x)$$

在用 χ^2 检验法检验原假设 H_0 时,如果 $F_0(x)$ 的分布形式已知,但含有未知参数,则应首先估计参数,然后再作检验。

(二) 基本思想

χ^2 检验法基本思想是:将总体 X 的取值区域分为 k 个互不相容的组,再将样本观测值 $x_1, x_2, \cdots, x_n$ 落在各组的实际频数与已知分布对应的理论频数进行比较,由此构造检验统计量来衡量样本观测值

与已知分布的拟合程度,从而检验 H_0 是否成立。其主要理论依据是由 K Pearson 提出的,即当原假设 H_0 成立时,不论 H_0 中是什么分布,当 n 充分大时,统计量计算公式为

$$\chi^2 = \sum_{i=1}^{k} \frac{(A_i - T_i)^2}{T_i} \sim \chi^2(k-r-1) \,(近似) \tag{15-8}$$

其中 A_i 为实际频数,T_i 为理论频数,k 为取值区域划分的组数,r 为由样本所估计的总体参数的个数。

(三)检验步骤

χ^2 拟合优度检验法的检验步骤如下。

1. 建立检验原假设 H_0:总体 X 服从某已知分布 $F_0(x)$。

2. 对于总体分布 $F_0(x)$ 中 r 个未知参数,用样本值求出其点估计值。

3. 当数据资料是离散型数据时,计算已知分布 $F_0(x)$ 的概率分布律;当数据资料是连续型数据时,将总体的取值区间 $(a,b]$(a 可以是 $-\infty$,b 可以是 $+\infty$)划分为 k 个不相交的子区间 $(a_i, a_{i+1}]$($i=1$, $2,\cdots,k$),其中 $a_1 = a, a_{k+1} = b$。再根据已知分布,计算概率为

$$P_i = P\{a_i < X \leqslant a_{i+1}\} = F_0(a_{i+1}) - F_0(a_i)$$

4. 由 p_i 计算样本量为 n 时,落在各子区间 $(a_i, a_{i+1}]$ 应有的理论频数 $T_i = nP_i$。

5. 计算样本值 $x_1, x_2, \cdots, x_n$ 落在各子区间 $(a_i, a_{i+1}]$ 中的个数即实际频数 A_i。

6. 按式(15-8)求出 Pearson χ^2 统计量的值为

$$\chi^2 = \sum_{i=1}^{k} \frac{(A_i - T_i)^2}{T_i} \sim \chi^2(k-r-1) \,(近似)$$

其中 k 是划分的组数即子区间个数,r 是被估计参数的个数。

7. 由检验水准 α 和 $v = k - r - 1$,查 χ^2 分布界值表(附表 4),得单侧临界值 $\chi^2_{1-\alpha, (k-r-1)}$。

8. 统计推断(双侧检验):比较 χ^2 的值与 $\chi^2_{1-\alpha, (k-r-1)}$ 来决定是否拒绝 H_0。

若 $\chi^2 > \chi^2_{1-\alpha, (k-r-1)}$,则拒绝 H_0,认为总体分布与已知分布 $F_0(x)$ 差异有显著性;否则接受 H_0,即可认为总体服从已知分布 $F_0(x)$。

(四)实际应用中的注意事项

实际应用时应注意以下事项。

1. 样本量 n 需足够大,一般要求 $n \geqslant 50$。

2. 检验时要求各组的理论频数 $T_i \geqslant 5$。当遇到一组或几组理论频数小于 5 时,应通过并组使其符合 $T_i \geqslant 5$ 的要求。

3. 计算理论频数时,常需由样本值估计某些未知参数,设需要估计的未知参数为 r 个,则 χ^2 分布的自由度 $v = k - r - 1$。

【例 15-3】 观察某克山病区克山病患者的空间分布情况,调查者将该地区划分为 279 个取样单位,统计各取样单位历年累计病例数,资料见表 15-2 的第 1 列和第 2 列,试用 Pearson χ^2 检验对此资料的总体是否服从泊松分布进行检验。

表 15-2 泊松分布的拟合与检验

取样单位内病例数 (1)	实际频数 A_i (2)	概率 P_i (3)	理论频数 T_i (4)=(3)$\times n$	$\dfrac{(A_i - T_i)^2}{T_i}$ (5)
0	26	0.085 4	23.8	0.20
1	51	0.210 2	58.6	0.99
2	75	0.258 5	72.1	0.12
3	63	0.212 0	59.1	0.26

续表

取样单位内病例数 （1）	实际频数 A_i （2）	概率 P_i （3）	理论频数 T_i （4）=（3）×n	$\dfrac{(A_i - T_i)^2}{T_i}$ （5）
4	38	0.130 4	36.4	0.07
5	17	0.064 1	17.9	0.05
6	5 ⎫	0.026 3	7.3 ⎫	0.36
7	3 ⎬ 9	0.009 2	2.6 ⎬ 11	
≥8	1 ⎭	0.003 9	1.1 ⎭	
合计	279	1.000 0	279	$\chi^2 = 2.05$

解：本例 $n=279$，$\sum\limits_{i=1}^{279} x_i \approx 686$，$\sum\limits_{i=1}^{279} x_i^2 \approx 2\ 342$，$\bar{x}=686/279=2.458\ 8$，$S^2 = \dfrac{2\ 342 - \dfrac{686^2}{279}}{279-1} = 2.357\ 1$。

由于均数与方差相近，试着拟合泊松分布

H_0：该组数据的总体服从泊松分布。

H_1：该组数据的总体不服从泊松分布。

$\alpha = 0.20$。

取泊松分布的参数 $\hat{\lambda} = \bar{x} = 2.46$，计算各取样单位内病例数为 $0,1,2,\cdots$ 的概率为

$$p_i = P(X=i) = \mathrm{e}^{-\lambda}\frac{\lambda^i}{i!}, \quad i = 0,1,2,\cdots$$

并计算理论频数 $T_i = np_i$ 和 $\dfrac{(A_i - T_i)^2}{T_i}$，列入表中的第 3~5 列，因 $T_7 = 2.6$，$T_8 = 1.1$ 皆小于 5，故合并在 T_6。

则检验统计量 χ^2 的值为

$$\chi^2 = \sum_{i=1}^{k} \frac{(A_i - T_i)^2}{T_i} = 2.05$$

由于进行两合并，组数 $k = 9-2 = 7$，待估参数 $r=1$，因此统计量的 χ^2 分布自由度为 $7-1-1=5$，查 χ^2 分布界值表（附表 4）得 $\chi^2_{1-0.2,5} = 7.29$。因 $\chi^2 = 2.05 < 7.29$，则 $P > 0.2$，故不拒绝 H_0，可认为本资料的总体服从泊松分布。

二、Kolmogorov-Smirnov 检验

Kolmogorov-Smirnov 检验简称 K-S 检验，是以两位苏联数学家柯尔莫戈洛夫（Kolmogorov）和斯米洛夫（Smirnov）命名的，是一种拟合优度的非参数检验方法，适用于连续型总体分布的检验。单样本 K-S 检验是利用样本数据推断总体是否服从某一理论分布，一般来说它是比 χ^2 检验更精确的非参数检验法。

K-S 检验的原假设为 H_0：样本对应的总体分布与指定的理论分布相同。它的基本思想是：①根据样本数据和用户的指定构造出理论分布，查分布表得到相应的理论累积概率分布函数 $F_0(x)$；②利用样本数据计算各样本数据点的累积概率，得到经验累积概率分布函数 $F_n(x)$；③计算 $F_n(x)$ 和 $F_0(x)$ 在相同变量值点 x 上的差 $D_n(x)$，得到差值序列中的最大绝对差值，即 $D_n = \max(|F_n(x_i) - F_0(x_i)|)$。$D_n$ 统计量也称为 K-S 统计量。

在小样本下，当原假设成立时，D_n 统计量服从 Kolmogorov 分布。在大样本下，当原假设成立时，$\sqrt{n}D_n$ 近似服从 Kolmogorov 分布。显而易见，如果样本总体的分布与理论分布差异不明显，那么 D_n

不应较大。如果 D_n 统计量的概率 P 值小于等于检验水准 α,则应拒绝原假设,认为样本来自的总体分布与指定分布有显著差异;否则,则不能拒绝原假设,认为样本所来自的总体分布与指定分布无显著差异。

综上所述,K-S 检验的基本步骤如下。

1. 建立原假设　H_0:总体 X 服从某已知分布 $F_0(x)$。

2. 将样本观测值进行排序　$x_{(1)} \leqslant x_{(2)} \leqslant \cdots \leqslant x_{(n)}$。

3. 计算统计量 D_n 的值

$$D_n = \sup_{-\infty < x < +\infty} |F_n(x) - F_0(x)| = \max\{\delta_i, i = 1, 2, \cdots, n\} \tag{15-9}$$

$$\delta_i = \max\{|F_n(x_{(i)}) - F_0(x_{(i)})|, |F_n(x_{(i-1)}) - F_0(x_{(i)})|\} \tag{15-10}$$

4. 对于给定的检验水准 α 以及样本量 n,查 K-S 检验的界值表(附表 17)得 D_α。

5. 比较大小,得出推断结论　若 $D_n \geqslant D_\alpha$,$P \leqslant \alpha$,则拒绝原假设 H_0,认为样本数据的总体不服从理论分布 $F_0(x)$;若 $D_n < D_\alpha$,$P > \alpha$,则不拒绝原假设 H_0。

若样本量大于 50,可利用统计量 D_n 的极限分布进行检验,上述步骤中的第 4 和 5 步替换为下述第 6 和 7 步。

6. 对于给定的检验水准 α,查统计量 D_n 的极限分布函数值表可确定 λ,使得 $P(D_n > \lambda/\sqrt{n}) = \alpha$。对于常用的检验水准,若 $\alpha = 0.05$,则 $\lambda = 1.358\ 1$;若 $\alpha = 0.01$,则 $\lambda = 1.627\ 6$;若 $\alpha = 0.2$,则 $\lambda = 1.073\ 0$。

7. 比较大小,得出推断结论　若 $D_n \geqslant \lambda/\sqrt{n}$,$P \leqslant \alpha$,则拒绝原假设 H_0,认为样本数据的总体不服从理论分布 $F_0(x)$;若 $D_n < \lambda/\sqrt{n}$,$P > \alpha$,则不拒绝原假设 H_0。

【例 15-4】　现有一组晚期鼻咽癌患者手术后的生存时间数据(单位:月)如下所示。

19　39　16　20　14　15　27　10　6　13　26　8

试用 K-S 检验对这组数据的总体是否服从指数分布进行检验。

解:由样本数据计算可得 $\bar{x} = 17.75$,因此可建立如下原假设和备择假设。

H_0:总体服从指数分布。

H_1:总体不服从指数分布。

$\alpha = 0.20$。

取参数 $\lambda = \bar{x} = 17.75$,由 K-S 检验统计量的形式,对数据进行计算得表 15-3。

表 15-3　K-S 检验的计算表

i	$x_{(i)}$	$F_0(x_{(i)})$	$F_n(x_{(i-1)})$	$F_n(x_{(i)})$	δ_i
1	6	0.287	0.000	0.083	0.287
2	8	0.363	0.083	0.167	0.280
3	10	0.431	0.167	0.250	0.264
4	13	0.519	0.250	0.333	0.269
5	14	0.546	0.333	0.417	0.213
6	15	0.570	0.417	0.500	0.153
7	16	0.594	0.500	0.583	0.094
8	19	0.657	0.583	0.667	0.074
9	20	0.676	0.667	0.750	0.074
10	26	0.769	0.750	0.833	0.051
11	27	0.782	0.833	0.917	0.135
12	39	0.889	0.917	1.000	0.111

由 $n=12$ 查 K-S 检验的界值表得 $D_{0.2}=0.296$,因为 $D_n=0.287<D_{0.2}=0.296$,即 $P>0.20$,所以接受原假设,即认为这组数据的总体服从参数为 17.75 的指数分布。从图 15-4 也可以看到原假设中的指数分布和数据的经验分布函数之间是十分贴近的。

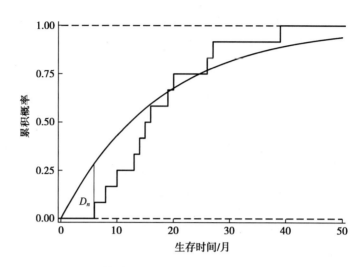

图 15-4   K-S 检验的经验分布函数与理论分布函数的比较图

K-S 检验的理论分布可以为正态分布、均匀分布、指数分布和泊松分布等。另外,第一节中介绍的 W 检验法(Shapiro-Wilk 检验)和 Kolmogorov-Smirnov 检验均可用于检验总体是否服从正态分布。若样本量较小(样本量小于 50),推荐使用 W 检验法(Shapiro-Wilk 检验),大样本情形(样本量大于100)下则使用 Kolmogorov-Smirnov 检验。

综上,分布检验和拟合优度检验的目的是推断一个样本是否来自某已知分布型或特定分布型的总体。在检验中,若 $P\leqslant\alpha$,则拒绝 H_0,即认为总体不服从假定的理论分布;若有 $P>\alpha$,则不拒绝 H_0,认为 H_0 成立,即由样本数据推断,没有充足的理由认为总体不服从指定的理论分布。同时,不拒绝 H_0,接受 H_0 成立时,需要注意控制第二类错误,通常可通过增加样本量,或选取较大的 α 值作为检验水准,这样才可在获得 $P>\alpha$ 时,以较小的风险"确认" H_0 成立。实际使用中一般取 $\alpha=0.20$,建议慎用 $\alpha=0.10$ 或更小的 α 值。若意在拒绝 H_0,则应控制第一类错误,此时的检验水准仍应选取 $\alpha=0.05$ 等小值。

第三节 案 例

【案例 15-1】 某年某地测得 100 名正常成年人的血铅浓度(μg/dl)如下。

4	4	5	5	6	6	7	7	7	7	7	8	8	8	8	8	8	9	9
10	10	10	10	10	10	10	10	11	11	11	12	13	13	13	13	13	13	13
13	13	14	14	14	15	15	16	16	16	16	16	16	16	17	17	17	17	17
18	18	18	18	19	20	20	20	20	21	21	22	22	22	23	24	24	25	25	26
26	26	27	27	28	28	29	30	30	31	31	32	32	32	33	35	41	44	50	51

对该数据的总体分布进行检验。

(1)试检验血铅浓度的总体分布是否为正态分布。

解析:采用 Kolmogorov-Smirnov 检验,检验水准设为 0.20,$D_n=0.127\,6$,$P<0.01$,提示数据不满足正态分布。

(2)将血铅浓度取对数,绘制对数血铅浓度的正态 P-P 图,并初步判断对数血铅浓度的正态性。

解析:如图 15-5 所示,P-P 图提示对数变换值近似服从正态分布。

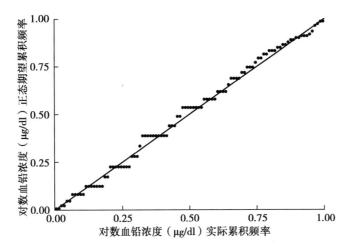

图 15-5 正常成年人血铅浓度对数变换值的 P-P 图

（3）利用检验方法对问题（2）中的判断进行验证。

解析：针对变换值，采用 Kolmogorov-Smirnov 检验，检验水准设为 0.20，$D_n = 0.068\,8$，$P > 0.20$，提示对数变换值满足正态分布。

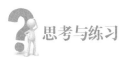

思考与练习

一、最佳选择题

1. 下列有关偏度和峰度表述**不正确**的是（　　）

    A. 偏度用来度量随机变量概率分布的对称性

    B. 峰度可以用来度量随机变量概率分布的陡峭程度

    C. 当偏度大于 0 时，则称随机变量 X 为正偏态

    D. 若峰度小于 0，则称随机变量 X 为平阔峰

    E. 若样本偏度系数小于 0，则可说明总体偏度也小于 0，即总体 X 呈右偏态

2. 以下**不可以**用于总体正态性的判断的方法是（　　）

    A. Shapiro-Wilk 检验　　　　　　　B. F 检验

    C. Kolmogorov-Smirnov 检验　　　　D. P-P 图

    E. 矩法

3. 在进行分布拟合优度检验时，为了减少第二类错误的概率，检验水准应取（　　）

    A. $\alpha = 0.05$　　　　　　　　　　B. $\alpha = 0.01$

    C. $\alpha = 0.10$　　　　　　　　　　D. $\alpha = 0.20$

    E. $\alpha = 0.025$

4. 在利用 K-S 检验法检验总体是否服从指数分布时，得出 $P > 0.2$，则以下结论正确的是（　　）

    A. 不能认为总体服从指数分布　　　B. 可认为总体服从指数分布

    C. 总体一定服从指数分布　　　　　D. 总体一定不服从指数分布

    E. 还不能作出结论

5. 以下统计图可以用于判断总体的正态性的是（　　）

    A. 饼形图　　　　　　　　　　　　B. 散点图

    C. P-P 图　　　　　　　　　　　　D. 误差条图

    E. 箱式图

二、计算题

1. 现从某高校中随机抽取 40 名男大学生,测得其身高(单位:cm)数据如下。

176	168	176	180	184	167	168	164	167	172
174	173	177	170	168	177	170	172	173	160
171	176	163	175	158	161	172	172	172	179
163	169	178	181	166	178	176	171	172	157

对数据进行分组,取最小组下限为 155,组距为 5,试绘制身高的直方图。

2. 利用矩法检验对第 1 题中的数据进行正态性检验($\alpha = 0.05$)。

3. 某医院随机抽取了 16 名健康男青年,利用 A、B 两种血红蛋白测定仪器检测了其血红蛋白浓度(g/L),得两种结果的差值如下。

$$27,25,12,-10,-10,0,0,10,7,-5,20,3,37,10,-6,10$$

试用 W 检验法检验两种仪器测定的血红蛋白浓度的差值是否服从正态分布($\alpha = 0.05$)。

4. 将酵母细胞稀释液置于细胞计数板上,数出每个方格内的酵母细胞数,计数结果如下(方格实测频数合计为 400),试用 Pearson χ^2 检验判断酵母细胞计数是否服从泊松分布($\alpha = 0.05$)。

方格内细胞数 X	0	1	2	3	4	5	6	7
方格实测频数	103	143	98	42	8	4	2	0

5. 35 位健康男性在未进食前的血糖浓度(单位:mmol/L)如下所示。

4.83	4.28	5.11	3.78	4.44	4.33	4.67
4.28	4.50	4.44	4.44	4.28	5.11	4.78
4.22	4.44	4.50	4.17	4.28	4.00	4.50
4.00	4.67	4.78	4.44	3.78	4.28	4.83
4.22	4.28	4.33	5.11	4.17	4.44	4.33

试用 K-S 检验法检验这组数据是否来自正态分布 $N(4.44, 0.33^2)$ ($\alpha = 0.05$)。

（言方荣）

第二篇
高　级　篇

第十六章

多因素线性回归模型分析

【学习要点】

1. 多因素线性回归模型是简单线性回归模型的拓展,因变量仍然只有一个,而自变量却为多个。模型的前提假设、最小二乘原则都与简单线性回归模型相同。

2. 常用的评价多因素线性回归模型优劣的指标有:决定系数 R^2、校正决定系数 R^2_{adj}、剩余标准差、赤池信息量准则 AIC、C_p 统计量等。

3. 主要根据模型优劣的标准来选择自变量以拟合"最优"的多因素线性回归模型,可通过全局择优法或逐步回归实现。逐步回归可选择向前选择法、向后剔除法和逐步选择法。

4. 多因素线性回归模型主要应用于影响因素分析、估计与预测以及统计控制等方面。在应用多因素线性回归模型时需注意指标的数量化、样本量、多重共线性以及交互作用等问题。

第十三章已介绍简单线性回归能够描述一个因变量与一个自变量之间的线性回归关系。但事物间的联系往往是多方面的。医学研究中,某个观察指标往往受多个因素的影响。例如,儿童身高不仅受年龄的影响,而且受性别、营养水平等的影响;肺活量不仅与年龄、性别有关,还受身高、体重以及胸围的呼吸差等因素的影响。如果多个因素与某个观察指标之间存在线性关系,则可以应用多因素线性回归(multivariable linear regression)方法进行分析,并可以利用多因素线性回归方程对各个因素的效应作出估计和检验,也可以进行观察指标的预测和控制。

第一节 多因素线性回归

一、多因素线性回归模型的概念及其建立

设有 m 个自变量分别为 $X_1, X_2, \cdots, X_m$,因变量为 Y。描述 Y 的总体均数与 m 个自变量之间线性关系的多因素线性回归模型为

$$\mu_Y = \beta_0 + \beta_1 X_1 + \cdots + \beta_m X_m \tag{16-1}$$

其中,β_0 为常数项,$\beta_1, \beta_2, \cdots, \beta_m$ 称为偏回归系数(partial regression coefficient)。描述因变量 Y 与自变量 $X_1, X_2, \cdots, X_m$ 之间线性关系的多因素线性回归模型为

$$Y = \beta_0 + \beta_1 X_1 + \cdots + \beta_m X_m + \varepsilon_i \tag{16-2}$$

其中,$\beta_j (j = 1, 2, \cdots, m)$ 表示固定其他自变量的情况下,X_j 变化一个计量单位,Y 的平均变化值,即 Y 总体均数的变化值;ε_i 表示去除 m 个自变量对 Y 的影响后的随机误差,也称残差。ε_i 服从均数为 0,方差为 σ^2 的正态分布。

$\beta_0, \beta_1, \beta_2, \cdots, \beta_m$ 是未知的总体参数,可根据样本资料拟合回归方程得到其估计值,并可写出相应的样本回归方程为

$$\hat{Y} = b_0 + b_1 X_1 + \cdots + b_m X_m \tag{16-3}$$

其中,$b_0, b_1, b_2, \cdots, b_m$ 分别是各个总体回归系数的估计值。

由于 m 个自变量都具有各自的计量单位以及不同的变异程度,所以不能直接用普通偏回归系数

的数值大小来比较方程中各个自变量对因变量 Y 的影响大小。为此,可首先将原始观测数据进行标准化,即

$$X_i^* = \frac{X_i - \overline{X}_i}{S_i} \tag{16-4}$$

然后用标准化的数据进行回归模型拟合,此时所获得的回归系数称为标准化偏回归系数(standardized partial regression coefficient)。标准化偏回归系数绝对值越大的自变量在数值上对因变量 Y 的影响越大。

多因素线性回归模型的参数估计仍采用最小二乘法,可借助统计软件完成。以下将通过实例介绍多因素线性回归模型的建立过程。

【例 16-1】　在某地区一项膳食调查中,某研究者随机抽取了 14 名健康成年女性,测得每人的基础代谢(kJ/d)与体重(kg)数值,并获取每人的年龄(岁)数据,见表 16-1。试根据上述数据建立以基础代谢为因变量(Y),体重(X_1)和年龄(X_2)为自变量的多因素线性回归模型。

表 16-1　14 名健康成年女性的基础代谢与体重的测量值及年龄数据

编号	基础代谢/$(kJ \cdot d^{-1})$ Y	体重/kg X_1	年龄/岁 X_2
1	4 175.6	50.7	53
2	4 435.0	53.7	51
3	3 460.2	37.1	56
4	4 020.8	51.7	57
5	3 987.4	47.8	48
6	4 970.6	62.8	46
7	5 359.7	67.3	40
8	3 970.6	48.6	44
9	3 983.2	44.6	51
10	5 050.1	58.6	45
11	5 355.5	71.0	57
12	4 560.6	59.7	50
13	4 874.4	62.1	52
14	5 029.2	61.5	47

由于本例要建立一个因变量依存两个自变量变化的线性回归模型,可以通过绘制三维散点图(3D scatter plot)来直观观察它们之间的变化是否呈现线性变化趋势。见图 16-1,可见在三维空间明显存在基础代谢随体重和年龄的整体增加而增大的线性趋势,适合建立以基础代谢为因变量,体重和年龄为自变量的多因素线性回归模型。

根据表 16-1 资料,通过拟合样本回归方程 $\hat{Y} = b_0 + b_1 X_1 + b_2 X_2$,采用最小二乘法寻找 b_0, b_1 和 b_2,使式(16-5)的残差平方和 $SS_{残差}$ 达到最小。

$$SS_{残差} = \sum_{i=1}^{14}(Y_i - b_0 - b_1 X_{i1} - b_2 X_{i2})^2 \tag{16-5}$$

借助统计软件 SPSS 可得到以下主要结果,见表 16-2 和表 16-3。

因此,可建立如下回归模型。

$$\hat{Y} = 1\,983.971 + 59.221 X_1 - 15.164 X_2 \tag{16-6}$$

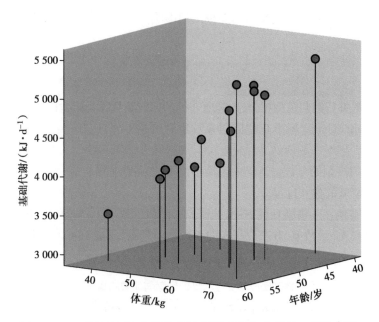

图 16-1   14 名健康成年女性的基础代谢、体重和年龄的三维散点图

表 16-2   线性回归方程的方差分析结果

变异来源	SS	df	MS	F	P
回归	4 390 539.887	2	2 195 269.943	94.718	$< 0.000\ 1$
残差	254 945.355	11	23 176.850		
总变异	4 645 485.242	13			

表 16-3   线性回归方程的回归系数估计值

变量名	回归系数	标准误	标准化回归系数	t	P
常数项	1 983.971	557.596		3.558	0.004 5
X_1	59.221	4.670	0.930	12.682	$< 0.000\ 1$
X_2	-15.164	8.589	-0.129	-1.766	0.105 2

二、多因素线性回归模型的假设检验

多因素线性回归模型的假设检验可参考第十三章直线回归的相关内容,包括回归方程的检验和单个偏回归系数的检验,具体方法如下。

（一）回归方程的检验

$H_0: \beta_1 = \beta_2 = \cdots = \beta_m = 0$。

$H_1: \beta_1, \beta_2, \cdots, \beta_m$ 不全为 0。

$\alpha = 0.05$。

假设检验统计量为

$$F = \frac{MS_{回}}{MS_{残差}} \tag{16-7}$$

可以证明:当 H_0 为真时,统计量 F 服从自由度为 m 和 $n - m - 1$ 的 F 分布。其中,n 为样本量,m 为回归方程中的自变量个数。假如自变量的回归系数全为 0,则回归方程为 $\mu_Y = \beta_0$,即 Y 的总体均数与各个自变量没有任何关系,这也就失去了建立回归方程的意义。故当统计检验的结果不能拒绝 H_0

时,则称该回归模型是没有统计学意义的;反之,当统计检验的结果是拒绝 H_0 时,则可称该回归模型是有统计学意义的。

本例的回归方程的检验如下。

1. 建立检验假设,确定检验水准

$H_0:\beta_1=\beta_2=0$。

$H_1:\beta_1、\beta_2$ 不全为 0。

$\alpha=0.05$。

2. 计算 F 统计量　由表 16-2 的回归方程的方差分析结果可知,$F=94.718$。

3. 确定 P 值　$P<0.000\ 1$。

4. 作出结论　按既定检验水准拒绝 H_0,认为 β_1 和 β_2 不全为 0,回归模型有统计学意义。

(二) 单个偏回归系数的检验

采用 t 检验对 X_j 的偏回归系数 β_j 进行假设检验。

1. 建立检验假设,确定检验水准

$H_0:\beta_j=0$。

$H_1:\beta_j\neq0$。

$\alpha=0.05$。

2. 计算 t 统计量

$$t_{b_j}=\frac{b_j}{S_{b_j}} \tag{16-8}$$

其中,b_j 为回归系数,S_{b_j} 为 b_j 的标准误。可以证明:当 H_0 成立时,t 统计量服从自由度为 $n-m-1$ 的 t 分布。

由表 16-3 中的回归系数的估计结果可知:体重 X_1 增加 1kg,估计基础代谢平均增加 59.221kJ/d;年龄 X_2 增加 1 岁,估计基础代谢平均减少 15.164kJ/d。X_1 和 X_2 的回归系数对应 t 值分别是 12.682 和 -1.766。

3. 确定 P 值　X_1 和 X_2 的回归系数的 P 分别是 $<0.000\ 1$ 和 0.105 2。

4. 作出结论　按既定检验水准,对于 X_1,拒绝 H_0,对于 X_2,尚不拒绝 H_0,认为体重与基础代谢存在线性回归关系,但年龄与基础代谢尚不存在线性回归关系。

此外,比较两者的标准化回归系数绝对值可知:体重对基础代谢的影响(0.930)要远大于年龄对基础代谢的影响(0.129)。

三、模型评价

在多因素线性回归分析中,直接建立因变量 Y 与全部自变量 X_m 之间的线性回归模型一般是不可取的,因为不能保证所有自变量都对回归模型是必要的。例 16-1 建立的以基础代谢为因变量(Y),体重(X_1)和年龄(X_2)为自变量的多因素线性回归模型中,体重是必要的,而年龄不是必要的。因此,在建立回归模型的过程中,有必要对自变量进行筛选。

实际研究中,往往会根据专业理论知识和经验收集与因变量可能有关的多个自变量信息。建立回归模型时,要遵循节俭原则,即要求自变量"少而精"。具体讲,既要尽可能地提高模型的拟合精度,又要尽可能地使模型简单。目前,常用的评价回归模型拟合精度的统计量有:决定系数 R^2、校正决定系数 R^2_{adj}、剩余标准差、赤池信息量准则 AIC、C_p 统计量等。

(一) 决定系数 R^2

决定系数(coefficient of determination)定义为回归平方和占总平方和的百分比,以符号 R^2 表示,即

$$R^2 = \frac{SS_{回}}{SS_{总}} \qquad (16\text{-}9)$$

其取值范围为 $0 \leqslant R^2 \leqslant 1$。$R^2$ 可以表示自变量解释因变量变异的程度,或者可解释为回归方程使因变量总变异减少的百分比。R^2 越接近 1,表示回归模型拟合效果越好。例 16-1 的决定系数 R^2 为

$$R^2 = \frac{4\,390\,539.887}{4\,645\,485.242} = 0.945\,1 \qquad (16\text{-}10)$$

可见,X_1、X_2 两个自变量共同可解释基础代谢总变异的 94.51%,说明回归模型拟合效果很好。

R^2 的特点是,当增加回归模型中的自变量,R^2 则随之增加。即便所增加的自变量无统计学意义,R^2 仍然会增大。如果根据 R^2 判断回归模型的优劣,总是变量最多的模型最优。因此,用 R^2 评价模型的优劣存在缺陷。

R^2 的平方根 R 称为复相关系数(multiple correlation coefficient),反映了因变量与自变量线性组合的整体相关程度。例 16-1 的复相关系数为:$R^2 = \sqrt{0.945\,1} = 0.972\,2$。

(二)校正决定系数 R^2_{adj}

校正决定系数 R^2(adjusted R^2),以符号 R^2_{adj} 表示,其意义同 R^2,定义为

$$R^2_{adj} = R^2 - \frac{p(1-R^2)}{n-p-1} \qquad (16\text{-}11)$$

其中,n 为样本量,p 为回归方程中的自变量数。上式右端第二项旨在对回归方程中自变量个数实施惩罚。较大的 p 会使 R^2_{adj} 减小。

可以证明如下公式。

$$R^2_{adj} = 1 - \frac{MS_{残差}}{MS_{总}} \qquad (16\text{-}12)$$

R^2_{adj} 也可以反映模型的拟合优劣,但增加了对模型中自变量个数的惩罚。当有统计学意义的变量进入方程,可使 R^2_{adj} 增大;当无统计学意义的变量进入模型,R^2_{adj} 反而减小。因此,模型中应该尽可能纳入有统计学意义的变量,而尽可能不包含无统计学意义的变量。因此,校正决定系数 R^2_{adj} 是评价回归模型优劣的重要指标之一。

(三)剩余标准差

剩余标准差(residual standard deviation)以符号 $S_{Y \cdot X_1 X_2 \cdots X_p}$ 表示,即残差的标准差。其平方是剩余方差(residual mean square),以符号 $S^2_{Y \cdot X_1 X_2 \cdots X_p}$ 表示,又称均方误差(mean square error,MSE)。两者均可反映回归方程的估计精度,其值越小越好。剩余方差通常会随回归方程中自变量的增加而减小,但当增加一些无统计学意义的自变量后,其反而会增大。这一性质与 R^2_{adj} 相似。因此,剩余方差也是评价回归模型优劣的重要指标之一。

在实际应用中,用剩余方差或 R^2_{adj} 筛选出的模型往往是一致的。

(四)赤池信息量准则

赤池信息量准则(Akaike information criterion,AIC)是日本学者赤池于 1973 年提出的,广泛应用于时间序列分析中自回归阶数的确定,多因素线性回归、广义线性回归中自变量的筛选,以及非线性回归中模型的比较和选优。AIC 的定义为

1. 当模型或方程是用最小二乘法估计时

$$AIC = n\ln\left[\frac{(n-p)S^2_{Y \cdot X_1 X_2 \cdots X_p}}{n}\right] + 2p \qquad (16\text{-}13)$$

2. 当模型或方程是用极大似然法估计时

$$AIC = -2\ln L + 2p \qquad (16\text{-}14)$$

其中,n 为样本量,p 为模型或方程中参数的个数(包含常数项),$S^2_{Y \cdot X_1 X_2 \cdots X_p}$ 为残差的方差,L 为模型的极

大似然值。AIC 由两部分组成,前面一部分反映了回归模型的拟合精度,其值越小越好;后一部分反映了回归模型中变量个数,即模型的复杂程度,是对自变量数量的惩罚。因而,AIC 越小越好,其基本原则也是"少而精"。

(五) C_p 统计量

C_p 统计量(C_p statistic)是 C. L. Mallows 于 1964 年提出的,定义为

$$C_p = \frac{SSE_p}{MSE_m} - n + 2p = \frac{(n-p-1)MSE_p}{MSE_m} - n + 2p \qquad (16-15)$$

其中,p 为模型中参数的个数(包含常数项),SSE_p 为只有 p 个参数的模型的误差平方和(sum of squared error, SSE);MSE_m 为全部 m 个参数都在方程中的均方误差;n 为样本量;MSE_p 为只有 p 个参数的模型的均方误差。用 C_p 统计量选择模型的准则是:选择 C_p 最接近 p 的那个模型。这里的 C 表示准则,p 表示选择的模型中参数的个数(包含常数项)。

在运用这些统计量时要注意,只有对因变量 Y 的假设条件相同,且估计方法相同,不同统计量之间才能相互比较。如用 AIC 判断两个拟合方程的优劣,一个用极大似然估计,另一个用最小二乘估计,则不能直接比较。需要指出的是,这里的准则是用于判断一个因变量与一组自变量的线性关系,自变量可以有不同的组合,但因变量只有一个。

在变量数较少时,可以求出所有可能的回归(all possible regressions),然后运用上述统计量从中选出"最优"回归方程。自变量数为 m 时,所有可能的回归方程有 $2^m - 1$ 个。

第二节　回归分析中自变量的选择

一、全局择优法

有了模型评价的标准,多因素线性回归的首要问题就是根据这些标准如何选择自变量来建立"最优"模型。首先针对所有自变量的各种不同组合建立回归方程,再根据模型评价的标准进行比较,进而从全部组合中挑选出一个"最优"的回归方程的方法称为全局择优法。

【例 16-2】 27 名糖尿病患者的血清总胆固醇浓度、甘油三酯浓度、空腹胰岛素水平、糖化血红蛋白水平、空腹血糖水平的测量值列于表 16-4 中。试用全局择优法及上述标准建立空腹血糖与其他几项指标的"最优"回归方程。

表 16-4　27 名糖尿病患者的空腹血糖及有关指标的测量结果

序号 i	总胆固醇浓度/ (mmol·L^{-1}) X_1	甘油三酯浓度/ (mmol·L^{-1}) X_2	胰岛素水平/ (mIU·L^{-1}) X_3	糖化血红蛋白水平/ % X_4	空腹血糖水平/ (mmol·L^{-1}) Y
1	5.68	1.90	4.53	8.2	11.2
2	3.79	1.64	7.32	6.9	8.8
3	6.02	3.56	6.95	10.8	12.3
4	4.85	1.07	5.88	8.3	11.6
5	4.60	2.32	4.05	7.5	13.4
6	6.05	0.64	1.42	13.6	18.3
7	4.90	8.50	12.60	8.5	11.1
8	7.08	3.00	6.75	11.5	12.1
9	3.85	2.11	16.28	7.9	9.6
10	4.65	0.63	6.59	7.1	8.4

续表

序号 i	总胆固醇浓度/ (mmol·L⁻¹) X₁	甘油三酯浓度/ (mmol·L⁻¹) X₂	胰岛素水平/ (mIU·L⁻¹) X₃	糖化血红蛋白水平/ % X₄	空腹血糖水平/ (mmol·L⁻¹) Y
11	4.59	1.97	3.61	8.7	9.3
12	4.29	1.97	6.61	7.8	10.6
13	7.97	1.93	7.57	9.9	8.4
14	6.19	1.18	1.42	6.9	9.6
15	6.13	2.06	10.35	10.5	10.9
16	5.71	1.78	8.53	8.0	10.1
17	6.40	2.40	4.53	10.3	14.8
18	6.06	3.67	12.79	7.1	9.1
19	5.09	1.03	2.53	8.9	10.8
20	6.13	1.71	5.28	9.9	10.2
21	5.78	3.36	2.96	8.0	13.6
22	5.43	1.13	4.31	11.3	14.9
23	6.50	6.21	3.47	12.3	16.0
24	7.98	7.92	3.37	9.8	13.2
25	11.54	10.89	1.20	10.5	20.0
26	5.84	0.92	8.61	6.4	13.3
27	3.84	1.20	6.45	9.6	10.4

本例 $m=4$，回归方程共有 $2^4-1=15$ 个。所有回归模型的拟合优度统计量见表 16-5。

表 16-5　例 16-2 资料所有可能的回归方程和 5 种模型评价标准的计算结果

参数个数	模型中的变量	R^2	R^2_{adj}	$S^2_{Y·X_1X_2\cdots X_p}$	AIC	C_p
2	X_1	0.312 0	0.284 4	6.125 1	50.856 6	14.919 2
	X_2	0.210 2	0.178 6	7.030 6	54.579 3	20.525 1
	X_3	0.260 2	0.230 6	6.585 5	52.813 7	17.769 9
	X_4	0.371 7	0.346 5	5.593 5	48.405 4	11.628 4
3	X_1, X_2	0.330 6	0.274 8	6.207 6	52.115 9	15.893 2
	X_1, X_3	0.423 3	0.375 2	5.347 9	48.090 8	10.783 5
	X_1, X_4	0.484 3	0.441 4	4.781 7	45.069 5	7.418 7
	X_2, X_3	0.453 1	0.407 5	5.071 8	46.659 5	9.142 5
	X_2, X_4	0.482 6	0.439 5	4.797 7	45.159 5	7.513 6
	X_3, X_4	0.478 8	0.435 4	4.832 7	45.355 5	7.721 4
4	X_1, X_2, X_3	0.475 9	0.407 6	5.071 1	47.506 8	9.882 7
	X_1, X_2, X_4	0.510 7	0.446 8	4.735 0	45.655 2	7.968 4
	X_1, X_3, X_4	0.547 1	0.488 0	4.382 8	43.568 2	5.962 3
	X_2, X_3, X_4	0.598 1	**0.545 6**	**3.889 3**	**40.343 0**	**3.151 8**
5	X_1, X_2, X_3, X_4	**0.600 8**	0.528 2	4.038 2	42.157 4	5.000 0

NOTES

从计算结果来看,若以 R^2 为标准(R^2 最大为最优,表中 $R^2 = 0.600\,8$ 即是),最优模型为包含所有变量的回归模型。若以 R^2_{adj}(R^2_{adj} 最大为最优,表中 $R^2_{\mathrm{adj}} = 0.545\,6$ 即是)、$S^2_{Y \cdot X_1 X_2 \cdots X_p}$($S^2_{Y \cdot X_1 X_2 \cdots X_p}$ 最小为最优,表中 $S^2_{Y \cdot X_1 X_2 \cdots X_p} = 3.889\,3$ 即是)、AIC(AIC 最小为最优,表中 $AIC = 40.343\,0$ 即是)和 C_p(C_p 最接近 p 为最优,表中 $C_p = 3.151\,8$ 最接近 $p = 4$)为标准,最优模型为包含 X_2、X_3、X_4 的回归模型。

二、逐步回归

当自变量数较多时,全局择优法的计算量很大。设自变量数为 m 个,则回归模型总数有 $2^m - 1$ 个。例如,当 $m = 10$ 时,回归模型总数有 $2^{10} - 1 = 1\,023$ 个;当 $m = 20$ 时,回归模型总数有 $1\,048\,575$ 个;当自变量数为 50 个,回归模型总数超过 10^{15} 个,显然工作量过大。此外,采用全局择优法建立的最优方程也不能保证模型中的每个自变量都有统计学意义。

逐步回归(stepwise regression)就是为了从众多的回归模型中快速地选择出"最优"模型而提出的一种算法,或更准确地说是一种分析策略,一种统计思维方法。

按照选择自变量的顺序不同可分为向前选择法(forward selection)、向后剔除法(backward elimination)、逐步法(stepwise)。其中,逐步法又分为逐步向前选择法(stepwise forward selection)和逐步向后剔除法(stepwise backward elimination)。

(一)向前选择法

向前选择法的基本思想是:事先给定一个选择自变量进入模型的标准。初始的模型仅包含常数项。按自变量对 Y 的贡献由大到小排序,选择贡献最大者进入模型。然后,在现有模型的基础上,重新评价模型外各自变量对 Y 的贡献,仍然选择贡献最大者进入模型。重复上述步骤,直至模型外没有变量满足入选标准。此法只单向纳入变量,一旦变量进入模型,就不再剔除。

向前选择法有一定的局限性:后续进入方程的变量可能会使模型原有的变量不再满足既定的纳入标准。

(二)向后剔除法

向后剔除法的基本思想是:事先给定一个从模型中剔除自变量的标准。初始的模型包含所有自变量。然后,按自变量对 Y 的贡献由小到大排序,剔除贡献最小者。接着,重新评价模型内各自变量对 Y 的贡献,仍然剔除贡献最小者。重复上述步骤,直至模型内没有变量满足剔除标准的自变量。此法只单向剔除变量,一旦剔除变量,就不再纳入。该法过程与向前选择法正好相反。

以上两种方法的优缺点比较:向后剔除法的优点是能够识别存在联合作用的自变量;其缺点是自变量数目特别多或自变量高度相关时,可能无法运行。向前选择法则可以从高度相关的变量中选择贡献最大者,却存在遗漏单个作用小但联合作用大的变量。

(三)逐步法

此法是前述两种方法的改进,是进行双向选择自变量的一种策略,可分为逐步向前选择法和逐步向后剔除法。

逐步向前选择法的基本思想是:事先给定一个纳入和剔除自变量的标准。初始的模型只含有常数项。然后,按自变量对 Y 的贡献由大到小排序,纳入贡献最大者。每增加一个变量,就重新评价模型内各自变量对 Y 的贡献。若模型内有变量满足剔除标准,则将其剔除。接着,在现有模型的基础上,再重新评价模型外各自变量对 Y 的贡献,仍然纳入贡献最大者。增加变量后,立即判断模型内是否存在满足剔除标准的变量。重复上述步骤,直到模型外没有满足纳入标准的变量,模型内没有满足剔除标准的变量。

逐步向后剔除法的基本思想是:事先给定一个剔除和纳入自变量的标准。初始,模型包含所有自变量。然后,按自变量对 Y 的贡献由小到大排序,剔除贡献最小者。每减少一个变量,就重新评价模型外各变量对 Y 的贡献。若模型外有变量满足纳入标准,则将其纳入。接着,在现有模型的基础上,重新评价模型内各自变量对 Y 的贡献,仍然剔除贡献最小者。重复上述步骤,直到模型内没有满足剔除标准的变量,模型外没有满足纳入标准的变量。

逐步法同时兼顾模型内、外变量,"有进有出"的机制能够使得模型达到局部最优,建模效率通常高于向前选择法和向后剔除法,在实际应用中被广泛使用。

常采用的选剔变量的标准有两种。其一,对偏回归系数进行假设检验的 P 值。P 值越小则贡献越大,反之则相反。如果 P 值小于或等于事先给定的标准 α(如 0.05),则称变量符合选入标准。其二,是偏回归平方和的检验统计量 F 值。F 值越大则贡献越大,反之则相反。

对选入和剔除自变量的假设检验的检验水准,一般对于小样本可取 α 值为 0.10 或 0.15,对于大样本可取 α 值为 0.05。α 值取得越小表示挑选自变量的标准越严,被选入的自变量个数相对也较少;反之,α 值取得越大表示挑选自变量的标准越宽,被选入的自变量个数相对也较多。当选入和剔除自变量的假设检验的检验水准相同时,逐步选择法可能会出现刚被剔除的变量,马上又被选入的情况。为避免此种情况出现,常使选取的选入自变量的检验水准 $\alpha_入$ 略小于剔除自变量的检验水准 $\alpha_出$(如 $\alpha_入 = 0.10, \alpha_出 = 0.11$),即采用"严进宽出"的策略。

【例 16-3】 试用逐步向前选择法建立例 16-2 数据中空腹血糖与其他几项指标的"最优"回归方程($\alpha_入 = 0.10, \alpha_出 = 0.11$)。

利用统计软件 SPSS 完成例 16-2 数据逐步回归的过程并求出相关统计量数值,归纳见表 16-6,具体步骤如下。

表 16-6   例 16-2 资料的逐步回归过程和相关计算结果

步骤	选入变量	剔除变量	变量个数	R^2_{adj}	AIC	C_p	F	P
1	X_4		1	0.346 5	48.405 4	11.628 4	14.788	0.000 7
2	X_1		2	0.441 4	45.069 5	7.418 7	5.244	0.031 1
3	X_3		3	0.488 0	43.568 2	5.962 3	3.185	0.087 5
4	X_2		4	0.528 2	42.157 4	5.000 0	2.962	0.099 3
5		X_1	3	**0.545 6**	**40.343 0**	**3.151 8**	0.152	0.700 6

1. 第 1 步,对 Y 贡献最大的自变量 X_4 首先被选入模型。其回归系数假设检验的 P 值最小($P = 0.000 7$)且小于 $\alpha_入 = 0.10$。

2. 第 2 步,在模型已存在 X_4 的基础上,剩余变量中对 Y 贡献最大的自变量 X_1 被选入模型。其回归系数假设检验的 $P = 0.031 1$ 且小于 $\alpha_入 = 0.10$。此时,已存在 X_1、X_4 两个变量的模型中,X_4 回归系数假设检验的 $P = 0.009 2$ 且小于 $\alpha_出 = 0.11$。按照剔除标准,X_4 不能被剔除。

3. 第 3 步,在模型已存在 X_1、X_4 的基础上,剩余变量中对 Y 贡献最大的自变量 X_3 被选入模型。其回归系数假设检验的 $P = 0.087 5$ 且小于 $\alpha_入 = 0.10$。此时,已存在 X_1、X_3、X_4 三个变量的模型中,X_1 回归系数假设检验的 $P = 0.075 6$ 且小于 $\alpha_出 = 0.11$;X_4 回归系数假设检验的 $P = 0.019 7$ 且小于 $\alpha_出 = 0.11$。按照剔除标准,X_1、X_4 两个变量均不能被剔除。

4. 第 4 步,在模型已存在 X_1、X_3、X_4 的基础上,剩余变量中对 Y 贡献最大的自变量 X_2 被选入模型。其回归系数假设检验的 $P = 0.099 3$ 且小于 $\alpha_入 = 0.10$。此时,已存在 X_1、X_2、X_3、X_4 四个变量的模型中,X_1 回归系数假设检验的 $P = 0.700 6$ 且大于 $\alpha_出 = 0.11$;X_3 回归系数假设检验的 $P = 0.036 3$ 且小于 $\alpha_出 = 0.11$;X_4 回归系数假设检验的 $P = 0.015 5$ 且小于 $\alpha_出 = 0.11$。按照剔除标准,X_3、X_4 两个变量均不能被剔除,而 X_1 需要被剔除。

5. 第 5 步,在模型已存在 X_1、X_2、X_3、X_4 的基础上,剔除 X_1,重新拟合包含 X_2、X_3、X_4 三个变量的模型。X_2 回归系数假设检验的 $P = 0.015 6$ 且小于 $\alpha_出 = 0.11$;X_3 回归系数假设检验的 $P = 0.017 1$ 且小于 $\alpha_出 = 0.11$;X_4 回归系数假设检验的 $P = 0.008 4$ 且小于 $\alpha_出 = 0.11$。按照剔除标准,无须剔除自变量;按照纳入标准,无须纳入自变量。至此,逐步向前法过程结束。

通过模型评价的 R_{adj}^2、AIC 和 C_p 数值,按各自的标准均选择了包含 X_2, X_3, X_4 三个变量为"最优"的回归方程。

本例"最优"的回归方程的主要统计分析结果见表 16-7 和表 16-8。

表 16-7　例 16-3"最优"的回归方程的方差分析结果

变异来源	SS	df	MS	F	P
回归	133.098	3	44.366	11.407	0.000 1
残差	89.454	23	3.889		
总变异	222.552	26			

表 16-8　例 16-3"最优"的回归方程的回归系数的估计结果

变量名	回归系数	标准误	标准化回归系数	t	P
常数项	6.500	2.396		2.713	0.012 4
X_2	0.402	0.154	0.354	2.612	0.015 6
X_3	−0.287	0.112	−0.360	−2.570	0.017 1
X_4	0.663	0.230	0.413	2.880	0.008 4

第三节　多因素线性回归的应用

多因素线性回归在医学领域有着广泛的应用,主要有以下几个方面。

一、影响因素分析

大多数疾病都由多种致病因素共同导致,而疾病预后也常常受多种因素的影响。因此,影响因素分析是医学研究中的重要手段。例如,影响糖尿病发病风险的关键指标有:空腹血糖、性别、年龄、体重状况、饮食习惯、心理状况及家族史等。多因素线性回归能够协助解决的关键问题是:哪些是主要的且影响力较大的因素。多因素线性回归能够定量地分析自变量对因变量影响的大小,是解决此问题较好的方法之一。此外,还可以利用多因素线性回归来控制混杂因素。通常的做法是将混杂因素作为自变量引入模型,再和其他主要变量一起进行分析。

二、估计和预测

在实际应用时,主要体现在两个方面:①用容易测量的指标估计难以测量的指标。例如,用儿童的心脏横径、纵径和宽径估计心脏的表面积;例 16-1 用人的年龄、体重估计身体的基础代谢。②用当前的指标预测未来的指标。例如,用胎儿的胎龄、头围、胸径和腹径预测其出生体重。

需要指出的是,利用多因素线性回归模型预测的是因变量均数,记作 $\hat{Y}$,是给定自变量观测值条件下因变量的均数($\overline{Y}$)的点估计值,又称为条件均数估计。$\overline{Y}$ 的置信区间为

$$\hat{Y} \pm t_{\alpha, n-m-1} S_{\hat{Y}} \tag{16-16}$$

其中,$S_{\hat{Y}}$ 是 $\hat{Y}$ 的标准误。

因变量个体数值(Y)波动范围的容许区间为

$$\hat{Y} \pm t_{\alpha, n-m-1} S_Y \tag{16-17}$$

其中,S_Y 是 Y 的标准差。注意,$S_{\hat{Y}}$ 和 S_Y 不同。计算公式参阅相关文献。

以预测为目的构建回归模型时,应选择具有较高 R_{adj}^2 者。

三、统计控制

为了控制某个指标在一个确定的阈值或一定数值范围内变化,可以建立以此指标为因变量,以可以控制且与之密切关联的指标为自变量的多因素线性回归模型。然后,根据因变量的范围,反推自变量取值的范围。例如,采用射频治疗仪治疗脑肿瘤时,脑皮质的毁损半径与射频温度、照射时间存在线性回归关系。首先,构建以脑皮质毁损半径为因变量的回归模型。然后,根据预先给定的脑皮质毁损半径数值,反推控制射频温度和照射时间。这种情况要求回归方程的 R_{adj}^2 要大,S_{b_j} 要小。

第四节　应用中的注意事项

为了使多因素线性回归在医学领域更好地被应用,需要注意以下几个方面的问题。

(一)指标的数量化

对于多因素线性回归分析,要求因变量满足独立性、正态性、方差齐性条件,而对自变量没有强制性要求,只要求自变量与因变量的关系为线性。

当自变量为定量指标且与因变量的关系为线性时,则直接以原变量的形式进行回归分析;当自变量为定量指标且与因变量的关系为非线性时,则需要作适当的变量转换,使得变换后的自变量与因变量呈线性关系,再用变换后变量进行回归分析。

当自变量为定性指标,需要将其数量化后方可进行分析。若为二分类指标,则常用 0、1 数值表示。例如,性别数量化为

$$X = \begin{cases} 0 & \text{男性} \\ 1 & \text{女性} \end{cases} \quad \text{或} \quad X = \begin{cases} 0 & \text{女性} \\ 1 & \text{男性} \end{cases}$$

此时,回归方程中对应于 X 的系数 b 表示女性比男性的 Y 平均多 b 或男性比女性的 Y 平均多 b。若为无序多分类指标,则需要用哑变量(dummy variable)表示。假设有 $g(g>2)$ 个分类,则用 $g-1$ 个取值为 0,1 的哑变量表达。例如婚姻状况指标(未婚、已婚、离婚、丧偶),则需用 3 个哑变量 X_1、X_2、X_3 来表达 4 种分类。

$$X_1 = \begin{cases} 1 & \text{已婚} \\ 0 & \text{其他分类} \end{cases} \quad X_2 = \begin{cases} 1 & \text{离婚} \\ 0 & \text{其他分类} \end{cases} \quad X_3 = \begin{cases} 1 & \text{丧偶} \\ 0 & \text{其他分类} \end{cases}$$

为了更好地理解无序多分类指标与哑变量的对应关系,特给出二者数值对应关系的表格(表 16-9)。

表 16-9　无序多分类指标与哑变量的对应关系

哑变量	未婚	已婚	离婚	丧偶
X_1	0	1	0	0
X_2	0	0	1	0
X_3	0	0	0	1

此处,3 个哑变量都为 0 对应未婚,并将未婚作为参比组。回归方程中 X_1 的系数 b_1 表示已婚($X_1=1$)比未婚的 Y 平均多 b_1;X_2 的系数 b_2 表示离婚($X_2=1$)比未婚的 Y 平均多 b_2;X_3 的系数 b_3 表示丧偶($X_3=1$)比未婚的 Y 平均多 b_3。可以通过调整哑变量的赋值来选择特定的分类作为参比组。

当自变量为有序多分类指标(即等级指标),先将其哑变量化,以最高或最低等级作为参比组,如果结果显示哑变量的系数与等级成线性比例,说明 Y 的改变与原等级指标是线性关系,则可将其等级数量化直接引入方程进行分析;否则,仍按哑变量表达进行分析。

NOTES

（二）样本量

多因素线性回归分析需要的样本量 n 受诸多参数的影响,比如:检验水准 α、检验效能 $1-\beta$、期望的回归方程决定系数 R^2（或复相关系数 R）、分析初始自变量数目 m 的大小、分析结束期望的回归方程中自变量数目 p 等。因此,要想精准地确定样本量比较困难。不少学者根据经验规律（rules of thumb）建议一般的样本量 n 至少为自变量数目 m 的 10 倍。这一要求在复相关系数 R 大于 0.5 时尚可,而对于较小的复相关系数仍偏小。建议使用样本量计算软件（如 PASS、G*Power 等）或者统计软件 SAS 中 POWER 过程、Stata 中 power 命令来估计多因素线性回归分析所需要的样本量。

（三）多重共线性

若多因素线性回归模型中的一些自变量之间存在较强相关性,则提示变量间有多重共线性（multicollinearity）。在实际应用中,这种问题经常出现,例如,研究高血压与年龄、吸烟年限、饮酒年限等因素的关系。一般而言,年龄越大,则吸烟和饮酒的年限也越大。年龄、吸烟年限和饮酒年限之间具有较强的相关性。

1. 自变量的多重共线性可引起几个问题。

（1）自变量的效应与实际情况不符:如用儿童的胸围、体重、身高等指标估计其心脏面积。若模型中胸围的偏回归系数为负号,提示胸围与心脏面积成反比。这显然与实际专业知识不符。

（2）回归系数的估计值与实际值相差较大。

（3）回归系数的标准误过大:回归系数标准误增大使得自变量假设检验的 P 值变大。这可能导致原本有统计学意义的自变量无法纳入回归方程的现象。

（4）回归方程有统计学意义但方程中的每一个自变量均无统计学意义:造成此现象的主要原因是回归系数的标准误过大。

2. 解决多重共线性的问题有多种方法,分别如下。

（1）精减变量法:对存在多重共线性的自变量,研究者根据主观判断,删除系数反常者、或效应较小者、或 P 值较大者、或专业角度相对不重要者、或难以测量者。这不仅消除了多重共线性的问题,还精简了模型。

（2）逐步回归法:利用逐步回归法筛选效应更强的自变量进入方程。需要注意的是,这种做法可能会剔除专业角度更重要的变量。因此,实际操作时,建议结合精减变量法进行权衡。

（3）合成变量法:存在多重共线性的自变量对因变量均提供了有价值的信息,可将这些自变量合成一个新变量引入回归方程来消除多重共线性的问题。例如,可将体重和身高合成为体质量指数纳入回归模型。

（4）主成分回归:采用主成分分析计算多重共线性自变量的主成分。主成分相互独立,又能反映原始变量的信息。首先,利用前几个重要的主成分拟合回归模型。然后,再将模型中主成分替换为原始变量。一般而言,变量的系数不再出现反常的现象。具体方法请参阅第二十一章。

（5）岭回归:最小二乘法通过公式 $(X'X)^{-1}X'Y$ 计算自变量系数。岭回归在公式中增加正常数矩阵 KI,通过 $(X'X+kI)^{-1}X'Y$ 获得更加稳定的系数估计。

（四）交互作用

当某一自变量的作用随着另一个自变量的取值发生变化,则提示两个自变量间存在交互作用（interaction）。只要自变量数为两个及以上,变量间就有可能存在交互作用。检验自变量交互作用常用的做法是在方程中增加其乘积项,并对此项的回归系数进行假设检验。以例 16-1 为例,拟评价体重（X_1）和年龄（X_2）两个变量的交互作用。首先,定义一个新变量 $X_1 X_2 = X_1 \times X_2$,并加入方程,即

$$\hat{Y} = b_0 + b_1 X_1 + b_2 X_2 + b_3 X_1 X_2 \tag{16-18}$$

然后,对 b_3 进行假设检验。经计算,本例 $t_{b_3} = -0.859, P = 0.410\,4$。因此,按 $\alpha = 0.05$ 的检验水准可认为 X_1 与 X_2 不存在交互作用。

需要指出的是,若自变量数目较多,变量间将可能存在多种交互作用的模式:一阶交互作用、二阶

交互作用,甚至更高阶的交互作用。识别变量间的交互作用有助于理解变量对结局影响的复杂方式,也有助于提高模型的拟合优度。不过,高阶交互作用分析的计算负担较重。在样本量有限时,一般建议关注两个变量间的一阶交互作用。

除上述几个问题外,还应注意数据中是否存在离群值或异常数值。这些数值会干扰模型的合理性。可通过绘制自变量与因变量的散点图或残差图进行判断。最后,需要重点指出的是,研究者应结合专业知识及经验、多因素线性回归分析的结果综合判断确定最终纳入模型的变量。当一个多因素线性回归模型在应用中无法用专业知识进行解释或违背客观规律时,即使再"优美"也不应该被接受。

第五节　案　例

【案例16-1】　某研究者随机测量了8名同龄的初中女学生的身高(X_1,m)、体重(X_2,kg)与肺活量(Y,L)指标,并根据身高和体重数据生成一个新指标——身体质量指数$X_3 = X_2/X_1^2$。数据见表16-10。

表16-10　8名同龄女初中生的身体测量数据

编号	身高$(X_1)/$ m	体重$(X_2)/$ kg	身体质量指数$(X_3)/$ （kg·m^{-2}）	肺活量$(Y)/$ L
1	1.35	28.5	15.64	1.85
2	1.40	33.8	17.24	2.03
3	1.64	51.2	19.04	2.64
4	1.47	48.1	22.26	2.29
5	1.57	51.9	21.06	2.42
6	1.58	61.8	24.76	2.75
7	1.54	48.8	20.58	2.39
8	1.47	41.8	19.34	2.32

该研究者建立了Y与X_1、X_2、X_3之间的多因素线性回归方程。主要结果如表16-11和表16-12。

表16-11　回归方程的方差分析结果

变异来源	SS	df	MS	F	P
回归	0.579	3	0.193	28.894	0.003 6
残差	0.027	4	0.007		
总变异	0.606	7			

表16-12　回归系数的估计结果

变量名	回归系数	标准误	标准化回归系数	t	P
常数项	0.491	3.606		0.136	0.898 3
X_1	0.750	2.444	0.249	0.307	0.774 2
X_2	0.026	0.044	0.949	0.601	0.580 1
X_3	-0.024	0.098	-0.233	-0.244	0.819 1

由此建立的回归方程为

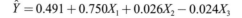

$$\hat{Y} = 0.491 + 0.750X_1 + 0.026X_2 - 0.024X_3$$

表 16-11 显示,回归方程整体具有统计学意义($F = 28.894$,$P = 0.003\,6$)。但是,表 16-12 显示各自变量的偏回归系数都没有统计学意义。

请讨论以下问题。

(1)该研究者的多因素线性回归分析是否合理?

解析:直接将所有自变量纳入模型构建多因素回归模型,不合理。

(2)为什么回归方程有统计学意义,但自变量均无统计学意义?

解析:三个自变量间高度相关,存在多重共线性问题。

(3)如何进行合理的多因素线性回归分析?

解析:一种简单且合理的做法是通过逐步回归筛选变量,进而再构建多因素回归模型。

(4)按多因素线性回归分析样本量的经验规律,本研究至少需要 30 例。但是,本例实际只观察了 8 例。请利用相关的样本量计算软件,评价样本量是否不足(假设检验水准 $\alpha = 0.05$,检验效能 $1 - \beta = 0.8$)?

解析:身高、体重、体质指数三个指标之间两两相关。分别以上述指标与肺活量建立单因素回归模型。三个因素的 t 值(P 值)分别为:6.76($P = 0.01$)、7.91($P < 0.01$)和 3.19($P = 0.019$)。可见,体重最有可能与肺活量存在相关。纳入体重的线性模型的 $R^2 = 0.912\,4$。利用 PASS 软件,在样本量为 8,检验水准为 0.05,$R^2 = 0.912\,4$ 时,把握度为 100%。结果提示,体重和肺活量模型的样本量是充足的。

【案例 16-2】 为了研究 6~12 岁儿童身高增长的规律,随机抽样调查了 40 名儿童的性别(X_1,男 = 1,女 = 0)、年龄(X_2,岁)和身高(Y,cm)指标。数据见表 16-13。

表 16-13　40 名 6~12 岁儿童的性别、年龄和身高数据

编号	性别	年龄/岁	身高/cm	编号	性别	年龄/岁	身高/cm	编号	性别	年龄/岁	身高/cm
1	1	6.0	115.8	15	1	10.4	137.6	29	0	8.8	132.7
2	1	6.3	116.1	16	1	10.8	139.8	30	0	9.0	134.1
3	1	6.5	116.8	17	1	11.0	141.9	31	0	9.4	136.5
4	1	6.7	118.2	18	1	11.5	144.3	32	0	9.9	139.4
5	1	7.1	122.5	19	1	11.8	146.8	33	0	10.0	139.5
6	1	7.3	123.6	20	1	12.0	148.1	34	0	11.3	146.2
7	1	7.5	125.6	21	0	6.0	114.6	35	0	11.5	148.4
8	1	8.2	126.8	22	0	6.5	115.5	36	0	10.5	142.9
9	1	8.6	128.8	23	0	6.8	116.8	37	0	10.8	145.0
10	1	8.8	131.5	24	0	7.1	121.8	38	0	11.8	148.8
11	1	9.1	131.8	25	0	7.8	126.2	39	0	11.9	150.1
12	1	9.5	134.2	26	0	7.9	127.7	40	0	12.0	151.8
13	1	9.8	135.8	27	0	8.3	128.6				
14	1	10.3	136.9	28	0	8.5	132.3				

某研究者对表 16-13 资料拟合回归方程,得到下列主要结果,见表 16-14 和表 16-15。

表 16-14　回归方程的方差分析结果

变异来源	SS	df	MS	F	P
回归	4 788.608	2	2 394.304	1 148.259	< 0.000 1
残差	77.151	37	2.085		
总变异	4 865.759	39			

表 16-15 回归系数的估计结果

变量名	回归系数	标准误	标准化回归系数	t	P
常数项	81.810	1.171		69.847	$< 0.000\ 1$
X_1	-1.913	0.458	-0.087	-4.172	0.000 2
X_2	5.720	0.121	0.981	47.194	$< 0.000\ 1$

由此建立的回归方程为

$$\hat{Y} = 81.810 - 1.913X_1 + 5.720X_2$$

请讨论以下问题:

(1)考虑到年龄对身高的影响可能受性别的影响,年龄和性别是否存在交互作用,如何进一步分析?

解析:以评价年龄和性别的线性交互作用为例,可以将两个变量的乘积项纳入模型。该乘积项的系数有统计学意义,则提示两者存在交互作用。

(2)该研究者的分析结果显示,6~12岁儿童身高的增长存在性别差异,如何分别列出男童和女童的回归方程?

解析:当身高的增长存在性别差异,则提示年龄和性别存在交互作用。假定模型如下:

$$\hat{Y} = \beta_0 + \beta_1 X_1 + \beta_2 X_2 + \beta_3 X_1 X_2$$
$$= \beta_0 + (\beta_1 + \beta_3 X_2)X_1 + \beta_2 X_2$$

令 $X_1 = 0$,获得针对女孩的模型是:

$$\hat{Y} = \beta_0 + \beta_2 X_2$$

令 $X_1 = 1$,获得针对男孩的模型是:

$$\hat{Y} = \beta_0 + \beta_1 + (\beta_2 + \beta_3)X_2$$

 思考与练习

一、单选题

1. 以下**不是**多因素线性回归模型应用必须满足的条件是( )

    A. 因变量服从正态分布   B. 自变量服从正态分布

    C. 因变量值相互独立   D. 残差服从正态分布

    E. 对任意一组自变量,因变量具有相同方差

2. 多因素线性回归分析中,反映回归平方和在总变异平方和中所占比重的统计量是( )

    A. 复相关系数   B. 简单相关系数

    C. 决定系数   D. 偏回归系数

    E. 标准化偏回归系数

3. 关于决定系数,下列表述正确的是( )

    A. 决定系数等于 $SS_{回}/SS_{残差}$ B. 决定系数等于 $SS_{回}/SS_{总}$

    C. 决定系数等于 $SS_{残差}/SS_{总}$ D. 决定系数的取值介于 $-1\sim1$ 之间

    E. 决定系数又称偏回归系数

4. 多因素线性回归分析中,能直接反映自变量解释因变量变异数量的指标为( )

    A. 复相关系数   B. 简单相关系数

    C. 决定系数   D. 偏回归系数

    E. 标准化偏回归系数

5. 多因素线性回归分析中的多重共线性是指( )

A. Y 关于各个自变量的回归系数相同

B. Y 关于各个自变量的回归系数与截距都相同

C. Y 与各个自变量的相关系数相同

D. Y 与自变量间有较高的复相关

E. 自变量间有较高的相关性

6. 多因素线性回归分析中,比较不同自变量对因变量作用大小的指标为（　　　）

A. 复相关系数   B. 简单相关系数

C. 决定系数   D. 偏回归系数

E. 标准化偏回归系数

7. 对同一资料作多因素线性回归分析,若对两个自变量数目不同的回归方程进行比较选出"最优"方程,应该选用的标准为（　　　）

A. 决定系数   B. 校正决定系数

C. 简单相关系数   D. 偏回归系数

E. 标准化偏回归系数

8. 在逐步回归分析中,既挑选自变量又剔除自变量的方法是（　　　）

A. 全局择优法   B. 向前选择法

C. 向后剔除法   D. 逐步选择法

E. 人为选择法

二、简答题

1. 多因素线性回归模型对因变量和自变量有哪些应用条件?

2. 多因素线性回归模型中的自变量可以使用哪些类型数据? 如何使用?

3. 如何评价多因素线性回归模型的优劣?

4. 多因素线性回归分析中如何筛选自变量?

5. 多因素线性回归模型在医学中主要有哪些应用?

6. 什么是多重共线性? 它对多因素线性回归模型的建立有何影响? 如何解决?

三、计算题

为了研究影响糖尿病患者糖化血红蛋白水平（HbA1c）的主要因素,某研究者随机调查了某医院内分泌科就诊的 40 名糖尿病患者的糖化血红蛋白水平（Y,%）、年龄（X_1,岁）、身体质量指数（X_2,kg/m²）、总胆固醇浓度（X_3,mmol/L）、收缩压（X_4,mmHg）、舒张压（X_5,mmHg）数据,具体资料见表 16-16。

表 16-16   40 名糖尿病患者糖化血红蛋白及相关指标的调查资料

编号	年龄/岁 X_1	身体质量指数/（kg·m⁻²） X_2	总胆固醇浓度/（mmol·L⁻¹） X_3	收缩压/mmHg X_4	舒张压/mmHg X_5	糖化血红蛋白水平/% Y
1	61.70	22.9	5.09	114	74	9.5
2	53.40	22.4	5.20	130	85	9.9
3	54.27	24.8	4.78	131	76	11.1
4	39.62	22.3	4.09	141	82	9.9
5	54.91	20.1	4.51	120	65	8.8
6	61.08	27.3	4.91	115	77	10.2
7	53.84	24.2	4.05	150	80	9.8
8	59.96	23.9	5.26	163	81	10.3

续表

编号	年龄/岁 X_1	身体质量指数/ (kg·m^{-2}) X_2	总胆固醇浓度/ (mmol·L^{-1}) X_3	收缩压/ mmHg X_4	舒张压/ mmHg X_5	糖化血红蛋白水平/ % Y
9	37.60	23.4	4.99	120	73	9.0
10	51.42	26.2	4.15	130	70	10.5
11	54.02	25.3	4.53	110	75	10.2
12	45.20	26.8	5.71	130	80	10.5
13	51.02	22.8	5.08	125	80	9.9
14	52.11	26.6	5.15	130	80	11.3
15	46.96	24.9	4.82	90	60	10.5
16	59.56	26.0	5.29	120	80	10.7
17	53.61	23.0	5.06	120	80	9.1
18	52.96	26.6	5.18	120	70	9.4
19	62.74	25.2	4.94	118	65	9.8
20	60.04	23.2	3.14	120	65	8.4
21	43.09	27.8	5.09	120	85	9.7
22	60.70	26.5	5.90	150	70	9.8
23	58.35	21.2	3.71	130	70	7.9
24	55.59	29.8	6.30	150	90	11.3
25	56.54	24.0	4.40	115	70	8.2
26	64.66	22.3	5.63	138	80	9.6
27	44.46	23.1	3.76	110	78	9.4
28	53.98	25.0	4.35	136	79	8.8
29	47.67	20.7	3.78	110	70	8.8
30	62.14	23.8	5.23	140	80	9.3
31	58.77	23.0	4.54	140	80	9.3
32	64.55	26.4	4.75	140	80	9.5
33	64.18	24.9	5.70	140	80	11.2
34	60.32	23.0	4.58	124	78	8.9
35	60.97	23.4	4.92	112	66	9.0
36	48.00	25.7	5.55	120	70	9.2
37	53.30	31.6	4.99	150	80	10.7
38	58.28	24.8	5.30	135	70	9.8
39	63.21	24.0	3.66	122	67	8.4
40	56.13	26.3	4.83	120	80	9.6

请用统计软件完成下述计算分析要求。

（1）求 Y 关于 X_1、X_2、X_3、X_4、X_5 的线性回归方程,并作分析。

（2）分别用向前选择法、向后剔除法和逐步选择法对 Y 与 X_1、X_2、X_3、X_4、X_5 进行回归分析。

（3）试根据校正决定系数 R_{adj}^2 来评价三种方法建立的回归方程的优劣。

（4）分析 X_1、X_2、X_3、X_4、X_5 之间是否存在多重共线性的问题。

（陶育纯）

扫码获取
数字内容

第十七章
多因素 logistic 回归分析

【学习要点】

1. 当因变量是二分类变量时,应采用 logistic 回归模型分析。常采用极大似然法进行系数估计,采用 Wald 检验或似然比检验进行回归系数的假设检验。采用偏差检验、Pearson 检验、Homser-Lemeshow 检验进行回归模型的拟合优度检验。

2. 可通过逐步回归进行自变量的筛选。

3. 当病例与对照样本是匹配的,应采用条件 logistic 回归模型分析。

4. 当因变量是无序多分类变量时,应采用无序多分类 logistic 回归模型分析;当因变量是有序多分类变量时,应采用有序多分类 logistic 回归模型分析。两种模型的核心思想不同、回归系数的解释也不同,应区别理解。

5. 应用 logistic 回归的注意事项包括:充足的样本量、合理的变量筛选、分类自变量的哑变量化、充分利用多分类因变量的信息。

第十六章所介绍的多因素线性回归模型要求因变量是服从正态分布的连续型变量。但在医学研究中,经常遇到因变量为分类变量的情况。常见的有三类:一是二分类,如是否患有某种疾病、有无治疗效果、器官移植若干年后是否存活等。二是有序分类,如药物治疗某病的效果分为:治愈、显效、有效、无效。三是无序多分类,如肺癌的分型主要包括:腺癌、鳞状细胞癌(简称"鳞癌")、大细胞癌、小细胞癌四种不同分型等。研究分类因变量与诸多自变量间的相互关系,进行疾病的影响因素分析常选用 logistic 回归分析,它是研究分类的结果变量(因变量)与多个可能的影响因素(自变量)之间关联性的一种多变量回归分析方法。logistic 回归按照因变量结果的类型可分为:二分类因变量的 logistic 回归、多分类因变量的 logistic 回归、有序多分类因变量的 logistic 回归;按照研究设计的类型可分为:研究对象未经过匹配的非条件 logistic 回归和研究对象经匹配的条件 logistic 回归。在应用 logistic 回归进行数据分析时,可根据研究设计的类型和相应的因变量选择相应的 logistic 回归模型。

第一节 二分类因变量的 logistic 回归

一、二分类因变量的 logistic 回归模型

以 Y 表示二分类因变量,通常阳性结果赋值为 1,阴性结果赋值为 0。对 Y 有影响的自变量有 m 个,记为 $X_1, X_2, \cdots, X_m$。在 m 个自变量的作用下,出现阳性结果的条件概率记为 $\pi = P(Y=1|X_1, X_2, \cdots, X_m)$。式(17-1)所表达的模型即 logistic 回归模型。

$$\pi = \frac{\exp(\beta_0 + \beta_1 X_1 + \beta_2 X_2 + \cdots + \beta_m X_m)}{1 + \exp(\beta_0 + \beta_1 X_1 + \beta_2 X_2 + \cdots + \beta_m X_m)} \tag{17-1}$$

logistic 回归模型描述了 m 个自变量与因变量阳性结果发生概率间的关系。其中,β_0 称为常数项;β_1, $\beta_2, \cdots, \beta_m$ 为各自变量的回归系数。从图 17-1 可以看出,logistic 回归模型表达了一条非线性的概率曲

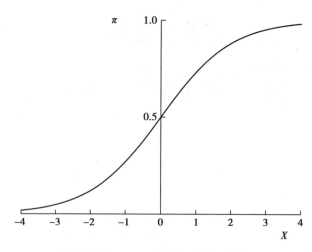

图 17-1   logistic 回归模型的概率曲线

线。当 $\beta_0 + \beta_1 X_1 + \beta_2 X_2 + \cdots + \beta_m X_m$ 从 $-\infty$ 到 $+\infty$ 变化时,π 在区间 $[0,1]$ 之间变化。概率曲线的中部变化比较急剧,尾部和头部较为平缓,似乎存在平台期。

对式(17-1)作 logit 变换,logistic 回归模型可变换成以下线性形式,即

$$\text{logit}(\pi) = \ln\left(\frac{\pi}{1-\pi}\right) = \beta_0 + \beta_1 X_1 + \beta_2 X_2 + \cdots + \beta_m X_m \tag{17-2}$$

二、logistic 回归模型的系数估计

logistic 回归模型的参数估计通常采用极大似然估计(maximum likelihood estimate,MLE)法,其统计原理为:对 n 例观察样本建立似然函数,即

$$L = \prod_{i=1}^{n} \pi_i^{Y_i} (1-\pi_i)^{1-Y_i}, \quad i = 1, 2, \cdots, n \tag{17-3}$$

式中,$\pi_i = P(Y_i = 1 | X_1, X_2, \cdots, X_m)$ 表示第 i 例观察对象在自变量作用下阳性结果发生的概率。如果实际出现的是阳性结果,取 $Y_i = 1$,否则取 $Y_i = 0$。极大似然估计就是求解公式式(17-1)中的参数,使得在一次抽样中获得现有样本的概率为最大,即似然函数 $L(\beta)$ 达到最大值。对似然函数取对数可得到对数似然函数为

$$\ln L = \sum_{i=1}^{n} [Y_i \ln \pi_i + (1-Y_i) \ln(1-\pi_i)] \tag{17-4}$$

由于似然函数 L 与对数似然函数 $\ln L$ 极值相同,一般基于对数似然函数进行计算。参数的极大似然估计值常采用 Newton-Raphson 迭代法获得。

logistic 回归模型的极大似然估计值具有一致性、渐近有效性和渐近正态性。一致性是指随着样本量增大,参数估计值收敛于真值,具有无偏性;渐近有效性是指随着样本量增大,参数估计值的标准误逐渐缩小,并且在无偏估计的方法中,极大似然估计所得参数的标准误最小;渐近正态性是指随着样本量增大,参数估计值的分布趋近于正态分布。因此,可对参数进行假设检验和区间估计。

三、logistic 回归模型的参数含义

logistic 回归模型中的系数与优势比有着极为密切的联系,同时与暴露因素的量化方法密切相关。流行病学优势比(odds ratio,OR)的定义为

$$OR_{i \text{ vs } j} = \frac{\pi_i / (1 - \pi_i)}{\pi_j / (1 - \pi_j)} \tag{17-5}$$

设式(17-5)中 π_i、π_j 分别表示第 i、j 个样本的发病概率,则 OR 表示第 i 个样本的发病风险是第 j 个

样本的 OR 倍。

设自变量 X_j 的两个不同取值为 e_1 和 e_0,假定其他变量的取值保持不变,则阳性结果的发生概率分别是 π_1 和 π_0。对 OR 取自然对数可得

$$
\begin{aligned}
\ln OR_j &= \ln\left[\frac{\pi_1/(1-\pi_1)}{\pi_0/(1-\pi_0)}\right] \\
&= \left(\beta_0 + \beta_j e_1 + \sum_{t\neq j}^{m}\beta_t X_t\right) - \left(\beta_0 + \beta_j e_0 + \sum_{t\neq j}^{m}\beta_t X_t\right) \\
&= \beta_j(e_1 - e_0)
\end{aligned}
\tag{17-6}
$$

取反对数后可得

$$
OR_j = \exp[\beta_j(e_1 - e_0)] \tag{17-7}
$$

式中,OR_j 称为 X_j 的调整优势比(adjusted odds ratio),表示扣除了其他自变量影响后,自变量 X_j 的效应。

(一)参数 β_j 的意义

1. 在暴露因素 X_j 为 2 个水平时,记暴露时 $X_j = 1$,非暴露时 $X_j = 0$,则 logistic 回归模型中 X_j 的系数就是暴露与非暴露优势比的对数值。

$$
OR_j = \exp(\beta_j) \tag{17-8}
$$

当 $\beta_j = 0$ 时,$OR_j = 1$,说明自变量 X_j 对是否出现阳性结果不存在影响;当 $\beta_j > 0$ 时,$OR_j > 1$,说明 X_j 是危险因子,可能对出现阳性结果起促进作用;当 $\beta_j < 0$ 时,$OR_j < 1$,说明 X_j 是保护因子,可能对出现阳性结果起抑制作用。在具体研究中,需结合 X_j 所代表的因素作出合理解释。

另外,当出现阳性的概率充分小时,优势比近似于相对危险度(relative risk,RR),即

$$
OR_j = \frac{P_1/(1-P_1)}{P_0/(1-P_0)} \approx \frac{P_1}{P_0} = RR \tag{17-9}
$$

一般的,β_j 表示 X_j 改变一个单位(从数字上来看是增加 1)时,logit(π)的改变量。而系数 β 的可解释性取决于 X 改变"一个单位"的实际意义,即与 X 的数量化方法有关。如果定义暴露时 $X_j = a$,非暴露时 $X_j = b(a\neq b)$,则:$\ln OR = \beta(a-b)$。此时,β 不能直接解释为优势比的对数值,因为此时 X 改变"一个单位"可能没有实际意义。建议在对变量进行数量化时,尽可能考虑到系数解释的方便性。

2. 当暴露因素 X_j 为等级变量时,一般以最小等级或最大等级作为参考组,并按等级顺序依次取为 $0,1,2,\cdots$。此时,e^{β_j} 表示 X_j 增加一个等级时的优势比,$e^{k\beta_j}$ 表示 X_j 增加 k 个等级时的优势比。

3. 当暴露因素 X_j 为连续型变量时,e^{β} 表示 X_j 增加 1(1 个计量单位)时的优势比。如 40 岁的人患冠心病的可能性比 39 岁(即 X 的仅年龄增加量为 1 岁)的人提高多少。医务工作者有时更关心 40~44 岁的人患冠心病的可能性比 35~39 岁(即年龄增加量为 5 岁)的人增加多少,此时的优势比为 $e^{5\beta}$。此时可将年龄等级化后再进行分析。

4. 当暴露因素 X_j 为多分类变量时,为方便起见,常用 $1,2,3,\cdots,k$ 分别表示 k 个不同的类别。但进行 logistic 回归分析前需将多分类变量转换为 $k-1$ 个指示变量(design variable,indicator variable)或哑变量(dummy variable),每个哑变量都是一个二分类变量,每个哑变量均有一个估计系数,其解释同第 1 项。这类变量在研究中经常遇到,如血型、民族、职业、工种等。在血型与白血病发病关系的研究中,血型变量 X_j 为 A、B、AB、O 四个值,在输入计算机时以 1、2、3、4 表示。在分析建模时,要将其转变为 3 个哑变量。如以 A 型血为参照组,3 个哑变量分别为 D_1,D_2,D_3,则其取值为

$$X_j = 1 \text{ 时}:D_1 = 0, D_2 = 0, D_3 = 0 \quad \text{表示 A 型血}$$
$$X_j = 2 \text{ 时}:D_1 = 1, D_2 = 0, D_3 = 0 \quad \text{表示 B 型血}$$
$$X_j = 3 \text{ 时}:D_1 = 0, D_2 = 1, D_3 = 0 \quad \text{表示 AB 型血}$$
$$X_j = 4 \text{ 时}:D_1 = 0, D_2 = 0, D_3 = 1 \quad \text{表示 O 型血}$$

其中，$D_1 = 1$ 为 B 型，$D_1 = 0$ 为非 B 型；$D_2 = 1$ 为 AB 型，$D_2 = 0$ 为非 AB 型；$D_3 = 1$ 为 O 型，$D_3 = 0$ 为非 O 型。这样，3 个哑变量的不同组合各自唯一对应一种血型。分析时将 3 个哑变量 D_1, D_2, D_3 同时纳入 logistic 回归模型中得 3 个系数 $\beta_1, \beta_2, \beta_3$，分别表示：$\beta_1$ 为 B 型血与 A 型血相比，患白血病的优势比的对数值；β_2 为 AB 型血与 A 型血相比优势比的对数值；β_3 为 O 型血与 A 型血相比优势比的对数值。

可见，β_j 的意义和解释与对应的自变量取值密切相关。

(二) 参数 β_0 的意义

称所有 $X_j = 0$ 时的状态为"基线"(baseline)状态，如所研究的因素均为非暴露-暴露，或非暴露-暴露等级，且非暴露时均取 0，其余分别取 $1, 2, \cdots$，则基线状态就是不暴露于任何影响因素下的状态。并非所有的研究均存在基线状态，如研究中考虑年龄因素，并以实际年龄直接分析，则基线状态对该研究就没有意义，除非对年龄变量重新分组定义。在基线状态有意义时，针对不同研究设计，β_0 的解释是不一样的。

1. 在横断面调查研究中，$e^{\beta_0}/(1 + e^{\beta_0})$ 表示基线状态下，个体的患病率。

2. 在队列研究中，$e^{\beta_0}/(1 + e^{\beta_0})$ 表示基线状态下，个体的发病率。

3. 在成组病例-对照研究中，$e^{\beta_0}/(1 + e^{\beta_0})$ 表示基线状态下，病例在研究对象中所占比例。

4. 在 1∶1 配比病例-对照研究中，$\beta_0 = 0$，$e^{\beta_0}/(1 + e^{\beta_0}) = 0.5$，表示基线状态下，病例在研究对象中占一半。

系数的可解释性正是 logistic 回归成为流行病学研究中如此有效且受欢迎的分析工具的根本原因。

四、logistic 回归模型的统计推断

(一) 对模型中单个变量回归系数的 Wald 检验

对模型中每个自变量的回归系数进行检验，以判断其是否有统计学意义。原假设 $H_0: \beta_j = 0$；备择假设 $H_1: \beta_j \neq 0$。利用正态近似法，可得假设检验统计量为

$$u_j = \frac{b_j}{S_{b_j}} \tag{17-10}$$

其中，b_j 是自变量的回归系数估计值；S_{b_j} 为回归系数 b_j 标准误。该统计量在 H_0 成立的前提下渐近服从标准正态分布。也可用 $\chi^2 = (u_j)^2 = \left(\dfrac{b_j}{S_{b_j}}\right)^2 \sim \chi_j^2$，结果等价。

(二) 对模型中单个变量回归系数的区间估计

极大似然估计是最常用的参数估计方法，参数估计值具有渐近正态性。因此，可利用正态近似法计算总体回归系数的 $100(1-\alpha)\%$ 置信区间。计算公式为

$$b_j \pm u_{1-\alpha/2} \times S_{b_j} \tag{17-11}$$

$u_{1-\alpha/2}$ 为标准正态分布双侧尾部面积为 α 时的上侧界值。系数进行指数变换后可获得 OR 值。OR 的 $100(1-\alpha)\%$ 置信区间为

$$\exp(b_j \pm u_{1-\alpha/2} \times S_{b_j}) \tag{17-12}$$

回归系数绝对值的大小可反映自变量对模型的贡献大小。当各自变量的单位不同时，可对标准化的回归系数 b_j' 的绝对值进行比较。b_j' 计算公式为

$$b_j' = b_j \times S_j/(\pi/\sqrt{3}) = 0.551\,3 \times b_j \times S_j \tag{17-13}$$

其中，S_j 为自变量 X_j 的标准差。

(三) 对模型回归系数整体的假设检验

该检验旨在评价模型中的所有自变量是否与结局存在统计学关联。此处介绍常用的似然比检验

（likelihood ratio test）。检验原假设为

$$H_0:\beta_1=\beta_2=\cdots=\beta_m=0 \tag{17-14}$$

当一个模型能够由另一个模型通过令若干自变量的系数为 0 得到,称这个模型嵌套于另一模型。自变量较多的模型称为"原"模型,设"原"模型有 m_1 个回归系数,相应的另一个模型称为"简化"模型,设"简化"模型有 m_2 个回归系数($m_2<m_1$)。似然比统计量计算公式为

$$\chi^2=-2\ln\frac{L_{m_1}}{L_{m_2}}=-2\ln L_{m_1}-(-2\ln L_{m_2}) \tag{17-15}$$

其中, $\ln L_{m1}$ 、 $\ln L_{m2}$ 为各自模型的极大似然函数对数值。 H_0 成立时,式中统计量近似服从自由度为 m_1-m_2 的 χ^2 分布。

为更好地理解 logistic 回归分析在医学研究中的结果的含义,结合例 17-1 进行阐述。

【例 17-1】 为探讨糖尿病与血压、血脂等因素的关系,某研究者对 56 名糖尿病患者和 65 名对照者进行病例-对照研究,收集了性别、年龄、职业、身体质量指数、家族史、吸烟、血压、总胆固醇浓度、甘油三酯浓度、高密度脂蛋白浓度、低密度脂蛋白浓度 11 个因素的资料。各因素的赋值见表 17-1,数据见表 17-2(完整数据见数字资源)。

表 17-1　糖尿病病例-对照研究所采集的 11 个因素与赋值

因素	变量名	赋值与单位
性别	X_1	男 = 1,女 = 2
年龄	X_2	单位:岁
职业	X_3	干部 = 1,工人 = 2,教师 = 3,农民 = 4,其他 = 5
身体质量指数/$(kg\cdot m^{-2})$	X_4	< 24 = 1,24~< 26 = 2,≥ 26 = 3
家族史	X_5	无 = 1,有 = 2
吸烟	X_6	不吸 = 1,吸 = 2
血压	X_7	正常 = 1,高 = 2
总胆固醇浓度	X_8	单位:mmol/L
甘油三酯浓度	X_9	单位:mmol/L
高密度脂蛋白浓度	X_{10}	单位:mmol/L
低密度脂蛋白浓度	X_{11}	单位:mmol/L
糖尿病	Y	对照 = 0,病例 = 1

表 17-2　糖尿病病例-对照研究的数据

编号	性别	年龄/岁	职业	身体质量指数	家族史	吸烟	血压	总胆固醇浓度/$(mmol\cdot L^{-1})$	甘油三酯浓度/$(mmol\cdot L^{-1})$	高密度脂蛋白浓度/$(mmol\cdot L^{-1})$	低密度脂蛋白浓度/$(mmol\cdot L^{-1})$	糖尿病
1	1	60	2	2	1	1	1	4.30	1.50	1.24	2.30	0
2	1	48	3	2	1	1	1	4.60	1.32	1.15	2.30	0
⋮	⋮	⋮	⋮	⋮	⋮	⋮	⋮	⋮	⋮	⋮	⋮	⋮
120	1	67	5	2	2	2	1	5.41	1.30	2.99	1.08	1
121	1	65	1	2	2	2	1	4.10	1.10	1.72	0.73	1

该研究的因变量为:是否患糖尿病。自变量中二分类变量是:性别、家族史、吸烟、血压;无序多分类变量是:职业;有序多分类变量是:身体质量指数;连续型变量是:总胆固醇浓度、甘油三酯浓度、

高密度脂蛋白浓度、低密度脂蛋白浓度。职业是无序多分类变量,关联分析时将其哑变量化。以"其他=5"为对照组,哑变量的赋值见表17-3。身体质量指数是有序多分类变量,本研究假定该变量不同取值在 logistic 回归模型中存在线性剂量-反应关系,该变量直接进入模型分析。若该假设不成立,也可以将身体质量指数哑变量化。

表17-3　无序多分类变量职业的哑变量编码

X_3	哑变量赋值			
	$X_3(1)$	$X_3(2)$	$X_3(3)$	$X_3(4)$
1	1	0	0	0
2	0	1	0	0
3	0	0	1	0
4	0	0	0	1
5	0	0	0	0

我们采用 logistic 回归模型评价各因素与糖尿病患病风险间统计学关联。各因素的回归系数估计及假设检验结果和 OR 估计值见表17-4。

表17-4　例17-1的 logistic 回归模型分析结果

因素 (1)	回归系数 (2)	标准误 (3)	Wald χ^2 (4)	自由度 (5)	P 值 (6)	标准化回归系数 (7)	OR 值 (8)	OR 的95%CI	
								下限 (9)	上限 (10)
常数项	−22.628	5.018	20.334	1	<0.001	<0.001			
性别	0.234	0.666	0.124	1	0.725	0.064 8	1.264	0.343	4.659
年龄	0.091	0.037	6.104	1	0.013	0.483 9	1.095	1.019	1.177
职业			7.093	4	0.131	0.541 1			
职业(1 与 5)	1.960	1.781	1.210	1	0.271	0.114 5	7.097	0.216	232.911
职业(2 与 5)	0.445	1.925	0.053	1	0.817	−0.012 1	1.560	0.036	67.897
职业(3 与 5)	−0.062	1.964	0.001	1	0.975	0.082 0	0.940	0.020	44.126
职业(4 与 5)	0.682	2.282	0.089	1	0.765	0.579 2	1.977	0.023	173.091
身体质量指数	1.661	0.587	8.019	1	0.005	0.430 3	5.265	1.668	16.625
家族史	1.561	0.687	5.162	1	0.023	0.814 6	4.763	1.239	18.309
吸烟	2.980	0.737	16.371	1	<0.001	0.435 8	19.688	4.648	83.392
血压	1.590	0.731	4.728	1	0.030	0.231 4	4.905	1.170	20.566
总胆固醇浓度	0.474	0.469	1.022	1	0.312	0.930 3	1.607	0.641	4.031
甘油三酯浓度	2.425	1.061	5.226	1	0.022	−0.487 7	11.303	1.413	90.396
高密度脂蛋白浓度	−0.846	0.446	3.598	1	0.058	0.104 8	0.429	0.179	1.028
低密度脂蛋白浓度	0.214	0.444	0.232	1	0.630	0.064 8	1.238	0.519	2.956

表17-4中,第2列为回归系数的极大似然法估计值,第3列为回归系数的标准误,第4列为 Wald 检验的 χ^2 统计量,第5列为 χ^2 统计量的自由度,第6列为假设检验的 P 值,第7列为标准化回归系数,第8列为 OR 值,第9、10列分别为 OR 值95% 置信区间的下限和上限。按 $\alpha = 0.05$ 的检验水准,有统计学意义的变量为:年龄、身体质量指数、家族史、吸烟、血压、甘油三酯浓度。变量的标准化回归系数越大则说明其贡献越大。

此外,利用似然比检验评价所有自变量与结局的统计学关联。比较包含 14 个自变量的模型与不包含自变量模型,可获得似然比 χ^2 统计量为

$$\chi^2 = -2\ln L_0 - (-2\ln L_{14}) = 97.485 \tag{17-16}$$

该统计量服从自由度为 14 的 χ^2 分布。$P(\chi^2 \geqslant 95.497) < 0.001$。按 $\alpha = 0.05$ 的检验水准,拒绝原假设 H_0,自变量对结局的影响是存在的。

回归结果的解释:①对二分类变量,一般将编码数值较低者作为参比组。以性别为例,女性与男性相比,前者患病风险是后者的 1.264 倍。②对多分类变量,一般解释哑变量的结果,参比组在哑变量化时设定。以职业为例,干部与其他职业相比,前者患病风险是后者的 7.097 倍;工人与其他职业相比,前者患病风险是后者的 1.560 倍,其他结果的解释方式依次类推。③对连续型变量,回归系数表示变量每增加 1 个单位的效应。以年龄为例,年龄每增加 1 岁,患病风险是原先的 1.095 倍;若增加 10 岁,则患病风险是原先的 $1.095^{10} = 2.478$ 倍。④对等级变量,回归系数表示变量每增加 1 个等级的效应。以身体质量指数为例,身体质量指数每增加 1 个等级,患病风险是前 1 个级别的 5.265 倍。

五、logistic 回归模型的拟合优度检验

logistic 回归模型的拟合优度检验核心内容是比较模型预测事件与实测事件有无差别。如果预测值与实际观测值相近,说明模型的拟合效果好,统计量的值偏小,对应的 P 值较大。拟合优度检验的水准 α 一般设为 0.1 或 0.2。常用的模型拟合优度检验有 3 种。

（一）偏差检验

偏差（deviance）检验的 χ^2 统计量计算公式为

$$\chi_D^2 = 2\sum_{i=1}^{M}\sum_{j=1}^{K} O_{ij} \ln\left(\frac{O_{ij}}{n_i \hat{p}_j}\right) \tag{17-17}$$

（二）Pearson χ^2 检验

χ^2 统计量计算公式为

$$\chi_P^2 = 2\sum_{i=1}^{M}\sum_{j=1}^{K} \frac{(A_{ij} - n_i \hat{p}_j)^2}{n_i \hat{p}_j} \tag{17-18}$$

式（17-17）、式（17-18）中,M 是自变量不同取值的组合数;K 是因变量分类数;A_{ij} 是第 i 种组合与第 j 个分类下的实际频数,$\hat{p}_j$ 是第 j 个分类下的预测概率,$n_i = \sum_{j=1}^{K} A_{ij}$。在 H_0 成立时,χ_D^2 和 χ_P^2 统计量近似服从 χ^2 分布。自由度为:$M \times K$ 减去 logistic 回归模型的参数个数。统计量小就意味着预测值与实测值间的差别较小,模型很好地拟合了数据。大多数情况下,χ_D^2 和 χ_P^2 的值较接近,两种方法结论相同。但样本量较小时,由于两种方法统计量对 χ^2 分布近似程度不同,可能出现 P 值相差较大的情况,从而导致结论不同。一般而言,在评价用极大似然法所拟合的 logistic 回归模型时,χ_D^2 比 χ_P^2 更好。

（三）Homser-Lemeshow 检验

当自变量数量增加时,尤其是连续型自变量纳入模型之后,变量间不同取值的组合数量会很多。各组合下只有很少的观测例数,χ_D^2 和 χ_P^2 的自由度较大,结果会不可靠。此时可选用 Homser-Lemeshow（H-L）检验。其统计量类似于 χ_P^2 的统计量,记为 χ_{HL}^2。其计算公式为

$$\chi_{HL}^2 = \sum_{g=1}^{G} \frac{(O_g - n_g \hat{p}_g)^2}{n_g \hat{p}_g (1 - \hat{p}_g)} \tag{17-19}$$

其中,G 代表自变量线性组合的分组数,一般设 $G \leqslant 10$;O_g 为第 g 组事件的实测数;n_g 为第 g 组中样本量;$\hat{p}_g$ 为第 g 组事件的预测概率;$n_g \hat{p}_g$ 为第 g 组事件的预测数。在 H_0 成立时,χ_{HL}^2 统计量渐近服从自由度为 $G-2$ 的 χ^2 分布。

对例 17-1 的 logistic 回归模型拟合优度的检验结果见表 17-5。

表 17-5　例 17-1 的 logistic 回归模型拟合优度检验结果

检验方法	χ^2 统计量	自由度	P 值
偏差检验	69.588 8	106	0.997 6
Pearson 检验	89.595 6	106	0.873 7
H-L 检验（$G=10$）	5.877 2	8	0.661 0

在例 17-1 的 14 个变量中，有 5 个变量为连续型变量。从表 17-5 的检验结果可见，χ_D^2 和 χ_P^2 的自由度为 106，χ_{HL}^2 的自由度为 8。按 0.2 的检验水准，三种检验的 P 值均大于 0.2，所以不拒绝 H_0，认为模型拟合效果好。

对于模型效果的检验，除了上述的 3 种方法外，曲线下面积（area under the receiver operating characteristic curve，AUC）作为评价模型区分度的指标，也能部分反映 logistic 回归模型拟合效果。

六、自变量的选择

从表 17-4 可见，在 14 个自变量中，不是每个变量 Wald 检验的 P 值都小于 0.05。这就意味着按 $\alpha=0.05$ 的检验水准，只有部分自变量与疾病存在统计学关联。因此，logistic 回归模型的建立同样需要对自变量进行筛选，其筛选变量的思路与第十六章第二节中相同。

对例 17-1 的数据，采用逐步向前法筛选与疾病存在统计学关联的因素，纳入标准 $P\leq0.05$，剔除标准 $P>0.10$。多因素 logistic 回归模型结果见表 17-6。

表 17-6　例 17-1 基于逐步回归所构建的多因素 logistic 回归估计结果

因素	回归系数	标准误	Wald χ^2	自由度	P 值	标准化回归系数	OR 值	OR 的 95%CI 下限	OR 的 95%CI 上限
常数项	−20.241	4.355	21.604	1	<0.001		<0.001	—	—
年龄	0.085	0.034	6.075	1	0.014	0.453	1.088	1.018	1.164
职业	—	—	7.933	4	0.094	—	—	—	—
职业（1 与 5）	1.992	1.623	1.507	1	0.220	0.550	7.328	0.305	176.295
职业（2 与 5）	0.490	1.713	0.082	1	0.775	0.126	1.633	0.057	46.862
职业（3 与 5）	−0.127	1.784	0.005	1	0.943	−0.025	0.881	0.027	29.057
职业（4 与 5）	0.572	2.091	0.075	1	0.785	0.069	1.771	0.029	106.763
身体质量指数	1.616	0.570	8.049	1	0.005	0.563	5.032	1.648	15.364
家族史	1.636	0.678	5.827	1	0.016	0.451	5.133	1.360	19.374
吸烟	3.065	0.716	18.307	1	<0.001	0.838	21.439	5.265	87.300
血压	1.460	0.713	4.200	1	0.040	0.400	4.307	1.066	17.409
甘油三酯浓度	2.963	0.935	10.053	1	0.002	1.137	19.363	3.100	120.923
高密度脂蛋白浓度	−0.884	0.383	5.330	1	0.021	−0.510	0.413	0.195	0.875

从表 17-6 可以看出，在控制其他因素效应后，年龄每增加 1 岁，患病风险是原先的 1.088 倍；身体质量指数从正常变化为超重，或超重变化到肥胖，患病风险变为原先的 5.032 倍；有家族史者患病风险是无有家族史者的 5.133 倍；吸烟者患病风险是不吸烟者的 21.439 倍；高血压者患病风险是正常血压者的 4.307 倍；甘油三酯高者患病风险是正常者的 19.363 倍；高密度脂蛋白每增加 1mmol/L，患病风险是原先的 0.413 倍。

在例 17-1 的数据分析中，仅考虑了自变量的线性主效应。读者可自行考虑自变量的非线性主效应或变量间的交互作用。

第二节　条件 logistic 回归

在影响因素的研究中,评价因素与结果间的关联性往往受到混杂因素的影响。是否有效控制混杂因素,直接关乎结果是否正确和结论是否可靠。在研究设计阶段,匹配是控制混杂因素的常用方法。例如,将病例和对照按照年龄、性别等条件进行匹配,形成多个匹配组,组内均衡可比,以达到控制混杂因素的目的。各匹配组中的病例数和对照数可以是任意比例的。但实际研究中,往往病例发生数少、可获得性低,所以通常每个匹配组中有一个病例和若干个对照,比例控制在 1∶4 以内。由于病例和对照样本是匹配的,应选用条件 logistic 回归(conditional logistic regression)模型。本节介绍条件 logistic 回归模型在匹配的病例-对照研究中的应用。

以 $1∶M$ 的病例-对照研究为例,建立条件 logistic 回归模型。有 n 个匹配组,每一组中有 1 个病例和 M 个对照,用 X_{itj} 表示第 i 组第 t 个观察对象的第 j 个研究因素的观察值。假定每个研究因素在不同匹配组中对因变量的作用是相同的,则相应的条件 logistic 回归模型为

$$\mathrm{logit}(\pi)=\ln\left(\frac{\pi}{1-\pi}\right)=\beta_1 X_1+\beta_2 X_2+\cdots+\beta_m X_m \tag{17-20}$$

与一般 logistic 回归模型相比,该模型中没有常数项。对 n 个匹配组的资料,按独立事件的概率乘法原理可得模型的条件似然函数为

$$L=\prod_{i=1}^{n}\frac{1}{1+\sum_{t=1}^{M}\exp\left[\sum_{j=1}^{m}\beta_j(X_{itj}-X_{i0j})\right]} \tag{17-21}$$

其中,$t=1,2,\cdots,M$ 表示对照,$t=0$ 表示病例。此函数形式与非条件 logistic 回归似然函数相似,不同点为没有常数项 β_{j0}。其自变量的值为病例和对照相应的研究变量的差值。对条件似然函数 L 取自然对数后,可用 Newton-Raphson 迭代方法求得参数的估计值 b_j 及其标准误。具体分析方法与上一节的非条件 logistic 回归相似。该模型的结果解释与非条件 logistic 回归模型相同。

【例 17-2】　研究人员拟探讨雌激素使用与子宫内膜癌发病相关因素,采用 1∶1 配对的病例-对照研究。病例与对照按年龄相近、婚姻状况相同、生活的社区相同进行了配对。收集了年龄、雌激素使用、胆囊病史、高血压和非雌激素药的使用的数据,如表 17-7 所示(完整数据详见本章相关的数字资源)。

表 17-7　雌激素使用与子宫内膜癌发病间的关系的研究数据

个体编号	是否为病例	年龄/岁	是否使用雌激素	有无胆囊病史	有无高血压	是否使用非雌激素药
1	1	62	1	1	0	1
1	0	62	0	1	0	0
2	1	79	1	0	1	1
2	0	79	0	0	0	1
⋮	⋮	⋮	⋮	⋮	⋮	⋮
60	1	71	1	0	1	1
60	0	71	0	0	1	1

注:是否病例:1=病例、0=对照;其余指标:1=是/有、0=否/无。

采用逐步向前法,纳入标准 $P\leqslant 0.05$,剔除标准 $P>0.10$(系统默认),筛选子宫内膜癌发病风险相

关因素,并构建多因素条件 logistic 回归模型。结果如表 17-8。

表 17-8　例 17-2 回归模型估计结果

因素	回归系数	标准误	Wald χ^2	P 值	标准化回归系数	OR 值	OR 的 95%CI 下限	上限
有无胆囊病史	1.634	0.789	4.286	0.038	0.433	5.123	1.091	24.053
是否使用雌激素药	2.671	0.766	12.154	0.001	0.822	14.456	3.220	64.894

第三节　无序多分类因变量的 logistic 回归模型

当研究结局是无序多分类的变量时,应采用无序多分类 logistic 回归(polytomous logistic regression)模型。无序多分类的 logistic 回归模型是二分类 logistic 回归模型的推广。因此,应用二分类 logistic 回归模型的方式也同样适用,包括:模型的适用范围、参数的解释、置信区间的估计及变量选择的方法等。

设 Y 为多分类因变量,取值为 $0,1,2,\cdots,K$,代表 $K+1$ 个不同结局。另有 M 个自变量,记为 X_1, $X_2,\cdots,X_M$。如果用 $\pi_j = P(Y=j|X)$ 表示在一组自变量为 X 时 $Y=j$ 这一结局发生的概率,则无序多分类 logistic 回归模型可以表达为

$$\pi_j = \frac{\exp(\alpha_j + \beta_{j1}X_1 + \beta_{j2}X_2 + \cdots + \beta_{jM}X_M)}{\sum_{i=0}^{K} \exp(\alpha_i + \beta_{i1}X_1 + \beta_{i2}X_2 + \cdots + \beta_{iM}X_M)} \tag{17-22}$$

其中,α_j 和 $\beta_{jm}(j=1,2,\cdots,K;m=1,2,\cdots,M)$ 为未知参数,采用极大似然法估计。

若以 $Y=0$ 的结局作为比较的基准,并记为 $\text{logit}(\pi_j) = \ln(\pi_j/\pi_0)$,模型也可以表达为

$$\text{logit}(\pi_j) = \alpha_j + \beta_{j1}X_1 + \beta_{j2}X_2 + \cdots + \beta_{jM}X_M, \quad (j=1,2,\cdots,K) \tag{17-23}$$

模型的参数估计、假设检验与二分类 logistic 回归模型相同。

【例 17-3】某医生调查 160 名寻常痤疮青少年患者,收集了年龄、性别、有无抑郁、遗传史、患病时间(年)、面积大小(分段)、甜食、油腻、辛辣以及痤疮类型。数据见表 17-9。

表 17-9　寻常痤疮青少年患者自然信息与痤疮类型的数据

有无抑郁	性别	年龄/岁	遗传史	患病时间(年)	面积大小	甜食	油腻	辛辣	痤疮类型
0	2	23	1	3	2	0	1	1	1
0	2	18	1	4	2	0	0	1	1
0	1	19	0	1	2	0	0	0	1
0	2	22	1	2	1	0	0	0	1
0	1	25	0	1	3	0	0	1	1
0	1	24	0	2	2	0	0	1	1
0	2	25	0	3	3	0	1	0	1
0	2	24	1	2	1	0	1	0	1
0	1	20	0	2	2	0	1	0	1
0	1	24	0	1	2	0	0	0	1
0	1	18	0	2	2	0	0	0	1
0	1	24	1	1	3	0	0	0	1

续表

有无抑郁	性别	年龄/岁	遗传史	患病时间(年)	面积大小	甜食	油腻	辛辣	痤疮类型
0	1	23	1	1	3	0	1	0	1
0	1	23	1	2	3	1	0	0	1
0	2	23	1	1	2	1	0	1	1
0	2	23	1	3	2	1	0	0	1
0	2	24	1	2	2	1	0	0	1
1	1	28	0	3	2	1	0	1	1
1	2	24	0	2	1	1	0	1	1
1	2	24	1	2	1	1	1	1	1
1	2	18	0	2	2	1	1	1	1
1	2	26	1	2	1	1	0	1	1
1	2	28	1	1	2	1	0	0	1
1	2	26	0	3	1	1	1	0	1
1	2	24	0	2	3	1	1	1	1
1	2	25	1	3	3	1	1	0	1
1	2	29	1	3	3	1	1	1	1
0	2	22	1	2	3	1	1	1	2
0	2	22	0	3	2	1	1	1	2
0	2	24	1	2	2	1	1	1	2
0	2	23	1	2	1	1	1	1	2
0	2	25	1	2	2	1	1	1	2
1	2	26	0	1	1	1	1	1	2
1	2	25	0	1	1	1	1	1	2
1	2	29	0	3	1	1	1	1	2
1	2	25	1	2	1	1	1	1	2
0	1	23	1	2	3	1	1	1	2
0	1	24	0	2	2	1	1	1	2
0	2	23	1	2	2	1	1	1	2
0	2	24	0	2	2	1	1	1	2
1	2	26	0	2	1	1	1	1	2
1	2	26	0	3	1	1	1	0	2
1	1	26	1	2	1	1	0	0	2
1	1	26	0	2	1	1	0	0	2
1	1	27	1	3	1	0	0	0	2
1	2	26	0	3	1	0	0	0	2
1	2	26	0	1	2	0	0	1	2
1	2	18	1	1	1	0	0	1	2
1	2	25	1	3	3	0	0	1	2
1	2	26	1	2	2	0	0	1	2

续表

有无抑郁	性别	年龄/岁	遗传史	患病时间(年)	面积大小	甜食	油腻	辛辣	痤疮类型
1	2	29	1	3	3	0	1	1	2
0	1	21	1	4	3	0	1	1	2
0	2	24	1	3	3	0	1	0	2
0	2	23	1	1	3	0	1	0	2
0	2	23	0	2	2	0	1	0	2
0	2	26	1	3	2	1	1	0	2
0	2	23	0	2	2	1	1	0	2
0	2	23	0	2	3	1	1	1	2
0	2	23	0	2	2	1	1	1	2
0	2	24	0	2	2	1	1	1	2
0	2	25	0	3	2	1	1	1	2
0	2	22	0	2	2	1	1	1	2
1	1	23	1	3	1	1	1	1	2
1	1	29	0	4	2	1	1	1	2
1	1	19	0	1	1	1	1	1	2
1	2	29	0	3	1	1	1	0	2
1	2	29	1	3	2	0	0	0	2
1	2	26	1	4	2	1	0	0	2
1	2	24	1	3	1	1	0	0	2
1	2	25	1	3	3	1	0	1	2
1	1	17	0	1	1	1	0	1	2
1	1	24	0	3	1	1	1	1	2
1	1	18	1	3	2	1	1	1	2
1	2	28	1	3	3	1	1	1	2
0	1	20	1	1	3	1	1	1	2
0	1	25	0	2	3	1	1	1	2
0	1	20	0	2	2	1	1	1	2
0	1	22	0	2	2	1	1	1	2
0	1	24	0	2	2	1	1	1	2
0	2	20	0	2	2	1	1	1	2
0	2	24	1	1	3	1	1	1	2
0	2	25	0	1	2	1	1	1	2
0	2	23	0	2	2	1	1	1	2
0	2	26	0	2	2	1	1	1	2
0	2	23	0	2	2	1	1	0	2
0	2	25	1	3	3	1	1	0	2
0	2	24	0	2	3	1	1	0	2
0	2	23	0	2	3	1	1	1	2

续表

有无抑郁	性别	年龄/岁	遗传史	患病时间(年)	面积大小	甜食	油腻	辛辣	痤疮类型
1	2	26	1	1	3	1	1	1	2
1	2	19	0	2	1	1	1	1	2
1	2	28	1	3	1	1	1	1	2
1	2	23	0	3	1	1	1	1	3
1	1	16	1	3	1	1	1	1	3
1	2	27	1	1	1	1	1	1	3
1	2	24	0	2	1	1	1	1	3
1	2	27	0	2	2	1	1	1	3
1	1	29	1	3	2	1	1	1	3
1	1	25	1	4	1	1	1	1	3
1	1	26	1	1	3	1	1	1	3
1	2	24	1	1	1	1	1	1	3
1	1	27	0	2	2	1	1	1	3
1	1	17	0	2	3	1	1	1	3
1	1	26	1	3	1	1	1	1	3
1	1	27	0	2	1	1	1	1	3
1	1	28	0	3	1	1	1	1	3
1	1	20	1	3	1	1	1	1	3
1	1	18	0	2	1	1	1	1	3
1	2	24	0	2	2	1	1	1	3
1	2	29	1	3	3	0	1	1	3
1	2	27	1	3	1	0	1	1	3
0	2	25	1	2	2	0	1	1	3
1	1	25	1	3	1	0	1	1	3
1	2	24	1	2	1	0	1	1	3
1	2	28	1	3	2	0	1	1	3
1	2	18	1	2	2	0	1	0	3
1	2	25	0	3	1	0	1	0	3
1	1	24	1	2	1	0	1	0	3
1	2	24	0	2	2	0	1	0	3
1	2	24	0	2	1	1	1	1	3
1	2	25	1	3	1	1	1	1	3
1	2	18	1	3	2	1	1	1	3
0	1	23	1	2	2	1	0	1	3
0	2	23	0	2	2	1	1	1	3
0	2	25	0	1	3	1	1	1	3
0	2	23	1	3	3	1	1	0	3
1	1	27	1	2	2	1	0	1	3

续表

有无抑郁	性别	年龄/岁	遗传史	患病时间(年)	面积大小	甜食	油腻	辛辣	痤疮类型
1	1	24	1	4	1	1	1	1	3
1	1	18	0	1	1	1	1	1	3
1	1	17	1	1	2	1	1	1	3
1	1	27	0	3	1	1	1	1	3
1	1	23	0	1	1	1	1	1	3
1	2	23	1	4	1	1	1	1	3
1	2	27	1	2	2	1	1	1	3
1	2	21	1	4	1	1	1	1	3
1	2	28	1	3	3	1	1	1	3
1	2	26	1	4	2	1	1	1	3
1	2	20	0	1	3	1	0	1	3
1	2	25	1	3	1	1	0	1	3
1	2	23	1	1	1	1	0	1	3
1	2	23	0	2	1	1	0	1	3
1	2	25	0	1	1	1	0	1	3
1	2	21	1	2	3	1	1	1	3
1	2	28	1	4	3	1	1	1	3
1	2	23	0	2	1	1	1	1	3
1	2	21	0	4	1	1	1	1	3
1	2	28	1	3	3	1	1	1	3
1	1	25	0	1	1	1	1	1	3
1	1	29	0	4	3	1	1	1	3
1	2	26	1	1	2	0	1	1	3
1	2	26	1.	2	1	1	1	1	3
0	1	20	1	1	2	1	1	1	3
0	1	23	0	1	1	1	1	1	3
1	1	23	1	3	1	1	1	1	3
1	1	26	1	2	3	1	1	1	3
1	2	29	0	3	2	1	1	1	3
1	2	25	0	2	3	1	1	1	3
1	2	29	1	2	3	1	1	1	3
1	1	28	1	3	3	1	1	1	3
1	2	25	1	1	2	1	1	0	3
1	1	22	1	2	3	1	0	0	3

　　本例分类变量的编码含义为:性别(1=女,2=男)、有无抑郁(1=有,0=无)、遗传史(1=有,0=无)、面积大小(1=小面积,2=中面积,3=大面积)、甜食(1=经常吃,0=不经常吃)、油腻(1=经常吃,0=不经常吃)、辛辣(1=经常吃,0=不经常吃)以及痤疮类型(1=粉刺型,2=丘疹型,

3＝脓疱型）。以粉刺型为对照,构建无序多分类 logistic 回归模型。结果见表 17-10。

表 17-10　例 17-3 无序多分类 logistic 回归模型结果

对比组	因素	回归系数	标准误	Wald χ^2	自由度	P 值	OR	OR 的95%CI 下限	上限
丘疹型与粉刺型	常数项	−2.460	2.760	0.794	1	0.373	—	—	—
	有无抑郁	0.365	0.652	0.313	1	0.576	1.440	0.401	5.165
	性别	−0.080	0.602	0.017	1	0.895	0.923	0.284	3.005
	年龄	0.063	0.113	0.312	1	0.577	1.065	0.854	1.328
	遗传史	−0.008	0.554	<0.001	1	0.989	0.992	0.335	2.941
	病史年	0.119	0.336	0.124	1	0.724	1.126	0.582	2.177
	面积段	−0.252	0.397	0.403	1	0.526	0.777	0.357	1.692
	甜食	0.713	0.570	1.564	1	0.211	2.039	0.667	6.230
	油腻	1.654	0.605	7.487	1	0.006	5.229	1.599	17.101
	辛辣	0.991	0.552	3.221	1	0.073	2.693	0.913	7.948
脓疱型与粉刺型	常数项	−3.399	2.891	1.383	1	0.240	—	—	—
	有无抑郁	2.966	0.762	15.132	1	<0.001	19.409	4.355	86.488
	性别	−0.756	0.658	1.323	1	0.250	0.469	0.129	1.703
	年龄	0.019	0.116	0.028	1	0.867	1.020	0.813	1.279
	遗传史	0.638	0.623	1.051	1	0.305	1.894	0.559	6.419
	病史年	−0.115	0.372	0.095	1	0.757	0.891	0.430	1.848
	面积段	−0.217	0.422	0.264	1	0.608	0.805	0.352	1.841
	甜食	0.406	0.683	0.353	1	0.552	1.501	0.393	5.724
	油腻	2.816	0.708	15.814	1	<0.001	16.717	4.172	66.991
	辛辣	1.895	0.680	7.762	1	0.005	6.651	1.754	25.222

结果提示,丘疹型与粉刺型的比较中,食用油腻食物是危险因素,$OR = 5.229$,其他因素没有统计学意义。脓疱型与粉刺型的比较中,经常吃油腻食物、经常吃辛辣食物、有抑郁三个因素是危险因素,OR 值分别为 16.717、6.651、19.409,其他的因素没有统计学意义。

第四节　有序多分类因变量的 logistic 回归模型

临床的治疗疾病的结果可分为无效、有效、显效、治愈四类。四类结果存在大小等级关系。针对此类结局分析时,应采用有序多分类 logistic 回归(ordinal logistic regression)模型。有序多分类的 logistic 回归模型与其他 logistic 回归模型相比,模型概率的含义不同,但假设检验的方法相同。

设 Y 为有序多分类因变量,取值为 $0,1,2,\cdots,K$,分别代表 $K+1$ 个由小到大排列的结局。另有 M 个自变量,记为 $X_1,X_2,\cdots,X_M$。如果用 $\pi_j = P(Y \leqslant j|X)$ 表示在一组自变量为 X 时,$Y \leqslant j$ 这一结局发生的累积概率,则有序多分类 logistic 回归模型可以表达为

$$P_{Y \leqslant j} = \frac{1}{1 + \exp(-\alpha_j + \beta_1 X_1 + \beta_2 X_2 + \cdots + \beta_M X_M)} \quad (17\text{-}24)$$

其中,$\alpha_j(j=1,2,\cdots,K)$ 和 $\beta_i(i=1,2,\cdots,M)$ 为未知参数。α_j 是常数项,表示所有自变量为 0 时,出现某一累积结局的概率,显然有 $\alpha_1 < \alpha_2 < \cdots < \alpha_K$。有序多分类 logistic 回归模型的核心是以 j 为分割点,

将因变量 Y 的 $K+1$ 个有序结局合并为两类（前 j 个等级、后 $K-j$ 个等级），即划分为二分类结果。进一步，在此基础上定义后 $K-j$ 个等级的累积概率与前 j 个等级的累积概率的优势比。因此，该模型也被称为累积优势比模型（cumulative odds ratio model）。如果 Y 是三分类变量，其三个等级分别用 1、2、3 表示。那么一共有 2 种划分方式：$\{1,(2/3)\},\{(1/2),3\}$。

【例 17-4】 某医生调查 61 名肝癌患者，收集了年龄、性别、基因表达、乙肝表面抗原、有无肝硬化、肿瘤直径、是否血管浸润以及肿瘤分化程度等指标。数据见表 17-11，分析结果见表 17-12。

表 17-11　61 名肝癌患者的信息资料

基因表达	年龄	性别	乙肝表面抗原	肝硬化	肿瘤直径	血管浸润	肿瘤分化程度
0	0	0	0	1	0	0	0
1	1	1	0	0	0	0	0
1	1	0	1	0	0	0	0
1	1	1	1	0	0	0	0
1	1	1	0	0	1	0	0
1	0	1	0	0	0	0	0
1	1	1	0	0	0	0	0
1	1	0	1	1	0	0	1
1	1	0	1	1	0	0	1
1	0	1	1	1	0	0	1
1	0	1	1	1	0	0	1
1	0	1	1	1	0	0	1
1	0	1	1	1	0	0	1
1	0	1	1	1	0	0	1
1	1	1	1	1	0	0	1
1	1	1	1	1	0	0	1
1	1	1	1	1	0	0	1
1	1	1	1	1	0	0	1
1	1	0	0	0	0	0	1
1	1	0	1	0	0	0	1
1	1	1	1	1	1	0	1
1	1	1	1	1	1	0	1
1	1	1	1	1	1	0	1
1	0	1	1	1	0	1	1
0	0	1	1	1	0	1	1
0	1	1	0	1	1	1	1
1	0	1	1	1	1	1	1
1	0	1	1	1	1	1	1

续表

基因表达	年龄	性别	乙肝表面抗原	肝硬化	肿瘤直径	血管浸润	肿瘤分化程度
1	0	1	1	1	1	1	1
1	0	1	1	1	0	1	1
0	1	0	1	1	1	1	1
0	0	1	1	1	1	1	1
1	0	1	1	0	0	0	2
1	0	1	1	1	1	0	2
1	1	1	1	1	1	0	2
1	1	1	1	1	1	0	2
1	0	1	0	1	0	1	2
1	0	1	1	1	0	1	2
1	1	1	1	1	1	0	2
1	1	1	0	1	1	1	2
1	1	0	1	1	1	1	2
1	1	1	1	1	1	1	2
1	0	1	1	1	1	1	2
1	0	1	1	1	1	1	2
1	0	1	1	1	1	1	2
1	0	1	1	1	1	1	2
1	0	1	1	1	1	1	2
1	0	1	1	1	1	1	2
1	1	1	1	1	1	1	2
1	1	1	1	1	1	1	2
1	1	1	1	1	1	1	2
1	1	1	1	1	1	1	2
1	1	1	1	1	1	1	2
0	1	1	1	1	1	1	2
0	0	1	1	0	1	1	2

其中,分类变量编码分别是:性别(0＝女,1＝男)、基因表达(0＝低表达,1＝高表达)、年龄(0表示＜55岁,1表示≥55岁)、乙肝表面抗原(0＝阴性,1＝阳性)、有无肝硬化(0＝无,1＝有)、肿瘤直径(0表示≤5mm,1表示＞5mm)、是否血管浸润(0＝否,1＝是)、肿瘤分化程度(0＝高分化,1＝中分化,2＝低分化)。请采用有序多分类 logistic 回归模型评价各个因素与肿瘤分化程度的统计学关联。

由表 17-12 可见,在控制其他因素影响后,高表达患者与低表达患者相比,肿瘤分化程度提高一个或一个以上等级的可能性增加 exp(2.022)＝7.553 倍;有血管浸润的肿瘤且分化程度提高一个或一个以上等级的可能性增加 exp(2.597)＝13.423 倍。

表17-12　例17-4有序多分类logistic回归模型关联分析结果

因素	回归系数	标准误	Wald χ^2	自由度	P 值	回归系数95%CI	
						下限	上限
常数项:肿瘤分化程度={0 与(1/2)}	3.248	1.510	4.628	1	0.031	0.289	6.208
常数项:肿瘤分化程度={(0/1)与2}	7.676	1.860	17.031	1	<0.001	4.030	11.321
基因表达	2.022	1.026	3.886	1	0.049	0.012	4.033
年龄	0.192	0.723	0.071	1	0.791	−1.224	1.608
性别	0.231	0.998	0.053	1	0.817	−1.725	2.186
乙肝表面抗原	1.578	0.933	2.862	1	0.091	−0.250	3.406
有无肝硬化	1.569	1.007	2.430	1	0.119	−0.404	3.542
肿瘤大小	1.620	0.754	4.619	1	0.032	0.143	3.097
是否血管浸润	2.597	0.825	9.905	1	0.002	0.980	4.214

读者可以采用逐步回归法对该资料进行变量筛选。

第五节　应用中的注意事项

一、logistic回归的应用

(一)筛选疾病关联因素

探索疾病相关的影响因素,寻找致病的因素。探索哪些是危险因素,哪些是保护因素。logistic回归可应用于病例-对照研究、队列研究,还可以用于横断面研究。三种不同的研究中,除常数项外其回归系数的意义相同。在流行病学危险因素研究中,为了排除混杂因素的影响,可以通过拟合包含多变量的logistic模型得到调整后的OR_j,从而解释因变量与影响因素的关系。

(二)模型校正混杂因素

在观察性研究中,研究因素与研究结局的关联性可能受到混杂因素的干扰,如:年龄、性别、病情的轻重、病程长短等。如果不对混杂因素作用加以控制,就会使研究结果产生偏倚。控制混杂因素主要从两个方面入手,一是研究设计时进行控制,即随机分组、匹配设计或分层抽样使分组间的混杂因素均衡;二是统计分析时校正混杂因素。常见方法是回归模型中纳入需要校正的因素。

(三)模型预测疾病风险

利用多个疾病相关的因素构建多因素logistic回归模型。将样本对应变量的数值代入模型,可估计疾病发生的概率。

二、logistic回归的注意事项

1. 在应用logistic回归模型进行数据分析时,随自变量个数的增加,自变量各水平的交叉分类数将随之迅速增加。一般而言,样本量依赖于自变量的测量方式、变异大小、效应大小、共线性程度、因变量阳性结果率或比例等多种因素。当样本量充足时,极大似然估计能较好地维持性质。当样本量较小时,可采用精确法进行参数估计,并谨慎对待分析结果。因此,需要有足够的样本量来保障参数估计的稳定性。按经验,一般建议样本量是自变量数目的10倍以上。

2. 逐步回归是筛选的自变量的有效方式之一。然而,这种方式仅根据统计学标准选择或剔除变量。因此,实际工作中要结合专业知识,对模型中的自变量进行多次调整。例如,因样本量过小或选择性偏倚,某些公认的疾病相关因素未达到统计学标准,而未能进入模型。此时,应该强制将其纳入

模型。又如,两个高度相关的自变量,一个难以测量,另一个容易测量,若逐步回归将难以测量的指标纳入模型,则可从便于应用模型的角度,将其替换为容易测量的指标。

3. 回归模型对自变量不作要求,可以是任意类型的变量。对无序二分类变量可用 0、1 哑变量表示;对无序多分类变量常用多个哑变量表示;对有序多分类变量的处理需视情况而定。如果各等级间效应存在明显的线性增长关系,则可以直接将其纳入模型。此时,回归系数表示每增加 1 个等级的效应;如果等级间没有明显的线性增长关系,则可将其哑变量化。

4. 当因变量 Y 是一个无序多分类或有序多分类指标时,应采用相对应的模型,以增加结论的准确性。不要随意将其转变成二分类变量进行分析。

第六节　案　例

【案例 17-1】 某医生为了研究 ^{131}I 治疗发生不良事件的影响因素,收集了 323 例临床病例,根据研究设计收集了下列指标的信息。性别(男 = 0,女 = 1)、年龄(岁)、BMI 值(kg/m^2)、是否吸烟(不吸烟 = 0,吸烟 = 1)、是否饮酒(不饮酒 = 0,饮酒 = 1)、有无颈部淋巴结转移(不转移 = 0,转移 = 1)、有无周围组织侵犯(无 = 0,有 = 1)、有无远端转移(无 = 0,有 = 1)、有无冠心病(无 = 0,有 = 1)、有无高血压(无 = 0,有 = 1)、有无糖尿病(无 = 0,有 = 1)、手术次数、单次剂量(mCi,1mCi = 3.7 × 10^{7}Bq)、服碘次数、累计服碘剂量(mCi)、B-Raf 原癌基因,丝氨酸/苏氨酸激酶(B-Raf proto-oncogene, serine/threonine kinase, *BRAF*)基因表达(阴性 = 0,阳性 = 1)、是否发生不良事件(不发生 = 0,发生 = 1)等指标,原始数据见数字资源,对此资料进行 logistic 回归分析,利用 SPSS 进行 logistic 回归分析的部分结果见表 17-13。

表 17-13　logistic 回归统计分析的部分结果

因素	回归系数	标准误	Wald χ^2	自由度	P 值	OR 值
性别	0.613	0.464	1.747	1	0.186	1.846
年龄	−0.004	0.014	0.096	1	0.757	0.996
BMI	−0.166	0.042	15.902	1	0.000	0.847
是否吸烟	1.804	0.556	10.524	1	0.001	6.072
是否饮酒	−0.015	0.515	0.001	1	0.977	0.985
有无颈部淋巴结转移	−0.055	1.060	0.003	1	0.959	0.947
有无周围组织侵犯	0.426	0.531	0.644	1	0.422	1.531
有无远端转移	1.070	0.817	1.717	1	0.190	2.915
有无冠心病	1.231	0.496	6.160	1	0.013	3.423
有无高血压	0.812	0.367	4.909	1	0.027	2.253
有无糖尿病	1.764	0.459	14.767	1	0.000	5.834
手术次数	0.924	1.257	0.540	1	0.462	2.519
单次剂量	−0.009	0.025	0.125	1	0.723	0.991
服碘次数	−2.910	2.862	1.034	1	0.309	0.054
累计服碘剂量	0.031	0.019	2.598	1	0.107	1.031
BRAF 基因表达	−0.028	0.455	0.004	1	0.951	0.973
常数项	1.018	3.498	0.085	1	0.771	2.769

(1)该研究采用的是什么设计?

解析:前瞻性设计,队列研究。

（2）结果中有的自变量有统计学意义,有的无统计学意义,如何实现方程内的变量均有统计学意义?

解析:可以采用逐步回归筛选有统计学意义的自变量。

（3）如何进行合理的多因素 logistic 回归分析?

解析:指标纳入多因素 logistic 回归模型的原则是:①指标在多因素 logistic 回归中有统计学意义;②指标在单因素回归模型和多因素回归模型中的系数相差 50% 以上,无论是否有统计学意义。注意事项:①分类指标要考虑是否哑变量化,是否进行必要的亚类合并;②连续性变量是否要考虑非线性效应;③多个指标间是否要考虑交互作用。

（4）该研究设计中是否存在混杂因素? 应如何进行校正?

解析:本研究是探索 ^{131}I 治疗所致不良事件的影响因素,属于影响因素的探索性研究,并无明确的研究因素。只有存在明确研究因素的条件下,才需要考虑校正混杂因素。因为,此时混杂因素会干扰研究因素与结局之间的关联。

 思考与练习

一、单选题

1. logistic 回归适用于因变量是（　　　）
   A. 二分类变量　　　　　　　　　　B. 无序多分类变量
   C. 有序多分类变量　　　　　　　　D. 连续型定量变量
   E. 各种类型分类变量

2. logistic 回归不可以用作（　　　）
   A. 影响因素分析　　　　　　　　　B. 预测
   C. 校正混杂因素　　　　　　　　　D. 分类因变量的分析
   E. 连续性因变量的分析

3. logistic 回归系数与 OR 值的关系是（　　　）
   A. $\beta > 0$ 等价于 $OR > 1$　　　　B. $\beta > 0$ 等价于 $OR < 1$
   C. $\beta < 0$ 等价于 $OR > 1$　　　　D. $\beta < 0$ 等价于 $OR < 0$
   E. $\beta = 0$ 等价于 $OR = 0$

4. logistic 回归分析的参数估计所用的方法是（　　　）
   A. 最小二乘法　　　　　　　　　　B. 最小似然法
   C. 最大二乘法　　　　　　　　　　D. 极大似然法
   E. 乘积极限法

5. 研究是否患冠状动脉疾病与性别、年龄及心电图的关系,适合的统计分析方法为（　　　）
   A. 多因素线性回归分析　　　　　　B. 判别分析
   C. 聚类分析　　　　　　　　　　　D. logistic 回归分析
   E. Cox 回归分析

二、简答题

1. 试比较 logistic 回归与线性回归两种方法的异同。

2. logistic 回归常分为哪些类型? 如何选用?

3. logistic 回归分析对自变量和因变量有什么要求?

4. logistic 回归的适用范围是什么? 应注意哪些问题?

5. 如何评价 logistic 回归方程的优劣。

6. 条件 logistic 回归与非条件 logistic 回归有何不同?

7. 无序多分类 logistic 回归与有序多分类 logistic 回归有何不同?

三、计算题

1. 为了探讨冠心病发生的相关危险因素,对 24 名冠心病患者和 26 名对照者进行病例-对照研究,其中变量的赋值见表 17-14。

表 17-14　相关因素与赋值

变量	赋值
高血压史 X_1	无 = 0,有 = 1
吸烟 X_2	不吸 = 0,吸 = 1
高血脂史 X_3	无 = 0,有 = 1
身体质量指数 X_4/$(kg \cdot m^{-2})$	$< 24 = 1, 24 \sim < 26 = 2, \geqslant 26 = 3$
年龄 X_5	单位:岁
是否患冠心病 Y	否 = 0,是 = 1

研究数据见表 17-15。试作 logistic 回归分析。

表 17-15　冠心病相关危险因素研究数据表

序号	X_1	X_2	X_3	X_4	X_5/岁	Y	序号	X_1	X_2	X_3	X_4	X_5/岁	Y
1	1	0	0	1	63	0	26	1	0	1	2	53	0
2	0	0	0	1	46	0	27	1	1	0	2	50	1
3	1	1	0	1	52	0	28	0	1	0	2	62	1
4	0	1	0	1	49	0	29	0	1	1	1	50	1
5	0	1	0	1	59	0	30	0	1	0	1	48	1
6	0	1	0	2	61	0	31	0	0	1	1	49	1
7	0	0	0	1	52	0	32	0	1	0	1	46	1
8	0	1	1	1	68	0	33	1	1	1	1	51	1
9	0	0	0	1	48	0	34	1	1	1	1	60	1
10	0	1	0	1	42	0	35	1	1	1	1	62	1
11	0	0	0	1	43	0	36	0	0	0	1	63	1
12	0	0	0	2	38	0	37	1	1	1	2	52	1
13	1	1	0	1	68	0	38	1	1	0	2	58	1
14	0	1	0	1	60	0	39	1	1	0	1	57	1
15	0	1	0	3	41	0	40	1	1	1	2	59	1
16	0	1	0	1	47	0	41	0	1	1	3	71	1
17	0	1	0	1	43	0	42	1	1	1	3	62	1
18	1	1	1	1	63	0	43	1	1	1	3	68	1
19	1	1	1	2	46	0	44	0	1	1	1	56	1
20	1	1	0	1	59	0	45	0	1	0	2	66	1
21	1	0	1	3	48	0	46	0	1	0	2	42	1
22	0	0	0	1	47	0	47	0	1	0	2	48	1
23	0	0	0	1	49	0	48	1	1	0	2	51	1
24	0	0	1	1	50	0	49	1	1	0	1	50	1
25	1	0	1	3	46	0	50	1	0	1	3	61	1

2. 某医生用 1∶1 配对的病例-对照研究方法研究喉癌发病的相关因素,现选取了 6 个可能的因素和 20 对数据,各因素的变量及赋值说明见表 17-16,资料列于表 17-17。试作条件 logistic 回归分析。

表 17-16 喉癌的危险因素与赋值说明

因素	变量名	赋值说明
咽炎	X_1	无 =1,偶尔 =2,经常 =3
吸烟量/(支·d⁻¹)	X_2	0 =1,1~4 =2,5~9 =3,10~19 =4,20~ =5
声嘶史	X_3	无 =1,偶尔 =2,经常 =3
摄食新鲜蔬菜	X_4	少 =1,经常 =2,每天 =3
摄食水果	X_5	很少 =1,少量 =2,经常 =3
癌症家族史	X_6	无 =0,有 =1
是否患喉癌	Y	对照 =0,病例 =1

表 17-17 喉癌 1∶1 配对病例-对照调查资料整理表

配对编号	Y	X_1	X_2	X_3	X_4	X_5	X_6	配对编号	Y	X_1	X_2	X_3	X_4	X_5	X_6
1	1	3	5	1	1	1	0	11	1	1	3	1	3	2	1
	0	1	1	1	3	3	0		0	1	1	1	3	1	0
2	1	1	3	1	1	3	0	12	1	1	4	1	3	2	0
	0	1	1	1	3	2	0		0	1	5	3	3	3	0
3	1	1	4	1	3	2	0	13	1	1	4	2	3	1	0
	0	1	5	1	3	2	0		0	2	1	1	3	3	0
4	1	1	4	1	2	1	1	14	1	2	3	1	3	2	0
	0	1	1	1	3	3	0		0	1	2	3	2	2	0
5	1	2	4	2	3	2	0	15	1	1	4	1	3	2	0
	0	1	2	1	3	3	0		0	1	3	2	2	2	0
6	1	1	3	1	3	2	1	16	1	1	3	2	2	2	0
	0	1	2	1	2	1	0		0	1	1	1	2	1	0
7	1	2	1	1	2	2	0	17	1	1	4	2	3	2	1
	0	1	1	1	3	3	0		0	1	4	1	3	2	0
8	1	1	2	3	2	2	0	18	1	1	5	1	2	1	0
	0	1	1	1	2	2	0		0	2	1	1	2	2	1
9	1	3	4	3	3	2	0	19	1	1	2	2	3	1	0
	0	1	4	1	3	1	0		0	1	1	1	3	3	0
10	1	1	1	1	3	2	0	20	1	1	2	1	2	2	0
	0	1	2	1	2	1	0		0	1	1	2	3	2	1

3. 为了研究胃癌及癌前病变核仁组织变化情况,分析核仁组成区嗜银蛋白(AgNoR)颗粒数量及大小在胃炎、不典型增生和胃癌中的变化规律以及临床的诊断意义,检测了 129 名患者,数据见表 17-18,试进行 logistic 回归分析。

表 17-18　三种胃疾病核仁组成区嗜银蛋白（AgNoR）颗粒检测结果整理表

分层	颗粒数	颗粒大小	例数			
			合计	胃炎	不典型增生	胃癌
1	较少	小	9	9	0	0
2	较少	中	19	18	1	0
3	较少	大	23	15	8	0
4	中等	小	3	0	3	0
5	中等	中	19	2	15	2
6	中等	大	18	0	14	4
7	较多	小	1	0	1	0
8	较多	中	14	0	2	12
9	较多	大	23	0	0	23

4. 某医院骨科在研究某种药物治疗骨折效果时，收集了 516 例病例资料，对每一患者采用相同的标准，按照"差""中""好"三个不同的等级作疗效评价。在评价时需要同时考虑骨折的类型、是否手术和治疗时间三个因素对结果的影响，各因素说明及整理后的数据见表 17-19 与表 17-20，试用 logistic 回归分析手术与药物的作用。

表 17-19　各因素赋值说明

因素	变量名	赋值说明
骨折类型	X_1	闭合 = 0，开放 = 1
治疗方法	X_2	非手术 = 0，手术 = 1
服药情况	X_3	未服药 = 0，服药 = 1
治疗时间/周	X_4	$< 11 = 1, 11 \sim < 21 = 2, 21 \sim = 3$
疗效评价	Y	差 = 0，中 = 1，好 = 2

表 17-20　骨折患者治疗效果观察资料整理表

层数 g	骨折类型 X_1	治疗方法 X_2	服药情况 X_3	治疗时间 X_4	疗效评价（例数）Y		
					0	**1**	**2**
1	0	0	0	1	16	2	0
2	0	0	0	2	6	9	2
3	0	0	0	3	1	2	7
4	0	0	1	1	37	31	10
5	0	0	1	2	0	7	19
6	0	0	1	3	0	1	4
7	0	1	0	1	15	2	0
8	0	1	0	2	13	12	3
9	0	1	0	3	3	12	17
10	0	1	1	1	46	45	5
11	0	1	1	2	2	19	28
12	0	1	1	3	1	2	19

续表

层数	骨折类型	治疗方法	服药情况	治疗时间	疗效评价(例数) Y		
g	X_1	X_2	X_3	X_4	0	1	2
13	1	0	0	1	1	0	1
14	1	0	0	2	1	1	0
15	1	0	0	3	0	3	1
16	1	0	1	1	10	4	0
17	1	0	1	2	2	6	4
18	1	0	1	3	0	1	5
19	1	1	0	1	8	1	0
20	1	1	0	2	4	9	0
21	1	1	0	3	0	5	8
22	1	1	1	1	10	12	3
23	1	1	1	2	0	5	7
24	1	1	1	3	0	0	6

（刘启贵）

第十八章
多因素泊松回归分析

【学习要点】

1. 当因变量服从泊松分布，可采用泊松回归模型分析自变量和因变量之间的关系。可采用似然比检验或者 Wald 检验进行回归系数的假设检验，采用偏差检验和 Pearson χ^2 检验进行模型的拟合优度检验。

2. 当因变量的方差大于均数时，则出现过离散现象，可采用拉格朗日乘子统计量进行检验。此时，因变量服从负二项分布，需采用负二项回归模型进行分析。

3. 泊松回归模型和负二项回归模型的应用条件、概念存在明显区别，实际应用时需根据数据合理选择。

4. 可利用赤池信息量准则和贝叶斯信息准则统计量进行模型的选择与评价。

第一节　泊松回归的概念

如本书第三章所述，对于一些事件，它们在单位时间或单位空间内的发生次数服从泊松分布。如果用线性回归直接建立因变量和自变量的回归方程，模型右侧取值可能范围为 $-\infty$ 到 $+\infty$，而左侧理论应该是大于 0 的，因此可能会出现难以解释的情况。故需考虑采用其他的回归模型进行分析，如泊松回归（Poisson regression）。

泊松回归模型中，因变量 Y_i 在单位观察范围（时间或空间等）内事件发生的均数与自变量的关系表示为

$$E(Y_i) = \mu_i = \frac{\lambda_i}{T_i} = \exp(\beta_0 + \beta_1 X_{i1} + \beta_2 X_{i2} + \cdots + \beta_m X_{im}), \quad i = 1, 2, \cdots, n \tag{18-1}$$

其中 $\mu_i = \lambda_i / T_i$ 表示第 i 个观测的因变量在单位观察范围内的均数；T_i 表示观察范围；$X_{i1}, X_{i2}, \cdots, X_{im}$ 表示模型中的自变量；β_0 称为常数项或截距；$\beta_1, \beta_2, \cdots, \beta_m$ 称为泊松回归系数，其解释是：在控制其他自变量不变的情况下，自变量 $X_j (j \in \{1, 2, \cdots, m\})$ 每增加一个单位，因变量在单位观察范围内的均数 μ 变为先前的 e^{β_j} 倍。β_0 和 $\beta_1, \beta_2, \cdots, \beta_m$ 是模型中未知的需要估计的参数。

对式（18-1）两边取自然对数，可以得到

$$\ln \mu_i = \ln \lambda_i - \ln T_i = \beta_0 + \beta_1 X_{i1} + \beta_2 X_{i2} + \cdots + \beta_m X_{im}, \quad i = 1, 2, \cdots, n \tag{18-2}$$

其中，$\ln T_i$ 称为偏移量（offset），可以理解为对不同观察范围的校正，如果所有观测的观察范围相同，则该项自动归入常数项 β_0 中，无须作为单独的一项。

下面结合实例介绍泊松回归模型。

【例 18-1】　为了探究非黑色素瘤皮肤癌的发生和太阳辐照强度之间的关系，某研究者选择了阳光辐射较强的 A 市，以及与 A 市经济水平、地形特征、生活方式等各方面比较接近，但阳光辐照较低的 B 市作为对照，随访收集了 2000—2021 年两市 18 岁以上居民非黑色素瘤皮肤癌的发病情况。考虑到两市居民的年龄构成不同，并且不同年龄段非黑色素瘤皮肤癌的发生情况差异较大，该研究者对资料作了如下整理，见表 18-1。

假定单位人年内非黑色素瘤皮肤癌的发生数 Y_i 服从泊松分布，考虑用上面的泊松回归模型来分

表18-1   A市和B市各年龄段市民非黑色素瘤皮肤癌的发病情况

城市	年龄/岁	发病人数/人	观察人年数/(人·年)
A市	18~35	7	181 246
	36~50	26	126 207
	51~65	38	125 384
	≥66	57	111 751
B市	18~35	3	162 645
	36~50	11	133 015
	51~65	23	91 216
	≥66	31	93 041

析影响因变量 Y_i 总体均数的因素。该例中共有8条观测,各变量的赋值及说明见表18-2。因变量 Y_i 是单位人年非黑色素瘤皮肤癌发病人数,并记其均数为 μ_i。自变量为城市和年龄组,由于年龄组是无序分类变量,在具体操作时要将其赋值为哑变量(dummy variable),哑变量与原变量 X_2 的对应取值如表18-3。建立因变量和自变量的泊松回归模型,模型的形式为

$$\mu_i = \exp(\beta_0 + \beta_1 X_{i1} + \beta_2 X_{i21} + \beta_3 X_{i22} + \beta_4 X_{i23}), \quad i = 1, 2, \cdots, 8 \qquad (18\text{-}3)$$

表18-2 例18-1中的相关变量赋值及说明

变量	变量名	赋值与单位	变量类型
城市	X_1	B市=0,A市=1	无序分类变量
年龄组	X_2	18~35岁=0,36~50岁=1	无序分类变量
		51~65岁=2,≥66岁=3	
观察人年数	T	单位:人·年	定量变量
发病人数	Y	单位:人	定量变量

表18-3 X_2(年龄组)的哑变量编码

原变量 X_2	哑变量		
	X_{21}	X_{22}	X_{23}
0(18~35岁)	0	0	0
1(36~50岁)	1	0	0
2(51~65岁)	0	1	0
3(≥66岁)	0	0	1

第二节 泊 松 回 归

一、模型的参数估计和假设检验

(一)回归系数估计

泊松回归模型的参数估计通常通过极大似然估计(maximum likelihood estimate,MLE)法获得。首先,根据泊松分布的概率分布函数对 n 例观测建立似然函数,该似然函数表示出现现有样本的概率,即

$$L = \prod_{i=1}^{n} P(Y_i \mid X_i) = \prod_{i=1}^{n} \frac{\mu_i^{Y_i} e^{-\mu_i}}{Y_i!}, \quad i = 1, 2, \cdots, n \tag{18-4}$$

式中，$\dfrac{\mu_i^{Y_i} e^{-\mu_i}}{Y_i!}$ 表示第 i 例观测在给定自变量 $X_{i1}, X_{i2}, \cdots, X_{im}$ 条件下发生 Y_i 次事件的概率，根据式（18-2），将 μ_i 用 $\beta_1, \beta_2, \cdots, \beta_m$ 和自变量 $X_{i1}, X_{i2}, \cdots, X_{im}$ 来表示并代入式（18-4）中，得似然函数为

$$L(\beta) = \frac{\prod_{i=1}^{n} \left[\exp\left(\sum_{j=0}^{m} \beta_j X_{ij} \right) \right]^{Y_i} \times \exp\left[-\exp\left(\sum_{j=0}^{m} \beta_j X_{ij} \right) \right]}{\prod_{i=1}^{n} Y_i!} \tag{18-5}$$

极大似然估计的基本思想是寻求参数 $\beta_1, \beta_2, \cdots, \beta_m$ 的估计，使得在一次抽样中得到现有样本的概率为最大，即使得上述似然函数 $L(\beta)$ 达到最大值，这样得到的估计称为参数 $\beta_1, \beta_2, \cdots, \beta_m$ 的极大似然估计。具体求解可以通过对似然函数取对数，得到对数似然函数 $\ln[L(\beta)]$，然后分别对 $\beta_1, \beta_2, \cdots, \beta_m$ 求偏导数，并令其等于零，由此得到 $m+1$ 个方程。最后可以采用 Newton-Raphson 迭代算法解此方程组，求得参数 $\beta_1, \beta_2, \cdots, \beta_m$ 的估计。

（二）回归系数的假设检验

得到泊松回归模型的参数估计后，还需要对回归模型进行假设检验，这些检验主要包括：第一，对回归模型整体的检验，以判断建立的回归模型是否有意义；第二，对模型中单一回归系数的检验，以判断每一个自变量对因变量的影响是否具有统计学意义。假设检验常用的方法有似然比检验（likelihood ratio test）或者 Wald 检验，下面作简单介绍。

1. 对回归模型整体的检验

$H_0: \beta_1 = \beta_2 = \cdots = \beta_m = 0$（各回归系数全为 0）。

$H_1: \beta_j (j = 1, 2, \cdots, m)$ 不全为 0。

通常采用似然比检验，基本思想是比较在两种不同假设条件下的对数似然函数值的差别大小。具体做法是，先拟合原假设成立条件下的回归模型，求出它的对数似然函数值，记为 $\ln L_0$；然后拟合备择假设成立条件下的回归模型并得到对数似然函数值，记为 $\ln L_1$。假设原假设和备择假设成立下的两个模型分别包含 a 个参数和 b 个参数，似然比检验统计量 χ^2 定义为

$$\chi^2 = -2(\ln L_1 - \ln L_0) = -2\ln\left(\frac{L_1}{L_0} \right) \tag{18-6}$$

可以证明在一定条件下，检验统计量 χ^2 渐近服从自由度 $\nu = b - a$（两个模型中参数的个数之差）的 χ^2 分布。显然 χ^2 数值越大，说明两个模型的差别越大，原假设越有可能不正确，因此在 χ^2 数值大的时候拒绝原假设。根据 χ^2 分布和相应的自由度，可以根据临界值或者计算 P 值作出统计推断。

根据例 18-1 的数据，用统计软件计算得 $\ln L_0 = -67.201, \ln L_1 = -20.352$，因此 $\chi^2 = -2(\ln L_1 - \ln L_0) = -93.698$，自由度 $\nu = 5 - 1 = 4$，对应的 $P < 0.0001$，按 0.05 的检验水准拒绝原假设，即建立该回归模型有意义。

2. 对模型中单一回归系数的检验

$H_0: \beta_j = 0$。

$H_1: \beta_j \neq 0$。

既可以使用上述的似然比检验，也可以使用 Wald 检验。Wald 检验统计量公式为

$$\chi^2_{\text{w}} = \left[\frac{b_j}{S_{b_j}} \right]^2 \tag{18-7}$$

当 H_0 成立时，可以证明在一定条件下检验统计量 χ^2_{w} 渐近服从自由度为 1 的 χ^2 分布。在检验统计量

数值大的时候拒绝原假设,根据自由度为 1 的 χ^2 分布,可以根据临界值或者计算 P 值作出统计推断。

对例 18-1 的数据,利用统计软件计算得泊松回归模型的常数项和回归系数的估计值及假设检验结果,见表 18-4。

表 18-4　例 18-1 的模型系数估计及假设检验结果

参数 （1）	自由度 （2）	b （3）	S_b （4）	b 的 95% CI		Wald χ^2 （7）	P 值 （8）
				下限 （5）	上限 （6）		
常数项	1	−10.713	0.327	−11.353	−10.073	1 075.864	<0.000 1
城市（A 市）	1	0.458	0.149	0.167	0.749	9.503	0.002 1
年龄组（36~50 岁）	1	1.609	0.352	0.919	2.299	20.869	<0.000 1
年龄组（51~65 岁）	1	2.248	0.337	1.587	2.909	44.437	<0.000 1
年龄组（≥66 岁）	1	2.685	0.330	2.038	3.331	66.271	<0.000 1

注:城市以 B 市为参照组,年龄组以 18~35 岁为参照组。

表 18-4 中第 3 列为回归系数的估计值,第 4 列为回归系数的标准误,第 5~6 列分别为回归系数的 95% 置信区间的上限和下限,第 7~8 列为 Wald 检验的统计量值及其 P 值。

根据分析结果可知,在控制年龄因素后,A 市市民发生非黑色素瘤皮肤癌的风险是 B 市市民的 $\exp(0.458)=1.581$ 倍（95% CI：1.182~2.115）,说明较高的阳光辐照强度与较高的非黑色素瘤皮肤癌发生风险相关。此外,在控制城市（阳光辐照强度）因素后,随着年龄增加,发生非黑色素瘤皮肤癌的风险也增加,以 "36~50 岁" 年龄组为例,其发生非黑色素瘤皮肤癌的风险是 "18~35 岁" 年龄组的 $\exp(1.609)=4.998$ 倍（95% CI：2.507~9.964）。

我们还可以通过模型对不同自变量取值下的非黑色素瘤皮肤癌的平均发病密度进行估计,例如,B 市 18~35 岁的患者的平均发病密度估计值为 $\exp(-10.713)=2.23/10$ 万（人·年）,A 市 36~50 岁的患者的平均发病密度估计值为 $\exp(-10.713+0.458+1.609)=17.58/10$ 万（人·年）。其他各组平均发病密度估计值的计算与此类似。

在拟合泊松回归模型后,通常要对模型进行拟合优度检验。常用的拟合优度检验是偏差（deviance）检验和 Pearson χ^2 检验,具体方法参考 logistic 回归章节（第十七章）的内容。

例 18-1 中共有 8 条观测数据,对应的泊松回归模型中共有 5 个参数（含常数项）,因此模型的自由度为 $8-5=3$。模型拟合优度的检验结果见表 18-5,可以看出偏差检验和 Pearson χ^2 检验的 P 值均大于检验水准 $\alpha=0.05$,尚不能拒绝原假设,可认为当前的模型拟合数据是合适的。

表 18-5　例 18-1 模型的拟合优度检验结果

检验方法	统计量值	自由度	P 值
偏差检验	2.930	3	0.402 5
Pearson χ^2 检验	2.897	3	0.407 8

二、模型的选择与评价

对同一数据拟合两个及以上模型后,可以用一些指标,如赤池信息准则（Akaike information criterion,AIC）和贝叶斯信息准则（Bayesian information criterion,BIC）比较模型拟合的优劣,从而选择更合适的模型。这些指标的数值越小,表示对应的模型更适用于拟合数据。

（一）赤池信息量准则

计算公式为

$$AIC=(-2\ln\hat{L})+2p \tag{18-8}$$

（二）贝叶斯信息准则

计算公式为

$$BIC=(-2\ln\hat{L})+p\ln(n) \tag{18-9}$$

其中 $\hat{L}$ 为模型似然函数的最大值，p 为模型中的参数数量，n 为观测数量。

根据例 18-1 的数据计算的模型信息指标见表 18-6，通过比较可以看出，有常数项和上述自变量的泊松回归模型对数据的拟合优于只有常数项的泊松回归模型。

表 18-6　例 18-1 的泊松回归模型信息指标

指标	只有常数项的模型	常数项+自变量的模型
AIC	136.410	50.700
BIC	136.490	51.100

第三节　负二项回归

泊松回归的模型假设之一是在给定自变量的情况下，因变量服从泊松分布，这要求因变量的方差等于均数。如果因变量的方差大于均数，则称为过离散（overdispersion），这种情况下用泊松回归来分析是不合适的。而负二项回归模型允许因变量的方差大于均数，为此类问题的分析提供了一种可能的解决办法。

一、过离散

过离散可以通过拉格朗日乘子统计量（Lagrange multiplier statistic）进行检验，拉格朗日乘子统计量的计算公式为

$$LM=\frac{\left\{\sum_{i=1}^{n}[(Y_i-\hat{\mu}_i)^2-Y_i]\right\}^2}{2\sum_{i=1}^{n}\hat{\mu}_i^2} \tag{18-10}$$

其中 $\hat{\mu}_i$ 表示第 i 个观测在泊松模型下的因变量在单位观察范围的均数的估计。检验的原假设 H_0 为：在给定自变量的情况下，因变量服从泊松分布。在原假设成立的条件下，LM 渐近服从自由度为 1 的 χ^2 分布。给定检验水平 α 的情况下，如果 LM 大于 χ^2 分布界值 $\chi^2_{1-\alpha,1}$，则拒绝原假设，可认为不服从泊松分布，存在过离散。另外，过离散的检验方法还有 Pearson χ^2 检验和似然比检验等。

二、模型

当因变量 Y_i 服从负二项分布时，它的概率分布函数以及相应的均数和方差分别为

$$P(Y_i|\mu_i,\theta)=\frac{\Gamma(Y_i+\theta)}{\Gamma(\theta)Y_i!}\left(\frac{\theta}{\theta+\mu_i}\right)^{\theta}\left(\frac{\mu_i}{\theta+\mu_i}\right)^{Y_i} \tag{18-11}$$

$$E(Y_i)=\mu_i,\quad Var(Y_i)=\mu_i+\frac{\mu_i^2}{\theta} \tag{18-12}$$

式中，$\Gamma(\cdot)$ 表示伽马函数；θ 表示离散参数。

负二项回归模型（negative binomial regression model）假定因变量 Y_i 服从负二项分布，因变量 Y_i 在单位观察范围内的均数和自变量的关系表示为

$$E(Y_i)=\mu_i=\lambda_i/T_i=\exp(\beta_0+\beta_1X_{i1}+\beta_2X_{i2}+\cdots+\beta_mX_{im}),\quad i=1,2,\cdots,n \tag{18-13}$$

其中 $\mu_i = \lambda_i / T_i$ 表示第 i 个观测的因变量在单位观察范围内的均数;T_i 表示观察范围。

根据式(18-11)可以得到负二项回归的似然函数为

$$
\begin{aligned}
L &= \prod_{i=1}^{n} P(Y_i \mid \mu_i, \theta) \\
&= \prod_{i=1}^{n} \exp\left[\theta \ln\left(\frac{\theta}{\theta + \mu_i}\right) + Y_i \ln\left(\frac{\mu_i}{\theta + \mu_i}\right) + \ln\Gamma(Y_i + \theta) - \ln\Gamma(\theta) - \ln Y_i! \right]
\end{aligned}
\tag{18-14}
$$

式中,$\mu_i = \exp(\beta_0 + \beta_1 X_{i1} + \beta_2 X_{i2} + \cdots + \beta_m X_{im})$。

下面将通过一个实例对负二项回归模型进行介绍。

【例18-2】 为了确定浅表性膀胱肿瘤切除后,不同治疗方式对膀胱肿瘤复发频率的影响,有研究者进行了一项随机临床试验。该试验将接受手术切除的浅表性膀胱肿瘤患者随机分配至三种治疗中的一种,包括口服安慰剂药丸、吡哆醇药丸及定期膀胱滴注塞替派。之后,每月对试验对象进行随访,如果随访过程中发生肿瘤复发则在切除肿瘤后继续接受治疗,同时作好记录,共有效随访116名患者。根据以往的经验和证据,患者所患肿瘤数和最大肿瘤的直径可能会影响肿瘤的复发,因此研究者也收集了这两个变量的数据,各变量的赋值情况见表18-7,治疗方式原变量 X_i 与哑变量的对应取值见表18-8,数据示例见表18-9。

表18-7 例18-2的相关变量赋值及说明

变量	变量名	赋值与单位	变量类型
治疗方式	X_1	安慰剂药丸=0,吡哆醇药丸=1 膀胱滴注塞替派=2	无序分类变量
入组时所患肿瘤数	X_2	单位:个	定量变量
最大肿瘤的直径	X_3	单位:cm	定量变量
随访时间	T	单位:月	定量变量
复发次数	Y	单位:次	定量变量

表18-8 X_1(治疗方式)的哑变量编码

原变量 X_1	哑变量	
	X_{11}	X_{12}
0(安慰剂药丸)	0	0
1(吡哆醇药丸)	1	0
2(膀胱滴注塞替派)	0	1

表18-9 浅表性膀胱肿瘤复发与治疗方式关系研究的数据示例

患者编号	复发次数/次	随访时间/月	治疗方式	入组时所患肿瘤数/个	最大肿瘤的直径/cm
1	0	1	0	1	3
2	0	4	0	2	1
⋮	⋮	⋮	⋮	⋮	⋮
48	0	2	1	1	2
49	2	4	1	4	6
⋮	⋮	⋮	⋮	⋮	⋮
115	1	54	2	2	1
116	0	59	2	1	3

该研究的因变量是单位时间内患者的膀胱肿瘤复发次数,目的是分析单位时间内的复发次数是否与上述三种治疗方式有关。对因变量进行可视化,从图 18-1 中可以看到,较多患者并没有出现肿瘤复发,大多患者出现了 1 次或 2 次复发,也有少数患者出现了多次(2 次以上)复发。我们假设患者在单位时间内的膀胱肿瘤复发次数服从泊松分布,尝试用泊松回归进行分析。拟合泊松回归模型后进行过离散检验,可以计算得到拉格朗日乘子统计量 LM 的值为 18.539,大于给定检验水准 $\alpha = 0.05$ 时对应的 χ^2 界值 $\chi^2_{1-0.05,1} =$

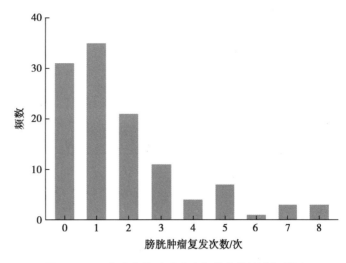

图 18-1　所有患者的膀胱肿瘤复发次数统计频数图

3.841,因此可认为产生了过离散,需要考虑别的模型,比如负二项回归模型。

例 18-2 中共有 116 条观测数据,因变量 Y_i 是单位时间内患者的膀胱肿瘤复发次数,并记其数学期望为 μ_i,自变量包括患者的肿瘤治疗方式、入组时所患肿瘤数和最大肿瘤直径(变量赋值见表 18-7)。建立因变量和自变量的负二项回归模型,模型形式为

$$\mu_i = \exp(\beta_0 + \beta_1 X_{i11} + \beta_2 X_{i12} + \beta_3 X_{i3} + \beta_4 X_{i4}), \quad i = 1,2,\cdots,116 \qquad (18\text{-}15)$$

通过极大似然法可以得到模型系数的估计值并进行假设检验,结果如表 18-10 所示。

表 18-10　例 18-2 的系数估计及假设检验结果

参数 (1)	自由度 (2)	b (3)	S_b (4)	b 的 95% CI 下限 (5)	上限 (6)	Wald χ^2 (7)	P 值 (8)
常数项	1	-3.063	0.218	-3.490	-2.635	197.002	<0.000 1
治疗方式(膀胱滴注塞替派)	1	0.196	0.213	-0.221	0.613	0.848	0.357 1
治疗方式(口服吡哆醇)	1	-0.581	0.231	-1.035	-0.128	6.312	0.012 0
入组时所患肿瘤数	1	0.168	0.054	0.062	0.274	9.561	0.002 0
最大肿瘤直径	1	-0.017	0.057	-0.129	0.096	0.086	0.769 8

注:治疗方式中,口服安慰剂为参照组。

分析结果表明,在控制患者入组时所患肿瘤数和最大肿瘤直径后,口服吡哆醇药丸的患者发生膀胱肿瘤复发的风险是口服安慰剂患者的 $\exp(-0.581) = 0.559$ 倍(95% CI:0.355~0.880),说明口服吡哆醇药丸与较低的膀胱肿瘤复发风险相关;而接受膀胱滴注塞替派治疗的患者发生膀胱肿瘤复发的风险同口服安慰剂的患者相比并无改变[$\exp(0.196) = 1.217$,95% CI:0.802~1.846]。

之后进行拟合优度检验,结果见表 18-11,可以看到偏差检验和 Pearson χ^2 检验的 P 值均大于 0.05,故尚不能拒绝原假设,可认为用该模型拟合数据是合适的。

表 18-11　负二项回归模型的拟合优度检验结果

检验方法	统计量值	自由度	P 值
偏差检验	119.993	111	0.263 5
Pearson χ^2 检验	106.796	111	0.595 2

负二项回归和泊松回归的模型评价指标结果表明,负二项回归模型对数据的拟合优于泊松回归模型(表 18-12)。

表 18-12 负二项回归和泊松回归对例 18-2 的数据的模型评价指标结果比较

模型评价指标	负二项回归	泊松回归
AIC	396.079	406.503
BIC	412.600	420.271

第四节 应用中的注意事项

1. 泊松回归的模型假设和应用条件包括:①各观测之间相互独立;②因变量是单位时间或空间内某事件的发生数,且服从泊松分布;③因变量的均数必须等于其方差;④因变量的总体均数的对数($\log\mu$)是自变量的线性函数。

2. 当因变量的方差大于均数(即过离散)时,可以考虑用负二项回归进行分析,但负二项回归并不能解决所有过离散问题。如果负二项回归的拟合优度检验提示模型的拟合效果不佳,则需要考虑调整模型中的自变量或选用其他合适的模型等。

3. 如果因变量中有大量"0"值,可以考虑使用"零膨胀泊松回归"或"零膨胀负二项回归"来分析。零膨胀泊松回归模型由两部分构成,一部分为一般的泊松回归模型,另一部分为 probit 或 logistic 模型。零膨胀泊松回归模型用于拟合因变量中的多余的 0 值,零膨胀负二项回归同理。

第五节 案 例

【案例 18-1】 为探究别嘌醇治疗痛风的效果,某研究者招募了 59 名符合要求的成年痛风患者,在双盲条件下随机分配至安慰剂组和别嘌醇干预组,两组的患者数分别为 28 和 31。研究者收集了这些患者的性别、年龄、在接受干预前 3 个月内的痛风发病次数以及接受干预后 3 个月内的痛风发病次数的信息,各因素的赋值见表 18-13,数据示例见表 18-14。请选择合适的统计方法对该资料进行分析。

表 18-13 案例 18-1 的相关变量与赋值

变量	变量名	赋值与单位	变量类型
基线痛风发病次数	X_1	单位:次	定量变量
年龄	X_2	单位:岁	定量变量
性别	X_3	女=0,男=1	无序分类变量
干预方式	X_4	安慰剂=0,别嘌醇=1	无序分类变量
干预后痛风发病次数	Y	单位:次	定量变量

表 18-14 痛风患者的数据示例

患者编号	基线发病次数/次	年龄/岁	性别	干预方式	干预后发病次数/次
1	2	31	0	0	1
2	3	30	1	0	5
⋮	⋮	⋮	⋮	⋮	⋮
28	3	22	0	0	5

续表

患者编号	基线发病次数/次	年龄/岁	性别	干预方式	干预后发病次数/次
29	5	18	1	1	4
30	2	32	1	1	4
⋮	⋮	⋮	⋮	⋮	⋮
59	5	37	1	1	3

解析:在该例子中,因变量 Y 为接受干预后痛风患者在单位时间内的痛风发病次数,自变量包括患者年龄、性别、干预方式和干预前 3 个月内的痛风发病次数。我们首先假设因变量服从泊松分布并且期望为 μ_i,建立泊松回归模型,模型的形式为

$$\mu_i = \exp(\beta_0 + \beta_1 X_{i1} + \beta_2 X_{i2} + \beta_3 X_{i3} + \beta_4 X_{i4}), \quad i = 1, 2, \cdots, 59 \tag{18-16}$$

然后进行过离散检验。过离散检验结果显示,拉格朗日乘子统计量 LM 的值为 1.144,小于给定检验水准 $\alpha = 0.05$ 时对应的 χ^2 界值 $\chi^2_{1-0.05,1} = 3.841$,故尚不能拒绝原假设,可认为在给定自变量的情况下,因变量服从泊松分布。

通过极大似然法进行参数估计,通过 Wald 检验对参数进行假设检验,结果见表 18-15。

表 18-15　案例 18-1 的泊松回归分析结果

参数 （1）	自由度 （2）	b （3）	S_b （4）	b 的 95% CI 下限 （5）	b 的 95% CI 上限 （6）	Wald χ^2 （7）	P 值 （8）
常数项	1	0.040	0.432	− 0.807	0.886	0.008	0.927 1
年龄	1	0.018	0.014	− 0.009	0.045	1.764	0.185 5
性别(男性)	1	0.020	0.174	− 0.322	0.361	0.013	0.910 6
干预方式(别嘌醇)	1	− 0.736	0.160	− 1.050	− 0.422	21.122	<0.000 1
基线痛风发病次数	1	0.188	0.026	0.137	0.239	51.489	<0.000 1

注:性别中,女性为参照;干预方式中,安慰剂组为参照。

从表 18-15 中可以看出,在控制患者的基线痛风发病次数、年龄和性别因素后,接受别嘌醇干预的患者发生痛风的风险是接受安慰剂的患者的 $\exp(-0.736) = 0.479$ 倍(95% CI:0.350~0.656),说明接受别嘌醇干预和较低的痛风发病风险相关。

泊松回归的拟合优度检验结果见表 18-16,可以看到偏差检验和 Pearson χ^2 检验的 P 值均大于 0.05,故尚不能拒绝原假设,可认为用该模型拟合数据是合适的。

表 18-16　泊松回归的拟合优度检验结果

检验方法	统计量值	自由度	P 值
偏差检验	59.996	54	0.267 5
Pearson χ^2 检验	54.841	54	0.442 5

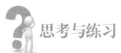
思考与练习

一、单选题

1. **不属于**泊松回归的模型假设或应用条件的是(　　　)

A. 因变量是单位时间或空间内某事件的发生数

  B. 给定自变量的情况下，因变量服从泊松分布

  C. 因变量的均数必须小于或等于其方差

  D. 各观测之间相互独立

  E. 因变量的总体均数的对数是自变量的线性函数

2. 下列选项中，检验方法或评价指标选择**不恰当**的是（　　　）

  A. 检验数据是否存在过离散，选择拉格朗日乘子统计量

  B. 检验泊松回归模型的拟合优度，选择偏差检验

  C. 对泊松回归模型中单一回归系数的检验，选择 t 检验

  D. 对泊松回归模型整体的检验，选择似然比检验

  E. 比较不同拟合模型的优劣，选择贝叶斯信息准则指标

3. 在一项针对心脏病患者的队列研究中，研究者使用泊松回归模型探讨吸烟和饮酒与患者 24 小时内期前收缩次数的关联，如果用 Y 表示期前收缩次数，用 X_1 表示是否吸烟，X_2 表示是否饮酒，下列表示正确的是（　　　）

  A. $\mu = \exp(\beta_0 + \beta_1 X_1 + \beta_2 X_2)$ B. $Y = \beta_0 + \beta_1 X_1 + \beta_2 X_2$

  C. $Y = \ln(\beta_0 + \beta_1 X_1 + \beta_2 X_2)$ D. $\mathrm{logit}(Y) = \exp(\beta_0 + \beta_1 X_1 + \beta_2 X_2)$

  E. $\exp(Y) = \beta_0 + \beta_1 X_1 + \beta_2 X_2$

4. 在一项研究单位时间内不良事件发生次数影响因素的研究中，给定检验水准 $\alpha = 0.05$，使用泊松回归模型得到自变量不服药（服药为参照）的回归系数为 0.090（$95\% CI: -0.080 \sim 0.140$），使用负二项回归模型得到不服药的回归系数为 0.120（$95\% CI: 0.040 \sim 0.200$），计算得到拉格朗日乘子统计量 LM 的值为 8.879，下列说法正确的是（　　　）

  A. 不服药和单位时间内不良事件发生次数降低有关

  B. 不服药和单位时间内不良事件发生次数增加有关

  C. 服药和单位时间内不良事件发生次数增加有关

  D. 服药和单位时间内不良事件发生次数无关

  E. 尚不能确定不服药和单位时间内不良事件发生次数是否有关

5. 在一项高血压患者的队列研究中，研究者利用泊松回归模型分析高血压患者发生死亡的影响因素，得到自变量吸烟（不吸烟作为参照）的回归系数是 0.300（$95\% CI: 0.260 \sim 0.340$），下列说法正确的是（　　　）

  A. 吸烟的高血压患者单位时间内发生死亡的概率比不吸烟的高血压患者低

  B. 吸烟的高血压患者的死亡风险是不吸烟的高血压患者的 0.300 倍（$95\% CI: 0.260 \sim 0.340$）

  C. 吸烟的高血压患者的死亡风险比不吸烟的高血压患者高 0.300 倍（$95\% CI: 0.260 \sim 0.340$）

  D. 吸烟的高血压患者的死亡风险是不吸烟的高血压患者的 1.350 倍（$95\% CI: 1.297 \sim 1.405$）

  E. 吸烟的高血压患者的死亡风险比不吸烟的高血压患者高 1.350 倍（$95\% CI: 1.297 \sim 1.405$）

二、简答题

1. 简述泊松回归、线性回归和 logistic 回归的区别与联系。

2. 简述泊松回归和负二项回归的区别与联系。

3. 泊松回归和负二项回归对自变量和因变量分别有什么要求？

4. 简述泊松回归和负二项回归的适用条件，使用时分别需要注意哪些问题。

三、计算题

1. 为探究某厂职工中砷暴露和因呼吸系统疾病死亡之间的关系，某研究者获得了该厂 1988—2010 年 40 岁以上职工的砷暴露和死亡情况的随访资料，资料见表 18-17。请选择合适的统计方法对这一问题进行分析。

表18-17　某厂40岁以上职工的砷暴露和因呼吸系统疾病死亡的情况

年龄/岁		无砷暴露	有砷暴露
40~49	死亡人数/人	28	15
	观察人年数/(人·年)	36 942.9	10 562
50~59	死亡人数/人	48	35
	观察人年数/(人·年)	32 548.3	9 658.5
60~69	死亡人数/人	71	41
	观察人年数/(人·年)	16 857.6	6 483.3
≥70	死亡人数/人	41	17
	观察人年数/(人·年)	6 581.2	2 143.1

2. 某研究者为探究18岁以上有胸闷症状但非器质性心脏病的患者在12小时内的心脏期前收缩次数与吸烟、日常喝咖啡和性别的关系，在某医院随机收集了满足上述条件的30名患者的数据，数据见表18-18。数据包括患者编号、期前收缩次数、近期吸烟（0为否，1为是）、日常喝咖啡（0为否，1为是）以及性别（0为女性，1为男性）。请选用合适的统计方法进行分析。

表18-18　有胸闷症状但非器质性心脏病的30名患者的具体数据

编号	期前收缩次数	吸烟	咖啡	性别	编号	期前收缩次数	吸烟	咖啡	性别
1	11	0	1	1	16	11	1	0	0
2	10	0	0	0	17	8	0	1	1
3	6	0	0	0	18	9	1	0	1
4	5	1	0	1	19	8	0	0	0
5	2	0	0	0	20	5	1	0	0
6	18	1	1	1	21	5	0	1	1
7	6	0	1	0	22	8	1	0	0
8	10	1	0	1	23	13	1	1	0
9	4	0	0	0	24	8	0	0	1
10	3	1	0	1	25	6	1	0	0
11	1	0	0	0	26	4	0	0	1
12	7	0	0	1	27	6	0	0	0
13	6	0	0	1	28	13	1	1	1
14	22	1	1	1	29	25	1	1	0
15	5	0	0	0	30	5	0	0	1

（秦国友）

第十九章

Cox 比例风险回归模型

【学习要点】

1. 多变量生存数据的处理一般使用 Cox 比例风险回归模型。

2. Cox 回归模型采用极大似然法进行参数估计,采用 Wald 检验、似然比检验或得分检验进行回归系数的假设检验。

3. Cox 回归模型的参数一般以风险比的形式进行解释。

4. Cox 回归模型的前提条件是满足比例风险假定。

第一节　Cox 比例风险回归

一、模型概述

第十一章介绍的 log-rank 检验属于生存时间数据比较的单因素分析方法,应该注意的是,生存分析中的单因素比较在试验设计方面和均数、率的比较一样,要求对比组之间在非处理因素方面具有可比性。一般而言,经过随机化分组处理的试验设计数据在处理组之间可比性较好,而在实际工作中多见的观察对比资料的可比性通常不能满足,或者研究者关心的影响生存时间的因素不止一个,此时应采用适当的多因素分析方法。

由于生存分析问题中的因变量比较特殊,是事件结局以及出现这一结局所经历的时间,普通的线性回归和 logistic 回归通常并不适用。如果仅考虑以生存时间作为因变量进行线性回归,由于生存时间通常并不是正态分布,不满足线性回归的模型要求;而仅考虑以某一时点事件结局作为因变量进行 logistic 回归,生存时间长短的信息又未能充分利用;另外,更重要的是,生存时间资料中还有删失数据的问题,上述两种模型都不能够利用这种不完全数据提供的信息。1972 年英国统计学家 D. R. Cox 提出的比例风险回归模型(proportional hazards regression model),简称 Cox 回归(Cox regression)或 Cox 模型(Cox model),可以较为有效地对生存资料进行多因素分析。

Cox 模型的基本形式为

$$h(t,X)=h_0(t)\exp(\beta_1 X_1+\beta_2 X_2+\cdots+\beta_p X_p) \tag{19-1}$$

$$h(t,X)=\lim_{\Delta t\to 0}\frac{P(t<T<t+\Delta t|T>t,X)}{\Delta t} \tag{19-2}$$

式中,X 表示研究者认为可能影响生存的诸因素,也称自变量,这些变量在随访期间的取值不随时间变化而变化,例如根据研究目的可以是随访对象的年龄、性别、接受的不同治疗方式等。t 表示生存时间,$h(t,X)$ 称为具有自变量 X 的个体在 t 时刻的风险函数(hazard function),表示生存时间已达 t 的个体在 t 时刻的瞬时风险率;$h_0(t)$ 称为基线风险函数(baseline hazard function),表示所有 X 的取值为 0 时的个体在 t 时刻的瞬时风险率或死亡概率。风险函数定义为具有自变量 X 且 t 时刻仍然存活的个体在 t 到 $t+\Delta t$ 这一段很短的时间内死亡概率与 Δt 之比的极限值。

参数 $\beta_i(i=1,2,\cdots,p)$ 为总体回归系数,其估计值 b_i 可以从样本计算得出。

由于模型右侧的基线风险函数 $h_0(t)$ 不要求服从特定分布形式,具有非参数的特点,而指数部分的自变量效应具有参数模型的形式,故 Cox 回归属于半参数模型(semi-parametric model)。

二、参数的意义与解释

假设危险因素 X 在非暴露组取值为 0,在暴露组取值为 1,则有

$$\frac{h(t,X=1)}{h(t,X=0)}=\frac{h_0(t)\exp(\beta)}{h_0(t)}=\exp(\beta)=HR$$

上式中得到的暴露组与非暴露组的风险率之比正是流行病学、临床等领域常用的组间效应描述指标风险比(hazard ratio,HR)。于是可以看出 Cox 模型中回归系数的流行病学含义是二分类自变量 X(取值 0 或 1)的风险比的自然对数。

如果 X 为连续型变量,假设其取值 $k+1$ 与 k 进行比较,则此时的风险比为

$$HR=\frac{h(t,X=k+1)}{h(t,X=k)}=\frac{h_0(t)\exp[(k+1)\beta]}{h_0(t)\exp(k\beta)}=\exp(\beta)$$

可以看出连续型自变量 X 的回归系数表示 X 每增加一个单位时,其风险比的自然对数的改变量。

当回归系数大于 0 时,相应自变量的增加将增大所研究事件发生的可能性;当回归系数小于 0 时,相应自变量的增加将减小所研究事件发生的可能性;当回归系数等于 0 时,相应自变量与所研究事件的发生无关。

例如,为探讨某肿瘤患者的预后,对是否接受手术治疗(X_1,1 为接受,0 为未接受)和是否接受放射治疗(X_2,1 为接受,0 为未接受)的效果进行了分析,其对应的回归系数分别为 -0.400 和 -0.293,根据所给的数据,接受治疗的患者的风险率为

$$h(t,X_i)=h_0(t)\exp(\beta_1 X_1+\beta_2 X_2)=h_0(t)\exp(-0.400\times 1-0.293\times 1)=0.5h_0(t)$$

未接受治疗的患者的风险率为

$$h(t,X_j)=h_0(t)\exp(\beta_1 X_1+\beta_2 X_2)=h_0(t)\exp(-0.400\times 0-0.293\times 0)=h_0(t)$$

二者的比值,即风险比 HR 为

$$HR=h(t,X_i)/h(t,X_j)=0.5$$

即经过两种方法治疗的患者的死亡的风险是未治疗患者的一半。

由此可以推断一组患者的风险率都是其参照组风险率的倍数。β_j 的含义是在其他自变量不变的情况下,自变量 X_j 每改变一个测定单位时所引起的风险比自然对数的改变量。

当自变量 X_j 取值为 0、1 时,其对应的 HR 为

$$HR=\exp(\beta_j)$$

当自变量取值为连续型变量时,用 x_j 和 x_j^* 分别表示在不同情况下的取值,则其对应的 HR 为

$$HR=\exp[\beta_j(x_j-x_j^*)]$$

三、Cox 比例风险模型的假定

1. 变量 X_1 的作用是使个体的风险函数由 $h_0(t)$ 增至 $h_0(t)\exp(\beta_1)$,则 p 个变量 $X_1,X_2,\cdots,X_p$ 共同影响下的风险函数为 $h(t,x)=h_0(t)\exp(\beta_1 X_1)\exp(\beta_2 X_2)\cdots\exp(\beta_p X_p)$,使得个体风险函数由 $h_0(t)$ 增至 $h(t)=h_0(t)\exp(\beta_1 X_1)\exp(\beta_2 X_2)\cdots\exp(\beta_p X_p)$,故 Cox 模型是一种乘法模型。

2. 任意两个个体风险函数之比,即风险比 HR 为

$$HR=\frac{h_i(t,x)}{h_j(t,x)}=\frac{h_0(t)\exp(\beta_1 X_{i1}+\beta_2 X_{i2}+\cdots+\beta_p X_{ip})}{h_0(t)\exp(\beta_1 X_{j1}+\beta_2 X_{j2}+\cdots+\beta_p X_{jp})} \qquad i,j=1,2,\cdots,n \text{ 且 } i\neq j \qquad (19\text{-}3)$$

$$=\exp[\beta_1(X_{i1}-X_{j1})+\beta_2(X_{i2}-X_{j2})+\cdots+\beta_p(X_{ip}-X_{jp})]$$

该比值保持一个恒定的比例,与时间 t 无关,称为比例风险(proportional hazards)假定,简称 PH 假定。

从式(19-3)中清楚地看出,无论随时间变化的基线风险函数 $h_0(t)$ 是何形式,一旦从样本数据中

求出回归系数,给定非 0 的 X 值,个体的风险比 HR 就是一定的,而各个自变量与时间无关的风险比正是多因素分析时最关注的问题。因而 Cox 模型巧妙地将非参数部分 $[h_0(t)]$ 与参数部分(回归系数 β)的概念结合起来,这种灵活性使得它在生存分析的应用中备受青睐。

第二节　参数的统计推断

一、回归系数的估计和假设检验

模型中的回归系数可借助偏似然函数(partial likelihood function),采用极大似然估计方法获得 Cox 回归的模型参数。偏似然函数的计算公式为

$$L = \prod_{i=1}^{k} \frac{\exp(\beta_1 X_{i1} + \beta_2 X_{i2} + \cdots + \beta_p X_{ip})}{\sum_{s \in R(t_i)} \exp(\beta_1 X_{s1} + \beta_2 X_{s2} + \cdots + \beta_p X_{sp})}$$

式中,分子部分为第 i 个个体在死亡时间 t_i 的风险函数 $h(t_i)$;分母部分为处于风险的个体,即生存时间 $T \geq t_i$ 的所有(含死亡和删失)个体[以 $R(t_i)$ 表示]的风险函数之和。分子分母中的基线风险函数 $h_0(t_i)$ 正好抵消,因此基线风险率不对偏似然函数的结果产生影响。一般的似然函数应该包含所有个体的信息,而上述似然函数只含有 k 个死亡者信息,忽略了删失者的信息,此外,似然函数仅取决于事件时间的秩次,且没有直接使用删失和未删失的事件时间数值,因此称为偏似然函数。

对 Cox 回归模型的假设检验通常采用 Wald 检验、似然比检验(likelihood ratio test)和得分检验(score test),这三种检验统计量均服从 χ^2 分布,自由度为模型中待检验的自变量个数。

令 $\boldsymbol{b} = (b_1, \cdots, b_p)'$,表示 $\boldsymbol{\beta}$ 的部分极大似然估计,$\boldsymbol{I}(\boldsymbol{\beta})$ 表示 $\boldsymbol{\beta}$ 的 $p \times p$ 阶信息矩阵。模型总体上的原假设均为 $H_0: \boldsymbol{\beta} = \boldsymbol{\beta_0}$。一般 $\boldsymbol{\beta_0}$ 为 0 向量。

1. Wald 检验　Wald 检验是基于部分极大似然估计渐近正态性的检验,对于大样本来说,$\boldsymbol{b}$ 服从均数为 0,方差-协方差矩阵为 $\boldsymbol{I}^{-1}(\boldsymbol{\beta})$ 的 p 维正态分布。统计量为 $\chi_w^2 = (\boldsymbol{b} - \boldsymbol{\beta_0})' \boldsymbol{I}(\boldsymbol{b})(\boldsymbol{b} - \boldsymbol{\beta_0})$,该统计量服从自由度为 p 的 χ^2 分布。

2. 似然比检验　似然比检验所使用的统计量为 $\chi_{LR}^2 = 2[LL(\boldsymbol{b}) - LL(\boldsymbol{\beta_0})]$,其中 $LL(\cdot)$ 是对数似然函数,$LL(\cdot) = \ln[L(\cdot)]$,该统计量同样服从自由度为 p 的 χ^2 分布。

3. 得分检验　得分检验利用有效得分 $\boldsymbol{U}(\boldsymbol{\beta}) = (U_1(\boldsymbol{\beta}), \cdots, U_p(\boldsymbol{\beta}))'$,其中 $U_p(\boldsymbol{\beta}) = \delta LL(\boldsymbol{\beta})/\delta \beta_p$。大样本下,当 H_0 为真,$\boldsymbol{U}(\boldsymbol{\beta})$ 服从均数为 0,协方差矩阵为 $\boldsymbol{I}(\boldsymbol{\beta})$ 的 p 维正态分布。其检验统计量为 $\chi_{sc}^2 = \boldsymbol{U}(\boldsymbol{\beta_0})' \boldsymbol{I}^{-1}(\boldsymbol{\beta_0}) \boldsymbol{U}(\boldsymbol{\beta_0})$,服从自由度为 p 的 χ^2 分布。

上述三种检验方法除了对模型整体进行假设检验外,也都可以对某个回归系数 β_i 进行局部检验,即单因素分析,此时原假设为 $H_0: \beta_i = \beta_{i0}$。

此外,得分检验常用于模型外新变量的入选;Wald 检验常用于模型中变量的剔除;似然比检验用于不同自变量模型的比较,既可用于变量入选也可用于变量剔除。

与其他回归模型类似,多因素分析时自变量的筛选策略也可采用逐步法。

假定第 j 个变量的取值为 0 和 1,其对应的回归系数估计为 b_j,且具有统计学意义,该变量取值为 1 与取值为 0 相比,其对应的风险比 HR 估计为 $HR_j = \exp(b_j)$,然后对应的 $1 - \alpha$ 置信区间为

$$\exp(b_j \pm u_{\alpha/2} \times S_{b_j}) \tag{19-4}$$

其中 S_{b_j} 为回归系数 b_j 的标准误。如果因素的取值为有序分类变量,则采用类似的方法估计其 HR 及置信区间;如果变量为无序分类变量,则可以采用哑变量的方法来分析其意义。

二、Cox 模型实例

【例 19-1】　某医师于 1992 年 1 月 1 日到 2001 年 12 月 31 日 10 年间,研究了大肠癌患者术后生

存情况及其可能的影响因素。作为示例,从中抽取 30 例数据(表 19-1)进行多变量分析。其中 *time* 表示术后生存时间(单位:月),*status* 表示随访结局(0 表示删失、1 表示死亡);3 个自变量分别为:性别 *sex*(女性 = 0,男性 = 1),年龄 *age*(单位:岁),确诊到进行手术治疗的时间 *dtime*(单位:月)。试对此数据作 Cox 回归分析。

表 19-1　30 名大肠癌患者手术后生存资料

Time/月	status	Sex	age/岁	dtime/月	Time/月	status	Sex	age/岁	dtime/月
5	1	0	66	23	8	1	1	66	19
9	1	0	67	21	10	1	1	65	18
12	1	0	63	16	10	1	1	62	22
13	1	0	66	10	12	1	1	64	16
15	1	0	65	15	14	1	1	55	15
16	1	0	59	10	16	1	1	56	8
15	1	0	62	12	19	1	1	58	9
18	1	0	64	9	22	1	1	54	10
20	1	0	58	8	29	1	1	60	7
26	1	0	56	7	32	1	1	55	7
38	1	0	58	10	44	1	1	55	6
41	1	0	53	9	45	1	1	51	8
43	0	0	56	8	56	0	1	50	5
54	1	0	52	6	58	1	1	50	6
59	1	0	48	9	60	0	1	57	3

将数据录入计算软件,对每个备选的自变量作单因素 Cox 回归模型,得到表 19-2 所示结果。由表 19-2 可见,在检验水准 $\alpha = 0.05$ 时,有统计学意义的因素为年龄和确诊到进行手术治疗的时间。

表 19-2　30 名大肠癌患者手术后生存资料单因素 Cox 回归分析结果

变量	v	b	$SE(b)$	Wald χ^2	P	$-2\ln L$	$\widehat{HR}$	$\widehat{HR}$的 95% CI 下限	上限
sex	1	−0.235 72	0.388 17	0.368 8	0.543 7	142.379	0.790	0.369	1.691
age	1	0.254 86	0.058 43	19.023 8	0.000 1	115.383	1.290	1.151	1.447
dtime	1	0.474 90	0.093 12	26.007 4	0.000 1	99.670	1.608	1.340	1.930

进一步作多因素 Cox 回归,当检验水准 $\alpha = 0.05$ 时,采用逐步向前法得到表 19-3 的计算结果。

表 19-3　30 名大肠癌患者手术后生存资料多因素 Cox 逐步回归结果($-2\ln L = 85.562$)

变量	v	b	$SE(b)$	Wald χ^2	P	$\widehat{HR}$	$\widehat{HR}$的 95% CI 下限	上限
age	1	0.233 87	0.068 30	11.725 4	0.000 6	1.263	1.105	1.444
dtime	1	0.444 60	0.099 07	20.138 4	0.000 1	1.560	1.285	1.894

逐步回归结果显示,对大肠癌患者生存率有影响的因素是患者年龄和确诊到进行手术治疗的时间;从回归系数的符号和风险比 HR 的大小来看,二者都是危险因素。调整确诊到进行手术治疗的时间后,患者年龄每增加 1 岁,术后死亡风险将增至 1.26 倍,增加 26%;调整年龄后,确诊到进行手术治

疗的时间每增加一个月,术后死亡风险将增至 1.56 倍,增加 56%。此研究提示,及早诊断和治疗可延长大肠癌患者的手术后生存期,年轻患者预后要优于老年患者。

注意到表 19-3 中出现了 $-2\ln L$ 的数值,其中的 L 就是现有模型的部分似然函数值(L 取值在 0 到 1 之间,其对数 $\ln L$ 称为对数似然函数,取值在负无穷大到 0 之间)。按照 Cox 模型的极大似然估计原则,当模型中增加自变量时,L 将增大而 $-2\ln L$ 将减小,在自变量个数即模型的自由度一定时,$-2\ln L$ 取值最小的模型最好,这一点类似于前述多因素线性回归中的剩余平方和。于是我们可以根据模型的 $-2\ln L$ 数值大小来考虑自变量的筛选策略。表 19-4 中列出了不同自变量个数的模型的 $-2\ln L$ 数值大小。例如模型中如果只含 1 个自变量,根据 $-2\ln L$ 的数值大小可认为此时只选 *dtime* 建立模型($-2\ln L = 99.670$);如果考虑选 2 个自变量,可以认为选 *age* 和 *dtime* 较好($-2\ln L = 84.994$),这恰好和表 19-3 中逐步回归筛选出的模型一致;3 个自变量都入选时模型的 $-2\ln L = 82.436$,其值虽然比选 *age* 和 *dtime* 时的 84.994 略小,但小的程度不够,而且 3 个自变量模型中 *sex* 对应的 P 值较大(见表 19-2),所以此例中 3 个自变量都入选不如只选 *age* 和 *dtime* 这 2 个变量建立模型好。

表 19-4　不同自变量个数 Cox 模型的 $-2\ln L$ 大小比较

变量	v	$-2\ln L$	变量	v	$-2\ln L$
sex	1	142.379	*age*+*dtime*	2	84.994
age	1	115.383	*sex*+*dtime*	2	98.960
dtime	1	99.670	*sex*+*age*+*dtime*	3	82.436
age+*sex*	2	115.383			

本例 Cox 模型表达式为 $h(t,X) = h_0(t)\exp(0.233\,87age + 0.444\,60dtime)$。表达式右边指数部分取值越大,则风险函数 $h(t,X)$ 越大,预后相对越差,故称为预后指数(prognostic index,PI)。本例预后指数 $PI = 0.233\,87age + 0.444\,60dtime$。例如,1 号患者 $age = 66$,$dtime = 23$,则预后指数 $PI = 0.233\,87 \times 66 + 0.444\,60 \times 23 = 25.661\,2$。可按适当的预后指数分位数将观察对象分成若干组(2~5组),如低危组、中危组和高危组,以考察预后指数范围不同的观察对象生存率的差异,对制订更合理的个体化治疗方案、正确指导患者的治疗、提高长期生存率有着重要意义。

三、Cox 回归应用中的注意事项

1. Cox 回归分析结论的正确性是以科学的设计、有代表性的抽样为前提的。如果样本例数过少(多因素分析中死亡例数一般应在自变量个数的 10 倍以上),或者抽样不随机而使得某些变量在各个水平上分布极偏,很难得到真正的结果。有时回归分析得到的风险比 *HR* 与专业知识相悖,不一定是专业上的新发现,而可能是设计上的缺陷造成的。通过计算机软件进行模型拟合只能保证计算上的准确,如果设计不合理,那么得到的计算结果只会错得更复杂。另外,虽然它可以利用删失数据的信息,但过多的删失很可能会带来分析结果的偏倚。

2. 数据的编码可能会严重地影响结论的可解释性。对于某些数值型自变量,根据专业上的考虑转换为等级编码更恰当一些,否则会得到譬如红细胞每减少一个,患者的死亡率会增加若干倍的夸大解释;对于无序的多分类自变量,应设置哑变量进入模型,例如 4 种血型可转换为 3 个 0-1 型变量拟合模型,并且这 3 个变量应作为一个因素整体进出模型,人为地将血型编码为 1,2,3,4 会造成回归系数或风险比解释上的困难。

3. 本章介绍的 Cox 回归使用时必须满足 PH 假定,如果某个自变量不同水平的 Kaplan-Meier 曲线有明显交叉,或者自变量与时间的交互作用项在 Cox 回归模型中有统计学意义,则不能使用本章介绍的比例风险模型,可考虑拟合各种扩展 Cox 模型,如分层 Cox 模型、时间效应(time-varing effects)或时间相依(time dependent)自变量的 Cox 模型等。

4. 自变量的筛选事实上是一个复杂的建模过程,除了考虑以上问题,需要指出的是,各种逐步回

归只是一个计算手段,并不能保证总是得到最好的模型。变量筛选时要进行专业上的充分考虑,很重要的自变量不能遗漏,专业上无关的变量不参与计算。待选变量较多时可以首先进行单因素分析,再将具有统计学意义的变量进行逐步筛选,以避免总的样本量不够多而使结果不稳定的情况。必要时可以更换筛选变量的方法并调整检验水准,多数情况下总在方程中的变量可能是有意义的,最终备选的模型一定要结合专业知识来判断,有时甚至可提供 1、2 个模型备选。未选入模型的自变量并非不是影响因素,这一点在应用中要引起注意。

5. 生存数据的多变量分析,除了上述介绍的半参数 Cox 回归模型外,也可以基于参数模型的方法来解决。由于生存数据很多时候可能服从指数或威布尔等参数分布,因此可以基于该分布来建立参数回归模型,此时模型的效果较好。但是需要注意的是,选用参数模型,需要生存数据服从对应的参数分布,否则拟合效果较差。而现实中大多数生存数据含有大量的删失,判断数据是否服从某种参数分布比较困难。相比较而言,Cox 模型没有生存数据服从参数分布的前提要求,因此应用广泛和普遍。

第三节　应用中的注意事项

1. Cox 比例风险回归模型主要用于生存资料的影响因素分析、多变量生存预测和调整其他影响因素后的组间生存比较。

2. Cox 模型属于比例风险模型、乘法模型。模型中回归系数 β_j 的统计学意义是:调整其他变量后,变量 X_i 每变化一个单位所引起的风险率的自然对数改变量,或使风险函数增至 $\exp(\beta_i)$ 倍。

3. 预后指数 $PI = b_1X_1 + b_2X_2 + \cdots + b_pX_p$,预后指数越大,则风险函数 $h(t)$ 越大,预后越差。

4. Cox 模型使用时有一个前提条件,即各个自变量需要满足比例风险假定。

第四节　案　例

【案例 19-1】　某医师观察了确诊后采取同样方案进行化疗的 26 名急性混合型白血病患者,欲了解 CD34 表达是否会影响患者病情的缓解,于是将治疗后 120 天内症状是否缓解作为结果变量 Y(缓解 = 1,未缓解 = 0),t 为记录的时间(天),CD34 表达 X_3(阳性 = 1,阴性 = 0)作为研究因素,同时也调查了患者的年龄 X_1(岁)、骨髓原幼细胞数分组 X_2(大于等于 50% = 1,小于 50% = 0)、性别 X_4(男 = 1,女 = 0)这几个变量(表 19-5)。

表 19-5　急性混合型白血病患者化疗后观察数据(时间单位:天)

X_1/岁	X_2	X_3	X_4	t	Y	X_1/岁	X_2	X_3	X_4	t	Y
28	0	0	0	3	1	48	1	0	1	15	1
33	1	1	1	120	0	48	1	0	0	120	0
35	0	0	0	7	1	48	1	0	0	120	0
39	0	0	0	5	1	49	1	0	0	120	0
40	0	0	0	16	1	54	1	1	0	120	1
42	0	0	0	2	1	55	0	0	0	12	1
42	1	1	1	120	0	57	1	1	1	116	1
43	0	1	1	120	0	60	1	1	0	109	1
44	0	0	0	4	1	61	0	1	0	40	1
44	0	0	0	19	1	62	0	0	0	16	1
44	0	1	0	120	0	62	0	0	0	118	1
45	1	0	0	108	1	63	1	0	0	120	0
47	0	0	0	18	1	74	0	0	0	7	1

不同的研究者对此数据进行如下两种统计分析,请讨论哪种分析方法较为恰当,最后结论如何?

解析:(1)考虑患者的 CD34 表达、年龄、骨髓原幼细胞数分组、性别这几个变量,采用多因素 logistic 模型来分析。

(2)考虑患者的 CD34 表达、年龄、骨髓原幼细胞数分组、性别这几个变量,采用多因素 Cox 回归分析。

先采用多因素 logistic 模型来分析,表 19-6 展示了分析结果。

表 19-6　急性混合型白血病患者化疗后观察数据多因素 logistic 模型分析结果

变量	v	b	$SE(b)$	Wald χ^2	P	$\widehat{OR}$	$\widehat{OR}$ 的 95% CI	
							下限	上限
常数项	1	$-4.034\,5$	$3.567\,0$	$1.279\,3$	$0.258\,0$	$0.017\,7$		
X_1	1	$0.155\,8$	$0.092\,8$	$2.818\,2$	$0.093\,2$	$1.168\,6$	$0.974\,2$	$1.401\,8$
X_2	1	$-3.174\,6$	$1.492\,5$	$4.524\,5$	$0.033\,4$	$0.041\,8$	$0.002\,2$	$0.779\,2$
X_3	1	$-2.985\,9$	$1.689\,3$	$3.124\,0$	$0.077\,1$	$0.050\,5$	$0.001\,8$	$1.384\,2$
X_4	1	$-1.596\,2$	$1.509\,0$	$1.118\,8$	$0.290\,2$	$4.934\,1$	$0.256\,3$	$94.993\,2$

logistic 模型结果发现 CD34 表达没有统计学意义($P=0.077\,1$),仅骨髓原幼细胞数分组对病情的缓解有影响($P=0.033\,4,OR=0.041\,8$)。使用 logistic 模型分析时,仅仅观察到第 120 天时患者的结局,忽略了患者症状缓解发生时间长短(即记录的时间 t)的影响。

除了考虑患者是否发生缓解,也同时考虑发生时间长短,此时采用生存分析中多因素 Cox 回归进行分析,分析结果展现在表 19-7 中。

表 19-7　急性混合型白血病患者化疗后观察数据多因素 Cox 模型分析结果

变量	v	b	$SE(b)$	Wald χ^2	P	$\widehat{HR}$	$\widehat{HR}$ 的 95% CI	
							下限	上限
X_1	1	$0.022\,9$	$0.025\,6$	$0.799\,9$	$0.371\,1$	$1.023\,2$	$0.973\,1$	$1.075\,8$
X_2	1	$-2.016\,5$	$0.630\,2$	$10.238\,0$	$0.001\,4$	$0.133\,1$	$0.038\,7$	$0.457\,8$
X_3	1	$-2.165\,0$	$0.807\,7$	$7.183\,8$	$0.007\,4$	$0.114\,8$	$0.023\,6$	$0.558\,9$
X_4	1	$1.127\,2$	$0.813\,9$	$1.918\,1$	$0.166\,1$	$3.087\,1$	$0.626\,3$	$15.217\,5$

Cox 模型的分析结果发现,对是否缓解有影响,即有统计学意义的是 X_3($P=0.007\,4$)和 X_2($P=0.001\,4$)两个变量。这里 CD34 表达的 HR 为 $0.114\,8$($95\%\ CI:0.023\,6\sim0.558\,9$),可以解释为 CD34 为阳性时发生缓解的可能是阴性的 $0.114\,8$ 倍。

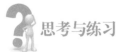 思考与练习

一、选择题

1. 下列是 Cox 回归模型使用条件的是(　　)

A. 各自变量满足比例风险假定

B. 自变量必须服从正态分布

C. 大多数自变量满足比例风险假定即可

D. 删失的比例不能大于 20%

E. 样本量大于自变量数即可

2. 下列都可以用作 Cox 回归系数假设检验的是（　　　）

    A. Wald 检验、χ^2 检验、似然比检验

    B. Wald 检验、得分检验、似然比检验

    C. 得分检验、χ^2 检验、似然比检验

    D. log-rank 检验、χ^2 检验、Wald 检验

    E. Wald 检验、log-rank 检验、似然比检验

3. 某调查研究吸烟（吸烟 = 1，不吸烟 = 0）是否为肺癌的危险因素，使用 Cox 回归得到 $HR = 2.8$（$P = 0.002$），其中终点事件是死亡。则下列解释正确的是（　　　）

    A. 不吸烟者的死亡风险是吸烟者死亡风险的 2.8 倍

    B. 吸烟者的中位生存时间是不吸烟者的 2.8 倍

    C. 吸烟者的生存时间是不吸烟者的 2.8 倍

    D. 不吸烟者的生存时间是吸烟者的 2.8 倍

    E. 吸烟者的死亡风险是不吸烟者死亡风险的 2.8 倍

4. 多因素线性回归、logistic 回归和 Cox 回归分析都可用于（　　　）

    A. 预测自变量   B. 预测因变量 Y 取某个值的概率

    C. 预测风险函数   D. 筛选危险因素

    E. 预测生存时间

5. Cox 回归模型的系数估计值若为 2，可解释为（　　　）

    A. 自变量每增加一个单位使风险增加至 $\exp(2)$ 倍

    B. 自变量每减少一个单位使风险增加至 $\exp(2)$ 倍

    C. 自变量增加一个单位使因变量增加 2 倍

    D. 自变量增加一个单位使因变量增加 $\exp(2)$

    E. 自变量增加一个单位使因变量增加 $\exp(2)$ 倍

二、简答题

1. Cox 回归与 logistic 回归都可作临床研究中的预后分析，二者的主要区别是什么？

2. 请简述 Cox 回归中回归系数与 HR 值的关系。

3. Cox 模型要求数据满足的假设条件是什么？

4. Cox 模型的变量选择需要注意什么？

三、计算分析题

为探讨某恶性肿瘤的预后，收集了 31 名该肿瘤患者的生存时间 T（月）、结局 Y（死亡 = 0，删失 = 1）及可能的影响因素。影响因素包括患者年龄 X_1（岁）、性别 X_2（男 = 1，女 = 0）、组织学类型 X_3（高分化 = 1，低分化 = 0）、治疗方式 X_4（传统方法 = 1，新方法 = 0）、是否有淋巴结转移 X_5（是 = 1，否 = 0）等。分别作每个自变量的单因素 Cox 回归、包括所有自变量的多因素 Cox 回归以及逐步回归结果（$\alpha = 0.05$）如表 19-8、表 19-9、表 19-10，试就此结果作出你认为合理的分析结论。

表 19-8　31 名恶性肿瘤患者生存资料单因素 Cox 回归结果

变量	v	b	$SE(b)$	Wald χ^2	P	$-2\ln L$	HR	HR 的 95% CI 下限	上限
X_1	1	−0.002 51	0.020 74	0.014 6	0.903 7	133.893	0.997	0.958	1.039
X_2	1	−1.256 73	0.463 49	7.351 9	0.006 7	125.795	0.285	0.115	0.706
X_3	1	−1.040 60	0.433 75	5.755 7	0.016 4	128.140	0.353	0.151	0.827
X_4	1	0.563 52	0.478 30	1.388 1	0.238 7	132.406	1.757	0.688	4.486
X_5	1	−0.372 53	0.454 50	0.671 8	0.412 4	133.206	0.689	0.283	1.679

表19-9 31名恶性肿瘤患者生存资料多因素 Cox 回归结果（$-2\ln L = 104.979$）

变量	v	b	$SE(b)$	Wald χ^2	P	HR	HR 的 95% CI	
							下限	上限
X_1	1	0.019 94	0.023 64	0.710 9	0.399 2	1.020	0.974	1.069
X_2	1	$-3.466\ 58$	0.895 35	14.990 5	0.000 1	0.031	0.005	0.181
X_3	1	$-3.244\ 66$	0.860 96	14.202 6	0.000 2	0.039	0.007	0.211
X_4	1	$-1.935\ 08$	0.813 30	5.661 0	0.017 3	0.144	0.029	0.711
X_5	1	1.278 90	0.756 20	2.860 2	0.090 8	3.593	0.816	15.816

表19-10 31名恶性肿瘤患者生存资料多因素 Cox 逐步回归结果（$-2\ln L = 108.033$）

变量	v	b	$SE(b)$	Wald χ^2	P	HR	HR 的 95% CI	
							下限	上限
X_1	1	$-3.350\ 18$	0.929 38	12.994 2	0.000 3	0.035	0.006	0.217
X_3	1	$-2.350\ 71$	0.613 46	14.683 6	0.000 1	0.095	0.029	0.317
X_4	1	$-2.070\ 64$	0.851 68	5.911 0	0.015 0	0.126	0.024	0.669

（陈 征）

第二十章

分位数回归与其他回归

【学习要点】

1. 分位数回归是经典线性回归的有益补充,通过对因变量的条件分位数进行研究,可获得比经典线性回归更全面的信息,尤其适用于因变量存在异方差、厚尾、尖峰分布的情况,被广泛应用于医学、经济学、社会学等研究领域。

2. 非参数回归是回归分析的重要分支,其不需要预先设定回归函数的具体形式,具有良好的稳健性和广泛的适用性,其中可加模型常用来探索因变量与自变量之间复杂的非线性关系,同时保留了模型的可加性。

3. LASSO 回归是一种压缩估计,在最小二乘法的基础上引入回归系数的 L_1 范数惩罚项,将弱效应自变量的回归系数惩罚为 0,因其良好的变量选择准确性和可解释性,在高维数据的分析中广为应用。

回归分析是统计学中一类重要的统计分析方法,它从观测数据样本出发,建立因变量与自变量之间的某种依赖关系,并灵活地解决预测和控制等问题。本章介绍非经典条件下的回归分析方法,其中,分位数回归可以细致描述自变量对因变量整个条件分布的影响,非参数回归可以灵活地探索数据间的复杂关系,惩罚回归使得弱效应变量的回归系数被惩罚为 0,从而同时实现变量选择和参数估计。

第一节　分位数回归

经典线性回归用于描述一个因变量与一个或多个自变量之间的线性关系,目的在于通过一个或多个自变量来估计和预测因变量的条件均数,称为均值回归。实际应用中经常会遇到因变量为偏态分布,存在异方差、离群值,或研究只关注因变量的两个末端的情况,如在医学研究中探讨新生儿低出生体重和巨大胎儿的影响因素,在经济学中研究高收入者与低收入者的影响因素等。此时,均值回归系数不稳健导致回归结果出现偏差,甚至无法直接进行统计建模。将分位数概念引入线性回归分析的框架,可探讨因变量不同分位数与自变量之间的关系,此种回归方法称为分位数回归(quantile regression)。

分位数回归最早由 Koenker 和 Bassett 于 1978 年提出,是经典的均值回归模型的扩展和补充,可用来估计多个自变量与因变量的分位数之间的线性关系,描述条件分位数的变化,从而全面阐明因变量的分布如何受到自变量的影响,包括位置变化和形状变化,属于非参数回归方法之一。中位数回归(median regression)为分位数回归的一种特殊情况,作为经典线性回归模型的替代方法,在 18 世纪中期由 Boscovich 首次提出,用于研究因变量的中位数与一组自变量之间的线性关系。由于计算量较大,直到 20 世纪 70 年代后期,中位数回归借助新的计算工具及技术才得以发展与应用,现已成为与经典线性回归模型并行的统计方法。

一、基本概念

(一)分位数

分位数(quantile)是指将一个随机变量的概率分布范围分为几个等份的数值点,可用于描述变量的分布位置,常用的有中位数、四分位数、百分位数等。中位数是特殊的分位数,表示分布的中心位置,而其他分位数可用来描述分布的非中心位置,分位数可指定分布中的任一位置。

假设随机变量 Y 的累积分布函数为 $F(Y)$,对于随机变量 Y 的任一取值 y,有 $F(y)=P(Y\leqslant y)$。随机变量 Y 的第 p 分位数为 $Q^{(p)}$,表示 Y 取值小于 $Q^{(p)}$ 的比例为 p,即 $F[Q^{(p)}]=p$,则 $Q^{(p)}=F^{-1}(p)$;换言之,在累积分布函数 $F(Y)$ 下,$Q^{(p)}$ 是一组 Y 取值中的最小值,使得 $F(y)\geqslant p$,可表示为

$$Q^{(p)}=\inf\{y:F(y)\geqslant p\}\quad(0<p<1)\tag{20-1}$$

假设有随机向量 (X,Y),在 X 取值为 x 时,Y 的条件累积分布函数为 $F_{Y|X=x}(y|x)$,则将该条件随机变量 $Y|X=x$ 的第 p 条件分位数定义为

$$Q^{(p)}(Y|X=x)=\inf\{y:F(y)\geqslant p\}\quad(0<p<1)\tag{20-2}$$

分位数有如下性质。

1. 单调同变性　单调同变性(monotone equivariance)即对一个变量进行单调变换时,如指数变换或对数变换,则分位数可通过对该变量的分位数进行同样的函数变换得到。

2. 稳健性　稳健性(robustness)是指分位数对离群值不敏感,即在一组数据中,将位于某一分位数之上的数据替换为更大的数,其均数会发生变化,但分位数不变。

(二)绝对距离

设随机变量 Y 的第 p 分位数为 $Q^{(p)}=q$,Y 的观测值到 $Q^{(p)}$ 的距离可由绝对距离(absolute distance)表示,定义为

$$d_p(Y,q)=\begin{cases}(1-p)|Y-q|,&Y<q\\p|Y-q|,&Y\geqslant q\end{cases}\tag{20-3}$$

即小于 q 的观测值到 q 的绝对距离赋予权重 $(1-p)$,大于等于 q 的观测值到 q 的绝对距离赋予权重 p。可证明,当 q 为 Y 的第 p 分位数时,Y 到 q 的绝对距离期望 $E[d_p(Y,q)]$ 达到最小值。

二、分位数回归模型

假设一组随机向量 $\{(X_i,Y_i),(i=1,2,\cdots,n)\}$,经典线性回归模型可表示为

$$Y=\beta_0+\beta X+\varepsilon\tag{20-4}$$

对应的分位数回归模型(quantile regression model,QRM)可表示为

$$Y=\beta_0^{(p)}+\beta^{(p)}X+\varepsilon^{(p)}\tag{20-5}$$

此处,p 为分位数,$0<p<1$,$\beta_0^{(p)}$ 为第 p 分位数回归的常数项,$\beta^{(p)}$ 为第 p 分位数回归的偏回归系数;Y 的第 p 条件分位数为 $Q^{(p)}(Y|X)=\beta_0^{(p)}+\beta^{(p)}X$。由式(20-4)和式(20-5)可知,经典线性回归模型只有一个方程式,而分位数回归模型包含一系列分位数下的方程式。特别的,当 $p=0.5$(50%)时,分位数回归就是中位数回归。

在经典线性回归模型中,各自变量的回归系数可采用最小二乘法得到估计值,即各观测值到拟合直线的纵向距离平方和最小(即残差平方和最小)。

$$\hat{\beta}=\operatorname{argmin}\left\{\sum_i^n(Y-\beta_0-\beta X)^2\right\}\tag{20-6}$$

分位数回归模型的回归系数估计,采用最小化加权残差绝对值之和求解,称为加权最小一乘法(weighted least absolute)。分位数回归中,第 p 分位数下,Y 的拟合值为 $\hat{Y}=\hat{\beta}_0^{(p)}+\hat{\beta}^{(p)}X$,残差可表示为 $Y-\hat{Y}=Y-\hat{\beta}_0^{(p)}-\hat{\beta}^{(p)}X$。当观测值位于拟合值之上时,为正向残差;反之,为负向残差。Y 的各观测值到拟合值的距离之和,赋予正向残差权重为 p,而负向残差权重为 $(1-p)$,可表示为

$$\sum_i^n d_p(Y,\hat{Y})=p\sum_{Y\geqslant\hat{Y}}|Y-(\hat{\beta}_0^{(p)}+\hat{\beta}^{(p)}X)|+(1-p)\sum_{Y<\hat{Y}}|Y-(\hat{\beta}_0^{(p)}+\hat{\beta}^{(p)}X)|\tag{20-7}$$

例如,若估计第 10 百分位数回归,则第 10 百分位数回归线下方和上方的观察值分别赋予权重 0.90 和 0.10,即 90% 的观察值位于拟合回归线之上,为正向残差;10% 的观察值位于拟合回归线之下,

为负向残差。反之,对第 90 百分位数回归,第 90 百分位数回归线下方和上方的观察值分别赋予权重 0.10 和 0.90,即 10% 的观察值位于拟合回归线之上,为正向残差;90% 的观察值位于拟合回归线之下,为负向残差。加权最小一乘估计即通过计算最小化绝对误差的非对称加权和得到分位数回归的估计值。特别的,中位数回归由于权重相等,退化为最小一乘估计。

分位数回归模型的参数估计方法有多种,包括单纯形算法、内点算法、平滑算法等;其区间估计方法包括直接估计法、秩得分法、重复抽样法等。这些参数估计方法可通过专业统计分析软件实现,其详细理论可查阅相关文献。

三、分位数回归与经典线性回归

分位数回归与经典线性回归方法都是用于研究因变量与自变量之间相互关系的统计学方法,二者的基本思想相同,均是通过最小化观测值与模型拟合值之间的距离进行参数估计。经典线性回归模型研究因变量条件均数与自变量之间的关系,反映了因变量的均数如何随自变量发生线性改变;然而,分位数回归可更加详细地描述自变量对因变量不同分位数的影响,不仅可以度量回归变量在分布中心的影响,而且还可以度量在分布尾部的影响。另外,由于分位数具有对离群值不敏感的性质,当样本数据中存在离群值时,分位数回归方法更为稳健,其参数估计值常不受离群值的影响,因此相比经典线性回归具有独特的优势。分位数回归与经典线性回归的比较见表 20-1。

表 20-1 分位数回归与经典线性回归的比较

比较项目	经典线性回归	分位数回归
假设条件	独立性、正态性、等方差性	独立性
检验类型	参数检验	非参数检验
目的	描述总体的平均水平	描述总体的整个分布情况
参数估计方法	最小二乘法	加权最小一乘法
样本量	样本量较小可适用	所需样本量较大
离群值	对离群值敏感	对离群值不敏感
计算量	计算简单	计算量大

四、应用实例

由于分位数回归的假设条件宽松,与经典线性回归相比,其实际应用更广泛,尤其对于仅关注某事件尾部特征的研究具有明显优势。例如,医学研究中探讨新生儿出生体重的影响因素时,更关注低出生体重儿或巨大胎儿相应的影响因素,比较二者的影响因素是否不同,采用分位数回归更为合理。

【例 20-1】 为了探讨新生儿出生体重的影响因素,研究者采用孕前年龄在 18~45 岁之间、居住地相同、种族相同且头胎的母亲与其单胎活产新生儿的 3 489 对母婴相关数据进行分析,分别调查母亲与新生儿特征,以新生儿出生体重(g)为因变量,将母亲产前吸烟情况(吸烟 = 1,不吸烟 = 0)、孕前年龄(岁)、产前婚姻状况(已婚 = 1,未婚 = 0)、受教育年限(年)、新生儿性别(男 = 1,女 = 0)作为自变量。资料来源于 Abrevaya 等(2006 年)研究新生儿出生体重影响因素的部分数据。试采用分位数回归分析新生儿出生体重的影响因素。

本研究关注的因变量出生体重为连续型变量,对出生体重进行统计描述,得其偏度值为 − 0.538,峰度值为 2.701,出生体重为负偏态分布。出生体重的频数分布图、箱式图和 Q-Q 图,如图 20-1 所示,可见存在较多离群值,且数据点偏离正态 Q-Q 线较大。因此,经典线性回归不适用于该研究数据,尝试采用分位数回归进行分析。

分别建立分位数为 0.05、0.25、0.50、0.75、0.95 的分位数回归模型,五种分位数下分位数回归的回归系数估计值见表 20-2。

表 20-2　五种分位数下分位数回归的参数估计值、95% 置信区间及 P 值

变量	分位数回归				
	0.05	0.25	0.50	0.75	0.95
常数项	2 394.214	2 878.415	3 225.300	3 489.500	3 848.545
	(2 049.081,2 739.348)	(2 732.583,3 024.248)	(3 074.102,3 376.498)	(3 346.394,3 632.606)	(3 562.536,4 134.554)
	(<0.000 1)	(<0.000 1)	(<0.000 1)	(<0.000 1)	(<0.000 1)
母亲产前吸烟	−141.714	−152.811	−189.633	−180.464	−143.606
	(−242.227,−41.201)	(−225.160,−80.462)	(−246.547,−132.719)	(−237.761,−123.167)	(−295.394,8.182)
	(0.005 8)	(<0.000 1)	(<0.000 1)	(<0.000 1)	(0.063 8)
孕前年龄	0.143	1.660	−0.833	4.107	3.727
	(−9.755,10.040)	(−3.030,6.351)	(−5.321,3.655)	(−0.465,8.679)	(−5.355,12.810)
	(0.977 4)	(0.487 9)	(0.715 9)	(0.078 4)	(0.421 3)
教育年限	14.071	5.792	6.700	−0.125	−0.303
	(−10.647,38.790)	(−4.354,15.939)	(−4.555,17.955)	(−11.097,10.847)	(−22.588,21.982)
	(0.264 6)	(0.263 3)	(0.243 4)	(0.982 2)	(0.978 7)
新生儿性别	<0.001	81.679	112.167	119.857	137.061
	(−86.986,86.986)	(39.257,124.101)	(72.483,151.850)	(79.617,160.097)	(59.241,214.880)
	(1.000 0)	(0.000 2)	(<0.000 1)	(<0.000 1)	(0.000 6)
产前婚姻状况	13.214	101.415	114.633	111.250	257.303
	(−156.953,183.381)	(33.127,169.703)	(49.003,180.264)	(51.797,170.703)	(138.613,375.993)
	(0.879 0)	(0.003 6)	(0.000 6)	(0.000 2)	(<0.000 1)

注：每个单元格中的三行数据，由上至下依次为参数估计值、95% 置信区间、P 值。

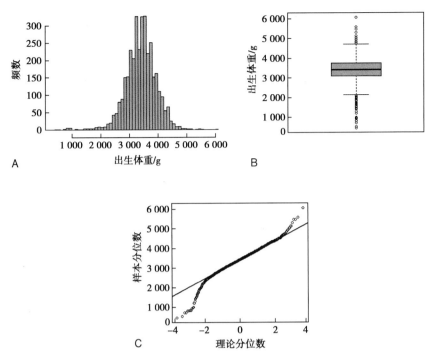

图 20-1 新生儿出生体重的频数分布图、箱式图和 Q-Q 图

在医学实践中研究者往往更关注低出生体重儿与巨大胎儿的影响因素,即可对应进行 0.05 分位数回归与 0.95 分位数回归。结果表明,新生儿低出生体重的影响因素仅为母亲产前吸烟情况($P = 0.005\,8$),母亲产前吸烟会导致低出生体重儿出生体重平均降低 141.7g(0.05 分位数回归);而新生儿性别($P = 0.000\,6$)和母亲产前婚姻状况($P < 0.000\,1$)是影响巨大胎儿的主要因素,男巨大胎儿的出生体重比女婴平均高 137.1g,产前已婚母亲所生巨大胎儿的出生体重平均比产前未婚母亲的婴儿高 257.3g(0.95 分位数回归)。

分位数回归可以采用 R 软件 quantreg 程序包中的 rq 函数实现。

第二节 非参数回归

参数回归分析中,假定因变量与自变量之间函数关系的形式是已知的,即通常给出其假定的参数形式。如多因素线性回归中,假定因变量 Y 的条件均数与自变量 X 之间的函数关系为:$\mu_{Y|X} = \beta_0 + \beta_1 X_1 + \beta_2 X_2 + \cdots + \beta_p X_p$。然后找到一组最优的模型参数(偏回归系数和常数项的组合),使因变量 Y 的预测值(条件均数)与观测值之间的残差平方和最小。但当数据不满足参数回归的线性假设或因变量的分布及其与自变量的关系不明确时,参数回归不再适用。

非参数回归(non-parametric regression)假设更宽松、对数据分布要求少、适应性好,在一定意义上具有稳健性的优点,随着现代统计理论和计算机技术的发展,非参数回归得到了广泛的研究与实践。非参数回归的一般形式为

$$Y = f(X) + \varepsilon \tag{20-8}$$

其中,$f(\cdot)$ 是未知回归函数;X 是协变量;ε 是模型误差,满足条件 $E(\varepsilon|X) = 0$ 且 $Var(\varepsilon|X) = \sigma^2(X)$。此时的回归函数 $f(X)$ 事先并未确定,而是由数据本身决定的光滑函数(smoothing function)。

可加模型(additive model)由 Stone 于 1985 年提出,是多变量线性模型的直接扩展,放宽了模型的线性假定而保留了模型的可加性,即假定自变量对因变量的效应是可加的,其中非参数项是各自变量的光滑函数。该模型自由灵活,常用于探索因变量与自变量之间的非线性函数关系。本节主要介

绍非参数回归中的可加模型。

一、模型简介

将多因素线性模型中的线性项 $\beta_i X_i$ 替换为非线性项 $f_i(X_i)$，即可加模型。

$$\mu_Y = \beta_0 + f_1(X_1) + f_2(X_2) + \cdots + f_p(X_p) \tag{20-9}$$

$$Y = \beta_0 + f_1(X_1) + \cdots + f_p(X_p) + \varepsilon \tag{20-10}$$

可加模型有如下特点。

1. 该模型只设定了可加性，但并未限定变量间函数关系形式，可对任意函数之和进行建模，且因变量和自变量之间可以是任意的线性或非线性关系，其模型估计主要依赖于对自变量进行单变量平滑估计。

2. 模型可以对未知函数 $f(\cdot)$ 分别进行非参数估计、效应检验，从而避免了高维函数估计过程中的维数灾难问题，同时保留了各结构的可解释性。

3. 模型对函数 $f_1, \cdots, f_p$ 无任何限制，由于式（20-10）中的模型是不可识别的，通常作出如下假设，即

$$E(Y) = \beta_0, E[f_j(X_j)] = 0, \quad j = 1, \cdots, p \tag{20-11}$$

4. 模型限制了估计的可加性，未考虑变量之间潜在的交互作用。若需要研究变量间的交互作用，可采用类似于线性回归模型的方式，添加交互项，如 $f_{ij}(X_i, X_j)$ 和 $f_{ijk}(X_i, X_j, X_k)$ 等，以解释交互项对因变量的影响。

5. 模型的拟合是通过数值迭代对每个自变量进行平滑，其算法要在拟合误差和自由度之间进行权衡最终达到最优。当可加模型设定正确时，对任一自变量 X_j，有

$$Y - \beta_0 - \sum_{j \neq k} f_j(X_j) = f_k(X_k), \quad k = 1, \cdots, p \tag{20-12}$$

该等式意味着在拟合 f_k 前去除其他自变量的影响，如此依次作用于所有的自变量，然后迭代直至收敛，这一过程称为反向拟合（backfitting）。在每次迭代中，可以对不同的变量选择不同类型的平滑函数。常见的平滑函数有样条平滑、张量积平滑、张量积相互作用函数等。其中，样条平滑函数为分段多项式拟合函数，具有较强的数据适应和函数变化的能力，同时具有一定的整体光滑性，常作为函数逼近及曲线拟合的理想工具。

可加模型并不要求所有的自变量都采用非参数建模，还可以根据专业知识对某些自变量采用线性关系建模，这种模型称为半参数回归模型。一般地，根据经验或专业知识，若能确定某些自变量为主要影响因素，且它们与因变量的关系为线性，而其他自变量为干扰因素且与因变量的关系未知时，可将前者作为参数部分，后者作为非参数部分，即

$$Y = X'\beta + f(T) + \varepsilon \tag{20-13}$$

其中，$X'\beta$ 为线性部分，$f(T)$ 为非参数部分，ε 为随机误差，$E(\varepsilon) = 0$，$Var(\varepsilon) = \sigma^2$。这样可以充分地利用数据包含的信息建立模型。

二、广义可加模型

当因变量的分布为非正态的其他指数族分布，且其与自变量之间存在线性关系时，可建立广义线性模型（generalized linear model，GLM），定义连接函数（link function）$g(\mu)$ 表示自变量和因变量间的关系，即

$$g(\mu) = \beta_0 + \beta_1 X_1 + \beta_2 X_2 + \cdots + \beta_p X_p, \quad \mu = E(Y | X_1, X_2, \cdots, X_p) \tag{20-14}$$

1990 年，Hastie 和 Tibshirani 提出广义可加模型（generalized additive models，GAM），它是在广义线性模型和可加模型的基础上发展而来的。该模型代表了一组来自指数分布族（如，正态分布、泊松分布、二项分布、负二项分布等）因变量的非参数回归框架，一般形式为

$$g(\mu)=\beta_0+f_1(X_1)+f_2(X_2)+\cdots+f_p(X_p) \tag{20-15}$$

其中 $f_p(\cdot)$ 为非参数的光滑函数,它可以是光滑样条函数、核函数或局部回归光滑函数。连接函数 $g(\mu)$ 代表了因变量 Y 条件均数的函数,其目的是将各类非正态的指数分布族因变量的条件均数转化为正态形式的条件均数,以建立与自变量的非参数加和的响应关系。事实上,一般可加模型可看作是正态因变量时 $[g(\mu)=Y]$ 广义可加模型的特殊形式。

与一般线性模型相似,模型估计借助最小二乘法使得因变量期望值与观测值间的差距达到最小,同时要求用样条函数拟合的自变量在节点的连接处要光滑。

在此采用极小化惩罚平方和(penalized sum of squares)构造粗糙度的惩罚,表达式为

$$S_w(f_1,f_2,\cdots,f_n)=\sum_{i=1}^{n}w_i\left[y_i-\sum_{j}^{n}f_j(t_{ij})\right]^2+\sum_{j}^{n}\lambda_j\int f_j''(t)^2\mathrm{d}t \tag{20-16}$$

其中 $\lambda_1,\lambda_2,\cdots,\lambda_n$ 为各函数 f_j 的光滑参数,使上式最小,得到 $\{f_j\}$。广义可加模型求解采用局部计分算法(local-scoring procedure),由迭代再加权最小二乘法(iteratively-reweighted least-squares algorithm,IRLS)和反向拟合过程合并而成。

与经典的线性回归方法相比,广义可加模型不需要线性假设,因变量的分布不局限于正态分布,适用于因变量为指数分布族的情况;其对自变量的形式不作具体要求,通过"可加"的假设,采用非参数的方法进行拟合,将与因变量间存在复杂非线性关系的一些自变量,以不同函数加和的形式拟合进入模型,可探索变量间的非单调、非线性关系;GAM 适用范围广,尤其在泊松回归和 logistic 回归中应用较多。广义可加模型虽然具有非参数模型的诸多优点,但当数据符合经典回归模型的条件时,应优先考虑经典回归模型,因为参数回归的效率优于非参数回归。

三、应用实例

【例 20-2】 为了探讨医疗费用的影响因素,某研究者搜集了 1 338 名美国住院患者的总医疗费用以及患者的年龄、性别、体质量指数(BMI)、孩子/受抚养者的数量、吸烟史、居住地等特征,基本情况见表 20-3,试分析医疗费用的影响因素。

表 20-3 研究对象的基本情况($n=1\,338$)

变量	结果
医疗费用(均数 ± 标准差)/美元	13 270.4 ± 12 110.0
年龄(均数 ± 标准差)/岁	39.2 ± 14.0
BMI(均数 ± 标准差)/(kg·m^{-2})	30.7 ± 6.1
性别,n(构成比/%)	
男	662(49.5)
女	676(50.5)
孩子/受抚养者的数量,n(构成比/%)	
0	574(42.9)
1	324(24.3)
2	240(17.9)
3	157(11.7)
4	25(1.9)
5	18(1.3)
吸烟史,n(构成比/%)	
是	274(20.5)
否	1 064(79.5)

续表

变量	结果
居住地,n(构成比/%)	
东北	324（24.2）
东南	325（24.3）
西南	364（27.2）
西北	325（24.3）

探索连续型变量年龄和 BMI 对医疗费用的影响,由散点图(图 20-2)发现,因变量与自变量之间很难确定是什么关系,因此,广义可加模型更适合本研究。

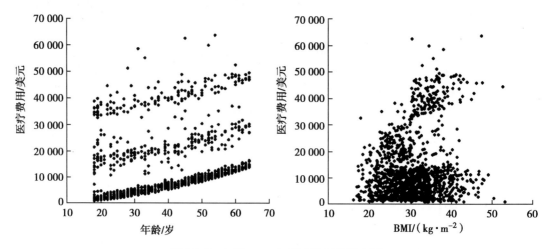

图 20-2　年龄、BMI 与医疗费用的散点图

对年龄和 BMI 进行单变量 GAM 分析,结果显示(图 20-3),年龄对医疗费用的影响接近线性,年龄越大,治疗费用越昂贵。BMI 与医疗费用的关系是非线性的,BMI < 38kg/m² 时,医疗费用随 BMI 值的增大而增长;BMI > 38kg/m² 时,对医疗费用的影响趋于平缓。

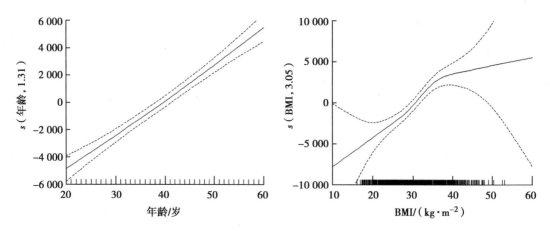

图 20-3　年龄、BMI 与医疗费用测量值效应(单变量 GAM)
注:纵轴表示平滑函数值,虚线表示置信区间上下限。

通过进一步纳入性别、抚养儿童数、吸烟史、居住地等变量,建立多变量 GAM。该模型将不吸烟、东北地区、女性作为参考变量值,即东北地区的非吸烟女性作为参照组。相对于非吸烟者来说,吸烟者每年的医疗费用平均多花费 23 875.4 美元,远大于非吸烟者;抚养儿童数增加 1 个,每年的医疗费用平均多花费 625.9 美元;相对于女性来说,男性每年的医疗费用平均要少 149.3 美元,但差异无统计学意义;模型中其他 3 个地区的系数为负值,意味着东北地区的平均医疗费用最高。模型调整后的决定系数为 0.756,可见用这些变量可以较好地解释医疗费用(表 20-4)。绘制两个光滑变量的效应图,如图 20-4 所示。

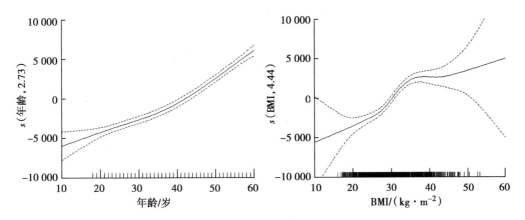

图 20-4 年龄、BMI 与医疗费用测量值效应(多变量 GAM)
注:纵轴表示平滑函数值,虚线表示置信区间上下限。

表 20-4 广义可加模型最优拟合的结果

效应变量	参数估计值	标准误	t	P
吸烟(是)	23 875.4	408.4	58.455	< 0.000 1
西北地区	− 406.9	471.7	− 0.863	0.388 5
东南地区	− 940.2	473.6	− 1.985	0.047 3
西南地区	− 1 009.2	472.9	− 2.134	0.033 0
孩子/受抚养者的数量	625.9	141.9	4.409	< 0.000 1
性别(男)	− 149.3	329.0	− 0.454	0.650 1
光滑效应量	估计自由度	参考自由度	F	P
s(年龄)	2.727	3.395	143.300	< 0.000 1
s(BMI)	4.437	5.519	28.800	< 0.000 1

可加模型用 Stata 统计中 gam 命令,或 R 软件中 gam 或 mgcv 程序包实现,也可以在 SAS 软件中通过 GAM 过程来实现。

第三节 惩罚回归方法

生物信息学背景下普遍存在着高维数据,所谓的"高维"即自变量的维度 p 较高而样本量 n 偏少,甚至 p 呈数量级增长。例如,影像组学数据具有 $p \gg n$ 的特点,仅有部分影像特征与疾病相关,且影像特征之间可能具有复杂的相关关系。此时经典的变量选择(variable selection)方法,包括基于信息准则的赤池信息量准则(Akaike information criterion,AIC)或贝叶斯信息准则(Bayesian information criterion,BIC)等最优子集法和逐步筛选法无能为力。近年来,基于惩罚的变量选择方法因能有效地处理高维数据而备受关注。

惩罚回归通常采用压缩(shrinkage)或正则化(regularization)的方法,为似然函数或者最小二乘估计的损失函数添加一个惩罚项,然后最大化含惩罚项的似然函数或最小化含惩罚项的损失函数,估计未知的回归系数,能够同时实现变量选择和参数估计。不同的惩罚函数对应于不同的惩罚方法。Fan 和 Li(2001 年)指出一个理想的惩罚函数估计值应满足 Oracle 性质,即无偏性、稀疏性和连续性。最常见的惩罚函数是 $L_q(0 < q \leqslant 2)$,q 取不同的值,对应不同的惩罚回归,即

$$\begin{cases} q=1, & \text{为 LASSO 回归} \\ q=2, & \text{为岭回归} \\ q \to 0, & \text{为经典的最优子集法} \end{cases}$$

岭回归(ridge regression)是在最小二乘估计中加入 L_2 范数惩罚项,即

$$\hat{\beta}^{ridge} = \text{argmin}\left\{\sum_{i=1}^{n}\left(y_i - \sum_{j=1}^{p}\beta_j x_{ij}\right)^2 + \lambda\sum_{j=1}^{p}\beta_j^2\right\} \qquad (20\text{-}17)$$

岭回归虽是一个连续的过程,模型比较稳定,但由于 L_2 范数惩罚约束项使得部分回归系数的取值趋于 0,而非压缩为 0,估计的模型中包含所有的自变量,无法给出稀疏解,模型的可解释性较差,并没有真正解决变量选择的问题。

一、LASSO 回归

Tibshirani(1996 年)提出套索算法(least absolute shrinkage and selection operator, LASSO)变量选择方法,LASSO 回归在最小二乘法的基础上引入回归系数的 L_1 范数惩罚项,将一些对因变量影响效应非常弱的回归系数压缩为 0,得到稀疏解,以降低模型的复杂度,提高模型的解释度。

在样本数据 (X_i, Y_i) 中,$i = 1, 2, \cdots, n$,$X_i = (x_{i1}, \cdots, x_{ip})$,为自变量,$Y_i$ 为因变量。与经典线性回归类似,假设个体间相互独立或者在给定自变量 X_{ij} 的条件下,Y_i 是相互独立的。同时假设 Y_i 为标准化数据,即 $\sum_i y_i/n = 0, \sum_i y_i^2/n = 1, \hat{\beta} = (\hat{\beta}_1, \cdots, \hat{\beta}_p)$,则 LASSO 估计可记为

$$\hat{\beta}^{Lasso} = \text{argmin}\left\{\sum_{i=1}^{n}\left(y_i - \sum_{j=1}^{p}\beta_j x_{ij}\right)^2 + \lambda\sum_{j=1}^{p}\left|\beta_j\right|\right\} \qquad (20\text{-}18)$$

其中,$\lambda \geqslant 0$ 为惩罚或调节参数,用来控制回归系数的压缩量。设 $\hat{\beta}_j^0$ 为完全最小二乘估计值,记 $\lambda_0 = \sum\left|\hat{\beta}_j^0\right|$,则 $\lambda < \lambda_0$,即可使一些回归系数缩小并趋向于 0,甚至等于 0。例如,当 $\lambda = \lambda_0/2$ 时,将得到自变量个数为 $p/2$ 的最优特征子集。因此,选择合适的惩罚参数 λ 很重要,λ 过大,可能导致过多回归系数被惩罚为 0,从而遗漏重要变量;反之,可能导致最终模型过度拟合且可解释性差。在实际问题中,惩罚参数 λ 的选择常采用交叉验证(cross validation)来实现。

LASSO 回归的思想可以推广到广义线性模型,在拟合广义线性模型时加入惩罚项,使得系数的绝对值之和小于某一个常数来最小化残差平方和,与因变量关系弱的回归系数被惩罚为 0,从而实现稀疏性,同时进行变量筛选和复杂度调整。因此,无论因变量是连续型、二分类、多分类,或是泊松分布数据,都可以采用 LASSO 的建模思想。

LASSO 回归具有良好的预测精度和可解释性,但不满足 Oracle 性质,且由于其损失函数不是连续可导的,对于 $p \gg n$ 的情形,最多只能选择 n 个自变量,往往得到过于稀疏的模型;当 $n > p$ 时,若自变量间高度相关,岭回归的预测准确性优于 LASSO 回归。

二、弹性网算法

在处理高维数据时,常试图探察一组具有多重共线性的自变量对因变量的影响,这组自变量通常是对某个事物的一些不同特征的描述,也称为组效应(grouping effect)。Zou 和 Hastie(2005 年)针对这种数据结构在 LASSO 的基础上引入回归系数的二次惩罚,提出弹性网(elastic net, EN)算法。弹性网是在朴素弹性网(naive elastic net, NEN)基础上经修正发展得到的一种更能有效处理"高维度、小样本"数据的方法。

NOTES

朴素弹性网同时含有 L_1 和 L_2 范数作为惩罚项,能够同时进行变量筛选和连续压缩,并能选择成组的相关变量同时进入或剔除,克服了 LASSO 只将一组相关变量中的一个变量选入,并在 $p \gg n$ 时至多选入 n 个变量的缺点,同时吸取了岭回归处理多重共线性的优点,筛选进入模型的自变量个数可能大于 n,从而在有效进行变量筛选的同时改进了 LASSO。朴素弹性网的形式为

$$\hat{\beta}^{NEN} = \mathrm{argmin}\left\{\sum_{i=1}^{n}\left(y_i - \sum_{j=1}^{p}\beta_j x_{ij}\right)^2 + \lambda_1\sum_{j=1}^{p}|\beta_j| + \lambda_2\sum_{j=1}^{p}\beta_j^2\right\} \qquad (20\text{-}19)$$

$\lambda_1\sum_{j=1}^{p}|\beta_j| + \lambda_2\sum_{j=1}^{p}\beta_j^2$ 为朴素弹性网惩罚项,它是 LASSO 惩罚和岭回归惩罚的凸组合。由于朴素弹性网包含 L_1 范数和 L_2 范数两种正则化项,λ_1 和 λ_2 是两个惩罚参数且均为正值,当 $\lambda_1 = 0$ 时即岭回归,当 $\lambda_2 = 0$ 时即 LASSO 回归,故岭回归和 LASSO 回归都可以看作朴素弹性网的特例。惩罚项 $\lambda_1\sum_{j=1}^{p}|\beta_j|$ 产生一个稀疏的模型,$\lambda_2\sum_{j=1}^{p}\beta_j^2$ 克服了筛选变量个数上的限制,且允许变量间具有共线性。

朴素弹性网首先在固定的惩罚参数 λ_2 下得出岭回归的系数估计值,然后通过 LASSO 方法的惩罚系数 λ_1 实现对变量的压缩,导致双重压缩,并不能减小方差,反而会带来一部分额外的偏差。因此,朴素弹性网在变量选择和成组变量处理上仍不能很好地兼顾。而弹性网在朴素弹性网模型基础上进行了尺度化处理 $\hat{\beta}^{(EN)} = (1 + \lambda_2)\hat{\beta}^{(NEN)}$,更能适用于“高维度、小样本”且存在多重共线性的数据。但弹性网仍不具有 Oracle 性质,Zou 进一步将自适应 LASSO 与弹性网结合,提出了具有 Oracle 性质的自适应弹性网(adaptive elastic net)。

三、Group LASSO 回归

在医学研究中,变量间往往存在组的结构,如,多分类变量通常转换为一组哑变量(dummy variable),建模时应同进同出,否则会破坏分类变量的组结构。但 LASSO 回归倾向于选择出单个变量,即对应于同一分类变量的不同哑变量会被当成不同变量进行处理。为此,Yuan 和 Lin(2006 年)提出了 Group LASSO 回归。Group LASSO 回归可定义为

$$\hat{\beta}^{gLASSO} = \mathrm{argmin}\left[\sum_{i=1}^{n}\frac{1}{2}\left(y_i - \sum_{j=1}^{p}\beta_j x_{ij}\right)^2 + n\lambda\sum_{j=1}^{p}\|\beta_j\|\right] \qquad (20\text{-}20)$$

其中,$\lambda(\lambda > 0)$ 为惩罚参数。当所有自变量均为连续型变量时,Group LASSO 退化为 LASSO。当自变量中含有分类变量时,Group LASSO 利用岭回归的 L_2 范数将分类变量的哑变量整理为一个新的变量,然后利用 LASSO 的 L_1 惩罚进行变量筛选,进而达到降维的目的。由于 Group LASSO 只是 LASSO 的一种扩展,它同样也不具备 Oracle 性质,因此 Wang 和 Leng(2006 年)提出了自适应 Group LASSO 来修正 Group LASSO,使其满足 Oracle 性质。

四、应用实例

在惩罚回归思想基础上,发展了基于惩罚的线性回归、logistic 回归和 Cox 回归等模型方法。下面将 LASSO 回归应用于脑影像数据,进行惩罚回归实例分析。

【例 20-3】 为了探讨阿尔茨海默病(Alzheimer's disease, AD)相关的脑影像特征,研究者收集 443 名认知正常和 129 名 AD 患者的大脑功能磁共振图像数据,采用脑功能网络连接分析方法和自动解剖标记(automated anatomical labeling, AAL)模板进行特征提取,得到 116 个不同感兴趣区域(region of interest, ROI)间的脑功能连接值,即 6 670 个不同脑区的血氧水平依赖(blood oxygenation level dependent effect, BOLD)信号的时域相关值。随后,将 6 670 个脑影像特征作为自变量,认知状态(是否为 AD)作为因变量,采用 LASSO logistic 回归方法建立模型,寻找与 AD 相关的重要脑影像特征。

　　本研究中自变量个数（6 670）远远高于样本量（572），传统 logistic 回归已不适用，故采用 LASSO 回归进行变量选择。利用该数据建立的 LASSO 回归模型中自变量随 λ 值变化的筛选情况见图 20-5 和图 20-6。图 20-5 是 $\log(\lambda)$ 与自变量数目对应曲线，纵轴为模型均方误差（mean square error，MSE）；下横轴为 $\log(\lambda)$，上横轴为不同 $\log(\lambda)$ 对应的模型中非零系数自变量的个数；左虚线代表 MSE 最小时最优惩罚参数估计值 $\lambda_{min}=0.032$，右虚线代表 MSE 一个标准误内最小惩罚参数估计值 $\lambda_{1se}=0.051$。图 20-6 是 $\log(\lambda)$ 与 LASSO 回归系数的关系，随着 λ 增大，模型的各个自变量系数估计值压缩程度增大，对因变量影响较小的自变量系数被压缩至 0，自变量个数减少。

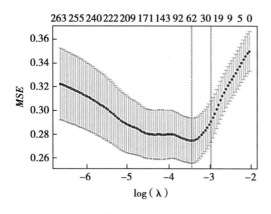

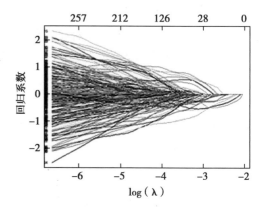

图 20-5　$\log(\lambda)$ 与自变量数目、MSE 对应曲线　　　　图 20-6　$\log(\lambda)$ 与 LASSO 回归系数对应曲线

　　本研究定义 $\lambda_{1se}=0.051$ 时为最优 LASSO 回归模型，该模型采用 LASSO 回归将 6 670 个脑影像特征降维至 24 个，再对这 24 个变量进行 logistic 回归，具体的回归模型分析结果见表 20-5。

表 20-5　logistic 回归模型分析结果

脑功能连接 （编号）	脑功能连接 （名称）	回归系数	标准误	Z 值	P 值	OR（95% CI）
ROI 8_14	右脑额中回-右脑额下回三角部	2.163	0.696	3.110	0.001 8	8.701（2.276,35.063）
ROI 14_59	右脑三角部额下回-左脑顶上回	−1.788	0.723	−2.473	0.013 4	0.167（0.039,0.680）
ROI 18_29	右脑中央沟-左脑岛叶	0.422	0.744	0.567	0.570 5	1.525（0.353,6.585）
ROI 18_50	右脑中央沟盖-右脑枕上回	−1.293	0.816	−1.584	0.113 2	0.275（0.054,1.342）
ROI 18_79	右脑中央沟盖-左脑颞横回	−0.739	0.790	−0.935	0.349 6	0.478（0.101,2.249）
ROI 30_33	右脑岛叶-左脑内侧和旁扣带回	−0.189	0.731	−0.259	0.795 9	0.828（0.197,3.490）
ROI 31_82	左脑前扣带回和旁扣带回-右脑颞上回	−2.680	0.768	−3.490	0.000 5	0.069（0.014,0.297）
ROI 42_52	右脑杏仁核-右脑枕中回	−1.003	0.870	−1.154	0.248 6	0.367（0.065,1.985）
ROI 42_90	右脑杏仁核-右脑颞下回	−0.408	0.747	−0.546	0.584 9	0.665（0.151,2.883）
ROI 45_55	左脑楔叶-左脑枕颞内侧回	−2.443	0.694	−3.522	0.000 4	0.087（0.022,0.332）
ROI 48_111	右脑舌回-小脑蚓部 4、5 区	1.487	0.636	2.339	0.019 3	4.425（1.289,15.723）
ROI 49_79	左脑枕上回-左脑颞横回	−0.560	1.087	−0.516	0.606 1	0.571（0.066,4.765）
ROI 49_82	左脑枕上回-右脑颞上回	−0.960	0.933	−1.029	0.303 6	0.383（0.061,2.369）
ROI 53_54	左脑枕下回-右脑枕下回	−1.317	0.548	−2.404	0.016 2	0.268（0.090,0.772）

续表

脑功能连接 （编号）	脑功能连接 （名称）	回归系数	标准误	Z 值	P 值	OR（95% CI）
ROI 53_82	左脑枕下回-右脑颞上回	− 1.116	0.890	− 1.254	0.210 0	0.328（0.057,1.881）
ROI 54_112	右脑枕下回-小脑蚓部 6 区	1.744	0.715	2.438	0.014 7	5.720（1.438,23.937）
ROI 57_111	左脑中央后回-小脑蚓部 4、5 区	2.004	0.718	2.791	0.005 3	7.421（1.852,31.182）
ROI 58_79	右脑中央后回-左脑颞横回	− 1.366	0.915	− 1.493	0.135 5	0.255（0.041,1.509）
ROI 65_68	左脑角回-右脑楔前叶	2.258	0.649	3.480	0.000 5	9.566（2.711,34.859）
ROI 71_89	左脑尾状核-左脑颞下回	− 2.693	0.982	− 2.743	0.006 1	0.068（0.010,0.459）
ROI 71_90	左脑尾状核-右脑颞下回	− 0.684	0.851	− 0.804	0.421 6	0.504（0.092,2.623）
ROI 72_89	右脑尾状核-左脑颞下回	1.170	0.939	1.245	0.213 0	3.220（0.526,21.230）
ROI 81_93	左脑颞上回-左侧小脑脚 2 区	2.214	0.758	2.922	0.003 5	9.152（2.146,42.203）
ROI 85_112	左脑颞中回-小脑蚓部 6 区	2.163	0.794	2.915	0.003 6	0.122（2.186,49.644）

logistic 回归结果表明,有统计学意义的 AD 患者 BOLD 信号时域相关性脑区如下:右脑额中回-右脑三角部额下回,右脑三角部额下回-左脑顶上回,左脑前扣带和旁扣带脑回-右脑颞上回,左脑楔叶-左脑梭状回,右脑舌回-小脑蚓部 4、5 区,左脑枕下回-右脑枕下回,右脑枕下回-小脑蚓部 6 区,左脑中央后回-小脑蚓部 4、5 区,左脑角回-右脑楔前叶,左脑尾状核-左脑颞下回,左脑颞上回-左侧小脑脚 2 区,左脑颞中回-小脑蚓部 6 区的脑区。

以上结果表明,LASSO 回归通过压缩自变量回归系数进行变量选择和参数估计,大大降低了模型的复杂度,获得了更加简约的模型。

本研究采用的方法可用 R 软件 glmnet 程序包实现。LASSO 回归可以用 Stata 社区提供的 LASSO 宏程序进行分析。

第四节　案　例

【案例 20-1】　接例 20-1,对例 20-1 数据采用经典线性回归方法分析新生儿出生体重的影响因素,结果见表 20-6。结果显示,母亲产前吸烟、婚姻状况和新生儿性别是新生儿出生体重的重要影响因素。与表 20-2 五种分位数下分位数回归的分析结果进行对比分析,经典线性回归模型采用最小二乘估计法得到的回归系数估计值与分位数回归模型有很大差别。

表 20-6　经典线性回归方法分析新生儿出生体重影响因素的结果

变量	回归系数	标准误	t	P	回归系数的 95% 置信区间	
					下限	上限
常数项	3 178.727	66.048	48.127	< 0.000 1	3 049.230	3 308.224
母亲产前吸烟	− 167.765	27.575	− 6.084	< 0.000 1	− 221.831	− 113.700
孕前年龄	2.162	2.052	1.054	0.292 1	− 1.861	6.184
教育年限	3.002	5.075	0.592	0.554 2	− 6.948	12.952
新生儿性别	99.159	17.810	5.568	< 0.000 1	64.240	134.078
产前婚姻状况	116.918	27.645	4.229	< 0.000 1	62.716	171.119

解析:为增加分析结果的可对比性,将经典线性回归和中位数回归结果相比较。经典线性回归结果显示,母亲产前吸烟会导致新生儿出生体重降低,产前已婚和男婴会导致新生儿出生体重增加。中位数回归分析结果中,这三个变量的回归系数仍然具有统计学意义,并且三者与出生体重之间的效应方向与经典线性回归一致,但是具体的效应量不同,如母亲产前吸烟会导致新生儿出生体重平均降低167.8g(经典线性回归)和189.6g(中位数回归)。

【案例 20-2】　接例 20-2,考虑到 BMI 和吸烟可能存在交互作用,在例 20-2 基础上添加"BMI*吸烟"的交互项,结果见表 20-7。

解析:BMI 与吸烟存在交互作用。即 BMI 对医疗费用的影响与吸烟有关系,吸烟时较大的 BMI 会产生较高的医疗费用。

表 20-7　广义可加模型最优拟合的效应变量的结果(加入交互项)

效应变量	参数估计值	标准误	t	P
吸烟(是)	−20 543.7	1 614.3	−12.726	<0.000 1
西北地区	−631.5	373.6	−1.690	0.091 2
东南地区	−1 095.5	375.1	−2.920	0.003 6
西南地区	−1 276.7	374.7	−3.408	<0.000 7
孩子/受抚养者的数量	657.8	112.4	5.850	<0.000 1
性别(男)	−513.9	260.8	−1.970	0.049 0
BMI	259.6	13.6	19.141	<0.000 1
BMI*吸烟(是)	1 448.2	51.6	28.085	<0.000 1
光滑效应量	估计自由度	参考自由度	F	P
S(年龄)	2.766	3.443	235.210	<0.000 1
S(BMI)	5.102	6.266	20.670	<0.000 1

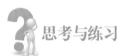 思考与练习

一、选择题

1. 以下关于 LASSO 回归的说法**错误**的是(　　)
   A. LASSO 回归得到的参数估计量是有偏的
   B. LASSO 回归的基本思想就是在回归系数的平方和小于一个常数的约束条件下,使残差平方和最小化
   C. LASSO 回归可以处理多重共线性的问题
   D. LASSO 回归限制特征变量个数不能多于样本量
   E. LASSO 回归使用 L_1 范数正则化

2. 以下关于岭回归的说法正确的是(　　)
   A. 岭回归属于多项式回归
   B. 岭回归可以用来捕捉数据中的非线性关系
   C. 岭回归可以用来选择特征变量
   D. 岭回归的损失函数的值比一般线性回归的小
   E. 岭回归方程中,回归系数为负数,表明自变量与因变量为负相关

3. 下列有关弹性网的说法中**有误**的一项是(　　)

A. 弹性网属于线性回归

B. 弹性网包含 LASSO 回归和岭回归非惩罚项

C. 弹性网可以用来处理过拟合问题,但不能处理多重共线性

D. 当 $\lambda_1 = \lambda_2 = 0$ 时,弹性网与最小二乘法线性回归拟合的模型一致

E. 弹性网可以克服岭回归和 LASSO 回归的不足

4. 以下**不是**广义可加模型的特点的是( )

A. 广义可加性模型是广义线性模型的扩展

B. 函数可以是具有指定参数形式的函数

C. 函数可以是具有指定非参数或半参数形式的函数

D. 模型不需要对因变量与自变量施加任何假设

E. 广义可加模型无法处理交互项

5. 以下**不是**分位数回归的特点的是( )

A. 分位数回归可更加详细地描述自变量对因变量不同分位数的影响

B. 分位数回归通过最小化观测值与模型拟合值之间的距离进行参数估计

C. 分位数回归方法参数估计常不受离群值的影响,较为稳健

D. 分位数回归有着严格的假设条件,如正态性、独立性、等方差性

E. 分位数回归的计算量相较于经典的线性回归更大

二、计算分析题

1. R 软件 agridat 程序包中的内置数据集 lasrosas.corn,记录了不同氮肥处理下的阿根廷玉米田的产量监测数据,以及地理环境等条件,试用 GAM 探索施加氮肥浓度、土壤有机物含量对玉米产量的综合影响。

2. 在一项关于恩格尔食品支出研究中(数据见 R 软件 quantreg 程序包的数据集 engel),共调查了 235 个家庭,收集了每个家庭的年收入和家庭年度食品支出额度。试用分位数回归模型探讨家庭食品支出对年度收入的影响。

3. UCI 数据集是一个通用的标准测试数据集,常用于机器学习算法性能的验证。该数据集的 Arcene 数据中包含 162 个卵巢癌患者和 91 个健康者的质谱数据,变量数高达 15 154。试用 LASSO 回归的思想探讨利用该质谱数据识别与卵巢癌相关的重要变量。

（余红梅）

第二十一章
主成分分析

【学习要点】

1. 主成分分析的实质是将多个互相相关的原始变量通过线性组合,化为少数几个互不相关的综合指标的统计方法。

2. 所有原始变量的方差之和与所有主成分的方差之和相等。各主成分的方差依次递减。

3. 主成分 C_i 解释的方差大小等于其对应的相关矩阵的特征值 λ_i。

4. 第 i 主成分的贡献率为 λ_i/p。

5. 主成分个数的选取一般根据累积贡献率和特征值的大小来确定。

主成分分析(principal component analysis,PCA)是从多个原始变量之间的相关关系入手,利用数据降维的思想,将多个原始变量化为少数几个互不相关的综合指标的一种统计方法。综合指标即主成分。在实际工作中,研究者总是希望找到的综合指标能尽可能多地反映原始变量的信息,而且彼此之间还应是相互独立的,便于为进一步的分析提供手段。主成分的概念由 K. Pearson 于 1901 年首先提出,并由 H. Hotelling 作了进一步发展,使得主成分模型走向成熟。

第一节 主成分的概念

【例 21-1】 某小学 10 名 9 岁男学生 6 个项目的智力测评的得分如表 21-1。我们习惯用各项目得分之和(合计)来表示学生的智力,这种做法实际上是将各变量等同地看待,对各变量赋予相同的权重。试通过主成分分析探讨反映 6 个项目的综合指标。

表 21-1 某小学 10 名男学生 6 个项目的智力测量计分表

被测试者编号	常识 X_1	算术 X_2	理解 X_3	填图 X_4	积木 X_5	译码 X_6	合计
1	14	13	28	14	22	39	130
2	10	14	15	14	34	35	122
3	11	12	19	13	24	39	118
4	7	7	7	9	20	23	73
5	13	12	24	12	26	38	125
6	19	14	22	16	23	37	131
7	20	16	26	21	38	69	190
8	9	10	14	9	31	46	119
9	9	8	15	14	14	46	105
10	9	9	12	10	23	46	109

我们希望有一个或几个较好的综合指标来概括 6 个项目得分的信息,而且希望各综合指标间能

够互相独立地各代表某一方面的特征。

一个综合指标,除了真实、可靠之外,应尽可能多地反映原变量的"信息"。那么如何度量信息量的多少呢？最经典的方法就是用指标的方差或变异度来表达。如果一个综合指标,不同个体的取值相差不大,那么该指标就不能有效地区分不同的个体,即鉴别能力较差。可见,综合指标在个体间的变异应该是越大越好。因此,我们将"变异大小"作为衡量"信息量多寡"的一个标准来寻求综合指标,而这个综合指标就是下面要讨论的主成分。

先将各变量标准化。记 $\bar{X}_i$ 和 S_i 为变量 X_i 的样本均数和样本标准差,$i=1,2,\cdots,p$。令

$$z_i = \frac{X_i - \bar{X}_i}{S_i} \tag{21-1}$$

显然,z_i 的样本均数为 0,标准差为 1。

对标准化变换后的变量 z_i 按以下步骤寻求主成分。

1. 第一主成分 C_1 它必须是 $z_1, z_2, \cdots, z_p$ 的线性组合,有

$$C_1 = a_{11}z_1 + a_{12}z_2 + \cdots + a_{1p}z_p \tag{21-2}$$

我们希望 C_1 尽可能多地反映原 p 个变量的信息,而这里的信息需要用方差来表示。即 C_1 的方差 $Var(C_1)$ 要尽可能地大,$Var(C_1)$ 越大,C_1 包含的信息越多。但从式(21-2)来看,对系数 a_{11}, $a_{12}, \cdots, a_{1p}$ 必须有某种限制,否则会使 $Var(C_1) \to \infty$。事实上,系数 $a_{11}, a_{12}, \cdots, a_{1p}$ 绝对值的大小并不重要,它们按相同比例扩大或缩小都无关紧要,故限定为

$$a_{11}^2 + a_{12}^2 + \cdots + a_{1p}^2 = 1 \tag{21-3}$$

因此,在式(21-3)的限制条件下,寻找式(21-2)的线性函数 C_1,使 $Var(C_1)$ 达到最大,C_1 就称为第一主成分。

我们可以把组合系数 $(a_{11}, a_{12}, \cdots, a_{1p})$ 看成一个向量,代表 p 维空间中的一个方向,相当于个体 $(z_1, z_2, \cdots, z_p)$ 在这个方向上的投影。要求 $Var(C_1)$ 最大,即找一个最"好"的方向,使得所有个体在该方向上的投影最为分散。

2. 第二主成分 C_2 如果第一主成分不足以代表原 p 个变量,则再考虑采用 C_2。它必须是 z_1, $z_2, \cdots, z_p$ 的另一个线性组合,有

$$C_2 = a_{21}z_1 + a_{22}z_2 + \cdots + a_{2p}z_p \tag{21-4}$$

限定为

$$a_{21}^2 + a_{22}^2 + \cdots + a_{2p}^2 = 1 \tag{21-5}$$

此外,为了有效地代表原始变量的信息,C_1 中已有的信息就不需要在 C_2 中出现,用数学语言表示就是 C_2 与 C_1 无关,即

$$cov(C_1, C_2) = 0 \tag{21-6}$$

在这样的前提下,我们要求其中最"好"的一个向量,为了使这个线性组合是最"好"的,它的变异必须比任何别的线性组合的变异都大,即要求:$Var(C_2)$ 最大。这相当于在与前一个向量垂直的所有方向中,寻找一个方向,使得所有个体在其上的投影与在其他候选方向上的投影相比最为分散。

3. 第三主成分 C_3 它必须是 $z_1, z_2, \cdots, z_p$ 的另一个线性组合,有

$$C_3 = a_{31}z_1 + a_{32}z_2 + \cdots + a_{3p}z_p \tag{21-7}$$

限定为

$$a_{31}^2 + a_{32}^2 + \cdots + a_{3p}^2 = 1 \tag{21-8}$$

此外,C_1、C_2 中已有的信息就不需要在 C_3 中出现,即

$$\begin{cases} cov(C_3, C_1) = 0 \\ cov(C_3, C_2) = 0 \end{cases} \tag{21-9}$$

在这样的前提下,我们要求其中最"好"的一个向量,使得 $Var(C_3)$ 最大,这相当于在与前两个向量垂直的所有方向中,寻找一个使得所有个体在其上的投影与在其他候选方向上的投影相比最为分散的方向。

4. 如此往复,直至找到最多 p 个主成分　由上可见,主成分 $C_i(i=1,2,\cdots,p)$ 实际上是原变量 $X_i(i=1,2,\cdots,p)$ 的线性组合或综合变量,它们彼此是相互独立的,且所有的主成分包含了原变量的所有信息。

为了更直观地理解主成分,下面以 $p=2$ 为例来说明主成分的几何意义。设个体具有两个观测指标 X_1 和 X_2,它们之间具有较强的相关性。绘制以 X_1 为横轴、X_2 为纵轴的散点图,见图 21-1A。

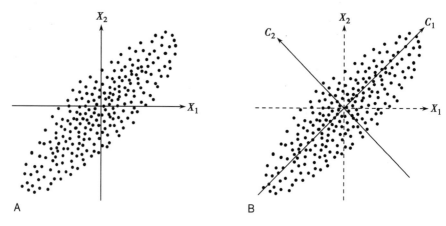

图 21-1　主成分的几何意义示意图

由图 21-1A 可以看出,由于 X_1 与 X_2 具有较强的相关性,散点分布呈现出线性趋势,它们沿 X_1 轴方向和 X_2 轴方向都具有较大的变异度。

如果将坐标轴 X_1、X_2 同时按逆时针方向作一个旋转(图 21-1B),得到新的坐标轴 C_1、C_2,使得在新的坐标平面上,散点的分布基本上不再具有相关性,且它们的变异主要集中在 C_1 方向上,而在 C_2 方向上变异较小。这时,若取 C_1 作为第一主成分,则 C_1 就反映了原始变量 X_1、X_2 所包含的主要信息。

第二节　主成分的提取

一、主成分的计算

假设收集到的原始数据共有 n 例,每例测得 p 个变量的数值,记录形式如表 21-2。

表 21-2　主成分分析的原始数据表

观测编号	原始变量			
	X_1	X_2	$\cdots$	X_p
1	X_{11}	X_{12}	$\cdots$	X_{1p}
2	X_{21}	X_{22}	$\cdots$	X_{2p}
$\vdots$	$\vdots$	$\vdots$	$\vdots$	$\vdots$
n	X_{n1}	X_{n2}	$\cdots$	X_{np}

主成分计算的基本步骤如下所示。

1. 对各原始变量数据进行标准化　记 $\overline{X}_i$、S_i 为变量 X_i 的样本均数和样本标准差。通常先按下式将原始变量标准化,然后用标准化的数据 z_{ij} 来计算主成分。为方便表达,仍用 X_{ij} 表示标准化后的观测数据,X_i 表示标准化后的变量。

$$z_i = \frac{X_i - \overline{X}_i}{S_i}, \quad i = 1, 2, \cdots, p$$

2. 求出相关系数矩阵 R　计算变量 X_i 与 X_j 之间的相关系数 r_{ij},得到相关系数矩阵 R 为

$$R = \begin{pmatrix} 1 & r_{12} & \cdots & r_{1p} \\ r_{21} & 1 & \cdots & r_{2p} \\ \vdots & \vdots & & \vdots \\ r_{p1} & r_{p2} & \cdots & 1 \end{pmatrix}$$

3. 求出相关系数矩阵的特征值和特征向量　按照如下步骤求出相关系数矩阵的特征值(eigenvalue)和特征向量(eigenvector)。

由 R 的特征方程

$$|R - \lambda I| = 0$$

求得 p 个非负特征值 λ_i,将这些特征值按从大到小的顺序排列为

$$\lambda_1 \geqslant \lambda_2 \geqslant \cdots \geqslant \lambda_p \geqslant 0$$

再由

$$\begin{cases} (R - \lambda_i I) a_i = 0 \\ a_i' a_i = 1 \end{cases} \quad i = 1, 2, \cdots, p$$

解得每一特征值 λ_i 对应的单位特征向量 $a_i = (a_{i1}, a_{i2}, \cdots, a_{ip})'$,满足 $a_i' a_i = \sum_{j=1}^{p} a_{ij}^2 = 1$,从而求得各主成分为

$$C_i = a_{i1} X_1 + a_{i2} X_2 + \cdots + a_{ip} X_p, \quad i = 1, 2, \cdots, p$$

对于例 21-1 资料,6 个指标的相关系数矩阵 R 为

$$R = \begin{pmatrix} 1 \\ 0.834\,3 & 1 \\ 0.812\,0 & 0.781\,5 & 1 \\ 0.873\,5 & 0.830\,1 & 0.709\,2 & 1 \\ 0.405\,2 & 0.693\,7 & 0.278\,3 & 0.456\,4 & 1 \\ 0.529\,6 & 0.450\,3 & 0.445\,5 & 0.637\,3 & 0.500\,4 & 1 \end{pmatrix}$$

计算出全部 6 个主成分的特征值(表 21-3),并从大到小排列。

表 21-3　例 21-1 资料相关系数矩阵的特征值

	特征值	前后特征值的差值	贡献率	累积贡献率
1	4.146 96	3.284 86	0.691 2	0.691 2
2	0.862 11	0.260 02	0.143 7	0.834 9
3	0.602 08	0.345 22	0.100 3	0.935 2
4	0.256 86	0.150 11	0.042 8	0.978 0
5	0.106 75	0.081 52	0.017 8	0.995 8
6	0.025 23		0.004 2	1.000 0

注:表格中的结果为软件计算所得数值的修约值。

从表 21-3 给出的特征值、贡献率、累积贡献率来看:第一特征值较大,占总变异的 69.12%,前三个特征值占总变异的 93.52%,故取前三个主成分已基本反映了原资料的信息。

表 21-4 给出了 6 个对应的特征向量,一列表示一个向量。注意:z_i 为对应 X_i 的标准化变量。

表21-4　例21-1 资料相关系数矩阵的特征向量

变量	特征向量					
	C_1	C_2	C_3	C_4	C_5	C_6
z_1	0.450 43	− 0.288 70	− 0.000 12	− 0.265 69	0.801 93	0.009 28
z_2	0.458 40	0.004 60	− 0.423 51	− 0.011 70	− 0.251 20	− 0.739 76
z_3	0.408 18	− 0.448 12	− 0.043 68	0.710 15	− 0.159 00	0.317 91
z_4	0.452 66	− 0.118 66	0.149 88	− 0.605 62	− 0.501 92	0.373 97
z_5	0.315 01	0.747 04	− 0.403 64	0.121 46	0.127 73	0.385 64
z_6	0.340 94	0.379 05	0.795 83	0.208 38	0.017 02	− 0.251 06

根据表 21-4 可写出各主成分,例如第一主成分为

$$C_1 = 0.450\ 43z_1 + 0.458\ 40z_2 + 0.408\ 18z_3 + 0.452\ 66z_4 + 0.315\ 01z_5 + 0.340\ 94z_6$$

类似地,可写出其他主成分。从特征向量来看,第一特征向量各分量大小大致相当,说明第一主成分是一个综合指标,反映综合能力;第二特征向量在 z_5(积木)上有较大的系数,说明第二主成分主要反映的是动手操作能力;第三特征向量在 z_6(译码)上有较大的系数,说明第三主成分主要反映的是归纳演绎能力。

主成分是对原始变量共性的提取,它与变量间的相关性有关。为说明这个问题,接下来我们只考虑两个变量,看一看主成分与原始变量间的关系。

【例 21-2】 考虑 X_1, X_2 的相关矩阵为

$$\boldsymbol{R} = \begin{pmatrix} 1 & r \\ r & 1 \end{pmatrix}$$

即 X_1、X_2 的相关系数为 r(不妨假设 $r \geqslant 0$),则相关阵的两个特征值分别为

$$\lambda_1 = 1 + r, \quad \lambda_2 = 1 - r$$

显然第一主成分包括 X_1, X_2 的信息,随两变量相关程度(共性)的增大而增大,当两变量完全相关时,$\lambda_1 = 2, \lambda_2 = 0$,即第一主成分包括了 X_1、X_2 的全部信息。而当两变量无相关时,$\lambda_1 = \lambda_2 = 1$,即第一、二主成分包括的 X_1、X_2 的信息各占一半。

可见,当变量间的相关关系不明显时,作主成分分析意义不大。

二、主成分的性质

1. 各主成分互不相关,即 C_i 与 C_j 的相关系数为零。

$$r_{C_i, C_j} = 0, \quad i \neq j \tag{21-10}$$

2. 总方差保持不变,即各原始变量 $X_1, X_2, \cdots, X_p$ 的方差之和与各主成分 $C_1, C_2, \cdots, C_p$ 的方差之和相等。

$$\sum_{i=1}^{p} [Var(X_i)] = \sum_{i=1}^{p} [Var(C_i)] \tag{21-11}$$

特别地,将数据标准化后,原始变量的方差之和为 p,即变量个数,而主成分 C_i 的方差 $Var(C_i)$ 即其相应的特征值 λ_i,故各主成分的方差之和为 $\sum_{i=1}^{p} \lambda_i$,则有

$$p = \sum_{i=1}^{p} \lambda_i \tag{21-12}$$

这一性质说明,主成分作为原始变量的线性组合,是对原始变量信息的一种提取,主成分不增加

总信息量,也不减少总信息量,只是对原始信息进行了重新分配,从而尽量使少数几个主成分包含尽可能多的信息量。

3. 各主成分的方差依次递减,即

$$\lambda_1 \geqslant \lambda_2 \geqslant \cdots \geqslant \lambda_p \geqslant 0 \qquad (21\text{-}13)$$

4. 各主成分对应特征向量的分量(系数)平方之和为 1,即

$$\sum_{i=1}^{p} a_{ij}^2 = 1 \qquad (21\text{-}14)$$

5. 各主成分对应特征向量之间彼此正交,即任意两主成分系数对应的乘积和为 0,即

$$a_{i1}a_{j1} + a_{i2}a_{j2} + \cdots + a_{ip}a_{jp} = 0, \quad i,j = 1,2,\cdots,p; i \neq j \qquad (21\text{-}15)$$

三、相关统计量

(一) 主成分的贡献率及累积贡献率

由于各变量所提供的信息量是用其方差来衡量的,因此,主成分分析是把 p 个原始变量 X_1, $X_2,\cdots,X_p$ 的总方差分解为 p 个互不相关的主成分 $C_1,C_2,\cdots,C_p$ 的方差之和,使第一主成分 C_1 的方差 λ_1 达到最大。$\lambda_1 \Big/ \sum_{i=1}^{p} \lambda_i$ 表明了第一主成分 C_1 的方差在全部方差中所占的比值,称为第一主成分的贡献率,这个值越大,表明主成分 C_1 综合原始变量 $X_1,X_2,\cdots,X_p$ 的能力越强。正是因为这一点,才把 C_1 称为 $X_1,X_2,\cdots,X_p$ 的第一主成分,也就是 $X_1,X_2,\cdots,X_p$ 的主要部分。了解到这一点,就可以明白为什么主成分是按特征值 $\lambda_1,\lambda_2,\cdots,\lambda_p$ 的大小顺序排列的。一般地,第 i 主成分的贡献率为

$$\frac{\lambda_i}{\sum_{i=1}^{p} \lambda_i} = \frac{\lambda_i}{p}, \quad i = 1,2,\cdots,p \qquad (21\text{-}16)$$

而前 m 个主成分的累积贡献率为

$$\sum_{i=1}^{m} \frac{\lambda_i}{p}, \quad m \leqslant p \qquad (21\text{-}17)$$

(二) 因子载荷

为了解各主成分与各原始变量之间的关系,第 i 主成分 C_i 的特征值的平方根 $\sqrt{\lambda_i}$ 与第 j 原始变量 X_j 的系数 a_{ij} 的乘积为因子载荷(factor loading)。

$$q_{ij} = \sqrt{\lambda_i}\, a_{ij} \qquad (21\text{-}18)$$

事实上,因子载荷 q_{ij} 就是 C_i 与 X_j 之间的相关系数,它反映了主成分 C_i 与原始变量 X_j 之间联系的密切程度与作用的方向。由因子载荷 q_{ij} 构成的矩阵称为因子载荷矩阵。

第三节　主成分分析的应用

主成分分析结果往往不是最终结果,而是给其他分析提供中间手段。概括地说,主成分分析主要有以下几方面的应用。

一、降维

降维(dimensionality reduction)即对原始变量进行综合,以少数几个互不相关的主成分来反映原始变量的主要信息,从而降低数据维度,以方便数据可视化、节约存储空间或有利于进一步的统计分析。例如,可绘制以第一主成分 C_1 和第二主成分 C_2 为坐标的散点图对数据进行可视化,直观地探索数据中的关联模式;主成分分析可用于图像压缩,提取少数主成分,在较好地保留原始图像特征的同

时,减小图像大小,从而节约存储空间。

二、主成分回归

主成分回归(principal component regression)是将主成分分析与多因素线性回归分析结合使用的一种方法。若需要将多个存在多重共线性的自变量引入回归方程,由于共线性的存在,直接建立的多因素线性回归方程具有不稳定性,严重时甚至无法求得偏回归系数。若采用逐步回归,则不得不删除一些自变量,这亦与初衷相悖。此时若将主成分分析与多因素线性回归结合使用,则可解决该问题。具体做法是:先对多个自变量作主成分分析,综合得出少数几个主成分,然后以这几个主成分为自变量与因变量建立回归方程。这样,既减少了回归分析中自变量的个数,使作为自变量的各主成分互不相关,又保证了回归方程的稳定性;同时,由于主成分是各原始变量的线性组合,因此通过主成分建立的回归方程实际上亦可视为因变量与各原始自变量之间的线性回归方程。这样就可把存在多重共线性的多个自变量引入回归方程。

三、探索变量间关联模式

若多个原始变量间相互关联,则难以直接通过观察相关系数矩阵判断哪些变量属于同一类型的指标(潜在综合指标),此时可以通过主成分分析,利用因子载荷矩阵的结构,探索各主成分与多个原始变量之间的相互关系,从而理解变量间的关联模式。例如医学研究中收集了特定人群多个原始变量(如身高、体重、引体向上、50米跑、尿素氮、转氨酶等)的数据,通过主成分分析,根据因子载荷矩阵中各主成分与原始变量间的因子载荷大小,找出影响各综合指标的主要原始变量,从而归纳出变量间的关联模式,假如第一主成分在身高和体重上有较大载荷,则可将其归为反映"生长发育"的综合指标,第二主成分在尿素氮和转氨酶上有较大载荷,则可将其归为反映"健康状况"的综合指标。

四、综合评价

通过主成分分析可以进行客观赋权的综合评价。求出主成分后,选择前 m 个主成分 $C_1, C_2, \cdots, C_m$,以每个主成分的贡献率 $a_i = \lambda_i/p$ 作为权重,构造综合评价函数为

$$I = a_1 C_1 + a_2 C_2 + \cdots + a_m C_m \tag{21-19}$$

进行综合评价时,先计算出每一对象的各主成分得分,然后将其代入上式,即可求得各对象的综合得分值,对其排序即可确定各对象的相对位次。

用各主成分的贡献率 $a_i = \lambda_i/p$ 作为权重是合理的,因为贡献率 a_i 是 C_i 的方差 λ_i 占全部方差的比例,而方差越大的变量越重要,自然应该具有较大的权重。

第四节　应用中的注意事项

(一)应用条件

主成分只依赖于变量的协方差矩阵或相关矩阵,与变量分布无关,即对总体分布未作要求。由于主成分分析是基于原始变量之间的相互关系展开的,因此主成分分析适用于变量间具有较高相关性的数据,当变量间相关性较小或者相互独立时,不适合进行主成分分析。

(二)数据标准化问题

主成分提取原始变量信息量的多少是以"方差"来度量的,因此具有不同量纲或不同尺度水平的变量通常需要进行标准化,以确保不同变量在信息量上的可比性。但是在某些以变异作为重要性度量的情形下,则适宜使用未标化的原始数据。例如,在全部都采用李克特量表的题项中,某些题项由于设计或表述存在问题等,使得应答主要集中在 1~2 个选项上,缺乏区分度,而采用未标准化数据可以在主成分分析中降低其权重。

（三）主成分个数的选取

主成分个数的确定依赖于主成分的贡献大小，可按以下原则来确定。

1. 以累积贡献率来确定 当前 k 个主成分的累积贡献率达到某一特定的值时（一般以大于 70% 为宜），则保留前 k 个主成分。

2. 以特征值大小来确定 即若主成分 C_i 的特征值 $\lambda_i \geq 1$，则保留 C_i，否则就去掉该主成分。

当然，在实际工作中，究竟取几个主成分，除了考虑以上两个原则之外，还要结合各主成分的实际含义来定。一般保留的主成分个数要小于原始变量的个数。

第五节 案 例

【案例 21-1（主成分回归）】

某研究者测得 84 名 10 岁男孩的身高（cm）、坐高（cm）、体重（kg）、胸围（cm）、肩宽（cm）、肺活量（ml）这 6 项生长发育指标（表 21-5），试对肺活量进行主成分回归分析。

表 21-5 84 名 10 岁男孩的 6 项生长发育指标观测值

编号	身高（cm）X_1	坐高（cm）X_2	体重（kg）X_3	胸围（cm）X_4	肩宽（cm）X_5	肺活量（ml）Y
1	120.1	66.3	23.8	61.0	27.3	121 0
2	120.7	67.6	23.4	59.8	27.1	121 0
3	121.2	66.5	22.9	59.0	26.0	104 0
4	121.5	67.8	24.6	59.5	26.4	162 0
5	122.5	69.2	24.4	60.7	26.4	169 0
6	122.7	69.1	27.2	64.5	28.4	115 0
7	123.2	64.3	20.0	56.1	26.1	115 0
8	123.3	69.0	24.9	58.4	27.2	146 0
9	123.4	67.4	21.8	59.0	27.1	119 0
10	123.9	67.1	23.5	60.2	28.4	184 0
11	124.5	67.8	25.2	63.0	27.8	125 0
12	124.8	67.9	22.3	58.1	27.3	148 0
13	124.9	67.8	22.0	58.0	26.8	131 0
14	125.3	69.3	24.7	60.0	28.0	166 0
15	125.6	69.1	22.8	59.0	26.5	158 0
16	125.8	69.6	25.7	61.0	27.0	146 0
17	126.0	67.1	30.2	68.0	28.8	124 0
18	126.2	68.4	25.2	60.5	27.2	110 0
19	126.8	67.5	23.6	58.5	27.4	125 0
20	127.1	69.8	23.0	57.7	27.8	127 0
21	127.6	67.9	24.3	59.0	28.4	130 0
22	127.7	69.7	24.1	60.0	27.7	135 0
23	128.3	68.5	21.6	55.5	27.0	125 0
24	128.5	71.2	27.1	62.0	27.5	172 0

续表

编号	身高（cm） X_1	坐高（cm） X_2	体重（kg） X_3	胸围（cm） X_4	肩宽（cm） X_5	肺活量（ml） Y
25	128.5	67.3	22.6	57.4	28.3	148 0
26	129.4	69.8	24.9	60.5	27.6	138 0
27	129.0	67.4	26.7	63.7	29.8	117 0
28	129.8	71.0	26.1	62.0	28.4	164 0
29	131.6	70.7	28.7	62.8	28.9	164 0
30	130.2	71.8	25.0	58.6	27.8	115 0
31	130.5	68.6	26.1	60.7	27.7	143 0
32	130.6	69.2	23.4	54.4	27.8	115 0
33	131.4	70.4	25.5	63.2	28.4	115 0
34	131.6	70.2	25.6	58.9	28.6	132 0
35	131.7	73.5	27.4	62.0	27.0	136 0
36	132.0	71.2	26.3	61.5	25.3	146 0
37	132.2	70.1	25.7	61.4	28.3	138 0
38	132.5	71.8	24.5	57.0	28.4	130 0
39	132.7	72.2	27.0	61.3	28.0	122 0
40	132.9	73.1	25.2	60.5	27.3	132 0
41	133.1	75.1	30.1	67.0	29.7	191 0
42	133.5	71.7	26.5	62.5	28.2	180 0
43	133.6	72.2	24.8	58.5	27.9	156 0
44	134.0	73.0	26.0	60.5	27.4	184 0
45	134.3	75.2	28.2	62.0	30.3	147 0
46	134.4	69.9	25.5	60.7	28.1	159 0
47	134.1	72.2	26.6	63.0	29.0	143 0
48	134.6	75.4	32.5	66.0	29.8	176 0
49	135.3	93.3	27.9	61.8	27.8	147 0
50	135.6	73.1	28.1	65.8	28.9	158 0
51	136.5	72.9	28.2	62.0	29.2	158 0
52	137.1	72.4	27.6	62.8	29.1	184 0
53	137.4	74.2	28.3	62.5	30.0	181 0
54	138.1	72.3	29.5	62.4	30.2	185 0
55	140.0	75.9	34.9	68.8	31.5	212 0
56	140.7	74.0	32.0	64.4	30.5	176 0
57	141.0	76.2	32.5	63.8	30.8	180 0
58	141.7	76.2	29.1	65.0	29.0	126 0
59	142.4	77.6	19.3	70.0	30.6	186 0
60	144.7	74.8	27.0	58.3	28.2	180 0
61	136.8	72.2	26.3	61.4	29.3	147 0
62	121.1	66.3	22.9	59.0	27.6	126 0

续表

编号	身高（cm） X_1	坐高（cm） X_2	体重（kg） X_3	胸围（cm） X_4	肩宽（cm） X_5	肺活量（ml） Y
63	132.7	73.6	25.3	58.6	27.8	157 0
64	125.0	68.8	25.7	60.5	26.9	129 0
65	133.2	71.7	27.3	60.7	28.5	158 0
66	132.8	72.9	28.6	64.7	30.8	169 0
67	131.6	69.8	25.4	59.7	27.6	167 0
68	133.1	69.7	25.9	58.0	28.3	130 0
69	134.0	70.8	25.8	59.6	28.8	161 0
70	134.3	72.2	26.3	61.2	28.4	158 0
71	129.1	72.9	27.7	62.2	29.3	157 0
72	140.1	75.1	32.1	67.0	30.3	166 0
73	132.6	72.5	27.9	62.0	28.1	104 0
74	128.3	69.0	23.6	58.5	27.6	129 0
75	145.8	77.7	34.5	68.0	32.5	198 0
76	133.3	71.0	25.6	61.5	28.2	121 0
77	134.3	73.2	25.6	61.0	28.3	130 0
78	138.1	73.5	27.8	61.2	27.8	131 0
79	135.6	72.8	25.9	59.6	29.1	159 0
80	128.3	69.2	24.1	58.5	27.7	127 0
81	129.7	69.4	24.7	61.7	28.0	131 0
82	143.6	76.8	37.6	70.0	31.8	228 0
83	136.6	75.1	32.3	67.2	30.4	158 0
84	147.4	78.7	38.8	73.0	33.8	237 0

解析：首先，对 X_1-X_5 计算主成分 C_1-C_5；然后，选择累积贡献率达到 80% 以上的前 k 个主成分。最后，以 Y 为因变量，C_1-C_k 为自变量，建立多因素线性回归模型。

【案例 21-2（主成分综合评价）】

根据国家统计局 2020 年的统计报告，全国 31 个城市的年平均空气污染情况见表 21-6，包括 SO_2 年平均浓度（$\mu g/m^3$），NO_2 年平均浓度（$\mu g/m^3$），可吸入颗粒物（particulate matter 10，PM10）年平均浓度（$\mu g/m^3$），NO_2_95 日平均第 95 百分位浓度（$\mu g/m^3$），O_3_90 日最大 8 小时第 90 百分位浓度（$\mu g/m^3$），细颗粒物（particulate matter 2.5，PM2.5）年平均浓度（$\mu g/m^3$）。试根据这些指标对各城市的空气污染情况进行评价。

表 21-6　2020 年全国 31 个城市年平均空气污染情况

城市	SO_2 年平均 浓度/ （$\mu g \cdot m^{-3}$）	NO_2 年平均 浓度/ （$\mu g \cdot m^{-3}$）	PM10 年平均 浓度/ （$\mu g \cdot m^{-3}$）	NO_2_95 日平均第 95 百分位 浓度/ （$\mu g \cdot m^{-3}$）	O_3_90 日 最大 8 小时 第 90 百分位 浓度/ （$\mu g \cdot m^{-3}$）	PM2.5 年平均 浓度/ （$\mu g \cdot m^{-3}$）	第一主 成分 得分 C_1	依据 C_1 排序
北京市	4	29	56	13	174	38	− 0.45	12
天津市	8	39	58	17	190	48	1.45	23

续表

城市	SO$_2$ 年平均浓度/ ($\mu g \cdot m^{-3}$)	NO$_2$ 年平均浓度/ ($\mu g \cdot m^{-3}$)	PM10 年平均浓度/ ($\mu g \cdot m^{-3}$)	NO$_2$_95 日平均第 95 百分位浓度/ ($\mu g \cdot m^{-3}$)	O$_3$_90 日最大 8 小时第 90 百分位浓度/ ($\mu g \cdot m^{-3}$)	PM2.5 年平均浓度/ ($\mu g \cdot m^{-3}$)	第一主成分得分 C_1	依据 C_1 排序
石家庄市	12	41	101	21	180	58	3.61	30
太原市	17	45	95	18	186	54	3.75	31
呼和浩特市	13	33	71	24	141	40	1.46	24
沈阳市	18	35	74	17	154	42	1.73	25
长春市	10	32	59	13	126	42	−0.25	16
哈尔滨市	17	32	64	14	121	47	0.68	19
上海市	6	37	41	11	152	32	−0.99	8
南京市	7	36	56	11	167	31	−0.38	14
杭州市	6	38	55	11	151	30	−0.66	11
合肥市	7	39	56	11	144	36	−0.36	15
福州市	5	21	38	9	128	21	−2.95	3
南昌市	9	29	58	10	147	33	−0.83	10
济南市	13	36	88	16	188	50	2.46	29
郑州市	9	39	84	14	182	51	1.95	27
武汉市	8	36	58	12	150	37	−0.17	17
长沙市	7	27	48	12	146	41	−0.88	9
广州市	7	36	43	10	160	23	−1.23	7
南宁市	8	24	46	10	118	26	−2.19	5
海口市	4	11	29	8	120	14	−4.28	1
重庆市	8	39	53	11	150	33	−0.39	13
成都市	6	37	64	10	169	41	0.14	18
贵阳市	10	18	41	9	113	23	−2.75	4
昆明市	9	26	42	9	126	24	−2.16	6
拉萨市	7	19	29	10	118	12	−3.54	2
西安市	8	41	88	15	159	51	1.82	26
兰州市	15	47	76	20	150	34	2.04	28
西宁市	15	36	61	23	130	35	1.08	20
银川市	14	35	72	18	148	36	1.10	21
乌鲁木齐市	9	36	75	22	123	47	1.22	22

解析：主要分析过程如下。

1. 对原始数据进行标准化，计算得特征值及特征向量　见表 21-7 和表 21-8。

表 21-7　案例 21-2 资料相关矩阵的特征值

	特征值	前后特征值的差值	贡献率	累积贡献率
1	3.919 03	2.789 32	0.653 2	0.653 2
2	1.129 71	0.804 19	0.188 3	0.841 5
3	0.325 52	0.013 72	0.054 3	0.895 7
4	0.311 80	0.086 12	0.052 0	0.947 7
5	0.225 68	0.137 41	0.037 6	0.985 3
6	0.088 27		0.014 7	1.000 0

表 21-8　案例 21-2 资料相关矩阵的特征向量

变量	特征向量					
	C_1	C_2	C_3	C_4	C_5	C_6
X_1（SO_2）	0.328 4	0.612 4	0.299 4	0.607 9	0.171 7	0.168 5
X_2（NO_2）	0.424 9	− 0.232 9	0.730 8	− 0.246 0	− 0.412 2	0.027 4
X_3（PM10）	0.480 8	0.004 1	− 0.282 9	0.139 6	− 0.145 0	− 0.805 2
X_4（NO_2_95）	0.396 9	0.406 5	− 0.115 2	− 0.704 1	0.401 1	0.085 2
X_5（O_3_90）	0.336 5	− 0.625 3	0.046 3	0.210 8	0.663 0	0.098 7
X_6（PM2.5）	0.457 9	− 0.120 3	− 0.530 0	0.101 2	− 0.423 3	0.552 8

由表 21-7 知,第一主成分解释了原资料大部分变异,占 65.32%;前两个主成分解释了 84.15% 的变异。根据表 21-8 可写出对应的主成分得分计算公式,例如第一主成分为

$$C_1 = 0.328\ 4 \times X_1 + 0.424\ 9 \times X_2 + 0.480\ 8 \times X_3 + 0.396\ 9 \times X_4 + 0.336\ 5 \times X_5 + 0.457\ 9 \times X_6$$

代入各指标标准化后的数据,即可计算出第一主成分得分 C_1。

2. 根据第一主成分得分评价各城市空气污染情况　由于第一主成分解释了原始资料中 65.32% 的变异,提取了大部分空气污染信息,反映了空气综合污染情况,因此可根据第一主成分得分对各城市空气污染情况进行综合评价。将各城市标准化后的数据代入第一主成分 C_1 公式,得各城市得分及其排序结果,见表 21-6。

依据排序结果,前三位海口市、拉萨市、福州市的空气污染情况相对最轻微;最后三位太原市、石家庄市、济南市的空气污染情况相对最严重。从各指标的数值上看,第一主成分对空气污染情况的评价是合理的。

若想用多个主成分进行评价,可按照式(21-19)计算综合得分,再进行评价,此处不作进一步介绍。

3. 根据第一主成分、第二主成分评价各城市空气污染情况　为了更直观呈现各城市空气污染情况的特点,可以绘制以第一主成分、第二主成分为坐标轴的城市散点图,见图 21-2。根据前面的讨论可知,第一主成分反映了综合污染情况,得分越低,污染程度越轻微;相反,得分越高,污染程度越严重。第二主成分的因子载荷在 SO_2 和 O_3_90 上较大,说明第二主成分主要反映 SO_2 和 O_3_90 的污染特点,但二者系数相反。例如,以成都市与哈尔滨市为例,二者的第一主成分得分分别为 0.14 和 0.68,排序分别为第 18 位和第 19 位,差异不明显,说明在总的污染水平上综合情况类似。但是在第二主成分得分上,二者差异明显,说明这两座城市在 SO_2 和 O_3_90 两个指标的污染特点上存在差异,进一步分析发现:成都市的特点是 SO_2 污染程度较轻微而 O_3_90 污染程度较严重;哈尔滨市的特点正好相反,是 SO_2 污染程度较严重而 O_3_90 污染程度较轻微。由此可见,根据主成分间的散点图,可以更直观、更深入地了解各城市的空气污染特点。

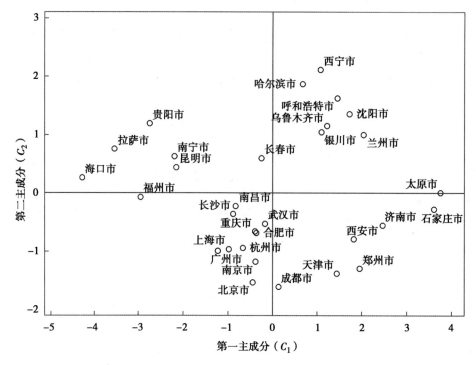

图 21-2　案例 21-2 资料第一主成分与第二主成分散点图

思考与练习

一、单选题

1. 从原始变量 $X_1, X_2, X_3, \cdots, X_p$ 计算出主成分 C_1、C_2，则 C_1 与 C_2 的相关系数等于（　　）

A. 0 　　　　　　　　　　　　　　　B. 0.5

C. 1 　　　　　　　　　　　　　　　D. 2/p

E. 大于 0 且小于 1

2. 从 m 个原始变量中计算出了 m 个主成分，把原始变量的方差和与主成分的方差和分别记为：$\sum_i^m Var(X_i)$、$\sum_i^m Var(C_i)$，则它们之间的关系为（　　）

A. $\sum_i^m Var(X_i) > \sum_i^m Var(C_i)$ 　　　　　B. $\sum_i^m Var(X_i) < \sum_i^m Var(C_i)$

C. $\sum_i^m Var(X_i) = \sum_i^m Var(C_i)$ 　　　　　D. $\sum_i^m Var(X_i) \geqslant \sum_i^m Var(C_i)$

E. $\sum_i^m Var(X_i) \leqslant \sum_i^m Var(C_i)$

3. 从 m 个原始变量 $X_1, X_2, X_3, \cdots, X_m$ 中最多可以计算出的主成分的数量为（　　）

A. $m/2$ 　　　　　　　　　　　　　B. m

C. $\sum_i^m Var(X_i)/m$ 　　　　　　　D. $\sum_{i,j}^m \mathrm{cov}(X_i, X_j)/m$

E. $m \times (m-1)$

4. 若有 3 个主成分，第一主成分的方差记为 λ_1，第二主成分的方差记为 λ_2，第三主成分的方差记为 λ_3，则 λ_1、λ_2、λ_3 三者之间的大小关系为（　　）

A. $\lambda_1 = \lambda_2 = \lambda_3$ 　　　　　　　　　B. $\lambda_1 \geqslant \lambda_2 \geqslant \lambda_3$

C. $\lambda_1 \leqslant \lambda_2 \leqslant \lambda_3$ D. $\lambda_1 > \lambda_2 > \lambda_3$

E. $\lambda_1 < \lambda_2 < \lambda_3$

5. 关于主成分个数的选择,下列说法**错误**的是（   ）

A. 通常并不需要保留全部主成分,只需要保留前几个主成分

B. 若前 k 个主成分的累积贡献率达到一定程度(一般以大于 70% 为宜),则保留前 k 个主成分

C. 当主成分 C_i 的特征值 λ_i 大于 1 时,可以保留主成分 C_i

D. 应保留全部主成分,以避免原始变量的信息损失

E. 一般保留的主成分个数要小于原始变量的个数

6. 对于原始变量 $X_1, X_2, X_3, \cdots, X_m$,在不对数据进行标准化的情况下,从相关矩阵出发计算主成分,各主成分的方差和记为 $Var1$;从协方差矩阵出发计算主成分,各主成分的方差和记为 $Var2$。则两方差之间的关系为（   ）

A. $Var1 = Var2$ B. $Var1 \neq Var2$

C. $Var1 = Var2/m$ D. $Var1 = Var2 \times m$

E. $Var1 = \sqrt{Var2}$

7. 从 m 个原始变量 $X_1, X_2, X_3, \cdots, X_m$ 的方差-协方差矩阵直接计算出 m 个主成分,其中第一主成分的方差为 λ_1,第二主成分的方差为 λ_2,……,则第一主成分的贡献率为（   ）

A. λ_1/λ_2 B. $\lambda_1/\sigma_{X_1}^2$

C. $\lambda_1 \Big/ \sum_i^m Var(X_i)$ D. λ_1/m

E. $\lambda_1/(\lambda_1 + \lambda_2)$

8. 两个主成分的方差分别为 $\lambda_1 = 1.96$、$\lambda_2 = 0.04$,各主成分在两个原始变量 X_1, X_2 上的系数 a_{ij} 构成的矩阵 $A = \begin{pmatrix} 0.1 & 0.2 \\ 0.4 & 0.6 \end{pmatrix}$,则因子载荷矩阵为（   ）

A. $\begin{pmatrix} 0.14 & 0.28 \\ 0.08 & 0.12 \end{pmatrix}$ B. $\begin{pmatrix} 0.1 & 0.2 \\ 0.4 & 0.6 \end{pmatrix}$

C. $\begin{pmatrix} 0.1 & 0.1 \\ 0.4 & 0.3 \end{pmatrix}$ D. $\begin{pmatrix} 0.6 & 0.4 \\ 0.2 & 0.1 \end{pmatrix}$

E. $\begin{pmatrix} 0.1 & 0.2 \\ 0.1 & 0.15 \end{pmatrix}$

9. 已知 4 个原始变量 X_1、X_2、X_3、X_4 主成分分析的因子载荷矩阵如下。

原始变量	C_1	C_2	C_3	C_4
X_1	0.865	-0.593	0.022	0.003
X_2	0.796	-0.015	0.549	-0.521
X_3	0.889	0.489	-0.182	-0.437
X_4	0.837	0.110	0.661	-0.011

则下列说法**不正确**的是（   ）

A. 第一主成分 C_1 在各原始变量上因子载荷较为均匀,故认为该主成分反映的是各原始变量的综合信息

B. 第二主成分 C_2 反映的是 X_2、X_4 两方面的信息

C. 第三主成分 C_3 反映的是 X_2、X_4 两方面的信息

D. 第四主成分 C_4 反映的是 X_2、X_3 两方面的信息

E. 第一主成分 C_1 的方差最大

10. 关于主成分分析的应用,下列说法**错误**的是(   )

A. 主成分分析可用于降低数据维度

B. 通过因子载荷矩阵,可以探讨原始变量间关联模式

C. 将主成分与回归分析结合,可以解决多重共线性问题

D. 主成分分析结果可以用于客观赋权的综合评价

E. 采用主成分分析构造回归模型时,为了不损失信息,应将全部主成分纳入回归模型

二、思考题

1. 什么情况下可以采取主成分分析进行数据降维?

2. 为什么主成分是按特征值的大小顺序排列的?

3. 确定保留主成分个数的一般原则是什么?

4. 为什么进行主成分分析时,一般需要先对数据进行标准化?

5. 在主成分分析中,为什么要求各主成分之间互不相关?

(彭　斌)

第二十二章

因 子 分 析

扫码获取
数字内容

【学习要点】

1. 因子分析的实质是将原始变量表示为几个公因子的线性组合。

2. 共同度（公因子方差）h_i^2 的大小反映了全体公因子对原始变量 X_i 的影响。

3. 因子贡献 g_j^2 反映了第 j 个公因子 F_j 对所有原始变量的影响。

4. 约相关矩阵 $\boldsymbol{R}^*$ 主对角线上元素 h_i^2 的不同估计方法会产生不同的因子模型解。

5. 因子分析的解不唯一，可通过因子旋转获得结构更清晰的因子载荷矩阵。

因子分析（factor analysis）是一种从多个变量的相关关系入手，找出支配这种变量间相关关系的有限个不可观测的潜在变量，并用这些潜在变量来解释原始变量之间的相关性或协方差关系的多元统计分析方法。从本质上讲，因子分析是一种探讨潜在变量是怎样影响原始观测变量的方法。因子分析主要有两种基本形式：探索性因子分析（exploratory factor analysis，EFA）和验证性因子分析（confirmatory factor analysis，CFA）。探索性因子分析即通过寻找支配原始变量的潜在因素，进而探讨事物内在的本质结构；而验证性因子分析则是用于检验事先假定的因子结构模型是否与观测数据吻合。Charles Spearman 在 1904 年提出了因子分析，并一直致力于发展因子分析的理论，使之成为现代统计学的一个重要分支，因此，Spearman 被学界誉为因子分析之父。

第一节　因子分析的概念

一、因子模型

先看一个实例。

【例 22-1】

Linden（1977 年）对第二次世界大战以来的奥林匹克运动会十项全能项目的得分作了因子分析，共有 160 组数据，对每项运动得分施以标准化变换，每项运动标准化后的得分服从或近似服从正态分布。从 $n(n=160)$ 组数据算出的样本相关矩阵如下。试对样本相关系数矩阵作因子分析。

百米	X_1	1									
跳远	X_2	0.59	1								
铅球	X_3	0.35	0.42	1							
跳高	X_4	0.34	0.51	0.38	1						
400m	X_5	0.63	0.49	0.19	0.29	1					
百米跨栏	X_6	0.40	0.52	0.36	0.46	0.34	1				
铁饼	X_7	0.28	0.31	0.73	0.27	0.17	0.32	1			
撑竿跳高	X_8	0.20	0.36	0.24	0.39	0.23	0.33	0.24	1		
标枪	X_9	0.11	0.21	0.44	0.17	0.13	0.18	0.34	0.24	1	
1 500m	X_{10}	−0.07	0.09	−0.08	0.18	0.39	0.00	−0.02	0.17	0.00	1

这里的全能项目共 10 个变量，是人的潜在能力的不同体现，这些能力可能包括但不限于速度、耐

331

力、爆发力等。显然这些潜在的能力是无法直接测量的,但这些能力体现在不同的运动成绩上,例如,一个人的短跑速度体现在 100m、400m 短跑上,耐力体现在 400m 和 1 500m 长跑上,而弹跳能力体现在跨栏、跳高、撑竿跳高等。因子分析的目的就是要探索决定这 10 项运动成绩的能力因素。

假设观测了 n 例样品的 p 个变量 $X_1,X_2,\cdots,X_p$,需通过分析各变量 $X_1,X_2,\cdots,X_p$ 之间的相关性,找出起支配作用的潜在因素,即公因子(common factor)$F_1,F_2,\cdots,F_q(q\leqslant p)$,使得这些公因子可以解释各变量之间的相关性,即将原始变量表示为几个公因子的线性组合,建立如下的模型(为方便表达,假设各 X_i 为标准化数据)。

$$\begin{cases} X_1 = a_{11}F_1 + a_{12}F_2 + \cdots + a_{1q}F_q + U_1 \\ X_2 = a_{21}F_1 + a_{22}F_2 + \cdots + a_{2q}F_q + U_2 \\ \qquad\cdots\cdots \\ X_p = a_{p1}F_1 + a_{p2}F_2 + \cdots + a_{pq}F_q + U_p \end{cases} \tag{22-1}$$

或写成如下的矩阵形式。

$$\underset{p\times 1}{\boldsymbol{X}} = \underset{p\times q}{\boldsymbol{A}}\ \underset{q\times 1}{\boldsymbol{F}} + \underset{p\times 1}{\boldsymbol{U}}$$

其中

$$\boldsymbol{X} = \begin{pmatrix} X_1 \\ X_2 \\ \vdots \\ X_p \end{pmatrix} \quad \boldsymbol{A} = \begin{pmatrix} a_{11} & a_{12} & \cdots & a_{1q} \\ a_{21} & a_{22} & \cdots & a_{2q} \\ \vdots & \vdots & & \vdots \\ a_{p1} & a_{p2} & \cdots & a_{pq} \end{pmatrix} \quad \boldsymbol{F} = \begin{pmatrix} F_1 \\ F_2 \\ \vdots \\ F_q \end{pmatrix} \quad \boldsymbol{U} = \begin{pmatrix} U_1 \\ U_2 \\ \vdots \\ U_p \end{pmatrix}$$

在因子模型式(22-1)中,要求满足以下条件。

1. 各 X_i 的均数为 0,方差为 1($\bar{X}_i=0,S_i^2=1$);各公因子 F_j 的均数为 0,方差为 1($\bar{F}_j=0,S_{F_j}^2=1$);各特殊因子(specific factor)U_i 的均数为 0,方差为 σ_i^2($\bar{U}_i=0,S_{U_i}^2=\sigma_i^2$)。

2. 各公因子之间的相关系数为 0($r_{F_i,F_j}=0$);各特殊因子之间的相关系数为 0($r_{U_i,U_j}=0$);各公因子与各特殊因子之间的相关系数为 0($r_{F_j,U_i}=0$)。

即原始变量向量 $\boldsymbol{X}$ 的协方差矩阵 $\boldsymbol{\Sigma}_X$、公因子向量 $\boldsymbol{F}$ 的协方差矩阵 $\boldsymbol{\Sigma}_F$ 均为相关矩阵,且 $\boldsymbol{\Sigma}_F$ 为单位阵;特殊因子向量 $\boldsymbol{U}$ 的协方差矩阵 $\boldsymbol{\Sigma}_U$ 为对角阵。

$$\boldsymbol{\Sigma}_X = \boldsymbol{R}_X, \quad \boldsymbol{\Sigma}_F = \boldsymbol{R}_F = \boldsymbol{I}_{q\times q}, \quad \boldsymbol{\Sigma}_U = \begin{pmatrix} \sigma_1^2 & & & \\ & \sigma_2^2 & & \\ & & \ddots & \\ & & & \sigma_p^2 \end{pmatrix}$$

由此可知,求公因子的问题,就是求满足上述条件的 $p\times q$ 阶矩阵 $\boldsymbol{A}_{p\times q}$。

对例 22-1 的资料进行因子分析,结果见表 22-1。

表 22-1 奥林匹克资料的因子分析(主成分法)

变量	因子载荷的估计				共同度 h_i^2
	F_1	F_2	F_3	F_4	
百米	0.690 5	0.217 0	− 0.520 3	0.206 0	0.837 0
跳远	0.788 5	0.183 6	− 0.192 6	− 0.092 5	0.701 2
铅球	0.701 9	− 0.534 6	0.047 0	0.175 3	0.811 4
跳高	0.673 7	0.134 0	0.138 8	− 0.395 9	0.647 8
400m	0.619 7	0.551 1	− 0.083 8	0.418 7	0.870 1
百米跨栏	0.686 9	0.042 1	− 0.161 0	− 0.344 6	0.618 3

续表

变量	因子载荷的估计				共同度 h_i^2
	F_1	F_2	F_3	F_4	
铁饼	0.621 2	− 0.521 1	0.109 5	0.234 4	0.724 4
撑竿跳高	0.538 5	0.087 0	0.410 9	− 0.439 6	0.659 6
标枪	0.434 1	− 0.439 0	0.371 9	0.234 5	0.574 5
1 500m	0.146 6	0.596 1	0.658 1	0.278 7	0.887 6
因子贡献 g_j^2	3.786 6	1.517 3	1.114 4	0.913 4	7.331 7
累积贡献率	0.378 7	0.530 4	0.641 8	0.733 2	

结果表明,相关系数矩阵的前 4 个特征值(因子贡献)分别为:3.786 6,1.517 3,1.114 4 和 0.913 4,解释了 73.32% 的总样本方差,从主成分法的观点看,应取 $q=3$ 或 4。从后面的因子载荷的讨论可知,取 $q=4$ 较合适,各因子的意义较明确。

由表 22-1 可见,在主成分分解中,除了 1 500m 长跑以外,所有项目在 F_1 上都有较大的正载荷,这个因子可称为一般运动能力,但是其余因子不能很容易地给出解释,因子 F_2 似乎是对比跑和投掷能力(臂力);而因子 F_3 似乎是比较长跑耐力(1 500m)和短跑速度(100m);因子 F_4 意义不明确。

二、相关统计量

(一)共同度

矩阵 A 的第 i 行元素的平方和

$$h_i^2 = \sum_{k=1}^{q} a_{ik}^2, \quad i = 1, 2, \cdots, p$$

称为共同度(communality)或公因子方差(common variance),其取值范围为:$0 \leqslant h_i^2 \leqslant 1$。$h_i^2$ 的大小反映了全体公因子对原始变量 X_i 的影响。

根据因子模型式(22-1)及其条件要求可知,原始变量 X_i 的方差 $S_i^2 = 1$,也等于全体公因子与特殊因子方差之和,即 $1 = \sum_{k=1}^{q} a_{ik}^2 + \sigma_i^2 = h_i^2 + \sigma_i^2$。因此,当 $h_i^2 = 1$ 时,说明 X_i 只由公因子的线性组合来表示,而与特殊因子无关;当 h_i^2 接近 0 时,表明原始变量 $X_1, X_2, \cdots, X_p$ 受公因子的影响不大,而主要是由特殊因子来描述的。因此共同度 h_i^2 反映了原始变量 X_i 对所有公因子的依赖程度。

(二)因子贡献及因子贡献率

矩阵 A 的第 j 列元素的平方和

$$g_j^2 = \sum_{i=1}^{p} a_{ij}^2, \quad j = 1, 2, \cdots, q$$

称为公因子 F_j 的因子贡献。g_j^2 反映了第 j 个公因子 F_j 对所有原始变量的影响。显然,g_j^2 的值越大,则 F_j 对原始变量的影响也越大。

注意到数据标准化后,全部原始变量的总方差为变量个数 p,故

$$\frac{g_j^2}{p} = \frac{\sum_{i=1}^{p} a_{ij}^2}{p}$$

称为公因子 F_j 的因子贡献率,其反映了公因子 F_j 对原始变量方差贡献程度的大小。

(三)因子载荷及因子载荷矩阵

对于满足条件 1、2 的因子模型式(22-1),可以证明有

$$a_{ij} = r_{X_i, F_j}$$

即 a_{ij} 就是 X_i 与 F_j 之间的相关系数。

显然，a_{ij} 作为 X_i 与 F_j 之间的相关系数，它反映了 X_i 与 F_j 之间相互联系的密切程度。同时，矩阵 A 的元素 a_{ij} 作为因子模型式（22-1）中公因子的系数，它也体现了原始变量 X_i 的信息在公因子 F_j 上的反映，因此称 a_{ij} 为原始变量 X_i 在公因子 F_j 上的因子载荷（factor loading），而称矩阵 A 为因子载荷矩阵（factor loading matrix）。

例 22-1 资料的因子载荷、因子贡献、累积贡献率、共同度等见表 22-1。

第二节　因子载荷矩阵的求解

一、因子载荷矩阵的求解

由 n 例样品 p 个变量 $X_1, X_2, \cdots, X_p$ 构成的样本观测值中求解出因子载荷矩阵 A，计算步骤如下。

（一）计算相关系数矩阵 R_X

对各变量作标准化，并求出标准化后变量间的相关系数矩阵 R_X。

$$R_X = \begin{pmatrix} 1 & r_{12} & \cdots & r_{1p} \\ r_{21} & 1 & \cdots & r_{2p} \\ \vdots & \vdots & & \vdots \\ r_{p1} & r_{p2} & \cdots & 1 \end{pmatrix}$$

（二）求出约相关矩阵 R^*

将相关系数矩阵 R_X 的对角线元素换为共同度（公因子方差）h_i^2，即得约相关矩阵（reduced correlation matrix）。

$$R^* = \begin{pmatrix} h_1^2 & r_{12} & \cdots & r_{1p} \\ r_{21} & h_2^2 & \cdots & r_{2p} \\ \vdots & \vdots & & \vdots \\ r_{p1} & r_{p2} & \cdots & h_p^2 \end{pmatrix}$$

（三）求出约相关矩阵 R^* 所有大于零的特征值及相应的特征向量

如下步骤求出约相关矩阵 R^* 所有大于零的特征值（eigenvalue）及相应的特征向量（eigenvector）。

1. 由 R^* 的特征方程

$$|R^* - \lambda I| = 0$$

求得 p 个特征值，取前 q 个大于零者，并按从大到小的顺序排列为

$$\lambda_1 \geqslant \lambda_2 \geqslant \cdots \geqslant \lambda_q \geqslant 0$$

2. 再由矩阵方程

$$(R^* - \lambda_j I) l_j = 0_{p \times 1}, \quad j = 1, 2, \cdots, q$$

求得各 λ_j 所对应的特征向量 l_j，并将 l_j 单位化，仍记为 l_j。

（四）写出因子载荷矩阵 A，并得出原始变量 X 的公因子表达式

$$A = (\sqrt{\lambda_1} l_1 \ \sqrt{\lambda_2} l_2 \cdots \sqrt{\lambda_q} l_q)_{p \times q} = \begin{pmatrix} a_{11} & a_{12} & \cdots & a_{1q} \\ a_{21} & a_{22} & \cdots & a_{2q} \\ \vdots & \vdots & & \vdots \\ a_{p1} & a_{p2} & \cdots & a_{pq} \end{pmatrix}$$

$$\begin{cases} X_1 = a_{11}F_1 + a_{12}F_2 + \cdots + a_{1q}F_q \\ X_2 = a_{21}F_1 + a_{22}F_2 + \cdots + a_{2q}F_q \\ \qquad\qquad \cdots\cdots \\ X_p = a_{p1}F_1 + a_{p2}F_2 + \cdots + a_{pq}F_q \end{cases}$$

注意,这里得到的原始变量 $\boldsymbol{X}$ 的公因子表达式实际上仍是近似的。

二、约相关矩阵的估计

需要指出的是,在因子分析结束之前,约相关矩阵 $\boldsymbol{R}^*$ 中主对角线上的元素 h_i^2 是未知的。因此,在实际问题中欲建立因子分析模型,必须对约相关矩阵 $\boldsymbol{R}^*$ 进行估计。由于约相关矩阵 $\boldsymbol{R}^*$ 与相关矩阵 $\boldsymbol{R}_X$ 除主对角元素不同外,其余是完全相同的,因此,只需对 $\boldsymbol{R}^*$ 的主对角元素 h_i^2 进行估计。

下面介绍两种常用的约相关矩阵 $\boldsymbol{R}^*$ 的估计方法。

(一) 主成分法

取 $h_i^2 = 1$,这时,$\boldsymbol{R}^* = \boldsymbol{R}_X$,进行分析的结果即主成分分析的结果,按相应规则保留一定数目的主成分,所得主成分就是公因子。这样所得的解称为因子分析的主成分解。

(二) 主因子法

先估计 h_i^2,方法如下。

1. h_i^2 取第 i 个变量与其他所有变量的多元复相关系数的平方,即 $h_i^2 = R_i^2 = 1 - \dfrac{1}{r^{ii}}$,式中 r^{ii} 为相关系数逆矩阵 $\boldsymbol{R}_X^{-1}$ 对角线上第 i 个元素。

2. h_i^2 取 $\boldsymbol{R}_X$ 第 i 行上各相关系数绝对值的最大值(主对角元除外)。

3. 确定 $\boldsymbol{R}_X$ 第 i 行上最大的两个值(主对角元除外),如第 i 行上最大的两个相关系数为 r_{ik}、r_{il},取 $h_i^2 = \dfrac{r_{ik}r_{il}}{r_{kl}}$。

4. 取 $h_i^2 = 1$,它等价于主成分解。

5. 由分析者自行确定。

由此估计出约相关矩阵,进行因子分析的计算,所得结果即主因子解。

注意,公因子的主成分解和主因子解实际上均为近似解。为了得到近似程度更好的解,常常采用迭代法,即将上述 h_i^2 的各种取值视为共同度(公因子方差)的初始估计值,求得的因子载荷矩阵 $\boldsymbol{A}$ 则为初始解,再由解得的 $\boldsymbol{A}$,按 $h_i^2 = \sum\limits_{k=1}^{q} a_{ik}^2$ 计算出公因子方差,重复上述步骤,直至解稳定为止。上述方法称为迭代主因子法。

此外,还可以用极大似然法来估计因子载荷矩阵,该法需要较多的计算,有时还可能不收敛,但所获得的结果具有较好的统计性质。

三、保留公因子的注意事项

根据因子模型的性质及因子载荷矩阵的求解过程可知,在进行因子分析时我们总是希望能满足以下几点。

1. 保留的公因子个数 q 远小于原始变量个数 p。在实际工作中,一般以特征值大小来决定,如保留 $\lambda_j \geqslant 1$ 所对应的公因子;或以累积贡献率来决定,即若前 k 个公因子的累积贡献率达到一特定的数量(一般认为达到 70% 以上为宜),则保留前 k 个公因子。

2. 保留的公因子所对应的特征值 $\lambda_j (\lambda_j = g_j^2)$ 一般都大于 1,且它们的和接近 p,即 p 个原始变量的总方差基本上能被所保留的公因子解释。

3. 各原始变量 X_i 的共同度 h_i^2 接近 1,即 X_i 的方差绝大部分能由所保留的公因子解释。

4. 所有原始变量在同一公因子 F_j 上的因子载荷的绝对值 $|a_{ij}|$(即竖读因子载荷矩阵 $\boldsymbol{A}$)之间的差别应尽可能大,使得公因子 F_j 的意义主要由一个或几个 $|a_{ij}|$ 值大的原始变量所表达。

第三节　因子旋转

一、因子旋转的目的和定义

建立因子模型的主要目的不仅是找出支配原始变量背后的公因子,更重要的是弄清各公因子的专业意义,以便对实际问题进行分析。然而在很多情况下,直接采用前述主成分法、主因子法等方法求得的初始公因子,其专业意义不是很突出,难以解释,达不到因子分析的主要目的。

可以证明,对任一正交矩阵 T,若 F 是公因子,则 $T'F$ 仍是公因子;若矩阵 A 是一个因子载荷矩阵,则 AT 仍是因子载荷矩阵。从几何上看,这种变换相当于将因子空间的坐标轴进行一次旋转,称为因子旋转(factor rotation),旋转后的因子称为旋转因子。从这个意义上讲,因子分析的解是不唯一的。

利用这一点,在实际工作中,如果求得的因子载荷矩阵 A 不甚理想,则可对因子载荷矩阵进行因子旋转,使因子载荷重新分配,且同一公因子 F_j 上的因子载荷绝对值 $|a_{ij}|$ 尽量向 0 和 1 分化,以便能够得到一个更加简单清晰的结构,进一步聚焦各因子的潜在含义,便于命名和专业解释。理想的因子载荷结构是:每个变量只在一个因子上有较大的载荷,而在其余因子上的载荷较小。

二、正交旋转与斜交旋转

(一) 正交旋转

对任一正交矩阵 $T,A^* = AT$ 仍是因子载荷矩阵,是因子模型的一个解。这种利用正交矩阵对因子载荷矩阵进行变换的方法,称为因子轴的正交旋转(orthogonal rotation),或称因子正交旋转。

正交旋转具有下列性质。

1. 保持各变量的公因子方差不变。

2. 旋转后所得的公因子保持互不相关。

鉴于可以按不同的原则来求得正交变换矩阵,相应地就有不同的正交旋转方法。常用的是方差最大旋转、四次方最大旋转。

方差最大旋转主要关注因子载荷矩阵的列,通过旋转使每一公因子上因子载荷的平方向 0 和 1 两极分化,造成尽可能大的差别,以使各公因子尽可能支配不同的原始变量,从而使各公因子具有较为清晰的专业意义。

四次方最大旋转主要关注因子载荷矩阵的行。

其他的正交旋转还有均方最大旋转等。

(二) 斜交旋转

除正交旋转外,还可进行斜交旋转(oblique rotation),即 $A \rightarrow AP,P$ 不限于正交矩阵,但要求 P 为满秩阵。斜交旋转不能保证各公因子的互不相关性,且其对因子载荷的解释要复杂得多,但在加大因子载荷平方的差别上,取得的效果一般要比正交旋转的效果好,可能会获得更清晰明确的专业意义。

需要注意的是,斜交旋转下公因子间可能存在相关,此时共同度 h_i^2 不一定等于因子载荷的平方和 $\sum_{k=1}^{q} a_{ik}^2$。

对例 22-1 资料的因子分析结果进行方差最大旋转,结果见表 22-2。

表 22-2　奥林匹克资料的因子分析(主成分法提取因子,方差最大旋转)

变量	因子载荷的旋转估计				共同度 h_i^2
	F_1	F_2	F_3	F_4	
百米	**0.883 23**	0.135 84	0.157 98	−0.116 23	0.837 0
跳远	**0.630 42**	0.193 82	0.515 85	−0.007 37	0.701 2

续表

变量	因子载荷的旋转估计				共同度 h_i^2
	F_1	F_2	F_3	F_4	
铅球	0.244 31	**0.824 50**	0.223 14	−0.148 70	0.811 4
跳高	0.238 26	0.150 46	**0.750 03**	0.076 26	0.647 8
400m	**0.798 37**	0.073 99	0.102 73	0.465 43	0.870 1
百米跨栏	0.402 08	0.152 99	**0.635 56**	−0.171 07	0.618 3
铁饼	0.185 90	**0.813 52**	0.147 23	−0.079 55	0.724 4
撑竿跳高	−0.036 84	0.176 02	**0.761 49**	0.217 64	0.659 6
标枪	−0.046 89	**0.735 02**	0.109 50	0.141 50	0.574 5
1 500m	0.047 70	−0.040 78	0.110 96	**0.933 47**	0.887 6
因子贡献 g_j^2	2.133 4	2.022 1	1.943 7	1.232 5	7.331 7
累积贡献率	0.213 3	0.415 6	0.609 9	0.733 2	

旋转后的结果显示,第一因子在百米、400m 及跳远上有较大载荷,在百米跨栏上有中等载荷,可称该因子为短跑速度因子;第二因子在铅球、铁饼、标枪上有较大的载荷,可称其为爆发性臂力因子;第三因子在跳高、撑竿跳高、百米跨栏上有较大载荷,在跳远上有中等载荷,可称该因子为爆发性腿力因子;第四因子只在 1 500m 长跑上有较大载荷,在 400m 上有中等载荷,可称其为耐力因子。

因子分析表明,这 10 项全能运动由人的短跑速度因子、爆发性臂力因子、爆发性腿力因子和耐力因子决定。进一步考察主成分因子方差最大正交旋转解的残差矩阵,结果为

$$
\begin{pmatrix}
0 \\
-0.075\ 5 & 0 \\
-0.030\ 3 & -0.010\ 0 & 0 \\
-0.000\ 5 & -0.055\ 7 & 0.041\ 7 & 0 \\
-0.047\ 3 & -0.077\ 2 & -0.019\ 8 & -0.023\ 9 & 0 \\
-0.096\ 2 & -0.092\ 2 & -0.031\ 6 & -0.122\ 5 & 0.022\ 0 & 0 \\
-0.027\ 2 & -0.041\ 4 & -0.030\ 8 & -0.001\ 1 & -0.016\ 7 & 0.013\ 6 & 0 \\
0.113\ 6 & -0.042\ 1 & -0.033\ 7 & 0.215\ 4 & 0.066\ 9 & -0.128\ 9 & 0.008\ 9 & 0 \\
0.050\ 7 & 0.041\ 7 & -0.158\ 0 & -0.022\ 3 & 0.035\ 9 & 0.041\ 0 & -0.254\ 10 & -0.005\ 3 & 0 \\
-0.015\ 6 & 0.017\ 5 & 0.056\ 0 & 0.020\ 4 & -0.090\ 9 & 0.076\ 2 & 0.062\ 2 & 0.108\ 7 & -0.112\ 0 & 0
\end{pmatrix}
$$

残差矩阵各元素除个别元素外均较小,说明这 4 个因子解释了大部分的(73.3%)变异。

第四节　应用中的注意事项

(一) 因子分析的解不唯一

由于约相关矩阵 $\boldsymbol{R}^*$ 的取法不唯一,因此,对同一问题可以有不同的因子分析解,如主成分解、主因子解、极大似然解等。在处理实际问题时,可根据具体情况选择不同的方法来获得符合客观实际的解。

即使约相关矩阵确定后,求得的因子分析解仍不唯一,还可通过各种方法进行因子旋转以获得更为满意的解。这里,选用何种方法进行因子旋转,亦需根据专业意义来确定。需要指出的是,如果一次旋转所得结果不够理想,可以用迭代的方法进行多次旋转,直到最后相邻两次旋转所得的因子载荷矩阵改变不大时即可停止。

(二) 因子得分问题

因子模型建立起来后,是否可以将各公因子 F_j 表示为原始变量 $X_1, X_2, \cdots, X_p$ 的线性组合,从而进一步根据原始变量的观测值求各公因子的得分呢? 这个问题,从数学模型上看,就是要建立如下的模型。

$$\underset{q\times 1}{F} = \underset{q\times p}{B}\ \underset{p\times 1}{X}$$

上式中的矩阵 B 称为因子得分阵。一般说来,因子得分阵不能直接计算,但可以用不同的方法进行估计,常用的方法有 Bartlett 法(1938 年)和 Thomson 法(1951 年)。Bartlett 法因子得分是极大似然估计,也是加权最小二乘回归;Thomson 法因子得分由 Bayes 思想导出,也称回归法。具体计算方法可查阅有关的参考文献。

（三）特征值出现负值问题

如果因子提取方法不是主成分法,而是主因子法或极大似然法等,则根据约相关矩阵 R^* 计算的特征值可能会出现负值,对应的因子贡献率也为负值,累积贡献率则出现超过 1.0 后又逐步下降到 1.0 的情况,此称为 Heywood 现象(Heywood case)。出现这种现象的原因是:对约相关矩阵 R^* 的对角线上元素 h_i^2 采用不同方式估计时,可能无法保证所估计的约相关矩阵 R^* 为半正定矩阵,从而出现上述不合理现象。此时,保留的因子数不宜超过累积贡献率第一次达到 1.0 时的因子个数。

（四）主成分分析与因子分析之间的关系

1. 两者的分析重点不一致   主成分分析重点在综合原始变量的信息,而因子分析则重在解释原始变量之间的关系。此外,主成分分析中各主成分的得分是可以准确计算的,而因子分析中各公因子得分只能进行估计。

2. 两者之间具有密切的联系   由于主成分分析与因子分析都是从分析多个原始变量之间的相关关系入手,寻找各变量之间的共性因素,因此从方法学原理上讲,两种方法之间并没有本质上的差别,只是因子分析在主成分分析的基础上进行了推广,这就是为什么因子分析的主成分解与主成分分析的结果完全一致的原因。

（五）验证性因子分析

在进行探索性因子分析之前,研究者通常并不知道潜在因子是否存在及其数目多少,而是采用探索性的分析来提取它们。当研究者根据专业知识或经验对潜在因子已有一定认识,并假设潜在因子与观察变量之间存在某种结构和关系,则可以采用验证性因子分析来检验这种假设是否与观测数据吻合。确证性因子模型中,观察变量称为显变量(manifest variables),潜在因子称为潜变量(latent variables),它们之间的结构和关系参数可以用路径图表示。对模型参数的估计通常采用极大似然法,也可采用偏最小二乘法。具体请参考有关著作。

第五节   案   例

【案例 22-1】   某医院为了合理地评价本院各月的医疗工作质量,搜集了 3 年每个月有关门诊人次、出院人数、病床利用率、病床周转次数、平均住院时间(天)、治愈好转率、病死率、诊断符合率、抢救成功率这 9 个指标数据,部分数据如表 22-3 所示。试进行因子分析。

表 22-3   某医院 3 年的医疗工作质量有关指标实测值

日期 X_0	门诊人次/ （人·次） X_1	出院 人数/人 X_2	病床 利用率/% X_3	病床 周转 次数/次 X_4	平均 住院 时间/d X_5	治愈 好转率/% X_6	病死率/ % X_7	诊断 符合率/% X_8	抢救 成功率/% X_9
91 年 01 月	4.34	389	99.06	1.23	25.46	93.15	3.56	97.51	61.66
91 年 02 月	3.45	271	88.28	0.85	23.55	94.31	2.44	97.94	73.33
91 年 03 月	4.38	385	103.97	1.21	26.54	92.53	4.02	98.48	76.79
91 年 04 月	4.18	377	99.48	1.19	26.89	93.86	2.92	99.41	63.16
91 年 05 月	4.32	378	102.01	1.19	27.63	93.18	1.99	99.71	80.00
91 年 06 月	4.13	349	97.55	1.10	27.34	90.63	4.38	99.03	63.16

续表

日期 X_0	门诊人次/ （人·次） X_1	出院 人数/人 X_2	病床 利用率/% X_3	病床 周转 次数/次 X_4	平均 住院 时间/d X_5	治愈 好转率/% X_6	病死率/ % X_7	诊断 符合率/% X_8	抢救 成功率/% X_9
91 年 07 月	4.57	361	91.66	1.14	24.89	90.60	2.73	99.69	73.53
91 年 08 月	4.31	209	62.18	0.52	31.74	91.67	3.65	99.48	61.11
91 年 09 月	4.06	425	83.27	0.93	26.56	93.81	3.09	99.48	70.73
91 年 10 月	4.43	458	92.39	0.95	24.26	91.12	4.21	99.76	79.07
91 年 11 月	4.13	496	95.43	1.03	28.75	93.43	3.50	99.10	80.49
91 年 12 月	4.10	514	92.99	1.07	26.31	93.24	4.22	100.00	78.95
92 年 01 月	4.11	490	80.90	0.97	26.90	93.68	4.97	99.77	80.53
92 年 02 月	3.53	344	79.66	0.68	31.87	94.77	3.59	100.00	81.97
92 年 03 月	4.16	508	90.98	1.01	29.43	95.75	2.77	98.72	62.86
92 年 04 月	4.17	545	92.98	1.08	26.92	94.89	3.14	99.41	82.35
92 年 05 月	4.16	507	95.10	1.01	25.82	94.41	2.80	99.35	60.61
92 年 06 月	4.86	540	93.17	1.07	27.59	93.47	2.77	99.80	70.21
92 年 07 月	5.06	552	84.38	1.10	27.56	95.15	3.10	98.63	69.23
92 年 08 月	4.03	453	72.69	0.90	26.03	91.94	4.50	99.05	60.42
92 年 09 月	4.15	529	86.53	1.05	22.40	91.52	3.84	98.58	68.42
92 年 10 月	3.94	515	91.01	1.02	25.44	94.88	2.56	99.36	73.91
92 年 11 月	4.12	552	89.14	1.10	25.70	92.65	3.87	95.52	66.67
92 年 12 月	4.42	597	90.18	1.18	26.94	93.03	3.76	99.28	73.81
93 年 01 月	3.05	437	78.81	0.87	23.05	94.46	4.03	96.22	87.10
93 年 02 月	3.94	477	87.34	0.95	26.78	91.78	4.57	94.28	87.34
93 年 03 月	4.14	638	88.57	1.27	26.53	95.16	1.67	94.50	91.67
93 年 04 月	3.87	583	89.82	1.16	22.66	93.43	3.55	94.49	89.07
93 年 05 月	4.08	552	90.19	1.10	22.53	90.36	3.47	97.88	87.14
93 年 06 月	4.14	551	90.81	1.09	23.06	91.65	2.47	97.72	87.13
93 年 07 月	4.04	574	81.36	1.14	26.65	93.74	1.61	98.20	93.02
93 年 08 月	3.93	515	76.87	1.02	23.88	93.82	3.09	95.46	88.37
93 年 09 月	3.90	555	80.58	1.10	23.08	94.38	2.06	96.82	91.79
93 年 10 月	3.62	554	87.21	1.10	22.50	92.43	3.22	97.16	87.77
93 年 11 月	3.75	586	90.31	1.12	23.73	92.47	2.07	97.74	93.89
93 年 12 月	3.77	627	86.47	1.24	23.22	91.17	3.40	98.98	89.80

解析：下面分别给出因子分析的主成分解、主因子解及正交旋转结果。

1. 主成分解（取约相关矩阵 R^* 主对角元素 $h_i^2 = 1$） 采用主成分法提取公因子，约相关矩阵 R^* 的特征值及因子贡献率见表 22-4：结果显示前 3 个特征值大于 1，但其累积贡献率仅为 0.694 1，不足 70%，故考虑取前 4 个公因子，这时累积贡献率为 0.781 3。

表 22-4　约相关矩阵的特征值及因子贡献率

	特征值（因子贡献 g_i^2）	前后特征值的差值	因子贡献率	累积贡献率
1	2.807 4	0.816 3	0.311 9	0.311 9
2	1.991 1	0.542 8	0.221 2	0.533 2
3	1.448 3	0.663 2	0.160 9	0.694 1
4	0.785 1	0.104 4	0.087 2	0.781 3
5	0.680 7	0.139 4	0.075 6	0.857 0
6	0.541 3	0.088 2	0.060 1	0.917 1
7	0.453 0	0.278 5	0.050 3	0.967 4
8	0.174 5	0.056 0	0.019 4	0.986 8
9	0.118 6		0.013 2	1.000 0

　　输出的前 4 个公因子的因子载荷阵及共同度见表 22-5。结果显示，各指标的共同度 h_i^2 均超过 50%，其中绝大多数都接近或超过 70%，这说明 4 个公因子已经能够较好地反映各指标所包含的大部分信息。

　　竖读表中所提供的因子载荷阵，发现因子 1 在多数原始变量上都有较大的载荷；因子 2 在门诊人次（X_1）、病床利用率（X_3）、病床周转次数（X_4）、诊断符合率（X_8）、抢救成功率（X_9）等指标上有较大的载荷；因子 3 在平均住院时间（X_5）、治愈好转率（X_6）、病死率（X_7）等指标上有较大的载荷；因子 4 在门诊人次（X_1）、出院人数（X_2）、病床利用率（X_3）等指标上有较大的载荷。由此可知，除因子 1 可初步认定为综合因子外，其余三个因子的意义不明显。

表 22-5　主成分解的因子载荷阵及共同度

变量	因子载荷系数 a_{ij}				共同度 h_i^2
	因子 1	因子 2	因子 3	因子 4	
X_1 门诊人次	−0.254 6	**0.770 0**	0.007 8	**0.470 2**	0.878 8
X_2 出院人数	**0.765 9**	0.127 7	0.090 6	**0.508 4**	0.869 6
X_3 病床利用率	0.244 3	**0.776 4**	−0.085 7	**−0.443 0**	0.866 1
X_4 病床周转次数	**0.689 3**	**0.660 6**	−0.070 6	−0.019 7	0.916 8
X_5 平均住院时间	−0.724 2	0.124 6	**0.440 1**	0.189 4	0.769 6
X_6 治愈好转率	0.039 3	−0.070 8	**0.888 2**	−0.008 9	0.795 6
X_7 病死率	**−0.404 6**	−0.163 8	**−0.663 3**	0.242 7	0.689 4
X_8 诊断符合率	**−0.622 8**	**0.401 9**	0.041 3	−0.116 4	0.564 6
X_9 抢救成功率	**0.737 3**	**−0.365 9**	0.058 9	0.020 9	0.681 4
因子贡献 g_i^2	2.807 4	1.991 1	1.448 3	0.785 1	

　　2. 主因子解（取约相关矩阵 R^* 主对角元素 h_i^2 为 X_i 与其他变量复相关系数的平方）　采用主因子法提取公因子，约相关矩阵 R^* 的特征值及因子贡献率见表 22-6：结果显示，前 2 个特征值均大于 1，且它们提供的累积贡献率已超过 80%，一般说来，只取前 2 个公因子即可，本例为方便对比，仍取了 4 个公因子。

　　需要注意的是，表中出现了负的特征值，特征值大小反映的是对应公因子所提取的原始变量的方差信息，负值是不合理的，原因在于所估计的约相关矩阵 R^* 无法确保为半正定矩阵。此时保留公因子个数不宜超过累积贡献率第一次大于 1 时的因子数。

表22-6　约相关矩阵的特征值及因子贡献率

	特征值（因子贡献 g_i^2）	前后特征值的差值	因子贡献率	累积贡献率
1	2.402 0	0.790 5	0.483 9	0.483 9
2	1.611 5	0.710 2	0.324 6	0.808 5
3	0.901 3	0.513 4	0.181 6	0.990 0
4	0.387 9	0.270 3	0.078 1	1.068 2
5	0.117 6	0.083 6	0.023 7	1.091 9
6	0.034 0	0.059 7	0.006 8	1.098 7
7	−0.025 7	0.138 2	−0.005 2	1.093 5
8	−0.163 9	0.136 5	−0.033 0	1.060 5
9	−0.300 4		−0.060 5	1.000 0

主因子解的前4个公因子的因子载荷阵及共同度见表22-7。结果显示，病死率（X_7）、诊断符合率（X_8）的共同度偏小（不足40%），这说明即使取了4个公因子，也并不能很好地反映各原始变量的信息。从因子载荷系数可以发现，除因子1可初步认定为综合因子外，其余3个因子的专业意义仍尚不明显。

表22-7　主因子解的因子载荷阵及共同度

变量	因子载荷系数 a_{ij}				共同度 h_i^2
	因子1	因子2	因子3	因子4	
X_1 门诊人次	−0.178 5	**0.688 4**	0.033 1	**0.335 9**	0.619 6
X_2 出院人数	**0.730 0**	0.029 4	0.128 4	**0.360 4**	0.680 1
X_3 病床利用率	0.287 1	**0.687 7**	−0.064 3	**−0.343 0**	0.677 2
X_4 病床周转次数	**0.739 4**	**0.579 5**	−0.036 1	−0.022 8	0.884 3
X_5 平均住院时间	**−0.655 9**	0.177 0	0.381 1	0.085 7	0.614 1
X_6 治愈好转率	0.020 7	−0.070 0	**0.705 4**	−0.084 9	0.510 1
X_7 病死率	−0.341 7	−0.076 6	**−0.481 0**	0.111 2	0.366 3
X_8 诊断符合率	**−0.498 1**	0.361 2	0.021 6	−0.005 4	0.379 1
X_9 抢救成功率	**0.642 4**	−0.394 3	0.061 0	0.008 5	0.571 9
因子贡献 g_i^2	2.402 0	1.611 5	0.901 3	0.387 9	

3. 因子旋转　由于提取的公因子专业意义不是很清晰，接下来进一步采用因子旋转对因子载荷阵结构进行处理，以期望获得更清晰的因子载荷结构。本例只给出四次方最大（quartimax）正交旋转的结果。其他因子旋转方法类似。

（1）对主因子解作四次方最大旋转：在主因子解的基础上，进行四次方正交旋转，正交变换阵 **T** 见表22-8。旋转后的因子载荷阵见表22-9。

对旋转后的因子载荷阵进行竖读分析，可以看出：因子1在门诊人次（X_1）、出院人数（X_2）、平均住院时间（X_5）、诊断符合率（X_8）、抢救成功率（X_9）等多个指标上有较大的因子载荷；因子2在病床利用率（X_3）、病床周转次数（X_4）两个指标上的载荷最大；因子3在治愈好转率（X_6）、病死率（X_7）上的载荷最大，且治愈好转率为正值，病死率为负值，与其专业意义相吻合；因子4在门诊人次（X_1）、出院人数（X_2）上的载荷最大。因此可以认为，因子1反映了该院医疗工作质量各方面的情况，称为综合因子；因子2则反映了病床利用情况，可称为病床利用因子；因子3反映的是医疗水平，故称为水平因子；而因子4反映的是就诊患者数量，可称为数量因子。

表22-8　正交变换阵 T

	1	2	3	4
1	−0.857 3	0.466 7	0.136 9	0.169 2
2	0.500 1	0.810 4	−0.007 6	0.305 1
3	0.120 1	−0.109 4	0.979 7	0.117 8
4	−0.023 4	−0.337 0	−0.146 6	0.929 8

表22-9　主因子解四次方最大旋转后的因子载荷阵及共同度

变量	因子载荷系数 a_{ij}				共同度 h_i^2
	因子1	因子2	因子3	因子4	
X_1 门诊人次	**0.493 4**	0.357 8	−0.046 4	**0.496 0**	0.619 6
X_2 出院人数	**−0.604 1**	0.229 1	0.172 6	**0.482 6**	0.680 1
X_3 病床利用率	0.098 2	**0.813 9**	0.021 4	−0.068 2	0.677 2
X_4 病床周转次数	−0.347 8	**0.826 3**	0.064 8	0.276 4	0.884 3
X_5 平均住院时间	**0.694 6**	−0.233 2	0.269 7	0.067 6	0.614 1
X_6 治愈好转率	0.034 0	−0.095 7	**0.706 8**	−0.013 7	0.510 1
X_7 病死率	0.194 3	−0.206 4	**−0.533 7**	−0.034 5	0.366 3
X_8 诊断符合率	**0.610 4**	0.059 8	−0.049 0	0.023 4	0.379 1
X_9 抢救成功率	**−0.740 8**	−0.029 3	0.149 4	0.003 5	0.571 9
因子贡献 g_i^2	2.181 5	1.636 2	0.918 4	0.566 6	

　　将旋转后的因子载荷阵与主因子解的因子载荷阵进行比较,可以看出,经四次方最大旋转后,除因子1的载荷仍较为均匀地分布在多数指标上外,其余3个因子的载荷都明显地集中在少数指标上,这说明该旋转对因子载荷起到了明显的分离作用,从而使各因子具有了较为清晰的专业意义。

　　(2)对主成分解作四次方最大旋转:但从表22-9可知,病死率(X_7)、诊断符合率(X_8)的共同度偏小(不足40%),这说明对主因子解进行四次方最大旋转后所得的4个公因子,虽然从专业意义上有了较好的解释,但从反映各原始变量信息量的角度看,仍不甚理想。为了解决这个问题,我们尝试对主成分解作四次方最大旋转,得如下结果。

　　在主成分解的基础上,进行四次方最大旋转,结果见表22-10和表22-11。

表22-10　正交变换阵 T

	1	2	3	4
1	−0.898 1	0.395 4	0.152 6	0.117 3
2	0.410 4	0.783 3	0.026 8	0.466 2
3	0.115 1	−0.139 9	0.980 4	0.077 4
4	−0.108 6	−0.458 8	−0.121 7	0.873 5

表22-11　主成分解四次方最大旋转后的因子载荷阵

变量	因子载荷系数 a_{ij}				共同度 h_i^2
	因子1	因子2	因子3	因子4	
X_1 门诊人次	**0.494 5**	0.285 7	−0.067 8	**0.740 4**	0.878 8
X_2 出院人数	**−0.680 2**	0.156 9	0.147 2	**0.600 5**	0.869 6
X_3 病床利用率	0.137 4	**0.920 0**	0.027 9	−0.003 0	0.866 1
X_4 病床周转次数	−0.353 9	**0.808 9**	0.056 1	0.366 1	0.916 8

续表

变量	因子载荷系数 a_{ij}				共同度 h_i^2
	因子 1	因子 2	因子 3	因子 4	
X_5 平均住院时间	**0.731 6**	−0.337 3	0.301 3	0.172 6	0.769 6
X_6 治愈好转率	0.038 9	−0.160 1	**0.876 0**	0.032 6	0.795 6
X_7 病死率	0.193 5	−0.306 9	**−0.745 9**	0.036 8	0.689 4
X_8 诊断符合率	**0.741 6**	0.116 2	−0.029 6	0.015 9	0.564 6
X_9 抢救成功率	**−0.807 8**	−0.012 9	0.157 9	−0.061 3	0.681 4
因子贡献 g_i^2	2.628 1	1.854 3	1.470 5	1.079 0	

将主成分解的四次方最大旋转结果与主因子解相应的旋转结果作一个比较,不难看出:二者的因子载荷阵没有本质的变化,因子 1 仍为综合因子,因子 2 为病床利用因子,因子 3 为水平因子,因子 4 为数量因子。而在共同度上二者却有较大的差别:表 22-9(主因子解四次方最大旋转)中,所有公因子在 X_6、X_7、X_8、X_9 上的共同度均不足 60%,尤其在 X_7、X_8 上的共同度甚至不足 40%;而表 22-11(主成分解四次方最大旋转)则表明,基于主成分解的四次方最大旋转可使 4 个公因子在每个原始变量上的共同度都达到较为满意的水平。这说明本例采用基于主成分解的四次方最大(quartimax)旋转效果最为理想。

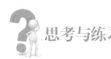 思考与练习

一、单项选择题

1. 当共同度接近 0 时,下列说法**错误**的是( )

   A. 原始变量受公因子的影响不大

   B. 原始变量主要由特殊因子描述

   C. 原始变量对公因子的依赖程度低

   D. 原始变量与特殊因子无关

   E. 原始变量不是只由公因子的线性组合表示

2. 因子贡献 g_j^2 反映了第 j 个公因子 F_j 对所有原始变量的影响,已知 $g_1^2 = 0.5$、$g_2^2 = 1$、$g_3^2 = 5$、$g_4^2 = 0.05$,则对原始变量影响最大的公因子是( )

   A. F_1 B. F_2

   C. F_3 D. F_4

   E. 无法确定

3. 已知原始变量 X_1, X_2 与公因子 F_1, F_2 之间的相关系数矩阵为 $\begin{pmatrix} 0.5 & 0.6 \\ 0.7 & 0.2 \end{pmatrix}$,则因子载荷矩阵为( )

   A. $\begin{pmatrix} 0.5 & 0.6 \\ 0.7 & 0.2 \end{pmatrix}$ B. $\begin{pmatrix} 0.2 & 0.6 \\ 0.7 & 0.5 \end{pmatrix}$

   C. $\begin{pmatrix} 0.25 & 0.66 \\ 0.49 & 0.04 \end{pmatrix}$ D. $\begin{pmatrix} 0.5 & 0.7 \\ 0.6 & 0.5 \end{pmatrix}$

   E. $\begin{pmatrix} 0.2 & 0.7 \\ 0.6 & 0.5 \end{pmatrix}$

4. 记原始变量的约相关阵为 $\boldsymbol{R}^*$,相关阵为 $\boldsymbol{R}_X$,则一定有( )

   A. $\boldsymbol{R}^* = \boldsymbol{R}_X$

   B. $\boldsymbol{R}_X$ 的主对角线元素为 h_i^2

   C. $\boldsymbol{R}^*$ 的主对角线元素为 1

　　D. $\boldsymbol{R}^*$ 与 $\boldsymbol{R}_X$ 除主对角线元素外,其余完全一样

　　E. $\boldsymbol{R}^* = \boldsymbol{R}_X / h_i^2$

5. 下列反映了公因子所解释的原始变量方差信息量大小的指标是(　　　　)

　　A. 共同度 h_i^2　　　　　　　　　　　　　B. 因子载荷 a_{ij}

　　C. 特征值 λ_j　　　　　　　　　　　　D. 因子载荷绝对值 $|a_{ij}|$

　　E. 约相关矩阵

6. 根据因子模型的性质及因子载荷矩阵的求解过程可知,从 m 个原始变量中计算出 q 个公因子,则下列说法正确的是(　　　　)

　　A. 为了不损失信息,应保留全部公因子,即 $q = m$

　　B. 保留的公因子数目应远小于变量数目,即 $q < m$

　　C. 保留的公因子数目最好等于变量数目的一半,即 $q = m/2$

　　D. 在某些特殊情况下,保留的公因子数目可大于变量数目,即 $q > m$

　　E. 保留的公因子数目由研究者任意确定

7. 从 m 个标准化原始变量 $X_1, X_2, \cdots, X_m$ 计算出公因子 F_1, F_2,因子贡献 g_j^2 表示第 j 个公因子 F_j 对所有原始变量的影响,则 F_1 对原始变量的因子贡献率为(　　　　)

　　A. $g_1^2 / 2$　　　　　　　　　　　　　　B. g_1^2 / g_2^2

　　C. g_1^2 / m　　　　　　　　　　　　　　D. $g_1^2 / (g_1^2 + g_2^2)$

　　E. 无法确定

8. 关于因子旋转,下列说法正确的是(　　　　)

　　A. 正交旋转后各变量的公因子方差不变

　　B. 正交旋转后各变量的公因子方差变大

　　C. 正交旋转后各变量的公因子方差变小

　　D. 正交旋转后的各公因子存在一定相关

　　E. 在探索公因子专业意义方面,正交旋转优于斜交旋转

9. 为了弄清楚哪些变量与哪些因子有关,分析人员需要使用(　　　　)

　　A. 共同度 h_i^2　　　　　　　　　　　　　B. 特征值 λ_j

　　C. 因子贡献 g_j^2　　　　　　　　　　　　D. 因子载荷矩阵

　　E. 约相关矩阵

10. 下列说法**错误**的是(　　　　)

　　A. 因子分析求得的公因子专业意义不清晰时,可对因子进行旋转以显示更清晰的结构和专业解释

　　B. 尽管约相关矩阵 $\boldsymbol{R}^*$ 对角线取值不唯一,但因子分析的解是相同的

　　C. 主因子解可能会出现特征值为负,累积贡献率超过 100% 的现象

　　D. 因子分析的主成分解与主成分分析的结果相同

　　E. 公因子 F_j 的因子贡献 g_j^2 等于其特征值 λ_j,即 $g_j^2 = \lambda_j$

二、思考题

1. 简述因子分析的基本思想。

2. 在进行了初步的因子分析后,再作因子旋转有什么作用?

3. 确定公因子个数的一般原则有哪些?

4. 因子分析与主成分分析有何区别与联系?

5. 如何理解因子分析的解不唯一。

（彭　斌）

第二十三章

聚 类 分 析

【学习要点】

1. 聚类分析是将个体或变量(指标)进行分类,使得同一类中的对象之间的相似性比其他类的对象相似性更强。对个体进行聚类分析,称为 Q 型聚类或样品聚类;对变量(指标)进行聚类分析,称为 R 型聚类或指标聚类。系统聚类法是最常用的聚类方法。

2. 样品间的相似性度量常用统计距离,变量(指标)间的相似性度量常用相似系数。欧氏距离、绝对距离、明库斯基距离和马哈拉诺比斯距离(马氏距离)等是常用的统计距离;简单相关系数和列联系数是常用的相似系数。

3. 类与类之间的相似程度用类与类之间的距离测量,包含最短距离法、类平均法、最长距离法、中间距离法、重心法、可变距离法、可变类平均法和离差平方和法等。注意区分样品间距离与类间距离定义的区别。

分类(classification)是面对纷繁复杂的生物学和医学数据时,从中提取出有意义信息的基本手段,是从事生物学和医学研究的重要方法之一。它是依据样本所具有的各种特征,遵从一定的原则或准则对样本作出划分或归类。从这一定义去理解,分类有两个要素:分类对象、分类依据。分类对象是由许多被分类的个体组成,例如,各类疾病、组织类型、细胞类型等;分类依据取决于被分类的个体所具有的性质、特征或属性,例如,诊断学中的各种症状、体征、实验室检查结果等。随着生物学和医学的发展,分类仅凭经验和专业知识远远不够,因而,统计学观点和方法被引入分类之中,使得分类正逐步从定性的、描述性的水平过渡到定量的、精确的理论研究。根据样本集中个体是否已经被明确分类,分类方法主要分为两大类:聚类分析和判别分析。

本章将介绍样本个体类别归属未知情况下的分类方法——聚类分析(clustering analysis),它是将随机现象归类的统计学方法,已广泛应用于医学科学研究之中。聚类分析与判别分析都是研究分类问题的多元统计分析方法,但前者是在不知道应分多少类合适的情况下,试图借助统计的方法,根据收集到的资料,找出研究对象的适当分类;后者是在已知分为若干个类的前提下,判定观察对象的归属。与判别分析不同的是,聚类分析没有相对严谨的理论推导。但是,以下 3 个方面决定了聚类分析具有广阔的应用前景:①收集并标记大型样本集是非常费人力、物力和时间的工作,而聚类分析能够快速地将样本中每个个体进行粗略的分类,并能够提示样本集的一些内部结构和规律。②在很多实际应用中,样本集的性质、特征或属性会随着时间发生缓慢的变化,例如,未知的新疾病等。这种性质、特性或属性的变化能够通过聚类分析发现,而判别分析却难以处理这类问题。③通过聚类分析,所提取样本集中的一些有用信息为后续的分类工作提供了灵巧的、有效的前期数据处理方法。特别是近年来随着人类基因组计划的实施,聚类分析已成为发掘海量基因信息的首选工具。聚类分析按照分类目的可分为两大类。例如测量了 n 个病例(样品)的 m 个变量(指标),可进行:①R 型聚类又称指标聚类,是指将 m 个指标归类的方法,其目的是指标降维从而选择有代表性的指标;②Q 型聚类又称样品聚类,是指将 n 个样品归类的方法,其目的是找出样品间的共性。

无论是 R 型聚类还是 Q 型聚类,关键问题是如何定义相似性,即如何把相似性数量化。聚类的第一步是需要给出两个指标或两个样品间相似性的度量——相似性系数(similarity coefficient)的定义。

第一节　相似性度量

聚类分析是比较各样品(或指标)之间的相似程度,将相似性较大的归为一类,将相似性较小的归为不同的类。而用定量的方法对事物进行聚类,首先必须定量地描述事物之间的相似程度。

一、统计距离

(一) 样品间的距离

一个事物常常需要用多个变量来描述特征。如果 n 个有待分类的样品需要用 m 个变量描述,那么可以把这 n 个样品看成是 m 维空间的 n 个点。很显然,可用两点间的距离定义相似性系数,距离越小表明两样品间相似程度越高,因此,该相似性系数亦称 Q 型聚类相似性系数。令 d_{ij} 表示第 i 例样品 X_i 与第 j 例样品 X_j 的距离,常用的距离有以下四种。

1. 欧氏距离　欧氏距离(Euclidean distance)计算公式为

$$d_{ij} = \sqrt{\sum_{k=1}^{m}(X_{ik} - X_{jk})^2} \tag{23-1}$$

2. 绝对距离　绝对距离(absolute distance)又称曼哈顿距离(Manhattan distance)计算公式为

$$d_{ij} = \sum_{k=1}^{m} |X_{ik} - X_{jk}| \tag{23-2}$$

3. 明库斯基距离　明库斯基距离(Minkowski distance)计算公式为

$$d_{ij} = \sqrt[q]{\sum_{k=1}^{m} |X_{ik} - X_{jk}|^q} \tag{23-3}$$

绝对距离是 $q=1$ 时的明库斯基距离;欧氏距离是 $q=2$ 时的明库斯基距离。明库斯基距离的优点是定义直观,计算简单;缺点是没有考虑到变量间的相关关系。在使用上述距离时,变量的量纲不能相差太大。当变量的量纲不同、测量值的变异相差悬殊时,需要先对数据进行标准化,然后用标准化后的数据计算距离。基于此引进马哈拉诺比斯距离,它既排除了各指标间相关性的干扰,又消除了量纲的影响。

4. 马哈拉诺比斯距离　马哈拉诺比斯距离又称马氏距离(Mahalanobis distance),用 S 表示 m 个变量间的样本协方差矩阵,马氏距离 d_{ij} 计算公式为

$$d_{ij} = X'S^{-1}X \tag{23-4}$$

其中向量 $X = (X_{i1} - X_{j1}, X_{i2} - X_{j2}, \cdots, X_{im} - X_{jm})'$。不难看出,当各变量独立时,即 $S = I$(单位阵),马氏距离即欧氏平方距离。

以上定义的 4 种距离适用于定量变量,定性变量和有序变量必须在数量化后方能应用。

(二) 变量间的距离

变量 X_i 与 X_j 间的距离 $d_{ij} = 1 - |r_{ij}|$ 或 $d_{ij}^2 = 1 - r_{ij}^2$,r_{ij} 为变量 X_i 与 X_j 间的相关系数。

二、相似系数

研究样品间的关系常用距离,研究指标间的关系常用相似系数。相似系数是描述指标间相似程度的一个量,常用的有简单相关系数等。$X_1, X_2, \cdots, X_m$ 表示 m 个变量,R 型聚类常用简单相关系数 r_{ij} 的绝对值定义变量 X_i 与 X_j 间的相似性系数,计算公式为

$$r_{ij} = \frac{\left| \sum (X_{ki} - \bar{X}_i)(X_{kj} - \bar{X}_j) \right|}{\sqrt{\sum (X_{ki} - \bar{X}_i)^2 \sum (X_{kj} - \bar{X}_j)^2}} \tag{23-5}$$

其中 X_{ki} 表示第 k 例样品 X_i 的观测值。r_{ij} 绝对值越大表明两变量间相似程度越高。同样也可考虑用 Spearman 秩相关系数 r_s 定义为非正态变量 X_i 与 X_j 间的相似性系数。

三、列联系数

当变量均为定性变量时,最好用列联系数 C_{ij} 定义 X_i 与 X_j 间的相似性系数,计算公式为

$$C_{ij} = \sqrt{\frac{\chi^2}{\chi^2 + n}} \tag{23-6}$$

其中,χ^2 是以 X_i 与 X_j 为边际变量的 $R \times C$ 表 Pearson χ^2。

此外,还有夹角余弦、指数相似系数、四分相关系数以及建立在非参数统计方法基础上的相关系数等。

第二节　类与类间的距离定义

正如样品之间的相似性可用样品间距离测量一样,类与类之间的相似程度(类间相似性系数)可用类与类之间的距离测量。当类内含有两个或两个以上样品(或变量)时,计算类间距离有多种方法可供选择,下面列出八种计算方法。G_p, G_q 分别表示两类,各自含有 n_p, n_q 个样品(或变量)。

(一) 最短距离法

定义类与类之间的距离为两类间最邻近的两样品的距离,称为最短距离法,又称最近邻法(nearest neighbor method),或称单链接法(single linkage method)。即:G_p 类中的 n_p 个样品(或变量)与 G_q 类中的 n_q 个样品(或变量)两两间共有 $n_p n_q$ 个距离,以其中距离最短者定义 G_p, G_q 的类间相似性系数。

$$\begin{cases} D_{pq} = \min\limits_{i \in G_p, j \in G_q}(d_{ij}), \text{样品聚类} \\ D_{pq} = 1 - r_{pq} = 1 - \max\limits_{i \in G_p, j \in G_q}(r_{ij}), \text{指标聚类} \end{cases} \tag{23-7}$$

(二) 类平均法

类平均法又称组间平均链接法(average linkage between groups method),或者平均链接法(average linkage method),就是定义类与类之间的距离平方为两类中各样品间距离平方的平均,仅用于样品聚类。即:对 G_p 类中的 n_p 个样品与 G_q 类中的 n_q 个样品两两间的 $n_p n_q$ 个距离的平方求平均,得到两类间的平均距离。

$$D_{pq}^2 = \frac{1}{n_p n_q} \sum d_{ij}^2 \tag{23-8}$$

新类与其他类的距离可以用递推的方法计算。

(三) 最长距离法

最长距离法又称最远邻法(furthest neighbor method),或称完全链接法(complete linkage method)。在最长距离法中,类与类之间的距离定义为两类中最远点的距离。类间距离计算公式为

$$\begin{cases} D_{pq} = \max\limits_{i \in G_p, j \in G_q}(d_{ij}), \text{样品聚类} \\ D_{pq} = 1 - r_{pq} = 1 - \min\limits_{i \in G_p, j \in G_q}(r_{ij}), \text{指标聚类} \end{cases} \tag{23-9}$$

(四) 中间距离法

从常理来看,最长距离法高估了类间的距离,而最短距离法低估了类间距离。中间距离法既不采用最长距离,也不采用最短距离,而是采用介于两者间的距离,故又称中间距离法(median method)。

如果类 G_2 与类 G_3 聚为新的一类,记为 G_4,现要计算 G_1 与 G_4 的距离。中间距离法定义 G_1 与 G_4

之间的距离为

$$D_{14}^2 = \frac{1}{2}(D_{12}^2 + D_{13}^2) + \beta D_{23}^2 \tag{23-10}$$

一般 β 在 $-1 \sim 0$ 之间。

(五) 重心法

从物理学的观点来看,一个类用它的重心(类中各样品的均数)作代表比较合理,类与类之间的距离就用各自重心间的距离表示,这种方法称为重心法(centroid method),仅用于样品聚类。即:用 $\bar{X}_p$, $\bar{X}_q$ 分别表示 G_p, G_q 的均值向量(重心),其分量是各个指标类内均数,类间相似性系数计算公式为

$$D_{pq} = d_{\bar{X}_p \bar{X}_q} \tag{23-11}$$

(六) 可变距离法

在中间距离法的新类距离递推公式中,如果令前两项也依赖 β,这就是可变距离。

$$D_{14}^2 = \frac{1-\beta}{2}(D_{12}^2 + D_{13}^2) + \beta D_{23}^2 \tag{23-12}$$

(七) 可变类平均法

由于类平均法递推公式中没有反映相合并的两新类之间的距离,所以有人提出用可变类平均法。其对于两类之间距离的定义同类平均法,只是任一类与新类的距离递推公式有所不同。

(八) 离差平方和法

离差平方和法(Ward 法,仅用于样品聚类)效仿方差分析的基本思想,即合理分类使得类内离差平方和较小,而类间离差平方和较大。具体做法是:先将 n 个样品各自分成一类,然后每次缩小一类,每缩小一类离差平方和就要增大。选择使离差平方和增量最小的两类合并,直到所有的样品归为一类为止。假定 n 个样品已分成 g 类,G_p, G_q 是其中的两类。有 n_k 个样品的第 k 类的离差平方和定义为: $L_k = \sum_{i=1}^{n_k}(X_{ik} - \bar{X}_k)^2$,其中 $\bar{X}_k$ 为类内指标 X_k 的均数。所有 g 类的合并离差平方和为 $L^g = \sum L_k$。如果将 G_p, G_q 合并,形成 $g-1$ 类,则有 L^{g-1},一般 $L^{g-1} \geqslant L^g$。将并类引起的合并离差平方和的增量 $D_{pq}^2 = L^{g-1} - L^g$ 定义为两类间的平方距离。显然,当 n 个样品各自组成一类时,n 类的合并离差平方和为 0。

(九) 八种类间距离计算方法的统一

尽管上述八种类间距离的计算方法不一样,但是聚类的步骤是完全一样的。实际计算时常用递推公式计算类与类之间的距离。聚类方法不同,递推公式就不同。例如: G_p 与 G_q 聚为新的一类,记为 G_r,欲计算任一类 G_k 到新类 G_r 的距离,则

对最短距离法递推公式为

$$D_{kr} = \min\{D_{kp}, D_{kq}\}$$

对最长距离法递推公式为

$$D_{kr} = \max\{D_{kp}, D_{kq}\}$$

对中间距离法递推公式为

$$D_{kr}^2 = \frac{1}{2}(D_{kp}^2 + D_{kq}^2) + \beta D_{pq}^2$$

对类平均法递推公式为

$$D_{kr}^2 = \frac{n_p}{n_r}D_{kp}^2 + \frac{n_q}{n_r}D_{kq}^2$$

这些公式在 1969 年由 Wishart 统一起来,当样品间距离采用欧氏距离时,八种距离测量方法的统

一形式的递推公式为

$$D_{kr}^2 = \alpha_p D_{kp}^2 + \alpha_q D_{kq}^2 + \beta D_{pq}^2 + \gamma \left| D_{kp}^2 - D_{kq}^2 \right| \tag{23-13}$$

样品间的距离不采用欧氏距离时,除重心法、中间距离法、离差平方和法之外,统一形式的递推公式仍成立。上式中参数 $\alpha_p, \alpha_q, \beta, \gamma$ 在使用不同方法时有不同取值,详见其他参考书。

第三节　系统聚类

系统聚类法(hierarchical clustering method)是使用最多的一种聚类方法,这种方法是先将聚类的样品或变量各自看成一类,然后确定类与类间的相似统计量,并选择最接近的两类或若干个类合并成一个新类,计算新类与其他各类间的相似性统计量,再选择最接近的两类或若干类合并成一个新类,直到所有的样品或变量都合并成一类为止。

常用的系统聚类法是以距离为相似统计量,确定新类与其他各类之间距离的方法,如最短距离法、最长距离法、中间距离法、重心法、类平均法、离差平方和法、欧氏距离等。

系统聚类过程如下。

1. 开始时将各个样品(或变量)独自视为一类,即各类只含一个样品(或变量),计算类间相似性系数矩阵,其中的元素是样品(或变量)间的相似性系数。相似性系数矩阵是对称阵。

2. 将相似性系数最大(距离最小或相关系数最大)的两类合并成新类,计算新类与其余类间相似性系数。

3. 重复第二步,直至全部样品(或变量)被并为一类。

下面用两个简单的例子演示 R 型和 Q 型系统聚类过程。

【例 23-1】　测量了 3 454 名成年女子身高(X_1)、下肢长(X_2)、腰围(X_3)和胸围(X_4),计算得相关矩阵为

$$\boldsymbol{R}^{(0)} = \begin{array}{c} \\ X_2 \\ X_3 \\ X_4 \end{array} \begin{pmatrix} X_1 & X_2 & X_3 \\ \mathbf{0.852} & & \\ 0.099 & 0.055 & \\ 0.234 & 0.174 & 0.732 \end{pmatrix}$$

用系统聚类将这 4 个指标聚类。

本例是 R 型聚类,相似性系数选用简单相关系数,类间相似性系数采用最大相似性系数法计算。聚类过程如下。

1. 各个指标独自成一类 $G_1 = \{X_1\}$,$G_2 = \{X_2\}$,$G_3 = \{X_3\}$,$G_4 = \{X_4\}$,共四类。

2. 将相似性系数最大的两类合并成新类,由于 G_1 和 G_2 类间相似性系数最大,等于 0.852,将两类合并成 $G_5 = \{X_1, X_2\}$,形成三类。计算 G_5 与 G_3、G_4 间的类间相似性系数为

$$r_{35} = \max(r_{13}, r_{23}) = \max(0.099, 0.055) = 0.099$$
$$r_{45} = \max(r_{14}, r_{24}) = \max(0.234, 0.174) = 0.234$$

G_3, G_4, G_5 的类间相似矩阵为

$$\boldsymbol{R}^{(1)} = \begin{array}{c} \\ G_4 \\ G_5 \end{array} \begin{pmatrix} G_3 & G_4 \\ \mathbf{0.732} & \\ 0.099 & 0.234 \end{pmatrix}$$

3. 由于 G_3 和 G_4 类间相似性系数最大,等于 0.732,将两类合并成 $G_6 = \{G_3, G_4\}$,形成两类。计算 G_6 与 G_5 间的类间相似性系数为

$$r_{56} = \max(r_{35}, r_{45}) = \max(0.099, 0.234) = 0.234$$

4. 最终将 G_5, G_6 合并成 $G_7 = \{G_5, G_6\}$，所有指标形成一大类。

根据聚类过程，绘制出系统聚类图（图 23-1）。图中显示分成两类较好：$\{X_1, X_2\}$, $\{X_3, X_4\}$，即长度指标归为一类，围度指标归为另一类。

【例 23-2】 测得 6 名运动员 4 个运动项目的能耗、糖耗的均数记录于表 23-1，欲对运动项目归类，以便提供相应的膳食标准，提高运动成绩。试用样品系统聚类法将运动项目归类。

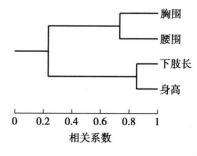

图 23-1　4 个指标聚类系统聚类图

表 23-1　4 个运动项目的测定值

运动项目		能耗/ $(\mathrm{J} \cdot \min^{-1} \cdot \mathrm{m}^{-2})$ X_1	糖耗/% X_2	标准化后的能耗/Y_1	标准化后的糖耗/Y_2
名称	编号				
负重下蹲	G_1	27.892	61.42	1.315	0.688
引体向上	G_2	23.475	56.83	0.174	0.088
俯卧撑	G_3	18.924	45.13	−1.001	−1.441
仰卧起坐	G_4	20.913	61.25	−0.488	0.665

本例选用欧氏距离，类间距离选用最小相似性系数法。为了克服变量量纲的影响，分析前先将变量标准化，$Y_i = \dfrac{X_i - \bar{X}_i}{S_i}$，$\bar{X}_i$, S_i 是 X_i 的样本均数与标准差。变换后的数据列在表 23-1 的第 5, 6 列。

聚类过程如下。

1. 计算 4 个样品间的相似性系数矩阵，样品聚类中其又称为距离矩阵 $\boldsymbol{D}^{(0)}$。负重下蹲与引体向上之间的距离按式（23-1）计算得

$$d_{12} = \sqrt{(y_{11} - y_{21})^2 + (y_{12} - y_{22})^2} = \sqrt{(1.315 - 0.174)^2 + (0.688 - 0.088)^2} = 1.289$$

同样，负重下蹲与俯卧撑之间的距离为

$$d_{13} = \sqrt{(y_{11} - y_{31})^2 + (y_{12} - y_{32})^2} = \sqrt{(1.315 + 1.001)^2 + (0.688 + 1.441)^2} = 3.146$$

同理，计算出距离矩阵为

$$\boldsymbol{D}^{(0)} = \begin{matrix} & G_1 & G_2 & G_3 \\ G_2 & 1.289 & & \\ G_3 & 3.146 & 1.928 & \\ G_4 & 1.803 & \mathbf{0.878} & 2.168 \end{matrix}$$

2. G_2, G_4 间距离最小 $d_{24} = 0.878$，将 G_2, G_4 并成一个新类 $G_5 = \{G_2, G_4\}$。应用最小相似性系数法，按式（23-9）计算 G_5 与其他各类之间的距离得

$$d_{15} = \max(d_{12}, d_{14}) = \max(1.289, 1.803) = 1.803$$
$$d_{35} = \max(d_{23}, d_{34}) = \max(1.928, 2.168) = 2.168$$

G_1, G_3, G_5 的距离矩阵为

$$\boldsymbol{D}^{(1)} = \begin{matrix} & G_1 & G_3 \\ G_3 & 3.146 & \\ G_5 & \mathbf{1.803} & 2.168 \end{matrix}$$

3. G_1, G_5 间距离最小 $d_{15} = 1.803$，将 G_1, G_5 并成一个新类 $G_6 = \{G_1, G_5\}$。计算 G_6 与 G_3 之间的距离得

$$d_{36} = \max(d_{13}, d_{35}) = \max(3.146, 2.168) = 3.146$$

4. 最终将 G_1, G_6 合并成 $G_7 = \{G_1, G_6\}$，所有指标形成一大类。

根据聚类过程,绘制出系统聚类图(图 23-2)。结合系统聚类图和专业知识认为分成两类较好:$\{G_1, G_2, G_4\}$,$\{G_3\}$。负重下蹲、引体向上、仰卧起坐 3 个运动项目体能消耗较大,训练时应提高膳食标准。

聚类实例分析:相似性系数的定义以及类间相似性系数的定义的不同将导致系统聚类结果有所差异。聚类分析的结果解释除了要了解聚类方法外,还必须结合专业知识。

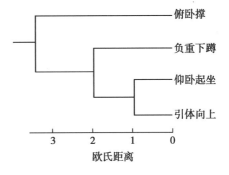

图 23-2　4 个运动项目样品聚类系统聚类图

【例 23-3】 通过 cDNA 微阵列对急性白血病患者的外周血单个核细胞趋化因子基因表达水平的检测,研究白血病的分类和鉴定。选择按临床表现和病理特征诊断为急性白血病的患者 22 名,其中急性 B 淋巴细胞白血病(B-acute lymphoblastic leukemia,B-ALL)患者 6 名,急性 T 淋巴细胞白血病(T-acute lymphoblastic leukemia,T-ALL)患者 8 名,急性髓系白血病(acute myeloid leukemia,AML)患者 8 名,表 23-2 为白血病患者的 9 种基因表达($X_1 \sim X_9$)的 cDNA 微阵列扫描数据。现以 $X_1 \sim X_9$ 为变量,对这 22 名白血病患者进行分类。

表 23-2　白血病患者 cDNA 微阵列扫描结果

患者编号	X_1	X_2	X_3	X_4	X_5	X_6	X_7	X_8	X_9	聚类结果
1	2.574 03	2.537 82	2.534 03	2.127 10	2.000 00	2.000 00	2.000 00	2.536 56	2.445 60	A
2	2.874 48	2.806 86	2.883 66	2.740 36	2.000 00	2.000 00	2.303 20	3.266 23	3.432 81	D
3	2.559 91	2.000 00	2.568 20	2.000 00	2.563 48	2.000 00	2.456 37	2.985 43	3.386 50	A
4	2.650 31	2.276 46	2.372 91	2.017 03	2.000 00	2.107 21	2.000 00	2.456 37	2.586 59	A
5	3.123 52	2.536 56	2.651 28	2.348 30	2.264 82	2.170 26	2.437 75	3.157 46	3.808 95	C
6	3.145 51	2.722 63	3.028 57	2.000 00	3.187 24	2.000 00	2.852 48	3.113 27	3.178 98	D
7	2.774 52	2.017 03	2.525 04	2.220 11	2.774 52	2.000 00	2.000 00	2.834 42	3.786 11	A
8	3.052 31	2.600 97	2.432 97	2.164 35	2.315 97	2.227 89	2.659 92	2.951 82	2.000 00	B
9	2.974 97	2.340 44	2.774 52	2.350 25	2.000 00	2.000 00	2.000 00	2.874 48	3.316 39	C
10	3.008 17	2.812 91	2.659 92	2.000 00	2.037 43	2.000 00	2.575 19	3.020 78	3.219 58	B
11	2.956 17	2.881 38	2.617 00	2.000 00	2.716 00	2.000 00	2.511 88	3.006 89	3.344 20	B
12	3.015 78	2.419 96	2.598 79	2.227 89	2.000 00	2.292 26	2.344 39	2.802 09	3.766 86	C
13	2.722 63	2.416 64	2.161 37	2.000 00	2.603 14	2.000 00	2.447 16	2.876 22	3.075 18	A
14	2.980 46	2.992 11	2.698 10	2.000 00	2.000 00	2.164 35	2.557 51	2.963 79	3.354 68	B
15	2.956 65	2.419 96	2.484 30	2.000 00	2.133 54	2.000 00	2.000 00	2.729 16	3.171 14	C
16	3.042 97	2.376 58	2.298 85	2.367 36	2.307 50	2.008 60	2.103 80	2.783 19	3.402 61	C
17	2.622 21	2.540 33	2.547 77	2.000 00	2.703 29	2.000 00	2.000 00	2.658 96	3.130 98	A
18	3.134 81	2.000 00	2.471 29	2.082 79	2.041 39	2.466 87	2.660 87	2.790 25	3.295 35	D
19	2.987 67	2.471 29	2.780 32	2.000 00	2.096 91	2.000 00	2.689 31	2.772 32	2.856 12	B
20	2.929 93	2.301 03	2.586 59	2.037 43	2.000 00	2.021 19	2.000 00	2.795 18	3.237 29	C
21	3.052 31	2.600 97	2.432 97	2.164 35	2.315 97	2.227 89	2.659 92	2.951 82	2.000 00	B
22	3.023 25	2.835 69	2.775 25	2.614 90	2.000 00	2.000 00	2.478 57	3.464 19	3.513 22	D

我们选择了欧氏距离下的最大相似性系数法、最小相似性系数法以及离差平方和法对数据进行聚类分析。分析结果分别见图23-3、图23-4、图23-5。数据分析前,各变量已作标准化处理。3种聚类结果有较大的出入,可见这些方法分类效果是有差异的,特别是在分类变量较多时差异愈加明显,这就要求在聚类分析前,尽可能地排除无效变量。详细解读聚类图,一般都能够获得许多有用的信息。结合临床和病理诊断,本例认为最小相似性系数法聚类结果更为合理,分类结果列入表23-2最后一列。A类为急性髓系白血病(AML)患者;B类为急性T淋巴细胞白血病(T-ALL)患者;C类中,除了第15号病例外,其他为急性B淋巴细胞白血病(B-ALL)患者;而D类则包含了3类患者,可见,其分类大致与临床和病理诊断相近。以下列出最大相似性系数法具体聚类过程,供参考(表23-3)。

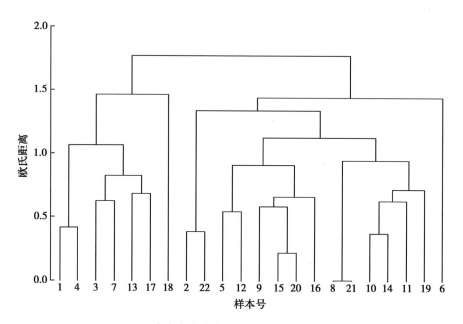

图23-3 22名白血病患者最大相似性系数法系统聚类图

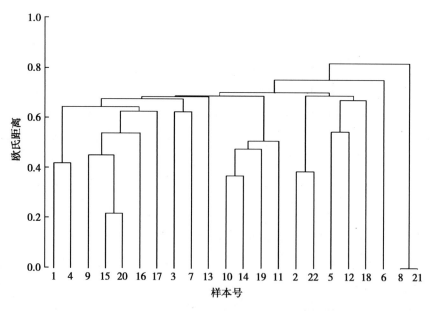

图23-4 22名白血病患者最小相似性系数法系统聚类图

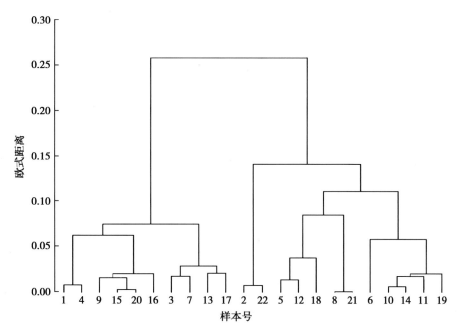

图 23-5　22 名白血病患者离差平方和法系统聚类图

表 23-3　最大相似性系数法系统聚类过程

步骤	类别号	聚类过程	类内频数	距离
1	类 21	病例 8 与病例 21 合并	2	0.000 0
2	类 20	病例 15 与病例 20 合并	2	0.217 1
3	类 19	病例 10 与病例 14 合并	2	0.367 5
4	类 18	病例 2 与病例 22 合并	2	0.385 0
5	类 17	病例 1 与病例 4 合并	2	0.415 7
6	类 16	病例 5 与病例 12 合并	2	0.544 9
7	类 15	病例 9 与类 20 合并	3	0.582 5
8	类 14	病例 3 与病例 7 合并	2	0.622 5
9	类 13	类 19 与病例 11 合并	3	0.622 7
10	类 12	类 15 与病例 16 合并	4	0.656 6
11	类 11	病例 13 与病例 17 合并	2	0.683 3
12	类 10	类 13 与病例 19 合并	4	0.716 0
13	类 9	类 14 与类 11 合并	4	0.824 3
14	类 8	类 16 与类 12 合并	6	0.908 8
15	类 7	类 21 与类 10 合并	6	0.942 3
16	类 6	类 17 与类 9 合并	6	1.064 0
17	类 5	类 8 与类 7 合并	12	1.125 0
18	类 4	类 18 与类 5 合并	14	1.336 2

续表

步骤	类别号	聚类过程	类内频数	距离
19	类3	类4与病例6合并	15	1.436 4
20	类2	类6与病例18合并	7	1.463 8
21	类1	类2与类3合并	22	1.770 8

第四节　应用中的注意事项

1. 聚类分析是一类重要的数据探索性分析方法。与判别分析不同的是,聚类分析没有相当严谨的理论推导。但是,以下三个方面决定了聚类分析具有广阔的应用前景:①实践中,很难手工对大量个体进行分类。聚类分析基于样本的相似性,能够合理地对样本进行聚类,并提示样本集的结构和规律。②当样本集的属性随时间变化时,可以通过时间序列聚类分析发现变化规律。③聚类分析所提取的信息可用于后续数据分析。例如,利用类别信息,进行多个类别间指标的比较;利用样本的距离信息度量样本的非独立性,并纳入混合效应模型进行校正。

2. 聚类分析的结果解释应密切结合专业知识,同时尝试用多种聚类方法分类,才能获得较理想的结论。

3. 聚类前,应对变量作预处理,剔除无效变量(如,变量值变化很小)、缺失值过多的变量。一般需对变量作标准化变换或极差变换,以消除量纲和变异系数大幅波动的影响。

4. 较理想的样品分类结果应使类间差异大,类内差异小。分类后,应用方差分析检验类间差异有无统计学意义。

5. 模糊聚类(fuzzy clustering analysis)、神经网络(neural networks)、支持向量机(support vector machine,SVM)等算法,已经用于判别分析与聚类分析,在理论和实践方面,均取得巨大成功。读者可参考有关专著。

第五节　案　　例

【案例23-1】 在Shen等人的一项对电焊工人的代谢组学研究中,研究者纳入了52名电焊工人,通过收集电焊工作前和工作后血浆样本进行代谢组学的测定,发现电焊前后变化较大的代谢物与炎症反应关系密切。

解析:在此研究中,作者首先从693种全组代谢物中筛选出113种电焊工作前后的差异代谢物。为了使不同的代谢物水平可比,研究将所有的代谢物水平进行了标准化处理,使各代谢物的均数为0,标准差为1。随后使用热图(heatmap)对代谢物水平进行描述,即同时对代谢物(行)和样本(列)进行基于欧氏距离的双向层次聚类(图23-6)。通过对样品(列)的聚类,并未发现明显的批次效应,且电焊暴露前和暴露后聚类分层明显。通过对代谢物(行)的聚类,可以发现差异代谢物被分为两大类,一类暴露后升高,另一类则降低。部分功能相近的代谢物被聚在一起,如类固醇糖皮质激素类的氢化可的松(hydrocortisone)、可的松(cortisone)和皮质酮(corticosterone)的生物功能类似,效应值相近。

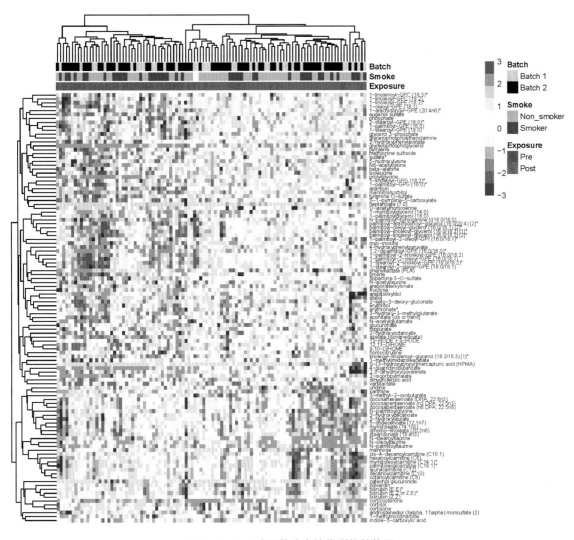

图 23-6 113 种显著改变的代谢物的热图
注:按代谢物(行)和样品(列)进行层次聚类。
样品批次信息,吸烟状态和电焊暴露时间组汇总在顶部。
黑色代表代谢物水平较高,白色代表较低。

思考与练习

一、选择题

1. 聚类分析属于( )

   A. 探索性分析　　　　　　　　B. 确证性分析

   C. 回顾性分析　　　　　　　　D. 回归分析

   E. 验证性分析

2. 对于聚类分析效果叙述正确的是( )

   A. 类间差异越小,类内差异越大,效果越好

   B. 类间差异越大,类内差异越小,效果越好

   C. 类间差异越小,类内差异越小,效果越好

   D. 类间差异越大,类内差异越大,效果越好

E. 聚类分析效果与类间差异无关

3. 聚类分析中常用的距离指标**不包括**（　　　　）

    A. 欧氏距离　　　　　　　　　　　　B. 绝对距离

    C. 列联系数　　　　　　　　　　　　D. 明库斯基距离

    E. 马氏距离

4. 聚类分析中常用的相似性指标**不包括**（　　　　）

    A. Pearson 相关系数　　　　　　　　B. Spearman 相关系数

    C. 列联系数　　　　　　　　　　　　D. 欧氏距离

    E. 指数相似系数

5. 聚类分析可分为（　　　　）

    A. 指标聚类和样品聚类

    B. Bayes 聚类和回归聚类

    C. 相似性聚类和距离聚类

    D. 单变量聚类和多变量聚类

    E. 有监督聚类和无监督聚类

二、简答题

1. 试述聚类分析的基本思想、功能、类型及适用范围。

2. 试述样品或指标之间相似性度量的主要方法及其优缺点、适用范围。

3. 试述类与类之间相似性度量的主要方法及其优缺点、适用范围。

4. 试述系统聚类的聚类过程。

5. 试述有序样品聚类的基本原理。

三、计算分析题

1. 某实验需观测 7 个指标：X_1（每 100ml 尿中含钠量，mmol/L）、X_2（渗透清除率，ml/min）、X_3（尿钠排出量，mmol/L）、X_4（尿量，ml/min）、X_5[尿渗透压，mOsm/（kg·H$_2$O）]、X_6（尿与血浆渗透压之比）、X_7（游离水清除率，ml/min），现欲通过聚类分析减少指标以节省人力、物力，提高实验效率。实验者以若干只兔子为实验对象获取 7 个指标的数据并计算了指标之间的相关系数。相关系数的绝对值数据见表 23-4。请对这 7 个指标进行聚类。

表 23-4　7 个观测指标相关系数的绝对值数据

变量	X_1	X_2	X_3	X_4	X_5	X_6	X_7
X_1	1						
X_2	0.936	1					
X_3	0.995	0.896	1				
X_4	0.974	0.977	0.949	1			
X_5	0.610	0.490	0.621	0.612	1		
X_6	0.440	0.367	0.441	0.477	0.749	1	
X_7	0.705	0.890	0.640	0.773	0.150	0.715	1

2. 我国 31 个地区的 7 个医疗卫生服务相关指标见表 23-5，其中 X_1 为每千人口拥有医疗卫生机构床位数（张/千人），X_2 为急诊病死率（%），X_3 为居民平均就诊次数（次），X_4 为病床使用率（%），X_5 为出院者平均住院时间（d），X_6 为每千人口拥有卫生技术人员数（人/千人），X_7 为居民年住院率（%）。试用系统聚类法分别对 7 项指标和 31 个地区进行聚类分析。

表 23-5 2017 年度我国 31 个省区市医疗卫生服务相关统计数据

地区	X_1/(张/千人)	X_2/%	X_3/次	X_4/%	X_5/d	X_6/(人/千人)	X_7/%
北京市	5.56	0.09	10.35	82.44	10.08	11.33	15.10
天津市	4.39	0.08	7.80	78.10	10.06	6.48	10.20
河北省	5.25	0.15	5.75	83.72	8.79	5.66	15.60
山西省	5.34	0.14	3.64	77.58	10.44	6.30	12.30
内蒙古自治区	5.94	0.13	4.13	74.71	9.82	7.13	14.40
辽宁省	6.83	0.13	4.59	81.98	10.47	6.66	16.80
吉林省	5.66	0.10	3.99	77.59	9.38	6.18	14.10
黑龙江省	6.38	0.40	3.11	78.93	10.45	6.05	16.00
上海市	5.57	0.11	10.99	95.43	10.13	7.73	16.20
江苏省	5.84	0.04	7.28	87.45	9.50	6.82	17.70
浙江省	5.54	0.03	10.52	89.36	9.80	8.13	16.80
安徽省	4.89	0.07	4.48	86.20	8.68	5.01	15.90
福建省	4.66	0.03	5.79	83.09	8.63	5.92	14.10
江西省	5.06	0.04	4.67	85.79	8.86	5.10	17.90
山东省	5.84	0.16	6.44	83.41	8.63	6.88	18.20
河南省	5.85	0.09	6.12	88.39	9.64	6.08	18.30
湖北省	6.37	0.06	6.03	92.71	9.51	6.77	21.70
湖南省	6.59	0.03	3.94	85.22	9.06	6.06	21.50
广东省	4.41	0.03	7.49	84.03	8.69	6.33	14.60
广西壮族自治区	4.94	0.03	5.34	87.66	8.63	6.25	18.40
海南省	4.53	0.03	5.36	81.09	8.88	6.52	12.60
重庆市	6.71	0.08	5.06	84.13	9.31	6.23	22.30
四川省	6.79	0.07	5.85	91.34	10.45	6.39	22.00
贵州省	6.51	0.05	4.26	79.93	8.15	6.31	20.50
云南省	5.72	0.04	5.30	83.19	8.51	5.91	18.60
西藏自治区	4.78	0.05	4.75	72.09	8.72	4.90	9.90
陕西省	6.29	0.08	4.99	83.67	9.05	8.09	19.60
甘肃省	5.58	0.11	5.12	81.55	8.81	5.59	16.70
青海省	6.41	0.18	4.26	70.64	8.98	6.98	16.30
宁夏回族自治区	5.84	0.13	5.88	80.81	8.91	7.29	17.20
新疆维吾尔自治区	6.85	0.14	4.60	85.01	8.47	7.12	22.40

（石武祥）

第二十四章

判 别 分 析

【学习要点】

1. 判别分析是在分类对象的类别归属明确的情况下,根据研究对象的某些特征指标构造判别函数,判定其类别归属的一种统计学分类方法。

2. Fisher 判别法是利用某些特征指标构造一个或几个线性组合,形成一个或几个综合指标,使得综合指标在类间的均数差异尽可能大,而类内变异尽可能小。

3. Bayes 判别是根据后验概率大小进行判别,要求各类近似服从多元正态分布。

4. 距离判别是根据样本与各已知分类的重心的距离就近归类,适用于任意分布的资料。

5. 最大似然判别法是用独立事件的概率乘法定理得到判别对象归属某类的概率。用 Bayes 公式进行判别分析的原理与最大似然法原理相似。

6. 判别分析的效果最好通过外部数据验证,没有外部数据验证时可以采用刀切法(交叉验证法)验证。

判别分析(discriminant analysis)是在分类对象的类别归属明确的情况下,根据对象的某些特征指标构造判别函数来判定其类别归属的一种统计学分类方法。临床上,医生经常需要全面掌握患者的主诉、体征、实验室检查结果,然后根据现有的临床诊断模式和流程,结合临床经验等作出诊断,最终确定疾患类型。例如,一个人体温升高,要根据其体温、白细胞计数、X 射线透视和其他症状、体征及检查来判断其是否患有感冒、肺炎或其他疾病。与临床诊断类似的还有放射学诊断、病理学诊断等。对于医学诊断的推理过程,Ledley 等认为可用数学的方法来精确描述。判别分析常用于临床辅助鉴别诊断,计量诊断学就是以判别分析为主要基础迅速发展起来的一门学科。

近年来,随着计算机技术的改进和判别分析理论的完善,判别分析得到了广泛的应用,例如,在中医诊断中,判别分析开辟了独特的应用领域。

若自变量为定量资料,可采用 Fisher 判别、Bayes 判别和距离判别等;若自变量为定性资料,则可采用最大似然判别和 Bayes 公式判别等。

第一节　Fisher 判别

Fisher 判别(Fisher discriminant)又称典则判别(canonical discriminant),适用于两类和多类判别。本节结合两类判别问题,介绍 Fisher 判别的原理。

一、两类判别

(一) Fisher 判别的原理

已知 A、B 两类观察对象,A 类有 n_A 例,B 类有 n_B 例,分别记录了 m 个观察指标$(X_1, X_2, \cdots, X_m)$,称为判别指标或变量。Fisher 判别法就是寻找一个线性组合

$$Z = C_1 X_1 + C_2 X_2 + \cdots + C_m X_m \tag{24-1}$$

使得综合指标 Z 在 A 类的均数 $\bar{Z}_A$ 与在 B 类的均数 $\bar{Z}_B$ 的差异 $|\bar{Z}_A - \bar{Z}_B|$ 尽可能大,而两类内综合指标 Z 的变异 $S_A^2 + S_B^2$ 尽可能小,即使得下式达到最大:

$$\lambda = \frac{|\bar{Z}_A - \bar{Z}_B|}{S_A^2 + S_B^2} \tag{24-2}$$

此时获得的如式(24-1)所列的线性组合称为 Fisher 判别函数,$C_1, C_2, \cdots, C_m$ 称为判别系数。对 λ 求导,不难验证判别系数可由下列正规方程组解出,即

$$\begin{cases} S_{11}C_1 + S_{12}C_2 + \cdots + S_{1m}C_m = D_1 \\ S_{21}C_1 + S_{22}C_2 + \cdots + S_{2m}C_m = D_2 \\ \qquad\qquad \cdots\cdots \\ S_{m1}C_1 + S_{m2}C_2 + \cdots + S_{mm}C_m = D_m \end{cases} \tag{24-3}$$

其中,$D_j = \bar{X}_j^{(A)} - \bar{X}_j^{(B)}$。$\bar{X}_j^{(A)}, \bar{X}_j^{(B)}$ 分别是 A 类和 B 类第 j 个指标的均数($j = 1, 2, \cdots, m$);S_{ij} 是 X_1, $X_2, \cdots, X_m$ 的合并协方差阵的元素。

$$S_{ij} = \frac{\sum \left[X_i^{(A)} - \bar{X}_i^{(A)}\right]\left[X_j^{(A)} - \bar{X}_j^{(A)}\right] + \sum \left[X_i^{(B)} - \bar{X}_i^{(B)}\right]\left[X_j^{(B)} - \bar{X}_j^{(B)}\right]}{n_A + n_B - 2} \tag{24-4}$$

其中,$X_i^{(A)}, X_i^{(B)}, X_j^{(A)}, X_j^{(B)}$ 分别为 X_i 和 X_j 于 A 类和 B 类的观察值。

（二）判别规则

建立判别函数后,按式(24-1)逐例计算判别函数值 Z_i,进一步求 Z_i 的两类均数 $\bar{Z}_A$、$\bar{Z}_B$ 与总均数 $\bar{Z}$,按下式计算判别界值。

$$\bar{Z}_c = \frac{\bar{Z}_A + \bar{Z}_B}{2} \tag{24-5}$$

判别规则为

$$\begin{cases} Z_i > \bar{Z}_c, & \text{判为 } A \text{ 类} \\ Z_i < \bar{Z}_c, & \text{判为 } B \text{ 类} \\ Z_i = \bar{Z}_c, & \text{判为任意一类} \end{cases} \tag{24-6}$$

图 24-1 示意了 Fisher 判别是寻找合适的投影方向,使样本在投影面上类内变异变小,类间变异增大,达到判别的目的。

【例 24-1】 收集了 24 名妇女的凝血因子Ⅷ(X_1)和类抗血友病因子相关抗原(X_2)。两个指标的数值经过特殊的数值变换后,其资料列于表 24-1。其中,正常人(A 类)12 名,血友病基因携带者(B 类)12 名。试作判别分析。

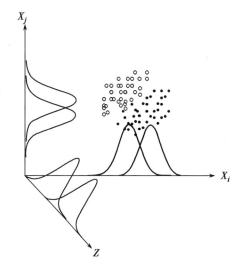

图 24-1　Fisher 准则下判别分析示意图

表 24-1　24 名妇女两项生化指标结果

类别	编号	观察值		Z	Fisher 判别结果
		X_1(IU)	X_2(IU)		
A	1	−0.562 8	0.371 6	6.684 322	A
A	2	−0.933 7	−0.556 8	2.817 741	B
A	3	−0.401 6	0.435 6	5.971 335	A
A	4	−0.432 4	0.577 9	7.196 988	A
A	5	−0.771 8	0.201 5	6.994 515	A
A	6	−0.053 9	0.185 1	1.694 221	B

类别	编号	观察值		Z	Fisher 判别结果
		X_1（IU）	X_2（IU）		
A	7	−0.608 3	0.199 6	5.800 323	A
A	8	−0.222 0	0.122 3	2.465 499	B
A	9	−0.347 2	0.261 8	4.353 168	A
A	10	−0.326 0	0.378 1	5.019 977	A
A	11	−0.400 6	−0.178 7	1.633 298	B
A	12	−0.071 8	0.322 4	2.791 460	B
B	13	−0.386 6	0.164 2	3.949 635	A
B	14	−0.192 5	0.024 4	1.562 255	B
B	15	−0.455 7	−0.001 2	3.282 605	A
B	16	−0.175 5	0.090 3	1.904 076	B
B	17	−0.440 5	−0.488 8	−0.264 75	B
B	18	−0.251 4	−0.274 0	−0.116 09	B
B	19	−1.213 0	−1.099 0	1.012 336	B
B	20	−0.193 9	0.057 1	1.802 901	B
B	21	−0.051 8	−0.133 5	−0.567 08	B
B	22	0.019 3	0.180 1	1.130 32	B
B	23	−0.420 7	−0.262 0	1.191 195	B
B	24	0.284 8	0.492 8	1.417 414	B

1. 计算两类 2 个变量的均数及类间均数差 D_j   计算结果记录于表 24-2。

表 24-2   变量的均数及类间均数差

类别	例数	$\overline{X}_1$（IU）	$\overline{X}_2$（IU）
A	12	−0.427 7	0.193 4
B	12	−0.289 8	−0.104 1
类间均数差 D_j		−0.137 9	0.297 5

2. 计算合并协方差矩阵   按式（24-4）计算，例如

$$S_{11}=\frac{[(-0.562\ 8+0.427\ 7)^2+\cdots+(-0.071\ 8+0.427\ 7)^2]+[(-0.386\ 6+0.289\ 8)^2+\cdots+(0.284\ 8+0.289\ 8)^2]}{12+12-2}$$

$$=0.099\ 86$$

$$S_{22}=0.126\ 94$$

得到合并协方差阵：

$$S=\begin{pmatrix} 0.099\ 86 & 0.082\ 73 \\ 0.082\ 73 & 0.126\ 94 \end{pmatrix}$$

代入式（24-3）得：

$$\begin{cases} 0.099\ 86C_1+0.082\ 73C_2=-0.137\ 9 \\ 0.082\ 73C_1+0.126\ 94C_2=0.297\ 5 \end{cases}$$

解此正规方程得：

$$C_1 = -7.222, C_2 = 7.050$$

判别函数为：

$$Z = -7.222X_1 + 7.050X_2$$

逐例计算判别函数值 Z_i 列于表 24-1 中的第 5 列，同时计算出 $\bar{Z}_A = 4.452$、$\bar{Z}_B = 1.359$ 与总均数 $\bar{Z} = 2.9055$。

3. 确定界限值，进行两类判别 按式（24-5）计算得

$Z_c = (4.452 + 1.359)/2 = 2.9055$，将 $Z_i > 2.9055$ 判为 A 类，$Z_i < 2.9055$ 判为 B 类。判别结果列于表 24-1 的最后一列，有 7 例误判。

二、判别效果的评价

判别效果一般用误判概率 P 来衡量。$P = P(A|B) + P(B|A)$，其中 $P(A|B)$ 是将 B 类误判成 A 类的条件概率；$P(B|A)$ 是将 A 类误判成 B 类的条件概率。一般要求判别函数的误判概率小于 0.1 或 0.2 才有应用价值。误判概率可通过前瞻性或回顾性两种方式获得估计。所谓回顾性误判概率估计是指用建立判别函数的样本回代判别，如表 24-1 中的最后一列，本例有 7 例误判，则 $7/24 = 29.17\%$ 作为误判概率的估计。回顾性误判概率估计往往夸大判别效果，因此需要外部数据进行验证。当没有外部数据时，如果收集的样本足够大，可以先将样本随机分成两个部分，一部分用于建立判别函数，称为训练样本；另外一部分用于考核判别函数的判别效果，称为验证样本。用验证样本计算的误判概率作为前瞻性误判概率估计则比较客观。

另外一种值得推荐的误判概率估计的方法称为刀切法（jackknife）或称交叉验证（cross validation）法。刀切法具体步骤为：①顺序剔除一个样品，用余下的 $n-1$ 个样品建立判别函数；②用判别函数判别被剔除的样品；③重复以上两步 n 次，计算误判概率。这种估计的优点是充分利用了样本的信息建立和验证判别函数。例 24-1 算得误判概率的刀切估计值为 $7/24 = 29.17\%$。由于本例训练样本例数偏少，判别效果一般不会太好，因此误判概率的刀切估计值是比较客观的。

三、多类判别

多类总体的 Fisher 判别的思路是先找到 r 个投影方向，使得在每一个方向上，类间变异尽量大，类内变异尽量小，且各方向之间两两不相关；然后，用这 r 个判别函数来构造判别规则；最后，基于 r 个判别函数，计算待判样品与各类样本指标（变量）均数间的距离，若与某类样本指标（变量）均数之间距离最小，即判该待判样品属于此类。

第二节 Bayes 判别

一、基本原理

Bayes 统计的思想是：假定对研究的对象已有一定的认识，即先验概率或事前概率（prior probabilities），也被称为主观（subject, personal, psychological）概率，然后我们再取得一个样本，用样本来修正已有的认识（先验概率分布），得到后验概率分布，各种统计推断都通过后验概率分布进行。例如，一位心脏外科大夫要对某病人做手术，他认为成功概率是 80%，这是他根据自己的手术经验对"手术成功"所提供的把握程度。将 Bayes 统计思想用于判别分析，就得到 Bayes 判别。

Bayes 判别（Bayes discriminant）方法的基本思想是在判别分析时考虑先验概率，并利用 Bayes 公式计算出后验概率（posterior probability），即各个样品属于每一类的概率，根据后验概率大小进行判别，要求各类近似服从多元正态分布。多类判别时常采用此方法。

二、判别规则

设共有 g 个总体，$Y_1, Y_2, \cdots, Y_g$，假定已知各类出现的先验概率为 $P(Y_k)$，其中 $P(Y_k) > 0$ 且 $\sum P(Y_k) = 1$，设第 k 类总体的概率密度函数为 $f_k(x)$，则根据 Bayes 公式可以推导出样品 X 属于第 k 类的后验概率 $P(k|X)$：

$$P(k|X) = \frac{P(Y_k)f_k(X)}{\sum\limits_{i=1}^{g} P(Y_i)f_i(X)} \quad k = 1, 2, \cdots, g \tag{24-7}$$

对样品 X 来说，属于各类的后验概率之和为 1：

$$P(1|X) + P(2|X) + \cdots + P(k|X) = 1$$

如果属于第 k 类的后验概率最大，则判断样品 X 属于第 k 类。

基于以上准则，假设各类近似服从多元正态分布。对于 m 维正态分布，其概率密度函数为：

$$f_k(X) = 2\pi^{-\frac{p}{2}} |S_k|^{-\frac{1}{2}} e^{-\frac{1}{2}(X-\mu_k)'S_k^{-1}(X-\mu_k)}$$

其中 μ_k 为第 k 个总体的均向量，S_k 为第 k 个总体的协方差矩阵。为了使得本属于第 k 类的样品 X，在第 k 类中的后验概率最大，即（24-7）式中的 $P(k|X)$ 最大。对于所有类，分母 $\sum\limits_{i=1}^{g} P(Y_i)f_i(X)$ 是相同的，于是问题转变为要使得 $P(Y_k)f_k(X)$ 最大。对 $P(Y_k)f_k(X)$ 取对数，则

$$\begin{aligned}\ln[P(Y_k)f_k(X)] &= \ln P(Y_k) + \ln(2\pi^{-\frac{1}{2}}) - \frac{1}{2}|S_k| - \frac{1}{2}(X-\mu_k)'S_k^{-1}(X-\mu_k)\\ &= \ln P(Y_k) + \ln(2\pi^{-\frac{1}{2}}) - \frac{1}{2}|S_k| - \frac{1}{2}X'S_k^{-1}X - \frac{1}{2}\mu_k'S_k^{-1}\mu_k + X'S_k^{-1}\mu_k\end{aligned} \tag{24-8}$$

去掉与 k 无关的项后得到

$$Z^2(k|X) = \ln P(Y_k) - \frac{1}{2}|S_k| - \frac{1}{2}(X-\mu_k)'S_k^{-1}(X-\mu_k) \tag{24-9}$$

$$Z^2(k|X) = \ln P(Y_k) - \frac{1}{2}|S_k| - \frac{1}{2}X'S_k^{-1}X - \frac{1}{2}\mu_k'S_k^{-1}\mu_k + X'S_k^{-1}\mu_k \tag{24-10}$$

其中通常将 $D^2(k|X) = -2Z^2(k|X)$ 称为广义平方距离。上述问题转化为计算 $Z^2(k|X)$ 最大值，以此归类。$Z^2(k|X)$ 中待判变量为二次型，故称为二次判别函数（quadratic discriminant function）。

若各类总体的协方差矩阵相等，（24-10）式中的 $\frac{1}{2}|S_k|$ 和 $\frac{1}{2}X'S_k^{-1}X$ 为与 k 无关的常数项，则（24-10）式等价于：

$$Q(k|X) = \ln P(Y_k) - \frac{1}{2}\mu_k'S^{-1}\mu_k + X'S^{-1}\mu_k \tag{24-11}$$

此时 Bayes 判别简化为计算 $Q(k|X)$，在该判别函数中，前两项为仅与各类总体 k 有关而与样本 X 无关的常数项，该判别函数为线性型，称为线性判别函数（linear discriminant function）。根据其最大值进行判别归类。其中合并协方差矩阵 S 的计算方式见公式（24-4）。

如果不知道各类的先验概率，一般可用：

等概率（先验无知）：$P(Y_k) = \dfrac{1}{g}$；

频率：$P(Y_k) = \dfrac{n_k}{N}$。（当样本较大且无选择性偏倚时用）

【例 24-2】 欲用外周血单个核细胞趋化因子的 4 个基因表达水平鉴别 3 类急性白血病，现收集 24 例完整、确诊的资料记录于表 24-3。试建立 Bayes 判别函数。

表 24-3　4 个指标的观测数据与判别结果

编号	X_1	X_2	X_3	X_4	原分类	后验概率			判别结果
						1 类	2 类	3 类	
1	2.298 85	2.313 87	2.000 00	4.162 51	1	**0.998 85**	0.001 15	0.000 00	1
2	2.198 66	2.000 00	2.000 00	3.685 74	1	**0.995 77**	0.004 23	0.000 00	1
3	2.117 27	2.000 00	2.000 00	4.204 12	1	**0.999 98**	0.000 02	0.000 00	1
4	2.000 00	2.000 00	2.000 00	3.594 83	1	**0.918 89**	0.081 11	0.000 00	1
5	2.000 00	2.000 00	2.000 00	3.919 03	1	**0.998 07**	0.001 93	0.000 00	1
6	2.000 00	2.000 00	2.773 79	3.832 51	1	**0.935 90**	0.064 10	0.000 00	1
7	2.000 00	2.000 00	2.017 03	3.753 51	1	**0.985 81**	0.014 19	0.000 00	1
8	2.000 00	2.000 00	2.000 00	4.204 12	1	**0.999 93**	0.000 07	0.000 00	1
9	2.000 00	2.401 40	2.000 00	3.108 57	2	0.000 04	**0.923 05**	0.076 91	2
10	2.000 00	2.000 00	2.000 00	2.788 88	2	0.000 85	**0.996 50**	0.002 65	2
11	2.000 00	2.285 56	2.000 00	3.617 84	2	0.106 28	**0.893 69**	0.000 03	2
12	2.000 00	2.704 15	2.000 00	4.114 11	2	0.033 60	**0.966 23**	0.000 18	2
13	2.000 00	2.053 08	2.000 00	2.960 00	2	0.002 60	**0.996 44**	0.000 96	2
14	2.000 00	2.000 00	2.000 00	2.702 43	2	0.000 31	**0.992 61**	0.007 08	2
15	2.000 00	2.392 70	2.000 00	3.336 66	2	0.000 70	**0.994 03**	0.005 26	2
16	2.000 00	2.000 00	2.000 00	3.027 35	2	0.013 94	**0.985 89**	0.000 17	2
17	2.000 00	2.361 73	2.000 00	2.000 00	3	0.000 00	0.000 08	**0.999 92**	3
18	2.515 87	2.262 45	2.000 00	2.000 00	3	0.000 00	0.000 09	**0.999 91**	3
19	2.000 00	2.544 07	2.000 00	2.898 18	3	0.000 00	0.080 46	**0.919 54**	3
20	2.000 00	2.000 00	2.334 45	2.763 43	3	0.000 19	**0.917 30**	0.082 51	2
21	2.000 00	2.553 88	3.109 58	3.339 05	3	0.000 00	0.000 25	**0.999 75**	3
22	2.000 00	2.748 96	2.315 97	2.913 28	3	0.000 00	0.000 13	**0.999 87**	3
23	2.000 00	2.719 33	2.000 00	2.645 42	3	0.000 00	0.000 22	**0.999 78**	3
24	2.510 55	2.222 72	2.000 00	2.000 00	3	0.000 00	0.000 18	**0.999 82**	3

（1）计算各指标的类内均数、总均数（表 24-4）与合并协方差阵 S。

表 24-4　各指标类内均数与总均数

指标	第 1 类	第 2 类	第 3 类	总均数
X_1	2.076 85	2.000 00	2.128 30	2.068 38
X_2	2.039 23	2.229 61	2.426 64	2.231 83
X_3	2.098 85	2.000 00	2.220 00	2.106 28
X_4	3.919 55	3.206 98	2.569 92	3.232 15

$$S = \begin{pmatrix} 0.023\ 351 & -0.005\ 673 & -0.013\ 647 & -0.025\ 021 \\ -0.005\ 673 & 0.049\ 251 & 0.003\ 300 & 0.060\ 193 \\ -0.013\ 647 & 0.003\ 300 & 0.075\ 073 & 0.045\ 545 \\ -0.025\ 021 & 0.060\ 193 & 0.045\ 545 & 0.180\ 565 \end{pmatrix}$$

（2）先验概率取等概率 $P(Y_1)=P(Y_2)=P(Y_3)=\dfrac{1}{3}$。

（3）代入式（24-11）得到 Bayes 判别函数为

$$\begin{cases} Y_1=-262.216+142.440X_1+28.012X_2+39.128X_3+22.237X_4 \\ Y_2=-242.913+132.555X_1+44.918X_2+42.419X_3+10.455X_4 \\ Y_3=-278.085+135.761X_1+62.586X_2+52.078X_3-0.955X_4 \end{cases}$$

（4）计算各例的后验概率列入表 24-3。

例如第 1 例属于 3 类的后验概率分别为：0.998 85,0.001 15,0.000 00；属于第 1 类的后验概率最大，故将第 1 例判为第 1 类，判别结果列在表 24-3 最后一列。

（5）判别效果评价见表 24-5。

表 24-5 回顾性判别效果评价

原分类	判别分类			合计
	1	2	3	
1	8	0	0	8
2	0	8	0	8
3	0	1	7	8
合计	8	9	7	24

误判概率 1/24＝4.17%（回顾性估计）。误判概率的刀切估计 2/24＝8.33%。

第三节 距 离 判 别

一、基本原理

距离判别的基本思想是根据已知分类的数据,计算各类别的重心,即各类各指标的均值,再根据样本与各类的重心的距离就近归类。例如有某一个样本,若他与第 k 类的重心距离最近,则认为他属于第 k 类。距离判别法又被称为最邻近方法（nearest neighbor method）。距离判别对总体的分布没有要求,适用于任意分布的资料。

设有两个总体 Y_1、Y_2,从第一个总体 Y_1 当中抽取 k_1 个样本,从第二个总体 Y_2 中抽取 k_2 个样本,每个样本测 m 个指标 $x_1,x_2,\cdots,x_m$。这样得到一个训练样本（training data set 或 calibration data set）数据集。

那么,现在有一个样品 X,其所测指标为 $X=(x_1,x_2,\cdots,x_m)$,如何对其进行归类? 按照上述思路,首先需要计算样品 X 到 Y_1,Y_2 两类的距离,此处记为 $D(X,Y_1)$ 和 $D(X,Y_2)$,按距离判别法的思想,样品距离哪一类最近就判为哪一类,如果距离相同,就暂不归类。这一判别准则可写为下式：

$$\begin{aligned} &\text{如果 } D(X,G_1)<D(X,G_2), \quad X\in G_1, \\ &\text{如果 } D(X,G_1)>D(X,G_2), \quad X\in G_2, \\ &\text{如果 } D(X,G_1)=D(X,G_2), \quad X \text{ 待判。} \end{aligned}$$

其中符号"$\in$"表示"属于"。

二、判别规则

判别分析中距离 D 的定义很多,考虑到常常涉及多变量且变量间可能存在相关性,故多用马氏距离（Mahalanobis distance）。第 i 个样本到第 k 类的马氏距离用 $d_i(k)$ 表示,则

$$d_i(k)=(X_i-\overline{X}_k)'\boldsymbol{S}_W^{-1}(X_i-\overline{X}_k) \tag{24-12}$$

NOTES

其中 X_i 表示第 i 个样本的取值；$\overline{X}_k$ 表示第 k 类的重心；S_w 是两类协方差矩阵 S_1 和 S_2 的合并协方差矩阵，S_w^{-1} 是其逆矩阵，即：

$$S_w = \frac{(n_1-1)S_1 + (n_2-1)S_2}{n_1 + n_2 - 2} \tag{24-13}$$

下面以方差相等的两总体为例，介绍距离判别的常规流程。

【例24-3】 今从 1995 年世界各国人文发展指数的排序中，选取发达国家和发展中国家各 5 个，观察两个重要指标：x_1：出生时预期寿命（岁），x_2：成人识字率（%），见表 24-6。以此样本为训练样本建立判别模型，并对四个待判国家进行判别分析。

（1）计算各类均向量和协方差矩阵，及合并协方差矩阵。

$$\text{均向量} \qquad\qquad \text{协方差矩阵}$$

第一类：

$$\begin{matrix} x_1 \\ x_2 \end{matrix} \begin{pmatrix} 75.88 \\ 94.12 \end{pmatrix} \quad S_1 = \begin{pmatrix} 9.057\ 0 & 14.005\ 5 \\ 14.005\ 5 & 86.057\ 0 \end{pmatrix}$$

第二类：

$$\begin{matrix} x_1 \\ x_2 \end{matrix} \begin{pmatrix} 70.44 \\ 91.74 \end{pmatrix} \quad S_2 = \begin{pmatrix} 21.703\ 0 & 29.420\ 5 \\ 29.420\ 5 & 47.168\ 0 \end{pmatrix}$$

合并协方差矩阵：

$$\begin{matrix} x_1 \\ x_2 \end{matrix} \qquad\qquad S_W = \begin{pmatrix} 15.380\ 0 & 21.713\ 0 \\ 21.713\ 0 & 66.612\ 5 \end{pmatrix}$$

合并协方差矩阵之逆：

$$\begin{matrix} x_1 \\ x_2 \end{matrix} \qquad\qquad S_W^{-1} = \begin{pmatrix} 0.120\ 447 & -0.039\ 261 \\ -0.039\ 261 & 0.027\ 810 \end{pmatrix}$$

表 24-6 14 个国家的出生时预期寿命和成人识字率

类别	序号	国家名称	出生时预期寿命/岁	成人识字率/%
第一类 （发达国家）	1	美国	76.0	99.0
	2	日本	79.5	99.0
	3	瑞士	78.0	99.0
	4	阿根廷	72.1	95.9
	5	阿联酋	73.8	77.7
第二类 （发展中国家）	6	保加利亚	71.2	93.0
	7	古巴	75.3	94.9
	8	巴拉圭	70.0	91.2
	9	格鲁吉亚	72.8	99.0
	10	南非	62.9	80.6
待判样品	11	中国	68.5	79.3
	12	罗马尼亚	69.9	96.9
	13	希腊	77.6	93.8
	14	哥伦比亚	69.3	90.3

资料来源：于秀林，任雪松. 多元统计分析. 中国统计出版社. 1999，108 页。

（2）判别归类：根据式（24-12），各样品到第一类和第二类的距离分别为：

$$d_i(1) = (x_1 - 75.88,\ x_2 - 94.12) \begin{pmatrix} 0.120\ 447 & -0.039\ 261 \\ -0.039\ 261 & 0.027\ 810 \end{pmatrix} \begin{pmatrix} x_1 - 75.88 \\ x_2 - 94.12 \end{pmatrix}$$

$$d_i(2) = (x_1 - 70.44, \quad x_2 - 91.74) \begin{pmatrix} 0.120\,447 & -0.039\,261 \\ -0.039\,261 & 0.027\,810 \end{pmatrix} \begin{pmatrix} x_1 - 70.44 \\ x_2 - 91.74 \end{pmatrix}$$

算得各样品到各类的距离见表 24-7。

表 24-7　14 个国家的原分类与判别归类

序号	类别	国家名称	$d(1)$	$d(2)$	W	判别各类
1		美国	0.618 0	2.019 6	−0.700 8	1
2		日本	0.853 5	6.187 7	−2.667 1	1
3	第一类（发达国家）	瑞士	0.391 3	4.040 0	−1.824 4	1
4		阿根廷	2.337 4	0.270 9	1.033 2	2
5		阿联酋	5.337 2	10.545 9	−2.604 3	1
6		保加利亚	2.261 4	0.038 5	1.111 4	2
7		古巴	0.093 0	1.916 7	−0.911 9	1
8	第二类（发展中国家）	巴拉圭	3.053 3	0.012 8	1.520 3	2
9		格鲁吉亚	2.985 1	0.791 3	1.096 9	2
10		南非	11.596 5	3.703 3	3.946 6	2
11		中国	4.079 9	2.861 9	0.609 0	2
12	待判样品	罗马尼亚	5.827 5	0.994 4	2.416 6	2
13		希腊	0.402 4	5.134 6	−2.366 1	1
14		哥伦比亚	3.647 0	0.085 3	1.780 9	2

　　根据表 24-7，按邻近原则对原样本进行判别归类，分类结果见表 24-8。错判（misclassified）率是衡量判别效果的一个重要指标。这是对训练样本（已知类别）判别归类，目的是考察两类的判别效果，称为组内回代。在 10 个原样品中，将属于发达国家的阿根廷错判为发展中国家，另外将属于发展中国家的古巴错判为发达国家。错判 2 个，错判率为 20%。

表 24-8　例 24-3 资料的原分类与距离判别分类

原分类	判别分类		合计
	1	2	
1	4	1	5
2	1	4	5
合计	5	5	10

　　（3）对待判样品进行分类。4 个国家中，希腊判为第一类，中国、罗马尼亚、哥伦比亚属于第二类。这一步是对待判样品（未知类别）进行判别归类，目的是判定各待判样品的归属。

　　（4）判别函数。为应用方便，实际作判别分析时都给出一个判别式。记 W 为样品距两类重心距离之差：

$$W = d_i(1) - d_i(2)$$

　　W 称为判别函数，判别准则为：$W < 0$ 时判为第 1 类；$W > 0$ 时判为第 2 类；$W = 0$ 时暂不归类。判别函数加上判别准则构成完整的判别分析。

　　对上面提到的马氏距离，可计算样品距两类重心距离之差：

$$W = d(1) - d(2) = (X - \bar{X}_1)\boldsymbol{S}_W^{-1}(X - \bar{X}_1)' - (X - \bar{X}_2)\boldsymbol{S}_W^{-1}(X - \bar{X}_2)'$$
$$= 2(X - \bar{X}_C)\boldsymbol{S}_W^{-1}(\bar{X}_2 - \bar{X}_1)' \qquad (24\text{-}14)$$

其中,$\bar{X}_C = \dfrac{(\bar{X}_1 + \bar{X}_2)}{2}$。

由此得到例 24-3 的判别函数:

$$W = (x_1 - 73.16, \quad x_2 - 92.93)\begin{pmatrix} 0.120\ 477 & -0.039\ 261 \\ -0.039\ 261 & 0.027\ 810 \end{pmatrix}\begin{pmatrix} -5.44 \\ -2.38 \end{pmatrix}$$
$$= 27.403\ 4 - 0.561\ 8x_1 + 0.147\ 4x_2$$

结果见表 24-7 倒数第 2 列。对任意一个样本,只要将取值代入上式,即可作出判别。

对于 $m = 1$ 的单变量情形,假设两个总体方差相等且都为正态分布 $N(\mu_1, \sigma^2), N(\mu_2, \sigma^2)$,则判别函数为:

$$W = (X - \mu_C)\frac{1}{\sigma^2}(\mu_1 - \mu_2), \quad \mu_C = \frac{\mu_1 + \mu_2}{2} \qquad (24\text{-}15)$$

假设 $\mu_1 < \mu_2$,当 $X < \mu_C$ 时,判 $X \in Y_1$;当 $X > \mu_C$ 时,判 $X \in Y_2$。从图 24-2 可知,用这个判别法有时也会错判。如 X 来自 Y_2,但落在 D_1,被错判为 Y_1,其错判概率记为 $P(1|2)$;反之,如 X 来自 Y_1,但落在 D_2,被错判为 Y_2,其错判概率记为 $P(2|1)$。显然

$$P(1|2) = P(1|2) = 1 - \Phi\left(\frac{\mu_1 - \mu_2}{2\sigma}\right)$$

应用判别分析的基础假设是两组样本来自不同总体,即对所观察的指标来说,两个总体是不同的。判别效果的优劣在相当程度上取决于总体的分离程度,两总体离得越远,就越有可能建立有效的判别方法。当两总体靠得很近,则无论何种方法,错判概率都会很大,这时判别分析是没有意义的。应用中虽无法得知两类总体是否相同,但可以通过比较两组样本差别是否有统计学意义,来判断两类总体是否相同。

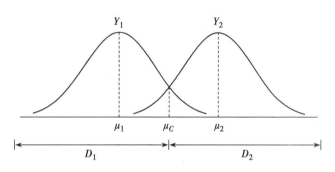

图 24-2 两个一元正态总体判别分析示意(方差相等)

对单变量的判别用 t 检验,对多变量的判别用 Hotelling T^2 检验。

在应用距离法进行判别分析时,存在一个问题,各类的协方差矩阵是否达到齐性。上例中所用距离和判别函数都是假设两类的协方差矩阵相同时导出的。在各类的协方差矩阵不相同时,情况就有所不同了。对于多个总体协方差矩阵不同的情况,此处不作论述。

第四节 逐 步 判 别

在回归分析中介绍了用逐步回归来选择变量,类似的,本节介绍能筛选判别指标的逐步判别 (stepwise discriminant) 方法,该方法的目的是选取具有判别效能的指标建立判别函数,使判别函数简洁,判别效果稳定。

一、基本原理

逐步回归是根据自变量偏回归平方和的大小来筛选变量的,自变量的选入或剔除导致偏回归平方和增大或减小;逐步判别则是根据多元方差分析中介绍的 Wilks 统计量 Λ 来筛选判别指标,判别指标的选入或剔除会导致 Λ 的减小或增大。每选入或剔除一个判别指标后考察是否导致 Λ 明显减小

或增大,从而实现判别指标筛选的目的。Λ 统计量定义为

$$\Lambda_r = \frac{|W_r|}{|T_r|} \tag{24-16}$$

其中 r 是指判别指标 $X_1, X_2, \cdots, X_r$ 的个数,W_r 是类内离差矩阵,T_r 是总离差矩阵,$|\cdot|$ 表示矩阵的行列式。W_r、T_r 的元素按以下两式计算。

$$w_{ij} = \sum_{k=1}^{g} \sum_{t=1}^{n_k} \left[X_{it}^{(k)} - \overline{X}_i^{(k)} \right] \left[X_{jt}^{(k)} - \overline{X}_j^{(k)} \right] \tag{24-17}$$

$$t_{ij} = \sum_{k=1}^{g} \sum_{t=1}^{n_k} \left[X_{it}^{(k)} - \overline{X}_i \right] \left[X_{jt}^{(k)} - \overline{X}_i \right] \tag{24-18}$$

其中 $\overline{X}_i^{(k)}, \overline{X}_j^{(k)}$ 意义同前;$\overline{X}_i, \overline{X}_j$ 分别表示变量 X_i, X_j 的均数;n_k 第 k 类例数。当 $r=1, |W_r|$、$|T_r|$ 分别是单因素方差分析中的组内离差平方和与总离差平方和。

Λ 与 F 分布的关系为

$$F = \frac{1-\Lambda}{\Lambda} \cdot \frac{N-g-r}{g-1} \sim F(g-1, N-g-r)$$

其中 r 为入选变量数,g 为类数。为了剔选判别指标,类似于逐步回归,事先须设定选入变量和剔除变量的域值 Λ_α、Λ_β,并将它们对应于 F_α、F_β。α 一般取 0.05、0.1、0.2,视具体问题而定;常取 $\beta > \alpha$。

二、筛选步骤

1. 有 m 个变量候选。计算 m 个变量的类内离差平方和矩阵与总离差平方和矩阵。

2. 假定已有 r 个变量入选,有 $m-r$ 个变量候选。计算 r 个变量的离差平方和矩阵与总离差平方和矩阵。要考察已入选的变量是否由于新变量的选入而被剔除,或考察候选变量是否应被选入。

(1)选入变量:对候选变量计算 Λ_i,如果 $\max(\Lambda_i) < \Lambda_\alpha$,将相应的变量选入,紧接着作变量剔除。

(2)剔除变量:对入选变量逐一计算 Λ_i,如果 $\max(\Lambda_i) < \Lambda_\beta$,将相应的变量剔除。接着考察是否还有入选变量能被剔除,如果没有,则进入变量选入过程。

3. 重复第二步直至入选变量不能被剔除,候选变量不能被选入为止。

变量选择完毕后,假定入选了 r 个变量,再根据 Bayes 判别准则建立 r 个变量的判别函数。

【例 24-4】 利用表 24-3 的数据作逐步 Bayes 判别。

1. 计算类内离差平方和矩阵与总离差平方和矩阵　计算结果如下。

$$W = \begin{pmatrix} 0.490\,376 & -0.119\,135 & -0.286\,585 & -0.525\,444 \\ -0.119\,135 & 1.034\,268 & 0.069\,305 & 1.264\,063 \\ -0.286\,585 & 0.069\,305 & 1.576\,528 & 0.956\,447 \\ -0.525\,444 & 1.264\,063 & 0.956\,447 & 3.791\,866 \end{pmatrix}$$

$$T = \begin{pmatrix} 0.508\,640 & -0.034\,311 & -0.159\,265 & -0.714\,521 \\ -0.034\,311 & 1.492\,524 & 0.237\,271 & -0.754\,809 \\ -0.159\,265 & 0.237\,271 & 1.616\,809 & 0.305\,442 \\ -0.714\,521 & -0.754\,809 & 0.305\,442 & 10.121\,482 \end{pmatrix}$$

2. 确定 α, β 值　本例给定 $\alpha = 0.01, \beta = 0.05$。

3. 筛选变量

(1)第一步:X_4 选入,$F = 20.197$。

(2)第二步:X_2 选入,$F = 15.666$。

最终有两个变量 X_2, X_4 入选。

4. 先验概率取等概率, 建立 Bayes 判别函数

$$\begin{cases} y_1 = -52.835 + 25.102X_2 + 13.339X_4 \\ y_2 = -52.652 + 39.765X_2 + 4.505X_4 \\ y_3 = -61.613 + 53.793X_2 - 3.700X_4 \end{cases}$$

5. 判别效果　逐例样本回代得到表 24-9 中结果。

表 24-9　回顾性判别效果评价

原分类	判别分类			合计
	1	2	3	
1	8	0	0	8
2	0	8	0	8
3	0	2	6	8
合计	8	10	6	24

误判概率为 8.33%(回顾性估计)。误判概率的刀切估计 8.33%。与例 24-2 比较, 变量筛选后, 尽管判别指标由 4 个减为 2 个, 判别效能未变。由此可见, 判别指标并不是越多越好。

对于两类判别, 业已证明, 如果两类的总体服从正态分布并有相同的总体协方差, 那么: ①判别系数是否有显著意义的假设检验与相应的指标是否能提高判别效能的假设检验是等价的; ②判别系数的假设检验的公式就是二值回归分析中偏回归系数假设检验的公式; ③把两类判别问题等价地转化为二值回归分析时, 因变量 Y 只要任意选取两个不同的值就可以了, 如 $Y = \begin{cases} 1, & A \text{类} \\ -1, & B \text{类} \end{cases}$。这样, 判别指标的筛选可转化为 Y 只取两个不同值的回归问题。各判别指标作为自变量, 用逐步回归就可以进行筛选了。

第五节　最大似然判别法

最大似然判别法适用于指标为定性资料的两类判别或多类判别。

一、基本原理

其基本原理是用独立事件的概率乘法定理得到判别对象归属某类的概率。

若有 $X_1, X_2, \cdots, X_m$ 个判别指标, 有 g 类记为 $Y_1, Y_2, \cdots, Y_g$。m 个指标互相独立, g 种类型互斥(即每个判别对象只可能归属其中一类)。假定已知属于第 k 类时, 变量 X_j 取值 S_l 的条件概率为 $P[X_j(S_l)|Y_k]$ $(l = 1, 2, \cdots, L_j; j = 1, 2, \cdots, m; k = 1, 2, \cdots, g)$。当某判别对象的各指标 $X_1, X_2, \cdots, X_m$ 分别取值 $S_1, S_2, \cdots, S_m$, 似然函数(取值概率)为

$$P_k = P[X_1(S_1)|Y_k] \cdot P[X_2(S_2)|Y_k] \cdots P[X_m(S_m)|Y_k] \quad (k = 1, 2, \cdots, g) \qquad (24\text{-}19)$$

二、判别规则

判别规则是: 哪一类的概率最大就判为哪一类。

【例 24-5】　有人试用 8 个指标对 3 种类型的慢性阻塞性肺疾病作鉴别诊断, 收集的慢性阻塞性肺疾病的症状与体征资料归纳于表 24-10。

表 24-10 已列出了各型慢性阻塞性肺疾病出现各种体征、症状的频率。因为总体概率往往是未知的, 所以用样本频率作为总体概率的估计值。

　　如属于肺气肿型慢性阻塞性肺疾病（Y_1）开始出现较多黏液性痰 [$X_4(S_2)$] 的条件概率 $P[X_4(S_2)|Y_1]$ 就是 28%。

表 24-10　慢性阻塞性肺疾病的症状和体征发生频率　　　　　　　　　　　　　单位:%

	症状与体征		肺气肿型 Y_1	支气管炎型 Y_2	混合型 Y_3
X_1	年龄	≥40 岁	79	28	90
		<40 岁	21	72	10
X_2	体形	瘦弱	92	33	68
		矮胖	8	67	32
X_3	咳嗽	较轻	85	37	58
		较重	15	63	42
X_4	痰	黏液性痰少	72	22	46
		黏液性痰多	28	78	54
X_5	呼吸困难	气促明显,呈持续性	76	27	69
		较轻,常在感染时间歇出现	24	73	31
X_6	桶状胸	明显	88	17	75
		不明显	12	83	25
X_7	湿性啰音	稀少	87	15	65
		密布	13	85	35

　　按式（24-19）和表 24-10 即可根据判别规则对新个体进行判别。

　　如某病例患者 43 岁,体形瘦弱,于昨晚开始出现咳嗽,症状较轻,黏液性痰较多,无明显呼吸困难,桶状胸明显,湿性啰音较多。

　　根据表 24-10 得

$$P_1 = 0.79 \times 0.92 \times 0.85 \times 0.28 \times 0.24 \times 0.88 \times 0.13 = 0.004\ 7$$
$$P_2 = 0.28 \times 0.33 \times 0.37 \times 0.78 \times 0.73 \times 0.17 \times 0.85 = 0.002\ 8$$
$$P_3 = 0.90 \times 0.68 \times 0.58 \times 0.54 \times 0.31 \times 0.75 \times 0.35 = 0.015\ 6$$

P_3 最大,故诊断该病例为混合型慢性阻塞性肺疾病,与临床诊断一致。

　　以上计算可以简化。对式（24-19）两边取对数,将连乘变为连加。算出 $\lg(P_k)$ 后,判别规则不变。

第六节　Bayes 公式判别法

一、基本原理

　　Bayes 公式判别法是以概率论中的 Bayes 条件概率公式为基础的判别法。给定类别的先验信息后,结合数据信息计算所属类别的后验概率,选择后验概率最大者为判定的类别。

二、判别规则

　　设有 g 种疾病组成疾病集合:

$$Y = \{Y_1,\ Y_2,\cdots,Y_g\}$$

　　这 g 种疾病是互斥的（同一个病人只会患其中一种疾病,不会患两种或两种以上疾病）。每种疾病有 m 种症状 $X = \{X_1,X_2,\cdots,X_m\}$,这些症状之间也是相互独立的。

设每种已知疾病发生的事前概率为：$P[Y_1], P[Y_2], \cdots, P[Y_g]$，则在每种疾病发生的条件下，所有症状组成的集合 X 出现的概率记为：$P[X|Y_1], P[X|Y_2], \cdots, P[X|Y_g]$。设某个个体的具体症状表现的集合 $X = \{X_{1,i1}, X_{2,i2}, \cdots, X_{m,im}\}$，根据独立事件的概率乘法公式，可计算各种疾病下发生该个体的症状表现的概率为：

$$L_1 = P[X|Y_1] = P[X_{1,i1}|Y_1] \times P[X_{2,i2}|Y_1] \times \cdots \times P[X_{m,im}|Y_1]$$
$$L_2 = P[X|Y_2] = P[X_{1,i1}|Y_2] \times P[X_{2,i2}|Y_2] \times \cdots \times P[X_{m,im}|Y_2]$$
$$\cdots\cdots$$
$$L_g = P[X|Y_g] = P[X_{1,i1}|Y_g] \times P[X_{2,i2}|Y_g] \times \cdots \times P[X_{m,im}|Y_g]$$

其中，L 又被称为似然函数，表示该症状表现集合在不同疾病情况下的出现可能性或概率。由此，根据 Bayes 条件概率公式，可以计算出不同疾病的后验概率：

$$P[Y_i|X] = \frac{P[Y_i]P[X|Y_i]}{\sum\limits_{j=1}^{g} P[Y_j]P[X|Y_j]} \quad i = 1, 2, \cdots, g \tag{24-20}$$

其中，$P[Y_i|X]$ 的和为 1，表示该症状表现集合情况下，出现各种疾病的可能性或概率。如果在这 g 个条件概率中疾病 M 对应的概率 $P[Y_M|X]$ 最大，则在该症状表现下，患者患疾病 Y_M 的可能性最大。

【例 24-6】 资料见表 24-10，已知人群中 3 种类型慢性阻塞性肺疾病患者的构成比分别为肺气肿型 32%，支气管炎型 45%，混合型 23%，以此作为先验概率 $P(Y_k)$ 的估计。

对例 24-5 中给出的待判病例，则有

$$P[Y_1]P[X|Y_1] = P[X_{1,1}|Y_1] \times P[X_{2,2}|Y_1] \times \cdots \times P[X_{7,7}|Y_1]$$
$$= 0.32 \times 0.79 \times 0.92 \times 0.85 \times 0.28 \times 0.24 \times 0.88 \times 0.13$$
$$= 0.001\ 52$$
$$P[Y_2]P[X|Y_2] = P[X_{1,1}|Y_2] \times P[X_{2,2}|Y_2] \times \cdots \times P[X_{7,7}|Y_2]$$
$$= 0.001\ 26$$
$$P[Y_3]P[X|Y_3] = P[X_{1,1}|Y_3] \times P[X_{2,2}|Y_3] \times \cdots \times P[X_{7,7}|Y_3]$$
$$= 0.003\ 59$$

利用式（24-20）计算得

$$P[Y_1|X] = \frac{0.001\ 52}{0.001\ 52 + 0.001\ 26 + 0.003\ 59} = 0.239$$

同理可得 $P[Y_2|X] = 0.198$，$P[Y_3|X] = 0.563$。$P[Y_3|X]$ 最大，则根据贝叶斯公式判别法，该患者被诊断为混合型慢性阻塞性肺病。这与该病人最后诊断相符。

第七节 应用中的注意事项

1. 判别分析是通过可观察到的分类对象特征，建立分类对象类别归属的预测模型。它要求样本足够大，具有较好的代表性，样本的原始分类必须正确无误；判别指标的选择要适当，能代表分类对象的主要特征，必要时应对判别指标进行筛选。

2. Bayes 判别中，当用训练样本中各类的构成比作为先验概率估计值时，样本构成比必须能代表总体情况。如果抽样存在选择性偏倚，那么各类型的先验概率取 $1/g$ 更为妥当。

3. 由于判别分析存在过度拟合的倾向，因而，必须预留足够的验证样本用来考察判别函数的判别能力。最好有外部数据的验证。在实际应用中，应不断积累新的资料，不断对判别函数进行修正。

4. 对于两类判别，Fisher 判别、Bayes 线性判别以及二值回归是等价的，它们都是线性判别。另外二分类 logistic 回归也可以用于两类判别，称为 logistic 判别，是非线性的。用 Y 表示类别，$Y = \begin{cases} 1, & \text{属于 } A \text{ 类} \\ 0, & \text{属于 } B \text{ 类} \end{cases}$，

建立 logistic 回归模型,即

$$P(Y=1)=\frac{\exp(\beta_0+\beta_1X_1+\cdots+\beta_mX_m)}{1+\exp(\beta_0+\beta_1X_1+\cdots+\beta_mX_m)} \tag{24-21}$$

获得 $\beta_0,\beta_1,\cdots,\beta_m$ 的最大似然估计。式(24-21)就是 logistic 判别函数,判别规则如下。

计算各例判别函数值 $P_i(Y=1)$,则

$$\begin{cases} P_i(Y=1)\geqslant 0.5,\ \text{判为 }A\text{ 类} \\ P_i(Y=1)< 0.5,\ \text{判为 }B\text{ 类} \end{cases}$$

第八节　案　例

【案例 24-1】 声带息肉、声带结节临床常见,其确诊需要通过喉镜检查,患者不适感明显。某研究者欲通过嗓音测试这种无创检查办法来鉴别诊断声带息肉和声带结节,随机选取了 30 名已确诊的声带息肉患者和 30 名已确诊的声带结节患者,同时选取了年龄、性别、文化程度相匹配的 40 名正常健康体检者为对照,分别通过声音测试获取最长发声时间(maximum phonation time,MPT;单位:s)X_1、声音的基频[单位:赫兹(Hz)]X_2、最小声压级(单位:dB)X_3,并通过量表对每个人的嗓音进行了评价,获取了嗓音指数(Voice Index,VI)X_4。基于这些测试数据(表 24-11),研究者能否区分声带正常、声带结节和声带息肉?

表 24-11　声音测试的观测数据与判别结果

编号	X_1/s	X_2/Hz	X_3/dB	X_4	原分类	后验概率			判别结果
						1 类	2 类	3 类	
1	16	0.88	51	0	1	**0.978**	0.010	0.012	1
2	16	0.62	53	2	1	**0.960**	0.017	0.023	1
⋮	⋮	⋮	⋮	⋮	⋮	⋮	⋮	⋮	⋮
41	11	1.48	58	29	2	0.001	**0.817**	0.182	2
42	10	0.92	54	20	2	0.027	0.367	**0.606**	3
⋮	⋮	⋮	⋮	⋮	⋮	⋮	⋮	⋮	⋮
84	4	0.54	58	105	3	0.000	0.114	**0.886**	3
85	17	0.85	49	39	3	**0.550**	0.114	0.336	1

解析:从 100 例中随机抽取 85 例作为训练样本,15 例作为验证样本。先验概率取等概率,建立 Bayes 判别函数,计算各例的后验概率列入表 24-11 最后一列。误判概率 17/85 = 20.00%(回顾性估计,表 24-12),刀切法(jackknife)误判概率 23.55%,对 15 例验证样本进行判断,结果误判概率 3/15 = 20.00%。因此,按照此资料,研究者能区分声带正常、声带结节和声带息肉等类型。

表 24-12　回顾性判别效果评价

原分类	判别分类			合计
	1	2	3	
1	39	1	0	40
2	0	17	10	27
3	1	5	12	18
合计	40	23	22	85

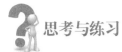

思考与练习

一、选择题

1. 衡量判别效果的指标是（　　）

   A. 误判概率　　　　　　　　　　B. 拟合优度

   C. 混淆矩阵　　　　　　　　　　D. 灵敏度与特异度

   E. 假阳性率

2. Bayes 判别的依据是（　　）

   A. 距离远近　　　　　　　　　　B. 概率大小

   C. 相似度大小　　　　　　　　　D. 准确率大小

   E. 均数的差异大小

3. 以下关于 Fisher 判别叙述正确的是（　　）

   A. 根据概率大小进行判别

   B. 利用先验概率进行判别

   C. 利用特征指标构造线性组合进行判别

   D. 可以进行非线性判别

   E. 只能进行二分类判别

4. 以下关于 Bayes 判别叙述正确的是（　　）

   A. 要求各类近似服从多元正态分布

   B. 原理与 Fisher 判别类似

   C. 根据距离的远近进行判别

   D. 根据方差的大小进行判别

   E. 判别的效果可以用类间距离进行衡量

5. 判别分析要求数据（　　）

   A. 分类对象的类别归属明确

   B. 分类对象的类别归属可以不明确

   C. 必须均为服从正态分布的连续型变量

   D. 样本量不宜过大

   E. 分类对象应属于两个不同的类

二、简答题

1. 试述 Fisher 判别准则和 Bayes 判别准则。

2. 试述判别分析与回归分析的关系。

3. 试述应用判别分析应注意哪些问题。

三、计算分析题

1. 为了明确诊断出小儿肺炎三种类型,某研究单位测得 32 名结核性（$X_7 = 1$）、13 名化脓性（$X_7 = 2$）和 18 名细菌性（$X_7 = 3$）肺炎患儿共 63 名的 7 项生理、生化指标:C 反应蛋白（X_1, mg/L）、发热（X_2, 0 = 否, 1 = 是）、胸痛（X_3, 0 = 否, 1 = 轻度, 2 = 重度）、ALT 异常（X_4, 0 = 否, 1 = 是）、AST 异常（X_5, 0 = 否, 1 = 轻度, 2 = 重度）、肝素结合蛋白（X_6, pg/ml）、降钙素原（X_7, ng/ml）（表 24-13）,试用 Bayes 判别及逐步判别建立判别函数并进行判别分析。

表24-13　63例三种类型小儿肺炎7项生理、生化指标观测结果

编号	X_1	X_2	X_3	X_4	X_5	X_6	X_7	肺炎类型	编号	X_1	X_2	X_3	X_4	X_5	X_6	X_7	肺炎类型
1	3.0	0	0	1	2	7.0	0.683	1	33	84.0	1	0	1	1	48.0	1.700	2
2	7.0	0	0	0	0	46.0	2.857	1	34	30.0	1	2	0	1	21.0	1.840	2
3	3.0	1	0	0	1	8.0	0.667	1	35	96.0	0	0	0	1	30.0	11.333	2
4	8.0	1	0	0	1	50.0	4.500	1	36	132.0	1	0	0	1	75.5	5.571	2
5	14.0	0	0	1	1	91.5	2.150	1	37	96.0	0	0	0	1	48.0	7.000	2
6	13.0	1	0	1	1	15.0	8.500	1	38	96.0	1	2	0	0	73.0	4.556	2
7	24.0	1	0	1	2	12.0	7.600	1	39	120.0	0	0	0	1	41.0	4.111	2
8	4.0	1	0	1	2	7.0	1.625	1	40	60.0	0	0	0	2	77.5	1.429	2
9	2.0	1	0	0	1	20.0	9.250	1	41	144.0	0	0	0	0	43.0	0.500	2
10	6.0	0	0	1	1	42.0	6.071	1	42	18.0	0	0	0	0	60.0	1.727	2
11	10.0	0	0	1	1	18.0	0.278	1	43	24.0	1	2	0	0	22.5	3.100	2
12	1.3	1	0	1	0	30.0	19.500	1	44	48.0	0	0	1	1	65.0	2.100	2
13	24.0	1	0	1	1	12.0	9.500	1	45	84.0	0	0	0	1	74.0	4.375	2
14	0.3	1	0	0	1	10.0	6.750	1	46	108.0	1	0	0	0	6.0	17.200	3
15	2.0	0	0	0	0	29.0	0.306	1	47	3.0	1	0	0	0	68.0	3.500	3
16	7.5	0	2	1	0	18.0	3.111	1	48	36.0	1	0	0	0	70.0	10.667	3
17	8.0	0	0	1	1	32.0	0.167	1	49	3.0	1	0	0	1	25.0	2.222	3
18	34.0	0	1	1	1	4.0	4.333	1	50	12.0	1	0	0	0	23.0	4.167	3
19	8.0	0	0	0	0	32.0	0.400	1	51	24.0	1	0	0	0	78.0	3.417	3
20	7.0	1	1	1	1	20.0	8.600	1	52	36.0	0	0	0	0	43.0	10.533	3
21	3.0	1	0	0	2	51.0	13.000	1	53	24.0	1	0	0	0	53.0	24.000	3
22	10.0	1	2	0	0	81.0	42.000	1	54	12.0	1	1	0	0	78.0	13.667	3
23	5.0	1	0	0	1	30.0	3.000	1	55	120.0	1	0	0	0	25.0	5.667	3
24	42.0	1	0	1	2	15.5	0.102	1	56	72.0	1	0	0	0	39.0	46.000	3
25	4.0	1	2	1	2	45.0	2.200	1	57	84.0	1	0	0	0	15.0	12.000	3
26	1.0	1	0	0	2	50.5	1.579	1	58	21.0	1	0	1	1	74.0	9.667	3
27	1.5	1	0	0	1	10.5	0.733	1	59	18.0	1	0	0	0	84.0	12.667	3
28	6.0	0	0	0	0	14.0	16.000	1	60	12.0	1	2	0	0	37.5	3.857	3
29	14.0	1	0	1	1	5.0	0.563	1	61	120.0	1	0	0	0	50.0	27.000	3
30	7.0	1	2	1	2	17.5	0.933	1	62	19.0	1	0	0	0	70.0	10.000	3
31	10.0	0	0	1	1	75.0	1.067	1	63	18.0	1	0	0	0	89.0	5.857	3
32	4.0	1	0	0	0	7.0	4.571	1									

2. 用logistic回归法对例24-1的资料作判别,并评价判别效果。

（石武祥　夏结来）

第三篇
设计与分析篇

第二十五章
样本量估计

【学习要点】

1. 合理的样本量是决定研究成败的重要因素。

2. 样本量估计是为保证研究结论具有一定精度与检验效能的前提下估计所需的最小样本量的过程。

3. 影响样本量估计的因素包括:研究目的、设计方法、数据类型及统计量、效应量、指标的变异、容许误差、分析方法、检验水准、检验效能和样本量的分配比例。

4. 根据统计推断的方式,可分为基于参数估计的样本量估计和基于假设检验的样本量估计。不同统计量(均数、率、生存率)样本量估计的原理相似、公式不同。实际应用时,应留心各自的注意事项。

随机、对照、重复是实验设计的三个基本原则。在第二章中,我们介绍了重复的含义,即:重复研究以减少假阳性;重复测量以减少测量误差;而实验对象的重复,则是减少抽样误差,避免将少数情况当普遍意义。

实验对象的重复是指相同实验条件下用一定数量(即样本量)的实验对象独立重复实验,或从总体中抽取一定数量(即样本量)的研究对象进行观察。从统计学上讲,随着样本量的增加,抽样误差减少,总体参数的估计就越稳定。而实际工作中不可能无限增加样本量。本章介绍在研究设计阶段,如何确定最小样本量。

第一节　最小样本量的意义

最小样本量是指通过统计推断中参数估计或假设检验所需的最少例数。

(一) 样本量

样本量(sample size)是指实验研究和调查研究中所需的观察单位数,又称样本大小。样本量过小,观察指标值不稳定,抽样误差大,推论总体的精密性与准确性都比较差,统计检验的检验效能低,实际存在的差别不易显示出来,难以获得正确的研究结论;样本量过大,则会增加研究费用和具体实施的困难,浪费人力、物力和时间,并可能使研究中非抽样误差增大,降低数据质量。因此,在实验或调查研究的设计阶段,通常要估计所需的样本量。

(二) 样本量估计

样本量估计(sample size estimation)是指应用一定的统计方法,在保证研究结论具有一定可靠性(精度与检验效能)的前提下确定所需的最小样本量的过程。

实际研究中的样本量是根据样本量估算的结果,还需考虑下列两个因素:一是研究结论所推论的总体和应用范围,研究结论所推论的总体与应用范围广,样本量应大一些,涉及面广一些;二是支撑研究的人力、物力和财力,人力、物力和财力容许,样本量可大一些。同时还应考虑研究过程中研究对象的不依从情况。

第二节　影响样本量估计的因素

样本量与最终的分析方法和结果有关,而分析方法与研究目的、设计方法、资料性质、临床要求等因素有关。具体包括以下几个方面。

（一）研究目的

样本量的确定与研究目的有关,转化为统计学语言,如参数估计、假设检验。

（二）设计方法

设计方法包括抽样研究、对比研究,或相关分析。在对比研究中,设计方法包含平行组设计、交叉设计、析因设计、序贯设计等。好的设计方法可以较好地控制误差,减少研究所需样本量。例如,在能够用交叉设计的试验中,如果用平行组设计,虽然也能达到研究目的,但所需样本量就会增加。

（三）数据类型及统计量

样本量与数据类型有关。数据包括定量资料、定性(二分类、多分类)资料、等级资料,以及生存资料。同一研究目的,数据类型可能不一样。例如在降血压的研究中,可以用每个受试者治疗前后血压之差(定量资料)作为分析数据,也可以用治疗后血压是否达到正常(二分类资料)作为分析数据。

即使数据类型一样,研究层面的统计量也可能不同,此时,需要事先确定相应的统计量。例如,疫苗的人群试验中,比较试验组与对照组的有效率,可以用疾病发生率之差($p_1 - p_2$)进行分析,也可以用疾病发生率之比(p_1/p_2)或疫苗保护力($1 - p_1/p_2$)进行分析。在相关性研究中,一般用相关系数作为统计量。

（四）效应量

效应量即假设检验中欲检验的效应值的大小。例如,两总体均数的比较中,假设的两总体均数之差就是要检验的效应量;在相关性分析中,假设的总体相关系数就是要检验的效应量;在生存分析中,假设的两组风险比就是要检验的效应量。效应值的大小直接决定了样本量。效应值越大,所需样本量就越小;反之,效应值越小,则所需样本量就越大。诚然,效应量是未知的,需要通过研究进一步检验。这里假设的效应量都是根据以往研究初步提出的,其取值应该不低于临床上或生物学上最小的有意义的值。

（五）指标的变异

抽样误差的大小与指标的变异有关,变异越大,抽样误差越大,所需样本量也越大。均数比较时,需要知道标准差;二分类资料中,标准差与总体率有关,总体率 π 越接近 0.5,则变异越大。这些参数一般未知,需要查阅文献或利用预实验进行估计。

（六）容许误差

容许误差(δ)是指研究者要求的或可接受的估计的总体参数与真实的总体参数间的差值。在参数估计中,需设定容许误差,即置信区间的宽度;在等效/非劣效试验中(见第二十七章),需要确定等效/非劣效界值。δ 值可通过查阅文献或利用预实验进行估计。

（七）分析方法

由于不同的分析方法的适用条件、统计学性质不一样,因此,样本量的估计需要与最终分析的方法相一致。例如估计总体率的置信区间时,用正态近似法,还是用确切法? 两个生存率比较时,用指数分布法,还是用 log-rank 检验? 他们所需要的样本量是不一样的。因此,在确定样本量前需确定分析方法。

（八）置信度或检验水准

对于参数估计,需要确定置信度 $1 - \alpha$。显然,置信度越高,所需样本量越大。对于假设检验,需要指定第一类错误的概率大小,即检验水准 α。检验水准 α 越小,所需样本量越大;反之,检验水准 α

越大,所需样本量越小。

(九) 检验效能

对于假设检验,需要指定检验的检验效能 $1-\beta$。检验效能越高,所需样本量越大。

(十) 样本量分配的比例

以对比研究为例,在其他条件相同时,如果采用平衡设计,即各组样本量相同,则研究所需的样本量最少;如果采用非平衡设计,例如出于伦理考虑或其他合理理由使得各组样本量分配比例不同,则研究所需的样本量比平衡设计的更多。

第三节　参数估计时的样本量估计

统计推断可以分为两大类,一类是参数估计,另一类是假设检验。因而,根据统计分析的目的可将样本量估计分为参数估计时的样本量估计和假设检验时的样本量估计。不同的参数估计方法和假设检验方法都有确定样本量的具体公式。本节主要介绍基于简单随机抽样的总体均数和总体率估计的样本量估计方法。

考虑一般情况,这里均假设总体数量无限,且只讨论简单随机抽样,至于其他抽样方式所需样本量,见第二十八章。

一、估计总体均数

估计总体均数时所需样本量的确定需要的基本信息为:①标准差 σ;②容许误差 δ;③置信度 $1-\alpha$。

所需样本量按如下公式计算。

$$n=\left(\frac{u_{1-\alpha/2}\sigma}{\delta}\right)^2 \tag{25-1}$$

式中,δ 为容许误差(即置信区间的半宽),即要求 $|\bar{X}-\mu|\leqslant\delta$;$u_{1-\alpha/2}$ 为标准正态分布分位数。

【例 25-1】 某研究者欲了解贫血患者血液中血红蛋白的浓度 (g/L)。希望估计误差不超过 5g/L。已知总体标准差为 30g/L。取 $1-\alpha=0.95$,要估计患者的平均血红蛋白浓度,需要调查多少名患者?

已知 $1-\alpha=0.95$,则 $u_{1-\alpha/2}=1.96$;$\sigma=30$;$\delta=5$,代入式 (25-1),得

$$n=\left(\frac{1.96\times30}{5}\right)^2\approx138.30$$

因此至少需要调查 139 名患者。

二、估计总体率

估计总体率时所需样本量的确定需要的基本信息为:①总体率 π;②容许误差 δ,或置信区间的宽度 2δ;③置信度 $1-\alpha$。

当样本量 n 不太小,并且总体率 π 不是非常接近 0 或 1,例如 $n\pi>5$ 且 $n(1-\pi)>5$,可以按如下近似公式计算样本量。

$$n=\left(\frac{u_{1-\alpha/2}}{\delta}\right)^2\cdot\pi(1-\pi) \tag{25-2}$$

反之,当样本量 n 较小,或者总体率 π 接近 0 或 1 时,用上述方法估计的样本量往往偏低,此时可用第六章中对应的置信区间估计的精确法 [式 (6-11)] 进行迭代以得到所需最小样本量。

表 25-1 给出了不同总体率、不同容许误差时,正态近似法和精确法对应的样本量。

表 25-1 不同总体率时两种方法估计的样本量（$1-\alpha=95\%$）

总体率 π	置信区间宽度 $2\delta=0.10$		置信区间宽度 $2\delta=0.04$	
	正态近似法	精确法	正态近似法	精确法
0.05	73	94	457	508
0.10	139	158	865	914
0.15	196	215	1 225	1 273
0.20	246	264	1 537	1 585
0.25	289	306	1 801	1 849
0.30	323	341	2 017	2 065
0.35	350	367	2 185	2 233
0.40	369	387	2 305	2 353
0.45	381	398	2 377	2 425
0.50	385	402	2 401	2 449
0.55	381	398	2 377	2 425
0.60	369	387	2 305	2 353
0.65	350	367	2 185	2 233
0.70	323	341	2 017	2 065
0.75	289	306	1 801	1 849
0.80	246	264	1 537	1 585
0.85	196	215	1 225	1 273
0.90	139	158	865	914
0.95	73	94	457	508

【例 25-2】 欲抽样调查某地区男性医生的吸烟率。文献资料表明,既往该地区男性医生的吸烟率为 60%,要求绝对误差不超过 5%,如取 $\alpha=0.05$,问:需要调查多少男性医生?

本例中,总体吸烟率 π 已知,且接近 0.5,故选择式（25-2）进行计算。

$$n=\left(\frac{1.96}{0.05}\right)^2\times0.6\times(1-0.6)\approx368.79$$

因此至少需要调查 369 名男性医生。

【例 25-3】 为调查某地出生缺陷发生率,预调查结果显示该发生率约为 5%。现要求正式调查时的误差不超过 1%,如取 $1-\alpha=0.95$,问:需要调查多少人?

本例中,总体 $\pi=0.05$,接近 0,$\delta=0.01$。由于用精确法计算的置信区间宽度不是关于样本率对称的,故设定置信区间的宽度为:$2\delta=0.02$。

用精确法估算得到所需样本量为 1 927。因此,该调查设计方案中确定调查人数为 2 000 名新生儿。

第四节 两个均数比较时的样本量估计

一、样本均数与已知总体均数比较（或配对设计均数比较）

样本量估计需要的基本信息为:①相比较的两总体均数之差 $\delta=\mu-\mu_0$,其中 μ_0 是已知的,配对设计时 $\delta=0$;②标准差 σ（配对设计时为差值的标准差 σ_d）;③检验水准 α（双侧）;④检验效能 $1-\beta$。

这里假设已知总体均数为 μ_0，需要检验的总体均数为 μ_1。双侧检验时的样本量估计公式为

$$n = \frac{(t_{v,1-\alpha/2} + t_{v,1-\beta})^2 \sigma^2}{\delta^2} \tag{25-3}$$

式（25-3）中，n 为样本量，在配对设计中为样本对子数；$\delta = \mu_1 - \mu_0$ 为研究者提出的差值，在配对设计中为差值的均数；σ 可用样本标准差 S 估计，在配对设计中 σ 为 σ_d，可用样本差值的标准差 S_d 估计。$t_{v,1-\alpha/2}$ 和 $t_{v,1-\beta}$ 别为自由度为 v 的 t 分布所对应的 $1-\alpha/2$ 和 $1-\beta$ 分位数。单侧检验时，直接将式（25-3）中的 $t_{v,1-\alpha/2}$ 改为 $t_{v,1-\alpha}$ 即可。

简单起见，也可以基于正态近似检验进行样本量估计：$n = \frac{(u_{1-\alpha/2} + u_{1-\beta})^2 \sigma^2}{\delta^2}$。两法所得样本量略有差异。

【例 25-4】　某医师试验某种升白细胞药的疗效，9 名患者的预试验结果为用药前后白细胞差值的标准差为 $2.5 \times 10^9/L$，现进行正式临床试验，且要求白细胞平均上升 $1 \times 10^9/L$ 才认为临床有效，问需要多少患者参加临床试验？

本例为单侧检验的样本量估计。已知 $\delta = 1$，$S = 2.5$；令 $\alpha = 0.05$，$\beta = 0.10$。先以单侧 $u_{1-0.05} = 1.645$，$u_{1-0.10} = 1.282$ 分别替换式（25-3）中的 $t_{v,1-\alpha}$ 和 $t_{v,1-\beta}$ 得

$$n_{(1)} = \left[\frac{(1.645 + 1.282) \times 2.5}{1} \right]^2 \approx 53.5, \quad \text{取 } 54$$

再以自由度 $v = 54 - 1 = 53$ 查 t 界值表，得 $t_{1-0.05,53} = 1.674$，$t_{1-0.10,53} = 1.298$ 代入式（25-3），得

$$n_{(2)} = \left[\frac{(1.674 + 1.298) \times 2.5}{1} \right]^2 \approx 55.2, \quad \text{取 } 56$$

再以自由度 $v = 56 - 1 = 55$ 查 t 界值表，得 $t_{1-0.05,55} = 1.673$，$t_{1-0.10,55} = 1.297$，代入式（25-3），得

$$n_{(3)} = \left[\frac{(1.673 + 1.297) \times 2.5}{1} \right]^2 \approx 55.1, \quad \text{取 } 56$$

这时 n 趋于稳定，故认为需 56 名患者参加正式临床试验，才有 90% 的检验效能得到该药临床实际有效的结论。实际样本量估算中不必进行循环计算，一般在用 u 值代替 t 值第一次算出 n 的基础上再加 2~3 例即可。

二、完全随机设计两样本均数比较

在完全随机设计两均数比较时，样本量估计需要相比较的两总体的信息为：①两总体均数 μ_1 和 μ_2，或者两总体均数之差 $\delta = \mu_1 - \mu_2$；②两总体标准差 σ_1 和 σ_2，通常假设它们相等，即 $\sigma_1 = \sigma_2 = \sigma$；③检验水准 α；④检验效能 $1-\beta$。

若两组样本量不等（两组比例为 $Q:1-Q, 0 < Q < 1$），所需总样本量为

$$N = n_1 + n_2 = \left(\frac{1}{Q} + \frac{1}{1-Q} \right) \frac{\sigma^2 (u_{1-\alpha/2} + u_{1-\beta})^2}{\delta^2} \tag{25-4}$$

各组样本量分别为：$n_1 = QN$，$n_2 = (1-Q)N$。计算时需考虑 n_1，n_2 取整。单侧检验时，将公式中 $u_{1-\alpha/2}$ 改为 $u_{1-\alpha}$ 即可。

因 $0 < Q < 1$ 时，$\frac{1}{Q} + \frac{1}{1-Q} \geq 4$，且等号只有在 $Q = 1-Q = 0.5$ 时成立，因此，不难得到：当两组样本量相等时，研究所需总样本量最小，此时两组样本量分别为 $n_1 = n_2 = \frac{2\sigma^2 (u_{1-\alpha/2} + u_{1-\beta})^2}{\delta^2}$。当两组样本量不等时，两组样本量相差越大，则所需总样本量就越大。

如果已知两总体的标准差（或方差）不相等，设两组样本量之比为 R，即 $n_1 = Rn_2$，此时，样本量的计算公式为

$$n_2 = \left(\frac{R\sigma_2^2 + \sigma_1^2}{R}\right)\left(\frac{u_{1-\alpha/2} + u_{1-\beta}}{\delta}\right)^2 \tag{25-5}$$

所需总样本量为：$N = n_1 + n_2 = Rn_2 + n_2 = (R+1)n_2$。

【例 25-5】 欲研究某新型降血压药物控制高血压的疗效，将受试者随机分为两组（新药组与标准对照组），标准对照药物选择临床常用的马来酸依那普利片。研究指标是试验后血压的下降值。预试验结果表明，新药组和对照组的血压下降值标准差分别为 12.0mmHg（1mmHg = 0.133kPa）和 10.3mmHg，取 $\alpha = 0.05$，$1 - \beta = 90\%$，两组样本量设为 1 : 1。检测到两组血压下降值均数之差为 4mmHg，需用多少样本量？

本例已知 $\alpha = 0.05$，$\beta = 0.10$，$\mu_1 - \mu_2 = 4$，$S_1^2 = 12.0^2$，$S_2^2 = 10.3^2$，若假定两总体方差相等，从保守的角度考虑，取预试验两组样本方差中较大的一个作为总体方差的估计值，即 $\hat{\sigma}^2 = S_1^2 = 12.0^2 = 144$，以双侧 $u_{1-0.05/2} = 1.96$，$u_{1-0.10} = 1.282$ 代入公式 $n_1 = n_2 = \dfrac{2\sigma^2(u_{1-\alpha/2} + u_{1-\beta})^2}{\delta^2}$，得

$$n_1 = n_2 = 2 \times 144 \times (1.96 + 1.282)^2/4^2 \approx 189.19$$

两组各至少需 190 名受试者。

本例若假定两总体方差不相等，则将预试验两组的样本方差分别作为两总体方差的估计值，即 $\hat{\sigma}_1^2 = S_1^2 = 12.0^2$，$\hat{\sigma}_2^2 = S_2^2 = 10.3^2$；由于两组样本量相等，则 $R = 1$，结合其他参数，将它们代入式（25-5），得

$$n_2 = \left(\frac{1 \times 10.3^2 + 12.0^2}{1}\right)\left(\frac{1.96 + 1.282}{4}\right)^2 \approx 164.29$$

$$n_1 = Rn_2 \approx 164.29$$

此时，两组各至少需 165 名受试者。

第五节 两个率比较时的样本量估计

一、样本率与已知总体率的比较

这里只考虑成组设计，所需相比较的两总体的信息为：①已知总体率 π_0；②需要检验的总体率 π；③检验水准 α；④检验效能 $1 - \beta$。

当样本量不是特别小，且 π 和 π_0 都不是特别接近 0 或 1 时，例如 $n\pi_0 > 5$ 且 $n(1 - \pi_0) > 5$，$n\pi > 5$ 且 $n(1 - \pi) > 5$，可用正态近似法估计所需样本量为：

$$n = \frac{\left[u_{1-\alpha/2}\sqrt{\pi_0(1 - \pi_0)} + u_{1-\beta}\sqrt{\pi(1 - \pi)}\right]^2}{(\pi - \pi_0)^2} \tag{25-6}$$

当样本量较小，或者 π_0 接近 0 或 1 时，正态近似法误差较大，可用精确法进行迭代以得到所需最小样本量。

【例 25-6】 某种传统外科手术对于某疾病的治愈率为 75%，但这种手术所需条件与费用较高。某医生开发了一种简单的微创外科方式治疗该病，治愈率为 80%。为检验新手术方式治愈率是否优于传统手术，取 $\alpha = 0.05$，$\beta = 0.10$，问：需要多大的样本？

本例中，$\alpha = 0.05$，$\beta = 0.10$，选择双侧检验，则 $u_{1-\alpha/2} = 1.960$，$u_{1-\beta} = 1.282$；$\pi_0 = 0.75$，$\pi = 0.80$。将各参数代入式（25-6），得

$$n = \frac{\left[1.960 \times \sqrt{0.75 \times 0.25} + 1.282 \times \sqrt{0.80 \times 0.20}\right]^2}{(0.80 - 0.75)^2} \approx 741.48$$

因此至少需 742 名患者。

二、两独立样本率的比较

这里只考虑成组设计,所需比较的两总体的信息为:①两总体率 π_1 和 π_2;②检验水准 α;③检验效能 $1-\beta$。

在两组样本量相等时,双侧检验各组所需样本量为

$$n=\frac{\left[u_{1-\alpha/2}\sqrt{2\pi(1-\pi)}+u_{1-\beta}\sqrt{\pi_1(1-\pi_1)+\pi_2(1-\pi_2)}\right]^2}{\delta^2} \tag{25-7}$$

其中, $\pi=(\pi_1+\pi_2)/2$。总样本量 $N=2n$。

在两组样本量不等时(两组比例为 $Q:1-Q,0<Q<1$),所需总样本量为

$$N=\frac{\left[u_{1-\alpha/2}\sqrt{2\pi(1-\pi)}+u_{1-\beta}\sqrt{(1-Q)\pi_1(1-\pi_1)+Q\pi_2(1-\pi_2)}\right]^2}{Q(1-Q)\delta^2} \tag{25-8}$$

其中, $\pi=Q\pi_1+(1-Q)\pi_2$。各组样本量分别为: $n_1=QN,n_2=(1-Q)N$。计算时需考虑 n_1,n_2 取整。单侧检验时,将公式中 $u_{1-\alpha/2}$ 改为 $u_{1-\alpha}$ 即可。

以上正态近似法适用于样本量不太小,并且 π_1 或 π_2 不接近 0 或 1 的情况,例如 $n\pi_1>5$ 且 $n(1-\pi_1)>5,n\pi_2>5$ 且 $n(1-\pi_2)>5$。否则,可用 Fisher 确切概率检验对应的方法进行迭代以得到所需最小样本量。

表 25-2 列出了 $\alpha=0.05,1-\beta=80\%$,样本量相等、总体率不同时,正态近似法和 Fisher 确切概率法估计的各组所需样本量。从结果可以看出,确切概率法所需样本量多于正态近似法。

表 25-2　不同总体率时两种方法估计的各组样本量($\alpha=0.05,1-\beta=80\%$)

π_1	正态近似法 $\delta=\pi_1-\pi_2$						确切概率法 $\delta=\pi_1-\pi_2$					
	0.05	0.10	0.15	0.20	0.25	0.30	0.05	0.10	0.15	0.20	0.25	0.30
0.1	435						466					
0.2	906	199	71				942	214	82			
0.3	1 251	294	121	59	32		1 289	311	131	69	39	
0.4	1 471	356	152	80	48	31	1 514	375	164	90	56	36
0.5	1 565	388	170	94	59	39	1 606	404	183	102	64	44
0.6	1 534	388	173	97	60	41	1 577	404	183	102	70	48
0.7	1 377	356	163	94	60	41	1 414	375	174	102	69	48
0.8	1 094	294	138	80	53	39	1 131	311	150	90	61	44
0.9	686	199	94	59	41	31	721	214	110	69	49	36

【例 25-7】 为评价接受经皮冠状动脉介入术(percutaneous coronary intervention,PCI)的冠心病患者术前服用硫酸氢氯吡格雷,以及持续服用一年硫酸氢氯吡格雷的有效性和安全性,拟采用多中心、随机、双盲、安慰剂对照加载试验设计,将受试者随机分为两组,试验组患者在接受 PCI 手术之前的 3~24 小时开始服用 300mg 的硫酸氢氯吡格雷,对照组服用等量安慰剂,所有受试者都服用 325mg 的阿司匹林作为基础治疗。主要观察指标为一年内事件发生率,包括发生心肌梗死、卒中以及所有原因的死亡事件。

根据以往文献报道,PCI 手术后患者以阿司匹林作为基础治疗,1 年内事件发生率为 20%。假设试验组能减少 25% 的事件发生的风险,即安慰剂组的发生率为 0.20,试验组的发生率为 0.15。

取双侧 $\alpha = 0.05$,检验效能 $1 - \beta = 0.80$,两组样本量设为相等,若按正态近似法估计各组需要的样本量为 906;按确切概率法估计各组需要样本量为 942。试验时取确切概率法所估样本量。

考虑到试验过程中可能会有约 10% 的受试者失访,则共需要样本量为 1 884/0.9 ≈ 2 094。

第六节　两个生存率比较时的样本量估计

生存时间可能服从某种特定的分布,如指数分布、威布尔分布和对数正态分布等,本节以基于指数分布假设的生存数据为例,介绍两个生存率比较时的样本量估计方法。

设 T_0 表示受试者入组时间,T 表示研究的总时间,$T - T_0$ 即随访时间。如随访时间为 12 个月,所有受试者均在第一个月进入研究,则 $T_0 = 1, T = 13$。设 t_{ij} 表示第 $i(i = 1, 2)$ 组第 j 个患者的生存时间,并假设 t_{ij} 服从风险率(hazard rate)为 λ_i 的指数分布,两组受试者都是匀速入组。Lakatos 给出的两组间指数分布参数检验的样本量计算公式为

$$n_1 = n_2 = \frac{(u_{1-\alpha/2} + u_{1-\beta})^2}{(\lambda_2 - \lambda_1)^2} \left[\sigma^2(\lambda_1) + \sigma^2(\lambda_2) \right] \tag{25-9}$$

其中,$\sigma^2(\lambda_i)$ 表示各组的风险率 λ_i 的方差,具体计算公式为

$$\sigma^2(\lambda_i) = \lambda_i^2 \left(1 + \frac{e^{-\lambda_i T} - e^{-\lambda_i (T - T_0)}}{\lambda_i T_0} \right)^{-1} \tag{25-10}$$

【例 25-8】 某研究者拟开展一项两组 1∶1 平行对照设计的临床试验,以比较新疗法与传统疗法对患者生存时间的影响。已知传统疗法的 1 年生存率为 50%,估计新疗法 1 年生存率为 75%。该试验包括 1 年招募期,且全部研究对象在招募期内匀速入组,随访时间为 2 年。取 $\alpha = 0.05, \beta = 0.20$,问:每组需要招募多少受试者?

本例中,入组时间 $T_0 = 1$,研究的总时间 $T = 1 + 2 = 3$。由指数分布 t 时刻的风险率 λ 与生存率 $S(t)$ 的关系式 $\lambda = -\ln[S(t)]/t$ 可算得,新疗法和传统疗法的风险率分别为:$\lambda_1 = 0.288, \lambda_2 = 0.693$。将 T_0、T、λ_1、λ_2 的值代入式(25-10),算得 $\sigma^2(\lambda_1) = 0.162, \sigma^2(\lambda_2) = 0.586$。又已知 $u_{1-0.05/2} = 1.96$,$u_{1-0.20} = 0.842$,进一步代入式(25-9),算得每组所需的样本量为

$$n_1 = n_2 = \frac{(1.96 + 0.842)^2}{(0.693 - 0.288)^2} \times (0.162 + 0.586) \approx 35.80$$

即每组需招募 36 名受试者。

本例中,若已知传统疗法的中位生存时间为 1 年,估计新疗法的中位生存时间为 2.4 年,并假设生存数据服从指数分布,由指数分布的风险率 λ 与中位生存时间(median survival time, MST)的关系式 $\lambda = \ln 2 / t_m$ 亦可算得新疗法和传统疗法的风险率分别为 0.288 和 0.693。后续样本量计算步骤同上,此处不予赘述。

第七节　相关系数检验的样本量估计

进行相关分析时的所需样本量估计,需要的基本信息为:①总体相关系数 ρ;②检验水准 α;③检验效能 $1 - \beta$。

用如下公式估算所需样本量。

$$n = \frac{4(u_{1-\alpha/2} + u_{1-\beta})^2}{\left[\ln\left(\frac{1+\rho}{1-\rho} \right) \right]^2} + 3 \tag{25-11}$$

为便于应用,表 25-3 列出了检验水准 $\alpha = 0.05$(双侧),检验效能分别为 80% 和 90% 时,不同相关

表 25-3　不同总体相关系数检验所需样本量（α=0.05）

总体相关系数	$1-\beta=80\%$	$1-\beta=90\%$	总体相关系数	$1-\beta=80\%$	$1-\beta=90\%$
0.05	3 137	4 198	0.60	19	24
0.10	782	1 046	0.70	13	17
0.20	193	258	0.80	9	11
0.30	84	112	0.90	6	8
0.40	46	61	0.95	5	6
0.50	29	37			

系数假设检验时所需样本量。

【例 25-9】 某医生欲考察慢性阻塞性肺疾病患者的用力肺活量和用力呼气量之间的相关系数。文献资料表明，两个指标的相关系数为 0.30。取 $\alpha=0.05$，$\beta=0.20$，问：需要招募多少患者？

根据题意，总体相关系数为 0.30，根据表 25-3，本研究至少需要招募 84 名患者。

第八节　案　　例

【案例 25-1】 某临床试验欲评价一种治疗 Stanford B 型主动脉的主动脉覆膜支架的有效性和安全性，拟采用单组目标值法设计。试验包括 2 个主要评价指标，分别为 12 个月临床成功率以及术后 30 天内的主要不良事件发生率。根据既往文献资料和专家讨论决议，该试验产品的 12 个月临床成功率的目标值至少为 95%，预期成功率为 98%；术后 30 天内的主要不良事件发生率的目标值不高于 8%，预期不良事件发生率为 4%。请根据以上信息对该试验进行样本量估计。

解析：案例 25-1 中，试验的要求是两个评价指标需同时达到试验预期目标值方可拒绝原假设，从而推断试验产品有效，因此在进行统计推断时无须进行 I 型错误率 α 的校正。在试验设计阶段进行样本量估计时，为确保能达到预先设定的全局检验效能（$1-\beta$），则需要对各个评价指标推断的 II 型错误率 β' 进行校正。假设本试验的 2 个主要评价指标是独立的，全局检验效能（$1-\beta$）为 80%，则由 $(1-\beta)=(1-\beta')^2$ 算得各个评价指标的校正检验效能 $1-\beta'\approx0.894$。然后基于以上参数采用确切法分别计算这两个主要评价指标所需的样本量，分别为 403 和 378 例。本试验所需的样本量则取二者中的最大值 403 例。如进一步考虑 5% 的脱落率，则最终样本量需至少 425 例。

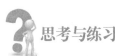 思考与练习

一、选择题

1. 在一项血糖控制的随机对照试验中，采用平行组设计，主要疗效指标为治疗 52 周后的糖化血红蛋白（HbA1c）值与基线的差值，根据以往经验，该指标的标准差为 1.1%。预期试验组比对照组能多降低 0.5%，下列条件下，所需样本量最大的情况是（　　）

　　A. 单侧 $\alpha=0.01$，$1-\beta=90\%$

　　B. 单侧 $\alpha=0.025$，$1-\beta=90\%$

　　C. 单侧 $\alpha=0.05$，$1-\beta=90\%$

　　D. 双侧 $\alpha=0.01$，$1-\beta=80\%$

　　E. 双侧 $\alpha=0.05$，$1-\beta=80\%$

2. 样本量估计中，其他参数固定不变的前提下，下列所需样本量最小的情况是（　　）

　　A. 试验组与对照组样本量的分配为 3:1

　　B. 试验组与对照组样本量的分配为 2:1

C. 试验组与对照组样本量的分配为 1 : 1

D. 试验组与对照组样本量的分配为 1 : 2

E. 试验组与对照组样本量的分配为 1 : 3

3. 研究设计中要估计样本量,主要的原因是(　　)

A. 样本量过小容易犯 II 型错误

B. 样本量过小容易犯 I 型错误

C. 样本量过大容易影响结果的准确性

D. 样本量越大可行性越差

E. 样本量的大小决定了效应的大小

4. 两样本均数比较中,假设两组标准差相等且 $\sigma = 0.02$,在检验水准为 0.05(双侧)时,下列所需样本量最小的情况是(　　)

A. $\mu_1 = 0.022, \mu_2 = 0, 1 - \beta = 80\%$,分配比例 1 : 1

B. $\mu_1 = 0.022, \mu_2 = 0, 1 - \beta = 80\%$,分配比例 2 : 1

C. $\mu_1 = 0.022, \mu_2 = 0, 1 - \beta = 90\%$,分配比例 1 : 1

D. $\mu_1 = 0.033, \mu_2 = 0, 1 - \beta = 80\%$,分配比例 1 : 1

E. $\mu_1 = 0.033, \mu_2 = 0, 1 - \beta = 90\%$,分配比例 1 : 2

5. 关于样本量估计,以下叙述正确的是(　　)

A. 样本量越大越好

B. 样本量不宜过大或过小,其大小应合理地确定

C. 样本量估计的结果为根据研究目的确定的最大观察单位数

D. 样本量估计的结果为参考,试验实施中应以实际可以收集到的样本量为准

E. 样本量估计的结果为时间、财力、人力等条件允许下的最大观察单位数

二、简答题

1. 什么是样本量和样本量估计? 它们之间的关系是什么?

2. 影响样本量估计的因素是什么?

3. 估计样本量时,容许误差、标准差与样本量之间的关系是什么?

4. 实验性研究中,实验效应指标往往为多个(包括定量和定性),这时应如何确定样本量?

5. 某医师欲开展某新药对慢性肾炎疗效的研究。假设采用常规药物治疗的控制率为 35%,研究者认为如果新药的控制率达到 50% 即可认为新药比常规药物疗效好。拟采用两组平行对照 1 : 1 设计,取 $\alpha = 0.05, \beta = 0.10$,试估计所需的样本量。

(贺　佳)

第二十六章

常用实验研究设计与分析

【学习要点】

1. 常用的单因素设计方法有:完全随机设计、配对设计、随机区组设计、拉丁方设计、交叉设计。

2. 完全随机设计将研究对象按完全随机分组的方法进行分组和分析比较。

3. 配对设计先将研究对象按配对条件配成对子,再随机地将对子内的两个对象分到两个处理组,一个试验(实验)由若干个对子组成。

4. 随机区组设计将研究对象按区组分层进行随机分组的方法,控制了一个已知来源的变异,从而提高设计效率。

5. 拉丁方设计是三因素(不考虑交互作用)的设计方法,要求各因素的水平数相同,可以安排两个区组因素、一个处理因素的试验(实验),是提高设计效率的方法之一。

6. 交叉设计是将自身对照和成组对照结合起来的一种设计方法,常用于慢性病患者的对症治疗研究。

7. 常用的多因素设计有:析因设计和正交设计。

8. 析因设计是多因素各水平交叉组合形成处理组的一种设计,可以分析处理因素的主效应和处理因素间的交互作用。

9. 正交设计是多因素各水平组合的完全设计,或部分组合的平衡不完全设计,主要用于试验(实验)方案的优选。

本书第二章介绍了医学研究中统计设计的基本概念,包括实验研究的基本要素、基本原则和研究的基本内容。本章将介绍几种常用的实验性研究统计设计和分析方法。

第一节 单因素实验设计基本方法

一、完全随机设计

(一)基本概念

完全随机设计(completely random design)又称单因素设计或成组设计。该设计是在一个实验(试验)中只安排一个研究因素,可以是两个水平(两组),也可以是多个水平(多组)。它是将同质的受试对象随机地分配到各处理组中进行实验(试验)观察,或从不同总体中随机抽样进行对比研究,是医学研究中最常用的一种研究设计方法。该设计适用面广,不受组数的限制,各组的样本量可以相等也可以不相等,但在总样本量不变的情况下,各组样本量相同时设计效率最高。

(二)设计步骤

1. 确定研究因素与水平 首先要根据研究目的确定所研究的因素(factor)以及研究因素的水平(level)数。完全随机设计仅有一个研究因素,研究因素可以是两个水平(两组),也可以是多个水平(多组),即设立研究中相互比较的处理组。

2. 确定研究对象和实验(试验)效应指标 根据研究问题的专业知识和研究目的选定研究对象,

一般研究对象要求有较好的同质性。同时要确定研究因素作用于研究对象后的实验(试验)效应指标,可根据前面章节中介绍的原则来选择。

3. 随机化分组　应用随机数字表或计算机软件产生随机数等方法随机地将所选取的研究对象分配到各处理组。

4. 试验/实验　施加干预,对各组对象进行处理,观察处理效应。

5. 数据统计分析　完全随机设计资料的实验(试验)效应指标可以是定量资料、等级资料,也可以是定性资料。

当指标为定量资料,且各组数据服从正态分布、各组间方差齐时,若研究仅设有两个组,则组间平均水平的比较可以使用两独立样本 t 检验或 u 检验(研究实例详见第八章,例8-4);若研究设有多个组,则组间比较可采用完全随机设计的单因素方差分析(one-way ANOVA)(研究实例详见第八章,例8-6)。当各组间方差不齐时,可以使用近似的 t 检验(即 t' 检验)(研究实例详见第八章,例8-5)或校正的方差分析(基于 Welch 矫正等);也可以对数据进行数据变换(data transform),使得其满足方差齐性的条件后再进行 t 检验或方差分析。当数据不服从正态分布时,可以对数据进行数据变换,使得其满足正态分布的条件后再进行 t 检验或方差分析;也可以采用两组或多组的秩和检验。

当资料为二分类资料或无序多分类资料时(研究实例详见第九章,例9-5、例9-7、例9-12),可直接作四格表资料的 χ^2 检验、行 × 列表 χ^2 检验或 Fisher 确切概率法比较组间差异;两个率比较满足二项分布的正态近似条件时,也可作两样本率的 u 检验(研究实例详见第九章,例9-3);当资料服从泊松分布时,若满足正态近似条件,应作泊松分布的 u 检验。

当资料为等级资料时,可选择两组或多组资料的秩和检验(研究实例详见第十章,例10-2、例10-3)。

（三）优缺点与适用范围

完全随机设计方法简单、灵活易用,统计分析方法也相对简单,结果容易解释。在研究过程中,若少量研究对象因意外无法完成研究,信息损失将小于其他设计,对数据处理的影响不大。因此,应用十分广泛。

设计和实验(试验)中应尽量保证各处理组间非研究因素的均衡性,且实验(试验)应同期平行进行。由于本设计单纯依靠研究对象的随机化分组来实现组间非研究因素的均衡,缺乏其他有效的控制,因而其实验(试验)误差往往较高,精密度较低。所以该设计一般只用于实验对象同质性较好的研究。当实验对象的变异较大时,可采用分层完全随机设计,即将研究对象先按照某个特征进行分层,然后对各层进行随机化分组,或采用后述的其他设计方法。

完全随机设计不受组数的限制,当然,组数也并非越多越好。设计中对照组可以不止一个,例如,同时设阳性对照和空白对照,多剂量对照等。

二、配对设计

（一）基本概念

根据实验(试验)中各组间均衡性的要求,常将实验对象(单位)按某些特征或条件相同或相近原则配成对子,再将每对中的两个研究对象(单位)随机分配到实验(试验)组和对照组(或两个不同的处理组),给予不同的处理,一个实验(试验)由若干个对子组成,这种实验(试验)设计称为配对设计(paired design)。其中,实验对象配对的特征或条件称为配对条件,主要从影响研究结果的主要非研究因素(非处理因素、混杂因素)考虑。动物实验中,常将种属、品系、窝别、性别相同,年龄、体重相近的两只动物配成对子;临床试验中,常将性别相同,年龄、职业相近,病情、病型(期)相同或相近的两名患者配成对子。配对设计是医学研究中常用的设计方法之一。这种设计可以提高组间可比性,且所需要的样本量较少。按照配对的方法,分为同源配对和异源配对。

1. 同源配对　是指同一受试对象分别接受两种不同处理。实际工作中将同一实验对象(单位)分别随机接受两种不同的处理视作配对设计,如:有些局部反应的试验中,在患者身上两侧对称部位用两种不同的处理方法,一侧用研究因素(试验药物),另一侧相同部位使用对照药物进行比较;又如同一批样品分别用两种检测方法测定,或同一批患者用两种诊断方法进行诊断,比较两种方法的差异。

2. 异源配对　是指为消除混杂因素的影响,将实验对象按某些重要特征(重要的影响因素)如性别、年龄等相近的原则配对,对子中的两个对象分别实施两种处理,如同性别、同窝别的两只动物配成一对。

配对的条件越严格,对非研究因素的控制能力越强,配对的质量越高,但对配对的研究对象的要求也越高。这种设计的结果是"对子间可不一致,对子内尽可能一致",从而满足组间均衡的设计要求。此外,配对的条件越多、越苛刻,虽然在一定程度上提高了组间的同质性,增加了可比性,但在研究样本数量较为有限的情况下,也可能导致配成的个体减少。

(二) 设计步骤

1. 确定研究因素与水平　根据研究目的确定研究所要考察的因素,并将其分为两个水平,即实验(试验)组与对照组。配对设计中只能考察一个因素,且该因素只能为两个水平。

2. 确定研究对象和配对条件,并配对　根据研究问题的性质和研究目的选取对研究因素反应敏感和稳定的研究对象,并确定部分非研究因素作为配对条件,将研究对象根据"对子内一致,对子间可不一致"的原则配成对子。

3. 随机化分组　将每对中的两个对象随机分配到实验(试验)组与对照组,实际操作中只要将每对中一个对象随机分到实验(试验)组或对照组,另一个对象的组别也就确定了,因此其随机化分组方法与完全随机设计的分组相同。

4. 试验/实验　研究对象按实验(试验)要求或研究方案完成实验(试验)。

5. 数据的统计分析　当配对设计资料为定量资料,且差值服从正态分布时,可采用配对 t 检验比较组间差异(研究实例详见第八章,例 8-2);若差值不服从正态分布,则采用配对资料的 Wilcoxon 符号秩和检验(研究实例详见第十章,例 10-5)。当资料为定性资料时,可采用配对四格表 χ^2 检验进行组间差异的比较(研究实例详见第九章,例 9-6)。资料若为等级资料,可采用配对资料的 Wilcoxon 符号秩和检验。

(三) 优缺点与应用范围

配对设计的主要优点是可以通过配对控制非处理因素对实验(试验)结果的影响,增加组间均衡性,减少实验(试验)误差,提高实验(试验)效率。与两组完全随机设计相比,它可缩小研究对象(单位)间的个体差异,在同样的置信度和检验效能的要求下,还可减少样本量。因此,这种设计在动物实验、现场调查以及临床试验中应用广泛。配对设计的主要缺点是对研究对象有较高的要求,在临床试验中,有时会出现部分对象难以配成对子的情况。同时,当配对条件控制或使用不当时,可造成配对失败或配对不完全;或者当引入与研究结果和研究因素均有关的非研究因素为配对条件时,还可能引入新的偏性。

需要指出的是,从消除个体差异出发,常把自身前后比较视作配对设计。近年来有学者指出,自身前后比较与配对设计是有区别的。配对设计同时观察对照与处理,而自身前后比较总是将实验(试验)前观测作为对照,存在时间上的顺序;其次,在配对设计中,配成对子的两个对象接受实验(试验)和对照两种处理是随机的(等概率的),而自身前后比较的对照与处理分配谈不上有任何随机化。因此,在自身前后比较的实验(试验)中,如无法保证前后两次测量能在相同条件下进行,就有必要设立实验(试验)内平行对照,然后进行两组处理前后差值的对比分析。

三、随机区组设计

(一) 基本概念

随机区组设计(randomized block design)又称配伍组设计,是配对设计的扩展。本设计首先是在农业试验中应用的,认为小麦的产量不仅受品种(处理因素)的影响,还受田块(block,区组因素)的影响,因此,将每个田块分成若干个单元(unit),每个单元所接受的处理是随机的。这种设计主要分析处理因素的作用,区组因素往往作为控制因素,但对区组间的差异也能作出分析。

应用到医学研究领域,通常是先将研究对象按某些特征或性质(如动物的种属、性别、体重、年龄等非研究因素)相同或相近原则配成一个组,称为区组或配伍组(block)。区组内研究对象的个数等于处理组数,区组内的对象再随机分配到不同处理组,一个实验(试验)由若干个区组组成。当处理组 $k=2$ 时,本设计就是配对设计。

随机区组设计的目的是对一些已知的非处理因素进行控制,以提高组间的均衡性,减少实验(试验)误差。其中用来进行区组匹配的研究对象的某些特征称为匹配条件,与配对设计一样,主要的非处理因素可以作为匹配条件。

（二）设计步骤

1. 确定研究因素与水平　根据研究目的确定所要研究的因素,随机区组设计一般只能安排一个研究因素,然后确定研究因素的水平,即确定实验(试验)中处理组数。

2. 确定研究对象与匹配条件,组成区组

3. 随机化分组　将每个区组内的几个对象随机分配到各处理组。

4. 试验/实验与分析　按设计要求进行实验(试验)。当实验(试验)数据为定量资料,残差服从正态分布并且组间方差齐同时,应用随机区组设计的方差分析比较组间差异;不服从正态分布时,采用数据变换方法转换成正态分布,或直接采用随机区组设计的秩和检验。当数据为等级资料时,也可直接应用随机区组的秩和检验。

（三）优缺点与注意事项

随机区组设计适用于三组及以上的实验(试验)。其优点是把条件一致的实验对象归入同一区组并随机分配到各处理组,提高了处理组间均衡性,同时又把研究对象间的部分差异体现在各区组间,减少了实验(试验)中的误差,提高了实验(试验)的效率。这种设计的另一优点是可以同时分析两个因素,即处理因素和区组因素对实验(试验)效应的影响(但主要是分析处理因素),在实验室研究中较为常用。

随机区组设计的缺点是对研究对象的要求较高,匹配与分组较烦琐,而且区组内对象数与处理组数相等,当实验(试验)结果中有观察值缺失时,信息损失较大,统计处理较麻烦。一个数据缺失则该区组的其他数据(采用本书介绍的方法)也就无法利用了。虽然统计学上有各种估计缺失值的方法(详见有关文献),但缺失时信息的损失较大,且缺失后的信息无法弥补。

【**例 26-1**】　在不同室温下测定家兔的血糖浓度。室温分 7 组($T=7$),用 4 个不同种属($B=4$)的家兔各 7 只,按随机区组设计(表 26-1 和表 26-2)。分析室温对家兔血糖的影响。

表 26-1　在不同室温下家兔的血糖浓度　　　　　　　　　　　　　　单位:mmol/L

家兔种属	5℃	10℃	15℃	20℃	25℃	30℃	35℃
1	7.22	6.11	4.56	4.56	6.11	6.67	7.78
2	6.67	7.22	6.11	4.61	5.56	7.78	8.89
3	8.33	7.78	5.56	6.11	6.67	6.67	8.89
4	6.67	5.56	4.11	4.56	5.56	6.11	7.22

分析:本研究中的主要研究因素(处理因素)是室温,分别将室温 5~35℃设为 1~7 组。考虑到家兔的品种可能会对实验结果产生影响,在实验中,为了减少家兔间的变异,提高可比性,研究人员将同一种属的家兔配成一组,采用了随机区组设计,即本研究中还存在一个非处理因素(非研究因素)——区组,分别是 1~4 组。因此,考虑到本研究的设计类型,分析时,应采用随机区组设计(也称配伍组设

计)资料的方差分析。

本研究中,每个区组(种属)内有7只家兔,通过完全随机分组的方式,分到不同室温的处理组中去,每个区组和室温的组合下,都有一只家兔。因此每个区组的样本量均为7,每个处理组的样本量均为4,总样本量为28。

表26-2 在不同室温下家兔的血糖浓度

区组 (j)	处理因素分组							按区组求和	
	1	2	3	4	5	6	7	n_j	$\sum_i Y_{ij}$
1	7.22	6.11	4.56	4.56	6.11	6.67	7.78	7	43.01
2	6.67	7.22	6.11	4.61	5.56	7.78	8.89	7	46.84
3	8.33	7.78	5.56	6.11	6.67	6.67	8.89	7	50.01
4	6.67	5.56	4.11	4.56	5.56	6.11	7.22	7	39.79
n_i	4	4	4	4	4	4	4	28	
$\sum_j Y_{ij}$	28.89	26.67	20.34	19.84	23.9	27.23	32.78		179.65
$\overline{Y}_i$	7.22	6.67	5.09	4.96	5.98	6.81	8.2		

此题目中有一个研究因素(处理因素),一个区组因素,分别对应的两个假设为:①处理效应的假设检验;②区组间差异的假设检验。

对该实验获得的数据,采用随机区组设计资料的方差分析,相关统计量的计算见表26-3。

表26-3 随机区组设计方差分析的误差分解结果

变异来源	SS	v	MS	F	P
室温	32.501	6	5.417	19.119	<0.001
种属	8.514	3	2.838	10.016	<0.001
组内变异	5.100	18	0.283		
总变异	1 198.262	27			

注:表格中的结果为软件计算所得数值的修约值。

由以上分析结果可知:室温和家兔种属均对家兔血糖浓度有影响。

从另一个角度对该案例进行分析,除了使用随机区组设计资料的方差分析,还可以通过建立线性模型,对血糖在不同室温下的变化趋势(曲线)进行回归分析,结果见表26-4。

表26-4 基于线性回归模型分析血糖在不同室温下的变化趋势

因素	水平	系数	标准误	t	P
分组	室温2与1	−0.556	0.376	−1.476	0.157
	室温3与1	−2.139	0.376	−5.683	<0.001
	室温4与1	−2.264	0.376	−6.015	<0.001
	室温5与1	−1.250	0.376	−3.321	0.004
	室温6与1	−0.417	0.376	−1.107	0.283
	室温7与1	0.972	0.376	−2.583	0.019
区组	种属2与1	0.548	0.285	1.925	0.070
	种属3与1	1.000	0.285	3.515	0.002
	种属4与1	−0.460	0.285	−1.618	0.123

注:(室温)分组中,第1个室温为参照组;(种属)区组中,种属1为参照组。

根据结果,可认为,第 2~5 个室温的血糖浓度与第 1 个室温下的血糖浓度有差异;种属 3 和种属 1 间血糖浓度的差异有统计学意义。

四、拉丁方设计

(一)基本概念

拉丁方(Latin square)是由 r 个拉丁字母排成的 $r \times r$ 方阵,每行或每列中每个字母都只出现一次,这样的方阵称为 r 阶拉丁方。拉丁方设计(Latin square design)是按拉丁方的行、列、拉丁字母分别安排三个因素,每个因素有 r 个水平。一般用 r 个不同字母分别表示处理的 r 个不同水平,r 行表示 r 个不同区组(行区组),而 r 列表示另一个区组因素的 r 个水平(列区组)。因此,拉丁方设计是双向的区组化技术,控制了两个已知来源的变异。常用的几个基本拉丁方见表 26-5。

表 26-5　常用的几个基本拉丁方

3×3			4×4				5×5					6×6					
A	B	C	A	B	C	D	A	B	C	D	E	A	B	C	D	E	F
B	C	A	B	C	D	A	B	C	D	E	A	B	C	D	E	F	A
C	A	B	C	D	A	B	C	D	E	A	B	C	D	E	F	A	B
			D	A	B	C	D	E	A	B	C	D	E	F	A	B	C
							E	A	B	C	D	E	F	A	B	C	D
												F	A	B	C	D	E

(二)设计步骤

1. 确定研究因素和水平　在拉丁方设计中应考虑安排 3 个研究因素,每个因素有相同的水平数。在例 26-2 中有 3 个因素,即凝血血块产生后用药时间、尿激酶型纤溶酶原激活物(urokinase-type plasminogen activator,u-PA)剂量和尿激酶型纤溶酶原激活物(u-PA)作用后时间,每个因素均为 5 个水平。

【例 26-2】　为了研究 u-PA 体外溶解凝血血块的剂量,模拟临床脑出血穿刺引流后产生的血块,血块出现后不同用药时间(4h、6h、8h、16h、24h),使用不同剂量的 u-PA(A:5 000U/ml,B:10 000U/ml,C:20 000U/ml,D:50 000U/ml,E:100 000U/ml),观察 u-PA 作用后不同时点(1h、2h、3h、4h、6h)的凝血血块质量。

2. 确定研究对象　根据研究目的和研究问题的性质选择同质的研究对象,本例试验血来自正常志愿者。

3. 选择基本拉丁方,并随机化　根据所确定的因素的水平数选择相应的基本拉丁方,并确定拉丁方的字母、行和列分别代表的因素。本例采用 5×5 拉丁方设计,以 5 个血块产生后用药时间为行因素,以 5 个 u-PA 用药后时间为列因素,5 个拉丁字母表示不同的 u-PA 剂量,对 5×5 的基本拉丁方进行行随机化、列随机化和因素水平字母安排随机化,随机化后的拉丁方及设计安排如表 26-6 所示。

表 26-6　5×5 拉丁方的一个设计

血凝后用药时间/h	u-PA 作用后时间				
	1h	2h	3h	4h	6h
4	C	E	A	B	D
6	E	B	D	C	A
8	A	D	C	E	B
16	D	C	B	A	E
24	B	A	E	D	C

4. 试验/实验与分析　按上述设计结果进行试验。试验结果的数据可用三因素的方差分析,方差分析能将变异分解为四个部分,即:处理组间的变异,行区组间的变异,列区组间的变异,以及误差。

（三）适用范围与注意事项

拉丁方设计实际上属于多因素的设计方法,可以安排三个因素,但要求水平数相等,且不能考察因素间的交互作用。实际工作中,因为拉丁方设计常常考虑两个方向的区组控制,另外安排一个研究因素,因此,我们将其归为单因素设计。

拉丁方设计可以看成是双向的区组设计,因此,同一区组内的观察单位就该区组因素而言是同质的。其要求与随机区组一致。

在生物医学实验(试验)中,为了提高结论的可靠性,应用两个或两个以上拉丁方进行重复实验(试验)。

拉丁方设计的优点是一个实验(试验)中可同时安排三个因素,实验(试验)中误差较小,组间均衡性好,节省样本量,实验(试验)效率较高;其缺点是某个个体实验(试验)失败,数据有缺失时,对实验(试验)的信息损失较大。

【例 26-3】　某研究者为了比较 A、B、C、D、E、F 这 6 种药物给家兔注射后产生的皮肤疱疹面积（mm²）,采用拉丁方设计,选用 6 只家兔,并在每只家兔的 6 个不同部位进行注射,实验结果见表 26-7。

表 26-7　6 种药物给家兔注射后产生的皮肤疱疹面积

| 家兔编号 | 注射部位编号 | | | | | | 行合计 | $\bar{X}_i$ |
	1	2	3	4	5	6		
1	A（73）	B（75）	C（67）	E（61）	D（69）	F（79）	424	70.7
2	B（83）	A（81）	E（99）	F（82）	C（85）	D（87）	517	86.2
3	E（73）	D（60）	F（73）	C（77）	B（68）	A（74）	425	70.8
4	F（58）	C（64）	B（64）	D（71）	A（77）	E（74）	408	68.0
5	C（64）	F（62）	D（64）	A（81）	E（85）	B（71）	427	71.2
6	D（77）	E（75）	A（73）	B（59）	F（85）	C（82）	451	75.2
列合计	428	417	440	431	469	467		
$\bar{X}_i$	71.3	69.5	73.3	71.8	78.2	77.8		

分析:本例中共有三个研究因素,包括一个处理因素(不同药物),两个非处理因素(家兔和注射部位)。其中,注射的药物是主要的研究因素,实验的主要目的是比较给家兔注射不同药物后,皮肤疱疹的大小。同时,为了控制注射部位和个体间差异对药物效应的影响,将家兔和注射部位作为区组因素纳入分析。根据实验设计,本实验应采用拉丁方设计资料的方差分析。

对该资料进行拉丁方设计资料的方差分析。

此题目中共有三个研究因素,三个研究因素分别对应的三个假设为:①药物效应的假设检验;②区组因素 1(家兔)间差异的假设检验;③区组因素 2(部位)的不同水平间的假设检验。

根据公式计算方差分析表,结果如表 26-8 所示。

表 26-8　拉丁方设计资料方差分析的误差分解表

变异来源	SS	v	MS	F	P
家兔	1 283.333	5	256.667	4.664	0.006
部位	383.333	5	76.667	1.393	0.269
处理	268.667	5	53.733	0.976	0.456
误差	1 100.667	20	55.033		
总变异	3 036.000	35			

注:表格中的结果为软件计算所得数值的修约值。

由以上结果可知:6种药物注射后,家兔产生皮肤疱疹大小的总体均数差异无统计学意义。此外,家兔间皮肤疱疹大小差异有统计学意义,但6个注射部位间皮肤疱疹大小差异无统计学意义。

五、交叉设计

(一) 基本概念

将A、B两种处理(因素的水平)先后施于同一批对象,随机地使一半对象先接受A处理,后接受B处理,另一半先接受B处理后接受A处理,两种处理在全部试验过程中交叉进行,称为2×2交叉试验设计(cross-over trial design)。在前一个阶段的处理完成后,为了防止前一个阶段的处理残留的效应进入第二个阶段,而导致第二阶段处理效应估计出现误差,研究对象会先经历一个洗脱(wash-out)期,然后再进入下一个阶段的处理。这种设计是按事先设计好的试验次序(sequence),在各个时期(period)对研究对象(subject)逐一实施各种处理,以比较各处理组间的差异。该设计是将自身比较和组间比较设计思路综合应用的一种设计方法,其设计效率较高。

如有三种处理A、B、C,则事先随机化试验顺序,比如三组的试验顺序为:

第一组:B→A→C

第二组:C→B→A

第三组:A→C→B

将受试对象随机分为对应的三组,各组在三个不同时期分别按上述顺序进行试验,称为3×3的交叉试验,依此类推。

(二) 设计步骤(以2×2交叉试验为例)

【例26-4】 以A、B两种药物治疗支气管哮喘患者16名,试用交叉设计方法比较其疗效。

1. 研究者提出比较的两种A、B处理:如例26-4中A、B两种药物。

2. 选取同质性好的研究对象,按配对设计方法配成8个对子,或完全随机地分成两组(每组8个研究对象):本例将16名对象随机分成两组。先将16名受试对象依次编号为1,2,…,16号;然后应用随机数字表给16名对象赋予随机数,根据随机数大小给予每个研究对象相应的秩次,根据预先设定的标准分到甲乙两组(奇数秩次分到甲组,偶数秩次分到乙组,见表26-9)。

3. 随机确定每对中一个对象的试验顺序:一个为A→B,另一个为B→A(表26-9)。

表26-9　交叉试验设计研究对象的随机分组与用药顺序

患者编号	1	2	3	4	5	6	7	8	9	10	11	12	13	14	15	16
随机数	03	28	28	26	08	73	37	31	04	05	69	30	16	09	05	88
秩次	1	9	10	8	5	15	13	12	2	3	14	11	7	6	4	16
用药顺序	A	A	B	B	A	A	A	B	B	A	B	A	A	B	B	B
	B	B	A	A	B	B	B	A	A	B	A	B	B	A	A	A

4. 按下列过程进行试验(图26-1)。

图26-1为2×2交叉试验的全过程。首先,合格受试者经过准备期后,被随机分入A→B或B→A两个顺序组。其次,受试者在第一阶段处理期分别接受A或B处理。然后,全部受试者进入洗脱期,洗脱第一阶段的处理效应。最后,受试者进入第二阶段处理期,分别接受B或A处理。

(1)准备期:准备期(run in)指试验对象经过一段时间不加任何处理(停药期)的观察,确认已进入自然状态,可以进行试验。准备期实际上也是洗脱期。

(2)处理期:处理期(treat phase)系按事先设计好的试验顺序,依次在各个试验时期施加相应的处理。

(3)洗脱期:洗脱期(wash out)即在经过第一阶段的治疗后,停药一段时间,确认前一阶段的处理效应已经消失,试验对象又回到自然状态,以保证后一阶段的处理结果不受前一阶段治疗的影响。即没有延滞效应(carry over effect)。

采用交叉设计有一个假设,即试验对象在进入各治疗期时已回到了开始时的自然状态。而使用该设计的一个困难是如何确认受试对象已经回到了开始时的自然状态,且前一处理的效应已完全消失。洗脱期至少要大于该药物在体内的半衰期,一般为 5~6 个半衰期;同时要考虑生物学作用的特点,如阿司匹林的半衰期为 0.5 小时,但它对血小板的影响需一周左右才会消失,故洗脱期一般需 10 天左右。

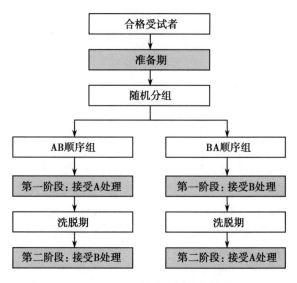

图 26-1   2×2 的交叉试验的流程

(三) 优缺点与适用范围

这种设计既有配对的优点,又能平衡试验(实验)顺序对结果的影响,对两种处理的效应能作出精细估计与比较,可以分析比较处理间(组间比较和患者内的比较)、患者间和先后顺序间的差异,因而能较大程度地节省样本量,控制试验(实验)条件,试验(实验)效率高。这种设计的缺点是两次观察时间不能过长,处理不能有持久效应;而且该设计也不能分析交互作用。

这种设计主要应用于间断性发作或反复发作疾病的研究,药物或某些疗法治疗慢性病(高血压、类风湿性关节炎、肿瘤)时对症状和体征的缓解或减轻程度的研究,药物制剂的生物等效性研究和临床等效性试验以及早期阶段的临床试验。在药代动力学研究中,交叉设计被指定为标准方法之一。

当交叉设计中的处理因素多于 2 个时,如包括 3 个处理因素、3 个阶段时,此时的交叉设计称为 Williams 设计。Williams 设计可以看作两阶段交叉设计的一种扩展,两阶段交叉设计则是它在处理因素和阶段数都为 2 时的一种特例。

【例 26-5】 为研究高剂量(A)和低剂量(B)的阿司匹林对患者胃出血的影响,将 16 名患者随机分为两组,一组用药顺序为 AB,另一组用药顺序为 BA。每名患者用某剂量阿司匹林 1 周,休息 1 周后,再给予另一剂量的阿司匹林 1 周,在每个时期记录出血量(ml)。试验结果如表 26-10 所示。试比较高剂量和低剂量的阿司匹林对患者胃出血的影响是否相同。

表 26-10   16 名患者按指定顺序用药后的胃出血情况

受试者编号	用药顺序	不同时期出血量/ml		受试者编号	用药顺序	不同时期出血量/ml	
		1	2			1	2
1	AB	5.1	3.8	9	AB	2.3	1.3
2	BA	2.9	3.9	10	BA	4.1	4.7
3	AB	0.6	1.0	11	BA	3.2	0.9
4	AB	4.8	3.1	12	BA	2.3	4.0
5	BA	1.6	2.3	13	AB	4.9	2.3
6	AB	4.4	4.9	14	AB	6.8	4.5
7	BA	4.0	5.8	15	BA	3.4	3.6
8	BA	1.6	0.8	16	AB	6.1	2.2

本研究中,处理因素共有两个剂量水平。研究将 16 名患者随机分为两组,一组用药顺序为先 A 再 B,另一组为先 B 再 A。每一名患者均先后接受了两个剂量水平的药物治疗。研究的主要目的在

NOTES

于比较不同剂量间的疗效差异。研究采用了交叉设计,根据设计情况,本例应采用交叉设计资料的方差分析。

对该资料进行交叉设计资料的方差分析。

本研究对应两个主要研究假设:①处理效应的假设检验;②阶段差异的假设检验。

本例采用交叉设计资料的方差分析,分析结果见表 26-11 和表 26-12。

表 26-11　2×2 交叉试验结果($\overline{X}\pm S$)　　　　　　　　单位:ml

处理顺序	时期		各用药顺序组
	第 1 时期	第 2 时期	
A→B	4.375±2.014	2.886±1.436	3.631±1.856
B→A	2.886±0.981	3.250±1.778	3.069±1.400
各时期	3.631±1.712	3.069±1.573	

表 26-12　2×2 交叉设计资料的方差分析表

变异来源	SS	v	MS	F	P
个体间					
滞后效应	2.531	1	2.531	0.62	0.445
个体间误差	57.469	14	4.105	4.04	0.007
个体内					
处理	6.846	1	6.846	6.74	0.021
时期	2.531	1	2.531	2.49	0.137
个体内误差	14.224	14	1.016		
总变异	83.601	31	2.697		

注:表格中的结果为软件计算所得数值的修约值。

根据以上分析结果,可知:A、B 两种处理下的测定结果差异有统计学意义($P=0.021$),第 1 和第 2 时期对测定结果的影响差异无统计学意义($P=0.137$)。

第二节　多因素实验设计

一、析因设计

(一) 基本概念

在医学研究中,往往在一个试验(实验)中需安排多个因素,并且因素之间往往是互相联系、互相制约的。有时,当一个因素的质和量改变时,另一个因素的效应随之变化。例如,当同时研究两种试验(实验)因素(如两种药物)的效应时,每种因素(药物)又有两个水平(如用药与不用药),若某因素(药物)取不同水平可使另一种因素(药物)效应随之发生变化,在医学上和统计学上称这种现象为因素间的交互作用(interaction),此时析因设计(factorial design)是一种十分有用的设计方法。

下面用一个模拟例子来介绍交互作用的概念。两种新药(互为对照)治疗高血压的临床试验中,设有 A、B 两种新药,即 A 因素与 B 因素;每个因素分为两个水平,即不用与用(A_1、A_2,B_1、B_2);两因素的两个水平交叉形成四个处理组,即 A_1B_1 组(两药均不用)、A_1B_2 组(A 药不用 B 药用)、A_2B_1 组(A 药用 B 药不用)、A_2B_2 组(两药均用)。表 26-13、表 26-14、表 26-15 展示了三种不同试验结果的模拟数据。

表 26-13   模拟一：A 和 B 两种新药治疗高血压患者的血压平均下降值   单位：mmHg

B 因素	A 因素		$A_2 - A_1$
	A_1	A_2	
B_1	4	6	2
B_2	8	10	2
$B_2 - B_1$	4	4	

从表 26-13 中可以发现，在 B 因素无论取什么水平时，A 药的用与不用的效应差均为 2mmHg；同理，B 药的用与不用的效应差也均为 4mmHg，与 A 因素取什么水平无关。A 与 B 因素的作用相互不影响。

表 26-14   模拟二：A 和 B 两种新药治疗高血压患者的血压平均下降值   单位：mmHg

B 因素	A 因素		$A_2 - A_1$
	A_1	A_2	
B_1	4	6	2
B_2	8	16	8
$B_2 - B_1$	4	10	

在表 26-14 中，A 药的作用与 B 因素所处水平有关，当 B 因素分别取 B_1 与 B_2 水平时，A 药用与不用的效应差值分别为 2mmHg 和 8mmHg，在 B_2 水平时，A 药的效应值要大。同理，当 A 因素取不同水平时，B 药作用也有差别，在 A 药用时，B 药的效应值要大。

表 26-15   模拟三：A 和 B 两种新药治疗高血压患者的血压平均下降值   单位：mmHg

B 因素	A 因素		$A_2 - A_1$
	A_1	A_2	
B_1	4	8	4
B_2	12	6	−6
$B_2 - B_1$	8	−2	

在表 26-15 中，A 药的效应大小和 B 药用与不用有关，其效应值在 B 药用时小于在 B 药不用时；同时，B 药的效应值在 A 药用时小于在 A 药不用时，与表 26-14 的情况正好相反。

若一个试验（实验）中有两个因素（A 和 B），当 A 因素取不同水平时可使 B 因素的效应发生改变，反之，B 因素取不同水平时也可使 A 因素的效应发生改变，则称 A 因素和 B 因素间有交互作用。表 26-13 的情况称为无交互作用，表 26-14 与表 26-15 两种情况称为有交互作用。表 26-14 的情况称为协同作用，表 26-15 的情况称为拮抗作用。两因素间的交互作用称为一阶交互作用，三因素及以上因素间的交互作用称为二阶或高阶交互作用。

任何一种实验（试验）设计的主要任务是设计实验（试验）中的各处理组，单因素实验（试验）设计方法的各处理组就是因素的各水平。析因设计方法是将每个因素的所有水平都互相交叉形成处理组（处理或处理组是因素水平的组合），如上述例子的两个因素各取两个水平，相互交叉形成四个处理组。而实验（试验）总的处理组数是各因素水平数的乘积。如两个因素同时进行实验（试验），每个因素取两个水平，则实验（试验）处理组数为 $2 \times 2 = 4（2^2 = 4）$；如为四个因素，且每个因素都取两个水平，则实验（试验）处理组数为 $2 \times 2 \times 2 \times 2 = 16（2^4 = 16）$。

（二）设计步骤

【例 26-6】 某医院研究 A 和 B 两种药物对子宫的收缩作用，以大白鼠为研究对象，并考虑大白鼠体内的激素水平对收缩作用的影响。试作析因实验设计,以考察 A、B 两药对子宫的收缩作用。

1. 确立试验/实验的因素及水平数　根据专业知识,结合统计学理论,确定在试验(实验)中需考察的因素以及每个因素的水平。本例需考察的因素为 A 药、B 药和激素水平(C 因素)三个,每个因素假设均取两个水平。

2. 确立试验/实验的处理组与处理组数　将三个因素完全交叉分组($2^3 = 8$)形成八个处理组,各处理组的确定除上述所采用的列联表方法外,还可以下列方式来确定(表 26-16)。

表 26-16　三个因素两个水平交叉分组形成的处理组

处理组别	实验条件			处理组别	实验条件		
	A 药	B 药	激素状态		A 药	B 药	激素状态
1	A_1	B_1	C_1	5	A_1	B_1	C_2
2	A_2	B_1	C_1	6	A_2	B_1	C_2
3	A_1	B_2	C_1	7	A_1	B_2	C_2
4	A_2	B_2	C_1	8	A_2	B_2	C_2

3. 确立各处理组的重复试验/实验次数与受试对象的分配方法　各处理组的试验(实验)次数(样本量)应根据受试对象(人或动物)的同质性与试验(实验)指标的误差等因素,选择相应的样本量估计方法来决定。本例取实验重复次数 4,共需 32 只大白鼠。

受试对象分到各处理组的方法有完全随机的方法和随机区组及其他方法。本例用完全随机的方法,由于本例中的 C 因素为内在因素,应分别取 16 只低激素水平大白鼠和 16 只高激素水平的大白鼠,并将其分别随机地分到各四组中。

4. 试验/实验与分析　研究者可在上述所安排的各处理组实验条件下对所分配的动物进行实验。实验(试验)数据用方差分析方法分析各因素的主效应和相互间的交互作用。

(三) 优缺点与应用范围

析因设计可以分析各因素的主效应(有无作用)及其相互间的交互作用,比较各因素的作用大小,并且可以从各因素各水平的所有搭配中挑选出最优试验(实验)条件或最优试验(实验)条件的方向。这种试验(实验)的每一个因素是在其他因素变动的条件下进行试验(实验)的,因而结论较为可靠。因此,该设计是一种高效率和应用十分广泛的多因素实验(试验)设计方法。

虽然这种设计及分析方法对因素间的交互作用的分析比较完全,但当因素过多、因素的水平划分过细时,这种试验(实验)设计的试验(实验)总处理组数和试验(实验)总次数则相当大,不但实际执行中困难较大,而且由于交互作用的头绪繁多,对它们的具体解释也十分错综复杂。在这种情况下,一般不采用析因设计,而可选用正交试验(实验)设计。

【例 26-7】　评价香菇多糖(lentinan,LTN)与紫杉醇(paclitaxel,PAC)对小鼠骨髓细胞中活性氧(reactive oxygen species,ROS)水平的影响,实验结果见表 26-17。

表 26-17　香菇多糖与紫杉醇对小鼠骨髓细胞中活性氧水平的影响　　　　单位:%

紫杉醇(−)		紫杉醇(+)	
香菇多糖(−)	香菇多糖(+)	香菇多糖(−)	香菇多糖(+)
105.0	106.8	190.8	120.3
105.5	96.2	148.6	120.3
96.1	94.8	182.5	106.3
101.7	109.6	187.4	97.0
88.6	85.6	167.8	113.1

　　本例中,考察香菇多糖和紫杉醇这两个处理因素对小鼠骨髓细胞中活性氧的水平的影响。两个因素在研究中地位平等,且可能存在潜在的拮抗或协同效应,需要进行检验。根据研究目的和设计,本例属于析因设计,应考虑采用析因设计资料的方差分析进行分析。

　　本例进行分析时,考虑检验的对象有三个:①香菇多糖的主效应;②紫杉醇的主效应;③香菇多糖和紫杉醇的交互效应。

　　根据析因设计资料方差分析的相关方法,得到方差分析结果如表 26-18 所示。

表 26-18　析因设计资料的方差分析表

变异来源	SS	v	MS	F	P
PAC	9 865.682	1	9 865.682	72.373	< 0.000 1
LTN	5 248.800	1	5 248.800	38.504	< 0.000 1
PA×LTN	4 999.122	1	4 999.122	36.673	< 0.000 1
误差	2 181.076	16	136.317		
总变异	22 294.680	19			

注:表格中的结果为软件计算所得数值的修约值。

　　根据分析结果可知,本例中,香菇多糖和紫杉醇对小鼠骨髓细胞活性氧含量水平均有影响($P < 0.000\ 1$),且两个因素存在交互效应($P < 0.000\ 1$)。

二、裂区设计

(一) 基本概念

　　在多因素设计中采用区组化技术就是裂区设计。裂区设计是区组化技术在完全随机设计、析因设计中的应用,亦可看成多个随机区组设计、多个拉丁方设计等的综合运用。

　　裂区设计的基本原理是将区组(block)作为一级实验单位(whole plots),区组中每个成员作为二级实验单位(subplots)。每个实验单位均接受不同级别因素的处理。作用于一级实验单位的因素称为一级实验因素,作用于二级实验单位的因素称为二级实验因素。由于二级实验单位是从一级实验单位分裂(split)出来的,故称这种设计为裂区设计(split plot design/split unit design)。如果再将二级实验单位分为三级实验单位或更细的实验单位,则称为裂-裂区设计(split-split plot design),或再裂区设计。

(二) 设计步骤

　　1. 实验单位的分级　在裂区/裂-裂区设计中,实验单位具有隶属关系,即高级的实验单位包含低级的实验单位。一般情况下,低级实验单位的同质性往往优于高级的实验单位,因此低级误差要小于高级误差。这是裂区设计的特点,也是应用裂区设计的前提。如果达不到这个要求,则不宜采用裂区设计。

　　2. 实验因素的安排　由于低级误差小于高级误差,设计时要分清各研究因素的主次,将主要因素安排在低级实验单位上,次要因素安排在高级处理上。这样,主要因素各水平的重复数多于次要因素各水平的重复数,从而获得较高的精确度,提高检验效能。

　　3. 分析要点　裂区设计和裂-裂区设计的定量资料分析均用方差分析法。裂区设计中,不同级别的实验因素在各自级别上进行方差分解。每个级别的实验单位都有对应的误差项,因此,不同级别的实验因素及其交互作用需要分别采用相应级别的误差项进行分析。不同级别上的因素分析交互作用时,是将上级单位的因素降到下级单位上来分析的。

　　【例 26-8】　为了解碱性磷酸酶(alkaline phosphatase,ALP)总活性在贲门癌组织中的变化规律和表现特征,选择低分化、中分化、高分化贲门癌患者各 6 名,分别取癌组织、癌旁组织和远癌组织,进行碱性磷酸酶（ALP）的总活性（U/g）测定。数据整理如表 26-19。

表 26-19　18 名贲门腺癌患者的碱性磷酸酶（ALP）值　　　　　　　　单位：U/g

分化度（A）	患者（ID）	组织类型（B）		
		癌组织（B₁）	癌旁组织（B₂）	远癌组织（B₃）
低分化（A₁）	1	72.5	3.2	0.7
	2	61.7	2.1	1.1
	3	76.1	4.3	1.8
	4	93.0	5.1	1.0
	5	82.9	3.6	0.8
	6	75.6	2.2	1.0
中分化（A₂）	7	61.1	3.2	0.9
	8	53.2	3.1	1.0
	9	63.2	1.9	1.3
	10	55.1	1.7	2.1
	11	53.2	1.6	1.8
	12	49.9	2.2	1.3
高分化（A₃）	13	43.1	1.9	1.7
	14	39.2	1.7	1.4
	15	41.9	2.0	1.9
	16	28.5	3.9	1.8
	17	36.3	1.3	1.0
	18	34.9	3.9	2.2

资料来源：由南通大学附属医院印其友提供。

本研究涉及三个因素：患者（ID）、病理分化程度（A 因素）、组织类型（B 因素）。其中患者（ID）是一级单位（区组因素）；三种组织类型（B 因素）取自同一患者，是二级单位。组织类型对 ALP 的影响是在二级单位（同一患者内）上进行的，而不同病理分化程度（A 因素）对 ALP 的影响是在 18 名不同的贲门腺癌患者间（一级单位）比较的，属于区组间比较。

由于各组方差不齐，对原始数据进行自然对数变换。各组对数值的均数和标准差如表 26-20 所示。

表 26-20　各组碱性磷酸酶（ALP）的均数和标准差（对数变换值）

分化度（A）	组织类型（B）		
	癌组织（B₁）	癌旁组织（B₂）	远癌组织（B₃）
低分化（A₁）	4.34±0.14	1.18±0.36	0.02±0.33
中分化（A₂）	4.02±0.09	0.79±0.30	0.29±0.33
高分化（A₃）	3.61±0.15	0.81±0.45	0.48±0.28

裂区设计的方差分析中，分化度（A 因素）是在一级单位进行分析，而组织类型（B 因素）是在二级单位进行分析。如果要考虑 A 和 B 的交互作用，由于分属两个不同分析单位，只能将下级单位的因素提升到上级单位上来分析。方差分析结果见表 26-21。

表 26-21　裂区设计的碱性磷酸酶（ALP）对数值的方差分析

变异来源	SS	v	MS	F	P
一级单位（区组间）					
A	0.415	2	0.208	2.371	0.127
A×B	2.401	4	0.600	6.860	0.002
ID|A	1.312	15	0.087	1.051	0.436
二级单位（区组内）					
B	142.263	2	71.131	854.603	<0.001
误差	2.497	30	0.083		
总变异	148.888	53	2.809		

注：表格中的结果为软件计算所得数值的修约值。

由以上结果，可知：不同分化程度（A 因素）间，ALP 水平差异无统计学意义（$P=0.127$）；不同组织类型（B 因素）间，ALP 水平差异有统计学意义（$P<0.001$）；两因素（A×B）间存在交互作用（$P=0.002$）

三、正交设计

（一）基本概念

析因设计不但可以分析各因素的主效应及交互作用，而且可以挑选各因素各水平的"最优"搭配条件。但当因素和水平数较多时，试验（实验）总处理组数及试验（实验）总次数则相当大。这样做不但花费大量的人力、物力和财力，而且有时甚至难以实现。如有四个因素四个水平时，交叉组合形成 $4^4=256$ 组处理组，是一个难以实现的试验（实验）。在基本不降低试验（实验）效率的条件下，能否从全搭配的试验（实验）中选取一些有代表性的试验（实验）来进行，既利用一部分因素水平的搭配进行试验（实验），忽略高阶交互作用的考察与分析，又不降低试验（实验）效率，从而实现试验（实验）所提出的目的？正交试验（实验）设计方法可以实现这样的目的。

正交试验（实验）设计是利用统计学家已设计好的正交表对多因素进行设计。这种设计方法是根据各因素间的相互关系，挑选若干必不可少的各因素各水平的搭配进行试验（实验）。因此，相比于各因素各水平的全搭配，该设计可以大大减少试验（实验）次数，从而缩减试验（实验）周期，节约时间和经费。

正交表表示为

$$L_n(k^m)\quad n,m,k=1,2,3,\cdots$$

其中，L 表示正交表；n 表示试验（实验）次数；k 表示水平数；m 表示正交表的列数，同时也表示最多允许安排的因素个数，包括交互作用个数在内。常用的正交表如下所示。

二水平：$L_4(2^3)$，$L_8(2^7)$，$L_{12}(2^{11})$，$L_{16}(2^{15})$，$L_{20}(2^{19})$，$L_{32}(2^{31})$，$L_{64}(2^{63})$

三水平：$L_9(3^4)$，$L_{18}(3^7)$，$L_{27}(3^{13})$，$L_{30}(3^{13})$，$L_{31}(3^{14})$

四水平：$L_{16}(4^5)$，$L_{32}(4^9)$，$L_{64}(4^{21})$

五水平：$L_{25}(5^6)$，$L_{50}(5^{11})$

混合水平：$L_8(4\times2^4)$，$L_{16}(4\times2^{12})$，$L_{16}(4^2\times2^9)$，$L_{16}(4^3\times2^6)$，$L_{16}(4^4\times2^3)$

其中最后一行为各因素水平数不等的形式。具体表格可从有关专著中查得，表 26-22 中列举了正交表 $L_9(3^4)$ 的表格。

表 26-22　$L_9(3^4)$ 正交表

试/实验号	1	2	3	4
1	1	1	1	1
2	1	2	2	2
3	1	3	3	3
4	2	1	2	3
5	2	2	3	1
6	2	3	1	2
7	3	1	3	2
8	3	2	1	3
9	3	3	2	1

　　9 横行表示 9 次试验(实验),4 纵列表示最多允许安排四个因素(包括交互作用项在内),表内数字 1、2、3 为水平数。

　　正交表具有的性质是:表中每一列出现各种数字的次数相同,即任一因素不同水平的试验(实验)次数相同。$L_9(3^4)$ 表中每一列中的水平 1、2 和 3 都出现 3 次。对于表中的任意两列,将同一横行的两个数字看成有序的数对,那么每种数对出现的次数相同。因而,在比较分析某一因素的各水平时,不仅可保证其他因素是在同等的条件下,而且可以使得各因素的作用能被清楚地分析,并且能找到最优(或比较好)的搭配条件。

　　(二) 方法与步骤

　　下面通过实例来介绍正交设计的方法与步骤。

　　【例 26-9】　为了研究磁疗对烫伤治疗的消肿效果,某研究所对白鼠进行实验,选取磁感应强度(A)、磁疗时间(B)和振动(C)三个因素,各因素所取的水平如表 26-23。试用正交设计安排实验,以考察各因素的效应,并选取最佳消肿效果的条件。

表 26-23　影响磁疗效果的因素及水平

水平	磁感应强度/Gs (A)	磁疗时间/min (B)	振动/级 (C)
1	800	90	1
2	850	120	2
3	900	150	3

注:$1Gs = 10^{-4}T$。

　　1. 确定要考察的因素,因素间的交互作用和各因素变化的水平　根据专业知识和试验(实验)目的,确定要考察的因素及因素间的交互作用,因素间交互作用有一级交互作用、二级交互作用及高级交互作用。如本例若 A 与 B(A×B)间有交互作用,为一级交互作用,A×B×C 为二级交互作用。一般正交试验(实验)中只考察一级交互作用或部分一级交互作用。本例为了介绍方便模拟两种情况:①不考虑交互作用;②考虑 A 因素与 C 因素交互作用。

　　每个因素的水平数可以相等也可以不等,重要的因素或者特别希望详细了解的因素的水平数可多一些,其余可少一些。但从实际工作量考虑,一般因素的水平数不宜过多。本例三个因素各取三个水平。因素的水平可以随机化,即因素的水平数排列次序不一定为有序的,而可以采用随机的方法来决定。

　　2. 根据因素及其交互作用个数和水平数,选取恰当的正交表　选取正交表,首先根据试验(实验)因素的水平数,选取相同水平数 k 的正交表(多个)。再考虑在水平数为 k 的这类正交表中,选取试验

(实验)因素个数加交互作用项的个数少于 m 的正交表[或等于 m 时,每一试验(实验)条件需作重复试验(实验),才能在方差分析时有误差项],使因素与交互作用项之间不出现相互混杂,即不占正交表的相同列。最后结合已有的人力和物力条件选试验(实验)次数为 n 的正交表。如条件许可,n 可选大些,否则选小些。

正交表选取需根据自由度的原则。试验(实验)的总自由度小于正交表的总自由度。正交表的总自由度 $v_{总}=$ 试验(实验)次数 -1;试验(实验)的总自由度等于因素(列)自由度之和加交互项自由度。每因素(列)的自由度 $v_{列}=$ 此因素(列)水平数 $k-1$。因素 A 的自由度 $v_A=$ 因素 A 的水平数 k_A-1;因素 A、B 间交互作用的自由度 $v_{A\times B}=$ 因素 A 的自由度 $v_A\times$ 因素 B 的自由度 v_B;余类推。

本例 A、B 和 C 三个因素均为三水平,自由度的计算方法为:①不考虑交互作用时,则 $v_A=3-1=2$;$v_B=3-1=2$;$v_C=3-1=2$;试验(实验)的总自由度 $v_{试验}(v_{实验})=v_A+v_B+v_C=2+2+2=6$,可选 $L_9(3^4)$(表 26-22)。此时 $v_{总}=9-1=8$,$v_{试验}(v_{实验})<v_{总}$。②若考虑 A×C 的交互作用,$v_{A\times C}=v_A\times v_C=2\times 2=4$,则 $v_{试验}(v_{实验})=v_A+v_B+v_C+v_{A\times C}=2+2+2+4=10$,$L_9(3^4)$ 就不合适了。此时可选 $L_{18}(3^7)$,$v_{试验}(v_{实验})=10<v_{总}=17$。

3. 将试验(实验)因素及交互作用安排到正交表中各列(表头设计) 在因素间有交互作用项时,各因素及交互作用项在正交表各列的安排,应根据正交表相应的二列间的交互作用表和表头设计(见有关专著中附表)来确定。即:①本例若不考虑交互作用,可将 A、B、C 三因素放于正交表 $L_9(3^4)$ 的第 1、2、3 列;②若考虑 A 与 C 因素的交互作用,各因素及交互项安排需考察交互项的因素,如本例 A 和 C 因素安排在 $L_{18}(3^7)$ 的第 1、2 列,再查 $L_{18}(3^7)$ 相应的交互作用表安排 A×C 的交互项 [$L_{18}(3^7)$ 和 $L_{27}(3^{13})$ 可用相同的交互作用表],根据表 26-24 安排在第 3、4 列,B 因素安排在第 5 列。在有交互作用时,表头设计结果见表 26-25。

表 26-24 $L_{27}(3^{13})$ 两列间的交互作用表

列号	1	2	3	4	5	6	7	8	9	10	11	12	13
(1)	3	2	2	6	5	5	9	8	8	12	11	11
	4	4	3	7	7	6	10	10	9	13	13	13
(2)		1	1	8	9	10	5	6	7	5	6	7
		4	3	11	12	13	11	12	13	8	9	10
(3)			1	9	10	8	7	5	6	6	7	5
			2	13	11	12	12	13	11	10	8	9
(4)				10	8	9	6	7	5	7	5	6
				12	13	11	13	11	12	9	10	8
(5)					1	1	2	3	4	2	4	3
					7	6	11	13	12	8	10	9
					⋯	⋯	⋯	⋯	⋯	⋯	⋯	⋯

表 26-25 $L_{18}(3^7)$ 表头设计

试/实验号	1(A)	2(C)	3(A×C)	4(A×C)	5(B)	6	7
1	1	1	1	1	1	1	1
2	1	1	1	1	2	2	2
3	1	1	1	1	3	3	3
4	1	2	2	2	1	1	1
5	1	2	2	2	2	2	2
⋮	⋮	⋮	⋮	⋮	⋮	⋮	⋮
18	3	3	2	1	3	2	1

4. 将正交表中的数字转换成因素的水平(安排试验/实验),并进行试验/实验(仅对无交互作用项) 若不考虑 A×C 交互作用,将表 26-22 中的数字转换后为表 26-26 的形式。9 次实验按表 26-26 中所列的实验条件进行实验。表 26-26 中最后一列为实验结果。若考虑 A×C 交互作用,表 26-25 中的第 1、5、2 列分别对应的 A、B、C 因素,将各自的数字替换为相应的因素水平。

表 26-26 例 26-9 正交设计的实验表

实验号	磁感应强度/Gs (A)	磁疗时间/min (B)	振动/级 (C)	消肿率/%
1	800	90	1	31
2	800	120	2	54
3	800	150	3	38
4	850	90	2	53
5	850	120	3	49
6	850	150	1	42
7	900	90	3	57
8	900	120	1	62
9	900	150	2	64

注:$1Gs = 10^{-4}T$。

根据实验表 26-26 进行方差分析。

本例中的检验假设为考察因素 A、B、C 的水平变化对实验结果无影响,且不考虑因素间的交互效应。实验设计采用正交设计。

本例采用正交设计的方差分析,相关过程中用到的统计量的计算见表 26-27。

表 26-27 各因素误差平方和与自由度分解

实验号	磁感应强度/Gs (A)	磁疗时间/min (B)	振动/级 (C)	消肿率/%
1	800	90	1	31
2	800	120	2	54
3	800	150	3	38
4	850	90	2	53
5	850	120	3	49
6	850	150	1	42
7	900	90	3	57
8	900	120	1	62
9	900	150	2	64
T_1	123	141	135	450
T_2	144	165	171	
T_3	183	144	144	
$\overline{X}_1$	41	47	45	
$\overline{X}_2$	48	55	57	
$\overline{X}_3$	61	48	48	

注:$1Gs = 10^{-4}T$。

本例的方差分析表见表 26-28。

表 26-28　方差分析表

变异来源	SS	v	MS	F	P
磁感应强度（A）	618	2	309.000	34.333	0.028
磁疗时间（B）	114	2	57.000	6.333	0.136
振动（C）	234	2	117.000	13.000	0.071
误差	18	2	9.000		
总变异	984	8			

由以上分析结果，可得出结论：因素 A 的水平变化对实验结果有影响，B、C 因素无统计学意义。

5. 对试验（实验）指标的数据进行统计分析　正交试验（实验）设计的数据分析有直观分析法和方差分析。为了获得数据更多的信息和进行恰当的解释，应将两者结合起来。具体方法这里不赘述，请参考有关专著。

（三）优缺点与注意事项

根据正交试验（实验）的分析结果（作用）可以判断各因素不同水平对试验（实验）结果的影响是否有统计学意义以及各因素间的交互作用是否存在（仅限一级交互作用），可以分析因素作用的主次。判断因素主次的原则（水平数相同）是看各因素的均方大小，均方大的因素为主要因素；或者根据因素与指标的关系图判断，波动大的为主要因素。可以选择最佳试验（实验）条件或根据各因素各水平对试验（实验）的影响，提供各因素对试验（实验）结果更合适的试验（实验）条件的方向。

正交试验（实验）设计的最大优点是可以考察多个因素以及因素间的交互作用，同时试验（实验）的工作量又不是很大。但是，与析因设计相比，这种设计不能考察因素间的高阶交互作用。

应当指出的是，正交设计应用于生物医学试验（实验）时，由于生物体的个体差异较大，为了提高试验（实验）的可靠性，可能的条件下常常作重复试验（实验），即在每一条件下重复几次试验/实验（当有重复试验/实验时，正交表的列在安排因素和交互项时可以排满），或选择同水平试验（实验）次数更多的正交表。

第三节　案　例

【案例 26-1】　某研究的目的是研究不同治疗方法对 I、II 期子宫内膜癌治疗后复发、转移及并发症的影响。原文根据不同治疗方法将 205 名 I、II 期子宫内膜癌患者分为手术组、术前腔内全量放射治疗（简称"放疗"）组、术前腔内非全量放疗组和单纯放疗组 4 组，对其治疗后复发、转移及并发症进行分析、比较。结果：手术组、术前腔内全量放疗组、术前腔内非全量放疗组及单纯放疗组的总复发转移率分别为 19.8%、8.1%、22.2%、34.6%；其中阴道残段复发率分别为 6.2%、1.6%、11.1%、11.5%。放疗并发症中，放射性直肠炎、膀胱炎的发生率，术前腔内全量放疗组均为 3.2%，术前腔内非全量放疗组分别为 2.8%、0.0%，单纯放疗组分别为 0.0%、3.8%。结论为：术前腔内全量放疗组的复发转移率最低，而且放疗后并发症发生率也低，是治疗 I、II 期子宫内膜癌较为理想的方法。

然而，各组子宫内膜癌的临床分期存在明显差异，见表 26-29。

表 26-29　各组子宫内膜癌不同临床分期的试验结果

组别	不同临床分期的频数			合计	不同临床分期的构成比/%		
	Ia 期	Ib 期	II 期		Ia 期	Ib 期	II 期
手术组	47	18	16	81	58.02	22.22	19.75
术前腔内全量放疗组	14	11	37	62	22.58	17.74	59.68
术前腔内非全量放疗组	14	9	13	36	38.89	25.00	36.11
单纯放疗组	6	3	17	26	23.08	11.54	65.38

构成比检验:$\chi^2_{(6)}=33.434\,7,P\leqslant0.01$。

请讨论该研究在设计上是否存在问题?

解析:不同组别中临床分期的构成比差异有统计学意义,且临床分期对子宫内膜癌治疗后复发、转移及并发症存在影响。因此,设计时必须保证临床分期在组别见均衡可比。

【案例26-2】　某研究的目的是通过观察多柔比星[又称阿霉素(adriamycin,ADM)]联合4-羟苯维胺酯(4-HPR)对人膀胱尿路上皮细胞癌的癌细胞的生长抑制和诱导凋亡作用,探讨两药对膀胱尿路上皮细胞癌的癌细胞是否存在交互作用。

原文涉及两个因素:ADM和4-HPR。其中ADM的剂量有三个水平:0.00mg/L,0.05mg/L,0.50mg/L。4-HPR的剂量有四个水平:0mol/L,10^{-6}mol/L,5×10^{-6}mol/L,10^{-5}mol/L。原文所设处理组如表26-30所示。

表26-30　原文的设计与3×4析因设计比较

ADM 剂量/ (mg·L⁻¹)	4-HPR 剂量/(mol·L⁻¹)			
	0	10^{-6}	5×10^{-6}	10^{-5}
0.00	✓	✓	✓	✓
0.05	✓	✗	✓	✗
0.50	✓	✓	✓	✓

注:✓表示原文中设计了该处理组,✗表示原文中没有考虑该处理组。

请讨论以下问题。

(1)这种设计是否合理?

解析:不合理,因为未观察两个处理因素部分水平的组合。

(2)能否达到分析交互作用的目的?

解析:仅能识别部分水平的交互作用。

(3)现有资料如何分析?

解析:采用广义线性模型进行分析。

(4)如何改进实验设计?

解析:应采用3×4析因设计,考虑两个研究因素各个水平的所有组合。

【案例26-3】　虫草多糖是冬虫夏草的主要活性成分之一,具有抗肿瘤、增强机体免疫力和降血糖等多方面的药理作用。虫草多糖的提取过程是:取100g虫草菌粉,加水若干,浸泡1h,加热至微沸,维持一定时间,冷却,离心,残渣重复提取。为进一步确定冬虫夏草中虫草多糖的最佳提取工艺,拟考虑三个主要因素:①加水量(A);②煎煮时间(B);③煎煮次数(C)。每个因素各考虑三个水平。加水量分别考虑的三个水平为原药量的8、10和12倍;煎煮时间分别考虑的三个水平为0.5、1和1.5h;煎煮次数分别考虑的三个水平为1、2、3次。请讨论下列几个问题。

(1)单独考虑一个因素时,采用何种设计方法?

解析:以加水量为例,应该将样本随机分配至三个组别,应该采用完全随机设计。

(2)同时考虑三个因素,不考虑交互作用时,采用何种设计?

解析:控制其他两个因素对第三个因素进行评价,此时应该采用拉丁方设计。

(3)同时考虑三个因素,且考虑所有的交互作用,采用何种设计?

解析:采用析因设计。三个因素,每个因素三个水平,一共27种组合。

(4)同时考虑三个因素,但只考虑一阶交互作用时,采用何种设计?

解析:若只考虑A与B、A与C、B与C一阶交互作用,则试验的总自由度为18=2+2+2+2×2+2×2+2×2。此时应该选择$L_{27}(3^{13})$正交表。

【案例 26-4】　高血压是指以体循环动脉血压增高为主要特征的临床综合征,是心脑血管疾病最主要的危险因素,是当前最常见的慢性病,我国的高血压患病率也呈现逐年增高的趋势。目前对高血压的主要控制措施为服用降压药,再配合健康生活方式。为比较两种目前市面上常见降压药的降压效果,某研究小组进行了一次小样本研究,招募了 60 名轻度高血压患者,将这些受试者随机分为两组,编号为 A 组和 B 组,分别服用降血压药物 A 药和 B 药,测量每位受试者服药前和服用一片降压药两小时后的收缩压(SBP1 和 SBP2,单位:mmHg),并记录受试者的年龄,结果如表 26-31 所示。试比较两种降压药的降压效果。

表 26-31　60 名高血压患者研究数据记录表

患者编号	分组	年龄(岁)	SBP1(mmHg)	SBP2(mmHg)	患者编号	分组	年龄(岁)	SBP1(mmHg)	SBP2(mmHg)
1	A 组	67	159.03	132.79	31	B 组	60	150.82	128.81
2	A 组	62	146.85	127.19	32	B 组	65	142.50	120.75
3	A 组	68	139.87	122.59	33	B 组	71	143.89	126.01
4	A 组	64	149.43	136.81	34	B 组	69	149.72	128.56
5	A 组	71	160.26	139.44	35	B 组	60	148.93	125.57
6	A 组	63	150.99	132.76	36	B 组	68	148.69	127.42
7	A 组	69	153.77	139.11	37	B 组	74	140.39	122.88
8	A 组	65	150.56	132.63	38	B 组	67	154.45	129.83
9	A 组	64	139.92	125.93	39	B 组	69	156.03	138.62
10	A 组	65	143.19	129.12	40	B 组	75	147.81	126.53
11	A 组	68	145.72	128.18	41	B 组	64	148.44	124.57
12	A 组	70	144.63	131.51	42	B 组	58	141.26	116.50
13	A 组	68	148.70	132.56	43	B 组	64	156.89	132.35
14	A 组	76	146.96	130.77	44	B 组	63	141.32	121.62
15	A 组	68	145.89	126.08	45	B 组	66	142.90	124.39
16	A 组	62	147.94	127.44	46	B 组	57	145.56	123.03
17	A 组	64	144.55	125.67	47	B 组	62	149.56	129.28
18	A 组	60	141.59	125.67	48	B 组	60	144.14	118.51
19	A 组	66	134.51	118.38	49	B 组	70	147.14	121.30
20	A 组	73	136.18	119.85	50	B 组	65	150.40	128.00
21	A 组	57	146.29	121.38	51	B 组	71	141.24	122.98
22	A 组	62	144.82	126.75	52	B 组	70	151.88	134.94
23	A 组	58	145.35	127.24	53	B 组	69	146.52	123.83
24	A 组	58	140.55	122.05	54	B 组	64	143.70	123.71
25	A 组	67	141.47	127.76	55	B 组	61	141.83	119.16
26	A 组	66	140.63	127.83	56	B 组	70	146.39	123.23
27	A 组	72	145.03	126.05	57	B 组	62	152.77	129.20
28	A 组	67	147.17	129.29	58	B 组	73	136.14	121.45
29	A 组	64	144.17	130.45	59	B 组	67	146.58	121.59
30	A 组	65	142.54	129.04	60	B 组	65	154.06	125.88

解析:本例中,干预前的血压水平以及患者的年龄都会对干预后的血压造成影响。因此,在比较干预后两组间血压的平均水平差异时,需要考虑干预前的基线血压水平以及患者的年龄,并对其进行矫正。因此,本例应当采用协方差分析(analysis of covariance,ANCOVA)的方法进行分析。其中,干预前的基线血压值和年龄,可以作为协变量(covariate)纳入分析,在矫正了治疗前的基线血压的情况下,估计两组患者治疗后血压的矫正均数及组间差异。

需要注意的是,协方差分析中的协变量应为服从正态分布的连续型随机变量。协变量的个数可以不止一个。在线性模型的框架下,协变量与分组变量不应当存在交互效应。

本例协方差分析的误差分解和统计量及 P 值的结果见表 26-32。结果显示:干预前血压水平对干预后的血压水平有影响($P < 0.001$);在矫正了治疗前的基线血压的情况下,A 药和 B 药的降压效果的差异存在统计学意义($P < 0.001$)。

表 26-32 协方差分析的误差分解、统计量及对应 P 值

变异来源	SS	v	MS	F	P
服药前血压	922.022	1	922.022	124.007	< 0.001
年龄	70.837	1	70.837	9.527	0.003
药物分组	260.975	1	260.975	35.100	< 0.001
误差	416.373	56	7.435		
总变异	967 471.178	59			

注:表格中的结果为软件计算所得数值的修约值。

经协变量矫正后的干预后的血压水平如表 26-33 所示。

表 26-33 矫正后均数

分组	矫正均数	矫正均数的标准误	矫正均数的95% CI	
			下限	上限
A 组	128.987	0.500	127.984	129.989
B 组	124.774	0.500	123.772	125.776

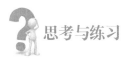

思考与练习

一、选择题

1. 对于 2×3×4 的析因设计,每个组合样本量为 5,作全因子方差分析时,其误差项的自由度是( )

    A. 23   B. 3   C. 96   D. 2   E. 97

2. 正交设计模型 $L_{16}(2^{15})$ 表示实验安排( )

    A. 实验次数 16 次,实验因素 2 个

    B. 实验次数 15 次,实验因素 2 个

    C. 实验次数 16 次,各因素 2 个水平

    D. 实验次数 15 次,各因素 2 个水平

    E. 实验次数 16 次,实验因素 2 个,每个因素 15 个水平

3. 3×4 析因设计表示( )

    A. 有 3 个因素,每个因素 4 个水平

    B. 有 4 个因素,每个因素 3 个水平

C. 有 2 个因素，分别有 3 个和 4 个水平

D. 有 1 个因素，共 12 个水平

E. 有 12 个因素，每个因素 1 个水平

4. 析因分析中，因素 A 和因素 B 的一级交互效应的离差平方和为（　　　）

A. $SS_{A \times B} = SS_A \times SS_B$

B. $SS_{A \times B} = SS_{AB} - SS_A - SS_B - C$

C. $SS_{A \times B} = SS_{AB} - SS_A - SS_B$

D. $SS_{A \times B} = SS_{总} - SS_A - SS_B - SS_{误差}$

E. $SS_{A \times B} = SS_{AB} - SS_{误差}$

5. 对二阶段交叉设计资料进行方差分析时，如果不考虑任何交互效应，则总变异可分解为（　　　）

A. 两部分变异

B. 三部分变异

C. 四部分变异

D. 五部分变异

E. $N-1$ 部分变异

二、简答题

1. 两组比较时，采用完全随机设计和配对设计的优缺点有哪些？

2. 交叉设计适用于何种情况的研究？

3. 析因设计与正交设计的区别及各自的优缺点有哪些？

4. 随机区组设计的特点是什么？

三、思考题与计算题

1. 糖皮质激素（glucocorticoid，GC）的长期使用可引起骨质疏松，甚至股骨头无菌性坏死。为研究某中药对长期使用 GC 引起的骨质疏松的预防和治疗效果，拟用 3 月龄 SD 大鼠进行实验，主要观察指标为骨吸收率、矿化沉积率、骨形成率等。试进行实验设计。

2. 化疗常引起恶性呕吐。为比较某国产药与进口药对缓解因化疗引起的恶性呕吐的效果，拟进行临床试验。问：采用何种设计方法？临床试验中需要注意哪些问题？

3. 金银花中含有 4 种黄酮类化合物，具有降低心肌耗氧量，使动脉、脑血管流量增加，抗心律失常，软化血管，降血糖、血脂等作用。为探索金银花中总黄酮的提取工艺，需要考虑：乙醇浸泡浓度、萃取时间、乙醇洗脱浓度、物料比 4 个因素。每个因素各 3 个水平。其中，乙醇浸泡浓度为：75%，80%，85%；萃取时间为：20min，40min，60min；乙醇洗脱浓度为：40%，60%，80%；物料比为：1：10，1：20，1：30。试进行实验设计。

（曾令霞　陈方尧）

第二十七章
随机对照试验设计与分析

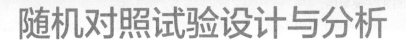

【学习要点】

1. 临床试验具有自身的特点。临床试验分期包括Ⅰ~Ⅳ期,主要设计目的存在差异。

2. 临床试验常见的对照类型包括:安慰剂对照、空白对照、阳性对照、剂量-反应对照和外部对照。

3. 常见的设计类型包括:平行组设计、交叉设计和析因设计。适应性设计是一类创新设计模式,主要包括:成组序贯设计、样本量重新估计、适应性无缝剂量选择的设计、适应性富集设计。

4. 临床试验的比较类型包括:差异性检验、优效性检验、等效性检验和非劣效性检验。等效性检验和非劣效性检验的界值确定需要结合统计和临床知识综合判断。各种类型检验的假设检验原理、置信区间计算、样本量估计存在显著区别。

5. 临床试验意向性治疗原则具有特定的内涵。估计目标是临床试验中近年提出的新概念,其结构化框架包括:试验目的、估计目标、估计方法、估计值和敏感性分析。估计目标的属性包括:研究处理、目标人群、目标变量、伴发事件及其处理策略和目标人群层面的研究效应。临床试验伴发事件的处理策略包括:疗法策略、复合变量策略、假想策略、在治策略和主层策略。

6. 临床试验中常见的偏倚包括:选择性偏倚、观察性偏倚和混杂性偏倚。随机化、盲法和统计分析方法校正等是临床试验中控制偏倚的重要措施。

7. 临床试验常用随机化方法包括:简单随机化、限制性随机化、协变量适应性随机化和反应变量适应性随机化。盲法分为双盲、单盲和非盲。统计分析时,需校正随机分层因素。

8. 临床试验中可开展亚组分析、交互作用分析。对于探索性分析,应谨慎解释其分析结果。

第一节　临床随机对照试验概述

临床试验(clinical trial)是以人体(患者或正常人)作为研究对象的生物医学研究,以揭示研究因素(新药、新器械、新疗法等)对人体的作用、不良反应,或探索药物在人体内的吸收、分布、代谢和排泄规律等,目的是改进疾病的诊断、治疗和预防措施,或确认研究因素的有效性与安全性。随机对照试验(randomized controlled trial,RCT)是将研究对象随机分组,对各组实施不同的干预,以考察干预效果的临床试验形式。RCT具有能够最大程度地避免临床试验设计、实施中可能出现的各种偏倚,平衡混杂因素,提高统计学检验的有效性等诸多优点,被公认为是评价干预措施的金标准。

一、临床试验的特点

(一)临床试验与动物实验相比的特殊性

1. 伦理性　世界医学大会《赫尔辛基宣言》和国际医学科学组织委员会颁布的《人体生物医学研究国际道德指南》的道德原则,要求做到公正、尊重人格、力求使受试者最大程度受益和尽可能避免伤害,是国际上开展临床试验普遍遵循的伦理准则。用于临床试验的任何药物或措施,应有充分的科学依据认为其对患者安全有效,或预期的受益应超过可能出现的损害。临床试验必须得到所在研究单位伦理委员会的批准,招募受试者时必须让受试者知情并自愿参加,研究者和受试者双方必须签署书面的知情同意书。通常认为,临床试验对伦理的要求高于对科学的考虑。

2. 社会性　人既具有生物性又具有社会性,受试对象的主观因素、心理作用、精神状态是导致试验结果产生偏性的主要原因。

3. 复杂性　临床试验中有更多的外来因素难以控制,特别是研究对象的同质性、依从性等。临床试验中研究者不能完全支配患者的行为,只能对患者提出一些要求,以避免干扰试验的过程和结果。

（二）临床试验有别于临床治疗

临床治疗是根据每一位患者的具体情况按照临床治疗指南对症施治,不一定需要统一的方案,目的是将患者治好;临床试验是为了探索某种新的治疗或处理方法是否安全、有效,所以必须有一个共同遵循的试验方案,所有参与试验的受试者均按同一方案进行治疗或处理,通常不得因人而异。

（三）临床试验不同于观察性研究

临床试验属于前瞻性研究,在研究中需要给予每个受试者一个或一套标准化的处理措施,目的是评价这些措施的安全性和有效性。观察性研究有回顾性的,也有前瞻性的,但是和临床试验有本质的区别,其对每一个被调查者不施加任何干预,只是客观记录需要观察的指标,目的是在自然状态下(无干预情况下)估计患病率或发病率以及探寻有关危险因素。

二、临床试验的分期

在新药产品研发过程中,常常按照药物研发开始进行临床试验后所处的阶段进行分期,我国对于注册药物的临床试验分为Ⅰ、Ⅱ、Ⅲ、Ⅳ期。对于其他情形下的临床试验有时并不分期,如果进行分期,一般也都是根据临床试验所处阶段进行分期,可视具体情况分析而定。以下为药物临床试验的4个分期。

（一）Ⅰ期临床试验

是初步的临床药理学及人体安全性评价试验。通过一系列试验,观察人体对新药的耐受程度和药代动力学,为制订给药方案提供依据。

（二）Ⅱ期临床试验

是治疗作用初步评价阶段。其目的是通过一系列试验,初步评价药物对目标适应证患者的治疗作用和安全性,也包括为Ⅲ期临床试验设计和给药剂量方案的确定提供依据。此阶段的研究设计可以根据具体的研究目的,采用多种形式,包括随机盲法对照试验。

（三）Ⅲ期临床试验

是治疗作用确证阶段。其目的是通过一个或多个试验,进一步验证药物对目标适应证患者的治疗作用和安全性,评价利益与风险关系,最终为临床应用或药物注册申请的审查提供充分的依据。试验一般应为具有足够样本量的随机盲法对照试验。

（四）Ⅳ期临床试验

药物上市后由申请人进行的应用研究阶段。其目的是考察在广泛使用条件下药物的疗效和不良反应,评价在普通或者特殊人群中使用的利益与风险关系以及改进给药剂量等。

三、临床试验的管理规范

为保证药品临床试验过程规范、结果科学可靠,保护受试者的权益并保障其安全,世界卫生组织(World Health Organization, WHO)、各发达国家均制定了药物临床试验质量管理规范(good clinical practice, GCP)。由欧盟委员会、欧洲制药工业协会联合会、美国食品药品监督管理局(U.S. Food and Drug Administration, FDA)、美国药品研究和制造商协会、日本厚生省、日本制药工业协会这6个成员发起的"人用药品技术要求国际协调理事会"(The International Council for Harmonisation of Technical Requirements for Pharmaceuticals for Human Use,简称 ICH)自 1991 年起,每两年举行一次会议,共同商讨 GCP 国际统一标准,并适时增补内容,为保证临床试验质量提供了规范化指导。

我国政府于 1984 年颁布实施《中华人民共和国药品管理法》,并于 2001 年、2015 年、2019 年先后进行修订。1992 年,我国政府派员参加了世界卫生组织 GCP 的定稿会,之后即开始酝酿起草我国的 GCP。1997 年,卫生部药政管理人员及有关专家参加了 ICH 大会。随后参照 WHO GCP 和 ICH GCP,经七次修订,于 1998 年颁布了我国的《药品临床试验管理规范》(试行)。1998 年国家药品监督管理局(State Drug Administration,SDA)成立,2003 年国家食品药品监督管理局(State Food and Drug Administration,SFDA)成立,2013 年更名为国家食品药品监督管理总局(China Food and Drug Administration,CFDA),2018 年设立国家药品监督管理局(National Medical Products Administration,NMPA),并划归国家市场监督管理总局(State Administration for Market Regulation,SAMR)。为加强对药品监督管理的依法行政,先后颁布了既与国际接轨,又符合我国国情的《药品注册管理办法》《药物临床试验质量管理规范》《药品临床研究的若干规定》等一系列法规和技术性指导文件,标志着我国药品研发和管理进入了法律化、科学化、国际化时代。

近年来,由申办方发起的注册临床研究已逐步正规。然而,对研究者发起的临床研究的规范管理远远落后于现实需求,尚缺乏有效的监督管理体系。随着医疗机构的研究者发起临床研究的快速发展,急需加强对该类临床研究的全过程监管和规范化开展。国家卫生健康委员会已发布《医疗卫生机构开展研究者发起的临床研究管理办法(试行)》,并于 2021 年 10 月 1 日在北京市、上海市、广东省和海南省先行试点实施。2024 年 9 月 18 日,该办法正式发布,2024 年 10 月 1 日起施行。

有关临床试验的管理规范除了体现在各级主管行政当局的政策法规文件的要求中,国际上不同的学术组织也致力于对临床试验的各个方面提出学术规范,例如其中较有代表性的、目前已广为接受的有关于临床试验方案制订的《临床试验方案规范指南》(Standard Protocol Items:Recommendations for Interventional Trials,SPIRIT)声明和有关于临床试验报告的《临床试验报告规范》(Consolidated Standards of Reporting Trials,CONSORT)声明,为临床试验的规范化运行也发挥了重要作用。

第二节　随机对照试验的设计

一、临床试验的对照设置

临床试验中,对照组的设置通常应遵循对等、同步、专设的原则。对照可以是平行对照(成组设计),也可以是交叉对照(交叉设计)。同一个临床试验可以包含一个或多个不同条件的对照组。

(一)对照组类型

临床试验中对照组的设置通常有五类:安慰剂对照、空白对照、阳性对照、剂量-反应对照和外部对照。

1. 安慰剂对照　安慰剂(placebo)是一种虚拟药物(dummy medication),其剂型、大小、颜色、重量、气味、口味等都与试验药物尽可能保持一致,但不含试验药物的有效成分。

设置安慰剂对照的目的在于克服研究者、受试者、参与评价疗效和安全性的工作人员等由于心理因素所形成的偏倚,借助盲法最大限度地减少受试者和研究者的主观期望效应(expectant effect),控制安慰作用。设置安慰剂对照还可以消除疾病自然进展的影响,以衬托出试验药物所引起的真实的疗效及不良反应,所以,在此试验条件下,能够直接度量试验药物和安慰剂之间的差别。当然,还需注意使用安慰剂的条件,例如在伦理上符合要求、不会因使用安慰剂贻误病情等。

2. 空白对照　未加任何对照药物的对照组称空白对照(blank control)。空白对照与安慰剂对照的不同在于空白对照并未给予任何药物,所以它是非盲的,从而可能影响到试验结果的正确评价。空白对照的适用情况有:①由于处理手段非常特殊,安慰剂盲法试验无法执行,或者执行起来极为困难。例如试验组为放射治疗、外科手术等。②试验药物的不良反应非常特殊,以至于无法使研究者或受试者处于盲态。这时使用安慰剂对照几乎没有意义，不如采用空白对照。若采用空白对照，则需要更加严格的质控过程。

3. 阳性对照　在药物临床试验中采用已知有效的药物作为试验药物的对照，称为阳性对照（active control/positive control）。作为阳性对照的药物必须是疗效肯定、医学界公认、《中华人民共和国药典》中收载的药物。如果有多种阳性对照药物可选，则应选对所研究的适应证最为有效、安全的药物。试验药物与阳性对照药物之间的比较需要在相同条件下进行，阳性对照药物使用的剂量和给药方案必须是该药最优剂量和最优方案，否则可能导致错误的结论。阳性对照药物试验应该是随机双盲的，双盲执行过程常采用双模拟技术。

4. 剂量-反应对照　将试验药物设计成几个剂量组，受试者随机地分入一个剂量组中，这样的临床研究称为剂量-反应对照（dose-response control），或多剂量对照。它可以包括安慰剂对照即零剂量（zero-dose），也可以不包括安慰剂。剂量-反应对照主要用于研究剂量与疗效、不良反应的关系，或者仅用于说明疗效。剂量-反应对照有助于回答给药方案中采用的剂量是否合适的问题。

剂量-反应关系一般呈 S 形曲线关系，选用的剂量最好是从曲线的拐点向两侧展开，因拐点处斜率较大，剂量的改变会使疗效和安全性反应更加灵敏，易于获得合适的结论。剂量-反应对照也可以包括阳性对照药物的一个或多个剂量组。

5. 外部对照　外部对照（external control）通常是将研究者本人或他人过去的研究结果与试验药物进行对照比较，因此又称为历史对照（historical control）。当所研究的疾病严重威胁人类健康，目前还没有满意的治疗方法［如获得性免疫缺陷综合征（acquired immunodeficiency syndrome，AIDS）、恶性肿瘤］，且根据药物作用机制、动物实验，以及早期经验，已能推荐所研究的新药，或药物具备突出疗效时，可以使用外部对照。外部对照可比性很差，因为本试验受试者与外部对照的受试者并非来自同一个患者总体，不符合对等、同步、专设的原则，也无法设盲，所以外部对照应用十分有限，主要用于探索性研究。对于临床急需用药、罕用药、抗肿瘤药等，如果疗效突出，也可以采用外部对照的单臂设计来获得条件上市。

（二）对照组的组合应用

1. 多个对照组　一个临床试验不一定只有一个对照组，可以根据实际情况设立多个对照组。

2. 三臂试验　在一个阳性对照药物的临床试验中，增加一个安慰剂对照组，就形成同时使用安慰剂和阳性对照药物的试验，称为三臂试验（three-arm trial）。

3. 加载研究　在安慰剂对照试验中，为了加强伦理性，可以在每个受试者都给予一种标准治疗（standard care）的基础上，试验组再给予试验药物，对照组再给予安慰剂，这称为标准治疗加安慰剂对照的试验。当一种标准治疗已经被证实能够降低死亡率、复发率等时，受试者从这种标准疗法中肯定能得到好处，因此不能中断，只能继续保持，此时，安慰剂对照试验的设计方案就成为：所有受试者都接受这种标准疗法，试验组接受试验药物，对照组接受安慰剂。这种研究称为加载研究（add-on study）。在抗肿瘤、抗癫痫和抗心力衰竭的药物研究中，一种标准疗法还不是完全有效，但已证实受试者不能脱离这种标准疗法时，就可使用加载研究。

虽然加载研究所表达的疗效和安全性是一种联合疗法的结果，但是当试验药物与标准疗法具有完全不同的药理机制时，加载研究是非常有效的。

二、临床试验常见的设计类型

临床试验中常用的研究设计类型有：平行组设计（parallel group design）、交叉设计（cross-over design）和析因设计（factorial design）。

（一）平行组设计

平行组设计又称成组设计或完全随机设计（completely random design），是医学科研中最为常用的一种试验设计类型。具体到临床试验中，平行组设计是指将受试者随机地分配到各处理组中，并同期进行随访观测的研究方式。该设计适用面广,可用于两组或多组试验研究,且各组的样本量可不相等,设计比较灵活。

（二）交叉设计

交叉设计是一种受试者个体内部（within subjects）比较的试验设计,它将自身比较和组间比较设计进行了综合应用,可以较好地控制个体间的差异,以减少受试者人数。最简单的交叉设计是2种药物2个阶段的形式,又称2×2交叉设计。其对每个受试者安排两个试验阶段,分别接受A、B两种试验用药物,而第一阶段接受何种试验用药物是随机确定的,第二阶段必须接受与第一阶段不同的另一种试验用药物。因此,每个受试者接受的药物可能是先A后B（AB顺序）,也可能是先B后A（BA顺序）,故这种试验又简记为AB/BA交叉试验。两阶段交叉试验中,每个受试者需经历准备期、第一试验阶段的处理期、清洗上一阶段药物效应的洗脱期（wash-out period）和第二试验阶段的处理期。每个试验阶段的用药在后一阶段可能仍存在延滞效应（carry over effect）。前一个试验阶段后需安排足够长的洗脱期或有效的洗脱手段,以消除其延滞效应。采用交叉设计时,应考虑延滞效应对试验数据分析评价的影响。2×2交叉设计难以区分延滞效应与时期-药物的交互作用。如需进一步分析和评价延滞效应,则可考虑采用2个处理多个阶段的交叉设计（例如:2×4的ABBA/BAAB交叉设计）,也称为有重复的交叉设计（replicated cross-over design）。多种药物多个阶段的交叉设计也是经常用到的,例如:3×3交叉设计,即3种处理（A、B、C）、3个阶段、6种顺序（ABC/BCA/CAB/ACB/CBA/BAC）的交叉设计。由于每个受试者接受了所有处理组的治疗,提供了多个处理的效应,因此交叉试验中应尽量避免受试者的失访。

在临床药物动力学和代谢学研究中,2×2交叉设计已经成为两种药物生物利用度（bioavailability,BA）和生物等效性（bioequivalence,BE）比较研究的标准设计方法之一。而且,对于高变异药物或窄治疗指数药物的BA/BE研究,还需要用到有重复的交叉设计。具体的设计和方法可参考有关文献。

一般来说,无论是两阶段设计还是多阶段重复设计,只要不是以分析延滞效应和时期-药物的交互作用为研究目的,都需要严格定义洗脱期,确保有足够的时长,以清洗前一阶段所用药物的影响,尽量在设计中控制偏倚。

交叉设计的资料一般采用混合效应模型（mixed effects model）来分析。

【例27-1】《美国医学会杂志》（*Journal of the American Medical Association*,JAMA）2009年报道了高流量100%纯氧吸入对丛集性头痛的治疗效果的Ⅲ期临床试验研究。该研究采用随机、双盲、安慰剂对照、交叉试验设计。

试验分2个组、4个阶段,为2×4交叉设计。每个患者随机分配至A、B两组,在每次患者头痛发作开始时,用吸氧面罩呼吸100%的纯氧或空气,12L/min,15min,每次发作为1个阶段,分别在4次发作时交替进行吸纯氧或空气。试验A组的顺序为:空气→纯氧→空气→纯氧;试验B组的顺序为:纯氧→空气→纯氧→空气。

1. 主要终点疗效指标　15分钟后是否有疼痛（属二分类的指标）。

2. 样本量估计　根据以往舒马普坦（sumatriptan,丛集性头痛的常规治疗药物）与安慰剂对照的结果,以两者差别的25%作为临床有意义的改善,则在检验水准为0.05、检验效能为80%的情况下,估计最小样本量为55例。考虑到可能的脱落,最后决定至少用70例进行临床试验。

3. 统计分析　考虑到同一患者不同阶段结果间的相关性,对主要研究结果采用多水平logistic回归（multilevel logistic regression）模型进行分析,模型中除了比较处理间的差别,同时考虑了顺序、性别和丛集性头痛类型（慢性的或发作性的）对结果的影响。

4. 研究结果　共对334名患者进行了筛选,对其中109名合格病例进行了随机分组,有33例因为各种原因没有参与试验。最终A组36例,B组40例。各阶段参与人数为A组:36、36、36、35;B组:40、39、38、38。吸氧组共150人次在头痛发作时接受治疗,116人次有效;吸空气组148人次接受治疗,29人次有效。多水平logistic回归模型分析结果显示,吸氧组有效率为77%（95% *CI*:71%~85%）,对照组有效率为 20%（95% CI:14%~26%），Wald $\chi^2 = 66.7$，$P < 0.001$。模型中，性别、顺序、头痛类型均无统计学意义。研究中未观察到不良反应。

5. 研究结论　与吸入空气相比，高流量氧吸入对丛集性头痛有一定的缓解作用。

（三）析因设计

在临床试验中，析因设计是通过试验药物剂量的不同组合，对两个或多个药物同时进行评价，不仅可以检验每个药物各剂量间的差异，而且可以检验各药物间是否存在交互作用，或探索两种药物不同剂量的最佳组合，常用于复方研究。若药物之间存在交互作用，还可考察这种作用是拮抗的（antagonistic）还是协同的（synergistic）。常见的是研究两个药物的联合用药，三个或三个以上的比较少见。

【例 27-2】《柳叶刀》杂志（The Lancet）2021 年报道了一项采用 2×2 析因设计的多中心临床试验研究，旨在评估两种干预措施（渐进式运动或最佳实践建议和注射或不注射皮质类固醇）及其组合在肩袖疾病的成人患者中的临床有效性和成本效益等。

该试验按中心、年龄（18~35 岁、>35 岁）和性别分层，患者被随机分为 4 个组：第一组为最佳实践建议组，由理疗师进行一个疗程的面对面训练；第二组为皮质类固醇注射加最佳实践建议组；第三组为渐进式运动组，由理疗师进行 16 周内多达 6 个疗程的面对面训练；第四组为皮质类固醇注射加渐进式运动组。

1. 主要结局指标　12 个月内的肩痛和残疾指数（shoulder pain and disability index，SPADI）评分。

2. 样本量估计　基于 90% 的检验效能、双侧 1% 的检验水准，假设各组基线标准差为 24.3，若检测到两种干预措施主效应 SPADI 评分上 8 分的最小临床重要性差异（标化效应量为 8/24.3 = 0.33），则需要 550 名受试者。考虑到 12 个月时可能失访率为 20%，将样本量增加至 688 例。又考虑到每名理疗师治疗的受试者可能存在一定的聚集效应（假设组内相关系数为 0.001），样本量进一步增加到 704 例，每组 176 例。上述样本量估计时假定两种干预措施无交互作用，有足够的检验效能进行渐进式运动和注射皮质类固醇两种主效应的推断；如果确实存在交互作用，该样本量受试者将有 80% 的检验效能在 5% 的双侧检验水准能检测出标化效应量为 0.35 或更大的交互作用。

3. 统计分析　除非另有说明，否则所有分析均基于意向性治疗原则。在检验干预对主要结局的影响之前，评估是否存在交互作用。采用重复测量线性混合效应回归模型，以年龄、性别和基线 SPADI 作为固定效应，中心、理疗师和参与者内观察结果为随机效应，估计 12 个月内和每个数据采集时间点干预组间的 SPADI 差异。主要结局分析的统计学检验水准设定为 1%，效应量估计则对应 99% CI。

4. 研究结果　708 例符合条件者被随机分配到 4 个组，分别为 174、178、174 和 182 例。结果显示，12 个月内各组的 SPADI 评分显著改善。渐进式运动和注射皮质类固醇在主要结局方面的交互作用为 2.17（95% CI:−2.96~7.31；$P = 0.41$），无统计学意义。未发现渐进式运动和最佳实践建议之间 SPADI 评分存在差异的证据，调整后的均数差为 −0.66（99% CI:−4.52~3.20；$P = 0.66$）。也没有发现接受皮质类固醇注射的患者和未接受注射的患者之间 SPADI 评分存在差异的证据，调整后的均数差为 −1.11（99% CI:−4.47~2.26；$P = 0.40$）。

5. 研究结论　在改善肩痛和功能方面，渐进式运动并不优于最佳实践建议，肩峰下注射皮质类固醇对肩袖疾病患者没有长期益处。

三、适应性设计

适应性设计（adaptive design）是近年临床试验中应用越来越多的一类创新设计模式，是指按照预先设定的计划，在期中分析时使用试验期间累积的数据对试验作出相应修改的临床试验设计。这里的修改又称为适应性修改，是"按预先设定的计划"进行的，而不是临时提出的修改方案或补救措施。适应性修改是一个自我学习的过程，即通过对累积数据的不断学习，相应地修改试验方案，以适应不断变化的研究环境。国家药品监督管理局 2021 年专门颁布了《药物临床试验适应性设计指导原则(试行)》。适应性设计发展至今已有多种类型,这里择要介绍其中的几种。需要说明的是,无论采用何种类型的适应性设计,都要在适用性、合理性、完整性和可行性方面进行仔细评估,若没有体现出与传统设计相比的明显优势,建议谨慎考虑适应性设计。

(一) 成组序贯设计

成组序贯设计(group sequential design)是指方案中预先计划在试验过程中进行一次或多次期中分析,依据每一次期中分析的结果作出后续试验决策的一种灵活设计方法。决策通常有四种可能:①依据优效性终止试验;②依据无效性终止试验;③依据安全性终止试验;④继续试验。期中分析的时间一般基于累积数据的占比,如受试者入组比例或发生目标事件数的比例。如果期中分析至少有一次优效性分析,且有提前终止试验的可能,则应调整分析的I型错误率,并将总的I型错误率控制在事先设定的水平。调整I型错误率的常用方法包括 Pocock 法、Haybittle-Peto 法、O'Brien-Fleming 法以及 Lan-DeMets 的一族 α 消耗函数方法等。

特别强调的是,期中分析时间点的选择需要仔细考虑。如果成组序贯调整计划中存在以优效性提前终止试验的可能,时间点的选择应该考虑期中分析时的数据量是否充分以及随访时间是否足够以便能提供可靠的疗效估计和安全性评价的结果,也包括重要的次要终点以及一些重要的亚组结果的估计。若期中分析是要验证药物的安全性和无效性,时间点的选择则应该侧重于如何最大程度地保护受试者。

(二) 样本量重新估计

样本量重新估计(sample size reestimation)是依据预先设定的期中分析计划,利用累积的试验数据重新计算样本量,以保证最终的统计检验效能达到预先设定的目标或修改后的目标,并同时能够控制整体I型错误率。

初始样本量的估计通常取决于效应量、主要终点的变异度、试验随访时间、受试者脱落率等诸多因素,而这些常常基于以往的研究数据。多数情况下,试验设计阶段样本量的估计所需要的参数信息往往不够充分,可能会导致样本量估算不够准确。适应性设计中的样本量重新估计为此类问题提供了有效的解决方案。

样本量重新估计的方法可以分为盲态方法和非盲态方法。盲态方法一般不需要调整I型错误率,而非盲态方法通常需要对I型错误率进行调整。

应该注意的是,一个试验中不宜作多次样本量重新估计;当重新估计的样本量少于最初设计的样本量时,通常不接受样本量减少的调整。

(三) 适应性无缝剂量选择的设计

适应性无缝剂量选择的设计是指将两个试验无缝连接,在前期试验结束时作剂量选择,并将所选剂量用于后期试验。最终分析时则同时包含前期和后期两个试验入组的所有受试者的数据。

在传统的设计中,独立的II期剂量选择通常包括多个剂量组,目的是选出合适的剂量并用于III期试验。III期试验是一个独立于II期的试验,其最终分析并不包含II期试验的数据。以此为特定目标的II/III期试验也常称为II/III期操作无缝设计。操作无缝设计将II期试验的受试者排除在III期的最终分析之外,且不需要在III期的最终分析时对I型错误率进行调整。

而真正意义上的适应性无缝剂量选择的设计被称为II/III期推断无缝设计,是指在最终分析时包含了选中剂量和未选中剂量的II期试验的所有受试者。这种设计具有很多优点,例如可以缩短通常由II期试验结束到III期试验开始的时间间隔、减少试验的总样本量、缩短试验的时长、减少试验的费用等。同时,因II期入组的受试者有更长的随访时间,有时可以更早地观察到药物的长期安全性。

适应性无缝剂量选择的设计也可以应用于其他类似的试验,例如联合用药和单药的选择,或者不同药物之间的选择等。

(四) 适应性富集设计

适应性富集设计是指试验将根据期中分析的结果,依据预先设定的标准对目标人群进行适应性调整,以决定试验后续阶段的目标人群。试验的后续阶段可能继续在全人群中进行,或者仅入组亚群并有可能需要作一些相应的适应性调整;或者加大样本量继续入组全人群,这同时也自然地加大了亚群的入组人数。试验的最终分析目标可能仅是全人群、亚群,或者全人群和亚群都包含。试验的最终分析将包含试验的两个阶段入组的所有受试者的数据,并有相应的调整方法以控制 I 型错误率。

可以基于疾病特征、预后生物标志物或预测生物标志物等各种标准拟定目标人群。采用适应性富集设计可以利用试验本身的结果更科学地选择出目标人群,减小错失有效目标人群的概率,增加药物研发的成功率。

【例 27-3】《新英格兰医学杂志》(*The New England Journal of Medicine*,NEJM)2022 年报道了一项采用成组序贯设计,由研究者发起的多中心、开放标签、随机、对照、结局盲法评估的临床试验研究,旨在评估基底动脉闭塞性卒中发生后 6~24 小时患者在药物治疗的基础上给予血栓切除术是否优于单独药物治疗。

1. 主要结局指标　最初为 90 天时改良 Rankin 量表(范围:0~6;0 分表示无失能,4 分表示重度失能,6 分表示死亡)是否在 0~4 分(属于二分类指标),后来由于两项类似试验的发表,新的外部证据表明,将主要结局修改为 90 天时改良 Rankin 量表是否在 0~3 分(评分 3 分表示中度失能)会使原来假定的疗效结果准确性更大。这一修改是在计划的期中分析前决定的。

2. 样本量估计　在最初设计中,假设的主要结局效应大小(差异)为 20 个百分点(血栓切除术组和对照组 90 天时改良 Rankin 量表具有 0~4 分的患者比例分别为 60% 和 40%)。不考虑期中分析,基于 90% 的检验效能、双侧 5% 的检验水准,每组需要 127 例,共 254 例。考虑采用试验完成 2/3 时进行一次期中分析的成组序贯设计,利用 Lan-DeMets 消耗函数定义优效性终止的 O'Brien-Fleming 停止界值(O'Brien and Fleming stopping boundary),则需要的样本量为 286 例。假设可能出现 10% 的失访,将样本量扩大至 318 例。计划的期中分析将安排在 212 名受试者完成 90 天随访时进行。尽管本试验在期中分析前修改了主要结局的评价方法,但由于样本量估计的各项参数及期中分析计划均未变化,因此有关于样本量的计划仍保持不变。

3. 统计分析　所有分析主要基于意向性治疗原则。主要结局的比较分析对年龄、基线的美国国立卫生研究院卒中量表(National Institutes of Health stroke scale,NIHSS)评分和距离卒中发生的时间进行了校正,获得两组比较的 P 值并计算两组校正的率比(adjusted rate ratio)和 95% CI。根据试验方案,期中分析的 O'Brien-Fleming 停止界值为 0.012 10,如果在期中分析时两组间比较的 P 值小于该界值,则可以考虑终止试验;否则,需要继续试验直至完成最终分析所需的病例,最终的检验界值为 0.046 28。

4. 研究结果　在预设的期中分析中,共计 217 名患者(血栓切除术组 110 名和对照组 107 名)被纳入分析。血栓切除术组 51 名患者(46%)和对照组 26 名患者(24%)的改良 Rankin 量表评分为 0~3 分,经校正的率比为 1.81,95% CI 为 1.26~2.60,$P < 0.001$,达到停止界值,可推断血栓切除术的优效性,指导委员会同意了数据和安全监查委员会停止纳入受试者的建议。

5. 研究结论　在症状发生后 6~24 小时就诊的基底动脉闭塞性卒中患者中,与药物治疗相比,血栓切除术组 90 天时具有良好功能状态的患者百分比较高。

第三节　临床试验的比较类型及统计推断

本书前面所介绍的大多数假设检验基本都是比较两个或多个总体的参数是否相等,目的都是为了拒绝原假设(零假设),得到一个有差异的结论,因此这种检验又称为差异性检验(testing for difference）。然而，在临床试验中，这种基于原假设的检验则难以满足实际的需要，随着组间比较目的的不同，需要考虑不同的比较类型和特定的统计推断方法。

一、临床试验的比较类型及等效性/非劣效性界值的确定

（一）临床试验的三种比较类型

在临床试验中，当要回答的问题是某种处理方法是否优于另一处理方法时，相应的试验则称为优效性试验（superiority trial）。当然，如果该类试验以检验差别大于零为目标，则获得的优效性称为统计学优效性，如果以检验差别大于既定的界值（阐明优效的一个有临床意义的界值）为目标，则获得的优效性称为临床优效性。事实上，临床试验中还常常需要回答一类问题：某新处理方法是否与"标准处理方法"（或已有处理方法）相当，从而判断是否可用新处理方法代替标准处理方法，这类试验称为等效性试验（equivalence trial）。如果要回答的问题是：某新处理方法是否不比标准处理方法差，从而可用新处理方法取代标准处理方法，这属于非劣效性试验（non-inferiority trial）。

还需要特别说明的是，试验中所选择的比较类型，应从临床角度考虑，并在制订临床试验方案时确定。临床试验中的这三类比较类型，进行统计推断时，在假设检验方法上分别对应于优效性检验、等效性检验和非劣效性检验，在参数估计方法上也体现出不同的特点。

（二）等效性和非劣效性界值的确定

优效性试验除少数情况下特别要求的非零临床优效性界值外，一般采用零界值；而等效性试验或非劣效性试验则必须预先确定等效界值（上限和下限同时具备），或非劣效性界值（上限或下限择一而定）。比如，新药和标准药物（阳性对照）的疗效相比，最低不能低于多少以及最高不能超过多少才可认为是"等效"呢？或者认为一种新药不比标准对照药差，临床上可接受的最差程度到底为多大时才算"非劣效"呢？这就涉及临床等效性/非劣效性界值（equivalence/non-inferiority margin）的问题。为叙述方便，我们统一用 $\delta(\delta>0)$ 表示这种界值，并以 $-\delta$ 表示劣侧界值，以 δ 表示优侧界值。显然，非劣效性试验仅用 $-\delta$ 一个界值，而等效性试验要用 $-\delta$ 和 δ 两个界值。

应该指出，δ 是一个有临床意义的值，通常应由临床专家选定，或由临床专家和统计学专家共同选定。δ 应不超过临床上能接受的最大差别范围，并且应当小于阳性对照药所进行的优效性试验中观察到的效应差值。若 δ 选大了，可能会将疗效达不到要求的药物判断为非劣效或等效而推向市场；若 δ 选小了，则可能会埋没一些本可推广使用的药物。

1. 非劣效性界值的确定　有关于非劣效性界值的确定，可以参照国家药品监督管理局 2020 年专门颁布的《药物临床试验非劣效设计指导原则》。

对于有 meta 分析的安慰剂对照试验历史资料可供借鉴的情形，一般采用两步法。第一步先确定 M_1，该值是阳性对照减去安慰剂效应的绝对疗效的保守估计，一般借助 meta 分析法并考虑历史试验间的变异计算效应量的 95% 置信区间（CI），然后取其上限/下限（视高优或低优指标）来确定。第二步再确定 M_2，该值就是非劣效性界值（δ）。在确定时要结合临床具体情况，应考虑保留阳性对照疗效的适当比例 f（一般 $0.5 \leqslant f \leqslant 0.8$）后，再根据 M_1 计算确定 $[M_2=(1-f)M_1]$。

如果没有进行 meta 分析的历史资料可供借鉴，也有一些经验性的做法，例如对于定量指标，非劣效性界值可酌情取 1/5~1/2 个标准差或阳性对照组均数的 1/10~1/5；对以率作为主要指标、阳性对照药的疗效公认且较高时，非劣效性界值一般可取阳性对照药疗效的 5%~10%，或直接用 10% 作为非劣效性界值。也有学者指出，δ 不能过小，否则，估计出来的所需样本量可能会不切实际。

【例 27-4】　某非劣效性试验的主要指标为有效率，处理效应指标为两组率差。检索阳性对照药与安慰剂对比的历史临床试验报告，获得每一试验两组的例数、有效例数、有效率及两组有效率差值的点估计和 95% CI 估计。经 meta 分析后，阳性对照药较安慰剂的有效率增加 30%，95% CI 为（23%，42%）。因有效率为高优指标，应取其下限值 23%，可考虑取 $M_1=22\%$，若考虑 f 取 0.5，则 $M_2=(1-0.5)M_1=11\%$，则取 11% 作为本次试验的非劣效性界值。

2. 等效性界值的确定　在等效性界值的确定中,可以用与非劣效性界值类似的方法确定一侧的界值,然后再参考该界值大小确定另一侧的界值。理论上,等效性界值的下限和上限既可以对称,也可以不对称,实际中对称的更加常见。

【例 27-5】　风湿病学期刊 *Arthritis Research & Therapy* 于 2019 年曾报道了一款阿达木单抗生物类似药(adalimumab biosimilar)研发的随机双盲Ⅲ期临床试验。为了阐明该款阿达木单抗生物类似药与其参比产品的疗效等效性(therapeutic equivalence),纳入中度至重度活动性类风湿关节炎患者,主要疗效指标为 24 周时美国风湿病学院(American College of Rheumatology,ACR)标准改善 20% 的患者比例(简记为"ACR20 应答率")。设定了两对等效性界值(equivalence margins),分别是两组 ACR20 应答率差值 95% 置信区间下的±13% 和 90% 置信区间下的−12% 至 15%。只有当两组 ACR20 应答率差值的两种置信区间估计结果均位于对应的等效界值范围内时,才可推断该生物类似药的等效性。

在医药产品研发的临床试验中,监管部门已经在制订相关领域临床试验的技术指导原则时,注意对涉及界值确定的情形尽量提出明确要求。对于已经在技术指导原则中有明确要求的、在学术界形成共识的、在实践中达到公认的情形,应作为确定临床等效性/非劣效性界值的基本依据,其他情形需要持相对保守和极其慎重的态度。

二、等效性和非劣效性的假设检验

事先设定,等效性和非劣效性试验中的试验组结局指标参数用 T 表示、阳性对照组结局指标参数用 S 表示,原假设和备择假设分别用 H_0 和 H_1 表示,以 α 作为检验水准,δ 表示界值。

（一）等效性假设检验

等效性检验的检验假设为

$$H_0:|T-S|=\delta$$
$$H_1:|T-S|<\delta$$

这可以用两个单侧检验来代替,即

$$H_{0(1)}:T-S=\delta, \quad H_{1(1)}:T-S<\delta$$
$$H_{0(2)}:T-S=-\delta, \quad H_{1(2)}:T-S>-\delta$$

因此等效性检验也可称为双单侧检验(two one-sided test,TOST)。两个单侧检验的检验水准均为 α,则总检验水准应为 2α,这和等效性推断采用 $100(1-2\alpha)\%$ 双侧置信区间的方法是完全对应的。

这属于典型的交-并检验(intersection-union test,IUT),其中的原假设为"并",而备择假设为"交"。只有当两个单侧检验均拒绝 H_0 时,即 $P_1 \leqslant \alpha$ 和 $P_2 \leqslant \alpha$ 同时成立,方可综合推断试验药物与标准药物等效;若其中的任何一次检验不能拒绝 H_0,则不可作出等效的结论。这里总检验水准(2α)的含义是:当 T 与 S 的效应差值超过 δ(包括 $T-S \leqslant -\delta$ 和 $T-S \geqslant \delta$ 两种情况)时,错误地作出 T 与 S 等效结论的概率。如图 27-1 所示。

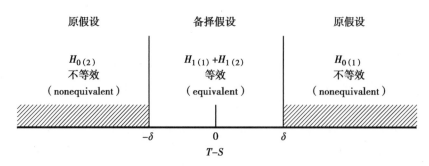

图 27-1　等效性试验的原假设和备择假设

均数的等效性检验用双单侧 t 检验,即

$$t_1 = \frac{\delta - (\overline{X}_T - \overline{X}_S)}{S_{\overline{X}_T - \overline{X}_S}}, \quad t_2 = \frac{\delta + (\overline{X}_T - \overline{X}_S)}{S_{\overline{X}_T - \overline{X}_S}} \tag{27-1}$$

当 t_1、t_2 同时大于检验界值时,可认为两药物等效。

率的等效性检验用双单侧 u 检验,即

$$u_1 = \frac{\delta - (p_T - p_S)}{\sqrt{\dfrac{p_T(1 - p_T)}{n_T} + \dfrac{p_S(1 - p_S)}{n_S}}}, \quad u_2 = \frac{\delta + (p_T - p_S)}{\sqrt{\dfrac{p_T(1 - p_T)}{n_T} + \dfrac{p_S(1 - p_S)}{n_S}}} \tag{27-2}$$

当 u_1、u_2 同时大于检验界值时,可认为两药物等效。注意,式(27-2)的分母为两组率差值的标准误。该统计量有两种计算方法,式(27-2)为不进行两组率合并的计算方法(unpooled method);另外还有一种是两组率合并的计算方法(pooled method),即先计算两组合并后的率 p,然后计算标准误,计算式为

$$S_{p_T - p_S} = \sqrt{p(1 - p)\left(\frac{1}{n_T} + \frac{1}{n_S}\right)} \tag{27-3}$$

尽管这两种算法计算结果差别不大,但要注意,在一次临床试验中,无论是样本量计算,还是假设检验、置信区间估计等均应该使用同样的方法。

（二）非劣效性假设检验

非劣效性假设检验需分别考虑高优指标(越高越好,如治愈率)和低优指标(越低越好,如死亡率)。非劣效性检验实际上就是进行如下检验。

高优指标为

$$H_0: T - S = -\delta$$
$$H_1: T - S > -\delta$$

低优指标为

$$H_0: T - S = \delta$$
$$H_1: T - S < \delta$$

非劣效性检验为单侧检验,检验水准为 α,一般取 0.025。当单侧检验拒绝 H_0 时,可认为试验药物不比标准药物差。以高优指标为例,这里的 α 含义是,当 T 劣于 S,效应差值 $T - S \leqslant -\delta$ 时,错误地作出 T 非劣效于 S 结论的概率。如图 27-2 所示。

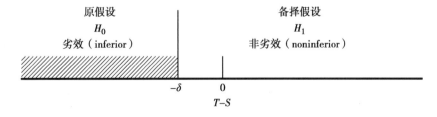

图 27-2　高优指标非劣效性试验的原假设和备择假设

以高优指标为例,均数的非劣效性检验用单侧 t 检验,即

$$t = \frac{\delta + (\overline{X}_T - \overline{X}_S)}{S_{\overline{X}_T - \overline{X}_S}} \tag{27-4}$$

当 t 大于或等于检验界值时,可认为试验药物非劣于标准药物。

以高优指标为例,率的非劣效性检验用单侧 u 检验,即

$$u = \frac{\delta + (p_{\mathrm{T}} - p_{\mathrm{S}})}{\sqrt{\dfrac{p_{\mathrm{T}}(1 - p_{\mathrm{T}})}{n_{\mathrm{T}}} + \dfrac{p_{\mathrm{S}}(1 - p_{\mathrm{S}})}{n_{\mathrm{S}}}}}$$

(27-5)

当 u 大于或等于检验界值时,可认为试验药物非劣于标准药物。

三、等效性和非劣效性的置信区间估计

等效性和非劣效性也可以用置信区间方法进行推断。等效性是双侧的,非劣效性是单侧的,因此在建立置信区间时也应加以区别。

(一) 等效性推断的置信区间方法

计算 $T - S$ 的 $100(1 - 2\alpha)\%$ 双侧置信区间,下限、上限分别记为 C_{L} 和 C_{U}。如果 $T - S$ 的置信区间 $(C_{\mathrm{L}}, C_{\mathrm{U}})$ 完全包含在区间 $(-\delta, \delta)$ 中,即:$-\delta < C_{\mathrm{L}} < C_{\mathrm{U}} < \delta$。则认为两药物等效。

(二) 非劣效性推断的置信区间方法

高优指标计算 $T - S$ 的 $100(1 - \alpha)\%$ 单侧置信区间,下限记为 C_{L}。如果有 $C_{\mathrm{L}} > -\delta$,则认为试验药物非劣于标准药物。

低优指标需计算 $T - S$ 的 $100(1 - \alpha)\%$ 单侧置信区间上限。

由上可见,置信区间方法在等效性和非劣效性推断中更为方便且更容易理解。因此,很多学者更倾向用置信区间方法进行等效性与非劣效性推断。

在等效性和非劣效性的统计推断中,与假设检验法相比,置信区间法理解上更直观。同时区间估计的结果可以直接来自统计学模型,例如,在生存率的比较中,利用 Cox 回归控制了患者的年龄、性别、基线时的病情严重程度后,得到组间风险比的置信区间,据此可直接推断结论,相对于假设检验法更方便。

四、临床试验比较类型的转换

临床试验无论选择哪一种比较类型,都需要在设计阶段就准确声明。对于"等效性"试验,应用的场景通常较为固定,例如在仿制药一致性评价时需要阐明生物利用度的生物等效性(bioequivalence,BE),在生物类似药(biosimilar)研发和评价时需要阐明临床效果的临床等效性(clinical equivalence)。由于对此类情形医药研发监管部门已颁布相应的技术指导原则,因此往往容易事先确定。而对于优效性试验和非劣效性试验,在实践运用中进行选择决策时并不简单,有时可能还需要进行比较类型的转换。

(一) 非劣效性向优效性的转换

姑且以采用阳性对照的药物临床试验为例,如果有足够的信心认为试验药优于阳性对照药,则可直接采用优效性试验;如果试验药在疗效上并无明显优势甚至可能还略差一些,但有理由认为这种疗效差异仍在临床可接受的范围,关键是该试验药具有其他方面的明显优势,例如用药方便、疗程缩短、副作用减少等,这时可选择非劣效性试验。对于那些试验药可能有一定疗效优势但把握不足,如果直接设计为优效性试验失败风险较大的情形,可考虑采用非劣效性试验设计,统计推断时进行比较类型转换,即先进行非劣效性推断,当非劣效性成立后,再进一步推断优效性。这种非劣效性向优效性转换的机制需要预先在临床研究方案和统计分析计划中作出规定,这里序贯进行的两次统计推断不存在多重性问题,无须进行 α 校正。当然,采用何种类型的比较、是否需要进行转换,则需要决策者在进行风险分析和综合权衡后作出合理选择。

(二) 优效性向非劣效性的转换

如果按照优效性试验设计,没有获得优效性的结论,则通常不可再考虑进行非劣效推断。当然,若确有这种想法,其前提是要在试验方案中就考虑优效与非劣效检验的转换,包括事先定义非劣效检验假设、非劣效性界值、阳性对照药物的选择,以及多重性校正的策略等。

本节所介绍的是基于两个平行组设计下效应指标为差值(均数差、率差)的优效性、等效性和非劣效性比较类型的统计相关事项,对于其他类型的设计如配对设计、交叉设计、析因设计、成组序贯设计等,效应指标为比值(均数比、几何均数比、RR、HR、OR)等情形,尽管其在概念和原理上类似,但具体方法有所不同,需要时请参考有关文献。

第四节　等效性和非劣效性试验的样本量估计

第二十五章介绍了样本量估计的基本原理和方法,其中主要是基于"零假设"(原假设是组间参数相等,效应为零)进行统计推断的情形,这里将扩展给出临床等效性/非劣效性试验"非零假设"下的样本量估计方法。设定进行样本量估计的主要指标为高优指标,记试验组与对照组的样本量分别为 n_T 和 n_S,两组例数之比为 r,即 $n_T = rn_S$。拟在检验水准 α 下估计达到给定检验效能 $100(1-\beta)\%$ 时所需要的样本量。

一、两组均数比较的样本量估计

(一)非劣效性试验

以均数差值作为效应量的非劣效假设检验是一种考虑了非劣效性界值、在检验水准 α 下进行的单侧检验。当已知试验组与对照组的总体差值为 $\Delta(\Delta = \mu_T - \mu_S)$,两组的合并方差为 σ^2 时,在检验水准 α 下,按照非劣效性界值 δ,欲达到 $100(1-\beta)\%$ 的检验效能,对照组所需要的样本量为

$$n_S = \frac{(r+1)(u_{1-\beta} + u_{1-\alpha})^2 \sigma^2}{r(\delta - \Delta)^2} \tag{27-6}$$

则试验组所需的样本量为: $n_T = rn_S$。

当总体方差 σ^2 未知时,需要用样本方差 S^2 替代。数理统计理论研究表明,上述公式估计的样本量存在偏差,应该在非中心 t 分布(non-central t-distribution)下考虑检验效能和样本量之间的关系,即

$$1 - \beta = 1 - \text{probt}\left[t_{1-\alpha, n_s(r+1)-2}, n_s(r+1)-2, \tau\right] \tag{27-7}$$

其中,probt($\cdot$)为非中心 t 分布的累积分布函数,三个参数分别是:$(1-\alpha) \times 100\%$ 分位数,自由度 $n_s(r+1)-2$,非中心参数 τ。τ 的计算公式为:

$$\tau = \frac{(\delta - \Delta)\sqrt{rn_S}}{S\sqrt{r+1}} \tag{27-8}$$

从上式难以直接计算得到样本量,需要通过迭代运算求得,可用样本方差替换式(27-6)中的总体方差,算出迭代的样本量初始值。如此计算的样本量是在统计分布理论下的严密推导结果,因此又称为样本量估计的确切法,根据该方法所求出的样本量又可称为确切样本量(exact sample size)。

(二)等效性试验

对于以均数差值作为效应量的等效性假设检验,采用双单侧检验(TOST)。假定试验组与对照组的总体均数差值为 $\Delta(\Delta = \mu_T - \mu_S)$,两组的合并方差为 σ^2 时,等效性界值分为下限值(δ_L)和上限值(δ_U),当样本量给定时,在检验水准 α 下,可分别计算出两次单侧检验的Ⅱ型错误概率(分别为 β_L 和 β_U),相应的检验效能 $100(1-\beta)\%$ 可从两次合计的Ⅱ型错误概率算得($\beta = \beta_L + \beta_U$)。由于这里同样涉及在非中心 t 分布下检验效能和样本量之间的关系,样本量的计算需要通过迭代实现。具体过程在此不赘述,可参考有关文献。需要特别说明的是,当 Δ 为 0,等效性界值的上下两侧对称时,样本量的计算可以采用以下公式,即

$$n_S = \frac{(r+1)(u_{1-\beta/2} + u_{1-\alpha})^2 \sigma^2}{r\delta^2} \tag{27-9}$$

二、两组率比较的样本量估计

（一）非劣效性试验

与两组均数的比较类似，以率差值作为效应量的非劣效假设检验，是一种考虑了非劣效性界值、在检验水准 α 下进行的单侧检验。当已知试验组与对照组的总体率差为 $\Delta(\Delta=\pi_T-\mu_S)$ 时，按照非劣效性界值 δ，欲达到 $100(1-\beta)\%$ 的检验效能，对照组所需要的样本量为

$$n_S=\frac{(u_{1-\beta}+u_{1-\alpha})^2}{(\delta-\Delta)^2}\left[\pi_S(1-\pi_S)+\frac{\pi_T(1-\pi_T)}{r}\right] \tag{27-10}$$

（二）等效性试验

以率差值作为效应量的等效性试验的样本量估计与两组均数比较的原理相同，允许两组的总体差值 $\Delta(\Delta=\pi_T-\mu_S)$ 不为 0，允许设定上下限不对称的等效性界值。此时计算较为复杂，可以通过迭代的确切方法估计样本量，这里不予详述，可参考有关文献。对于常见的 Δ 为 0、等效性界值两侧对称且为 δ 的情形，样本量估计可以采用以下公式，即

$$n_S=\frac{(u_{1-\beta/2}+u_{1-\alpha})^2}{\delta^2}\left[\pi_S(1-\pi_S)+\frac{\pi_T(1-\pi_T)}{r}\right] \tag{27-11}$$

以上仅介绍了两个平行组设计下效应量为差值（率差、均数差）的等效性/非劣效试验样本量估计的方法，对于其他类型的设计（如配对设计、交叉设计、析因设计等）和其他类型的效应量（如均数比值、率比值 RR、优势比 OR 等），其样本量估计的原理类似，但具体方法相对较为复杂，需要时请参考有关文献、借助有关软件。

三、两组生存资料比较的样本量估计

（一）非劣效性试验

对于生存资料的分析，由于生存时间分布以及存在截尾的特殊性，因此需要借助专门的分析方法。这里以生存时间服从指数分布假设的生存数据为例，介绍两组生存资料比较时的样本量估计方法。

总的试验时间（total time）用 TT 表示，招募时间（accrual time）用 AT 表示。假设生存时间服从风险率（hazard rate）为 λ 的指数分布，风险率为低优指标，Δ 为两组的风险率差值（$\Delta=\lambda_T-\lambda_S$），$\delta$ 为非劣效性界值，按照检验水准 α 进行单侧检验，欲达到 $100(1-\beta)\%$ 的检验效能，对照组所需要的样本量为

$$n_S=\frac{(u_{1-\beta}+u_{1-\alpha})^2}{(\delta-\Delta)^2}\left[\frac{Var(\lambda_T)}{r}+Var(\lambda_S)\right] \tag{27-12}$$

其中 $Var(\lambda_T)$ 和 $Var(\lambda_S)$ 分别为试验组和对照组风险率的方差，计算公式为

$$Var(\lambda)=\lambda^2\left[1+\frac{e^{-\lambda TT}-e^{-\lambda(TT-AT)}}{\lambda AT}\right]^{-1} \tag{27-13}$$

【例 27-6】 某研究欲评价同种异体移植（allogeneic transplantation，试验组）和自体移植（autologous transplantation，对照组）治疗霍奇金淋巴瘤（Hodgkin lymphoma，HL）的临床疗效。主要评价指标为发生白血病的时间（time to leukemia）。试验计划持续 3 年，1 年的入组期，两组均假设均匀入组，并且假定试验组和对照组的风险率分别为 1 和 2。试验采用非劣效试验平衡设计，假设检验水准为 0.05，非劣效性界值为 0.2，试估计需多大的样本量可以获得 80% 以上的检验效能。

基于本例的设计信息可知：$TT=3$，$AT=1$，$\lambda_T=1$，$\lambda_S=2$，$\Delta=-1$，$\delta=0.2$，$r=1$，$\beta=0.2$，$\alpha=0.05$。代入式（27-13）计算两组风险率的方差，得到 $Var(\lambda_T)=1.094$，$Var(\lambda_S)=4.032$。然后代入式（27-12）计算对照组的样本量得

$$n_S = \frac{(0.842+1.645)^2}{(0.2+1)^2} \times (1.094+4.032) \approx 22.017$$

向上取整,得到每组所需的样本量为 23 例。

本例以两组的风险率作为比较的参数。当生存时间服从指数分布时,t 时刻的生存率(survival rate)$S(t)$ 与 λ 之间存在的函数关系为:$\lambda = -\ln[S(t)]/t$。50% 生存率对应的时间为中位生存时间(median survival time),记为 t_m,λ 和 t_m 之间的关系为:$\lambda = \ln2/t_m$。就本例而言,可由 λ 反推其他的参数,例如试验组与对照组的风险比(hazard ratio)$HR = 0.5$,1 年生存率分别为 36.8% 和 13.5%,中位生存时间分别为 8.3 月和 4.2 月。可见该例的参数假设还是较为激进的。现改变一下参数,如果两组风险率均假定为 1,其他条件不变,则对照组所需的样本量为

$$n_S = \frac{(0.842+1.645)^2}{(0.2-0)^2} \times (1.094+1.094) \approx 338.329$$

向上取整,得到每组所需的样本量为 339 例。如果这里的非劣效性界值改变为 0.5,则每组所需的样本量为 55 例。可见,改变不同的参数对样本量的影响是很大的。

(二)等效性试验

对于等效性试验的假设检验,其统计实质是在上述非劣效性检验基础上再增加一次另一侧的单侧检验。其样本量的估计原理与前述完全相同。这里仅给出两组风险率相同、两侧界值对称的样本量估计公式,即

$$n_S = \frac{(u_{1-\beta/2}+u_{1-\alpha})^2}{\delta^2} \left[\frac{Var(\lambda_T)}{r} + Var(\lambda_S) \right] \tag{27-14}$$

【例 27-7】 基于例 27-6 的背景,若按等效性试验进行设计,假设试验组和对照组的风险率均为 1,并假定等效界值两侧对称,均为 0.5,其他参数设置不变,试估计相应样本量。

将各参数代入式(27-14)得

$$n_S = \frac{(1.282+1.645)^2}{0.5^2} \times (1.094+1.094) \approx 74.981$$

向上取整,得到每组所需的样本量为 75 例。

需要指出的是,对于生存时间不服从指数分布假设、采用不同效应量参数、采用不同的假设检验方法,以及其他可能更为复杂的情形,相关学术研究和软件实现工具都较为丰富,可根据需要进行扩展学习。

第五节 临床试验的估计目标

临床试验中,不同方面的参与者(监管机构、申办方、患者、医生和其他利益相关方等)对于药物的治疗效应可能会有不同的理解。为了使各方对治疗效应达成共识,为决策提供正确的信息,应明确描述特定医疗条件下治疗(药物)的获益和风险。如果不能对此进行明确描述,报告的"治疗效应"可能会被误解。譬如,分析人群不同、处理方式不同、效应指标的定义不同,则治疗效应所回答的问题就会不同。为了进一步协调临床试验中的计划、设计、实施、分析和解释,ICH 于 2019 年公布了《E9:临床试验的统计学原则》的增补文件《E9(R1):临床试验中的估计目标与敏感性分析》,提出在临床试验中应当使用估计目标(estimand)的概念。构建相应临床问题的"估计目标"有助于精确描述治疗效应,为解读和决策提供更完整的依据。国家药品监督管理局要求该增补文件在 2022 年 1 月 25 日后在我国启动的临床试验中实施。

一、意向性治疗原则

意向性治疗原则(intention-to-treat principle,ITT principle)简称为 ITT(intention-to-treat)原则,

是指基于受试者的治疗意向（即计划的治疗方案）而不是实际给予的治疗进行评价的原则。在随机对照试验中，该原则有三个含义：一是试验分析应包括与研究问题相关的所有受试者；二是受试者应按随机化时的分配纳入分析；三是无论是否依从预定的治疗过程，都应对受试者进行随访和评估，并在分析中使用这些评估。遵循该原则需要完成所有随机化受试者的随访以获得研究结局。实践中这一理想状态很难达到，因此提出用全分析集（full analysis set，FAS）定义分析对象范围。FAS 是指尽可能接近符合 ITT 原则的理想的受试者集。该数据集是从所有随机化的受试者中以最少的和合理的方法排除受试者后得到的。在所有的随机化受试者中，排除在 FAS 之外的情形包括一些有限的情形，例如未能满足主要入组标准（入选标准违背）、未服用过试验药物以及缺乏随机化后的任何数据。符合方案集（per protocol set，PPS）有时也称为有效病例、有效性样本、可评价的受试者样本，包含了充分依从于方案的受试者。PPS 是 FAS 的子集，在 ICH E9（R1）之前，几乎被临床试验普遍使用，但其可能带来的偏倚也逐渐为人们认识。

在估计目标概念提出后，有关 ITT 原则以及与之有关的 FAS 和 PPS 的应用发生了变化。在以往并没有考虑伴发事件的临床试验分析评价时，治疗效应的估计通常基于全部随机人群、FAS 和 PPS 给出。而在估计目标下，分析人群则需要在考虑伴发事件的前提下，通过仔细定义关注的治疗效应来进行明确，既要确定包括在治疗效应估计中的受试者人群，又要确定每个受试者包括在分析中的观测值，分析人群和估计目标是严格对应的。估计目标下所构建的分析人群和伴发事件的处理策略相关。若估计目标使用疗法策略，则与 ITT 原则对应，相应的分析人群是 FAS。然而，在估计目标的框架下，由于很难甚至无法构建与 PPS 分析相对应的估计目标，因此将不再强调 PPS 的应用。

二、伴发事件及其处理策略

（一）伴发事件

随机对照试验中的伴发事件（intercurrent event）是指试验治疗开始后出现的事件，这些事件不是临床试验所关心的，但会影响疗效的估计。常见的伴发事件包括：使用了其他治疗（如补救用药、方案违禁用药或后线治疗）、停止治疗、治疗转组（switching），或出现终末事件（如其他原因的死亡）等。提出估计目标的目的之一是更好地处理伴发事件带来的影响。

在随机对照试验中，由于使用了随机化分组，所比较的组间不会出现基线混杂，但在临床试验过程中难免发生伴发事件。因此，在试验设计阶段，要事先考虑可能发生的伴发事件，评估其对疗效的可能影响，并在选择目标试验人群，定义有效性和安全性变量、数据收集的标准，以及统计分析方法时，充分考虑如何处理伴发事件。

（二）伴发事件的处理策略

解决伴发事件的策略包括：疗法策略（treatment policy strategy）、复合变量策略（composite strategy）、假想策略（hypothetical strategy）、在治策略（while on treatment strategy）和主层策略（principal stratum strategy）。

1. 疗法策略　忽略伴发事件的发生，无论是否发生伴发事件，均使用实际观察的目标变量的值。如果对所有类型的伴发事件均按此处理，则是 ITT 原则。

2. 复合变量策略　即认为伴发事件的发生是目标变量的一个组成部分，并将伴发事件与临床结果的一个或多个其他测量结果整合为目标变量。例如，由于毒性而终止治疗的患者可能被认为治疗失败。

3. 假想策略　假设一种不会发生伴发事件的场景，反映科学问题的测量值定义为在假设场景中变量的测量值。例如，在肿瘤临床试验中，当安慰剂对照组的受试者出现进展，则转组到试验组。此时，将其在试验组的生存时间通过反事实方法（如，二阶段估计方法），折算到在对照组的生存时间，即假设该受试者如果不转组到试验组而一直在对照组（反事实）时能存活的时间，再进行分析。

4. 在治策略　研究者关心的是在伴发事件发生之前治疗的反应，而不考虑伴发事件发生之后的结果。采用这一策略时,需分析伴发事件发生前的所有测量值,而不仅仅是在某固定时间点的值。

5. 主层策略　基于主层策略的分析与研究所感兴趣的人群密切相关。在某些研究中,主层被定义为不会发生伴发事件的人群,例如在降糖药物研究中,治疗期间无须使用补救用药的患者;但在另外一些研究中,主层却又可以定义为会发生伴发事件的人群,例如在给予阳性药物治疗时将产生抗药物抗体的人群。注意不要将基于是否发生伴发事件定义的子集中进行的分析与主层策略混为一谈。前者是根据临床试验中实际是否发生伴发事件来划分的子集,在子集中对试验组和对照组的差异进行比较;而后者是基于因果推断中的潜在结局(potential outcome)理论,在可能不会(或可能会)发生伴发事件的人群中进行分析。对于前者,试验组中发生伴发事件的患者和对照组中发生伴发事件的患者的特征可能完全不同,故在子集中进行的比较可能是被混杂的;而对于后者,往往是利用协变量预测等方式,先识别那些在试验中可能不会发生(或可能发生)伴发事件的人,作为纳入试验的限制条件。前者可以直接从实际临床数据中获得;而对于后者,研究者需要去寻找能预测患者是否会发生伴发事件的协变量,再建立判别准则,以此来定义目标人群。

伴发事件的不同处理策略对应了不同的目标人群、不同的目标变量、不同的疗效定义。在方案中要详细描述处理每个伴发事件的策略,在定义、解释时需要注意一致性。

三、估计目标框架及敏感性分析

(一)估计目标的属性

估计目标是对治疗效应的精确描述,反映了针对临床试验目的提出的临床问题。它在群体水平上汇总比较相同患者在不同治疗条件下的结局。估计目标包括以下 5 个属性。

1. 研究处理　研究处理(treatment)即不同组别受试者在试验中接受的干预/治疗。

2. 目标人群　目标人群(population)即临床问题和试验结论所对应的患者人群。可以是整个试验人群,或按某种基线特征定义的亚组,或由特定伴发事件发生(或不发生)定义的主层。

3. 目标变量或终点　目标变量(variable)或终点(endpoint)为回答临床问题、估计研究效应而对每个受试者进行观察或测量的主要指标。

4. 伴发事件及其处理策略　即试验中需要特别关注的伴发事件,以及恰当的处理策略。

5. 目标人群层面的研究效应　目标人群层面的研究效应(population-level summary)即目标变量的群体层面上的汇总统计量,为不同处理之间的比较提供基础。

由此可见,估计目标是对试验提出临床问题,根据对伴发事件实际处理的现状,对所研究的目标人群层面的治疗效果的一个精确描述。

(二)估计目标的框架

估计目标的框架如图 27-3。该框架清楚地指出了试验目的、估计目标、估计方法(estimator)、估

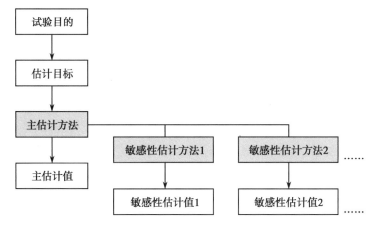

图 27-3　与给定试验目的对应的估计目标框架

计值（estimate）和敏感性分析（sensitivity analysis），这将有助于研究者设计试验方案，讨论临床试验设计的适用性，对临床试验结果进行解释时有清晰的条件，也有助于监管机构对试验进行审查。

【例27-8】　考察某种脱敏药物治疗季节性鼻炎患者的安慰剂对照临床试验中，主要研究指标为鼻炎症状总分，包含6个症状：喷嚏、流涕、鼻塞、鼻痒、眼痒/红肿、流泪。记分均为0~3分；其中，无症状为0分，轻度为1分，中度为2分，重度为3分；总评分为0~18分。试验期间，如果受试者症状加重，难以忍受，则可以使用氯雷他定片；如果症状依然没有好转，则可以使用布地奈德鼻喷雾剂。本研究的主分析采用复合变量策略，此时估计目标为以下几个方面。

（1）研究处理：脱敏药物和安慰剂。

（2）目标人群：中、重度季节性鼻炎患者。

（3）伴发事件处理：对伴发事件作了如下规定，试验期间如果使用了氯雷他定片，则记为1分，用鼻喷激素记为3分。定义补救用药评分为：氯雷他定评分＋鼻喷激素评分。使用复合变量策略将综合考虑鼻炎症状总分与补救用药评分。

（4）目标变量：鼻炎症状总分/4＋补救用药评分。

（5）目标人群层面的研究效应：以疗前评分为协变量、以治疗前后评分差值为因变量的，试验组和对照组均数之差的最小二乘（least square，LS）估计。

作为例子，本研究可采用的5种策略如表27-1所示。

表27-1　5种不同伴发事件处理策略下的目标人群、目标变量以及研究效应的定义

类别	疗法策略	复合变量策略	假想策略	在治策略	主层策略
目标人群	中、重度季节性鼻炎患者				中、重度季节性鼻炎患者，未使用过氯雷他定和鼻喷激素
伴发事件处理	无论是否发生伴发事件，均使用实际观察的目标变量的值	如果试验期间使用了氯雷他定片，则记为1分，用鼻喷激素记为3分	补救用药后视为缺失数据，并按照没有使用补救用药的假设进行缺失数据填补	不分析补救用药之后的数据	无论是否发生伴发事件，均使用实际观察的目标变量的值
目标变量	实际测量鼻炎症状总分	鼻炎症状总分/4＋补救用药评分	鼻炎症状总分	补救用药前的鼻炎症状总分	实际测量鼻炎症状总分
研究效应	以治疗前评分为协变量、以治疗前后（治疗后16周）评分差值为因变量的，试验组与对照组均数之差的最小二乘（LS）估计	以治疗前评分为协变量、以治疗前后（治疗后16周）评分差值为因变量的，试验组与对照组均数之差的最小二乘（LS）估计	以治疗前评分为协变量、以治疗前后（治疗后16周）评分差值为因变量的，试验组与对照组均数之差的最小二乘（LS）估计	将补救用药前的多次重复测量的鼻炎症状评分（包括治疗前）采用重复测量混合效应模型进行分析	以治疗前评分为协变量、以治疗前后（治疗后16周）评分差值为因变量的，试验组与对照组均数之差的最小二乘（LS）估计

实际研究工作中，一个伴发事件往往只采用一种处理策略。如果是药物（或器械）注册临床试验，需要事先与监管部门沟通，并达成共识。

（三）敏感性分析

基于特定估计目标的统计推断，应该对数据的局限以及主估计方法统计模型中假设的偏离具有稳健性。这种稳健性应通过敏感性分析来评价。具体来说，就是指针对同一个估计目标下的主估计方法进行的统计模型假设的稳健性和对缺失数据处理假设的稳健性的一系列分析。对于所有用于监管决策和说明书制订的估计目标的主估计方法，都应有相应的敏感性分析计划。此问题需要在申办方和监管机构之间讨论并达成一致。

支持主估计方法的统计假设应明确记录。对于同一估计目标,应该预先规定一项或多项分析来评估这些假设,目的是验证根据主估计方法得出的估计值是否对假设偏离具有稳健性。其衡量标准可以是对假设不同程度的偏离是否会改变结果的统计学或临床意义(如临界点分析)。

当计划和实施敏感性分析时,建议一次分析考虑一个假设,避免同时改变多个方面的假设,否则可能难以确定由哪些假设导致了目前所观测到的潜在差异。

第六节　临床试验的偏倚控制

临床试验的偏倚可以定义为任何与临床试验的设计、实施、分析和评价有关的,导致疗效和安全性估计偏离真值的系统性误差,通常可以分为选择性偏倚、测量性偏倚和混杂性偏倚三类。这三类偏倚分别在设计阶段、实施阶段、分析和评价阶段容易发生。可以说,偏倚在临床试验中无处不在,必须在各个阶段采取各种措施加强质量管理,将偏倚控制在最小程度,以获得临床试验疗效和安全性的无偏估计。随机化(randomization)、盲法(blind method)和统计分析方法校正等是临床试验中控制偏倚的重要措施。

一、随机化方法及实施

在临床试验中,"随机"主要是指随机分组,而随机对照试验往往被视为临床试验中的"金标准"。Hill 早在 1948 年就在 *British Medical Journal* 发表了世界上第一篇应用随机对照设计的研究论文,成功地探讨了链霉素对肺结核的疗效。

临床试验要遵循随机化,但是很难做到真正的随机抽样。因此,这里的随机化主要是指随机分组(random allocation)。所谓随机分组是指使参加临床研究中的每一位受试者都有同等的机会被分配到某处理组中,而不受研究者或受试者主观意愿的影响。随机分组的意义在于可以使得各处理组间的各种非处理因素,无论是已知的还是未知的,在组间的分布皆趋于相似,使组间基线具有可比性,从而避免处理组和对照组之间的系统差异。此外,所有统计推断方法都是以随机化作为理论基础的,严格地说,没有随机化,也就失去了统计推断的基础。常用的随机化方法可分为几类:简单随机化(simple randomization)、限制性随机化(restricted randomization)、协变量适应性随机化(covariate adaptive randomization)和反应变量适应性随机化(response-adaptive randomization)。后两种分别根据研究中已入组的受试者的协变量特征和反应特征来动态调整后来受试者的分组概率,又可称为动态随机化(dynamic allocation)。

(一)随机化方法

1. 简单随机化　简单随机化又称完全随机化(complete randomization),是指以事先设定的固定分组概率将受试者分配到各处理组,也即在制订随机分组序列时,除了总例数和分组比例外,没有任何限制的一种随机化过程。例如,按 2/3 的概率将受试者分配到试验组,而 1/3 的概率分配到安慰剂组,这个概率在整个临床试验中是不变的,在随机化过程中不加任何干预。理论上,用 1∶1 的分组概率完全随机分配,当样本量足够大时,采用完全随机分组可以使各处理组的例数达到均衡,同时也提高了一些已知的或未知的协变量或影响因素在各处理组间的均衡性。

但是,临床试验中,样本量总是有限的,完全随机的结果可能会使各组例数相差较大。例如,在总样本量为 200 时,用 1∶1 的分组概率完全随机分配时,两组样本量恰好相等的概率只有 5.6%;两组样本量相差 10 及以上的可能性为 52.5%;相差 20 及以上的可能性有 17.9%。可见,在样本量不大时,采用完全随机的方法分组,不一定都能保证各处理组间在样本例数上的均衡性。因此,在临床试验中,受试者随机分组时往往要采用一些限制性的措施,以保证各处理组间符合预定的分配比例。

2. 限制性随机化　限制性随机化相较于简单随机化而言,通过增加一些限制条件,牺牲一部分的随机性,以达到分配的预期。常见的限制性随机化方法主要有区组随机化(block randomization)、分层区组随机化（stratified block randomization）、大棒法（big stick design，BSD）随机化以及区组瓮法（block urn design，BUD）随机化等。这里主要介绍区组随机化方法，BSD 随机化方法和 BUD 随机化方法等可参阅相关文献。

（1）区组随机化：为了进一步确保试验期间进入各组的受试者例数符合预先设定，避免分配存在时间上的趋势，将偏倚减少到最小，可采用区组随机化方法。

区组由一定长度的随机序列组成，长度可以固定，也可以随机变动。以区组长度为 4，患者按照 1∶1 比例随机分入 A、B 两组为例，可以使用计算机软件随机产生 4 个一组的随机序列，如：3412，3241，4312，1342，2431，…。受试者按照入组顺序，对应的随机数为奇数者进入 A 组，为偶数者进入 B 组。可见，此时每 4 位入组的受试者中，分入 A 组与 B 组的各有 2 人，组间例数相等。

（2）分层区组随机化：区组随机化常与分层随机化结合，以进一步确保可能影响研究的因素在组间达到均衡，从而进一步限制由于巧合导致的不均衡。分层因素一般根据研究目的、疾病及可能影响预后的因素，由统计专家和临床研究者共同决定。例如，治疗晚期非小细胞肺癌的靶向药物临床试验中，常以肿瘤分期、驱动基因检测结果（阳性和阴性）进行分层随机化分配。在多中心临床试验中，中心通常也作为分层因素。

分层区组随机化结合了分层随机化和区组随机化的优点，是目前临床试验中最为常用的随机分组方法。然而，由于区组随机化的分配序列在开放试验中具有较高的可预测性，容易产生选择偏倚，近年争议较大，有学者建议应鼓励使用随机化性能更优的大棒方法等。

3. 协变量适应性随机化　该方法根据受试者的协变量/分层因素情况，动态调整其入组概率，从而更加有效地保证这些重要的非处理因素在组间的均衡性。最小随机化（minimization）即其中一种。最小随机化方法最早由 Taves 提出，目前临床试验中主要采用由 Pocock 和 Simon 于 1975 年提出的改进算法。该方法的基本思想是将受试者以较高的概率分配至能够缩小组间差异的组别。具体过程在此不赘述。有研究表明，最小随机化法能考虑更多的预后因素，也可较好地维护随机性，可直接利用一般的统计方法进行推断，对结果的影响不大，但该方法并不适于协变量为连续变量的情形。

4. 反应变量适应性随机化　该方法提出的出发点是为了让受试者能够最大程度地从临床试验中受益，更加符合伦理性要求。随机化实现的方法是借助前一个受试者的临床试验反应信息，对后一个受试者的条件分配概率进行调整。此类随机化方法因需要获得受试者的反应信息后才开始下一例分配，故应用较为少见。

（二）随机化的实施

随机化实施的过程包括随机分配表的产生方法、随机分配隐蔽的措施和随机分配执行的人员分工等，应在试验方案中阐明，但使人容易猜测分组的随机化的细节（如区组长度等）不应包含在试验方案中。在临床试验中，随机分配表应该是一份独立的文件，以记录受试者的处理（或处理顺序）安排。随机分配表应具有重现性，即可以根据种子数、分层因素、区组长度重新产生相同的随机分配表。试验用药物将根据随机分配表进行编码，在临床操作中，要求研究者严格按照入组受试者的随机分配结果及药物编码分配药物，任何偏离都应该如实记录，以待数据分析前进行评估。值得注意的是，适应性随机化事先并无随机分配表，真正的随机分配表是试验开始后由动态随机化系统根据已入组的受试者信息采用最小随机化原理产生的，该随机分配表应作为独立文件留存。

近年来，信息技术的发展为临床试验不断开展提供了便利，在随机化实现的方法手段上发生了重大变化，越来越多的临床试验采用了基于互联网技术的中央随机化系统（central randomization system）。一些独成体系或与数据采集系统集成的随机分配系统、基于智能手机或其他移动终端实现随机分配的客户端工具等已逐步成熟，在实现较为复杂的随机化分配、多中心的竞争性入组、研究进度的实时把控、试验药物的动态管理等方面展示出独特的优势。

为了规范临床试验随机化，国家药品监督管理局 2021 年颁发了《药物临床试验随机分配指导原则（试行）》。

二、盲法及实施

临床试验的偏倚可能来自临床试验的各个阶段、各方面人员。由于对随机化分组信息的知晓,研究者可能选择性入组受试者,受试者可能受到主观因素的影响,产生疗效与安全性的评价偏倚等。盲法是控制临床试验中因"知晓随机化分组信息"而产生的偏倚的重要措施之一。国家药品监督管理局 2022 年颁发的《药物临床试验盲法指导原则(试行)》可作为盲法及实施的重要参考。

(一)盲法

在临床试验过程中,定义研究者、参与试验效应评价人员、数据管理人员、统计分析人员为观察者方,受试对象及其亲属或监护人为被观察者方。将避免观察者方和/或被观察者方知晓各受试者所接受的干预/处理措施的技术方法称为盲法。

根据设盲程度的不同,一般将盲法分为双盲(double blind)、单盲(single blind)和非盲(non-blind)三种,其中非盲也称开放(open-label)。所谓双盲临床试验是指观察者方和被观察者方在整个试验过程中不知道受试者接受的是何种处理;单盲临床试验是指两方中的一方处于盲态,常见的是被观察者方处于盲态。非盲试验即不设盲的试验,观察者方和被观察者方都知道受试者采用何种处理。

当观察指标是一个受主观因素影响较大的变量,例如神经精神病科中的各种量表[如简易精神状态检查(mini mental status examination,MMSE)量表、神经功能缺损量表、生活能力量表等],这时必须使用双盲试验。至于客观指标(如生化指标、血压测量值等),为了客观而准确地评价疗效也应该使用双盲设计。在一些以临床终点(如死亡)为主要评价指标的临床试验(如抗肿瘤药物临床试验)中,也可以接受非盲试验。

如果在临床试验过程中未设盲,试验相关人员知道治疗分组信息,可能就会有意或无意地在心理上产生差异性影响,进而导致试验结果发生偏倚。例如,研究者可能会倾向性地选择入组受试者,受试者可能会根据入组情况产生治疗效应之外的不同反应,评价者可能会在进行有效性与安全性评价时产生主观偏差等。这种偏倚对于试验结果的影响是极难评估的。因此,盲法思想和方法应自始至终地贯彻于整个临床试验中,以最大程度地控制试验偏倚。

(二)盲法的实施

1. 盲法中的模拟技术 根据临床试验确定的盲法,尤其是双盲试验,为了保持盲态,经常需要根据治疗措施进行安慰剂模拟(placebo-dummy)。在安慰剂对照临床试验中,需要根据试验药物进行安慰剂模拟,称为单模拟(single dummy);在阳性对照临床试验中,有时需要根据试验药物和阳性对照药品分别进行安慰剂模拟,称为双模拟(double dummy)。

根据试验药物和/或阳性对照药品进行安慰剂模拟时,二者除了在有效成分上不同外,不仅应保证剂型、形状、颜色、外包装等外观方面相同,而且在重量、溶解度、味道、气味等内在方面也应尽量保持相仿。当阳性对照药品由于技术原因无法完全实现上述的安慰剂模拟要求时,也可采用改变包装的方法,以达到全部受试者所用药物在外观上无法区分的目的。但应当充分评估并有数据(如稳定性、溶出度等)证明所进行的操作未对原产品的质量产生明显影响。

2. 药物编码和盲态保持 药物编码(drug coding)是指按照已生成的治疗分组信息对临床试验用药品(包含试验药物、阳性对照药品、安慰剂)的最小独立包装预先进行编号。试验用药品的标签上只标明编号和用量、用法说明、有效期等,使试验相关人员均无法从药物外观及包装上知道受试者的治疗分组信息。药物编码过程应有监督措施和详细记录且可追溯。参与药物编码的人员不得参与受试者招募入组及其之后的试验实施工作。

在双盲临床试验中,盲态应自始至终地贯穿于整个试验:从产生随机数编制盲底、药物的随机分配、患者入组用药、研究者记录试验结果并作出疗效评价、监查员进行检查、数据管理直至统计分析都必须保持盲态,此过程称为盲态保持(blind maintenance)。在数据库锁定前,任何非规定情况所致的盲底泄露称为破盲(blind breaking)。双盲试验必须制订严格的操作规范,防止盲底编码不必要的扩散。在临床试验执行的过程中,一旦全部或大部分病例破盲,试验将被视作无效。

编盲之后的药物被送往研究中心,受试者按照入组先后顺序使用对应编号的药物。在双盲研究中,由于药物包装完全一致,仅有编号区别,故观察方和被观察方都处于盲态。

3. 应急信件与紧急揭盲　从医学伦理学方面考虑,双盲试验应为每一个药物编号设置一个应急信件(emergency letter),信件内容为该编号的受试者所分入的组别。应急信件是密封的,随相应编号的试验药物发往各临床试验中心,由该中心负责人保存,非必要时切勿拆阅。在发生紧急情况如严重不良事件(serious adverse event,SAE),或患者需要抢救,必须知道该患者接受的是何种药物时,由该中心临床试验负责人按规定的程序拆阅应急信件进行紧急揭盲(emergent unblinding)。所有应急信件在试验结束后随病例报告表一起收回,并在揭盲前检查应急信件的完整性。

对于使用中央随机化系统的临床试验,紧急揭盲尽管更为便利,但必须建立规程。

三、偏倚控制的统计分析方法

在统计分析阶段采用适当的统计分析方法,也可在一定程度上控制偏倚,但必须在试验方案中预先考虑并说明。不在前期试验设计和实施过程有效控制偏倚,而指望后期依靠统计学分析手段来控制偏倚是非常危险的。

临床试验中处理效应(有效性、安全性)常常受到许多因素的影响。一般将对评价临床主要疗效指标有影响的因素称为协变量,可能涉及人口统计学指标、疾病特征、预后因素、病理生理学因素、遗传因素、社会性因素,甚至研究中心和研究者等。协变量可以是连续型的、有序分类或无序分类的,有些协变量可能成为混杂因素。如果协变量在各处理组间是平衡的,则处理组间差别的效应估计是无偏的;若不平衡,则效应估计可能是有偏的,此时应在分析的模型中引入协变量,以纠正效应估计的偏性。因此,力求排除协变量的影响是临床试验中校正偏倚的一项重要任务。通常基于评价的终点指标类型选择不同的校正协变量的统计分析方法。例如,对于二分类终点(如有效/无效),可以用logistic回归模型获得协变量校正的优势比(odds ratio,OR)估计,用linear-binomial回归模型获得率差(rate difference,RD)估计,用log-binomial回归模型或修正泊松回归模型获得率比(rate ratio,RR)估计。当然,校正协变量的统计模型通常基于一系列的假设,需对模型的假设是否成立进行预先判断,以确保模型的适用性。如果所选分析模型的假设不成立,可能导致对治疗效果的错误估计。

第七节　临床试验中的几个统计分析专题

本书所介绍的统计分析方法几乎都可能在临床试验中见到应用,其中,有关于协变量的校正分析、亚组分析和交互作用分析在临床试验中具有独特的价值,因此,本节将重点介绍这几个方面的统计分析应用问题。

一、协变量、中心因素、随机分层因素校正分析

(一) 协变量校正分析

在随机对照临床试验中,除处理因素以外还存在其他协变量,如果在试验设计时不进行有效控制,或在统计分析时不进行合理的校正,则可能使检验效能降低,或使疗效估计产生偏倚。因此,在随机对照临床试验中对于协变量的处理应予以慎重考虑。有关协变量控制和校正的考虑起始于试验设计阶段,并需要在研究方案中事先确定。实际临床试验中可能有很多协变量与主要研究结果有关,因此在试验设计时需要识别重要的、具有生物学意义和临床意义的协变量,并在随机分组时加以控制,在统计分析时加以校正。在处理效应的协变量校正分析中,需要特别强调的是中心因素和用于随机化的分层因素。可参考国家药品监督管理局2020年颁发的《药物临床试验协变量校正指导原则》和2022年颁发的《药物临床试验随机分配指导原则(试行)》。

（二）中心因素校正分析

由于各研究中心在临床实践、试验条件、受试者基线特征等方面可能存在不同程度的差异,而这些因素可能与终点指标相关,因此不同中心的人群终点指标的总体平均水平可能就会不同,这就是中心效应(center effect),故而在多中心临床试验中通常会选择中心因素作为需要校正的协变量。特别是在国际多区域临床试验中,不同区域的受试者可能存在种族、文化、饮食习惯、临床实践等方面的差异。区域因素通常综合性地包含这些特征和信息,可以考虑以国家或区域分类作为中心因素进行校正。在分析处理效应的统计模型中引入中心因素可以校正中心效应的影响,但其前提是中心因素和处理间不存在交互作用(在后面的"交互作用分析"中介绍)。当试验中心数量较多时,单个中心预期入组患者数量可能非常有限,此时以中心为协变量进行校正通常会带来模型估计和结果解读方面的挑战。此时,可以考虑不对中心因素进行校正分析,而是按预先定义的方式合并中心(或国家/地区)后进行校正分析,也可考虑采用混合模型将中心效应看作随机效应进行校正分析。

（三）随机分层因素校正分析

在随机对照临床试验中,如果某些基线特征(例如,受试者的病理诊断、年龄、性别、疾病的严重程度、生物标记物等)对药物的治疗效应影响较大,一旦这些因素在组间分布不均衡,那么将影响试验结果的评价。可先按重要基线特征对受试者进行分层,然后在每层内再进行独立的随机分配,即分层随机。这些基线特征协变量被称为随机分层因素。采用分层随机的方法将受试者分配到不同治疗组中,以进一步降低组间协变量的不均衡和控制偏倚。随机分层因素应慎重选择,建议不宜过多,并且通常需要在统计分析模型中加以校正。

二、亚组分析

参与临床试验的患者由于受各种因素(如遗传学、人口学、环境、病理生理学、合并症、合并用药、区域等)的影响,往往具有不同程度的异质性,从而可能导致试验药物在不同患者中的疗效不同。临床试验中将具有不同特征的患者分成亚组,是探索不同患者人群之间疗效差异的直观方法,同时也是获益-风险评估不可缺少的一部分。亚组分析(subgroup analysis)是指针对试验药物在亚组中的疗效和/或安全性进行试验设计与统计分析的过程。对于事先未设定亚组分析的临床试验,在对亚组结果进行解读和作结论时需要特别慎重。事后根据数据驱动寻找有统计学意义的亚组,会导致总I型错误率膨胀,其结果通常不能用于确证该亚组的有效性。此外,因亚组的样本量较少而导致检验效能不足,可能会影响试验药物在这些亚组人群中疗效的精确估计,或者会造成无法得出各亚组间疗效一致的结论。根据研究目的,亚组分析可分为探索性亚组分析、支持性亚组分析和确证性亚组分析。

有关临床试验亚组分析的一些具体事项可参考国家药品监督管理局 2020 年颁发的《药物临床试验亚组分析指导原则(试行)》。

三、交互作用分析

在随机对照临床试验中,交互作用(interaction)是指处理间的比较(如研究产品与对照之间的差异)依赖于另一因素(如中心)的情况。定量交互作用(quantitative interactions)是指该因素的不同水平之间在量的比较上有差异,而定性交互作用(qualitative interactions)是指比较结果至少在该因素某一水平上显示方向不同。

（一）中心与处理的交互作用

对于每个中心都有充足受试者的多中心临床试验,如果发现阳性的处理效应,除考虑校正中心效应外,通常还应探索不同中心间处理效应的异质性,即探索中心与处理间是否存在交互作用,因为这可能影响结论的外推性。通过各中心结果的图示方法,或通过对中心与处理间交互作用的统计检验可能会发现明显的异质性。但是需认识到,一般临床试验是为验证主效应而设计的,如果按照通常的假设检验水准 0.05 检验交互作用,其检验效能往往是不足的,为此有文献建议将交互作用的检验水准设为 0.10,实际中可以根据具体的统计结果和影响,并结合临床意义进行综合考量。如果没有发现明显的交互作用,则在处理效应估计时使用仅包含中心效应的模型即可,而不应包含中心与处理的交互作用项。如果发现中心与处理间存在交互作用,对处理效应的估计和解释必须非常谨慎。

(二) 其他因素与处理的交互作用

处理效应除了可能在各中心之间表现出异质性外,也可能随着其他的因素而变化,例如,处理效应可能随年龄的降低而变大,或者可能在特定诊断类别的受试者中较大。某些情况下,预期会产生交互作用或对交互作用有特别兴趣(如老年病学)时,亚组分析或者包含交互项的统计模型因此成为计划的确证性分析的一部分。然而,大多数情况下,亚组分析和交互作用分析应当确定为探索性的,这在前面的亚组分析中也已有所涉及。一般而言,应首先在所讨论的统计模型中添加交互项进行分析,并在相关受试者亚组内或者由协变量定义的层内进行额外的探索性分析。对于探索性分析,应谨慎解释其分析结果,仅仅基于探索性亚组分析的治疗有效性(或缺乏有效性)或安全性的任何结论都不太可能被接受。

第八节　案　例

这是一个多中心、随机、双盲、2×2 析因设计的 II 期临床试验。转移性黑素瘤是恶性程度非常高的恶性肿瘤,目前尚无药物能提高患者的生存率。有研究表明,α2b 干扰素(IFN-α2b)和粒细胞-单核细胞集落刺激因子(granulocyte-macrophage colonystimulating factor,GM-CSF)作为进展性黑素瘤患者的辅助治疗,对其生存时间(overall survival time,OS)和无复发时间(relapse-free survival,RFS)均有一定效果。本研究探讨单独和联合使用 IFN-α2b 和 GM-CSF 对转移性黑素瘤患者的疗效和安全性。

试验分为 4 个组:

A 组:对照组,仅使用基础治疗:多表位多肽疫苗(Multi-epitope peptide vaccine);

B 组:GM-CSF 组,即基础治疗 + GM-CSF

C 组:IFN-α2b 组,即基础治疗 + IFN-α2b

D 组:联合用药组,即 基础治疗 + IFN-α2b + GM-CSF

主要观察指标为:免疫应答率。次要观察指标为:RFS 和 OS

采用 Fisher 确切概率法比较各组免疫应答率的差异;采用 log-rank 检验直接比较未调整协变量时 RFS 和 OS 的组间差异;采用 Cox 比例风险模型比较调整协变量时 PFS 和 OS 的组间差异。

120 名受试者随机分入以上 4 个组,所有受试者接受 13 个周期(共 52 周)的治疗。

主要结论:无论是 IFN-α2b 还是 GM-CSF 均未见提高免疫应答。试验中,有免疫应答者,其中位生存时间比没有免疫应答者长(21.3 比 13.4 个月,$P = 0.046$)。

请根据研究设计对统计分析方法和分析结果进行评论。

解析:分析方法与设计初衷不符。作者并没有采用析因设计对应的分析方法,进行单独效应、交互作用分析。仅仅采用:将(B+D)组与(C+A)组比较来评价 GM-CSF 的作用,将(C+D)组与(B+A)组比较来评价 IFN-α2b 的作用。如此,相当于只做了主效应分析,若 GM-CSF 与 IFN-α2b 有拮抗作用,就会掩盖各自的作用;若它们有协同作用,则会夸大各自的作用。

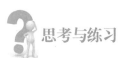

思考与练习

一、选择题

1. 临床试验和观察性研究的本质区别在于(　　)

　　A. 是否为前瞻性方式　　　　　　　　B. 是否明确研究对象

C. 是否施加干预措施　　　　　　　D. 是否设立对照

E. 是否明确研究结局

2. 临床试验质量管理规范**不涵盖**的内容是（　　　）

A. 临床前动物实验　　　　　　　　B. 临床试验方案设计、组织实施

C. 临床试验监查、稽查　　　　　　D. 临床试验记录、分析总结和报告

E. 临床试验的伦理

3. 成组序贯设计（group sequential design）是指方案中预先计划在试验过程中进行一次或多次期中分析，依据每一次期中分析的结果作出后续试验决策的一种灵活设计方法。后续决策通常有四种可能，下面**不在**其中的是（　　　）

A. 依据优效性终止试验　　　　　　B. 依据劣效性终止试验

C. 依据无效性终止试验　　　　　　D. 依据安全性终止试验

E. 继续试验

4. 关于非劣效性试验，若所研究的药物确实不比对照药物差，则增加样本量将（　　　）

A. 减小非劣效性界值　　　　　　　B. 增加犯 I 型错误的概率

C. 减少犯 I 型错误的概率　　　　　D. 增加犯 II 型错误的概率

E. 减少犯 II 型错误的概率

5. 在某种药物涂层球囊与某种常用的药物洗脱支架相比的非劣效性临床试验中，以 12 个月血管管腔直径狭窄程度百分比（%）为主要研究终点，这是一个低优指标，非劣效性界值设定为 7%。则下列的试验组药物涂层球囊与对照组药物洗脱支架 12 个月血管管腔直径狭窄程度百分比（%）差值的 95% 置信区间中，可认为非劣效假设成立的是（　　　）

A.（−8%,8%）　　　　　　　　　　B.（7%,8%）

C.（0,8%）　　　　　　　　　　　　D.（−8%,0）

E.（−6%,8%）

6. 以下关于随机化概念理解**错误**的是（　　　）

A. 随机化是临床试验中需要遵循的基本原则

B. 随机化仅保障试验组和对照组受试者在已知影响试验结果的基线变量上具有可比性

C. 每位受试者都有同等机会被分配到试验组或对照组

D. 随机化不受研究者和/或受试者主观意愿的影响

E. 随机化的方法是多种多样的

7. 在临床试验中，强调采用盲法试验的主要目的是（　　　）

A. 增加试验组与对照组间的均衡性

B. 增加试验组与对照组间的可比性

C. 增加受试对象的依从性

D. 减少缺失数据的发生

E. 减少因为知晓分组信息而引起的偏倚

8. 在临床试验中，伴发事件的 5 个处理策略和 ITT 原则对应的是（　　　）

A. 疗法策略　　　　　　　　　　　B. 复合变量策略

C. 假想策略　　　　　　　　　　　D. 在治策略

E. 主层策略

9. 在临床试验中，通过对估计目标的 5 个属性的定义可以精准反映治疗效应，其中在定义时最为复杂多样的属性是（　　　）

A. 研究处理　　　　　　　　　　　B. 目标人群

C. 目标变量或终点变量　　　　　　D. 伴发事件及其处理策略

E. 目标人群层面的研究效应

10. 在临床非劣效性试验中,只需要按单侧检验水准 α 进行统计推断即可。如果事先设定的单侧 $\alpha = 0.025$,当采用置信区间方法进行统计推断时,通常采用计算双侧置信区间的方法,以下所列的置信度正确的是(　　)

A. $100 \times (1 - 0.025/2) = 98.75\%$ 　　　B. $100 \times (1 - 0.025) = 97.50\%$

C. $100 \times (1 - 0.025 \times 2) = 95.00\%$ 　　D. $100 \times (1 - 0.025 \times 3) = 92.50\%$

E. $100 \times (1 - 0.025 \times 4) = 90.00\%$

二、简答题

1. 什么是临床试验?什么是随机对照试验?随机对照试验有哪些优点?

2. 什么是临床试验的适应性设计?

3. 临床试验常见的设计类型有哪几种?临床试验常见的比较类型有哪几种?

4. 什么是意向性治疗原则?其含义包括哪些?

5. 什么是全分析集?

6. 什么是随机对照试验中的伴发事件?伴发事件的处理策略有哪些?

7. 临床试验估计目标包括哪些属性?

8. 临床试验中的敏感性分析指什么?

9. 临床试验中控制偏倚的常用方法有哪些?

10. 常用的随机化方法可分为几类?

11. 临床试验中的盲法一般是如何分类的?

三、计算分析题

1. 为评价雷米普利(ramipril)治疗轻、中度原发性高血压的疗效与安全性,以依那普利(enalapril)作为阳性对照进行双盲临床试验。雷米普利组观察 61 例,用药 4 周后舒张压下降(9.4±7.3)mmHg;依那普利组观察 59 例,用药 4 周后舒张压下降(9.7±5.9)mmHg。若事先确定的临床等效性界值为 3mmHg 且两侧对称,试推断雷米普利与依那普利是否等效?

2. 为评价左氧氟沙星注射液与环丙沙星注射液对呼吸道感染、泌尿系统感染、肠道感染的治愈率,采用双盲随机平行对照临床试验。左氧氟沙星组观察 38 例,一个疗程 14 天的治愈率为 $p_T = 76.3\%$;环丙沙星组观察 35 例,治愈率为 $p_S = 68.6\%$。若事先确定的非劣效性界值为 5%,问左氧氟沙星是否不比环丙沙星差?

3. 某临床试验欲验证一种降血压的仿制药不劣于其原研药。据以往研究数据,原研药在为期 4 周的治疗后平均降低舒张压 12mmHg,相应标准差为 6mmHg。临床认可的非劣效性界值为 1.5mmHg。若预期试验药的降压效果与原研药一样为 12mmHg,采用平衡设计,单侧检验水准为 0.025,试估计检验效能能达到 90% 的样本量。

4. 以上面的第 3 题为背景,假设采用等效性试验,并假定临床认可的等效性界值范围的上下侧对称,均为 1.5mmHg,其他参数设置不变,试估计样本量。

5. 某临床试验欲对一款新研发的人工髋关节进行临床试验。试验拟采用非劣效设计,以目前临床应用最多的一款人工髋关节为对照。据以往研究报道,使用现有人工髋关节进行髋关节置换,两年成功率在 90% 到 95% 不等。假定两年成功率的非劣效性界值为 5%,并预期试验组的两年成功率与对照组相等,均为 92%。如果采用平衡设计,设定单侧检验水准 0.025,试计算能达到 80% 检验效能的样本量。

6. 以上面的第 5 题为背景,假设采用等效性试验设计,并假定两年成功率的等效性界值上下侧对称,均为 5%,其他参数设置不变,试计算样本量。

(刘玉秀　陈　峰)

第二十八章
抽样调查研究设计与分析

【学习要点】

1. 抽样调查设计是对抽样调查研究所作的周密计划。

2. 随机抽样是进行统计推断的基础,包括四种基本抽样方法:简单随机抽样、系统抽样、分层抽样和整群抽样。

3. 在实际工作中,由于调查情况复杂等原因,很难通过一次抽样获得有代表性的样本,常采用多阶段抽样。多阶段抽样是四种基本抽样方法的组合应用。

第一节 抽样研究的基本概念

科学研究的目的是要阐明总体特征和规律。欲了解总体,可以采用普查的形式得到总体中每一个个体值,从而得到总体的特征。然而在实际工作中,多数情况下不可能或没有必要对总体中的每一个观察单位进行观测。科学的办法是进行抽样(sampling)研究。即从总体中抽取一部分有代表性的观察单位组成样本,对该样本作深入研究,利用获得的样本信息进行统计分析,推断总体特征和规律,这个过程称为抽样研究。如图 28-1 所示。

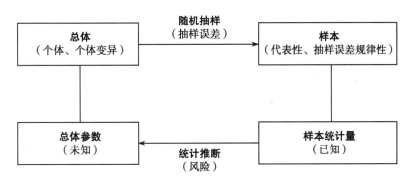

图 28-1 抽样研究示意图

抽样调查(sampling survey)是抽样研究的具体表现形式,由于抽样调查只观察总体中的一部分观察单位,节省人力、物力和时间,并可获得较为细致丰富的数据,在实际工作中应用最为广泛,特别是许多医学问题(如药物疗效观察)只能进行抽样研究。

抽样分为随机抽样(random sampling)和非随机抽样(non-random sampling)。随机抽样又称概率抽样,是保证每个个体均有一定概率被抽到样本的抽样方法,因此,所得样本具有一定的代表性,是推断总体的基础。非随机抽样又称非概率抽样(non-probability sampling),是根据研究者的意愿、判断或调查的方便程度等来抽取调查对象的抽样方法,包括便利抽样、判断抽样、定额抽样、滚雪球抽样、自愿抽样、典型调查和重点调查等,常用于社会学调查研究。临床随机对照试验中的样本往往来自医院就医的患者,属于便利样本,所得结果难以推断各处理组总体的特征,但是可以用于组间的比较研究。本章主要讨论随机抽样。

抽样研究又分为单阶段抽样和多阶段抽样。单阶段抽样是一次抽取若干观察单位组成样本;多阶段抽样则是多次抽取不同的次级抽样单位,然后在抽样中的次级抽样单位中再抽取若干观察单位组成样本,是一种复杂的抽样设计。小范围的抽样调查常采用单阶段的,而大范围的抽样调查往往是多阶段的。

随机抽样又分为等概率随机抽样和非等概率随机抽样。前者往往用于单阶段抽样研究,后者用于多阶段复杂抽样研究。

第二节 基本步骤与内容

一、调查研究的步骤

抽样调查研究设计是对抽样调查研究所作的周密计划,包括研究目的的确定,研究对象的选择,调查方法和工具的确定,调查数据的收集、整理和分析全过程的统计设想和合理安排。合理的研究设计可以尽量减少人力、物力和时间成本,获得符合统计学要求的调查数据。

这里以 2002 年我国进行的全国居民营养与健康状况的抽样调查为例,说明抽样研究设计的基本步骤与内容。

(一)确定调查目的和指标

确定调查目的就是明确在调查中要具体回答什么问题,从而决定应获取什么样的数据资料。从统计学的角度,调查目的可归纳为两类:一类是了解总体情况即参数,说明总体特征,如居民的平均总热能摄入量、某地高血压病患病率等;另一类是探索研究事物之间的关系,如高血压与脂肪摄入量的关系,糖尿病与肥胖、体力劳动的关系等,从而发现病因线索。调查目的通过具体的调查指标来体现,故需要把调查目的转化成调查指标。调查指标要精选,重点突出,尽量采用客观性强、灵敏度高、精确性好的定量指标,少用定性指标。

全国居民营养与健康状况的抽样调查有两个目的,一个是调查居民营养状况,另一个是了解与营养相关的居民健康状况。因此,形成了两类反映研究目的的指标,一类是反映人群营养状况的指标,如 24 小时食物与营养素摄入量、血红蛋白、血糖、血脂、血浆维生素 A 及血浆铁蛋白等检测指标;另一类是反映人群健康状况的指标,如高血压、糖尿病和高血脂患病率等。

(二)确定调查对象和抽样框架

明确调查目的后,要确定调查对象和观察单位。先根据研究目的确定调查总体,划清调查总体的同质范围。调查对象要具体,明确时间、地点、人物。观察单位是组成总体或样本的个体,不在总体范围内的个体不应作为观察单位。如全国居民营养与健康状况的抽样调查的调查对象确定为全国 31 个省级行政区域抽中样本单位(住户)的常住人口。

在确定好调查对象后,需要制订详细的抽样框架。总体必须划分成一些抽样单位,它们互不重叠,但能完全覆盖总体且具备可识别性。抽样框架中除了抽样单位的编号及其与总体的关系信息外,还需要包括一些辅助信息(如人口数等),以便用于抽样方案的设计与数据处理。理论上抽样框架应当完全覆盖总体,在实践中可能有一定的困难,需要强调的是抽样框架应当与总体情况尽可能接近。全国居民营养与健康状况的抽样调查采用多阶段分层整群随机抽样方法,其抽样框架为:地区分层—县(区)—乡镇(街道)—村(居委会)—住户。其中,农村地区对应的是县、乡、村,而城市地区对应的是区、街道、居委会(图 28-2)。该抽样框架较好地覆盖了我国大中小城市,也覆盖了不同类型的农村,并与农村的主要地理环境一致,包括沿海长江农村、山区谷地农村、湘鄂川黔及黄土高原农村。具体抽样实施为:首先按经济发展水平及类型将全国各县(区)分为六类地区,即大城市、中小城市、一类农村、二类农村、三类农村和四类农村。该调查中,观察单位是每个人,而抽样单位是户。然后实施多阶段抽样,第一阶段利用系统抽样方法,按等容量抽样,从每一类地区中随机抽取 22 个县(区),六类地区共抽取 132 个样本;第二阶段按等容量从每个样本县(区)中随机抽取 3 个乡镇(街道);第三阶

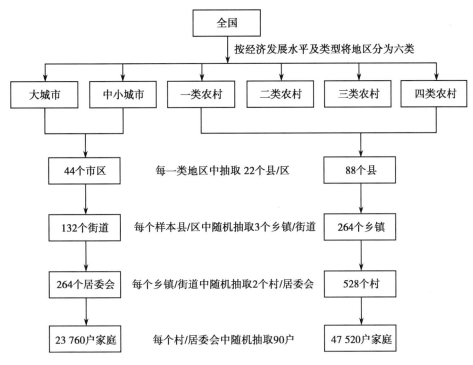

图 28-2　2002 年我国居民营养与健康状况抽样调查研究的抽样框架

段按等容量从每个乡镇(街道)中随机抽取 2 个村(居委会);第四阶段每个村(居委会)中随机抽取 90 户家庭。

（三）确定样本量

抽样调查研究设计中需要规定详细的抽样原则和抽样方法,包括每阶段的抽样框架和抽样单位、随机抽样的具体方法及样本量(sample size)。确定合理样本量是为了保证样本具有足够的代表性,结果指标具有足够的可靠性,或保证研究具有足够的效能发现疾病与各种影响因素的关联。样本量受研究问题本身以及实施过程相关因素的影响,为了保证研究的可靠性,需要在设计阶段进行样本量估计,具体估计方法见本章第五节。

（四）确定调查方法和资料收集方式

根据调查目的、调查对象范围和现有调查条件确定具体调查方法。面对面调查是常采用的调查方法,当有足够调查人员和费用时可采用这种方法,也可采用邮寄问卷调查或电话调查等方式。需要快速得到结果时可采用集中在一起的小组调查方法(如核心小组法、集体填表法)等。

资料收集方式主要有直接观察法和询问法,二者各有特定的适用条件。一般来说,对于客观指标的测量、临床检查等可采取直接观察法,如儿童身高、体重的测量等;询问法是通过一定形式的问话来得到结果,可以是直接访问,如现场问卷调查(自填、他填),也可以是间接访问,如信访、电话访问、电子邮件访问等。除了纸质问卷调查外,还可采用电子问卷形式,通过电子终端设备填写问卷,然后上传至管理系统。与传统的纸质问卷相比,电子问卷作答简便、跳转灵活,无须人工录入数据,节约成本,采用这种方式时需要使用专门的电子终端或手机应用程序(application,App)。全国居民营养与健康状况抽样调查的资料收集方式包括询问式的问卷调查方法、医学体检、实验室检测和膳食调查四种。

（五）拟定调查项目和调查表

1. 确定调查项目　根据调查指标确定调查项目,包括分析项目和备查项目。分析项目是直接用于计算调查指标以及分析相关因素所必需的内容,如身高、体重等,可以是定量数据填报或检测结果,也可以是定性数据的回答选项。备查项目是为了便于核查、填补和更正而设置的,通常不直接用于分析,如姓名、地址、编号等。把调查项目按逻辑顺序列成表格形式供调查使用即调查表。表 28-1 显示的是全国居民营养与健康状况抽样调查的一个调查表的部分项目。

表 28-1　中国居民营养与健康状况调查表(节选)

个人健康情况调查表

（15 岁及以上的家庭成员填写）　　　　　贴编码处

一、一般情况

家庭编码：　　　　　　　　　　　　　　　ID：

姓名：　　　　　　　　　　　　　　　　　个人编码：　　□□ A1

二、目前健康状况

（一）体重

1. 你最近一次测量体重的时间是：　　　　　　　　　　　　　　　□ B1
①从未量过　②1 个月内　③6 个月内　④6~12 个月　⑤12 个月前　⑥不清楚

2. 同一年前相比,你的体重是：　　　　　　　　　　　　　　　　□ B2
①增加　②基本保持不变　③下降　④不清楚

3. 在近一年内你曾试图减重吗?　　　　　　　　　　　　　　　　□ B3
①否　②是

（二）高血压

4. 你最近一次测量血压的时间是?（在本次调查之前）　　　　　　□ B4
①未查过　②3 个月内　③6 个月内　④12 个月内　⑤12 个月以上

5. 你是否患有高血压?　　　　　　　　　　　　　　　　　　　　□ B5
①否　②是　③不知道

6. 若 5 选 "是",则诊断年月(年/月)　　　　　　　　　□□□□ / □□ B6

（三）糖尿病

7. 你测过血糖吗?（本次调查前）　　　　　　　　　　　　　　　□ B7
①未测过　②测过　③不知道

8. 你患有糖尿病吗?　　　　　　　　　　　　　　　　　　　　　□ B8
①否　②是　③不知道

9. 若 8 选 "是",则诊断年月(年/月)　　　　　　　　　□□□□ / □□ B9

10. 您曾经因为糖尿病而采取下列措施吗?
10a. 控制饮食
①否　②是　　　　　　　　　　　　　　　　　　　　　　　　□ B10a

10b. 增加体力活动或锻炼身体
①否　②是　　　　　　　　　　　　　　　　　　　　　　　　□ B10b

10c. 接受药物治疗
①否　②是　　　　　　　　　　　　　　　　　　　　　　　　□ B10c

2. 调查工具设计　常用的调查工具有调查表（survey form）/问卷（questionnaire）和量表（scale）等。调查表的内容可以十分宽泛,可以是完全独立、互不相关的,可用于评价研究人群的不同特征,如研究对象的吸烟史、生育史和体育锻炼情况等。问卷常用于测量人们的心理、态度和行为等特征。量表是一种特殊的问卷,用于描述研究对象某一方面的特征,常用多个条目(问题)从不同侧面来描述该特征,各条目之间一般相关联。

（1）问卷设计的原则

1）适宜性原则:设计问卷时要考虑研究需要和被调查者的实际情况。问卷设计首要原则就是"就低不就高",从被调查者的角度出发,减少他们在填答问卷时的困难与麻烦,减少填答问题所需的时间和精力。

2）有效性原则：问题必须围绕研究目的和研究假设，可有可无的问题，不列入问卷；不知如何分析的问题，也不要提出。问卷设计要有一个总体框架，要明确每个问题所起的作用，要明确每个理论假设所需的指标。

3）可行性原则：问卷调查需要被调查者配合，问题必须符合被调查者回答问题的能力和意愿。问题要简洁，语言要通俗，调查时间要合适，不宜太长，保证被调查者能顺利完成问卷。

（2）问卷的一般结构：包括标题、编码、说明、内容和作业记载等。

1）问卷标题：标题是概括调查研究的主题，应简明扼要，易于引起被调查者的兴趣，例如"胃癌患者生活功能量表"。不要简单采用"问卷调查"这样模糊的标题，容易引起被调查者不必要的怀疑从而拒绝回答。不宜将研究目的直接表达出来，如"饮酒与高血压关系调查表"，容易造成回答偏倚。

2）问卷编码：包括问卷编号、调查项目编号和回答选项编号。问卷应有过录框，将各种数据和编码填于其中，便于录入计算机。问卷编号是唯一的，根据调查人群的特点设计，例如编号统一采用8位编码系统，某调查对象的编号为11 911 465，第1位为省份编号，第2~3位为各省份内调查点编号，第4~8位为各调查点纳入调查对象的顺序号。根据问卷编号即可区分调查对象的来源。调查项目编号应当是连续的，有明确层级关系；回答选项编号应当有明确的事先约定和编号规则。

3）问卷说明：问卷说明以简短的指导语或说明信的形式出现，旨在向被调查者说明调查目的和意义，使其知情。问卷说明可包括：①说明调查者身份，争取被调查者信任和合作。可以留下研究单位联系方式，供被调查者咨询。②说明调查目的和意义，激励被调查者的责任感，以负责的态度参与调查。③请求被调查者合作。④需要有保密说明，承诺说明调查结果仅用于群体的科学研究，个人隐私绝对保密，保证结果不用于其他用途等。提供知情同意书签署信息。对于较大规模的调查，问卷项目较多，此时，自填式问卷还必须有填表说明及其他事项说明等。填表说明是解释问卷中某些项目的含义，指导被调查者或调查者如何填写。问卷说明一般放在问卷开头。

4）调查内容：调查内容包括两个方面。①被调查者的基本信息：主要是社会人口学特征，如性别、年龄、民族、文化程度等，提供被调查者的背景信息，也可用于调查资料的分组分析，探讨这些因素对研究结果的影响。此外，还可包括被调查者的地址、单位、电话等，主要用于资料核查和对象随访。②研究项目：是根据研究目的和调查指标确定的调查信息，是进行指标计算和分析的主要内容。

5）作业记载项目：这是与调查目的无关的质量控制项目，是为了问卷填写的核查，保证项目填写完整准确，不直接用于分析。该项目常出现在问卷最后，以明确调查人员完成任务的情况，包括调查员姓名、访问日期、复核结果等。

（3）问卷制订步骤：包括提出调查项目并形成项目池、项目筛选、确定提问形式和类型、确定选项、预调查和修改完善等。

1）提出调查项目，形成项目池：根据调查目的、内容，查阅有关文献或参考相关调查问卷，提出有关项目。也可召开有关专家和被调查者参与的小组讨论，提出有关项目，并进行汇总、整理和分析，对含义相同但表达不同者进行统一描述，所有不同的项目即构成调查项目池（item pool）。

2）项目筛选：对项目池中的项目采用专家咨询评分、小组讨论等方法进行分析及筛选，以便精简项目。也可以通过预调查来筛选项目。

3）确定每个项目的提问形式和类型：从形式上可划分为封闭式与开放式问题。

封闭式问题是指在给出问题的同时，还给出若干个固定答案，让被调查者根据自己的实际情况选择答案。开放式问题即不为回答者提供具体答案，只提出问题，在问题下面留出一段空白，由回答者填答。半开放性回答即规定若干种答案，但被调查者可以在规定答案之外给出其他答案。

开放式问题的优点是被调查者可以按自己的想法和方式回答问题，所得的资料比较主动、具体、信息量大，特别适合于询问潜在答案多而复杂的问题，或答案尚不清楚的问题；其缺点是难于进行整理和分析，可能因被调查者表达能力的差异而导致测量偏倚。封闭式问题回答方便，易于进行统计处理和分析，利于提高问卷的回收率和有效性；其缺点是被调查者只能在规定范围内回答，可能无法反映其他各种真实的想法。此外,其设计要谨慎,若有缺陷,被调查者可能无法正确回答。

4)确定每个项目的回答选项:回答选项与项目的提问方式和类型有关。不同的问题有不同的答案设计方法。常用方法如下。

A. 填空式:例如在调查经济状况时,对每月工资收入需准确了解具体数字,则可采用填空式,如"您的每月工资收入是＿＿＿＿＿＿元"。

B. 是否式:如回答是否为长期吸烟者(每日 1 支以上,持续吸烟 3 个月以上)的答案可以为"1. 是""2. 否"。

C. 选择式:封闭式问题应列出各种可能答案,并按一定顺序编号。等级项目按等级关系编号,如文化程度:"1. 小学""2. 中学""3. 大专以上";分类项目按照习惯或逻辑顺序编号,如职业:"1. 工人""2. 农民""3. 干部"。

D. 矩阵式或表格式:如多个问题的答案选择相同,可将多个问题列成表格,方便选择。例如进行膳食食物摄入情况的调查时,可设计如下表格(表 28-2)。

表 28-2　膳食食物摄入情况的调查表示例

主食	每天	4~6 次/周	1~3 次/周	1~3 次/月	不吃或极少吃
大米	□	□	□	□	□
面食	□	□	□	□	□

5)预调查及考评:初步形成的问卷需进行预调查和初步考评。一是将问卷送给该研究领域的专家、研究人员以及典型被调查者,根据他们的经验和认识对问卷进行评论,指出不妥之处。二是从正式调查的总体中抽取一个小样本,进行预调查,分析预调查结果,发现问题并进行修改。

6)修改完善:在上述基础上修改完善,形成最终问卷。

(4)问卷设计中的注意问题

1)问卷说明要简单明了:问卷的说明要用委婉或感人的语气,说明调查目的和意义,让被调查者觉得调查对自己有意义,或者能够帮助别人,从而激发他们的积极性。

2)避免专业术语和含义不确切的词汇:词汇语义较为模糊,每个人理解可能不同,在问卷设计中应避免或减少使用。例如"您是否经常生病?",回答者不知"经常"是指一周、一个月还是一年生一次或多次病,可修改为"您上月生了几次病?"或者"最近半年内您生了几次病?"。

3)避免断定性问题:例如"您一天抽多少支烟?",被调查者如果根本不抽烟,就会造成无法回答。合理的提问方式是在此问题前加一条"过滤性"问题。如"您抽烟吗?"。如果回答"是",可继续提问,否则就终止提问。

4)避免诱导性问题:诱导性是指研究者有意或无意引导被调查者向某一个方向回答问题。例如"有人认为被动吸烟会导致肺癌,您同意吗?"。引导性提问会导致被调查者不加思考就同意问题中暗示的结论。引导性提问会导致结论严重偏倚。

5)避免使被调查者难堪或敏感问题:包括各地风俗和民族习惯中忌讳的问题、涉及个人利害关系的问题、伦理道德的态度问题、个人隐私问题等。例如"您是否有婚外性关系?",被调查者出于本能的自卫心理,不愿意回答或不予真实回答,而且会引起反感。可以采用对象转移法或假定法等方式改变提问方式,从而收集对敏感问题的回答,如问题"您如何看待婚姻中出现的第三者?"可以转变提问方式为"对于介入别人婚姻中的第三者,有人认为这种行为不好,也有人认为可以接受,你同意哪种观点?",这样可以减轻被调查者的心理负担,有利于如实地收集到信息。也可采用调查敏感问题的随机应答技术进行调查。

6)避免笼统抽象问题:经济收入、家庭人口等调查项目可能会产生歧义的理解。例如,收入是仅指工资,还是包括奖金、补贴或其他收入在内;家庭人口有常住人口和生活费开支在一起的人口。

7）避免一问多答问题：一个项目最好只问一个要点，若包含过多询问内容，会使被调查者无从回答，给统计处理也带来困难。例如，"您父母是知识分子吗？"这个问题使那些父母中仅有一个是知识分子的人无法回答。此外，知识分子本身也需要界定清楚。

8）安排好提问顺序：注意提问顺序，问卷条理清楚，会提高回答效果。可参考以下方法：①问题顺序符合逻辑；②根据研究内容先将问题分门别类；③容易回答且较为关心的内容先提问，专业性强的具体问题和敏感性问题放在后面；④问题应从简单逐步向复杂深化，相关联内容应进行系统整理；⑤封闭式问题放在前面，开放式问题放在后面。

9）定量指标的半定量化：一些定量指标，如年龄、经济收入等最好按定量指标进行调查，便于分析整理。也可将其半定量化处理。例如"您的月工资是：①800元以下；②800元至1 500元（不含1 500元）；③1 500元至3 000元（不含3 000元）；④3 000元及以上"。要注意的是，档次划分不宜太多，各档的数字之间应正好衔接，无重叠、中断现象。

3. 问卷评价 问卷设计完毕后，应当对问卷的质量进行评价，一般包括效度、信度、可接受性等。

（1）效度：效度（validity）即问卷的有效性和正确性，也即准确度（accuracy），指问卷确实测定了它打算测定的特征（而不是其他特征）以及测定的准确程度。问卷效度越高，说明问卷结果越能反映其所测量的真正特征。

（2）信度：信度（reliability）指问卷测量结果的可靠性、稳定性和一致性，即精确度（precision）。信度一般指同一种测定方法对同一对象重复测量时，随机误差引起测量结果的变异程度。量表的评价还用内部信度指标，即问卷各项目间相关性考评。

（3）可接受性：可接受性（acceptability）是指被调查者对问卷的接受程度。问卷的可接受性主要取决于几个因素：①问卷简洁明了，条目少且易理解；②问卷内容为被调查者所熟悉的，认为有意义的（与其生活及健康相关）；③问卷易填写，被调查者通过阅读填表说明即可完成填写；④完成问卷所需的时间较少。一般认为完成问卷所需的时间以5~30分钟较适宜。临床使用的问卷最好在15分钟内，一般人群的问卷可稍长，但也不宜超过30分钟。具体考察时可通过接受率（问卷回收率）、问卷合格率（事先确定合格的标准，比如所有条目需均有回答者）和填表所需平均时间等来评价。

（4）区分度：区分度（differentiation）指不同个体回答该问题的答案应该有不同，该问题能反映个体间差异。例如在新鲜蔬菜摄入与食管癌关系的调查中，问题若是"你是否吃新鲜蔬菜？"，那答案将都是"有"，没有区分度。

信度与效度考评方法主要适用于各条目均有得分的量表问卷，如心理测量、生存质量测量等的量表，统计学中有一系列反映和分析信度与效度的指标和方法。

（六）制订调查的组织计划和质量控制

调查研究是社会性很强的工作，需要有良好的组织安排，以保证调查顺利实施。因此，需要制订严密的调查组织计划，包括组织领导、宣传动员、时间进度、人员培训、任务分工与协作、经费预算、调查表和宣传资料印制、器材准备、工作制度和规范制订、调查数据汇总要求、预调查等。

质量控制是保证调查顺利实施和研究成功的关键。在设计方案中必须规定质量控制的具体措施和监督机制，包括质量控制的组织机构设置，如质量控制小组、质量监督员等；统一质量控制方法，如抽样的质量控制、询问调查的质量控制、检测的质量控制、数据管理的质量控制等；建立质量控制的监督机制，如调查员统一培训、调查问卷核查与纠错和抽样核查方法等。

（七）资料的整理与分析计划

整理资料是将原始资料进行科学加工，去粗取精，去伪存真，使之系统化、条理化，便于进一步分析。整理计划在设计阶段就应制订好，包括调查表或问卷接收和核查、数据编码、数据录入、拟定整理表、归纳汇总等。分析计划包括研究指标的内涵和计算方法、描述性统计方法、参数估计方法、危险因素与疾病关联分析方法、混杂因素控制与分析及探索性分析等。以下两项工作至关重要。

1. 数据的计算机录入与清理 数据录入是资料整理阶段的重要工作。首先，根据调查问卷建立数据录入系统,形成与调查问卷内容相同的信息录入数据库。数据库结构尽量与调查问卷一致,编写程序设置变量的取值范围和逻辑关系,减少录入错误。其次,数据录入建议采用双录入方法,即同一问卷由两个录入员录入,并进行核对。采用电子问卷调查时,由于调查和数据录入是同时进行的,应事先设定好电子调查问卷逻辑结构和变量取值范围,保证数据采集准确无误。

在正式分析之前还应当根据研究目的进行必要的数据清理,即对数据集进行重新审核和校验,删除重复信息、纠正或修复存在的错误、合理处理不完整数据,保证数据一致有效,为进一步数据分析作准备。由于数据集的形成过程不同,数据清理步骤会因调查数据不同而有所变化。数据清理一般由计算机完成,包括:①检查变量是否有效、是否在合理范围内、是否重复,数据结构是否统一,确保数据的一致性。②合理处理无效值和缺失值。常用的处理方法包括变量删除、设定无效值/缺失值编码、估算填补。不同处理方法可能对分析结果产生不同影响,特别是当缺失值为非随机发生时,故调查中应尽量避免出现无效值和缺失值。③变量筛选、变量类型转换和新变量生成。④数据库拼接、抽提或拆分。

2. 分析计划与数据分析表的设计　在正式分析数据前,要撰写一个分析计划,根据研究目的和预期分析指标,详细列出要分析的内容、相应的分析方法,以及结果展现的图表格式、形成预期结果的表达形式。以描述、比较某指标在不同人群中的分布为例,分析结果通常按类别进行归纳汇总,把性质相同的观察单位合并在一起,即分组,可以将组内共性和组间差异性显示出来。抽样调查研究属于现况调查,没有干预因素,在分组时,应当以调查人群中客观存在的特征为分组因素,反映研究对象的主要本质特征。分组方法可以按类型分组,也可以按数量分组。类型分组即按类别或特征分组,适用于定性资料,如按性别、文化程度等分组;数量分组是按观察值大小分组,适用于定量资料,如按年龄、身高等分组。分组数量取决于研究目的、资料分布规律以及观察单位数。分组应适当,分组过多,则各组观察单位数减少,而分组过少可能无法展示清晰的组间差异。若不清楚数据分布规律,可先分细,然后根据实际情况加以调整;分组的界限标准应当明确,若没有具体的分组标准时,可考虑按百分位数作等分处理。此外,分组时可能需要考虑习惯或约定的分组方法,便于研究比较。如人口年龄构成分组,国际通用的是 0~14 岁、15~49 岁、50~64 岁、65 岁及以上。

（八）研究结果的报告

流行病学观察性研究的研究报告须遵循"加强流行病学观察性研究报告质量(strengthening the reporting of observational studies in epidemiology,STROBE)声明:观察性研究报告规范"。STROBE中分别针对横断面调查研究、病例-对照研究、队列研究提出了相应的报告规范。

二、调查研究的目的

抽样调查研究主要有三个目的:①描述疾病或健康状况的三间分布,即人群、时间和空间分布,了解研究人群的疾病控制重点和医疗卫生需求,为当地卫生部门制订卫生政策和区域卫生规划提供依据;②探索疾病或健康状况的相关危险因素,发现疾病病因的线索,如调查某地区特定人群在一定时间内的高血压、冠心病、结核病、糖尿病或某些癌症的患病率及相关危险因素;③早期发现疾病,并作出早期诊断和给予早期治疗,鉴别高危人群,为疾病监测重点和开展进一步流行病学研究提供依据。

第三节　基本抽样方法

理论上,随机抽样(random sampling)是进行统计推断的基础,它是指从总体中随机地抽取一定数量具有代表性的观察单位组成样本。可根据研究目的和调查对象的特点,采用适当的抽样方法,常用的随机抽样方法有简单随机抽样(simple random sampling)(又称单纯随机抽样)、系统抽样(systematic sampling)、分层抽样(stratified sampling)和整群抽样(cluster sampling)。需要说明的是,这些抽样方法可以单独使用,也可以组合使用以完成比较复杂的抽样调查。

一、简单随机抽样

简单随机抽样是指所有抽样的基本单位有同等的概率被抽取的抽样方法。一般步骤为:先将调查总体的全部基本单位编号,从而形成抽样框架,再用随机数字等方法在抽样框架中随机抽取一定样本量的个体(基本单位)组成样本。

【例28-1】 某年级有学生100人,欲抽取10人参加某科目考试,作为该科目教学质量考评参考。为使该10名学生能代表该年级的知识掌握水平,采用简单随机抽样。首先将100个学生编为1~100号,然后用附表1的随机数字,从任意一个随机数字开始(比如从第5行第11、12列的两位数02、94开始),横向(也可纵向)依次读取10个两位数随机数字(遇相同者跳过,对应的数字为相应编号的学生,如随机数为00,则对应于100号学生):02、94、23、59、81、19、41、24、83、74。编号对应于相应随机数字的10个学生被抽中。

简单随机抽样是最基本的抽样方法,也是其他抽样方法的基础,优点是简单直观、均数(或比率)及标准误的计算简便;缺点是总体较大时,难以对总体中的个体一一编号,且样本分散,实际工作中不易组织实施。

简单随机抽样的均数和率的标准误估计如下。

均数的标准误为

$$S_{\bar{X}} = \sqrt{\left(1 - \frac{n}{N}\right)\frac{S^2}{n}} \tag{28-1}$$

率的标准误为

$$S_p = \sqrt{\left(1 - \frac{n}{N}\right)\frac{p(1-p)}{n-1}} \tag{28-2}$$

其中,S是样本标准差;p是样本率;N是总体观察单位数;n是观察单位数;n/N是抽样比;$(1-n/N)$是有限总体校正数,用于有限总体的抽样误差估计。N较大时,校正数$(1-n/N)$可以忽略;若是无限总体,亦无须该校正数。

二、系统抽样

系统抽样(systematic sampling)又称机械抽样,是按照某种顺序给总体中的每个个体编号形成抽样框架,然后随机地抽取一个编号作为第一调查个体,其他的调查个体则按照某种确定的规则抽取。最简单且最常用的系统抽样是等距抽样,即先将总体的全部个体按与研究现象无关的特征排序编号,根据需要的样本量大小,机械地依次每隔若干号码抽取一个个体组成样本。抽取的样本编号为

$$i, i+k, i+2k, i+3k, \cdots, i+(n-1)k$$

其中,i为随机抽取的第一个编号,k为抽样间隔,n为样本量。

【例28-2】 欲调查某社区育龄妇女的贫血患病情况,在该社区1 000名调查对象中抽取200人作为样本,其抽样间隔为1 000/200 = 5。若随机抽取的第一号为2,则抽取的个体号依次为2,7,12,17,22,27,…。

系统抽样的优点是易于理解,简便易行,容易得到一个有代表性的样本。该抽样方法特别适合抽样对象已经有现成的抽样框架的情况,例如学生有学号,职工有工作证号,居民有街道门牌号等。缺点是总体的观察个体按顺序有周期趋势或单调增(或减)趋势时,若抽样间隔不合适,则容易抽取明显偏倚的样本。

在实际工作中,系统抽样的抽样误差可按简单随机抽样方法估计,由于该方法抽取的观察单位并不彼此独立,故对抽样误差的估计只是近似的。

三、分层抽样

分层抽样（stratified sampling）是先将总体全部个体编号，并按某种特征分成若干层，再从每一层内随机抽取一定数量的个体合起来组成样本。其中，个体编号及所属分层构成了抽样框架。如调查某县农村妇女下生殖道感染情况，可按乡镇经济发展水平分层（如好、中、差三层），再在各层中对各乡镇做随机抽样。分层抽样的方式一般有等比例分配（equal proportional allocation）与最优分配（optimal allocation）。

1. 等比例分配　等比例分配就是各层中抽取的比例与该层在总体中的比例相同，即 $n_i/n = N_i/N$。其中，n_i 为从各层中抽出的样本数，n 为总的样本量，N_i 为各层具有的个体数，N 为总的个体数。

【例 28-3】　欲调查某社区居民高血压患病情况，抽取 2 000 人作为样本，该社区有 10 万居民，居民分为 4 层，按分层抽样方法进行抽样。如表 28-3 所示，根据等比例分配方式，各层分别抽取 440、500、840、220 人，合计 2 000 人。

表 28-3　等比例分配法各层抽取的样本人数

分层	人口数（N_i）	抽样比例（N_i/N）	样本量（n_i）
1	22 000	0.22	440
2	25 000	0.25	500
3	42 000	0.42	840
4	11 000	0.11	220
合计	100 000		2 000

2. 最优分配　最优分配是指根据总体各层中观察单位数 N_i 和标准差 σ_i 来分配各层的样本量。由于同时考虑了样本量和个体变异，因此最优分配的抽样误差最小，故称"最优"。均数和率的抽样分别按下列公式进行分配。

均数的抽样为

$$n_i = n \frac{N_i \sigma_i}{\sum N_i \sigma_i} \tag{28-3}$$

率的抽样为

$$n_i = n \frac{N_i \sqrt{\pi_i(1-\pi_i)}}{\sum N_i \sqrt{\pi_i(1-\pi_i)}} \tag{28-4}$$

分层抽样的优点是合理地设计分层可以使样本具有较好的代表性。分层后增加了层内的同质性，观察指标的变异减小，各层抽样误差减少。在样本量相同时，分层抽样的抽样误差一般小于简单随机抽样、系统抽样和整群抽样。此外，其便于不同层采用不同的抽样方法，便于各层独立进行分析。缺点是若分层设计不合理也可使样本的代表性产生问题。分层特征选择不当时，层内变异较大，层间变异较小，抽样误差增大，分层抽样失去意义。

分层抽样时的均数（或率）及抽样误差的估计如下。

样本均数为

$$\bar{X} = \sum w_i \bar{X}_i \tag{28-5}$$

均数的标准误为

$$S_{\bar{X}} = \sqrt{\sum \left(1 - \frac{n_i}{N_i}\right) w_i S_{\bar{X}_i}^2} \tag{28-6}$$

样本率为

$$p = \sum w_i p_i \tag{28-7}$$

率的标准误为

$$S_p = \sqrt{\sum \left(1 - \frac{n_i}{N_i}\right) w_i S_{p_i}^2}$$ （28-8）

其中，N_i 是总体第 i 层观察单位数；n_i 是样本第 i 层观察单位数；$w_i = N_i/N$ 为第 i 层的抽样比；$S_{\bar{X}_i}$ 和 S_{p_i} 是第 i 层所用随机抽样方法的标准误。对于无限总体而言，无须校正数（$1 - n_i/N_i$）。

四、整群抽样

先将总体按照某种与研究指标无关的特征分成若干"群"组，形成一个抽样框，每个"群"包含若干观察单位；然后随机抽取若干个"群"，将抽中的"群"中的所有观察单位组成样本，称为整群抽样（cluster sampling）。

【例 28-4】 欲调查某县农村儿童生长发育状况，若采用整群抽样方法进行抽样调查，首先按该县的乡镇分"群"，然后从所有的"群"中随机抽取若干个"群"（乡镇），对抽到的"群"（乡镇）中的全部儿童进行调查。

整群抽样的特点是以"群"为基本的抽样单位，"群"间差异越小，抽取的"群"越多，抽样误差越小，故整群抽样时需特别注意"群"的划分。实践中可通过适当增加"群"的数量，以缩小"群"内的观察单位数，从而降低抽样误差。"群"的大小有一定的相对性，可以是居民小组、村、乡、镇，甚至区、县等自然区划，也可以是人为划分的一定人群。划分群时，每群的单位数可以相等，也可以不等，但一般相差不要太大，比如较小的两个自然村可以合并为一个"群"，使得各群的人数相差不太大。各群的单位数相差悬殊时，可以采用按比例整群抽样方法。

整群抽样的优点是便于组织，节省经费，容易控制调查质量。在实际工作中，可能存在诸如地域区划、业务单位、学校、社会团体等范围清晰的"群"，故整群抽样较为常用。缺点是样本量一定时，一般其抽样误差大于简单随机抽样；另外，由于整群抽样存在内部相关的问题，所以整群抽样的统计推断方法一般不同于简单随机抽样。

整群抽样时均数（或率）及抽样误差的估计如下。

1. 群内观察单位 m 不等

样本均数为

$$\bar{X} = \frac{K}{Nk} \sum m_i \bar{X}_i$$ （28-9）

均数的标准误为

$$S_{\bar{X}} = \frac{k}{N} \sqrt{\left(1 - \frac{k}{K}\right) \left[\frac{1}{k(k-1)}\right] \sum_{i=1}^{k} (T_i - \bar{T})^2}$$ （28-10）

样本率为

$$p = \frac{K}{Nk} \sum a_i$$ （28-11）

率的标准误为

$$S_p = \frac{k}{N} \sqrt{\left(1 - \frac{k}{K}\right) \left[\frac{1}{k(k-1)}\right] \sum_{i=1}^{k} (a_i - \bar{a})^2}$$ （28-12）

其中，N 是总体观察单位数；K 是总体群数；k 是抽取的样本群数；m_i 是样本第 i 个群内的观察单位数；$\bar{X}_i$ 是样本第 i 个群的均数；T_i 是样本第 i 个群内观察值之和；$\bar{T}$ 是各 T_i 的均数；a_i 是样本中第 i 个群的阳性数；$\bar{a}$ 是样本各群的平均阳性数。当 k/K 非常小时，$1 - k/K$ 可以省略。

2. 群内观察单位 m 相等

样本均数为

$$\bar{X} = \frac{\sum X}{km} = \frac{\sum \bar{X}_i}{k}$$ （28-13）

均数的标准误为

$$S_{\bar{X}} = \sqrt{\left(1 - \frac{k}{K}\right) \frac{\sum (\bar{X}_i - \bar{X})^2}{k(k-1)}} \quad (28\text{-}14)$$

样本率为

$$p = \frac{\sum a_i}{km} = \frac{\sum p_i}{k} \quad (28\text{-}15)$$

率的标准误为

$$S_p = \sqrt{\left(1 - \frac{k}{K}\right) \frac{\sum (p_i - p)^2}{k(k-1)}} \quad (28\text{-}16)$$

其中，p_i 是第 i 个群的率，其他符号同上所述。

以上四种抽样方法有一个共同特点，就是按照概率原则抽取样本，它们各有优缺点和使用范围，总结如表 28-4 所示。

表 28-4　四种基本抽样方法比较

类别	简单随机抽样	系统抽样	整群抽样	分层抽样
优点	简单直观，是其他抽样的基础；均数（或比率）及标准误计算简便	简便易行；易得到按比例分配的样本	便于组织；节省经费；容易控制调查质量	抽样误差小；对不同层可采用不同抽样方法；可对不同层独立进行分析
缺点	不适合从样本量较多的总体中抽样；样本分散，难以组织调查	如果抽样间隔与抽样对象的某特征分布吻合，易产生偏差	抽样误差较大；群间变异越大，抽样误差越大	需要掌握抽样对象的分层特征；抽样工作量大
适用范围	主要用于小样本的情形	适合抽样对象有某种顺序编号的情形	适合抽样总体很大的情况	主要用于控制重要混杂因素的影响

第四节　多阶段抽样设计

在大规模抽样调查研究中，根据实际情况将整个抽样过程分成若干个阶段进行，各阶段可以采用不同的抽样方法，通常将分层抽样、整群抽样、系统抽样及简单随机抽样结合使用。例如，一个关于城市居民健康状况的调查可分为三个阶段实施抽样：第一阶段抽取街道；第二阶段抽取居委会；第三阶段抽取居民户，并对抽中的样本居民户中的所有居民进行调查，这种抽样方法称为三阶段整群抽样。通常，当第一阶段的抽样单位大小相同时，可采用简单随机抽样方法；若抽样单位不同时，常采用不等概率抽样。实施多阶段抽样一般分为三个步骤：第一步是确定抽样框架、抽样单位及各阶段抽样方法；第二步是抽取各阶段样本；第三步是对最后抽中的样本单位逐个进行调查。这种抽样技术充分发挥了抽样调查的优点，而且使得调查便于实施、节省费用。当群具有同质性时，多阶段抽样的效率高于单独整群抽样。由于是多阶段实施抽样，可以根据实际情况在每一个阶段编制适合的抽样框，而无须编制整个总体的抽样框架。多阶段抽样也存在一些缺点，包括效率不如简单随机抽样、不能预知最终的样本量、总体估计和抽样误差的计算比较复杂以及调查组织实施较为复杂等。

在实际工作中，多阶段抽样通常和整群抽样结合，即前几个阶段是多阶段抽样，最后一个阶段为整群抽样，故称多阶段整群抽样（multistage cluster sampling）。前述的 2002 年全国居民营养与健康状况的抽样调查采用的就是分层多阶段整群随机抽样方法。1991 年 8~10 月在我国 30 个省、自治区、直辖市所进行的高血压抽样调查中，以省、自治区、直辖市为自然层（strata），第一阶段在各省区市进行随机抽样，选取各省区市的市与县的调查点；第二阶段抽样是非随机的，由各市县协调抽样落实到区和乡，但原则上要求所抽的点在经济、人口和文化各方面处于居中水平，对该市或县有一定的代表性;第三阶段是对市与县,以居委会和自然村为群,进行整群随机抽样。共选调查点 274 个居委会和自然村,对年龄在 15 岁以上的城乡自然人群 950 356 人(男 449 350、女 501 006 人)进行了高血压的抽样调查。

一、二阶段抽样

多阶段抽样可根据实际情况采取多种方法,以下以二阶段抽样为例进行总体估计的说明。二阶段抽样(two-stage sampling)的总体估计可根据第一阶段抽样单位(也称初级单元)是否相同分为以下两种情况。

(一)初级单元相同

假设初级单元的个数为 N,每个初级单元中都包含 M 个二级单元。各阶段都采用随机抽样的方法进行抽样,第一阶段从总体 N 个初级单元中抽取 n 个初级单元,第二阶段从每个抽中的初级单元中抽取二级单元,即从 M 个二级单元中抽取 m 个二级单元。故抽取的二级单元数是 mn 个。

1. 总体均数的估计 若两阶段抽样均采用简单随机抽样方法,且对于每个初级单元,第二阶段抽样是相互独立进行的,则对总体均数的无偏估计如下。

$$\overline{X} = \frac{1}{mn}\sum_{i=1}^{n}\sum_{j=1}^{m}X_{ij} \tag{28-17}$$

初级单元间的方差 S_1^2 估计为

$$S_1^2 = \frac{1}{n-1}\sum_{i=1}^{n}(\overline{X}_i - \overline{X})^2 \tag{28-18}$$

二级单元间的方差 S_2^2 估计为

$$S_2^2 = \frac{1}{n(m-1)}\sum_{i=1}^{n}\sum_{j=1}^{m}(X_{ij} - \overline{X})^2 \tag{28-19}$$

其中,$\overline{X}$ 是样本均数,$\overline{X}_i$ 是第 i 个初级抽样单元值的均数,n 为抽样的初级单元数,m 是抽样的二级单元数,X_{ij} 为第 i 个初级单元中的第 j 个二级单元值。

总体均数的抽样误差估计为

$$S_{\overline{X}} = \sqrt{\frac{1-f_1}{n}S_1^2 + \frac{f_1(1-f_2)}{mn}S_2^2} \tag{28-20}$$

其中,f_1 是第一阶段抽样比 n/N,f_2 是第二阶段抽样比 m/M,S_1^2 和 S_2^2 分别是初级单元间方差和二级单元间方差。

总体均数的置信区间为

$$\overline{X} \pm u_{1-\alpha/2}S_{\overline{X}} \tag{28-21}$$

2. 总体率的估计 总体率的估计如下。

$$p = \frac{1}{mn}\sum_{i=1}^{n}\sum_{j=1}^{m}X_{ij} \tag{28-22}$$

总体率的抽样误差估计为

$$S_p = \sqrt{\frac{1-f_1}{n(1-n)}\sum_{i=1}^{n}(p_i-p)^2 + \frac{f_1(1-f_2)}{n^2(m-1)}\sum_{i=1}^{n}p_i(1-p_i)} \tag{28-23}$$

其中,p 是样本率,p_i 是第 i 个初级抽样单元中各二级抽样单元的率,n 为抽样的初级单元数,m 是抽样的二级单元数,f_1 是第一阶段抽样比 n/N,f_2 第二阶段抽样比 m/M,$\sum_{i=1}^{n}\sum_{j=1}^{m}X_{ij}$ 是样本中具有某种特质的单元总数。

总体率的置信区间为

$$p \pm u_{1-\alpha/2} S_p \tag{28-24}$$

（二）初级单元不同

通常，初级单元中的二级单元规模可能不同，即二级单元数不相同。可以通过分层，将大小相近的初级单元划分到一层，则层内可按抽样单元数相同的方式来处理。由于初级单元中的二级单元数 M_i 大小不同，可能造成初级单元的观测值差异较大，使得估计的方差较大，此时可以考虑将初级单元的大小 M_i 作为辅助变量，采用比率估计量对总体统计量进行近似估计。

1. 总体均数的估计   总体均数的估计如下。

$$\bar{X} = \frac{1}{n\bar{M}} \sum_{i=1}^{n} M_i \bar{X}_i \tag{28-25}$$

总体均数的抽样误差估计为

$$S_{\bar{X}} = \sqrt{\frac{1-f_1}{n(n-1)} \sum_{i=1}^{n} (\bar{X}_i - \bar{X})^2 + \frac{1}{nN} \sum_{i=1}^{n} \frac{M_i^2}{\bar{M}^2} \left(\frac{1}{m_i} - \frac{1}{M_i}\right) S_{2i}^2} \tag{28-26}$$

其中，$\bar{X}$ 是样本均数，$\bar{X}_i$ 是第 i 个初级单元值的均数，N 是初级单元总数，n 为抽样的初级单元数，M_i 是第 i 个初级单元中的二级单元数，m_i 是第 i 个初级单元中的二级样本单元数，m 是抽样的二级单元数，$\bar{M}$ 是每个初级单元内平均包含的二级单元数，f_1 是第一阶段抽样比 n/N，S_{2i}^2 是第 i 个初级单元内二级单元的样本方差。

总体均数的置信区间为

$$\bar{X} \pm u_{1-\alpha/2} S_{\bar{X}} \tag{28-27}$$

2. 总体率的估计   总体率的估计如下。

$$p = \left(\sum_{i=1}^{n} m_i p_i\right) \Big/ M_0 \tag{28-28}$$

总体率的抽样误差估计为

$$S_p = \sqrt{\frac{1-f_1}{n\bar{M}^2} \frac{\sum_{i=1}^{n} M_i^2 (p_i - p)^2}{n-1} + \frac{1}{nN} \sum_{i=1}^{n} \frac{M_i^2 (1-f_{2i}) p_i (1-p_i)}{\bar{M}^2 (m_i - 1)}} \tag{28-29}$$

其中，p 是样本率，p_i 是第 i 个初级抽样单元值的率，N 是初级抽样单元总数，n 为抽样的初级单元数，M_i 是第 i 个初级单元中的二级单元数，m_i 是第 i 个初级单元中的二级样本单元数，m 是抽样的二级单元数，$\bar{M}$ 是每个初级单元内平均包含的二级单元数，f_1 是第一阶段抽样比 n/N，f_{2i} 是第 i 个初级单元内二级单元抽样比。M_0 为总体包含的基本单元总数。

总体率的置信区间为

$$p \pm u_{1-\alpha/2} S_p \tag{28-30}$$

（三）影响二阶段抽样精度的因素

对于二阶段抽样设计，初级单元的确定至关重要。影响精度的主要原因是初级单元之间的差异，故多抽一些初级单元，少抽一些二级单元则可能更有利于提高精度。初级抽样单元和二级抽样单元的平均调查成本也是重要的影响因素，设计时需要充分了解相关抽样的成本。在一定的精度条件下，为了使调查总费用最少，就需要优化样本量的合理配置，也就是需要最优抽样比（f_1 和 f_2）。在实践中可以根据抽样成本、初级单元间和二级单元间的方差来估计合理的 m 和 n。

二、概率比例抽样

概率比例抽样又称 PPS 抽样（sampling with probability proportionate to size），是指在多阶段抽样

中,特别是二阶段抽样中,初级单元被抽中的概率取决于初级抽样单元的规模大小,初级单元规模越大,被抽中的机会就越大,初级单元规模越小,被抽中的概率就越小。该种方法是根据相同标志的单位在总体中所占比率进行不同分配的抽样方法。PPS抽样的特点是总体中含量大的部分被抽中的概率也大,可以提高样本的代表性。当研究变量与抽样单位的规模有关时,通过使用辅助信息,减少抽样误差,但是该方法对辅助信息要求较高,抽样误差估计较复杂等。

PPS抽样的基本步骤为:①确定初级抽样单位,可以是自然单位,如县、乡镇、居委会等,同时需要收集实施概率比例抽样的辅助信息,可能包括初级抽样单位的名录、每个初级抽样单位中调查对象的具体信息,如人口数;②根据实际情况确定抽样数量和抽样间隔,实施概率比例抽样;③在选取的初级抽样单位中的人员全部作为调查对象,或者在初级抽样单位中按人数多少决定每个抽样单位中的抽取人数。

【例28-5】 从某县的19个乡镇中按PPS抽样法抽取3个乡镇。

本例的初级抽样单位为乡镇,总计19个,抽样辅助信息为乡镇具体名称和人口数。首先,根据所有乡镇人口数从小到大排序,计算累积人口数,如表28-5。然后根据最终总人口数和抽样乡镇数,计算抽样间隔,按下式计算。

$$抽样间隔 = \frac{总人口数}{需抽取的乡镇数} = \frac{636\,240}{3} = 212\,080$$

随机抽取第一个乡镇。实践中可以采用纸币法,任意取一张纸币,取纸币号码最后6位数(与抽样间隔位数相同)作为种子数。如果纸币6位数大于抽样间隔,则以种子数减去抽样间隔作为种子数。例如抽取纸币的号码为AL54 246 445,最后6位数为246 445,大于抽样间隔,则以246 445 - 212 080 = 34 365为种子数,第一个人口累积数大于34 365的红旗镇被抽取为第一个样本镇。种子数加抽样间隔即下一个抽取乡镇的人口累积数判定值。依次类推,抽取其他乡镇。最后抽得的乡镇是红旗镇、西冲镇和西朗镇。

表28-5 某县乡镇概率比例整群抽样表

编号	乡镇名称	人口数	累积人口数	是否抽取
1	城关镇	18 000	18 000	否
2	红旗镇	19 500	37 500	是
3	小关镇	22 010	59 510	否
⋮	⋮	⋮	⋮	否
9	涌安镇	25 413	238 838	否
10	西冲镇	26 445	265 283	是
⋮	⋮	⋮	⋮	否
14	太平镇	28 700	458 025	否
15	西朗镇	28 987	487 012	是
⋮	⋮	⋮	⋮	否
18	东乡镇	29 620	604 740	否
19	东平镇	31 500	636 240	否

三、二重抽样

二重抽样(double sampling)又称两相抽样(two-phase sampling),指在抽样时分两步抽取样本,每一步抽取一个样本。通常先从总体抽取一个较大样本,即第一重样本,对其进行调查获取有关总体的结构或某些辅助信息,为下一步抽样提供条件。然后再从第一重样本中进行第二重抽样,但有时也可以从总体中独立抽取,此时所抽的样本较小,利用第二重样本对总体进行统计推断。例如,某社区为了解居民每月上网时长,由于居民收入差异较大,拟进行分层抽样,但缺乏该社区居民的具体收入,故采用二重抽样。首先从该社区随机抽取一个较大的样本,进行调查,获得收入分层信息,如将居民按月收入分为两层,低收入层($\leq 3\,000$ 元)和高收入层($> 3\,000$ 元);然后在第一重样本分层的基础上,在各层分别抽取第二重样本,对该样本进行详细的上网情况的调查。

在二重抽样中,第二重抽样调查才是主要调查,而第一重抽样获得样本是用来了解总体的,该样本提供的相关辅助信息对于整个调查数据的精度至关重要,如各分层的权重。第一重抽样时的样本越大,则抽样误差越小,估计效果越好,故第一重抽样样本应大于第二重抽样样本。二重抽样的优点是可以充分利用第一重样本所提供的辅助信息,增加对总体的了解,降低调查难度,提高调查质量,常适用于某些调查指标数据收集费用高或给被调查者带来较大负担的情况。其缺点是整个调查时间较长,调查费用较高,调查组织较为复杂,总体估计和推断计算比较复杂。

此外,二重抽样需要和二阶段抽样相区别。二阶段抽样是先从总体 N 个初级单元中抽取 n 个样本单元,但并不对这些样本单元中的全部二级单元进行调查,而是在其中抽取若干个二级单元进行调查;二重抽样则不同,它是先从总体中抽取第一重样本,获得有关总体的辅助信息,目的是为第二重抽样作准备。此外,二阶段抽样时第一阶段和第二阶段的抽样单位是不同,如第一阶段是居委会,第二阶段是住户。而二重抽样时第二重样本常是第一重样本的子样本,它们的抽样单位是相同的。

二重抽样时统计推断较为复杂,此处以均数抽样为例说明总体均数及抽样误差的估计。

（一）分层简单估计

利用简单随机抽样,从总体 N 个单位中随机抽取第一重样本,样本单位数为 n',根据已知的分层变量将第一重样本分层,令 $w'_h = \dfrac{n'_h}{n'}(h = 1, 2, \cdots, L)$,$w'_h$ 为分层权重,n'_h 为第 h 层的单位数。然后按分层抽样,从第一重样本中抽取第二重样本,并对总体进行估计。

总体均数的估计为

$$\bar{X} = \sum_{h=1}^{L} w'_i \bar{X}_h \tag{28-31}$$

总体均数的抽样误差估计为

$$S_{\bar{X}} = \sqrt{\sum_{h=1}^{L}\left(\frac{1}{n_h} - \frac{1}{n'_h}\right) w'^2_h S^2_h + \left(\frac{1}{n'} - \frac{1}{N}\right)\sum_{h=1}^{L} w'_h(\bar{X}_h - \bar{X})^2} \tag{28-32}$$

其中,$\bar{X}$ 是样本均数,$\bar{X}_h$ 是第 h 层的均数,w'_h 是分层权重,S^2_h 是第 h 层的样本方差。

（二）比率估计

当研究变量与辅助变量存在较强的相关关系时,可以进行比率估计。假设研究变量为 Y,辅助变量为 X,在估计总体均数 μ_Y 时,可借助辅助变量总体均数 μ_X 计算 $\hat{Y} = R\bar{X}$,R 为比率。实际工作中,可利用二重抽样进行比率估计。首先从总体 N 个单位中随机抽取第一重样本,样本单位数为 n',进行观测获取辅助变量信息,计算辅助变量的均数来估计总体均数。

$$\bar{X}' = \frac{1}{n'}\sum_{i=1}^{n'} X'_i$$

然后,从第一重样本中随机抽取第二重样本,样本单位数为 n,观测研究变量和辅助变量,获得 $\bar{Y}$ 和 $\bar{X}$,构建比率 $\hat{R} = \dfrac{\bar{Y}}{\bar{X}}$。

总体均数的估计为

$$\hat{\bar{Y}}_R = \frac{\bar{Y}}{\bar{X}} \bar{X}' \tag{28-33}$$

总体均数的抽样误差估计为

$$S_{\bar{X}} = \sqrt{\frac{1}{n}S_Y^2 + \left(\frac{1}{n} - \frac{1}{n'}\right)(\hat{R}^2 S_X^2 - 2\hat{R}S_{YX})} \tag{28-34}$$

其中,$\hat{Y}_R$ 是样本均数,$\bar{Y}$ 和 $\bar{X}$ 分别是第二重样本研究变量(Y)和辅助变量(X)的均数,$\hat{R}$ 是第二重样本构建的估计比率,S_Y^2 和 S_{YX} 分别是第二重样本研究变量的方差及其与辅助变量的协方差,S_X^2 是第二重样本辅助变量的方差,$\bar{X}'$ 是第一重样本辅助变量的均数。

第五节 抽样调查的样本量估计

抽样调查的目的是估计总体参数,确定所需样本量时需要考虑三个基本统计学条件,即:①置信度 $1-\alpha$,置信度越高,或 α 越小,置信区间估计的可靠性越好,所需的样本量也越大。②总体标准差 σ,标准差越大,所需的样本量越大。通常 σ 从以往的研究资料或通过预调查获得。③容许误差 δ,容许误差是指根据研究目的预计的样本统计量($\bar{X}$ 或 p)与相应的总体参数(μ 或 π)之间所容许的最大差异。

由于各类抽样方法不同,抽样误差不同,估计样本量的方式也有差异。简单随机抽样的样本量对于整群抽样来说偏低,而对系统抽样来说则可能偏高。

本节主要介绍简单随机抽样、系统抽样、分层抽样和整群抽样时基本的样本量估计方法。实践中根据研究目的和上述条件进行样本量计算,但是样本量计算不是一项精确的科学计算,最终选择适当样本量之前,还必须考虑调查工作可操作性(如现场工作负担、经费等)以及调查过程中存在损耗(如拒访)等因素的影响。因此,抽样调查的样本量除了根据相应的统计条件进行估算外,还需要结合影响调查样本量的因素进行修正后获得最终样本量。

一、简单随机抽样时的样本量估计

(一)估计总体率的样本量

设总体率为 π,样本率为 p,所需样本量为 n,$|p-\pi| = \delta$,为容许误差,则按式(28-35)估计样本量为

$$n = \frac{u_{1-\alpha/2}^2 \pi(1-\pi)}{\delta^2} \tag{28-35}$$

式(28-35)是针对无限总体而言,若从有限总体进行随机抽样,需要对获得的样本量进行校正,校正公式见式(28-36)。若 n/N 很小(n 为样本量,N 为有限总体的观察单位总数),这种校正可以忽略。由于 $0 \le \pi \le 1$,则当 $\pi = 0.5$ 时,$\pi(1-\pi)$ 有最大值 0.25,故当总体率未知时,为了避免样本量不足,可考虑将 π 设定为 0.5。

$$n_c = \frac{n}{1 + n/N} \tag{28-36}$$

【例 28-6】 欲对某地区肠易激综合征的患病率进行调查,根据文献资料,人群患病率为 15%,若将容许误差控制在 3%,则样本量至少需要多少人?

本例已知 $\pi = 0.15$,$\delta = 0.03$,取 $\alpha = 0.05$,则 $u_{1-\alpha/2} = 1.96$,代入式(28-35),得

$$n = 1.96^2 \times 0.15 \times 0.85 / 0.03^2 = 544.23 \approx 545$$

因此,该调查的样本量至少需 545 人。若考虑到可能有 10% 的拒访,约 55 人,最终的样本量则需扩大为 600 人。

以上公式是基于二项分布的近似正态原理,当所调查的率偏向两侧时(如 $p < 0.3$ 或 $p > 0.7$),即过低或过高时,正态性较差,往往需要对样本率 p 作以弧度为单位的 $\sin^{-1}\left(\sqrt{p}\right)$ 变换,其相应的置信区间为 $\sin^2\left[\sin^{-1}\left(\sqrt{p}\right) \pm \dfrac{u_{1-\alpha/2}}{2\sqrt{n}}\right]$,则样本量估计公式为

$$n = \left(\frac{57.3u_{1-\alpha/2}}{\sin^{-1}\left[\delta / \sqrt{\pi(1-\pi)} \right]} \right)^2 \qquad (28\text{-}37)$$

式中，$\sin^{-1}$ 为反正弦函数，其他符号同上。

（二）估计总体均数的样本量

总体均数的样本量估算可根据正态分布原理，按以下公式计算，即

$$n = \left(\frac{u_{1-\alpha/2}\sigma}{\delta} \right)^2 \qquad (28\text{-}38)$$

式中，σ 为总体标准差，可根据预试验结果作出估计；容许误差 $\delta = |\bar{X} - \mu|$。

当用相对容许误差 ε 表示时，$\delta = \varepsilon\mu$，即与总体均数的相差不超过真值的 $\varepsilon(\%)$，此时样本量估计公式为

$$n = \left(\frac{u_{1-\alpha/2}\sigma}{\varepsilon\mu} \right)^2 \qquad (28\text{-}39)$$

【例 28-7】　某药厂生产的盐酸哌替啶针剂注射液的有效成分含量为 2.25mg/支，标准差为 0.85mg/支。（1）估计有效成分含量的均数在真值±0.10mg/支范围内，需抽取的样本量为多少支？（2）估计有效成分含量均数在真值的 10% 范围内，需抽取多少支盐酸哌替啶针剂注射液？

本例已知 $\mu = 2.25$mg/支，$\sigma = 0.85$，$\alpha = 0.05$，$u_{1-\alpha/2} = 1.96$。

（1）当 $\delta = 0.10$mg/支，代入式（28-38）得

$$n = \left(\frac{1.96 \times 0.85}{0.10} \right)^2 = 277.56 \approx 278$$

故此时抽取的样本量至少为 278 支。

（2）当 $\varepsilon = 10\%$，$\varepsilon\mu = 2.25 \times 10\% = 0.225$mg/支，代入式（28-39）得

$$n = \left(\frac{1.96 \times 0.85}{0.225} \right)^2 = 54.83 \approx 55$$

故此时抽取的样本量至少为 55 支。

值得指出的是，当总体为有限总体时，上述无限总体条件下所估计的样本量还需按式（28-36）进行调整。

二、系统抽样时的样本量估计

系统抽样是将总体中每个个体按某一特征顺序编号，先随机抽取第一个个体，再依次按一定的间隔抽取其他个体。如果调查的变量值或特定的属性与编号之间没有确定的上升、下降或周期性关系，通常认为系统抽样与简单随机抽样相比具有较小的抽样误差，这时可按上述简单随机抽样样本量估算公式进行估计。

三、分层抽样时的样本量估计

采用分层抽样对总体参数进行估计时的样本量估计可先对各层的参数估计值进行加权平均（权重为各层在总体中所占比例），再根据目的按上述简单随机抽样中相应的公式进行样本量估计。

设含 N 个个体的总体，分成 L 层，第 i 层大小为 N_i，该层的率和均数分别为 π_i 和 μ_i，则总体率 π、总体均数 μ 和总体方差 σ^2 为

$$\pi = \sum_{i=1}^{L} \pi_i N_i / N$$

$$\mu = \sum_{i=1}^{L} \mu_i N_i / N$$

$$\sigma^2 = \sum_{i=1}^{L} \sigma_i^2 N_i / N$$

如果从第 i 层中抽取样本量为 n_i 的样本,第 i 层的样本率、样本均数和方差分别为 $p_i, \overline{X}_i, S_i^2$,则总的样本率 p、样本均数 $\overline{X}$ 和方差 S^2 可通过各层的统计量进行加权平均求得。

在有限总体时,估计总体率时所需样本量估计公式为

$$n = \frac{\left(\sum N_i \sqrt{p_i q_i} / N\right)^2}{V + \sum (N_i p_i q_i / N^2)} \tag{28-40}$$

式中,$q_i = 1 - p_i$ 为第 i 层的阴性率,$V = (\delta / u_{1-\alpha/2})^2$。

在估计总体均数时所需样本量估计公式为

$$n = \frac{\sum [(N_i / N)^2 S_i^2 / w_i]}{V + \sum [(N_i / N) S_i^2 / N]} \tag{28-41}$$

式中,$w_i = N_i S_i / \sum N_i S_i$,其他符号意义同前。

各层样本量 n_i 的估计可根据各层的大小按比例分配,也可根据下列公式进行最优分配。

$$n_i = n N_i \sqrt{p_i q_i} / \sum N_i \sqrt{p_i q_i}$$

$$n_i = n N_i S_i / \sum N_i S_i$$

【例 28-8】 为了解某小学学生中无麻疹免疫力的概率,按年级作分层抽样。已知该校共有学生 $N = 1\,325$ 名,6 个年级的学生总数分别为 $N_1 = 290, N_2 = 210, N_3 = 230, N_4 = 184, N_5 = 193, N_6 = 218$。据当地另一所学校报告的资料,6 个年级无麻疹免疫力者的比例分别为 $p_1 = 0.042, p_2 = 0.035, p_3 = 0.072, p_4 = 0.178, p_5 = 0.195, p_6 = 0.188$。要求容许误差不超过 2%,取 $\alpha = 0.05$。试估计该校各年级需抽取的学生数。

按有限总体估计。根据上述估计的样本量和总体特性,应按有限总体估计样本量,由式(28-40)可得

$$
\begin{aligned}
n &= \frac{\left(\sum N_i \sqrt{p_i q_i} / N\right)^2}{V + \sum (N_i p_i q_i / N^2)} \\
&= \left[\left(290\sqrt{0.042 \times 0.958} + 210\sqrt{0.035 \times 0.965} + 230\sqrt{0.072 \times 0.928} + 184\sqrt{0.178 \times 0.822} + \right.\right. \\
&\quad \left. 193\sqrt{0.195 \times 0.805} + 218\sqrt{0.188 \times 0.812}\right) / 1\,325\Big]^2 \Big/ [(0.02/1.96)^2 + (290 \times 0.042 \times 0.958 + \\
&\quad 210 \times 0.035 \times 0.965 + 230 \times 0.072 \times 0.928 + 184 \times 0.178 \times 0.822 + 193 \times 0.195 \times 0.805 + \\
&\quad 218 \times 0.188 \times 0.812) / 1\,325^2] = 490.3 \approx 491
\end{aligned}
$$

按比例分配,各年级应抽取的人数为 $n_1 = 108, n_2 = 77, n_3 = 85, n_4 = 68, n_5 = 72, n_6 = 81$。

四、整群抽样时的样本量估计

设计效率(design effect, deff)是抽样调查专家 L. Kish 于 1965 年提出,是指一个特定的抽样设计时估计量的方差与相同样本量下不放回简单随机抽样时估计量的方差之比。

对于整群抽样,设计效率通常大于 1,当群规模相等时整群抽样的设计效率近似表达为 $deff \approx 1 + \rho(k-1)$,其中,$\rho$ 是群内的相关系数(intra-cluster correlation, ICC),k 为群规模。整群抽样本量估计方法为:先使用简单随机抽样的方法估计出 n,然后乘以设计效率即可。

【例 28-9】 从某地区的 4 000 名儿童中随机抽取 50 名作初步调查,发现 30 人有蛔虫。置信度

为 95%,估计与总体带蛔虫率相差不大于 ±5%,如采用整群抽样,且已知设计效率为 2,问:需调查多少名儿童?

已知 $N = 4\,000$,$p = 30/50 = 0.60$,$\delta = 0.10$,则按简单随机抽样估计可得

$$n = \frac{u_{1-\alpha/2}^2 \pi(1-\pi)}{\delta^2} = \frac{1.96^2 \times 0.6 \times 0.4}{0.05^2} = 368.79 \approx 369$$

考虑到设计效率为 2,故整群抽样时需调查 $2 \times 369 = 738$ 名儿童。

在具体抽取这 738 名儿童时,涉及抽取的群的数目以及每个群的平均大小。如准备抽取 10 个群,则每个群体平均有 74 名儿童;如抽取 15 个群,则每个群平均有 50 名儿童。

也可以考虑从群的角度估计样本量,即估计整群抽样时需要抽取多少个群。均数和率整群抽样时的群数估计如下。

1. 估计总体均数的样本量

$$k = u_{1-\alpha/2}^2 \sum \frac{m_i^2 (\bar{X}_i - \bar{X})^2}{(k_y - 1)\bar{m}^2 \delta^2} \qquad (28\text{-}42)$$

$$k' = k\left(1 - \frac{k}{K}\right) \qquad (28\text{-}43)$$

其中,k 是无限总体调查时抽取的群数,K 是总体群数,k' 是有限总体情况下的校正群数。k_y 是预调查时的群数,m_i 和 $\bar{X}_i$ 分别是预调查的群体中第 i 群调查人数和某观察指标的均数,$\bar{m}$ 和 $\bar{X}$ 分别是预调查群的平均人数和观察指标的均数,δ 是容许误差。

2. 估计总体率的样本量

$$k = u_{1-\alpha/2}^2 \sum \frac{m_i^2 (p_i - p)^2}{(k_y - 1)\bar{m}^2 \delta^2} \qquad (28\text{-}44)$$

其中,p_i 是预调查的群体中第 i 群某事件的发生频率,p 是预调查中平均发生频率,其他符号同上。

群的数目取决于两个因素:①群间的变异,如果群间的变异较大,则应取较多的群数,如果群内的变异较大,则应取较少的群数。②成本的大小,整群抽样的成本可大致分成两个部分,即选择群体的费用 C_1 和群体内部对于每个抽样单位进行调查的费用 C_2,如检查(调查)每个个体的费用。当 C_1 较大时,应取较少的群,当 C_2 较大时,应取较多的群。

第六节　案　例

【案例 28-1】 某高校校医院欲了解该校男生健身锻炼情况,调查指标为每日健身锻炼时间(min)。全校共有 100 间男生宿舍,每间 6 名同学。请设计具体的抽样方案,并对该校男生平均每日健身锻炼时间进行估计。

解析:具体分析如下。

1. 抽样方案　由于该调查的基本抽样单位为在校男生,他们分布在学校的男生宿舍,故可以采用二阶段抽样设计。首先将男生宿舍作为初级单元,共 100 个单元,形成第一阶段抽样框架;将每间宿舍作为二级单元,共 6 个二级单元,形成第二阶段抽样框架。第一阶段,从初级单元中运用简单随机抽样方法抽取 5 间宿舍;第二阶段,对抽中的宿舍中的男生进行随机抽样,每间宿舍抽取 3 人。由于初级单元的规模是相同的,故属于初级单元大小相等的二阶段抽样。对抽得的 15 名男生进行调查,询问其每日健身锻炼情况。抽样样本和调查结果如表 28-6。

表 28-6 在校男生样本每日健身锻炼时间 单位:min

样本宿舍	学生 1	学生 2	学生 3
1	62	54	55
2	38	41	50
3	60	63	51
4	49	48	53
5	64	57	59

2. 平均每日健身锻炼时间估计 根据题意:令 $N=100, M=6, n=5, m=3$,则有

$$f_1 = \frac{n}{N} = \frac{5}{100} = 0.05, \quad f_2 = \frac{m}{M} = \frac{3}{6} = 0.5$$

计算样本初级单元的均数 $\bar{y}_i$ 和方差 S_{2i}^2,如表 28-7 所示。

表 28-7 样本初级单元的均数 $\bar{Y}_i$ 和方差 S_{2i}^2

样本宿舍	$\bar{y}_i$	S_{2i}^2
1	57	19
2	43	39
3	58	39
4	50	7
5	60	13

根据以上信息,进行如下计算。

$$\bar{X} = \frac{1}{mn}\sum_{i=1}^{n}\sum_{j=1}^{m}X_{ij} = \frac{1}{n}\sum_{i=1}^{n}\bar{y}_i = \frac{1}{5}\times(57+43+58+50+60) = 53.6$$

$$S_1^2 = \frac{1}{n-1}\sum_{i=1}^{n}(\bar{X}_i - \bar{X})^2 = 49.3$$

$$S_2^2 = \frac{1}{n(m-1)}\sum_{i=1}^{n}\sum_{j=1}^{m}(X_{ij} - \bar{X})^2 = \frac{1}{n}\sum_{i=1}^{n}S_{2i}^2 = 23.4$$

$$S_{\bar{X}} = \sqrt{\frac{1-f_1}{n}S_1^2 + \frac{f_1(1-f_2)}{mn}S_2^2} = \sqrt{\frac{1-0.05}{5}\times49.3 + \frac{0.05\times(1-0.5)}{5\times3}\times23.4}$$

$$= \sqrt{9.367 + 0.039} = 3.067$$

$$95\%CI: \bar{X} \pm u_{1-\alpha/2}S_{\bar{X}} = 53.6 \pm 1.96\times3.067$$

结论:该校男生平均每日健身锻炼时间为 53.6(95% CI:47.59~59.61)分钟。

 思考与练习

一、选择题

1. 下列抽样方法,在相同条件下,抽样误差最大的是( )

    A. 简单随机抽样   B. 系统抽样   C. 整群抽样

    D. 分层抽样   E. 多阶段抽样

2. 以下抽样调查中,**不属于**随机抽样的是( )

    A. 简单随机抽样   B. 判断抽样   C. 整群抽样

      D. 分层抽样   E. 二阶段抽样

3. 整群抽样的主要优点是（　　　）

      A. 减少抽样误差   B. 简便易行

      C. 抽样误差大   D. 均数和标准误计算简单

      E. 节省经费，容易控制调查质量

4. 进行分层抽样时，要求（　　　）

      A. 层间差异越小越好   B. 层间差异越大越好

      C. 层内差异越大越好   D. 层间差异与层内差异接近

      E. 层间差异无要求

5. 在简单随机抽样中，估计总体均数所需样本量的计算至少需要确定（　　　）

      A. 容许误差、总体标准差、Ⅱ型错误概率

      B. Ⅰ型错误概率、总体标准差、总体均数

      C. 容许误差、总体标准差、Ⅰ型错误概率

      D. 容许误差、总体标准差、总体均数

      E. Ⅰ型错误概率、Ⅱ型错误概率、总体均数

二、简答题

1. 为什么大多数观察性研究是抽样调查研究？

2. 抽样调查研究中基本随机抽样方法有哪些？它们的优缺点是什么？

3. 何为二阶段抽样？实施时需要考虑哪些问题？

4. 现拟在大学生中进行一项吸烟习惯调查，请你考虑调查问卷应包括哪些项目，并设计出调查表。

（党少农）

第二十九章
诊断试验研究设计与分析

扫码获取
数字内容

【学习要点】

1. 评价诊断试验基本的指标包括灵敏度、特异度、假阴性率、假阳性率、正确诊断指数和预测值。

2. kappa 值和 Kendall 系数主要用于评价测量结果的一致性,两者的值愈高,说明测定结果的一致性愈好。

3. 组内相关系数又称信度指标,用于衡量临床测量误差。

4. 受试者操作特征曲线下面积比较有成组设计和配对设计两种不同的数据分析方法,前者计算简单,后者可以采用 DeLong 给出的非参数计算方法。

5. 常根据诊断试验选择的评价准确度指标及设计类型,使用不同方法估算其样本量。

医学中,诊断试验(diagnostic test)是利用生化、生物、免疫等技术诊断疾病或鉴定健康状态而进行的试验。准确的疾病诊断是患者后续治疗和康复的前提,正确地评估诊断试验的价值离不开科学的诊断试验研究设计。本章介绍为评价新的诊断方法所开展的诊断试验的设计与分析。

第一节　诊断试验设计

根据研究目的,诊断试验设计主要有单组设计、平行组设计和配对设计。单组设计指一种新的诊断方法与"金标准"进行比较,使用这种设计通常需要假定试验组使用的方法有效,目的是对其准确度和稳定性进行定量评价。平行组设计和配对设计涉及两种或多种诊断方法准确度的比较,包括非劣效性研究和优效性研究。前者通常需要证实一种新的方法在允许的范围内诊断效果不比对照方法差,同时具有其他方面优势,例如无创的诊断方法可能更实用;后者则需要证实一种新的诊断方法的准确度比对照方法更高。使用平行组设计时,不同患者接受不同的检测,如临床上检查肺癌,一部分患者使用 CT 检查,而另一部分患者使用磁共振成像(magnetic resonance imaging,MRI)检查。使用配对设计时,每一个患者需要同时接受所有待评价的检测,如所有的患者同时进行 CT 和 MRI 两种检查。相比之下,配对设计需要较少的患者,但需要考虑实际中的可行性。

试验设计需首先考虑如下几个重要问题。

1. 金标准的确立　诊断试验的优劣必须以金标准(gold standard)作为参照。所谓诊断试验的金标准是指当前临床医学界所公认的诊断某病最为可靠的方法。也就是说,利用金标准能正确地区分某人属于"患病"还是"未患病"。临床诊断中常用的金标准包括病理学诊断(组织活检和尸检)、外科手术发现、特殊的影像学诊断(如用冠状动脉造影术诊断冠心病等),以及目前尚无特异诊断方法而采用的国际公认的综合诊断标准(如诊断风湿热的 Jones 标准等)。有时用长期临床随访所获得的肯定诊断,也可作为金标准。但必须注意,如果采用的金标准选择不当,就会造成分类错误,从而影响诊断试验评价的正确性。

2. 研究对象的选择　用于诊断试验评价的研究对象需要包括病例组和对照组。病例组应是按金标准确诊的患者;对照组则应是按金标准证实的未患该病的人群。病例组应包括各种类型的病例,即典型和不典型,早、中、晚各期,病情轻、中、重,有、无并发症等,这样试验的结果才具有普遍意义;而对照组则可选用经金标准证实未患该病的其他病例或正常人,特别应当包括确实无该病,但易与该病相混淆的其他病例,这样选择的对照才具有临床意义,尤其是具有鉴别诊断方法的价值。

3. 盲法的应用　诊断试验的评价应采用盲法,尤其是试验的操作者和报告者应处于盲态,避免主观因素对结果的干扰。

4. 界值的选择　确定判断阳性与阴性的界值点,即正常值范围。正常值范围内的为阴性,否则为阳性。

5. 报告的撰写　诊断试验研究报告需要按照《诊断准确性报告规范》(standards for reporting of diagnostic accuracy,STARD)撰写,而在设计时需先了解其具体要求。详见有关参考文献。

第二节　诊断试验准确性评价指标

评价一个诊断方法的价值,在于评价该诊断方法区分不同疾病或健康状态的能力,核心是估计其准确度并对其进行统计推断,如灵敏度、特异度、正确诊断指数(Youden index,YI,又称约登指数)、预测值、受试者操作特征曲线(receiver operating characteristic curve,ROC)下面积等。

设有一批样本,其中金标准确诊的患者 n_1 名,非患者 n_2 名,共 $n(n=n_1+n_2)$ 名受试者;新的诊断方法确定的阳性 m_1 例,阴性 m_2 例,$n=m_1+m_2$。整理成表 29-1 的形式。

表 29-1　诊断试验结果数据格式表

实际情况	检测结果		合计
	阳性(T$_+$)	阴性(T$_-$)	
患病(D$_+$)	a	b	$a+b(n_1)$
未患病(D$_-$)	c	d	$c+d(n_2)$
合计	$a+c(m_1)$	$b+d(m_2)$	$a+b+c+d(n)$

表 29-1 是一个配对的四格表,表中 a 表示实际患病且检测结果为阳性的受试人数,b 表示实际患病但检测结果为阴性的受试人数,c 表示实际未患病但检测结果为阳性的受试人数,d 表示实际未患病且检测结果为阴性的受试人数。

一、灵敏度与特异度

评价诊断方法最基本和最重要的指标是灵敏度(sensitivity)和特异度(specificity)。

(一)灵敏度

灵敏度表示实际患病且检测结果正确判为患病的概率,记为 Se,则 $1-Se=\beta$ 为诊断假阴性的概率。灵敏度愈高,诊断假阴性的概率愈小,即漏诊的可能性愈小,因此该值愈大愈好。其估计值和标准误分别为

$$\widehat{Se}=\frac{a}{n_1} \tag{29-1}$$

$$SE(\widehat{Se})=\sqrt{\frac{\widehat{Se}(1-\widehat{Se})}{n_1}} \tag{29-2}$$

式中,$n_1=a+b$,即受试者中实际患病的人数。在大样本情况下(如 $n_1>50$),灵敏度在 $100(1-\alpha)\%$ 概率下的置信区间可以利用正态分布原理近似估计,即

$$\widehat{Se}\pm u_{1-\alpha/2}SE(\widehat{Se}) \tag{29-3}$$

其中 $u_{1-\alpha/2}$ 为标准正态分布的双侧临界值。

（二）特异度

特异度表示实际未患病且检测结果正确判为未患病的概率，记为 Sp，则 $1-Sp$ 表示诊断假阳性的概率。特异度反映正确排除某病的能力，其值愈大，诊断假阳性的概率愈小，即误诊的可能性愈小。其估计值和标准误分别为

$$\widehat{Sp} = \frac{d}{n_2} \qquad (29\text{-}4)$$

$$SE(\widehat{Sp}) = \sqrt{\frac{\widehat{Sp}(1-\widehat{Sp})}{n_2}} \qquad (29\text{-}5)$$

式中，$n_2 = c + d$，即受试者中实际未患病的人数。在大样本情况下（如 $n_2 > 50$），特异度在 $100(1-\alpha)\%$ 置信度下的置信区间为

$$\widehat{Sp} \pm u_{1-\alpha/2}SE(\widehat{Sp}) \qquad (29\text{-}6)$$

其中 $u_{1-\alpha/2}$ 为标准正态分布的双侧临界值。

灵敏度和特异度是反映诊断试验准确性的两个最基本的统计指标。同时提高灵敏度和特异度是诊断试验期望的目标，但在实际中两者同时提高比较困难，提高灵敏度往往以降低特异度为代价，反之亦然。如何根据临床测量选择诊断标准应根据具体情况进行，如对于疾病筛检通常希望灵敏度要高一些，而临床诊断上则可能希望特异度更高一些。

（三）正确诊断指数

正确诊断指数表示诊断的综合能力，记为 J，计算公式为

$$J = Se + Sp - 1 \qquad (29\text{-}7)$$

正确诊断指数的取值范围为 $-1 \leqslant J \leqslant 1$，$J$ 值越大诊断价值越高，$J \leqslant 0$ 表示诊断完全没有价值。当灵敏度和特异度同等重要时，可以使用这一指标。正确诊断指数估计的标准误和在 $100(1-\alpha)\%$ 置信度下的置信区间分别为

$$SE(\hat{J}) = \sqrt{\frac{\widehat{Se}(1-\widehat{Se})}{n_1} + \frac{\widehat{Sp}(1-\widehat{Sp})}{n_2}} \qquad (29\text{-}8)$$

$$\hat{J} \pm u_{1-\alpha/2}SE(\hat{J}) \qquad (29\text{-}9)$$

其中 $u_{1-\alpha/2}$ 为标准正态分布的双侧临界值。

二、预测值

预测值包括阳性预测值（positive predictive value）和阴性预测值（negative predictive value）。阳性预测值记为 PV_+，表示预测阳性结果的正确率，即诊断结果为阳性者实际患病的概率；阴性预测值记为 PV_-，表示诊断结果为阴性者实际未患病的概率。根据贝叶斯原理，两者的计算公式为

$$PV_+ = Pr(D_+ \mid T_+) = \frac{Se \times P}{Se \times P + (1-Sp) \times (1-P)} \qquad (29\text{-}10)$$

$$PV_- = Pr(D_- \mid T_-) = \frac{Sp \times (1-P)}{Sp \times (1-P) + (1-Se) \times P} \qquad (29\text{-}11)$$

式中，P 为检测人群的患病比率（先验概率），可根据临床经验作出估计。如受试者来自普通人群，则 P 较小；受试者来自医院就诊患者人群，则 P 较大；受试者来自某病的可疑患者人群，则 P 更大。在临床实践中，一种诊断方法的实用价值如何，主要根据 PV_+ 和 PV_- 判断。图 29-1 显示，在灵敏度和特异度一定时（$Se = 0.9$，$Sp = 0.9$），P 增加，PV_+ 随之增加，PV_- 则缓慢减少。

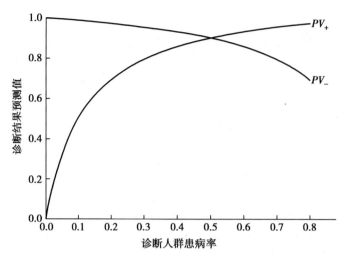

图 29-1　诊断人群患病率与诊断结果预测值的关系

如果诊断试验受试者在检测人群中完全随机选择,也可以按下式计算两个指标,即

$$PV_+ = \frac{a}{a+c} \tag{29-12}$$

$$PV_- = \frac{d}{b+d} \tag{29-13}$$

需要注意的是,采用式(29-12)和式(29-13)计算的 PV_+ 和 PV_- 两个指标与受试者中患者的比例有关。例如在表 29-2 和表 29-3 给出的两个诊断试验中,患者的比例分别为 500/1 000 和 100/1 000,尽管两个诊断试验的准确性指标完全相同,但 PV_+ 和 PV_- 却有很大差异。

表 29-2　诊断试验 1

"金标准"诊断结果	测量结果		合计
	T_+	T_-	
D_+	450	50	500
D_-	50	450	500
合计	500	500	1 000

表 29-3　诊断试验 2

"金标准"诊断结果	测量结果		合计
	T_+	T_-	
D_+	90	10	100
D_-	90	810	900
合计	180	820	1 000

诊断试验 1:$Se = \dfrac{450}{500} = 0.90$　　　　　　　　$Sp = \dfrac{450}{500} = 0.90$

$PV_+ = \dfrac{450}{500} = 0.90$　　　　　　　　$PV_- = \dfrac{450}{500} = 0.90$

诊断试验 2：$Se=\dfrac{90}{100}=0.90$ 　　　　　　　 $Sp=\dfrac{810}{900}=0.90$

$$PV_{+}=\dfrac{90}{180}=0.50 \qquad\qquad PV_{-}=\dfrac{810}{820}=0.99$$

【例 29-1】　根据临床经验，某医院检测人群牙髓组织的坏死率约为 8%。现欲评价一种牙髓电活力测试仪诊断牙髓组织是否坏死的准确性，选择签署知情同意的 251 名牙髓病患者作为受试对象，以病理检查作为诊断的"金标准"，结果见表 29-4。试计算其灵敏度、特异度、正确诊断指数、阳性预测值和阴性预测值。

表 29-4　牙髓电活力测试仪检测结果

病理检查	电活力测量诊断		合计
	T_{+}	T_{-}	
D_{+}	45	10	55
D_{-}	16	180	196
合计	61	190	251

由表 29-4 数据得

$$\widehat{Se}=\frac{a}{a+b}=\frac{45}{45+10}=0.818\,2$$

$$\widehat{Sp}=\frac{d}{c+d}=\frac{180}{16+180}=0.918\,4$$

$$J=0.818\,2+0.918\,4-1=0.736\,6$$

$$PV_{+}=\frac{0.818\,2\times0.08}{0.818\,2\times0.08+(1-0.918\,4)\times(1-0.08)}=0.465\,8$$

$$PV_{-}=\frac{0.918\,4\times(1-0.08)}{0.918\,4\times(1-0.08)+(1-0.818\,2)\times0.08}=0.983\,1$$

其他计算结果同时在表 29-5 中展示。

表 29-5　牙髓电活力测试仪诊断试验评价结果

诊断指标	评价结果			
	估计值	标准误	95%置信区间下限	95%置信区间上限
灵敏度	0.818 2	0.052 0	0.716 3	0.920 1
特异度	0.918 4	0.019 6	0.880 1	0.956 7
正确诊断指数	0.736 6	0.055 6	0.627 7	0.845 5
阳性预测值	0.465 8			
阴性预测值	0.983 1			

这一分析结果表明，虽然灵敏度和特异度都较高，但若将此牙髓电活力测试仪用于临床，阳性预测值只有 0.465 8，即判断阳性结果的正确率只有 46.58%。如果不注意到这一点，可能导致错误的诊断。

三、受试者操作特征曲线

计算上述指标时必须将某诊断方法的检测结果分为"阳性"和"阴性"。对于具体问题,由于判断"阳性"和"阴性"时所选择的诊断标准或阈值不同,评价结果可能出现不一致的情况。例如,对于同一项检测方法,采用不同的诊断阈值会有不同的灵敏度和特异度。为了综合且准确地评价检测方法的诊断价值,可以采用 ROC 分析方法。

(一)受试者操作特征曲线

受试者操作特征曲线(receiver operating characteristic curve,ROC)简称 ROC 曲线,起源于无线电接收信号正确性的评价,它是以 $1-Sp$ 为横坐标、Se 为纵坐标,依照连续变化的诊断阈值,由不同灵敏度和特异度组合绘制出的曲线。ROC 曲线的绘制可以采用两种不同的方法:一是由原始数据分组后直接绘制,即采用不同的诊断阈值,分别计算灵敏度和特异度绘制而成,曲线不光滑,称作经验 ROC 曲线(empirical ROC curve);二是通过适当的模型对原始数据进行拟合而形成的光滑曲线。下面结合实例说明经验 ROC 曲线的计算方法及意义。

【例 29-2】 检测 200 名糖尿病和非糖尿病患者(1∶1)糖化血红蛋白(HbA1c)含量,频数分布结果列在表 29-6 的前 5 列中,试画出它的 ROC 曲线。

表 29-6 糖尿病和非糖尿病患者 HbA1c 含量的频数分布及选择不同诊断阈值的灵敏度和特异度值

HbA1c 含量 (组段)/%	非糖尿病		糖尿病		诊断阈值/% c	灵敏度 Se	特异度 Sp
	频数	累积频数	频数	累积频数			
(1)	(2)	(3)	(4)	(5)	(6)	(7)	(8)
4.0~	20	20	1	1	4.0	1.00	0.00
5.2~	28	48	2	3	5.2	0.99	0.20
5.6~	27	75	3	6	5.6	0.97	0.48
6.0~	13	88	3	9	6.0	0.94	0.75
6.4~	6	94	7	16	6.4	0.91	0.88
6.8~	2	96	7	23	6.8	0.84	0.94
7.2~	2	98	16	39	7.2	0.77	0.96
7.6~	1	99	12	51	7.6	0.61	0.98
8.0~	1	100	10	61	8.0	0.49	0.99
8.4~	0	100	3	64	8.4	0.39	1.00
8.8~	0	100	4	68	8.8	0.36	1.00
9.2~	0	100	8	76	9.2	0.32	1.00
9.6~	0	100	5	81	9.6	0.24	1.00
10.0~12.6	0	100	19	100	10.0	0.19	1.00

为便于理解,先将两组的 HbA1c 含量检测结果绘制直方图(图 29-2),直观上可以看到,糖尿病患者和非糖尿病患者的 HbA1c 含量检测值分布虽有一定的重叠,但差异十分明显。为了完整地评价其诊断价值,可以计算不同阈值下的灵敏度和特异度,对此可以取各组段的下限作为诊断阈值,即测量值小于诊断阈值判为正常、测量值大于或等于诊断阈值判为异常,连续改变诊断阈值计算出相应的灵敏度和特异度。如选择诊断阈值 $c=5.2$,相应有 $Se=(100-1)/100=0.99$,$Sp=20/100=0.20$;选择诊断阈值 $c=5.6$,相应有 $Se=(100-3)/100=0.97$,$Sp=48/100=0.48$;其余类推。所有计算结果见表 29-6 的第 7~8 列。若以 $1-Sp$ 为横坐标、Se 为纵坐标将算得的结果描点,相邻点之间用直线连接后便得到 ROC 曲线(图 29-3)。

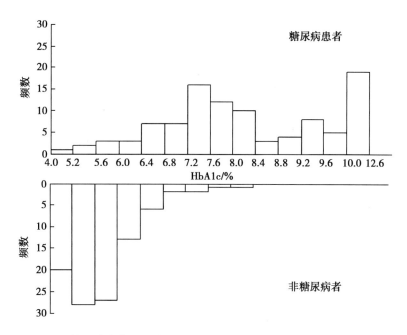

图 29-2 糖尿病患者和非糖尿病患者糖化血红蛋白含量(%)的频数分布

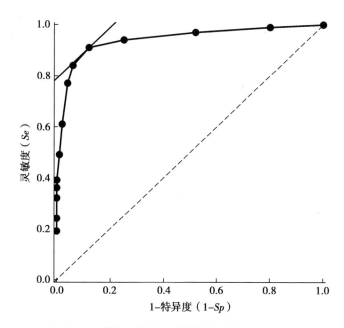

图 29-3 糖化血红蛋白诊断糖尿病的 ROC 曲线

结合表 29-6 可以看出,使用单一的灵敏度和特异度不能全面反映 HbA1c 对糖尿病诊断的准确度,用 ROC 曲线则可以完整地描述 HbA1c 对糖尿病诊断的特性和价值,ROC 曲线越偏向左上方,曲线下的面积越大,诊断的准确性越高。诊断阈值的选取可根据实际情况权衡后在 ROC 曲线上任一点获得,它与诊断人群的患病比率以及不同情况付出的代价有关,如有时需严格控制漏诊,有时需严格控制误诊,因此要兼顾考虑灵敏度和特异度。如果两者同等重要,可以选取斜率为 45° 切点位置附近的诊断阈值,由此得到的灵敏度和特异度均较好。从图 29-3 可以看出,此时切点位置在点(1,1)向左的第 5 点和第 6 点之间,即 HbA1c 的临床诊断阈值应在 6.4%~6.8% 之间选择。

（二）受试者操作特征曲线下面积

ROC 曲线下面积用于综合评价诊断的准确性,可理解为在所有特异度下的平均灵敏度,用符号 A 表示,其取值范围为 $0 \leqslant A \leqslant 1$。在 $A > 0.5$ 的情况下,A 越接近 1 说明诊断的准确性越高;当

$A=0.5$ 时说明诊断完全不起作用;$A<0.5$ 时可以用 $A^*=1-A$ 进行衡量(意义与 A 相同)。一般认为,$0.5<A\leqslant0.7$ 表示诊断价值较低,$0.7<A\leqslant0.9$ 表示诊断价值中等,$A>0.9$ 表示诊断价值较高。

ROC 曲线下面积的计算方法有多种,下面介绍两种基本的方法。

1. 双正态参数法　双正态参数法适用于定量资料的 ROC 曲线下面积计算。记患病组总体均数为 μ_A,标准差为 σ_A;非患病组总体均数为 μ_N,标准差为 σ_N。现假设患病组和非患病组的诊断变量 Y_A 和 Y_N 服从正态分布($\mu_A>\mu_N$),n_A 和 n_N 为两组的观测例数。计算参数如下。

$$a=\frac{\mu_A-\mu_N}{\sigma_A},\quad b=\frac{\sigma_N}{\sigma_A} \tag{29-14}$$

ROC 曲线方程为

$$\begin{cases} Sp=\Phi(u) \\ Se=1-\Phi(bu-a) \end{cases},\quad -\infty<u<\infty \tag{29-15}$$

由此可以得到 ROC 曲线下面积及标准误的计算公式为

$$A=\Phi\left(\frac{a}{\sqrt{1+b^2}}\right) \tag{29-16}$$

$$SE(\hat{A})=\sqrt{f^2S^2(\hat{a})+g^2S^2(\hat{b})+2fgCov(\hat{a},\hat{b})} \tag{29-17}$$

$$f=\frac{\exp[-a^2/(2+2b^2)]}{\sqrt{2\pi(1+b^2)}},\quad g=-\frac{ab\exp[-a^2/(2+2b^2)]}{\sqrt{2\pi(1+b^2)^3}} \tag{29-18}$$

$$S^2(\hat{a})=\frac{n_A(a^2+2)+2n_Nb^2}{2n_An_N},\quad S^2(\hat{b})=\frac{(n_A+n_N)b^2}{2n_An_N},\quad Cov(\hat{a},\hat{b})=\frac{ab}{2n_N} \tag{29-19}$$

式中,$\pi=3.14159$,式(29-19)为参数 a、b 估计值的方差和协方差。如果实际情况为 $\mu_A<\mu_N$,即病人的观测值小于正常人,数值较小可能为异常,需要将式(29-14)中的符号改变位置,或直接用 1 减去算出的面积,即所求的 ROC 曲线下面积。

在大样本情况下,ROC 曲线下面积 $100(1-\alpha)\%$ 置信区间的置信限可利用下式得到,即

$$\hat{A}\pm u_{1-\alpha/2}SE(\hat{A}) \tag{29-20}$$

其中 $u_{1-\alpha/2}$ 为标准正态分布的双侧临界值。

【例 29-3】　利用表 29-6 的数据计算 HbA1c 诊断糖尿病的 ROC 曲线下面积。

由于 HbA1c 检测数据不服从正态分布,对数据作 $x=\lg(X)$ 变换,得到各组的均数和标准差。

非糖尿病组:$\bar{x}_N=0.7483,S_N=0.0561$

糖尿病组:$\bar{x}_A=0.9157,S_A=0.0903$

$$\hat{a}=\frac{0.9157-0.7483}{0.0903}=1.8538,\quad \hat{b}=\frac{0.0561}{0.0903}=0.6213$$

$$A=\Phi\left(\frac{1.8538}{\sqrt{1+0.6213^2}}\right)=\Phi(1.5746)=0.9423$$

$$f=\frac{\exp[-1.8538^2/(2+2\times0.6213^2)]}{\sqrt{2\times3.1416\times(1+0.6213^2)}}=0.0981$$

$$g=-\frac{1.8538\times0.6213\times\exp[-1.8538^2/(2+2\times0.6213^2)]}{\sqrt{2\times3.1416\times(1+0.6213^2)^3}}=-0.0815$$

$$S^2(\hat{a}) = \frac{100 \times (1.853\,8^2 + 2) + 2 \times 100 \times 0.621\,3^2}{2 \times 100 \times 100} = 0.031\,0$$

$$S^2(\hat{b}) = \frac{(100 + 100) \times 0.621\,3^2}{2 \times 100 \times 100} = 0.003\,9$$

$$Cov(\hat{a}, \hat{b}) = \frac{1.853\,8 \times 0.621\,3}{2 \times 100} = 0.005\,8$$

$$SE(\hat{A}) = \sqrt{0.098\,1^2 \times 0.031\,0 + (-0.081\,5)^2 \times 0.003\,9 + 2 \times 0.098\,1 \times (-0.081\,5) \times 0.005\,8} = 0.015\,2$$

ROC 曲线下面积的 95% 置信区间的置信限为

下限：$\hat{A} - u_{1-0.05/2}SE(\hat{A}) = 0.942\,3 - 1.96 \times 0.015\,2 = 0.912\,5$

上限：$\hat{A} + u_{1-0.05/2}SE(\hat{A}) = 0.942\,3 + 1.96 \times 0.015\,2 = 0.972\,1$

2. Hanley-McNeil 非参数法　用 Y_A 和 Y_N 分别表示患病组与非患病组的诊断变量，y_A 和 y_N 表示各自的取值，假定检测值较大为异常。可以证明，ROC 曲线下的真实面积 A 是患病组检测值大于非患病组检测值的概率，即

$$A = P(Y_A > Y_N) \tag{29-21}$$

A 的估计值可以利用下式计算，即

$$\hat{A} = \frac{1}{n_A n_N} \sum_1^{n_A} \sum_1^{n_N} S(y_A, y_N) \tag{29-22}$$

$$S(y_A, y_N) = \begin{cases} 1, & y_A > y_N \\ 1/2, & y_A = y_N \\ 0, & y_A < y_N \end{cases} \tag{29-23}$$

式（29-22）中 n_A 和 n_N 为患病组和非患病组的检测例数。式（29-23）含义是将患病组所有的检测值分别与非患病组所有的检测值比较，如果 $y_A > y_N$ 得分为 1，二者相等得分为 0.5，否则得分为 0，然后计算平均得分，即 $\hat{A}$。需要注意的是，如果检测值小为异常，则式（29-23）中的大于号和小于号需相应改变。$\hat{A}$ 的标准误可用下式计算。

$$SE(\hat{A}) = \sqrt{\frac{\hat{A}(1-\hat{A}) + (n_A - 1)(Q_1 - \hat{A}^2) + (n_N - 1)(Q_2 - \hat{A}^2)}{n_A n_N}} \tag{29-24}$$

式中 Q_1 和 Q_2 为两个中间统计量，计算较为复杂，本书不列其表达式。关于 $\hat{A}$ 和 $SE(\hat{A})$ 的计算，Hanley 和 McNeil 对 $2 \times k$ 列联表资料给出了一个简便的算法，它是目前应用较多的一种方法。下面结合实例说明具体计算过程。

【例 29-4】　为研究 X 射线对纵隔淋巴结肿大的实际诊断效果，将胸部 X 线检查资料的异常程度分为 5 级，追踪接受胸部 X 线检查的 200 名就诊患者，经临床病理证实，患有纵隔淋巴结肿大的有 110 人，资料如表 29-7，试计算 ROC 曲线下面积。

表 29-7　纵隔淋巴结肿大的胸部 X 线检查诊断

分组	例数	检查结果				
		−−	−	±	+	++
D₊	110	6	10	15	35	44
D₋	90	46	20	14	8	2

$\hat{A}$ 和 $SE(\hat{A})$ 的计算过程如下。

1. 首先根据诊断试验的数据作计算表　结果见表29-8。

表29-8中第1行和第2行为原始数据；第3行中的$\sum_{i=j+1}^{k} n_i^+$为患病组诊断分级大于j的所有观察例数之和，例如第3行第1个数字为$10+15+35+44=104$；第4行中的$\sum_{i=1}^{j-1} n_i^-$为非患病组诊断分级小于j的所有观察例数之和，例如第4行第3个数字为$46+20=66$；最后3行根据前4行的数字算出，例如第5行第1个数字$46\times104+6\times46/2=4\,922.0$，第6行第1个数字$6\times(0+0\times46+46^2/3)=4\,232.0$，第7行第1个数字$46\times(104^2+104\times6+6^2/3)=526\,792$。

表29-8　ROC曲线下面积及标准误的计算表

行号	计算符号	诊断分级(j)					合计
		1	2	3	4	5	
1	D_+	6	10	15	35	44	$110(n_A)$
2	D_-	46	20	14	8	2	$90(n_N)$
3	$\sum_{i=j+1}^{k} n_i^+$	104	94	79	44	0	
4	$\sum_{i=1}^{j-1} n_i^-$	0	46	66	80	88	
5	（2）（3）+（1）（2）/2	4 922.0	1 980.0	1 211.0	492.0	44.0	$8\,649.0(T_1)$
6	（1）[（4）²+（4）（2）+（2）²/3]	4 232.0	31 693.3	80 180.0	247 146.7	348 538.7	$711\,790.7(T_2)$
7	（2）[（3）²+（3）（1）+（1）²/3]	526 792.0	196 186.7	105 014.0	31 074.7	1 290.7	$860\,358.1(T_3)$

2. 计算$\hat{A}$和$SE(\hat{A})$

$$\hat{A}=\frac{T_1}{n_A n_N}=\frac{8\,649.0}{110\times90}=0.873\,6$$

$$Q_1=\frac{T_3}{n_A^2 n_N}=\frac{860\,358.1}{110^2\times90}=0.790\,0$$

$$Q_2=\frac{T_2}{n_A n_N^2}=\frac{711\,790.7}{110\times90^2}=0.798\,9$$

$$SE(\hat{A})=\sqrt{\frac{0.873\,6\times(1-0.873\,6)+(110-1)\times(0.790\,0-0.873\,6^2)+(90-1)\times(0.798\,9-0.873\,6^2)}{90\times110}}$$

$$=0.025\,1$$

ROC曲线下面积的95%置信区间为

下限：$\hat{A}-u_{1-0.05/2}SE(\hat{A})=0.873\,6-1.96\times0.025\,1=0.824\,4$

上限：$\hat{A}+u_{1-0.05/2}SE(\hat{A})=0.873\,6+1.96\times0.025\,1=0.922\,8$

以上介绍的两种方法实际中既适合定量资料，又适合等级资料，只是在具体计算方法上有所不同。双正态参数方法的特点是：对于定量资料，可以在小样本情况下得到较好的结果，并能获得光滑的ROC曲线；但是若不满足正态分布，ROC曲线下面积的估计会有一定的偏差。Hanley-McNeil非参数法的特点是：对数据分布没有限制，得到的结果比较可靠，同时对于等级资料有简便的计算方法；但估计出的ROC曲线下面积偏小。

四、一致性评价

所谓"一致性"是指对同一个体用两种仪器或从两种角度进行观测时,描述观测值之间接近程度或观测效果相似性的一个指标,是一个比准确性和精确性更为宽泛的术语。临床上医生常根据患者的临床症状和各种特殊检查,对疾病或预后作出判断,以确定患者疾病或预后情况,此时,无论采用单指标还是综合指标,都可能出现判断不一致的情况。例如,阅读同一患者的 CT 影像图片诊断患者是否患有某种疾病,不同医生可能出现诊断不一致的情况,同一医生两次观察也可能得出不同的结论。产生临床判断不一致的原因很多,有观察者的原因,如诊断指标或诊断标准不一致,诊断分类不清等;也有被检查者的原因,如被检查的部位不同、时间不同,可能影响观测结果;还有检查仪器本身的原因,如诊断仪器性能不良造成观测结果不稳定,环境对精密测量的影响等。同一种测量方法如果重复性不好、临床观测的一致性差,说明测量结果缺乏信度,分析结果不可靠。评价不同医生对同一批患者或同一医生先后两次的判断结果是否一致时,常使用 kappa 值和 Kendall 系数。

(一) kappa 值

1. kappa 值的意义 kappa 值用于评价分类变量的结果一致性和信度,记作 κ,其基本公式为

$$\kappa = \frac{P_A - P_e}{1 - P_e} \tag{29-25}$$

其中 P_A 为观察一致性(observed agreement),P_e 为机遇一致性(agreement of chance)。kappa 值是实际一致性(actual agreement beyond chance)与非机遇一致性(potential agreement beyond chance)之比。

kappa 值的取值范围是 $|\kappa| \leqslant 1.00$。$\kappa = -1.00$ 时,表明完全不一致;$-1.00 < \kappa < 0.00$ 时,表明观察一致性小于机遇一致性,无意义;$\kappa = 0.00$ 时,表明一致性完全由机遇造成;$\kappa = 1.00$ 时,表明两次分类结果完全一致。kappa 值究竟多大时有实际意义,需要根据具体问题而定。一般而言,$\kappa \leqslant 0.40$ 时,表明一致性较差;$0.40 < \kappa \leqslant 0.60$ 时,表明中度一致;$0.60 < \kappa \leqslant 0.80$ 时,表明有较高度的一致性;$\kappa > 0.80$ 时,表明有极好的一致性。

2. 二分类测定结果的一致性检验 当测定结果为二分类时,可表示为表 29-9 的格式。

表 29-9 两次测定的一致性情况(二分类测定结果)

第一次测定	第二次测定		合计
	+	−	
+	a	b	$a+b$
−	c	d	$c+d$
合计	$a+c$	$b+d$	n

观察一致性为

$$P_A = \frac{a+d}{n} \tag{29-26}$$

机遇一致性为

$$P_e = \frac{(a+b)(a+c)+(c+d)(b+d)}{n^2} \tag{29-27}$$

【例 29-5】 甲、乙两名医生分别对同一批肝癌可疑患者的 64 张 CT 增强扫描影像采用盲法进行了诊断,结果见表 29-10。试评价甲、乙两名医生诊断的一致性。

表 29-10 两名医生读 CT 增强扫描影像诊断肝癌的资料

甲医生	乙医生		合计
	+	−	
+	26	6	32
−	4	28	32
合计	30	34	64

根据式（29-25）、式（29-26）、式（29-27）有

$$P_A = \frac{26+28}{64} = 0.843\ 8$$

$$P_e = \frac{(26+6)\times(26+4)+(4+28)\times(6+28)}{64^2} = 0.500\ 0$$

$$\kappa = \frac{0.843\ 8 - 0.500\ 0}{1 - 0.500\ 0} = 0.687\ 6$$

由此看出，甲乙两医生诊断有较高度的一致性。

3. 多分类测定结果的一致性评价 当测定结果多于两个分类时，资料可表示为表 29-11 的形式。

表 29-11 两次测定的一致性情况（多分类测定结果）

第一次测定	第二次测定				合计
	1	**2**	⋯	**g**	
1	a_{11}	a_{12}	⋯	a_{1g}	$n_{1.}$
2	a_{21}	a_{22}	⋯	a_{2g}	$n_{2.}$
⋮	⋮	⋮	⋮	⋮	⋮
g	a_{g1}	a_{g2}	⋯	a_{gg}	$n_{g.}$
合计	$n_{.1}$	$n_{.2}$	⋯	$n_{.g}$	n

观察一致性为

$$P_A = \frac{a_{11}+a_{22}+a_{33}+\cdots+a_{gg}}{n} = \frac{\sum a_{ii}}{n} \tag{29-28}$$

机遇一致性为

$$P_e = \frac{n_{.1}n_{1.}+n_{.2}n_{2.}+n_{.3}n_{3.}+\cdots+n_{.g}n_{g.}}{n^2} = \sum \frac{n_{.i}n_{i.}}{n^2} \tag{29-29}$$

【例 29-6】 在刺五加注射液治疗冠心病心绞痛的临床试验评价中，需要根据患者的症状、体征和心电图的检查情况，对其疗效进行综合评价。为了考核疗效评价标准及医生在试验中的执行情况，将审核医生判定的结果与执行医生判定的结果相比较（表 29-12），试评价两名医生判定结果的一致性。

表 29-12 冠心病疗效审核医生和执行医生评价的一致性情况

执行医生判定	审核医生判定			合计
	显效	有效	无效	
显效	105	4	0	109
有效	24	220	20	264
无效	0	6	39	45
合计	129	230	59	418

根据式（29-25）、式（29-28）和式（29-29）有

$$P_A = \frac{105 + 220 + 39}{418} = 0.870\ 8$$

$$P_e = \frac{129 \times 109 + 230 \times 264 + 59 \times 45}{418^2} = 0.443\ 2$$

$$\kappa = \frac{0.870\ 8 - 0.443\ 2}{1 - 0.443\ 2} = 0.768\ 0$$

结果表明，执行医生与审核医生的判定结果有较高的一致性，但质量控制仍不够理想。这主要体现在，有 24 名患者在"有效"和"显效"上、有 20 名患者在"有效"和"无效"上判定结果不同。

（二）Kendall 系数

Kendall 系数可以用来评价两组计量结果的一致性，通常用 τ 表示。其基本原理是将两组测量值 (X, Y) 分别排序并转换为秩次，检查两组数值的排序是否一致，如果两组的排序完全相同，则 Kendall 系数为 1；如果排序完全独立，则该系数值为 0；如果排序完全相反，则 Kendall 系数为 -1。通常情况下，$-1 \leqslant \tau \leqslant 1$。具体计算公式为

$$\hat{\tau} = \frac{S}{\sqrt{[n(n-1)/2 - T_X][n(n-1)/2 - T_Y]}} \tag{29-30}$$

$$S = \sum_{i=1}^{n} \sum_{j=i+1}^{n} S_i(X_i - X_j, Y_i - Y_j) \quad i, j = 1, 2, \cdots, n \tag{29-31}$$

$$S_i(X_i - X_j, Y_i - Y_j) = \begin{cases} 1, & \text{sign}(X_i - X_j) = \text{sign}(Y_i - Y_j) \\ 0, & X_i - X_j = 0 \ \text{或} \ Y_i - Y_j = 0 \\ -1, & \text{sign}(X_i - X_j) \neq \text{sign}(Y_i - Y_j) \end{cases} \tag{29-32}$$

$$T_X = \frac{1}{2} \sum t_X(t_X - 1), T_Y = \frac{1}{2} \sum t_Y(t_Y - 1) \tag{29-33}$$

其中，n 为样本量。S 表示变量 X 与 Y 排序的一致性，即对任意两对测量值 (X_i, Y_i) 和 (X_j, Y_j) 进行比较，如果 $X_i - X_j$ 的符号与 $Y_i - Y_j$ 相同，S 加 1 分；两者符号不同减 1 分；两者有一个为零时给 0 分，最高分数为 $n(n-1)/2$。当两组数据中有相同测量值时，需要计算 T_X 和 T_Y 以对 Kendall 系数进行校正，式（29-33）中 t_X 和 t_Y 分别为变量 X 与 Y 中相同测量值的个数。下面通过实例说明 Kendall 系数的计算方法。

【例 29-7】 为了比较皮下动态血糖测量仪与实验室常规检测血糖的一致性，在同一时间对 10 名糖尿病患者分别采用两种方法检测 24 小时空腹血糖浓度，数据如表 29-13。

表 29-13　对 10 名糖尿病患者采用两种方法检测血糖浓度的结果　　　　　单位：mmol/L

患者序号（i）	常规检测法（X）	皮下检测法（Y）
1	5.4	6.0
2	7.3	8.3
3	10.0	11.6
4	11.6	12.8
5	8.9	9.2
6	5.5	6.1
7	14.0	13.0
8	6.0	4.7
9	9.3	9.6
10	11.2	9.2

首先取第 1 对与其余 9 对测量值比较,然后取第 2 对和其余 8 对测量值比较,再依次取第 3 对、第 4 对、……、第 9 对测量值与其他测量值比较,计算如下。

$$S_1 = 1+1+1+1+1+1-1+1+1 = 7$$
$$S_2 = 1+1+1+1+1+1+1+1 = 8$$
$$S_3 = 1+1+1+1+1+1-1 = 5$$
$$S_4 = 1+1+1+1+1+1 = 6$$
$$S_5 = 1+1+1+1+0 = 4$$
$$S_6 = 1-1+1+1 = 2$$
$$S_7 = 1+1+1 = 3$$
$$S_8 = 1+1 = 2$$
$$S_9 = -1$$

$$S = \sum_{i=1}^{10} S_i = 7+8+5+6+4+2+3+2-1 = 36$$

原始数据变量 X 没有相同的测量值,$T_X = 0$;变量 Y 有两个相同的测量值 9.2,$T_Y = 1/2 \times 2 \times (2-1) = 1$。最后得到 Kendall 系数的估计值为

$$\hat{\tau} = \frac{36}{\sqrt{[10 \times (10-1)/2 - 0] \times [10 \times (10-1)/2 - 1]}} = 0.809\,0$$

由此可见,皮下动态测量血糖法与常规法相比,在排序上有较高的相关性。同时,该数据也可以使用 Spearman 等级相关系数计算,其相关系数 $r_S = 0.912$,但由于两种方法的定义不同,不宜直接比较。如果主要目的是衡量两种测量方法的一致性,更适合使用 Kendall 系数。另外,如果资料为有序观测结果,同样可以使用上面介绍的 Kendall 系数法。

需要注意的是,如果有一种方法是标准检测方法,而研究另一种方法(如具有无创、简便和经济等特点)是否可以作为替代方法时,评价两种测量一致性的标准方法使用更多的是 Bland-Altman 差异分析图方法。该方法的基本思想是,利用原始数据的均数与两种检测的差值(或比值),分别以均数为横轴,以差值为纵轴做散点图,计算差值的均数以及差值的 95% 一致性界限。最后结合临床实际,得出两种检测方法是否具有一致性的结论。

五、组内相关系数

人体测量数据必须通过一定的试验对测量误差的大小作出估计,以确认该研究数据的测量精度是否已达到预期的要求。可以用组内相关系数(intra-class correlation coefficient,ICC)衡量误差,需要在同样条件下重复测量多次,计算全部测量结果的方差或标准差,通常将试验结果的总方差进行如下分解。

$$\sigma_{\text{总}}^2 = \sigma_B^2 + \sigma_W^2 \tag{29-34}$$

其中,σ_B^2 表示受试者个体之间变异的方差分量(variance component),σ_W^2 表示受试者内的多次测量结果的变异或误差的方差分量。在方差分析中 $MS_{\text{组间}}$ 为 $\sigma_W^2 + k\sigma_B^2$(k 为重复测量次数)的估计值,$MS_{\text{组内}}$ 为 σ_W^2 的估计值,从而计算 ICC,公式如下。

$$ICC = \frac{\hat{\sigma}_B^2}{\hat{\sigma}_B^2 + \hat{\sigma}_W^2} = 1 - \frac{\hat{\sigma}_W^2}{\hat{\sigma}_B^2 + \hat{\sigma}_W^2} \tag{29-35}$$

ICC 又称为信度(reliability)指标,$0 \leqslant ICC \leqslant 1$,可用于说明对每个受试者进行一次测量时的误差,因此也称为一次测量的组内相关性。ICC 越大,说明测量结果的可重复性(repeatability)越好,测量误差越小。在实际测量过程中,还可使用每名受试者多次测量结果的均数,计算多次测量结果均数的组内相关性,公式为

$$ICC_{\text{average}} = \frac{\alpha}{1+\alpha}, \quad \alpha = \frac{k \cdot ICC}{1-ICC} \tag{29-36}$$

其中 k 为重复测量次数。

下面通过实例说明 ICC 和 ICC_{average} 意义和计算方法。

【例 29-8】 血清载脂蛋白 B 在动脉粥样硬化、冠心病等疾病研究中具有重要意义。为了解其测量误差，选择 8 名受试者，并将每名受试者的血液样本分成三份，分别进行三次测量，测量结果见表 29-14，试对其测量误差进行评价。

表 29-14　血清载脂蛋白 B 浓度的三次测量结果

编号	血清载脂蛋白 B 浓度/(mg·dl^{-1})			浓度合计/(mg·dl^{-1})	三次结果的平方和
	第一次	第二次	第三次		
1	120	109	99	328	36 082
2	126	123	118	367	44 929
3	121	124	141	386	49 898
4	100	134	140	374	47 556
5	96	97	97	290	28 034
6	107	105	108	320	34 138
7	117	135	115	367	45 139
8	134	140	120	394	51 956
合计				2 826	337 732

现将表 29-14 中的 8 名受试者看作一个随机样本，8 名受试者之间的差别为个体差异，其方差为 σ_B^2，受试者内的三次测量结果的差别为测量误差，它包括同一受试者的随机波动和仪器测量误差，其方差为 σ_W^2。σ_B^2 和 σ_W^2 的估计值分别 $\hat{\sigma}_B^2$ 和 $\hat{\sigma}_W^2$，可以由随机效应的方差分析表获得，计算方法见表 29-15。

表 29-15　两种误差来源测量结果的方差分析表

变异来源	SS	ν	MS	F	$E(MS)$
组间变异	$\sum B_i^2 / k - C$	$n-1$	$MS_{\text{组间}}$	$MS_{\text{组间}}/MS_{\text{组内}}$	$\sigma_W^2 + k\sigma_B^2$
组内变异	$SS_{\text{总}} - SS_{\text{组间}}$	$n(k-1)$	$MS_{\text{组内}}$		σ_W^2
总变异	$\sum X^2 - C$	$nk-1$			

表中 n 为受试者的例数，k 为重复测量的次数，C 为校正系数，B_i 为各例重复测量结果的合计数。根据表 29-14 数据得

$$C = \frac{2\ 826^2}{24} = 332\ 761.5$$

$$SS_{\text{总}} = 337\ 732 - 332\ 761.5 = 4\ 970.5$$

$$SS_{\text{组间}} = \frac{328^2 + 367^2 + 386^2 + \cdots + 394^2}{3} - 332\ 761.5 = 3\ 095.166\ 7$$

测量结果方差分析见表 29-16。

表 29-16 血清载脂蛋白 B 浓度测量结果方差分析表

变异来源	SS	v	MS	F
组间变异	3 095.166 7	7	442.166 7	3.77
组内变异	1 875.333 3	16	117.208 3	
总变异	4 970.500 0	23		

由表 29-16 可得

$$\hat{\sigma}_W^2 = S_W^2 = 117.208\ 3$$

$$\hat{\sigma}_B^2 = S_B^2 = \frac{1}{k}(MS_{组间} - \hat{\sigma}_W^2) = \frac{1}{3} \times (442.166\ 7 - 117.208\ 3) = 108.319\ 5$$

根据正态分布原理,每一受试者重复测量的 95% 最大误差范围为

$$S_W = \sqrt{117.208\ 3} = 10.826\ 3$$

$$0 \pm 1.96 S_W = \pm 1.96 \times 10.826\ 3 = \pm 21.219\ 5 (\text{mg/dl})$$

为了简便,实际中通常使用 $\pm 2S_W$ 或 $\pm 3S_W$ 估计误差的界限。

根据式(29-35)计算 ICC 得

$$ICC = \frac{108.319\ 5}{108.319\ 5 + 117.208\ 3} = 0.480\ 3$$

根据式(29-36)计算 $ICC_{average}$ 得

$$\alpha = \frac{3 \times 0.480\ 3}{1 - 0.480\ 3} = 2.772\ 6, \quad ICC_{average} = \frac{2.772\ 6}{1 + 2.772\ 6} = 0.734\ 9$$

从本例的结果可以看出,载脂蛋白 B 浓度的测量误差较大,这种测量误差实际包含了个体的随机波动和仪器本身的测量误差,为此可以对每一份样品作重复测量,将这一部分的测量误差分解出来进行分析。同时发现,用三次测量的均数作为每名受试者载脂蛋白 B 的测量结果,比采用一次测量结果的误差更小,置信度更高。

第三节 两种诊断试验准确性比较

可通过检验 ROC 曲线下面积比较两种临床诊断方法的效果。假设两种诊断的 ROC 曲线下面积分别为 A_1 和 A_2,则检验假设为

$H_0: A_1 = A_2$

$H_1: A_1 \neq A_2$

根据诊断试的不同设计类型可分别采用不同的检验方法。

一、成组受试者操作特征曲线比较

成组比较指在对两种诊断方式的准确度进行比较时,两条 ROC 曲线从不同观察人群中获得,是两组完全独立的样本,检验公式为

$$u = \frac{\hat{A}_1 - \hat{A}_2}{\sqrt{SE^2(\hat{A}_1) + SE^2(\hat{A}_2)}} \tag{29-37}$$

式中,$SE(\hat{A}_1)$ 和 $SE(\hat{A}_2)$ 为两样本 ROC 曲线下面积的标准误,在大样本情况下 u 可以近似看作服从标准正态分布。在检验水准 α 下,若 $u > u_{1-\alpha/2}$,则可以认为两种诊断方法不同。

【例 29-9】 为比较 CT 与 X 线两种影像学检查诊断纵隔淋巴结肿大的准确度,分别选择做过

CT 和 X 线检查的就诊患者各 200 名,以病理诊断为"金标准",ROC 分析结果依次为 $\hat{A}_1 = 0.9421$, $SE(\hat{A}_1) = 0.016$, $\hat{A}_2 = 0.8741$, $SE(\hat{A}_2) = 0.025$。问:两种诊断方法的准确性是否有差异?

$$u = \frac{0.9421 - 0.8741}{\sqrt{0.016^2 + 0.025^2}} = 2.2910$$

$u > 1.96$, $P < 0.05$,表明两种诊断纵隔淋巴结肿大的方法的准确度差别具有统计学意义,CT 诊断优于 X 线诊断。

二、配对受试者操作特征曲线比较

配对比较指在对两种诊断方式进行比较时,使用同一样本,每一观察对象同时进行两种方式的检测,然后对它们的诊断效果作比较。检验公式为

$$u = \frac{\hat{A}_1 - \hat{A}_2}{\sqrt{SE^2(\hat{A}_1) + SE^2(\hat{A}_2) - 2Cov(\hat{A}_1, \hat{A}_2)}} \tag{29-38}$$

式中,$Cov(\hat{A}_1, \hat{A}_2)$ 为两样本面积估计的协方差,可以用 DeLong 给出的非参数方法计算得到。这种方法既可以用于等级资料,也可以用于定量资料,具体计算公式如下。

$$Cov(\hat{A}_1, \hat{A}_2) = \frac{S_{TA}}{n_A} + \frac{S_{TN}}{n_N} \tag{29-39}$$

$$S_{TA} = \frac{1}{n_A - 1} \sum_{i=1}^{n_A} [V_{1i}^{(A)} - \hat{A}_1][V_{2i}^{(A)} - \hat{A}_2] \tag{29-40}$$

$$S_{TN} = \frac{1}{n_N - 1} \sum_{i=1}^{n_N} [V_{1i}^{(N)} - \hat{A}_1][V_{2i}^{(N)} - \hat{A}_2] \tag{29-41}$$

$$V_{ki}^{(A)} = \frac{1}{n_N} \sum_{j=1}^{n_N} S(y_{Ai}, y_{Nj}), \quad V_{ki}^{(N)} = \frac{1}{n_A} \sum_{j=1}^{n_A} S(y_{Aj}, y_{Ni}), \quad k = 1, 2 \tag{29-42}$$

其中 S 函数计算见式(29-23),k 表示比较的两个组。由于 $Cov(\hat{A}_1, \hat{A}_2)$ 的计算较为复杂,通常采用计算机程序实现。

【例 29-10】 为评价 CT 和 CT 增强扫描对肝癌的诊断效果,采用这两种方法分别对 32 名患者进行检查,由医生在盲态下按 4 个等级诊断,最后经手术病理检查确诊其中有 16 名患有肝癌,结果见表 29-17。试比较两种诊断方法是否有差别?

表 29-17 两种 CT 诊断方式对被怀疑肝癌的患者进行检测的数据

	肝癌				非肝癌		
编码	CT 增强扫描	CT	频数	编码	CT 增强扫描	CT	频数
1	2	4	1	0	1	1	9
1	3	1	1	0	1	2	3
1	3	3	1	0	1	4	2
1	4	2	2	0	2	2	1
1	4	3	4	0	4	4	1
1	4	4	7				

计算结果见表 29-18。

表 29-18   两种 CT 诊断方式的 ROC 曲线下面积估计值及比较

诊断方式	$\hat{A}$	$SE(\hat{A})$	$S^2(\hat{A})$	$Cov(\hat{A}_1, \hat{A}_2)$
CT 增强扫描	0.960 94	0.037 304	0.001 391 6	0.001 422 1
CT	0.810 55	0.080 835	0.006 534 3	

$$u = \frac{0.960\ 94 - 0.810\ 55}{\sqrt{0.001\ 391\ 6 + 0.006\ 534\ 3 - 2 \times 0.001\ 422\ 1}} = 2.109\ 7$$

$u > u_{1-0.05/2} = 1.96$，$P < 0.05$，说明 CT 增强扫描诊断肝癌的效果优于普通 CT。

最后需要说明的是，在实际中有时需要比较 ROC 曲线下部分面积，用于描述特殊情况下一种诊断方法的准确性。例如，在影像诊断评价时，不希望被比较的两种诊断方法假阳性率超过 20%，即两试验的特异度不能低于 0.8，否则诊断将无实际意义，此时用假阳性率为 0.0~0.2 的 ROC 曲线下部分面积对两种诊断的准确性进行比较，更符合实际。

第四节　诊断试验样本量估计

一、单个诊断试验准确度的样本量估计

（一）估计灵敏度和特异度的样本量

$$n = \frac{\left[(u_{1-\alpha/2} + u_{1-\beta})\sqrt{S^2(\hat{\theta})}\right]^2}{L^2} \tag{29-43}$$

式中，n 为所需样本量，θ 为诊断试验的准确度，$u_{1-\alpha/2}$ 为标准正态分布的双侧临界值，$u_{1-\beta}$ 为标准正态分布的单侧临界值，L 为期望的置信区间宽度的 $1/2$，$S^2(\hat{\theta})$ 为方差。

【例 29-11】　现欲估计单光子发射计算机体层摄影（single photon emission computed tomography，SPECT）检查诊断甲状旁腺患病情况的灵敏度及置信区间，招募患者并进行甲状旁腺手术，以手术结果作为诊断的"金标准"，手术前进行 SPECT 检查，如果活性范围持续增加则定义为 SPECT 结果阳性，否则为阴性。若文献报道 SPECT 诊断甲状旁腺的灵敏度为 0.80，$S^2(\hat{\theta}) = 0.16$，本研究希望灵敏度估计误差范围在 ± 0.05 内（$L = 0.05$），检验水准 $\alpha = 0.05$（$u_{1-\alpha/2} = 1.96$），检验效能为 0.80（$u_{1-\beta} = 0.84$），试计算需要患者数量。

根据式（29-43）计算得

$$n = \frac{[(1.96 + 0.84) \times \sqrt{0.16}]^2}{0.05^2} = 502$$

即需要甲状旁腺患者 502 名。

（二）估计 ROC 曲线下面积的样本量

当使用 ROC 曲线下面积衡量诊断试验准确度时，仍可使用式（29-43）估算样本量，得到患病人数 n。由于 ROC 曲线下面积是灵敏度与特异度的函数，故需要确定患病和非患病人数。若用 R 代表样本中非患病组和患病组的人数之比，则总的样本量是 $n(1+R)$。此时，计算 ROC 曲线方差的公式为

$$S^2(\hat{A}) = (0.009\ 9 \times e^{-a^2/2}) \times [(5a^2 + 8) + (a^2 + 8)/R] \tag{29-44}$$

其中，变量 a 是双正态分布中的参数，可以通过公式 $a = \Phi^{-1}(A) \times 1.414$ 计算，Φ^{-1} 是标准正态分布的逆函数。实际中，也可直接查表 29-19 得到 a 值。表中参数 b 是非患者与患者组的标准差之比，即 $b = \sigma_N / \sigma_A$。需要注意，上述方差基于双正态分布的假定，但对于实际观察得到的连续变量或有序变量并不限于这一假定。下面结合实例说明如何根据 ROC 曲线下面积计算试验样本量。

表 29-19　不同 ROC 曲线下面积的双正态参数

ROC 曲线下面积	a,b	a,b	a,b	a,b	a,b
0.60	0.27, 0.33	0.28, 0.50	0.36, 1.00	0.57, 2.00	0.80, 3.00
0.70	0.55, 0.33	0.59, 0.50	0.74, 1.00	1.17, 2.00	1.66, 3.00
0.80	0.89, 0.33	0.94, 0.50	1.19, 1.00	1.88, 2.00	2.66, 3.00
0.90	1.35, 0.33	1.43, 0.50	1.82, 1.00	2.87, 2.00	4.05, 3.00
0.95	1.73, 0.33	1.84, 0.50	2.33, 1.00	3.68, 2.00	5.20, 3.00

【例 29-12】 为估计计算机断层扫描结肠成像（computed tomography colonography，CTC）诊断结肠息肉的 ROC 曲线下面积及 95% 置信区间，随机回顾性选择患者 CTC 影像图片，并使阅片者标注出结肠息肉的位置和得分。现以光学结肠镜检查作为诊断的"金标准"，假定 ROC 曲线下面积为 0.80，允许误差为 ± 0.10（$L=0.10$），样本患病比例为 50%（$R=1.0$），检验水准 $\alpha=0.05$（$u_{1-\alpha/2}=1.96$），检验效能为 0.80（$u_{1-\beta}=0.84$），试计算所需样本量。

假定 $b=1.00$，根据表 29-19 可查得 $a=1.19$，由式（29-44）得

$$S^2(\hat{A})=(0.009\,9\times e^{-1.19^2/2})\times[(5\times1.19^2+8)+(1.19^2+8)/1.0]=0.119\,5$$

代入式（29-43）得

$$n=\frac{[(1.96+0.84)\times\sqrt{0.119\,5}]^2}{0.10^2}=94$$

即需要结肠息肉患者 94 名，总样本量为 $n(1+R)=188$。

二、两种诊断方法准确度差值的样本量估计

（一）灵敏度或特异度比较的样本量

假定需要比较两种诊断方法的准确度，对应的原假设和备择假设分别如下。

$H_0:\theta_1=\theta_2$。

$H_1:\theta_1\ne\theta_2$。

在配对设计中，计算出的样本量 n 为需要的患病人数；在非配对设计中，计算出的样本量 n 为各组需要的患病人数，具体公式为

$$n=\frac{\left[u_{1-\alpha/2}\sqrt{S_O^2(\hat{\theta}_1-\hat{\theta}_2)}+u_{1-\beta}\sqrt{S_A^2(\hat{\theta}_1-\hat{\theta}_2)}\right]^2}{\varDelta^2} \tag{29-45}$$

式中，$u_{1-\alpha/2}$ 为标准正态分布的双侧临界值，$u_{1-\beta}$ 为标准正态分布的单侧临界值，θ_1 为方法 1 的诊断准确度，θ_2 为方法 2 的诊断准确度，$\varDelta$ 为 θ_1 和 θ_2 的差值。$S_O^2(\hat{\theta}_1-\hat{\theta}_2)$ 是在 H_0 下准确度之差估计值的方差，$S_A^2(\hat{\theta}_1-\hat{\theta}_2)$ 是在 H_1 下准确度之差估计值的方差，两个方差的一般形式为

$$S^2(\hat{\theta}_1-\hat{\theta}_2)=S^2(\hat{\theta}_1)+S^2(\hat{\theta}_2)-2Cov(\hat{\theta}_1,\hat{\theta}_2) \tag{29-46}$$

其中，$Cov(\hat{\theta}_1,\hat{\theta}_2)$ 是 $\hat{\theta}_1$、$\hat{\theta}_2$ 的协方差，当非配对设计时，$Cov(\hat{\theta}_1,\hat{\theta}_2)=0$；当配对设计时，通常有 $Cov(\hat{\theta}_1,\hat{\theta}_2)>0$。

方差也可使用如下公式计算，即

$$S_O^2(\hat{\theta}_1-\hat{\theta}_2)=\psi,\quad S_A^2(\hat{\theta}_1-\hat{\theta}_2)=\psi-\varDelta^2 \tag{29-47}$$

$$\psi=\hat{\theta}_1+\hat{\theta}_2-2\times\hat{\theta}_2\times P(T_1=1|T_2=1) \tag{29-48}$$

式中，$\hat{\theta}_1$ 和 $\hat{\theta}_2$ 是在 H_1 下的准确度估计值；以灵敏度为例，$P(T_1=1|T_2=1)$ 是诊断方法 2 得到的

结果为阳性的条件下,诊断方法 1 得到的结果也是阳性的概率。若两种诊断完全相关,$\psi = \Delta$;若两种诊断完全不相关,$\psi = \hat{\theta}_1 + \hat{\theta}_2 - 2\hat{\theta}_1\hat{\theta}_2$。根据两种诊断方法的相关性不同,$\psi$ 值在 Δ 和 $\hat{\theta}_1 + \hat{\theta}_2 - 2\hat{\theta}_1\hat{\theta}$ 间变化。

【例 29-13】 对于例 29-11,若需要比较 SPECT/CT 和 SPECT 的灵敏度,假定在 H_0 下,$Se_1 = Se_2 = 0.75$;在 H_1 下,$Se_1 = 0.80$,$Se_2 = 0.70$,则 $\Delta = 0.10$。若检验水准 $\alpha = 0.05$,检验效能为 0.80,试计算非配对和配对设计时分别需要的样本量。

1. 对于非配对设计

$$\psi = 0.80 + 0.70 - 2 \times 0.80 \times 0.70 = 0.38$$

根据式(29-47)得

$$S_O^2(\widehat{Se}_1 - \widehat{Se}_2) = 0.38, \quad S_A^2(\widehat{Se}_1 - \widehat{Se}_2) = 0.38 - 0.01 = 0.37$$

由式(29-45)得

$$n = \frac{(1.96 \times \sqrt{0.38} + 0.84 \times \sqrt{0.37})^2}{0.10^2} = 296$$

故需要 296 名患者接受 SPECT/CT 诊断,296 名患者接受 SPECT 诊断,即共需 592 名甲状旁腺患者。

2. 对于配对设计

(1)假设两种诊断结果完全不相关,同上计算可得 $n = 296$。

(2)假设两种诊断结果完全相关,$\psi = 0.10$。

根据式(29-47)得

$$S_O^2(\widehat{Se}_1 - \widehat{Se}_2) = 0.10, \quad S_A^2(\widehat{Se}_1 - \widehat{Se}_2) = 0.10 - 0.01 = 0.09$$

由式(29-45)得

$$n = \frac{(1.96 \times \sqrt{0.10} + 0.84 \times \sqrt{0.09})^2}{0.10^2} = 77$$

即根据 SPECT/CT 和 SPECT 两种诊断试验结果的相关性不同,最少需要 77 名患者,最多需要 296 名患者。

（二）ROC 曲线下面积比较的样本量

ROC 曲线下面积本质上也属于概率的范畴,两种诊断方法的比较同样可以使用前面介绍的灵敏度或特异度比较的样本量计算公式,见式(29-45)。

【例 29-14】 对于例 29-12,现欲比较 CTC 与 CTC 结合计算机辅助诊断(Computer-Aided Diagnosis,CAD)诊断息肉的 ROC 曲线下面积。假定在 H_1 下,$A_1 = 0.80$,$A_2 = 0.90$,$\Delta = 0.10$;在 H_0 下,$A_1' = A_2' = 0.85$。样本中患肠息肉的比例为 50%($R = 1.0$),若检验水准 $\alpha = 0.05$,检验效能为 0.80,试计算该研究在配对和成组设计时所需样本量[已知本试验配对设计时 $Cov(\hat{A}_1, \hat{A}_2) = 0.020\ 9$]。

1. 计算相关方差 根据 $A_1 = 0.80$、$A_2 = 0.90$ 和 $A_1' = A_2' = 0.85$ 得

$$\Phi^{-1}(A_1) = 0.841\ 6, \quad a_{A_1} = 0.841\ 6 \times 1.414 = 1.190\ 0$$

$$\Phi^{-1}(A_2) = 1.281\ 6, \quad a_{A_2} = 1.281\ 6 \times 1.414 = 1.812\ 2$$

$$\Phi^{-1}(A_1') = \Phi^{-1}(A_2') = 1.036\ 4, \quad a = 1.036\ 4 \times 1.414 = 1.465\ 5$$

代入式(29-44)得

$$S^2(\hat{A}_1) = (0.009\ 9 \times e^{-1.190\ 0^2/2}) \times [(5 \times 1.190\ 0^2 + 8) + (1.190\ 0^2 + 8)/1.0] = 0.119\ 5$$

$$S^2(\hat{A}_2) = (0.009\ 9 \times e^{-1.812\ 2^2/2}) \times [(5 \times 1.812\ 2^2 + 8) + (1.812\ 2^2 + 8)/1.0] = 0.068\ 4$$

$$S^2(\hat{A}_1') = S^2(\hat{A}_2') = (0.009\,9 \times e^{-1.465\,5^2/2}) \times [(5 \times 1.465\,5^2 + 8) + (1.465\,5^2 + 8)/1.0] = 0.097\,7$$

2. 对于成组设计 由式（29-46）得

$$S_A^2(\hat{A}_1 - \hat{A}_2) = 0.119\,5 + 0.068\,4 - 2 \times 0 = 0.187\,9$$

$$S_O^2(\hat{A}_1 - \hat{A}_2) = 0.097\,7 + 0.097\,7 - 2 \times 0 = 0.195\,4$$

由式（29-45）得

$$n = \frac{(1.96 \times \sqrt{0.195\,4} + 0.84 \times \sqrt{0.187\,9})^2}{0.10^2} = 152$$

即本研究在成组设计时，患病和非患病组各 152 例。

3. 对于配对设计 由式（29-46）得

$$S_A^2(\hat{A}_1 - \hat{A}_2) = 0.119\,5 + 0.068\,4 - 2 \times 0.020\,9 = 0.146\,1$$

$$S_O^2(\hat{A}_1 - \hat{A}_2) = 0.097\,7 + 0.097\,7 - 2 \times 0.020\,9 = 0.153\,6$$

由式（29-45）得

$$n = \frac{(1.96 \times \sqrt{0.153\,6} + 0.84 \times \sqrt{0.146\,1})^2}{0.1^2} = 119$$

即本研究在配对设计时，共需样本量 238 例，包括结肠息肉患者和非结肠息肉患者各 119 名。

三、评价两种诊断方法非劣效的样本量估计

对于两种诊断方法非劣效性试验设计研究，其原假设和备择假设如下。

$H_0: (\theta_S - \theta_E) \geqslant \Delta_M$。

$H_1: (\theta_S - \theta_E) < \Delta_M$。

其中，θ_S 是标准检查的准确度，θ_E 是新诊断方法的准确度，Δ_M 是两者允许的最大差别。

对于配对设计，计算出的样本量 n 为需要的患病人数；对于成组设计，如果两组例数相同，计算出的样本量 n 为各组需要的患病人数，总样本量为 $2n$。该式适合于任何诊断准确度指标评价的情况，仅方差的计算有所不同。

$$n = \frac{(u_{1-\alpha} + u_{1-\beta})^2 S_A^2(\hat{\theta}_S - \hat{\theta}_E)}{(\theta_S - \theta_E - \Delta_M)^2} \tag{29-49}$$

式中，$u_{1-\alpha}$、$u_{1-\beta}$ 为标准正态分布的单侧临界值，$S_A^2(\hat{\theta}_E - \hat{\theta}_S)$ 是在 H_1 下准确度之差估计值的方差。

【例 29-15】 现欲评价三维（three dimension, 3D）乳房 X 线检查区分良恶性病变的准确度是否非劣于传统的二维（two dimension, 2D）X 线检查。要求两种方法 ROC 曲线下面积相差最大为 0.05（$\Delta_M = 0.05$），若 2D 和 3D 影像的 ROC 曲线下面积分别为 $A_S = 0.90$ 和 $A_E = 0.88$，两种诊断结果的协方差 $Cov(\hat{\theta}_S, \hat{\theta}_E) = 0.020\,9$，在检验水准 $\alpha = 0.05$（$u_{1-\alpha} = 1.64$）和检验效能为 0.80 时，如果良性和恶性两组患者数量相同（$R = 1.0$），至少需要多少样本量。

根据 $\theta_S = 0.90$ 和 $\theta_E = 0.88$ 得

$$\Phi^{-1}(\theta_S) = 1.281\,6, \quad a_{\theta_S} = 1.281\,6 \times 1.414 = 1.812\,2$$

$$\Phi^{-1}(\theta_E) = 1.175\,0, \quad a_{\theta_E} = 1.175\,0 \times 1.414 = 1.661\,4$$

由式（29-44）得

$$S^2(\hat{\theta}_S) = (0.009\,9 \times e^{-1.812\,2^2/2}) \times [(5 \times 1.812\,2^2 + 8) + (1.812\,2^2 + 8)/1.0] = 0.068\,4$$

$$S^2(\hat{\theta}_E) = (0.009\,9 \times e^{-1.661\,5^2/2}) \times [(5 \times 1.661\,5^2 + 8) + (1.661\,5^2 + 8)/1.0] = 0.081\,1$$

由式（29-46）得

$$S_A^2(\hat{\theta}_S - \hat{\theta}_E) = 0.068\,4 + 0.081\,1 - 2 \times 0.020\,9 = 0.107\,7$$

最后由式（29-49）得

$$n = \frac{(1.64 + 0.84)^2 \times 0.107\,7}{(0.90 - 0.88 - 0.05)^2} = 736$$

即该项非劣效性诊断试验需要良性和恶性肿瘤患者各 736 名。

四、多位阅片者研究样本量估计

在诊断影像学研究中，通常使用有多个阅片者和多个病例（multi-reader multi-case，MRMC）的设计方法，即由多个阅片者解释一个患者影像的试验结果，最后用阅片者的平均准确度评价诊断试验。MRMC 设计准确度的评价指标主要选择 ROC 曲线下面积，也可以使用其他指标。由于 MRMC 研究具有相关数据结构，其样本量估计方法略为复杂，读者可参考有关专著。

第五节　应用中的注意事项

（一）金标准的选择

诊断试验往往需要对新方法的诊断结果和患者真实情况进行比较，计算相关指标来评价诊断方法的价值。患者的真实情况由"金标准（gold standard）"确定，其通常是指在现有条件下，公认的、可靠的、权威的诊断方法，能够准确地区分某人属于"阴性"还是"阳性"。不同试验可以选择不同的金标准，目前临床上常用的金标准有：尸检报告、病理活检、外科探查、影像诊断、细菌培养、定期随访、公认的综合临床诊断标准等。在实践过程中，选择金标准通常是研究计划中最困难的部分。首先必须考虑是否有合理的金标准存在。如果存在，还需确定是否所有患者都能够接受金标准，如果不是，则可考虑其他选择，否则可能会造成分类错误，从而影响诊断试验的准确性评价。

（二）证实偏倚的校正

在诊断试验研究过程中，有时阳性（或阴性）试验结果的患者会优先进行金标准证实，若准确度的估计仅基于接受过证实的患者，则会产生证实偏倚（verification bias）。有很多方法可以减小证实偏倚。第一种方法是证实所有试验结果，如果实施金标准会给患者带来严重并发症或风险，可允许患者采用不同的金标准证实，将偏倚减到最小。第二种方法是避免由诊断试验决定哪些患者接受证实，即基于其体征和症状等判断研究患者是否接受金标准，而非待评价试验。第三种方法是估计准确度时进行数学校正。目前，大多校正方法基于条件独立假定，即根据实际情况及专业知识决定是否对患者进行证实，如试验结果、症状和体征等，此时，真实疾病情况与选择机制独立。

（三）校正非完美金标准偏倚

实际中，没有一种诊断方法在确定有无疾病方面有 100% 的准确度，即使是通常认为的真正金标准的手术和病理检查，由于病理学家的主观性及切片的变异性等，也可能会出现专家间意见不一致的情况。但如果选择的参照检测准确度较低（非完美金标准），对试验准确度的估计通常会产生偏倚，这种现象称为非完美金标准偏倚（imperfect gold standard bias）。如果研究的诊断方法与非完美金标准间相互独立（没有犯同样错误的趋势），则会低估其灵敏度与特异度；当研究的诊断方法与非完美金标准高度相关时，将高估其灵敏度与特异度。实际中，非完美金标准多导致低估新方法的准确度。

有几种方法可以减小非完美金标准偏倚。第一种方法是根据临床结果判断疾病，而不是试验准确度。第二种方法是采用专家评审小组减小诊断的错误倾向。但当待评价诊断试验的结果被完全或部分合并作为确立金标准诊断的依据时，可能产生合并偏倚（incorporation bias），此时假阳性和假阴性可能分别错判为真阳性和真阴性，从而高估试验准确度，可建立独立于待研究的诊断方法的金标准，来消除这种偏倚。第三种是采用数学上的校正方法降低非完美金标准偏倚。

第六节　案　例

【案例 29-1】　研究者采用三种不同厂家不同型号的干化学尿液分析仪以及配套的试纸条对 60 例门诊和病房送检的阳性尿液标本（葡萄糖、蛋白、隐血、白细胞四项中至少有一项是阳性）进行平行检测，并对检测的结果进行比较。统计学处理时，将各项指标分别计算阳性检出率并计算 χ^2 值，同时将每一例标本的各项检测结果进行两两比较，计算出完全符合率 P_1 和一般符合率 P_2（即两种检测结果不超过一个等级的比率），然后用 kappa 值来评价两种干化学尿液分析仪测定结果之间的符合程度。分析结果列在表 29-20 和表 29-21 中。根据研究结果，作者认为：三种干化学尿液分析仪测定结果的符合率都在 80% 以上，各检测项目的 kappa 值 > 0.4，三台仪器对葡萄糖、蛋白、白细胞三项检测没有统计学意义差别。

最后结论：由于仪器本身的灵敏度、试纸条所规定的量级和检测原理以及仪器稳定性的差异，造成部分项目的检出率和检测结果不完全一致，但是三种仪器在尿液检查主要项目（葡萄糖、蛋白、隐血）的检出率和检测结果的一致性良好，完全能满足临床医生对患者诊断、治疗观察的需要。试分析下列问题。

（1）你是否认同作者的数据分析方法及所作出的结论？

解析：作者的数据分析方法有其合理性，但仍然有提升的空间；数据分析结果不足以支撑作出的结论，值得进一步讨论。

首先，对于阳性检出率分析，表 29-20 显示，葡萄糖、蛋白、隐血和白细胞的阳性检出率在不同仪器之间还是有所差异，尤其是隐血项目，具有显著的统计学差异（$\chi^2 = 15.600$，$P < 0.005$），表明三个仪器的隐血阳性检出率（特别是仪器 C 和其他仪器）差异较大。

其次，对于符合率和 kappa 值分析，表 29-21 中的 P_1 和 P_2 分别代表完全符合率和一般符合率。符合率都相对较高，尤其是 P_2，几乎所有指标的符合率都超过了 80%，说明结果的总体一致性较好。但是，P_1 的值大多数低于 50%，kappa 值仅大于 0.4，这意味着一致性中等或良好，并不算十分理想。特别是蛋白和白细胞的 kappa 值在 A 与 C 之间较低（0.436 和 0.401），表明这些项目在不同仪器间一致性较差。因此，作者得出的"一致性良好"的结论应更为谨慎。

综上所述，我认为作者采用的数据分析方法基本合理，但分析结果还无法支持作者的结论（"尿液检查主要项目的检出率和检测结果的一致性良好，完全能满足临床医生对患者诊断、治疗观察的需要"）。特别是隐血项目的显著差异，以及部分项目（如蛋白、白细胞）的一致性相对较低，都表明不同仪器之间的一致性并不完全一致。

（2）你认为应如何做这一试验和进行数据分析？

解析：在以上分析方法和分析结果的基础上，我们还应该进行如下工作。

第一，需要注意到三项仪器在蛋白和隐血阳性检出率上存在差异。这可能是由于仪器本身的灵敏度、试纸条的量级不同引起。应对不同仪器在特定检测项目上的灵敏度差异进行更为深入的探讨，必要时收集更多的样本以提高统计检验的检验效能。

第二，进一步探讨 kappa 值。kappa 值应根据其具体数值进行解释，如 [0.4,0.6) 为中度一致，[0.6~0.8) 为较高度一致，0.8 及以上为极好的一致性。对于较低的 kappa 值（如蛋白和白细胞项目），应探讨一致性较低的原因，或是仪器的灵敏度问题，还是样本特征差异引起的检测偏差。

第三，使用置信区间评估。阳性检出率以及 kappa 值的点估计固然重要，但置信区间能够更好地反映估计值的精度。建议报告各检验项目的阳性检出率及 kappa 值的 95% 置信区间，便于评估结果的可靠性。

最后，考虑 Bland-Altman 差异分析图方法。对于仪器之间的一致性评价，除了采用 kappa 值，还可以使用 Bland-Altman 图分析，评估仪器之间的系统性偏差和随机误差，从而对一致性提供更直观的解释。

表 29-20   三种仪器的阳性检出率

项目	葡萄糖阳性检出率/%	蛋白阳性检出率/%	隐血阳性检出率/%	白细胞阳性检出率/%
A	16.7	63.3	81.7	33.3
B	16.7	58.3	78.3	31.7
C	18.3	48.3	51.7	28.3
χ^2 值	0.078	2.850	15.600	0.363
P 值	> 0.050	> 0.050	< 0.005	> 0.050

表 29-21   不同仪器的测定结果的符合率及检验的一致性

检查指标	A 与 B			A 与 C			B 与 C		
	P_1	P_2	kappa	P_1	P_2	kappa	P_1	P_2	kappa
葡萄糖	71.7	93.3	0.694	44.0	96.7	0.786	71.7	96.7	0.707
蛋白	31.7	88.3	0.754	35.0	90.0	0.436	45.5	90.0	0.528
隐血	40.0	88.3	0.952	43.3	83.3	0.593	43.3	83.3	0.635
白细胞	50.0	96.7	0.536	45.0	90.0	0.401	66.7	93.3	0.792

【案例 29-2】 为分析某肺炎辅助诊断软件用于筛查疑似肺炎的准确性,比较试验产品分析结果与医生对影像评估结果的一致性,回溯筛选 3 个中心 812 名患者胸部 CT 影像,以研究者对影像的评估结果为"金标准",试验结果如表 29-22 所示,试按下述要求说明分析步骤和方法。

表 29-22   软件筛查及研究者评估肺炎结果

软件筛查结果	研究者评估结果		合计
	阳性	阴性	
阳性	268	46	314
阴性	5	493	498
合计	273	539	812

（1）试评价软件筛查结果与研究者评估结果的总体一致性。

解析:为了更准确地评价软件筛查结果与研究者评估结果的一致性,可以使用 kappa 系数。kappa 系数可以校正偶然一致性,是衡量分类结果一致性的标准指标。计算公式如下:

$$\kappa = \frac{P_A - P_e}{1 - P_e}$$

其中

$$P_A = \frac{268 + 493}{812} = 0.937\,2$$

$$P_e = \frac{273 \times 314 + 539 \times 498}{812^2} = 0.537\,1$$

$$\kappa = \frac{0.937\,2 - 0.537\,1}{1 - 0.537\,1} = 0.864\,3$$

kappa 系数为 0.864 3,表明软件筛查结果与研究者评估结果之间的一致性较强。因此,基于 kappa 系数的分析,软件与研究者的诊断结果具有非常好的一致性。

（2）计算试验产品筛查疑似肺炎的灵敏度、特异度、正确诊断指数。

解析:1）灵敏度

灵敏度是指软件正确筛查出阳性病例的能力,即阳性中被正确判定为阳性的比例。计算公式为:

$$Se = \frac{268}{268+5} = \frac{268}{273} = 0.981\,7$$

灵敏度为98.17%,说明软件在识别肺炎患者方面表现非常好。

2）特异度

特异度是指软件正确筛查出阴性病例的能力,即阴性中被正确判定为阴性的比例。计算公式为:

$$Sp = \frac{493}{493+46} = \frac{493}{539} = 0.914\,7$$

特异度为91.47%,说明软件在排除非肺炎患者方面也有较高的准确性。

3）正确诊断指数

正确诊断指数用于衡量测试的整体诊断性能。计算公式为:

$$灵敏度 + 特异度 - 1 = 0.981\,7 + 0.914\,7 - 1 = 0.896\,4$$

正确诊断指数为0.896 4,表示该软件在筛查疑似肺炎方面具有较强的诊断能力。

（3）假设该肺炎在某地的发病率为5%,试计算试验产品筛查疑似肺炎的阳性预测值和阴性预测值。

解析:假设该肺炎的发病率为5%,即先验概率 $P = 0.05$。根据贝叶斯定理,可以计算阳性预测值（PV_+）和阴性预测值（PV_-）。

1）阳性预测值

阳性预测值是指软件筛查出阳性结果后,实际为阳性的概率。计算公式为:

$$PV_+ = \frac{Se \times P}{Se \times P + (1-Sp) \times (1-P)} = \frac{0.981\,7 \times 0.05}{0.981\,7 \times 0.05 + (1-0.914\,7) \times (1-0.05)} = 0.377\,2$$

阳性预测值为37.72%,说明在该地区发病率为5%的情况下,软件筛查出的阳性结果中,约有37.72%确实是肺炎患者。

2）阴性预测值

阴性预测值是指软件筛查出阴性结果后,实际为阴性的概率。计算公式为:

$$PV_- = \frac{Sp \times (1-P)}{Sp \times (1-P) + (1-Se) \times P} = \frac{0.914\,7 \times (1-0.05)}{0.914\,7 \times (1-0.05) + (1-0.981\,7) \times 0.05} = 0.998\,9$$

阴性预测值为99.89%,说明在该地区发病率为5%的情况下,筛查出的阴性结果几乎全部是确实无肺炎的患者。

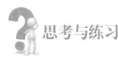 **思考与练习**

一、选择题

1. 诊断试验的灵敏度越高表示的是（　　）

    A. 诊断的综合准确度越高   B. 诊断的特异度越高

    C. 诊断的特异度越差   D. 漏诊率越小

    E. 误诊率越小

2. 诊断试验的特异度越高说明（　　）

    A. 诊断的综合准确度越高   B. 诊断的灵敏度越高

    C. 诊断的灵敏度越差   D. 漏诊率越小

    E. 误诊率越小

3. 两名医生分别阅读一组 CT 片,kappa 值越大说明(　　)

　　A. 观察个体的变异越小　　　　　　　B. 观察个体的变异越大

　　C. 实际一致性越大　　　　　　　　　D. 机遇一致性越大

　　E. 观察一致性越大

4. 阳性预测值高表示的是(　　)

　　A. 实际患病被检出的概率高　　　　　B. 实际未患病被正确诊断的概率高

　　C. 诊断的灵敏度高　　　　　　　　　D. 诊断的特异度高

　　E. 诊断"患病"其实际患病的概率高

5. 阴性预测值高表示的是(　　)

　　A. 实际患病被检出的概率高　　　　　B. 实际未患病被正确诊断的概率高

　　C. 诊断的特异度高　　　　　　　　　D. 诊断的灵敏度高

　　E. 患病率较低

6. 与阳性预测值相关的指标是(　　)

　　A. 灵敏度　　　　　　　　　　　　　B. 特异度

　　C. 灵敏度和特异度　　　　　　　　　D. 患病比例、灵敏度和特异度

　　E. ROC 曲线下面积

7. 与阴性预测值相关的指标是(　　)

　　A. 灵敏度　　　　　　　　　　　　　B. 特异度

　　C. 灵敏度和特异度　　　　　　　　　D. 患病比例、灵敏度和特异度

　　E. ROC 曲线下面积

8. Kendall 系数可以用来评价的是(　　)

　　A. 阳性和阴性预测值的一致性　　　　B. 灵敏度和特异度的一致性

　　C. 两组分类数据的相关性　　　　　　D. 两组分类数据的一致性

　　E. 两组定量或有序数据的相关性

9. Bland-Altman 差异分析图主要用于分析(　　)

　　A. 两组定量数据的相关性　　　　　　B. 两组分类数据的相关性

　　C. 灵敏度和特异度的一致性　　　　　D. 阳性预测值与阴性预测值的关系

　　E. 新的诊断与标准诊断方法的一致性

10. 组内相关系数(ICC)表示的是(　　)

　　A. 计量诊断方法的可重复性　　　　　B. 计量诊断方法的系统误差

　　C. 计量诊断方法的准确度　　　　　　D. 计量诊断方法的一致性

　　E. 两种计量诊断方法的相关性

11. ROC 曲线表示的是(　　)

　　A. 诊断的灵敏度　　　　　　　　　　B. 诊断的特异度

　　C. 阳性预测值　　　　　　　　　　　D. 阴性预测值

　　E. 不同阈值下的诊断准确度

二、简答题

1. 诊断试验评价指标有哪些,不同指标之间有何关系?

2. 说明阳性预测值和阴性预测值在临床实践中的意义。

3. 正确诊断指数的使用条件是什么?

4. kappa 值和 Kendall 系数的区别和联系?

5. kappa 一致性评价方法是否也可以用于两种诊断方法的评价?

6. 如何用灵敏度和特异度解释 ROC 曲线的意义,其适用范围是什么?

三、计算分析题

1. 由临床经验相似的甲、乙两名医生阅读 100 张胸部 X 线片,对肺门淋巴结结核进行诊断,二人读片结果如表 29-23 所示。求两名医生临床意见的观察一致性、机遇一致性、实际一致性和 kappa 值。

表 29-23　两名医生阅读胸部 X 线片诊断肺门淋巴结结核结果

乙医生诊断	甲医生诊断		合计
	肺门淋巴结结核	正常	
肺门淋巴结结核	46	10	56
正常	12	32	44
合计	58	42	100

2. 采用逆行膀胱给药造影方法诊断盆腔及膀胱病变,选择有病理诊断的正常和异常患者 80 名,由具有临床经验的医生阅读 CT 片,诊断分为绝对正常、大致正常、可疑、大致异常和绝对异常 5 个等级,数据见表 29-24。

表 29-24　逆行膀胱给药造影法诊断盆腔及膀胱病变情况

分组	例数	诊断结果				
		1	2	3	4	5
D_+	108	0	4	8	36	60
D_-	53	32	18	2	1	0

注:诊断结果 1~5 分别表示绝对正常、大致正常、可疑、大致异常和绝对异常 5 个等级。

(1)以可疑作为是否异常的诊断阈值,分别计算灵敏度、特异度、漏诊率、误诊率、正确诊断指数及其 95% 的置信区间。

(2)以绝对异常作为是否异常的诊断阈值,分别计算灵敏度、特异度、漏诊率、误诊率、正确诊断指数及其 95% 的置信区间。

(3)如果以可疑作为是否异常的诊断阈值,假定采用 CT 诊断患者的盆腔及膀胱病变的比率约为 12%,如果某一检测患者诊断为阳性,真正异常的可能性有多大?

3. 据研究,胃组织切片用核仁形成区嗜银蛋白(argyrophilic nucleolar organizer region, AgNOR)染色后,核仁组织的颗粒数目与癌前病变有一定的联系。选癌变患者和未癌变异型增生的患者各 10 名的早期组织切片染色,数据见表 29-25。试用 ROC 分析方法评价其诊断价值,并画出理论 ROC 曲线。

表 29-25　"癌变"与"未癌变"患者核仁组织的颗粒数目

D_+	660	297	509	534	339	435	401	556	521	595
D_-	259	228	487	250	275	324	246	231	289	243

4. 在一项糖尿病与视网膜病变的研究中,对 382 名糖尿病患者的早餐前血糖和是否并发视网膜病变进行了检测,并将血糖浓度分为 5 个水平,结果见表 29-26。问早餐血糖浓度对区分视网膜病变是否具有临床价值? 并画出经验 ROC 曲线。

表 29-26　糖尿病患者视网膜病变及早餐血糖浓度检测结果

分组	例数	早餐血糖含量检查结果				
		1	2	3	4	5
D$_+$	197	80	26	14	47	30
D$_-$	185	5	6	7	47	120

5. 根据例 29-10 的 CT 增强扫描和普通 CT 两组诊断肝癌的数据分别画出 ROC 曲线,并采用成组比较的方法进行统计检验,然后与配对比较的结果进行比较,结果说明了什么?

（侯　艳）

第三十章
病例-对照研究设计与分析

【学习要点】

1. 病例-对照研究属于回顾性研究,设计中病例和对照的选择原则存在异同。

2. 病例-对照设计采用优势比度量疾病与暴露之间的关联强度,其概念、计算及统计推断方法较为重要。

3. 非匹配和匹配病例-对照设计分别采用非条件和条件 logistic 回归分析。

4. 经典病例-对照设计与非传统病例-对照设计的特点不同,应用时需注意优缺点。

5. 病例-对照设计中可能存在选择偏倚、信息偏倚和混杂偏倚。实际操作时,应充分了解原因,避免出现偏倚。

第一节 病例-对照研究的基本概念和原理

一、基本概念

病例-对照研究(case-control study)属于回顾性研究(retrospective study),是分析流行病学(analytical epidemiology)研究中最基本的、最重要的研究类型之一。病例-对照研究通过比较患某病者与未患某病者暴露与非暴露于某可能危险因素的比值的差异,分析这些因素是否与该病存在联系。1926 年 Lane-Claypon 报告的生殖因素与乳腺癌关系的研究是最早的符合现代病例-对照研究思想的实例。1947 年 Schrek 和 Lenowitz 的包皮环切与阴茎癌的关联研究,1950 年 Doll 和 Hill 关于吸烟与肺癌的关联研究都是比较经典的实例。

病例-对照研究的基本原理是:以已确诊的某病患者作为病例(case),以产生"病例"的人群中未患某病者作为对照(control),通过询问既往暴露史、回顾既往实验室检查或病史,搜集研究对象既往各种可能的危险因素的暴露史,比较病例组与对照组中各因素的暴露与非暴露的比例,从而判断各因素与疾病之间是否存在关联及关联强度。

病例-对照研究固有的优点是:①特别适用于发病率比较低的疾病的研究;②相比队列研究,回顾性研究更省力、省钱、省时间,且较易于组织实施;③作为观察性的研究,对研究对象无损害。

病例-对照研究的局限是:①不适于研究人群中暴露率低的因素的研究,因为所需样本量很大;②研究对象选择时,可能存在选择偏倚,研究实施时,难以避免回忆偏倚;③难以判断暴露与疾病的时间先后,判断证据等级没有队列研究高;④不能测定暴露组和非暴露组疾病的发生率。

二、研究对象的选择

病例-对照研究中,研究对象包括病例组和对照组,对照的选择在整个研究中尤为关键。

(一)病例的选择

1. 选择原则 病例-对照研究中病例选择的基本原则有以下两个。

(1)代表性:选择的病例应足以代表产生病例的源人群(source population),即产生这组患者的目标人群中的全部病例。

（2）诊断明确：必须对所研究疾病的诊断标准作明确规定，尽可能按国际或国内诊断标准执行，以便与他人的工作比较。如果需自订诊断标准，则应注意诊断标准的假阳性率和假阴性率，使宽严适度。此外，为了控制非研究因素对结果的干扰，可对研究对象的某些特征（如性别、年龄、民族等）作出规定或限制。

2. 病例的类型　病例的类型常包括新发病例（incident case）、现患病例（prevalent case）和死亡病例（death case）。

（1）新发病例：是指研究期间新发生并诊断的病例。由于患病时间较短，新发病例对暴露的回忆比较清楚，提供的信息较为准确可靠，且不受生存因素的影响，可避免因临床预后不同而引起的选择偏倚。但收集新发病例花费时间长，发病率低的疾病更甚。

（2）现患病例：是指研究人群中现存活的某病患者。现患病例的收集需要时间较短，费用相对较低。但现患病例对暴露史的回忆因患病时间较长而易发生偏差，难以区分暴露和疾病的时间顺序，而且容易掺入疾病迁延及存活的因素。

（3）死亡病例：是指研究时已死亡的病例。选择死亡病例进行研究，费用低，出结果快，但因暴露情况是由询问亲属或其他人、经查阅历史资料和记录获得，所获资料准确性较差。因此，应尽可能选择新发病例。

3. 病例的来源　病例既可以来自医院，即以医院为基础（hospital-based），也可以来自社区，即以社区为基础（community-based）。

（1）从医院选择病例：可以是门诊患者或住院患者，也可以是已出院甚至死亡的患者。其优点是方便可行，节省费用，合作性好，信息较完整、准确，对罕见病有时是唯一可行的方法，但从医院中选择病例容易发生选择偏倚。

（2）从社区人群中选择病例：可以利用疾病监测资料或居民健康档案选择合格的病例，对于常见病也可以组织专门的调查（普查、抽样调查），从社区居民中发现该病患者。其最大优点是代表性较强，但病例获得比较困难，工作量和工作难度均较大。

（二）对照的选择

1. 选择原则　对照必须是未患所研究疾病的人，即按照所研究疾病的诊断标准判定的非患者。病例-对照研究中，对照的选择往往比病例的选择更复杂，对照选择有以下两个基本原则。

（1）代表性原则：体现为所选择的对照应能代表目标人群暴露的分布情况，最好是产生病例的源人群中全体未患该病人群的随机样本，如在探索40岁以上女性肺癌的危险因素病例-对照研究中，若为基于社区的设计，则对照应为病例来源的相应社区40岁以上女性非肺癌患者的随机样本。

（2）可比性原则：是指除研究因素（暴露因素）以外，其他有关因素在病例组与对照组间的分布应一致，如年龄、性别、居住地等。

2. 对照的形式　选择对照时主要采取匹配与非匹配两种方式。对混杂因素进行匹配可使病例组和对照组的混杂因素的分布趋于一致，从而提高研究效率（study efficiency），比如可以降低参数估计的方差，增加检验效能等；同时可以更方便地选取对照。但是，需注意病例-对照研究是对研究结果而不是对暴露进行匹配，故无法实现暴露组和非暴露组间混杂因素的平衡的效果，也不一定能达到队列研究匹配设计相同的初衷。常见的匹配类型包括频数匹配（frequency matching）和个体匹配（individual matching）。

（1）频数匹配：频数匹配时，匹配因素所占的比例在对照组与病例组是一致的。如病例组中男性占70%，则选择的对照组中男性也应占70%。

（2）个体匹配：个体匹配指以病例和对照个体为单位进行匹配，即按照匹配因素为每一病例配上一个或多个适宜的对照。一个病例匹配一个对照，称1:1匹配，即配对。若病例和对照来源都较充分，则以1:1配对为佳；若病例少而对照相对易得，则可采用一个病例匹配多个对照的方式。研究显示，当匹配的对照超过4个后，再增加配对的对照数，对提高研究效率帮助甚微。

3. 对照的来源　对照常有以下来源。

（1）同一或多个医疗机构中其他疾病的患者：是实际工作中常采用的对照来源。其优点为易于选取，有可利用的档案资料，但代表性相对较差。为避免选择偏倚，应尽可能选择多个医院、多个科室、多个病种的患者作对照。但应注意，对照不应患有与所研究疾病有共同病因的疾病，例如，乳腺癌病例-对照研究中，不应以乳腺良性疾病患者为对照。

（2）社区中非该病患者或健康人：这类对照代表性强，但实施难度大，费用高。

（3）病例的邻居或同一住宅区内的健康人/非该病患者：邻居作为对照有助于控制社会经济地位类混杂因素。

（4）病例的配偶、同胞、亲戚、同学或同事等：这种对照易选且比较合作，但代表性较差。当考虑到排除某些环境或遗传因素对结果的影响时，常采用这类对照，同胞对照有助于控制早期环境影响和遗传因素的混杂作用，配偶对照则可控制某些环境因素对结果的干扰。但研究某职业病的危险因素时，不可选择同事对照。

不同的对照各有优缺点，实际工作中，可同时选择多种对照，比如同时选择社区和医院对照，以弥补各自的不足。1950 年 Doll 和 Hill 关于吸烟与肺癌关联的病例-对照研究是个体匹配设计的经典案例。该研究病例来源于 1948—1952 年间伦敦 20 多家医院确诊的肺癌患者，包括男性患者 649 名和女性患者 60 名。同时在这些医院的胃癌、结肠癌、直肠癌患者中，按照相同的性别、种族、5 岁年龄组、医院，以及相同或相似的职业、经济条件、社会阶层、居住地区等，为病例按照 1∶1 配对寻找对照。然后对两组研究对象的吸烟习惯进行调查，通过比较病例组与对照组吸烟习惯的差异，分析吸烟与肺癌之间的关联。结果提示，肺癌患者比对照者吸烟多、吸烟量大，开始吸烟年龄早，吸烟时间长。

三、非传统病例-对照研究

随着现代流行病学研究的深入，在传统病例-对照研究基础上，衍生出若干种新的方法，克服了传统病例-对照研究的一些缺陷，丰富和发展了病例-对照研究的方法和内涵。

（一）巢式病例-对照研究

巢式病例-对照研究（nested case-control study）是在队列研究的基础上开展的病例-对照研究。其原理是队列随访一段时间后，以队列中所研究疾病的全部新发病例作为病例组，在队列未患该病的研究对象中随机抽取一部分作为对照组进行的病例-对照研究。与传统病例-对照研究相比，巢式病例-对照研究的优点在于：①巢式病例-对照研究中暴露信息来自队列研究开始时（基线调查）或者随访过程中，是在疾病诊断前收集的，符合因果推断的时间顺序，也避免了回忆偏倚；②病例与对照来自同一队列，减少了选择偏倚，病例组与对照组可比性相对较好；③巢式病例-对照研究兼有队列研究和病例-对照研究的优点。

（二）病例-队列研究

病例-队列研究（case-cohort study），是一种队列研究与病例-对照研究相结合的设计形式。其原理是队列研究开始时，在队列中按一定比例随机抽样选出一个有代表性的样本作为对照组，观察结束时，以队列中所研究疾病的全部病例作为病例组，从而开展的病例-对照研究。病例队列研究与巢式病例-对照研究的区别为：①病例队列研究的对照组是在基线队列中随机选取的，在病例发生之前就已经选定；而巢式病例-对照研究的对照组的选择是在病例发生之后进行的。②在同时研究几种疾病时，巢式病例-对照研究中对照组可以不同，但病例队列研究中对照组都是同一组随机样本。

（三）病例-交叉设计

病例-交叉设计（case-crossover design）是采用自身对照方法开展的病例-对照研究。病例交叉设计中"交叉"体现在研究对象在不同的时间段里分别是病例和对照两种不同的状态。其原理是比较相同研究对象在急性事件发生前一段时间的暴露情况与未发生事件的某时间段内的暴露情况是否一致。其中，"病例部分" 被定义为危险期，该期是疾病或事件发生前的一段时间；"对照部分" 为对照期，该期是指危险期外特定的一段时间。病例交叉设计适用于急性事件，即暴露某些危险因素后很快就会发生的疾病。

（四）病例-时间-对照设计

病例时间对照设计（case-time-control design）是在病例交叉设计基础上提出的一种新的病例-对照研究设计方法。病例交叉设计仅适用于效应短暂的问题的研究，因为信息完全来源于病例，如果将该设计扩展至研究慢性暴露，优势比（odds ratio，OR）可能会受到影响。这是因为病例交叉设计无法区分药物的效应与时间效应。例如，随时间推移，研究对象在当前期与参照期所处环境发生变化等，这样，时间效应会混合到由病例交叉分析所得的 OR 值中。在病例时间对照设计中，另设一组对照，对照组中每个研究对象也观察两次，即病例和对照均有时间效应，则可消除该影响。

（五）病例-病例研究

病例-病例研究（case-case study）也称单纯病例研究（case only study），是近年来广泛应用的疾病病因研究中评价基因与环境交互作用的一种方法。该方法的基本原理是：假设正常人群中基因型与环境暴露各自独立发生，且所研究疾病为罕见病，此时可用 OR 来估计相对危险度（relative risk，RR）。在以上两种前提下，拟定以某一患病人群作为研究对象（无须正常对照组），追溯每一成员环境暴露资料，并采集患者的生物标本检测基因型。以具有某一基因型的病例作为类病例组，以无该基因型的病例作为类对照组（当基因型别较多时，也可以分成多组资料），调整其他协变量（如年龄、性别、种族、职业等）后，采用分层分析或非条件 logistic 模型等方法评价基因型与环境暴露的相关性，相当于评价两者在病例-对照研究中的相乘交互作用。该方法仅通过某病患者群体来评价基因-环境交互作用，无法评价二者各自的主效应。

第二节　病例-对照研究采用的指标

病例-对照研究的设计类型决定了其不能直接获取发病（死亡）率来计算相对危险度，但可以通过计算优势比（odds ratio，OR）来描述病例-对照研究中表示疾病与暴露之间的关联强度，优势比也称作比数比、比值比、交叉乘积比。当对照组暴露率等于或近似于总人群暴露率，或疾病发病率很低时，如小于 0.10 时，OR 近似等于 RR。

优势（odds）指某事件发生概率与不发生概率之比。在病例-对照研究中，病例组的优势为病例组有暴露史的概率与无暴露史的概率之比。表 30-1 为非匹配的病例-对照研究资料整理表，病例组的比值为 $(a/n_1)/(b/n_1)=a/b$，对照组的比值为 $(c/n_0)/(d/n_0)=c/d$，病例组与对照组优势比 OR 为

$$OR = \frac{ad}{bc} \tag{30-1}$$

表 30-1　非匹配病例-对照研究资料整理表

分组	暴露	非暴露	合计
病例组	a	b	n_1
对照组	c	d	n_0
合计	m_1	m_0	N

表 30-2 为匹配的病例-对照研究资料整理表，其优势比 OR 的计算为

$$OR = \frac{c}{b} \tag{30-2}$$

表 30-2　匹配病例-对照研究资料整理表

对照组	病例组		合计
	暴露	非暴露	
暴露	a	b	$a+b$
非暴露	c	d	$c+d$
合计	$a+c$	$b+d$	N

式（30-2）中 b 是病例为暴露组、对照为非暴露组的对子数，c 是病例为非暴露组、对照为暴露组的对子数。但请注意，当匹配变量一定程度上与暴露相关，那么匹配样本中病例和对照的暴露分布将比总体中病例和对照的暴露分布更相似，从而使式（30-2）计算出的 OR 值更趋近于 1；若匹配变量是暴露的结果，则出现"过度匹配"，导致匹配数据中调整 OR 值不具有科学意义；如果匹配变量与暴露有因果关系，但不是暴露的结果，其与疾病无关，相对于类似规模的未匹配样本，匹配该变量并进行调整可能会降低 OR 值估计的精度。

第三节　优势比的统计推断

一、优势比的置信区间

一般使用两种方法，即 Woolf 法与 Miettinen 法来计算 OR 的 95% 置信区间。

（一）Woolf 法

OR 的 95% 置信区间为

$$OR_L, OR_U = \exp\left(\ln OR \pm 1.96\sqrt{Var(\ln OR)}\right) \tag{30-3}$$

$\ln OR$ 方差为

$$Var(\ln OR) = \frac{1}{a} + \frac{1}{b} + \frac{1}{c} + \frac{1}{d} \tag{30-4}$$

（二）Miettinen 法

OR 的 95% 置信区间为

$$OR_L, OR_U = OR^{\left(1 \pm \frac{1.96}{\sqrt{\chi^2}}\right)} \tag{30-5}$$

式（30-3）对匹配的病例-对照研究 OR 置信区间的估计同样适用；式（30-5）中的 χ^2 值为对 OR 值进行假设检验时的检验统计量，详见式（30-6）。另外，上述两种方法计算结果基本一致，Miettinen 法是以卡方检验为基础的方法，其计算比 Woolf 法简单，较常用。

二、优势比的假设检验

（一）χ^2 检验

1. 非匹配病例-对照研究　对于非匹配病例-对照研究，比较病例组和对照组暴露率差异有无统计学意义，可以选用 χ^2 检验通用公式，即

$$\chi^2 = \sum \frac{(A-T)^2}{T} \tag{30-6}$$

式中，A 表示每个格子的实际频数，T 表示每个格子的理论频数。在列联表中，第 R 行第 C 列格子所在行的行合计为 n_R，该格子所在列的列合计为 n_C，则该格子的理论频数 T_{RC} 为

$$T_{RC} = \frac{n_R n_C}{n} \tag{30-7}$$

或选用 χ^2 检验四格表专用公式,即

$$\chi^2 = \frac{(ad-bc)^2 N}{m_1 \cdot m_0 \cdot n_1 \cdot n_0} \tag{30-8}$$

当四格表中一个格子的理论频数满足 $1 \leqslant T < 5$,总例数 $N \geqslant 40$ 时,则使用 χ^2 检验的连续校正公式,即

$$\chi^2 = \frac{\left(|ad-bc| - \frac{N}{2}\right)^2 N}{m_1 \cdot m_0 \cdot n_1 \cdot n_0} \tag{30-9}$$

2. 匹配病例-对照研究   对于匹配病例-对照研究,当 $b+c \geqslant 40$ 时,采用 McNemar 检验公式计算 χ^2,即

$$\chi^2 = \frac{(b-c)^2}{b+c} \tag{30-10}$$

当 $b+c < 40$ 时,可采用下式计算校正的 McNemar χ^2,即

$$\chi^2 = \frac{(|b-c|-1)^2}{b+c} \tag{30-11}$$

(二) Woolf logit 近似法

$$Z = \frac{\ln OR}{\sqrt{\frac{1}{a} + \frac{1}{b} + \frac{1}{c} + \frac{1}{d}}} \tag{30-12}$$

理论上,该检验应当与 χ^2 检验的结论(即差异是否有统计学意义)一致。

【例 30-1】 某学者采用病例-对照探索 55 岁以下女性患糖尿病与心肌梗死的关联性,病例组为某医院根据 WHO 标准诊断为急性心肌梗死的 168 名 55 岁以下女性;对照组为一年内同一医院中患除心血管疾病恶性肿瘤、激素或妇科疾病等以外的其他疾病的 251 名 55 岁以下女性患者。研究结果见表 30-3。

表 30-3   糖尿病与心肌梗死病例-对照研究资料整理表

分组	糖尿病	非糖尿病	合计
心肌梗死组	21	147	168
对照组	15	236	251
合计	36	383	419

这是一个非匹配的病例-对照研究。

1. 糖尿病与心肌梗死优势比的计算

$$OR = \frac{ad}{bc} = \frac{21 \times 236}{147 \times 15} = 2.25$$

2. 计算优势比 OR 的 95% 置信区间

(1) Woolf 法:

$$Var(\ln OR) = \frac{1}{21} + \frac{1}{147} + \frac{1}{15} + \frac{1}{236} = 0.13$$

$$OR_L, OR_U = \exp(\ln 2.25 \pm 1.96 \times \sqrt{0.13}) = (1.11, 4.56)$$

（2）Miettinen 法：

$$OR_L, OR_U = 2.25^{\left(1 \pm \frac{1.96}{\sqrt{5.45}}\right)} = (1.14, 4.45)$$

从以上结果可以看出，根据 Woolf 法和 Miettinen 法计算得到的 OR 的 95% 置信区间基本一致。

3. 对优势比 OR 进行假设检验

OR 的双侧检验假设为 $H_0 : OR=1$，$H_1 : OR \neq 1$。若为单侧检验，则 $H_0 : OR=1$，$H_1 : OR > 1$；或 $H_0 : OR=1$，$H_1 : OR < 1$。下面以双侧检验为例，进行假设检验。

（1）χ^2 检验：

$$\chi^2 = \frac{(ad - bc)^2 N}{m_1 \cdot m_0 \cdot n_1 \cdot n_0} = 5.45, v = 1$$

（2）Woolf logit 近似法：

$$Z = \frac{\ln OR}{\sqrt{\dfrac{1}{a} + \dfrac{1}{b} + \dfrac{1}{c} + \dfrac{1}{d}}} = 2.25$$

根据两种方法的计算结果查 χ^2 界值表和 u 界值表，均有 $P < 0.05$，即糖尿病与心肌梗死的发生有关联，且两种方法结论一致。

【例 30-2】 为了探索吸烟与肺癌之间的关系，Doll 和 Hill 设计了 1∶1 匹配的病例-对照研究，他们将 1948—1952 年在伦敦 20 多家医院中明确诊断为肺癌的 1 357 名患者作为病例组，并为每一个病例匹配一个其他非呼吸系统肿瘤的患者作为对照，匹配的因素有相同医院、同时期住院、同性别及 5 岁年龄范围内，且具有相同或相似的职业、经济条件、社会阶层、居住地区。男性肺癌病例与非呼吸系统肿瘤对照的吸烟情况见表 30-4。

表 30-4　男性吸烟与肺癌 1∶1 匹配病例-对照研究资料整理表

对照组	病例组		合计
	吸烟	不吸烟	
吸烟	1 287	7	1 294
不吸烟	61	2	63
合计	1 348	9	1 357

这是一个按个体匹配的病例-对照研究。

1. 吸烟与肺癌优势比的计算

$$OR = \frac{c}{b} = \frac{61}{7} = 8.71$$

2. 计算 OR 的 95% 置信区间

（1）Woolf 法：

$$Var(\ln OR) = \frac{1}{1\,287} + \frac{1}{7} + \frac{1}{61} + \frac{1}{2} = 0.66$$

$$OR_L, OR_U = \exp(\ln 8.71 \pm 1.96 \times \sqrt{0.66}) = (1.77, 42.81)$$

（2）Miettinen 法：

$$OR_L, OR_U = 8.71^{\left(1 \pm \frac{1.96}{\sqrt{42.88}}\right)} = (4.56, 16.65)$$

即根据 Woolf 法计算得到的 *OR* 的 95% 置信区间为（1.77,42.81），根据 Miettinen 法计算得到的 *OR* 的 95% 置信区间为（4.56,16.65）。

3. 对优势比 *OR* 进行假设检验

（1）χ^2 检验：

$b=7,c=61,7+61=68>40$，采用 McNemar χ^2 检验公式，即

$$\chi^2 = \frac{(7-61)^2}{7+61} = 42.88，\quad v=1$$

（2）Woolf logit 近似法：

$$Z = \frac{\ln 8.71}{\sqrt{\dfrac{1}{1\,287} + \dfrac{1}{7} + \dfrac{1}{61} + \dfrac{1}{2}}} = 2.66$$

根据两种方法的计算结果查表，均有 $P<0.01$，结论一致，即吸烟与肺癌有关，提示吸烟是肺癌发生的危险因素。

三、病例-对照研究设计的多因素统计模型

经典的病例-对照研究属于观察性研究，无法通过随机分配均衡暴露组和非暴露组的混杂因素，因此，在分析阶段需要采用多因素分析方法控制混杂因素，常采用 Cochrane-Mantel-Haenszel χ^2 分析（见第九章第五节）或 logistic 回归进行分析，logistic 回归模型的构建、参数估计、假设检验、变量选择等请参考本教材第十七章。

（一）Cochrane-Mantel-Haenszel χ^2 分析

Cochrane-Mantel-Haenszel χ^2 分析简称 CMH χ^2 分析。该法常用于处理按照混杂因素进行分层时，但分层比较少的情形。该方法能获得一个综合的或调整的 *OR* 值，且其估计稳健，当总的病例组、对照组或暴露组、非暴露组的样本量足够大时，不受某个特定混杂因素分层内小样本的影响。当然，当某个层内样本量很小时，无法继续分层，从而无法达到控制更多混杂因素的目的。

（二）logistic 回归分析

当某个层内样本量很小时，CMH χ^2 分析不再适用，logistic 回归采用极大似然法估计参数，适合混杂因素较多的情形。若存在多种病例或对照类型，则可采用多分类结果的 logistic 回归模型。对于非匹配的病例-对照研究，应该采用非条件 logistic 回归分析；对于匹配病例-对照研究，是否必须采用条件 logistic 回归，一直是大家感兴趣的话题。

当匹配的确是个体水平时，建议采用匹配分析方法。如选择同胞作为对照，则每层只有一个病例和一个对照，这种情形下，非条件 logistic 回归很容易出现稀疏数据问题。同理，以邻居作为对照，或者匹配的因素很多，导致大多数层里只有一个病例或对照时，也应采用条件 logistic 回归分析。

但对于匹配的病例-对照设计，只要不存在稀疏数据，就不需要使用条件 logistic 回归，采用非条件 logistic 回归分析模型就可实现对匹配因子的控制，不仅简便，且不损失有效性，并可能提高统计精度。而且在控制这些匹配因子时，应尽可能保留匹配时的精度。例如，虽然实际工作中并不需要如此高的精度，可能 5 岁一个年龄段即可有效控制年龄混杂，但建议用实足年龄进行匹配时，模型中放入的变量就应该为确切年龄，而不是年龄分段。

病例-对照研究的 logistic 回归模型建模策略中，需思考以下问题：①模型中该调整哪些协变量？②这些变量以连续型变量还是以分类变量的形式引入模型更合适？连续型变量可以用线性或更复杂的形式引入模型；无序分类变量建议设置为哑变量形式，多数研究者习惯以未暴露或低水平暴露为参照，但若作为参照组，其样本量不应太小；有序分类变量可以设置为哑变量或分组线性变量后引入模型。③暴露与疾病之间的函数关系可能是什么形式？④不同协变量间是否存在交互作用或效应修饰

作用？每一种选择都可能引入偏倚,研究者可能为了寻求有统计学意义的暴露疾病之间的关系或与既往文献研究结果一致的关联,而有目的地选择某些模型,因此,建议病例-对照研究应该严格按照既定的统计分析计划执行。

【例30-3】 本例来源于一项基于金昌队列的血清硒浓度与糖尿病关系的巢式病例-对照研究(CHENG Z,Li Y,YOUNG JL,et al. Long-term association of serum selenium levels and the diabetes risk:findings from a case-control study nested in the prospective Jinchang Cohort. Science of the Total Environment. 2022,818:151848.)。考虑到该研究尚在进行中,为避免数据泄露,本实例中"血清硒浓度"为模拟数据,其他部分变量数据也进行了适当调整。金昌队列是目前已知的世界上最大的职业性重金属暴露队列之一。该研究从符合纳入标准,不符合排除标准,且在随访期间被诊断为糖尿病的全部对象(1 182人)中随机抽取622人作为病例,在同一队列中,按性别相同、年龄相似(±2岁)1:1个体匹配对照622人,研究人群纳入流程图见图30-1。该研究中,研究者感兴趣的暴露因素为血清硒浓度,结局为糖尿病。除血清硒浓度外,该研究同时收集教育、职业等12个潜在混杂因素的信息,各因素的赋值见表30-5,数据示例见表30-6。

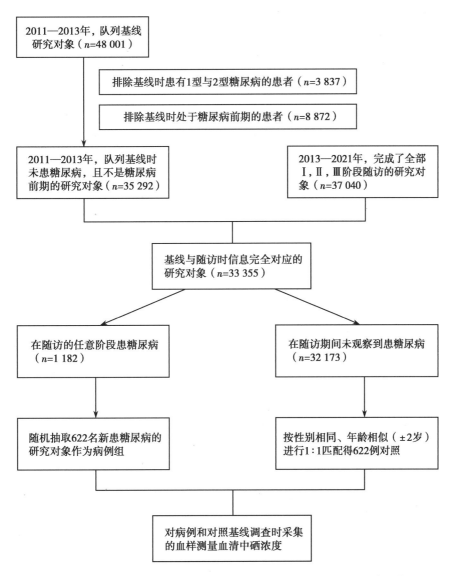

图30-1 血清硒浓度与糖尿病关系的巢式病例-对照研究的研究人群纳入流程图

表 30-5　血清硒浓度与糖尿病关系病例-对照研究变量命名与赋值

因素	变量名	赋值与单位
配对编号	ID	
性别	X_1	男性＝1,女性＝2
教育	X_2	未受教育＝1,高中或以下＝2,本科＝3
职业	X_3	工人＝1,技术员＝2,后勤支持＝3,管理人员＝4
年龄	X_4	实足年龄;单位:岁
年龄(5分类)/岁	X_5	＜40＝1,40~49＝2,50~59＝3,60~69＝4,≥70＝5
BMI(4分类)/(kg·m^{-2})	X_6	＜18.5＝1,18.5~23.9＝2,24.0~27.9＝3,≥28.0＝4
BMI(3分类)/(kg·m^{-2})	X_7	＜24.0＝1,24.0~27.9＝2,≥28.0＝3
体育锻炼	X_8	无＝1,偶尔＝2,经常＝3
吸烟指数/(包·年)	X_9	未吸烟＝0,0.1~6.3＝1,6.4~14.0＝2,14.1~23.2＝3,＞23.2＝4
饮酒情况/(kg·年)	X_{10}	无饮酒＝0,0.1~72.2＝1,72.3~167.5＝2,167.6~380.0＝3,＞380.0＝4
TC/(mmol·L^{-1})	X_{11}	＜1.80＝1,1.80~2.19＝2,≥2.20＝3
LDL-C/(mmol·L^{-1})	X_{12}	＜2.60＝0,2.60~4.11＝1,≥4.12＝2
HDL-C/(mmol·L^{-1})	X_{13}	＜1.04＝1,1.04~1.54＝2,≥1.55＝3
高血压状态	X_{14}	正常(＜120/80mmHg)＝0,升高(120~129/80mmHg)＝1, 1级高血压(130~139/80~89mmHg)＝2,2级高血压(≥140/90mmHg)＝3
硒浓度/(μg·L^{-1})	X_{15}	Q_1(＜85.45＝1),Q_2(85.45~92.51＝2),Q_3(92.52~103.43＝3),Q_4 (≥103.44＝4)
糖尿病发病	y	对照＝0,病例＝1

注:1.TC:总胆固醇(total cholesterol);LDL-C:低密度脂蛋白胆固醇(low density lipoprotein cholesterol);HDL-C:高密度脂蛋白胆固醇(high density lipoprotein cholesterol)。

2. 持续超过30min的锻炼被定义为有效运动;偶尔运动定义为每周运动少于3次;经常运动定义为每周运动至少3次,每次持续超过30min。

表 30-6　血清硒浓度与糖尿病关系病例-对照研究数据示例

ID	X_1	X_2	X_3	X_4	X_5	X_6	X_7	X_8	X_9	X_{10}	X_{11}	X_{12}	X_{13}	X_{14}	X_{15}	y
1	1	3	1	58	3	4	3	3	0	2	2	3	3	0	4	1
1	1	2	1	60	4	2	1	2	0	1	2	2	2	1	4	0
…	…	…	…	…	…	…	…	…	…	…	…	…	…	…	…	…
622	1	3	2	29	1	3	2	2	0	0	1	0	2	0	3	0
622	1	2	1	30	1	4	3	2	1	1	3	0	2	1	4	1

1. 病例和对照特征比较

血清硒浓度与糖尿病关系病例-对照研究的病例与对照基线特征比较见表 30-7。由于该研究按照性别和年龄 1:1 匹配,因此病例和对照组男女构成和年龄构成完全一致。血清硒浓度按照对照组的四分位数分成 4 个等级,表 30-7 结果提示,对照组血清硒浓度水平比病例组低。虽然本例血清硒浓度为模拟数据,但血清硒浓度等级依然根据研究实际数据四分位数划分。

表 30-7　血清硒浓度与糖尿病关系病例-对照研究的病例与对照基线特征比较

变量名及分类	合计 $N = 1\,244$	糖尿病病例 $n_1 = 622$	对照 $n_2 = 622$
性别			
女性	330（26.53）	165（26.53）	165（26.53）
男性	914（73.47）	457（73.47）	457（73.47）
年龄/岁			
< 40	109（8.76）	56（9.00）	53（8.52）
40~	429（34.49）	207（33.28）	222（35.69）
50~	340（27.32）	180（28.94）	160（25.72）
60~	248（19.94）	123（19.78）	125（20.10）
70~	118（9.49）	56（9.00）	62（9.97）
教育			
未受教育	44（3.54）	18（2.89）	26（4.18）
高中或以下	941（75.64）	479（77.01）	462（74.28）
本科	259（20.82）	125（20.10）	134（21.54）
BMI/（ kg·m^{-2} ）			
< 24.0	526（42.28）	194（31.19）	332（53.38）
24.0~27.9	514（41.32）	284（45.66）	230（36.97）
≥ 28.0	204（16.40）	144（23.15）	60（9.65）
职业			
工人	1 013（81.43）	509（81.83）	504（81.02）
技术员	43（3.46）	22（3.54）	21（3.38）
后勤支持	59（4.74）	36（5.79）	23（3.70）
管理人员	129（10.37）	55（8.84）	74（11.90）
硒浓度/（ µg·L^{-1} ）			
Q_1（< 85.45）	314（25.24）	119（19.13）	195（31.35）
Q_2（85.45~92.51）	205（16.48）	108（17.36）	97（15.59）
Q_3（92.52~103.43）	342（27.49）	190（30.55）	152（24.44）
Q_4（≥ 103.44）	383（30.79）	205（32.96）	178（28.62）
吸烟指数/（包·年）[①]			
不吸烟	557（44.78）	282（45.34）	275（44.21）
0.1~6.3	84（6.75）	39（6.27）	45（7.23）
6.4~14.0	143（11.50）	68（10.93）	75（12.06）
14.1~23.2	137（11.01）	60（9.65）	77（12.38）
> 23.2	323（25.96）	173（27.81）	150（24.12）
体育锻炼[②]			
无	140（11.25）	67（10.77）	73（11.74）
偶尔	465（37.38）	218（35.05）	247（39.71）
经常	639（51.37）	337（54.18）	302（48.55）

续表

变量名及分类	合计 $N=1\,244$	糖尿病病例 $n_1=622$	对照 $n_2=622$
饮酒情况/(kg·年)[③]			
无饮酒	851（68.41）	413（66.40）	438（70.42）
0.1~72.2	55（4.42）	27（4.34）	28（4.50）
72.3~167.5	95（7.64）	50（8.04）	45（7.23）
167.6~380.0	112（9.00）	61（9.81）	51（8.20）
>380.0	131（10.53）	71（11.41）	60（9.65）
TC/(mmol·L^{-1})			
<1.80	643（51.69）	251（40.35）	392（63.02）
1.80~2.19	241（19.37）	134（21.54）	107（17.20）
≥2.20	360（28.94）	237（38.11）	123（19.78）
LDL-C/(mmol·L^{-1})			
<2.60	356（28.62）	176（28.30）	180（28.94）
2.60~4.11	548（44.05）	284（45.66）	264（42.44）
≥4.12	340（27.33）	162（26.04）	178（28.62）
HDL-C/(mmol·L^{-1})			
<1.04	278（22.35）	158（25.40）	120（19.29）
1.04~1.54	717（57.64）	366（58.84）	351（56.43）
≥1.55	249（20.01）	98（15.76）	151（24.28）
高血压状态			
正常	383（30.78）	133（21.38）	250（40.19）
升高	351（28.22）	177（28.46）	174（27.97）
Ⅰ级高血压	328（26.37）	189（30.39）	139（22.35）
Ⅱ级高血压	182（14.63）	123（19.77）	59（9.49）

注:表格数据以 n（构成比/%）形式记录,n 为例数,括号中数值为相应的构成比(%)。

①:吸烟指数根据基线时对照人群吸烟指数四分位数进行分类。

②:持续超过 30min 的锻炼被定义为有效运动;偶尔运动定义为每周运动少于 3 次;经常运动定义为每周运动至少 3 次,每次持续超过 30min。

③:饮酒情况根据基线时对照人群饮酒量的四分位数进行分类。

2. 条件 logistic 回归分析结果

血清硒浓度与糖尿病关系病例-对照研究结果见表30-8。结果提示,控制了潜在混杂因素后,糖尿病患者与非糖尿病患者相比,血清硒浓度高等级（Q_2~Q_4）相对于最低等级 Q_1（血清硒浓度 <85.45μg/L）的暴露优势比均大于 1,且有统计学意义。Q_3 等级和 Q_2 等级相对于 Q_1 等级的暴露优势比点估计值略有增加,提示可能存在剂量-反应关系。此外,研究结果提示,调整了血脂等因素后,BMI 等级与糖尿病发病存在关系,且可能有随着 BMI 等级增加,关联强度增加的趋势。

表 30-8　血清硒浓度与糖尿病关系病例-对照研究（条件 logistic 回归）

变量	分类	粗 OR（95% CI）	调整 OR（95% CI）
硒浓度	Q_1	1.00	1.00
	Q_2	1.80	1.56
		(1.26,2.56)	(1.03,2.37)
	Q_3	2.09	2.25
		(1.52,2.88)	(1.54,3.27)
	Q_4	1.90	2.09
		(1.39,2.58)	(1.46,3.00)
职业	工人	1.00	1.00
	技术员	1.04	1.38
		(0.57,1.90)	(0.65,2.91)
	后勤支持	1.60	1.62
		(0.92,2.80)	(0.85,3.09)
	管理人员	0.70	0.72
		(0.47,1.04)	(0.45,1.16)
教育	未受教育	1.00	1.00
	高中或以下	1.60	1.44
		(0.82,3.13)	(0.64,3.23)
	本科	1.41	1.37
		(0.69,2.90)	(0.57,3.25)
BMI/(kg·m^{-2})	<24.0	1.00	1.00
	24.0~27.9	2.22	1.67
		(1.70,2.90)	(1.23,2.28)
	≥28.0	4.28	2.78
		(2.95,6.20)	(1.80,4.27)
体育锻炼	无	1.00	1.00
	偶尔	0.97	0.93
		(0.65,1.44)	(0.57,1.52)
	经常	1.26	1.48
		(0.85,1.86)	(0.91,2.41)
吸烟指数/(包·年)	未吸烟	1.00	1.00
	0.1~6.3	0.84	0.86
		(0.52,1.35)	(0.49,1.53)
	6.4~14.0	0.85	0.90
		(0.56,1.30)	(0.54,1.48)
	14.1~23.2	0.75	0.73
		(0.50,1.14)	(0.44,1.19)
	>23.2	1.12	1.26
		(0.79,1.57)	(0.83,1.90)

续表

变量	分类	粗 OR （95% CI）	调整 OR （95% CI）
饮酒情况/(kg·年)	无饮酒	1.00	1.00
	0.1~72.2	1.02	1.10
		（0.57,1.81）	（0.55,2.19）
	72.3~167.5	1.22	1.00
		（0.78,1.91）	（0.57,1.74）
	167.6~380.0	1.31	1.37
		（0.87,1.96）	（0.84,2.24）
	＞380.0	1.32	1.13
		（0.89,1.95）	（0.70,1.84）
TC/(mmol·L^{-1})	＜1.80	1.00	1.00
	1.80~2.19	1.86	1.79
		（1.38,2.52）	（1.24,2.58）
	≥2.20	3.16	2.42
		（2.35,4.23）	（1.71,3.43）
LDL-C/(mmol·L^{-1})	＜2.60	1.00	1.00
	2.60~4.11	1.12	1.21
		（0.84,1.49）	（0.86,1.71）
	≥4.12	0.94	1.02
		（0.70,1.27）	（0.71,1.46）
HDL-C/(mmol·L^{-1})	＜1.04	1.00	1.00
	1.04~1.54	0.79	1.13
		（0.59,1.05）	（0.80,1.61）
	≥1.55	0.49	0.88
		（0.34,0.69）	（0.56,1.39）
高血压状态	正常	1.00	1.00
	升高	1.90	1.47
		（1.40,2.58）	（1.04,2.10）
	1 级高血压	2.47	1.92
		（1.81,3.36）	（1.34,2.75）
	2 级高血压	4.08	3.24
		（2.73,6.09）	（2.04,5.14）

注：粗（crude）OR 表示没有调整其他变量时的 OR；调整（adjusted）OR 值表示调整了表中所有的其他变量。

第四节　病例-对照研究样本量估计

研究设计不同，样本量的计算方法不同，下面介绍不同类型病例-对照设计研究的样本量计算。

一、非匹配病例-对照设计样本量计算

(一) 病例数与对照数相等时样本量的估计

$$n_1 = n_2 = \frac{(u_{1-\alpha/2}\sqrt{2\overline{p}\,\overline{q}} + u_{1-\beta}\sqrt{p_1q_1 + p_2q_2})^2}{(p_1 - p_2)^2}$$　　　(30-13)

式中，p_1 为对照组有暴露史的比例；p_2 为病例组有暴露史的比例；$\overline{p}$ 为病例组与对照组的暴露史比例的均数；$q = 1 - p$；$u_{1-\alpha/2}$ 与 $u_{1-\beta}$ 分别为正态分布 $(1-\alpha/2) \times 100\%$ 与 $(1-\beta) \times 100\%$ 的分位数，可查表得到。需要注意，双侧检验时公式 (30-13) 中为 $u_{1-\alpha/2}$，单侧检验时为 $u_{1-\alpha}$。

若无病例组暴露史比例，可尝试通过 OR，利用下式推断病例组暴露史比例。

$$p_2 = \frac{OR \times p_1}{1 - p_1 + OR \times p_1}$$　　　(30-14)

【例 30-4】　肥胖与代谢综合征的发生有关。现设计一个探索肥胖与代谢综合征关联的病例-对照研究。根据文献可知我国成年人肥胖率为 7.1%，代谢综合征患者的肥胖率约为 22.1%。问：实施此次病例-对照研究需要多少病例与对照 (要求 $\alpha = 0.05$，$\beta = 0.10$)？

$$p_1 = 0.071, \quad p_2 = 0.221, \quad q_1 = 0.929, \quad q_2 = 0.779, \quad \overline{p} = \frac{0.071 + 0.221}{2} = 0.146$$

$$\overline{q} = 1 - 0.146 = 0.854, \quad u_{1-\alpha/2} = 1.96, \quad u_{1-\beta} = 1.282。$$

$$n_1 = n_2 = \frac{(1.96\sqrt{2 \times 0.146 \times 0.854} + 1.282\sqrt{0.071 \times 0.929 + 0.221 \times 0.779})^2}{(0.221 - 0.071)^2}$$

$$= \frac{(0.978\ 8 + 0.625\ 6)^2}{0.022\ 5} \approx 115$$

即病例组与对照组各需 115 人。

(二) 病例数与对照数不等时样本量的估计

$$n = (1 + 1/c)\,\overline{p}\,\overline{q}\,(u_{1-\alpha/2} + u_{1-\beta})^2 / (p_2 - p_1)^2$$　　　(30-15)

$$\overline{p} = (p_2 + cp_1)/(1 + c), \quad \overline{q} = 1 - \overline{p}$$　　　(30-16)

式中，病例数：对照数比例为 $1 : c$。

【例 30-5】　现设计一个探索高血压和 2 型糖尿病关联的病例-对照研究。根据文献，居民高血压患病率为 30.0%，而 2 型糖尿病患者中的高血压患病率则为 51.7%。问：实施此次病例-对照研究需要多少病例与对照 (要求：$\alpha = 0.05$，$\beta = 0.1$，$c = 2$)？

$$p_1 = 0.300, p_2 = 0.517, c = 2$$

$$\overline{p} = \frac{(p_2 + cp_1)}{(1 + c)} = \frac{0.517 + 2 \times 0.300}{1 + 2} = 0.372$$

$$\overline{q} = 1 - \overline{p} = 1 - 0.372 = 0.628$$

$$n = \frac{(1 + 1/2) \times 0.372 \times 0.628 \times (1.96 + 1.282)^2}{(0.517 - 0.300)^2} = \frac{1.5 \times 0.372 \times 0.628 \times 10.51}{0.217^2} \approx 79$$

即病例组需 79 人，对照组需 158 人。

二、匹配病例-对照设计样本量计算

(一) 1:1 个体匹配

先要计算病例-对照暴露不一致的对子数 m，再按照式 (30-15) 计算研究需要的病例和对照的总对子数 n。

$$m = \frac{[u_{1-\alpha/2}/2 + u_{1-\beta}\sqrt{p(1-p)}]^2}{(p-0.5)^2} \tag{30-17}$$

$$n = \frac{m}{p_1 q_2 + p_2 q_1} \tag{30-18}$$

式中，$p = \dfrac{OR}{1+OR} \approx \dfrac{RR}{1+RR}$，$p_1$、$p_2$ 含义同式（30-14）。

【例30-6】 欲研究吸烟与肺癌的关系。拟采用 1:1 匹配病例-对照研究的方法研究某人群吸烟与肺癌的关系,通过查阅文献得到该人群吸烟率为 53.60%,吸烟者患肺癌的优势比 OR 为 5.8,设 $\alpha = 0.05$（双侧）,$\beta = 0.10$,计算样本量 n。

$$p = \frac{5.8}{1+5.8} = 0.852\,9$$

$$m = \frac{\left[\dfrac{1.96}{2} + 1.282 \times \sqrt{0.852\,9 \times (1 - 0.852\,9)}\right]^2}{(0.852\,9 - 0.5)^2} = 17$$

$$p_1 = 0.536\,0, p_2 = \frac{5.8 \times 0.536\,0}{1 + 0.536\,0 \times (5.8-1)} = 0.870\,1$$

$$q_1 = 1 - 0.536\,0 = 0.464\,0, q_2 = 1 - 0.870\,1 = 0.129\,9$$

$$n = \frac{17}{0.536\,0 \times 0.129\,9 + 0.464\,0 \times 0.870\,1} = 36$$

即此项 1:1 匹配病例-对照研究需要 36 对病例和对照。

（二）1:r 个体匹配

每个病例匹配 r 个对照,病例组样本量为 n,对照组样本量为 $r \times n$。

$$\bar{p} = \frac{p_2 + rp_1}{1+r}, \quad \bar{q} = 1 - \bar{p} \tag{30-19}$$

式中,p_1、p_2 含义同式（30-14）。

$$n = \left[\frac{u_{1-\alpha/2}\sqrt{(1+1/r)\bar{p}(1-\bar{p})} + u_{1-\beta}\sqrt{p_2(1-p_2)/r + p_1(1-p_1)}}{p_2 - p_1}\right]^2 \tag{30-20}$$

【例30-7】 某学者欲研究女性未经哺乳与乳腺增生症的关系,以 1:4 配比进行病例-对照研究,根据文献可知对照组中有 11% 未经哺乳,病例组中有 26% 未经哺乳,设 $\alpha = 0.05$（单侧）,$\beta = 0.10$,计算病例和对照各需要多少例。

$$p_1 = 0.11, \quad p_2 = 0.26$$

$$q_1 = 1 - 0.11 = 0.89, \quad q_2 = 1 - 0.26 = 0.74$$

$$\bar{p} = \frac{0.26 + 4 \times 0.11}{1+4} = 0.14, \quad \bar{q} = 1 - 0.14 = 0.86$$

$$n = \left[\frac{1.64\sqrt{(1+1/4) \times 0.14 \times 0.86} + 1.282\sqrt{\dfrac{0.26 \times 0.74}{4} + 0.11 \times 0.89}}{0.26 - 0.11}\right]^2 \approx 57$$

即此项 1:4 匹配病例-对照研究需要病例 57 例,对照 228 例。

第五节　常见偏倚及其控制

病例-对照研究常见的偏倚有选择偏倚、信息偏倚和混杂偏倚。

一、选择偏倚

理论上,病例-对照研究中选择的病例应该是源人群产生的病例的随机样本,选择的对照应该是源人群中未患病者的随机样本。若研究所选入的研究对象与未选入的研究对象在某些特征上存在差异,不能代表其源人群,则会带来选择偏倚。研究设计阶段应尽量避免选择偏倚的发生。

(一)入院率偏倚

入院率偏倚(admission rate bias)也叫伯克森偏倚(Berkson's bias)。当开展以医院为基础的病例-对照研究时,由于对照是医院的部分患者,不是源人群的随机样本,且病例只来源于该医院或参与研究的医院;又由于患者对医院有选择性,因此病例组也不是全体患者的随机样本,所以就不可避免地带来了选择偏倚,特别是因为不同疾病的入院率不同,导致病例组与对照组某些特征上的系统差异。因此,设计阶段宜尽量随机选择研究对象或在多个医院选择对象,这样可减少入院率偏倚。

(二)现患病例-新发病例偏倚

现患病例-新发病例偏倚(prevalence-incidence bias)又称奈曼偏倚(Neyman bias)。如果病例选择时采用现患病例,即存活病例,可能会将某些与存活相关的信息误认为与发病相关,从而高估了某些暴露因素病因作用。或者某病幸存者改变了生活习惯,从而降低了某个危险因素的效应水平。因此,若采用新发病例开展研究,可减少偏倚程度。

(三)检出症候偏倚

检出症候偏倚(detection signal bias)也称暴露偏倚(unmasking bias)。患者可能因为某些与病因无关的症状而就医,从而提高了早期病例的检出率,致使过高地估计了暴露程度而产生系统误差。一个经典的例子是1975年Ziel对有关妇女服用复方雌激素与子宫内膜癌关系的病例-对照研究。服用复方雌激素的妇女常常因阴道出血就医,故被发现患早期子宫内膜癌的机会增多,但却被错误地认为复方雌激素与子宫内膜癌有关联。若在病例收集时注意同时包括早、中、晚期患者,则病例中此类暴露的比例会趋于正常,偏倚因此可得到纠正。

(四)时间效应偏倚

对于肿瘤、冠心病等慢性疾病,从暴露于危险因素到出现病变,往往经历较长时间。因此,病例-对照研究中,可能会出现将暴露后即将发生病变的对象、已发生早期病变但未能检出的对象错选入对照组,由此产生了时间效应偏倚(time effect bias)。研究中采用敏感的疾病诊断技术,或开展观察期充分长的纵向调查,有助于尽可能地控制时间效应偏倚。

二、信息偏倚

信息偏倚又称观察偏倚或测量偏倚,是在收集整理信息过程中,由于测量暴露与结局的方法有缺陷造成的系统误差。

(一)回忆偏倚

病例-对照研究需要研究对象回顾既往暴露情况,由于研究对象记忆失真或不完整造成的系统误差称为回忆偏倚(recall bias)。回忆偏倚的产生与调查时间和事件发生时间的间隔长短、事件的重要性、被调查者的构成以及询问技术有关。病例组和对照组的回忆误差可能不一样,病例组的记忆可能较为准确,但也可能容易提供一些自认为与疾病有关的暴露但实际不真实的情况。充分利用客观的记录资料,或选择不易遗忘的重要指标进行研究,同时注意提问方式和调查技术,有助于减少回忆偏倚。

(二)调查员/被调查者偏倚

调查员/被调查者偏倚(interviewer/interviewee bias)可能来自研究对象及调查员双方。病例与对照的调查环境不同、调查员技术不高,以及仪器设备的问题等均可产生调查员/被调查者偏倚。例如,病例在医院调查,而对照在家调查;调查者对病例与对照的态度不同;有意无意地诱导研究对象按照设计的病因假设(也称为诱导偏倚)回答问题;病例组的研究对象倾向于过度报告(over-report)他们的暴露等,均可导致调查偏倚。

三、混杂偏倚

在设计时利用限制的方法和配比的方法,资料分析阶段采用分层分析或多因素分析方法,可一定程度控制混杂偏倚。特别要注意,对于队列研究,匹配可消除某些混杂因素的影响;但对于病例-对照研究,采用匹配设计时,若不采用匹配的方法进行统计分析,不仅不能控制混杂因素,反而会导致暴露和疾病的效应趋近于零。

第六节　应用中的注意事项

(一)研究设计阶段应注意的问题

研究设计阶段应注意的问题有:①研究目的和研究假设是否明确? ②疾病的诊断标准是否明确? ③暴露变量的定义是否明确,暴露的测量方式是否客观? ④病例和对照的选择是否合理? ⑤是否采用匹配的设计方法,如何匹配? ⑥样本量的估计是否合理? ⑦发病或患病率较低时,OR 才可以作为 RR 的估计值,因此当疾病或事件的发生率较高时,病例-对照研究是否仍然适用? ⑧是否可以采用非传统的病例-对照研究设计?

(二)研究实施阶段应注意的问题

研究实施阶段应注意的问题有:①抽样的技术方法是否恰当? ②调查问卷设计是否合理? 是否能够收集到需要的暴露数据? ③调查问卷是否有足够的信度和效度? ④调查员、质控员、编码员等的工作手册是否编好? 是否作了专门培训? ⑤调查的组织机构、人员、设备、经费是否已落实?

(三)资料分析阶段应注意的问题

资料分析阶段应注意的问题有:①所选统计分析方法是否恰当? ②混杂因素的控制是否适当? ③是否揭示了可能存在的交互作用? ④匹配病例-对照研究是否必须采用匹配的分析方法?

(四)结果报告阶段应注意的问题

结果报告阶段应注意的问题有:①病例-对照研究中,暴露与疾病的时间先后常难以判断,因此其证据等级不如队列研究,在结果解释时是否避免解释为因果关联? ②研究报告是否遵循 STROBE 中针对病例-对照研究的报告规范?

第七节　案　例

【案例 30-1】 例 30-3 中,该研究采用 1∶1 个体匹配的巢式病例-对照研究,本例是否可以采用非条件 logistic 回归?

解析:理论上应该采用条件 logistic 回归进行分析,但是性别和年龄两个变量匹配后的数据可能并不会带来数据稀疏性问题,因此,调整性别和年龄的非条件 logistic 回归也不失为一个好的选择。对例 30-3 的资料采用非条件 logistic 回归分析,结果见表 30-9。对比表 30-8 和表 30-9 结果可知,采用两种分析方法得到的各变量调整 OR 值基本一致。因此,对于本示例,即使是匹配数据,也没有稀疏数据问题,选择更简单的非条件 logistic 回归也可接受。

表 30-9　血清硒浓度与糖尿病关系病例-对照研究（非条件 logistic 回归）

变量	分类	粗 OR（95% CI）	调整 OR（95% CI）
硒浓度	Q_1	1.00	1.00
	Q_2	1.82	1.73
		（1.28, 2.60）	（1.17, 2.55）
	Q_3	2.05	2.12
		（1.50, 2.80）	（1.51, 2.97）
	Q_4	1.89	1.99
		（1.39, 2.56）	（1.43, 2.77）
性别	男	1.00	1.00
	女	1.00	1.05
		（0.78, 1.29）	（0.71, 1.54）
年龄/岁	＜40	1.00	1.00
	40~49	0.88	0.85
		（0.58, 1.34）	（0.53, 1.38）
	50~59	1.07	0.92
		（0.69, 1.64）	（0.55, 1.52）
	60~69	0.93	0.65
		（0.59, 1.46）	（0.37, 1.13）
	≥70	0.86	0.63
		（0.51, 1.44）	（0.34, 1.18）
职业	工人	1.00	1.00
	技术员	1.04	1.11
		（0.56, 1.91）	（0.56, 2.18）
	后勤支持	1.55	1.53
		（0.91, 2.65）	（0.84, 2.80）
	管理人员	0.74	0.77
		（0.51, 1.07）	（0.51, 1.15）
教育	未受教育	1.00	1.00
	高中或以下	1.50	1.50
		（0.81, 2.77）	（0.76, 2.95）
	本科	1.35	1.45
		（0.70, 2.58）	（0.71, 2.99）
BMI/(kg·m⁻²)	＜24.0	1.00	1.00
	24.0~27.9	2.16	1.63
		（1.69, 2.78）	（1.24, 2.15）
	≥28.0	4.12	2.69
		（2.90, 5.85）	（1.83, 3.97）

NOTES

续表

变量	分类	粗 OR （95% CI）	调整 OR （95% CI）
体育锻炼	无	1.00	1.00
	偶尔	0.96	0.94
		（0.66, 1.40）	（0.62, 1.43）
	经常	1.22	1.40
		（0.84, 1.75）	（0.92, 2.12）
吸烟指数/(包·年)	未吸烟	1.00	1.00
	0.1~6.3	0.85	0.75
		（0.53, 1.34）	（0.43, 1.29）
	6.4~14.0	0.88	0.84
		（0.61, 1.28）	（0.53, 1.33）
	14.1~23.2	0.76	0.69
		（0.52, 1.11）	（0.43, 1.10）
	> 23.2	1.13	1.08
		（0.86, 1.48）	（0.73, 1.58）
饮酒情况/(kg·年)	无饮酒	1.00	1.00
	0.1~72.2	1.02	1.12
		（0.60, 1.77）	（0.61, 2.07）
	72.3~167.5	1.18	0.98
		（0.77, 1.80）	（0.60, 1.59）
	167.6~380.0	1.27	1.27
		（0.85, 1.88）	（0.81, 2.00）
	> 380.0	1.26	1.13
		（0.87, 1.82）	（0.73, 1.75）
TC/(mmol·L^{-1})	< 1.80	1.00	1.00
	1.80~2.19	1.96	1.77
		（1.45, 2.64）	（1.27, 2.46）
	≥ 2.20	3.01	2.40
		（2.30, 3.94）	（1.76, 3.27）
LDL-C/(mmol·L^{-1})	< 2.60	1.00	1.00
	2.60~4.11	1.10	1.17
		（0.84, 1.44）	（0.87, 1.58）
	≥ 4.12	0.93	0.98
		（0.69, 1.25）	（0.70, 1.35）
HDL-C/(mmol·L^{-1})	< 1.04	1.00	1.00
	1.04~1.54	0.79	1.10
		（0.60, 1.05）	（0.80, 1.51）
	≥ 1.55	0.49	0.89
		（0.35, 0.70）	（0.58, 1.35）

续表

变量	分类	粗 OR （95% CI）	调整 OR （95% CI）
高血压状态	正常	1.00	1.00
	升高	1.91	1.47
		（1.42,2.57）	（1.06,2.04）
	1 级高血压	2.56	1.92
		（1.89,3.46）	（1.38,2.69）
	2 级高血压	3.92	2.92
		（2.69,5.70）	（1.93,4.42）

注:计算调整 OR 值时模型中包括表中所有变量。

此外,BMI 高是糖尿病发病的危险因素,血清硒可通过增加胰岛素抵抗而增加糖尿病发病风险,那么血清硒和 BMI 之间是否存在交互作用呢?

解析:可进一步在模型中引入 BMI 和血清硒的交互项,来探讨二者是否有协同作用。表 30-10 为条件 logistic 回归和非条件 logistic 回归分析中引入二者交互项后的结果。表 30-10 显示,条件 logistic 回归与非条件 logistic 回归结果基本一致,结果提示,尚不能认为 BMI 与血清硒浓度具有协同作用。

表 30-10　血清硒浓度与糖尿病关系病例-对照研究——引入 BMI 与血清硒浓度交互项

变量	非条件 logistic 回归		条件 logistic 回归	
	OR （95% CI）	P 值	OR （95% CI）	P 值
硒浓度				
Q_1	1	—	1	—
Q_2	1.79	0.015	1.66	0.050
	（1.12,2.87）		（1.00,2.77）	
Q_3	2.27	0.011	2.55	0.007
	（1.21,4.25）		（1.29,5.03）	
Q_4	2.20	0.067	2.52	0.048
	（0.95,5.11）		（1.01,6.32）	
BMI/（kg·m^{-2}）				
<24.0	1	—	1	—
24.0~27.9	1.72	0.030	1.84	0.024
	（1.05,2.81）		（1.08,3.13）	
≥28.0	2.99	0.015	3.37	0.013
	（1.24,7.18）		（1.29,8.81）	
硒浓度 ×BMI （交互作用）	0.98 （0.84,1.14）	0.798	0.96 （0.82,1.14）	0.660

本案例中,读者可能会问,表30-8和表30-9中,如教育、体育锻炼、吸烟指数、饮酒情况等指标均无统计学意义,为什么依然在模型中呢?

解析:这里基于以下几个方面考虑:①根据文献或既往研究,这些变量为可能的混杂因素;②这些变量从模型中提出后,对暴露或其他变量的系数影响比较大;③把非混杂因素引入模型可能会影响模型估计精度,但不控制潜在的混杂因素,会引入偏倚。

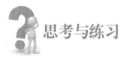 **思考与练习**

一、选择题

1. 就病例-对照研究而言,下列**错误**的选项是(　　)
   A. 属于描述性研究　　　　　　　B. 设立对照组
   C. 研究方向由果及因　　　　　　D. 适合罕见病的研究
   E. 省时省力

2. 病例-对照研究中,优势比的定义是(　　)
   A. 病例组的发病率与对照组的发病率之比
   B. 病例组的发病率与对照组的发病率之差
   C. 病例组的暴露比值与对照组的暴露比值之比
   D. 对照组的暴露比值与病例组的暴露比值之比
   E. 病例组的暴露比值与对照组的暴露比值之差

3. 研究首次发生脑卒中患者再次发生脑卒中(复发)的影响因素,以首次发生脑卒中后出现复发的患者作为病例组,适宜的对照组应该是(　　)
   A. 从未发生过脑卒中的健康人
   B. 首次发生脑卒中的患者
   C. 首次发生脑卒中后未复发的患者
   D. 首次发生脑卒中后出现复发,但无其他心脑血管疾病的患者
   E. 首次发生脑卒中后出现复发,且有其他心脑血管疾病的患者

4. 一项关于吸烟与肺癌关系的非匹配的病例-对照研究中,111名肺癌患者中有90名吸烟,111名对照中有26名吸烟,则 OR 为(　　)
   A. 14.01　　　　　　　　　　　B. 1.21
   C. 0.07　　　　　　　　　　　D. 0.85
   E. 1.17

5. 一项重金属暴露与肺癌关系的病例-对照研究中,结果显示,$\chi^2=15.49,P<0.01,OR=4.1$,正确的结论为(　　)
   A. 暴露于重金属者的肺癌发病率大于未暴露于重金属者
   B. 暴露于重金属者的肺癌发病率小于未暴露于重金属者
   C. 未暴露于重金属者发生肺癌的可能性大于暴露于重金属者
   D. 未暴露于重金属者发生肺癌的可能性小于暴露于重金属者
   E. 重金属暴露是肺癌的病因

6. 病例-对照研究的样本量与下列条件**无关**的是(　　)
   A. 研究因素与疾病关联强度估计值　　B. 人群中疾病的患病率
   C. 人群中研究因素的暴露率　　　　　D. 第一类错误概率 α
   E. 检验效能

7. 以医院为基础的病例-对照研究中,最易出现的偏倚是( )

    A. 信息偏倚　　　　　　　　　　B. 选择偏倚

    C. 失访偏倚　　　　　　　　　　D. 混杂偏倚

    E. 回忆偏倚

8. 病例-对照研究中,为获得有关暴露的较准确可靠的回忆信息,应首选的病例类型是( )

    A. 现患病例　　　　　　　　　　B. 新发病例

    C. 重症病例　　　　　　　　　　D. 轻症病例

    E. 年轻病例

9. 一位研究者对新生儿黄疸的病因感兴趣,为进行研究,选择了 100 名患此病的婴儿,并同时在同一所医院选择了 100 名未患此病的婴儿,查阅婴儿母亲的孕期保健记录,以确定产前的各种暴露因素。该研究属于( )

    A. 现况研究　　　　　　　　　　B. 临床试验

    C. 队列研究　　　　　　　　　　D. 病例-对照研究

    E. 干预试验

10. 一项病例-对照研究数据如表 30-11 所示,其 OR 值为( )

表 30-11　某研究病例组与对照组的暴露情况

暴露史	病例组	对照组	合计
有	18	12	30
无	13	19	32
合计	31	31	62

    A. 3.21　　　　　　　　　　　　B. 2.33

    C. 2.19　　　　　　　　　　　　D. 0.5

    E. 0.46

11. 一项雌激素与子宫内膜癌关系的匹配病例-对照研究中,病例与对照共 63 对。病例组与对照组中,两组均有雌激素暴露者 27 对,两组均无暴露史者 4 对,病例组有暴露史而对照无暴露史者 29 对,其 OR 值为( )

    A. 10.67　　　　　　　　　　　　B. 1.24

    C. 2.24　　　　　　　　　　　　D. 9.67

    E. 1.43

12. 在一项病例-对照研究中,计算出某研究因素的 OR 值的 95% 置信区间为 0.35~0.75;另一项病例-对照研究中,计算出该因素的 OR 值的 95% 置信区间为 1.35~1.75。请问在上述两项研究中,该因素可能分别为( )

    A. 危险因素,保护因素　　　　　B. 危险因素,危险因素

    C. 保护因素,危险因素　　　　　D. 无关因素,无关因素

    E. 无关因素,危险因素

13. 在病例-对照研究中,下列的对照人群最佳的是( )

    A. 与病例来自同一源人群

    B. 一般普通人群

    C. 同一或多个医院内的其他患者人群

    D. 病例的邻居或同事人群

    E. 病例的配偶、同胞、亲戚等

二、简答题

1. 常见的病例-对照研究设计类型有哪些？各自的原理是什么？有哪些优缺点？

2. 病例-对照研究中常见的偏倚有哪些？在研究的各个阶段该如何处理？

3. 匹配的病例-对照研究相比非匹配病例-对照研究有哪些优缺点？

三、计算分析题

对于例 30-3 中的研究，请回答以下问题。

（1）该研究属于病例-对照研究中的哪种类型，为什么？

（2）研究者在对性别和年龄进行 1∶1 匹配的同时，也对其职业（工人、技术员、后勤支持和管理人员）进行了频数匹配。该研究的主要目的是探讨血清硒浓度与糖尿病发病的关系，一般而言，职业不同，硒暴露机会不同，即研究对象硒暴露可能与其职业相关，请问研究者对职业进行频数匹配的可能初衷是什么？

（3）请对研究对象按照性别分层，重复例 30-3 与案例 30-1 中的分析过程，根据分析进行讨论。

（朱彩蓉）

第三十一章
队列研究设计与分析

【学习要点】

1. 队列研究设计的概念、特点及设计要点。

2. 队列研究设计中常用的效应量指标有：患病率之比、归因危险度百分比、率差。其含义、计算、统计推断和应用条件存在差别。

3. 队列研究设计可能存在选择偏倚、信息偏倚和混杂偏倚。

第一节　队列研究的基本概念和原理

一、基本概念

队列研究（cohort study）又称追踪研究、随访研究（follow-up study）或纵向研究（longitudinal study），是检验疾病病因假说的一种重要的研究设计方法，属于"由因寻果"的前瞻性研究（prospective study）。队列研究将人群按照是否暴露于某种因素或按照暴露于该因素的不同水平进行分组，并通过观察各组在暴露或未暴露于该因素一段时间后的结局，比较组间结局事件发生的差异，从而分析暴露因素与结局事件发生间的关联性。队列研究是观察性研究（observational study）的一种，在证据金字塔中，队列研究获得的证据等级高于横断面研究和病例-对照研究，低于前瞻性的干预研究，也是现实世界研究（real world study，RWS）中最重要的研究类型之一。

在队列研究中，"队列"泛指共同暴露（exposure）于某一因素或者具有某种共同特征的一组人群，即指研究对象接触过某种物质（如放射线、接种某种疫苗等）、具备某种特征（年龄、性别、种族、职业、遗传特性等）、具有某种行为或习惯（抽烟、经常晨练）等。暴露因素在不同的研究中有不同的含义，可以是有害的，也可以是有益的，也可能与疾病无关。

一般的人群队列常以自然人群为观察对象，而专病队列（disease specific cohort）则是指以特定疾病的患者为观察对象的队列研究。专病队列通常以"发病率高、病死率高、致残率高、医疗费用高、科技支撑作用高"的相对独立病种的患者为研究对象。专病队列一般收集所有观察对象的临床信息、治疗信息与随访信息，并建立专病数据库，为特定疾病的发病、治疗、生存分析等相关研究提供确切有用的数据支持。

队列研究的基本原理是：从一个总体中选择和确定所需的研究对象，根据目前或过去某个时期是否暴露于某个特定的危险因素，或根据危险因素暴露的不同水平，将研究对象分成不同的组，例如暴露组（exposure group/study cohort）和非暴露组（non-exposure group/comparison cohort），低剂量、中剂量和高剂量组等，各组除暴露因素外，其他方面的条件应基本接近。对各群组中的所有观察对象均随访一定时期，观察并记录在这个时期内所发生的研究结局（如发病、死亡等），比较两个群组在观察期内该结局（outcome）的发生率，判断研究因素与结局间存在的统计学联系及联系程度，从而进一步推断暴露因素与结局的联系。

队列研究具有一般观察性研究难以具备的优点，即：①由于研究对象的暴露发生在结局事件出现之前，因果现象发生的时间顺序上是合理的，论证因果能力强；②可以直接计算相对危险度以测量暴露因素与疾病的关联,故检验病因假说的能力较强;③一个队列研究中可以同时观测多种结局,可以了解人群疾病的自然史。

队列研究具有的缺点为:①观察对象较多,组织实施有一定难度,且耗费成本较大,特别是对于发病率很低的疾病,需要的研究对象数量太大,实际工作中难以做到;②由于随访时间较长,容易产生各种各样的失访(loss to follow-up),缺失数据(missing data)的出现也往往难以避免,且研究对象的暴露情况可能在随访过程中发生变化(例如,吸烟习惯的改变),可影响结局,从而使问题变得较为复杂;③不适合用于发病率很低的疾病的研究。

【例31-1】 著名的 Framingham 心脏研究(Framingham Heart Study,FHS)是世界上最早的和经典的冠心病流行病学队列研究。该研究始于1948年,在马萨诸塞州弗雷明汉(Framingham)镇约10 000名年龄30~62岁居民中抽取5 209名男性和女性居民进行随访,每两年就对有关心血管疾病的相关检测项目复查一次,称为初始队列(original cohort)。1971年,选入第一代观察对象的子、女及儿媳、女婿5 124人,进行类似的研究,称为第二代队列(offspring cohort)。自2002年增加第三代队列(generation Ⅲ cohort),观察对象共计3 500人,都是第一代研究对象的孙子或孙女。该研究小组于1961年首次提出冠心病有三个主要"危险"因素,即血清胆固醇增高、高血压和吸烟。此后又发现糖尿病、肥胖、缺少体力活动等也与之相关。

二、研究对象的选择

在病因研究中,通常情况下要求进入队列研究的对象,在研究开始时未患研究所关心的疾病或未发生研究所感兴趣的健康相关结局事件。除此之外,研究对象还应满足根据研究目的所制订的纳入标准,同时不能出现研究排除标准中所限定的情况。纳入研究的个体应签署知情同意书。

队列研究中,根据研究个体是否处在研究所关心的暴露因素(exposure factor)下,可将研究个体分为暴露组个体和非暴露组个体。部分涉及剂量-反应关系的研究中,研究关心的暴露因素可能涉及多个水平等级,即同时存在多个处于不同暴露水平的暴露组。

首先应考虑暴露组研究对象的代表性(representativeness)。暴露组研究对象的特征应可以代表其所处区域人群的一般水平。在病因研究中,可以选择一般人群中暴露在某个特定研究因素下的个体。在确定暴露人群时,通常有几种选择,常见的包括职业人群、有组织的人群、疾病人群或一般人群。

职业人群主要包括从事特定的职业的人,如教师、医生、军人等;有组织的人群通常为处于同一组织团体内(如单位、学会等)的人群;疾病人群则主要指患有某种或某类特定疾病的人,一般专病队列中的人群常为特定的疾病人群;一般人群则指的是某一个区域范围内的全体人群。人群的选择可以根据研究的问题,综合考虑信息收集的难度、研究人群的依从性等,多方面进行决策。

【例31-2】 护士健康研究队列(Nurses' Health Study)和 Doll、Hill 开展的英国男性医生吸烟与肺癌间的关联研究的队列,均是以特定的职业人群作为研究对象开展的队列研究;我国开展的大型队列研究中,"东风-同济队列研究"是以湖北省十堰市某公司退休职工为对象进行的队列研究,属于基于有组织(同一单位)的人群开展的队列研究;Framingham 心脏研究和我国开展的大型自然人群队列研究(如西北自然人群队列,中国慢性病前瞻性研究队列等)则是以一般人群为研究对象开展的队列研究。

在选择对照组研究对象时,应注意其与暴露组对象的可比性(comparability)。暴露组和对照组研究对象的可比性是研究结论可靠性的重要保证。通常情况下,对照组研究对象应和暴露组研究对象来自同一人群。除了社会人口学特征上的可比性外,对于以患者为研究对象的队列研究(如专病队列),还应注意两组研究个体在疾病严重程度、各项相关生理指标等方面的可比性。

暴露组和对照组的研究对象还应保持时空上的可比性。空间的可比性主要指暴露组和对照组研究对象应来自同一个区域。时间上的可比性主要指暴露组和对照组个体在纳入时,应该处在同一时间维度下,即研究个体的纳入应保持时间线上的连续性(consecutiveness)。

第二节 队列研究采用的指标

一、相对危险度

队列研究的主要观察指标是相对危险度(relative risk,RR),也称危险比(risk ratio)。表31-1为队列研究中获得的暴露与健康结局间观测数据的四格表,则相对危险度的定义为暴露组的发病率(或死亡率)与非暴露组的发病率(或死亡率)之比。

表 31-1 队列研究发病率资料

组别	发病人数	观察人时数	发病率
暴露组	a	N_1	$p_1 = a/N_1$
非暴露组	b	N_0	$p_0 = b/N_0$
合计	x	N	$p = x/N$

相对危险度的计算公式为

$$RR = \frac{p_1}{p_0} \tag{31-1}$$

RR 表示暴露组人群相对于非暴露组人群发病危险性的大小。显然,RR 越大表明暴露导致人群发病的危险性越大。$RR > 1$ 表示暴露因素可能是疾病的危险因素,$RR < 1$ 表示暴露因素可能是疾病的保护因素,$RR = 1$ 表示暴露与疾病无联系。

二、归因危险度百分比

归因危险度(attributable risk,AR)是暴露组发病率与对照组发病率相差的绝对值。归因危险度百分比(attributable risk percent,ARP),以 $AR\%$ 表示,又称为病因分值(etiologic fraction,EF),是指暴露人群中的发病或死亡归因于暴露的部分占全部发病或死亡的百分比。该指标反映某因素的暴露者中,单纯由于该因素引起发病的危险占整个病因的比例。

$$AR\% = \frac{暴露组发病率 - 未暴露组发病率}{暴露组发病率} \times 100\% \tag{31-2}$$

RR 与 AR 都是表示关联强度的指标,但其流行病学意义不同。RR 说明暴露者与非暴露者比较时,相应疾病的危险增加的倍数;AR 则是暴露人群与非暴露人群比较时,所增加的疾病发生数量,如果暴露因素消除,就可减少这个数量的疾病发生。前者具有病因学意义,后者具有疾病预防和公共卫生学上的意义。

三、率比和率差

率比(rate ratio,RR)指的是同一事件在两种不同情况下的发生率之比。其计算公式为

$$RR = \frac{P_1}{P_2} \tag{31-3}$$

率差(rate difference,RD)指的是同一事件在两种不同情况下的发生率之差。其计算公式为

$$RD = P_1 - P_2 \tag{31-4}$$

式中,P_1 和 P_2 分别表示同一事件在暴露或未暴露于危险因素这两种不同情况下的率。用 P_1 表示暴露于危险因素下某事件的率,用 P_2 表示未暴露在危险因素下某事件的率。这里所说的事件一般

为死亡、复发、发病等,率一般为死亡率、复发率、发病率等。如果式(31-3)表示在暴露或未暴露于危险因素这两种不同情况下的患病率之比(prevalence rate ratio),则通常用 PRR 表示。$RR=1$ 表示暴露人群发病率与未暴露人群相同,暴露与发病没有联系,此暴露因素不太可能是病因。$RR>1$ 表示暴露人群的发病率高于未暴露人群,暴露因素很有可能是病因,且是危险因素。$RR<1$ 表示暴露人群的发病率低于未暴露人群,暴露因素不但不是病因,且是保护因素。此 RR 指标适用于前瞻性队列研究。

【例31-3】 为了解某地区的糖尿病患病和发病情况,研究者首先对该地区进行横断面调查,分别得到高血压患者的糖尿病患病率为16%,非高血压患者的糖尿病患病率为7%。然后对非糖尿病患者进行定期随访,监测这些对象的糖尿病发病情况。高血压患者累计随访1 510人年,在随访期间新诊断为糖尿病患者的有201人;非高血压对象累计随访1 250人年,在随访期新诊断为糖尿病患者的有72人。随访调查结果见表31-2。试计算高血压患者与非高血压患者的糖尿病患病率之比 PRR、率差 RD、发病率之比 RR、归因危险度百分比 $AR\%$。

表31-2　随访调查结果

研究对象	随访人年/(人·年)	新诊断糖尿病人数/人	年发病率/%	年发病率95%置信区间/%
高血压患者	1 510	201	13.31	11.53~15.28
非高血压患者	1 250	72	5.76	4.50~7.25

(1)根据本题所提供的信息,可以得到高血压患者糖尿病的患病率之比 $PRR=\dfrac{16\%}{7\%}=2.29$。即高血压患者患糖尿病的危险性是非高血压患者的2.29倍。

(2)两组率差 RD:$13.31\%-5.76\%=7.55\%$。根据第六章介绍的基于正态近似法估计两总体率差值的置信区间的方法可得,该率差的95%置信区间为(5.28%,9.82%)。

(3)RR:糖尿病的发病率之比 $RR=\dfrac{201/1\ 510}{72/1\ 250}=\dfrac{13.31\%}{5.76\%}=2.31$。即高血压患者的糖尿病发病率是非高血压对象的2.31倍。根据本章第三节的相关内容,可估计得到其95%置信区间为(1.75,3.07)。

(4)$AR\%=$(暴露组发病率$-$未暴露组发病率)/暴露组发病率 $\times100\%=(0.133\ 1-0.057\ 6)/0.133\ 1\times100\%=56.72\%$

第三节　率比的统计推断

一、率比的假设检验

RR 的假设检验的主要目的是比较总体 RR 与1之间的差别是否具有统计学意义。队列研究中,当 $RR=1$ 时,表示该因素对疾病的发病没有影响。

1. 建立假设检验,确定检验水准　具体内容如下。

H_0:总体 $RR=1$。

H_1:总体 $RR\neq1$。

$\alpha=0.05$。

2. 计算统计量　基于队列研究的累计发病率资料,令 a 为暴露组发病人数,b 为暴露组未发病人数,$n_1=a+b$;c 为非暴露组发病人数,d 为非暴露组未发病人数,$n_0=c+d$;$m_1=a+c$,为总发病人数;$m_0=b+d$,为总未发病人数;n 为总样本量。则统计量为:

$$\chi^2=\frac{(n-1)(ad-bc)^2}{n_1n_0m_1m_0}\tag{31-5}$$

3. 确定 P 值,作出推断结论

二、率比的区间估计

RR 的区间估计通常基于正态近似法得到。在队列研究中,记录各组发病情况,得暴露组发病率 π_1(样本率为 p_1),非暴露组发病率 π_2(样本率为 p_2),则相对危险度 RR 定义为:$\widehat{RR} = p_1 / p_2$。经对数变换后,$\ln(\widehat{RR})$ 近似正态分布,其方差为

$$Var(\ln\widehat{RR}) = 1/np_1 + 1/np_2 \tag{31-6}$$

事件发生率较低时,可考虑采用 ZOU G 于 2004 年在 *American Journal of Epidemiology* 发表的 *A Modified Poisson Regression Approach to Prospective Studies with Binary Data* 一文中推荐的校正方法,使用 $(1-p_1)/np_1 + (1-p_2)/np_2$ 作为其对数方差的估计。

在正态分布假设下,可建立 $\ln(RR)$ 的置信度为 $(1-\alpha) \times 100\%$ 的置信区间,其上下限分别为:

$$\ln\widehat{RR} \pm u_{1-\alpha/2}\sqrt{Var(\ln\widehat{RR})} \tag{31-7}$$

对式(31-7)中求得的 $\ln(RR)$ 的置信区间的上下限求反对数值,即可得到 RR 的置信区间的上下限 RR_U 与 RR_L。由于它们是经过对数和反对数变换估计得到的,因此它们关于 RR 的点估计是不对称的。

第四节　队列研究的样本量估计

一、率比估计的样本量

由于置信度为 $(1-\alpha) \times 100\%$ 的 RR 的置信区间关于真值不对称,这里仅考虑置信区间的一个端点,即下限 RR_L。同前文中估计 OR 的置信区间时一样,所谓在真值的 $\varepsilon(\%)$ 范围内,系指 $\varepsilon = (RR - \widehat{RR_L})/RR$。基于 Lemeshow S、Hosmer D 和 Klar J 于 1988 年在 *Statistics in Medicine* 发表的 *Sample size requirements for studies estimating odds ratios or relative risks* 一文中提出的样本量估计公式,经简单计算可得:$\ln(1-\varepsilon) = -u_{1-\alpha/2}\sqrt{Var(\ln\widehat{RR})}$。解得样本量估算公式为

$$n = \frac{u_{1-\alpha/2}^2[(1-p_1)/p_1 + (1-p_2)/p_2]}{[\ln(1-\varepsilon)]^2} \tag{31-8}$$

【例 31-4】　在一个队列研究中,相对危险度的真值约为 1.75,且非暴露组人群的患病率为 0.02。欲以 95% 的置信度,估计在真值的 10% 范围内,需要多大样本量?

已知 $\alpha = 0.05, u_{1-\alpha/2} = 1.96, \varepsilon = 0.10, p_2 = 0.02, \widehat{RR} = 1.75$。由于 $\widehat{RR} = p_1/p_2$,故 $p_1 = 1.75 \times 0.02 = 0.035$,两组患病率均较低,代入式(31-8)得

$$n = \frac{1.96^2 \times [(1-0.035)/0.035 + (1-0.02)/0.02]}{[\ln(1-0.10)]^2} = 26\,498.61 \approx 26\,499$$

暴露组与非暴露组各需要 26 499 例。

二、率比假设检验的样本量

RR 的双侧检验假设为 $H_0: RR=1, H_1: RR \neq 1$。单侧为 $H_0: RR=1, H_1: RR>1$;或 $H_0: RR=1, H_1: RR<1$。可将其转化成关于两个率的假设检验,双侧检验假设对应于 $H_0: \pi_1 = \pi_2, H_1: \pi_1 \neq \pi_2$。单侧检验假设对应于 $H_0: \pi_1 = \pi_2, H_1: \pi_1 > \pi_2$;或 $H_0: \pi_1 = \pi_2, H_1: \pi_1 < \pi_2$。双侧检验的样本量估计可分别采用式(31-9)。

$$n_1 = n_2 = \frac{\left[u_{1-\alpha/2}\sqrt{2\,\overline{p}(1-\overline{p})} + u_{1-\beta}\sqrt{p_1(1-p_1)+p_2(1-p_2)} \right]^2}{(p_1 - p_2)^2} \tag{31-9}$$

单侧检验的样本量估计只需要将式（31-9）中的 $u_{1-\alpha/2}$ 换成单侧界值 $u_{1-\alpha}$ 即可。

【例31-5】 在一个多中心临床观察性研究中，将人群分为具有某种白细胞抗原与不具有该抗原的组，经5年观察每组中的患某种疾病的人数。据有关的资料估计相对危险度约为0.5，不具备该白细胞抗原者患病率约为0.35，欲以 $\alpha=0.05$，检验效能为90%，对 RR 进行检验需多大的样本量？

已知 $\alpha=0.05, \beta=0.10, \widehat{RR}=0.5, p_2=0.350\,0$。则 $p_1=\widehat{RR} \times p_2=0.175\,0, \overline{p}=(p_1+p_2)/2=0.262\,5$。若为双侧检验，则：$u_{1-\alpha/2}=1.96, u_\beta=1.282$。将数据代入式（31-9）得

$$n = [1.96 \times \sqrt{2 \times 0.262\,5 \times 0.737\,5} + 1.282 \times \sqrt{0.175\,0 \times 0.825\,0 + 0.350\,0 \times 0.650\,0}]^2 / (0.175\,0 - 0.350\,0)^2$$

$$= 130.79 \approx 131$$

因此两组各需131例。

第五节 偏倚控制

一、队列研究中的常见偏倚

(一) 选择偏倚

选择偏倚（selection bias）指的是在研究的设计和实施中，由于对研究样本的选择不当而导致的偏倚。常见的问题包括：进入队列的研究样本缺乏代表性，暴露组和对照组之间缺乏可比性等。

如下几种情况易出现选择偏倚。

1. 随访对象依从性较低，出现较多的失访或退出。由于队列研究往往时间较长，队列研究的过程中，难免会出现逐渐对参与研究失去兴趣的个体，或者由于迁徙、伤病或自然死亡等原因退出研究的个体。当这些情况大量出现时，就会引入较大的选择偏倚。

2. 抽样过程中随机抽样实施不良，导致研究开始时纳入的研究个体与其所处的区域的一般人群的特征不相符。或者由于一些原因，导致暴露组和非暴露组个体在某些特征上出现差异，造成组间的可比性降低。这种情况的出现，也会引入选择偏倚。

3. 其他可能出现选择偏倚的情况等。

选择偏倚的程度往往难以估计，难以做到事后的有效处理。若队列的失访率过高，则提示队列研究的结果可能存在较大的选择偏倚，得到的结果可信度不高。

(二) 信息偏倚

信息偏倚（information bias）也称观察偏倚（observation bias）或错分偏倚（misclassification bias），是指在队列研究的实施过程中，由于获得的信息存在误差所导致的偏倚。信息偏倚产生的主要来源包括：研究中使用的测量工具（如仪器或量表等）不精确、不规范，测量方法不稳定；访视研究对象时访视方式存在问题、记录错误等。其表现包括研究对象的某些特征被错误分类，如暴露于某因素者被错误地划分为非暴露者，患病的个体被错分为未患病等。

和选择偏倚类似，信息偏倚也较难发现，一旦产生难以进行有效的矫正。因此，对于信息偏倚的预防也主要是在研究的设计和实施阶段。

(三) 混杂偏倚

混杂偏倚（confounding bias）指由混杂因素的存在而导致的偏倚。混杂指与研究结局相关，且与暴露/处理因素相关，但不处于暴露/处理与结局的因果关系链中的因素。队列研究，特别是大型队列研究中，由于变量众多，数据信噪比（signal-to-noise ratio，SNR）较低，存在着大量的混杂因素。混杂因素会增加筛选出对于结局事件有关键影响作用的因素的难度，从而引入混杂偏倚。

混杂因素可以通过专业知识和恰当的统计方法进行识别,并通过在设计阶段进行考虑或在分析阶段采用特定的统计分析方法进行处理。

二、偏倚的控制

选择偏倚的预防应主要集中在研究的设计和实施阶段。主要手段包括在抽样过程中尽量完善抽样计划,保证研究样本的代表性及组间的均衡性;严格制定和遵循队列研究的纳入排除标准;在实施过程中,应进行规范化的随访,降低失访率,通过各种合理的方法提高随访对象的依从性等。

信息偏倚的控制主要集中在研究的设计和实施中。主要手段包括统一信息的获取方法,将测量所用的工具进行标准化、校准;对实验人员和调查员进行规范化的培训,令其在样本的处理、个体访视和数据录入时,能够做到标准化。

混杂偏倚的控制可以在研究设计阶段,通过对研究对象作出某种限制实现;也可以在数据分析阶段,采用可以进行混杂因素筛选和控制的统计模型进行处理。

【例 31-6】　某研究团队开展出生队列研究,拟分析母亲孕期不同营养素补充剂对子代青春早期总智商的影响,合并分析时发现,与单纯叶酸补充相比,多维营养素补充可提高子代青春早期总智商。进一步分析发现营养素补充的开始时间可能是一个混杂因素,接着按照营养素补充的开始时间进行分层分析(孕早期开始、孕中晚期开始),结果显示,孕早期开始干预,则多维营养素补充改善子代青春早期总智商的效应更强,而孕中晚期开始补充,则效应不明显(表 31-3)。

表 31-3　母亲孕期营养素干预类型对子代青春早期总智商的影响

分层	母亲孕期营养素补充剂	人数	子代青春早期总智商 ($\bar{X}\pm S$)	校正均数差(95% CI)
合并分析				
	叶酸	728	97.2 ± 12.4	参比组
	铁/叶酸	669	97.0 ± 11.6	− 0.22(− 1.50,1.07)
	多维营养素	694	98.8 ± 12.7	1.65(0.38,2.93)
分层分析				
孕早期开始	叶酸	299	97.3 ± 12.2	参比组
	铁/叶酸	298	98.6 ± 11.9	1.27(− 0.69,3.23)
	多维营养素	283	100.8 ± 12.5	3.54(1.55,5.52)
孕中晚期开始	叶酸	429	97.1 ± 12.5	参比组
	铁/叶酸	371	95.7 ± 11.3	− 1.41(− 3.11,0.28)
	多维营养素	411	97.5 ± 12.6	0.36(− 1.29,2.01)

第六节　应用中的注意事项

(一)队列研究对象的选择

队列研究应明确所关心的暴露因素,预先估计可能出现的样本损失率,确保获得充足的样本量,保证暴露组和非暴露组的可比性,及研究人群的代表性。在纳入研究对象时,应严格按照设计中要求的纳入排除标准,对研究对象进行筛选,明确研究对象对于参与研究的意愿,尽可能提高依从性。

(二)数据的收集、整理与分析

由于队列研究时间很长,在收集信息时,应尽量做好质控,明确数据收集和储存的标准,并严格按照标准执行。对于研究中出现的失访、数据缺失及暴露组和非暴露组中出现的难以避免的不均衡问题,采用恰当的统计方法进行处理和矫正。

队列研究中收集的数据往往具有变量多、数据量大、混杂因素难以避免,且变量间关联性复杂等特点。因此,为了正确估计暴露因素与结局间的关联性,矫正混杂因素的影响,多因素统计分析、统计建模和混杂控制已经成为队列数据统计分析策略中不可或缺的部分。

（三）结果的报告

队列研究结果的报告要求可以参考 STROBE 中针对队列研究的报告规范。

第七节　案　例

【案例 31-1】（弗雷明汉心脏研究）

弗雷明汉心脏研究（Framingham Heart Study,FHS）是由美国国立心脏、肺和血液研究所（National Heart,Lung,and Blood Institute,NHLBI）主持,政府资助的一项持续的、长期的,聚焦心血管疾病的人群队列研究。1948 年开始招募来自马萨诸塞州弗雷明汉（Framingham）镇的 5 209 名男性和女性的原始队列（平均年龄为 44 岁,最小 28 岁,最大 74 岁）。

该项目于 1948 年启动时,最初目的是确定导致心血管疾病的常见因素或特征,研究包括一个主要目标和两个次要目标:主要目标为得到动脉粥样硬化和高血压性心血管疾病流行病学数据;次要目标为获得具有代表性的一般人群的各种心血管疾病的流行病学数据,并验证当时存在的各种心血管疾病诊断程序在真实临床和卫生实践中的有效性。

1. 研究目的　最初目的（1952 年）:FHS 的最初目标是确定导致心血管疾病的常见因素或特征。随后该研究成为一项成功的多代研究,对心血管疾病和其他疾病的家族模式进行分析,同时从原始研究参与者之后的两代人中收集更多的遗传信息。该研究目前包含三代参与者,还扩展到两个少数族裔队列,以便理解不同群体的风险因素差异。

2. 主要研究成果

（1）基于早期队列:具体内容如下。

1961 年:高血压和高胆固醇水平被发现会增加心脏病风险,"危险因素"一词被推广。

1962—1964 年:当地卫生部门负责人发布第一份关于吸烟与健康的报告,阐明吸烟与冠心病有关。研究结果主要基于队列数据分析得到,效应指标为吸烟/不吸烟者冠心病发病率的 *RR*。

1967 年:缺乏身体活动被发现会增加患心脏病的风险。研究结果主要通过描述性分析得到,主要分析指标包括 24 小时的日常身体活动史、初始冠状动脉事件的发生率、静息心率、体重、肺活量和静息脉搏等。

1968 年:作为当时最早的大规模数据共享工作之一,弗雷明汉（Framingham）收集测量的"海量"数据被免费提供给外部研究人员。

1970 年:发现高血压与脑卒中风险增加有关。研究结果主要来自对队列收集到的观察性数据的分析,主要分析方法为判别分析（discriminant analysis）。主要效应指标包括脑卒中的发病率和发病风险,主要研究因素为左臂测量血压、收缩压、舒张压和平均动脉压等。

（2）基于二代队列:具体内容如下。

1971 年:第二代参与者开始加入后代队列。

1974 年:发现糖尿病与心脏病的风险有关。研究结果主要基于队列数据的分析得到,分析思路主要包括建立回归方程以评估充血性心力衰竭发生率与糖尿病状态的关系。主要分析的效应量为充血性心力衰竭的发生率,考虑的主要因素为血糖水平。

1976 年:发现绝经后女性患心脏病的风险增加。

1978 年:发现心律不齐（心房颤动）与卒中风险有关。这部分研究主要基于对前瞻性队列数据的建模分析得到,主要效应量为卒中风险和特发性心房颤动发生的率比。

1983年:肥胖被确认为心血管疾病的一个独立危险因素。主要研究结论通过对队列数据建立多元 logistic 回归得到。人口肥胖情况采用人口相对体重(metropolitan relative weight,MRW)来描述,主要研究结局为人群动脉粥样硬化血栓性卒中、冠状动脉疾病、充血性心力衰竭、间歇性跛行和周围血管疾病的发生率。

1984年:美国国立卫生研究院(National Institutes of Health,NIH)发布了第一份公众胆固醇管理指南,参考了 FHS 的发现。

1988年:弗雷明汉(Framingham)骨质疏松症研究开始。

20世纪80年代末至20世纪90年代:随着第一代队列进入老年,弗雷明汉(Framingham)科学家开始报告认知能力下降、痴呆、阿尔茨海默病和心房颤动、高血压的危险因素。

1990年:发现父母的病史是冠状动脉疾病的独立危险因素。主要结论基于队列数据的建模分析得到。所采用的主要分析方法包括 logistic 回归、风险因子矫正模型(risk-factor-adjusted model)等。主要分析的影响因素包括年龄、性别、收缩压、血清胆固醇水平、每天吸烟的量、左心室肥厚、人口相对体重、父亲死亡时的年龄和母亲死亡时的年龄等。

1994年:队列包括非洲裔美国人、西班牙裔、亚洲人、印第安人、太平洋岛民和美洲原住民参与者,以反映社区日益增加的种族和种族多样性。

1998年:弗雷明汉(Framingham)发表的一篇被引用次数最多的科学文章描述了"弗雷明汉(Framingham)风险评分"——一个计算10年心脏病风险的方程式。截至2018年,这篇文章被引用的次数比同一领域论文平均多150次,在所有 NIH 资助的出版物中排名前0.1%。

(3)基于第三代队列:具体内容如下。

2002年:添加了第三代队列,其中包括原始参与者的孙子、孙女。

2006年:FHS 进入了数据共享的新阶段,这次的重点是向研究人员公开提供遗传数据。

2008年:弗雷明汉(Framingham)与其他流行病学队列研究合作,以确定心血管疾病和许多其他疾病的几种风险基因,包括高血压、肥胖、糖尿病、冠心病、脑卒中、心力衰竭、心房颤动、痴呆、帕金森病等疾病。

2013年:弗雷明汉(Framingham)加入了 NIH 的杰克逊心脏研究和美国心脏协会,形成了心血管人群科学的新合作:心血管基因组、现象组研究。

2017年:全基因组测序在4 200名弗雷明汉(Framingham)参与者中完成。

【案例31-2】(围孕期营养干预对子代健康结局的长期效应——出生队列研究)

1. 研究简介　依托一项孕期微量营养素干预预防低出生体重的整群随机双盲对照试验(简称"孕期干预研究")建立出生队列,对参与该项试验的孕妇所生育子代分别进行了婴幼儿期(30月龄内:1、3、6、12、18、24和30月龄)、学龄期(7~9岁)和青春早期(10~14岁)的定期随访,以阐明孕期微量营养素干预及生命早期暴露对后续生命周期智力、体格、心理行为发育的影响。该出生队列研究流程图见图31-1。

2. 主要研究结果

(1)与单纯叶酸补充相比,孕期多维营养素补充可明显改善子代12月龄时的智力发育(多水平模型,调整相关混杂因素的影响)[LI Q,YAN H,ZENG L,et al. Effects of maternal multimicronutrient supplementation on the mental development of infants in rural western China:follow-up evaluation of a double-blind,randomized,controlled trial. Pediatrics,2009,123(4):e685-e692]。

(2)孕期缺铁性贫血会严重影响儿童出生后24月龄的智力发育,而足够剂量的孕期铁补充可纠正母亲贫血对24月龄儿童智力发育造成的影响[CHENG S,ZENG L,BROUWER ID,et al. Effect of iron deficiency anemia in pregnancy on child mental development in rural China. Pediatrics,2013,131(3):e755-e763]。

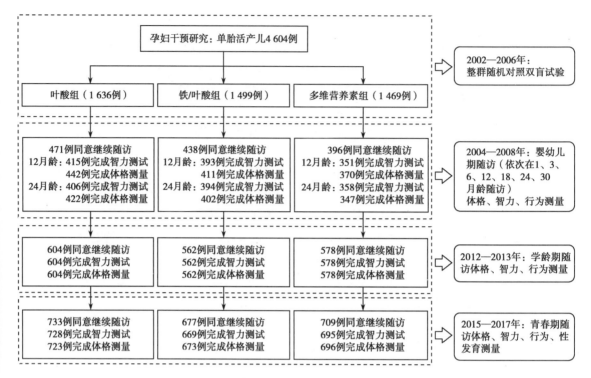

图 31-1   出生队列研究流程图（2002—2017 年）

（3）母亲孕期补充多维微量营养素与单纯补充叶酸或铁/叶酸相比,可显著改善子代青春期早期的智力发育,并存在剂量-反应关系 [ZHU Z,CHENG Y,ZENG L,et al. Association of antenatal micronutrient supplementation with adolescent intellectual development in rural western China：14-year follow-up from a randomized clinical trial. JAMA Pediatrics,2018,172（9）：832-841]。

（4）贫困农村存在母亲和女儿之间营养不良的代际循环的可能。低身高、孕期低体重的母亲所生育的女孩在青春早期更容易出现低体重的问题。此外,母亲的身高过低也会增加女孩生长迟缓的风险 [ELHOUMED M,ANDEGIORGISH AK,QI Q,et al. Patterns and determinants of the double burden of malnutrition among adolescents：a 14-year follow-up of a birth cohort in rural China. The Journal of Pediatrics,2022,242：48-56.e3]。

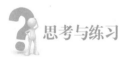 思考与练习

一、选择题

1. 队列研究与临床试验的最大区别是（   ）

A. 队列研究没有随机分组

B. 队列研究的测量误差较大

C. 队列研究不能主动施加干预措施

D. 队列研究不能保证对比组间的均衡性

E. 队列研究一般样本量较大

2. 与临床试验相比,队列研究**不适合**（   ）

A. 描述疾病在人群中的流行状况　　　　B. 分析疾病与可疑危险因素的关系

C. 评价某预防干预措施的效果　　　　　D. 论证某药物的治疗效果

E. 探索健康结局的影响因素

3. 队列研究在资料收集过程中容易出现的偏倚类型是( )

A. 回忆偏倚   B. 混杂偏倚

C. 选择偏倚   D. 报告偏倚

E. 测量偏倚

4. 对于队列研究叙述**错误**的是( )

A. 人力、物力花费较大

B. 通常要考虑失访和混杂偏倚

C. 可以直接计算暴露与疾病的关联性

D. 适用于疾病罕见而暴露因素常见的情况

E. 适用于疾病常见而暴露因素罕见的情况

5. 队列研究中纳入的研究对象,应满足( )

A. 同时出生

B. 必须同时入组

C. 居住在同一地区

D. 进入队列时未患研究感兴趣的疾病(或未发生研究关心的健康事件)

E. 随访时间必须一样

二、论述题

1. 队列研究的主要目的和作用是什么?

2. 队列研究中的暴露因素可以是什么?

3. 队列研究的基本原理是什么?

4. 队列研究与病例-对照研究有什么区别和联系?

三、分析计算题

1. 某研究者进行了一项关于脂肪摄入与男性前列腺癌关系的队列研究,选择高脂肪和低脂肪摄入者各 100 名,从 65 岁开始对他们随访 10 年。在随访期间,高脂肪摄入组中有 10 人、低脂肪摄入组中有 5 人被诊断患有前列腺癌(表 31-4)。试求患前列腺癌的相对危险度(高脂肪摄入组比低脂肪摄入组)及 95% 置信区间。

表 31-4 脂肪摄入与前列腺癌的关系

	病例	非病例	合计
高脂肪摄入	10	90	100
低脂肪摄入	5	95	100
合计	15	185	200

2. 某研究者进行了一项评价某药物预防脑卒中再发效果的队列研究,预试验中不用药者脑卒中再发概率为 40%,相对危险度为 0.63,设 $\alpha = 0.05, \beta = 0.20$,问:正式试验需要多大样本量?

3. 某出生队列研究拟探讨母亲孕前超重肥胖、孕期营养素补充、出生时状况对子代青春早期超重肥胖是否存在远期影响,同时收集了家庭社会人口特征以及孩子性别,青春早期的饮食偏好,运动、静态生活方式,青春期是否启动等相关信息。共 500 名母亲及其子女完成了该队列研究。根据研究目的,提出你的数据分析策略,并分析结果。

(曾令霞)

第三十二章
循证医学研究设计与分析

【学习要点】

1. 循证医学研究的基本步骤包括：文献检索、文献质量评价、效应量提取、效应量合并、偏倚评价、敏感性分析与亚组分析。

2. meta 分析是对多个目的相同而相互独立研究的研究结果采用合并效应量进行综合分析和再评价的统计分析方法。

3. meta 分析中，如果各研究结果具有良好的同质性，则可选择固定效应模型；如果存在异质性，则宜选择随机效应模型。

4. 定量资料常用的效应量有均数差值、相关系数等，分类资料常用的效应量有优势比、相对危险度和率差等。

5. 发表偏倚是指具有统计学意义的研究结果被报告和发表的可能性比无统计学意义或无效结果被报告和发表的可能性更大，可以采用漏斗图、线性回归等多种方法进行探测。

6. 异质性是指由一些潜在混杂因素，导致纳入同一个 meta 分析的各个研究之间存在的差异，可以通过异质性检验进行探测。

循证医学（evidence-based medicine, EBM）是 20 世纪 90 年代在临床医学领域内迅速发展起来的一门新兴学科。循证医学是遵循现代最佳医学研究证据，并将其应用于临床对患者进行科学诊治决策的学问；是综合考虑最佳研究证据、临床经验和患者价值观的临床思维模式；是甄别证据、分析证据和综合应用证据的临床研究方法学。

循证医学及其产生的高质量证据已成为全球医疗卫生决策和实践的重要决策依据，深刻影响着我国医疗实践、卫生决策、教育和科研工作的诸多方面。

运用循证医学思想指导临床实践，最关键的内容是根据临床所面临的问题进行系统的文献检索，了解相关问题的研究进展，对研究结果进行科学评价以获得最佳证据，而最佳证据的获取则依赖于科学的方法进行设计与分析。

第一节　循证医学的基本概念

一、系统评价与 meta 分析

循证医学研究中的最佳证据一般来自医学研究文献，但文献中现有的临床研究多数规模较小，纳入研究对象数量有限，针对同一种疾病的同一项或同一类干预措施的文献资料虽然数量较多，但质量可能参差不齐，结论也不尽相同。而系统评价（systematic review）是一种可以帮助研究者从海量的医学文献中快速高效地获得可靠结论，以便进行科学决策的科学方法。系统评价可以是定性的，也可以是定量的。

若系统评价中将多个独立的、可以合成的临床研究进行了综合定量分析，这种方法即 meta 分析（meta analysis）。meta 分析最初应用于教育学、心理学等社会科学领域，1976 年由 Glass 命名为 meta

分析。它通过搜集已有的或未发表的、具有某一可比性的文献,应用一定的统计学方法,综合多个目的相同而相互独立的研究结果,从而得出一个量化的合并效应结论。

二、应用条件与报告规范

(一)应用条件

循证医学中系统评价/meta 分析的应用条件包括:收集的研究资料要全面、确定研究资料的入选标准及排除标准、研究资料效应指标明确、各研究应具备同质性。

(二)报告规范

为促进系统评价/meta 分析报告的高质量和规范化而推出的声明或指南即报告规范,包括针对随机对照试验的 meta 分析报告质量(quality of reporting of meta-analysis,QUOROM)声明、针对随机对照试验的系统评价和 meta 分析首选报告项目(preferred reporting items for systematic reviews and meta-analyses,PRISMA)指南、适用于流行病学中观察性研究 meta 分析的 MOOSE(meta-analysis of observational studies in epidemiology)声明。

三、常用循证医学数据库

根据 Haynes 等人于 2001 年提出的“4S”模型,将循证医学信息资源分为 4 类,即:证据系统(system)、证据摘要(synopses)、系统评价(syntheses)和原始研究(studies)。

1. 证据系统　即计算机决策支持系统,包括 Clinical Evidence、PIER、UpToDate、Harrison's Principles of Internal Medicine 等循证医学数据库。

2. 证据摘要　即循证杂志摘要,目前有 ACP Journal Club、InfoPOEMs 数据库。

3. 系统评价　分为 Cochrane 系统评价和非 Cochrane 系统评价,前者由 Cochrane 协作网作者制作并发表在 Cochrane 图书馆,后者发表在杂志上。

4. 原始研究　是指发表在杂志和综合文献数据库、未经专家评估的文献资料,一般可通过检索 MEDLINE 数据库查询世界生物医学文献资源,同时通过 PubMed 网络检索系统可检索 MEDLINE 数据库。

四、常用效应量

效应量(effect size,ES)常被定义为临床上有意义的值。效应量的表达方式由不同数据类型决定:当结局观察指标为二分类变量时,常用的效应量为优势比(odds ratio,OR)、相对危险度(relative risk,RR)等;当结局观察指标为连续型变量时,常用的效应量为均数差值(mean difference,MD)或标准化均数差值(standardized mean difference,SMD)等;对于等级资料,可将其转化为二分类变量或直接作为连续型变量进行处理,选用对应的效应量;对于生存资料,效应量可选用风险比(hazard ratio,HR)。

第二节　循证医学研究的步骤与内容

一、循证医学研究的步骤

循证医学研究应从问题的提出、研究资料的收集及数据分析等步骤着手。本节主要介绍循证医学研究中 meta 分析的步骤,具体内容如下。

(一)提出需要并可能解决的问题,制订研究计划

问题一般来自医学研究中的不确定或有争议的方面,往往表现在相同目的的多个研究的结果不一致或相反。同时,由于生命现象的随机性,每次研究的结果很难完全一致,有时也需合并估计平均

效应。确定了要进行综合评价加以解决的问题后,还需拟订诸如研究目的、现况、意义、方法、资料收集与分析、结果解释、撰写报告等计划。

(二) 检索相关文献

为确保分析结论的可靠性和真实性,应对检索结果进行查全及查准与否的分析。按事先确定的纳入和剔除标准从检索出的文献中筛选符合要求的文献资料。

1. 纳入标准　纳入标准应包括:①各研究假设和研究方法相似;②有研究开展或发表的年限;③各研究对样本量有明确规定;④各研究中患者的选择和病例的诊断及分期有明确标准,干预和对照的措施明确;⑤研究报告可提供均数、标准差、样本量、*OR*(*RR*、率、*HR*)及其 95% 置信区间等信息,或提供可以转化为这些信息的数值。

2. 剔除标准　剔除标准应包括:①重复报告;②存在研究设计缺陷,质量差;③数据不完整、结局效应不明确;④统计方法错误且无法修正,无法提供有效信息。

(三) 评价纳入文献的质量

主要考察各个研究是否存在偏倚及其影响程度,评价工具较多,不同的研究类型均有相应的评价方法。如随机对照试验常用的 Jadad 量表,病例-对照研究及队列研究常用的纽卡斯尔-渥太华(Newcastle-Ottawa Scale,NOS)量表,诊断性试验常用的诊断准确性试验的质量评价(Quality Assessment of Diagnostic Accuracy Studies,QUADAS)/QUADAS-2 等。具体内容见本章的补充读物。

(四) 提取纳入文献的数据信息

包括每条文献的基本信息、研究特征、研究结果等内容。

1. 基本信息　文献的题目、作者、来源、发表日期等。

2. 研究特征　研究对象的特征、研究地点、设计方案和质量、研究措施的具体内容和实施方法、有关偏倚的防止措施、主要的试验结果等。

3. 研究结果　分类资料应收集每组总人数及事件发生率,定量资料应收集每组研究人数、均数、标准差或标准误等。

(五) 效应量的提取及合并

研究资料效应指标不同,合并效应量往往也不同,对于定量资料常用的效应量为均数差值、相关系数等,对于分类资料常用的为 *OR*、*RR* 和率差(rate difference,RD)等。进行异质性检验时,根据异质性检验结果选择合适的统计分析模型,如果各个研究间同质,则采用固定效应模型;若不同质,则采用随机效应模型,从而获得合并效应量及其 95% 置信区间大小。

(六) 偏倚评价

循证医学研究中可能出现的偏倚主要包括抽样偏倚、选择偏倚和研究内偏倚。

1. 抽样偏倚　主要包括发表偏倚、查找偏倚、索引偏倚、引文偏倚和语种偏倚。

2. 选择偏倚　主要包括纳入标准偏倚和选择者偏倚。

3. 研究内偏倚　主要包括提取者偏倚、研究质量评分偏倚和报告偏倚。

其中,发表偏倚是最常见的一种偏倚,可以采用漏斗图法、线性回归法、秩相关法等方法进行识别和评价。

(七) 敏感性分析与亚组分析

为了解循证医学研究结论的稳定性,需要通过敏感性分析和亚组分析来考察其分析结论有无较大变化。主要包括:①选择不同统计模型获得合并效应量及其 95% 置信区间大小,并进行比较;②剔除质量相对较差的文献后再进行合并,观察分析结果的差异;③对文献进行分层分析,观察分析结果的差异;④改变纳入/剔除标准再进行合并,观察分析结果的差异。

二、循证医学研究的内容

循证医学研究主要是围绕医学领域中最佳证据的获取而展开的研究。其中,所研究的问题包括:

诊断、治疗、预后、病因、预防、临床经济学等领域的证据;原始研究证据的研究方法包括:随机对照试验、交叉试验、自身前后对照试验、同期非随机对照试验、队列研究、病例-对照研究、横断面调查、病例分析、病例报告等;二次研究证据的研究方法包括:系统评价、临床实践指南、临床证据手册、卫生技术评估等。

综合考虑所研究问题的不同类型、原始研究及二次研究证据的不同研究方法,2001年5月,英国牛津循证医学中心网站正式公布了循证医学的证据分级标准,具体见表32-1。

表 32-1　2001 年牛津证据分级与推荐强度

推荐强度	级别	治疗、预防、病因研究	预后研究	诊断性研究	经济学分析
I级	Ia	同质性随机对照试验的系统评价	同质性前瞻性队列研究的系统评价,或经验证的临床实践指南	同质性一流水平的诊断性研究的系统评价,或经验证的临床实践指南	同质性一流水平的经济学研究的系统评价
	Ib	置信区间小的随机对照试验	随访率≥80%的前瞻性队列研究	纳入研究对象适当,且与金标准进行同步独立盲法比较的诊断性研究	采用适当的成本计算,对所有经过严格验证的备选医疗方案的结局进行了比较分析,包括将临床可观察到的变异结合到重要变量中进行敏感性分析
	Ic	观察结果为"全或无"(某干预措施推行前某病病死率为100%,推行后低于100%;或推行前某病患者存在死亡或治疗失败现象,推行后无死亡或治疗失败)	观察结果为"全或无"的病例系列研究	绝对的特异度高即阳性者可确诊,或绝对的灵敏度高即阴性者可排除	对干预措施分析后有明确结论:①成本低其结果佳的程度;②成本高其结果差的程度;③成本相同其结果的好坏程度
II级	IIa	同质性队列研究的系统评价	同质性回顾性队列研究,或对照组未治疗的随机对照试验的同质性系统评价	同质性的、但水平低于I级的诊断性研究的系统评价	同质性的、但水平低于I级的经济学研究的系统评价
	IIb	单个队列研究(包括低质量的随机对照试验,如随访率低于80%)	回顾性队列研究,或随机对照试验中未作治疗的对照组患者的追踪结果,或未经验证的临床实践指南	同步作了金标准及诊断试验,并进行了独立盲法比较,但研究对象局限且不连贯;或未经验证的临床实践指南	采用适当的成本计算,对若干备选医疗方案的结局进行了比较分析,包括将临床可观察的变异结合重要变量进行敏感性分析
	IIc	结局性研究[a]	结局性研究[*]	—	—
III级	IIIa	同质性病例-对照研究的系统评价	—	—	—
	IIIb	单个病例-对照研究	—	纳入研究对象适当,且与金标准进行了独立盲法比较或客观比较,但部分研究对象未接受金标准试验的诊断性研究	未作准确成本计算的经济学研究,但包含在主要变量中加入临床因素作出的敏感性分析

续表

推荐强度级别	治疗、预防、病因研究	预后研究	诊断性研究	经济学分析
Ⅳ级	系列病例观察(包括低质量的队列研究和病例-对照研究)	系列病例观察(包括低质量的预后队列研究)	未采用盲法或未客观独立地使用金标准试验的诊断性研究,划分真阳性和真阴性的参考标准不统一的诊断性研究,纳入研究对象不适当的诊断性研究	无敏感性分析的经济学研究
Ⅴ级	专家意见或基于生理、病理生理和基础研究的证据	专家意见或基于生理、病理生理和基础研究的证据	专家意见或基于生理、病理生理和基础研究的证据	专家意见或基于经济学理论的证据

a:结局性研究是指描述、解释、预测某些干预或危险因素对最终结局的作用和影响的研究。

除此之外,现实世界证据(real world evidence,RWE)近年来越来越受国内外关注,并且早已成为国内外药物研发和监管决策中的热点问题。RWE 可以克服随机对照试验研究结论外推于临床实际应用时所面临的困难,以及某些缺乏有效治疗措施的罕见病或危及生命的重大疾病难以实施传统随机对照试验的弊端。有关 RWE 的具体介绍见第三十五章。

第三节　几种常见的 meta 分析方法

本节主要介绍定量资料和二分类资料的不同模型的 meta 分析方法。诊断试验的 meta 分析可参考相关书籍或文献。

一、定量资料的 meta 分析

定量资料进行 meta 分析时,可根据研究目的选择均数差值、相关系数等作为效应量,再根据异质性检验结果选择不同的分析模型。若各研究间具有同质性,则采用固定效应模型;否则,应选择随机效应模型。本节以均数差值作为合并效应量介绍定量资料的 meta 分析过程。固定效应模型(fixed effect model,FEM)一般采用倒方差法(inverse-variance 法,又称倒方差加权法);随机效应模型(random effect model,REM)则是在倒方差加权法基础上,采用 DerSimonian-Laird 法,引入校正因子对固定效应模型中的权重进行校正后再计算合并效应量及其 95% 置信区间。不同模型条件下均数差值合并的倒方差加权法的具体计算公式见表 32-2。

表 32-2　不同模型条件下均数差值合并的倒方差加权法计算公式

模型	均数差值 d_i	均数差值的标准误 S_i	权重 w_i	加权均数 $\bar{d}$	加权均数的标准误 $S_{\bar{d}}$	$\bar{d}$ 的 95% 置信区间
FEM	$d_i = \bar{X}_{1i} - \bar{X}_{2i}$	$S_i = \sqrt{\dfrac{S_{1i}^2}{n_{1i}} + \dfrac{S_{2i}^2}{n_{2i}}}$	$w_i = \dfrac{1}{S_i^2}$	$\bar{d} = \dfrac{\sum w_i d_i}{\sum w_i}$	$S_{\bar{d}} = \sqrt{\dfrac{1}{\sum w_i}}$	$\bar{d} \pm 1.96 S_{\bar{d}}$
REM	$d_i = \bar{X}_{1i} - \bar{X}_{2i}$	$S_i = \sqrt{\dfrac{S_{1i}^2}{n_{1i}} + \dfrac{S_{2i}^2}{n_{2i}}}$	$w_i' = \dfrac{1}{\dfrac{1}{w_i} + \tau^2}$ ①	$\bar{d} = \dfrac{\sum w_i' d_i}{\sum w_i'}$	$S_{\bar{d}} = \sqrt{\dfrac{1}{\sum w_i'}}$	$\bar{d} \pm 1.96 S_{\bar{d}}$

①:$\tau^2 = \begin{cases} \dfrac{Q-(k-1)\sum w_i}{(\sum w_i)^2 - \sum w_i^2}, & Q \geq k-1 \\ 0, & Q < k-1 \end{cases}$,其中 Q 为异质性检验统计量值,k 是研究个数。

（一）固定效应模型

下面举例说明采用倒方差加权法的固定效应模型进行均数差值的合并。

【例 32-1】 在探讨某种新手术方案能否缩短股骨头坏死患者术后恢复时间（单位：天）的研究中，研究者按事先确定的纳入和剔除标准筛选了 3 篇符合要求的独立研究文献资料，见表 32-3。表中试验组是实施新手术方案的股骨头坏死患者，对照组是实施传统手术方案的股骨头坏死患者。试作 meta 分析。

表 32-3　3 篇原始研究的研究结果

研究	试验组			对照组		
	n_{1i}	$\overline{X}_{1i}$	S_{1i}	n_{2i}	$\overline{X}_{2i}$	S_{2i}
1	30	22.60	1.80	35	22.70	2.20
2	121	79.10	23.84	125	76.50	23.84
3	82	4.63	0.50	93	4.45	0.82

计算的有关结果列于表 32-4 中。

表 32-4　3 篇原始研究的 meta 分析的部分计算结果

研究	d_i	S_i	w_i	$w_i d_i$	$w_i d_i^2$
1	−0.10	0.50	4.06	−0.40	0.04
2	2.60	3.04	0.11	0.29	0.74
3	0.18	0.10*	97.29	17.51	3.15
合计	—	—	101.46	17.40	3.93

注：* 该数据实为 0.101 38。

计算 $\overline{d} = \dfrac{17.40}{101.46} = 0.171\,5$。

异质性检验的假设内容如下。

$H_0: \mu_{d1} = \mu_{d2} = \mu_{d3}$，即 3 个研究的均数差值的总体均数相同。

H_1：3 个研究的均数差值的总体均数不全相同。

$\alpha = 0.10$。

$$Q = \sum w_i (d_i - \overline{d})^2 = \sum w_i d_i^2 - \left(\sum w_i\right)\overline{d}^2 \tag{32-1}$$

按式（32-1）计算异质性检验统计量 $Q = 0.95$。本例 $v = 3 - 1 = 2$，查 χ^2 分布表得 $P > 0.10$，不拒绝 H_0，说明研究间存在同质性，可采用固定效应模型进行分析。合并效量的 95% 置信区间为（−0.02，0.37）。由于该区间包含 0，表明合并效量与 0 的差异无统计学意义，即 meta 分析结果表明试验组和对照组的术后恢复时间的差异无统计学意义。因此，基于上述研究的结果，没有足够证据可以推断该新手术方案能缩短股骨头坏死患者的术后恢复时间。

meta 分析统计结果的简单而直观的表达形式是森林图（forest plot）。它是以一条垂直的无效线（横坐标刻度为 1 或 0）为中心，用平行于横轴的多条线段描述每个被纳入研究的效量和 95% 置信区间，用一个菱形（也可以是其他图形）描述合并效量及其 95% 置信区间，在平面直角坐系中绘制出的一种图。当统计指标 OR、RR、RD、均数差值或加权均数差值的 95% 置信区间横线与森林图的无效线（横坐标刻度为 1 或 0）相交时，表明试验组的效量与对照组相等，可认为试验因素无效；当其 95% 置信区间横线不与森林图的无效线相交且落在无效线右侧时，表明试验组的效量大于对照组；当其 95% 置信区间横线不与森林图的无效线相交且落在无效线左侧时，试验组的效量小于对照组。本例的 meta 分析森林图见图 32-1。图中常展示"权重（%）"，是标化的权重 $w_i / \sum w_i$。

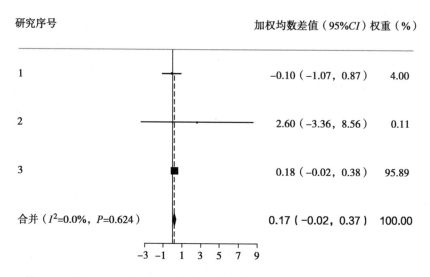

图 32-1　新手术方案缩短股骨头坏死患者术后恢复时间的 meta 分析森林图

(二)随机效应模型

下面举例说明采用倒方差加权法的随机效应模型进行均数差值的合并。

【例 32-2】 为评价噪声暴露程度对收缩压(systolic blood pressure, SBP)的影响,现按事先确定的纳入和剔除标准筛选了 5 篇符合要求的独立研究文献资料,见表 32-5。试作 meta 分析。

表 32-5　5 篇噪声暴露程度对收缩压影响研究的研究结果

研究	高暴露组			低暴露组		
	n_{1i}	$\overline{X}_{1i}$	S_{1i}	n_{2i}	$\overline{X}_{2i}$	S_{2i}
1	345	137.60	2.40	200	131.90	2.20
2	15	123.00	19.00	5	120.70	17.50
3	40	136.40	14.10	14	121.40	16.10
4	105	127.10	13.60	150	126.00	12.90
5	77	127.00	13.30	224	125.60	11.20

计算的有关结果列于表 32-6 中。

表 32-6　5 个噪声暴露程度对收缩压影响研究的 meta 分析部分计算结果

研究	d_i	S_i	w_i	$w_i d_i$	$w_i d_i^2$	w_i'	$w_i' d_i$
1	5.70	0.20	25.00	142.5	812.25	0.11	0.63
2	2.30	9.24	0.01	0.02	0.05	0.01	0.02
3	15.00	4.85	0.04	0.60	9.00	0.03	0.45
4	1.10	1.69	0.35	0.38	0.42	0.08	0.09
5	1.40	1.69	0.35	0.49	0.69	0.08	0.11
合计	—	—	25.75	143.99	822.41	0.31	1.30

按照公式 32-1 计算异质性检验统计量 Q,从而算出 $Q = 17.77$。本例 $v = 5 - 1 = 4$,查 χ^2 分布表可得 $P < 0.05$,拒绝 H_0,说明研究间存在异质性,应采用随机效应模型进行分析。

随机效应模型由 DerSimonian 和 Laird 于 1986 年提出,当异质性检验统计量 $Q < k-1$(其中 k 是指研究个数),其与固定效应模型相似;当 $Q \geq k-1$,随机效应模型主要是对固定效应模型中的 w_i 加以校正,即计算校正因子 τ^2 值,其权重为 w_i'。

该例中,$\tau^2 = 9.07$,每项研究的 w_i' 及 $w_i' d_i$ 计算结果已列于表 32-6 中。从而算出 $\bar{d} = 4.14$,$S_{\bar{d}} = 1.77$。5 个研究的合并效应量 95% 置信区间为(0.67,7.62)。由于该区间的下限大于 0,表明合并效应量与 0 的差异有统计学意义,即 5 个研究的 meta 分析结果表明:可以认为噪声暴露程度高会导致收缩压升高。本例的 meta 分析森林图见图 32-2。

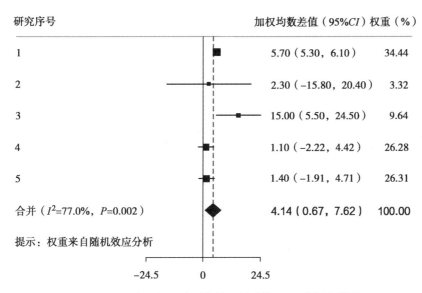

图 32-2　噪声暴露程度对收缩压影响的 meta 分析森林图

二、二分类数据的 meta 分析

二分类数据资料进行 meta 分析可选择 OR、RR 和 RD[相当于队列研究中的归因危险度(attributable risk,AR)]等作为效应指标,再根据异质性检验结果选择不同的分析模型。若各研究间具有同质性,则采用固定效应模型;否则选择随机效应模型。

(一) 固定效应模型

对二分类变量资料而言,适用于固定效应模型的 meta 分析方法有 Mantel-Haenszel 法(简称 M-H 法)、Peto 法、Fleiss 法以及倒方差加权法。由于 M-H 法、Peto 法和倒方差加权法是 RevMan、Stata 等软件进行 meta 分析时的常用方法,因此,本节主要介绍这几种方法。

1. Mantel-Haenszel 法　M-H 法是分类变量固定效应模型常用的统计方法,可用于 OR、RR、RD 等效应指标的合并。

二分类数据资料整理格式见表 32-7。

表 32-7　第 i 个研究的资料整理格式

组别	结果(+)	结果(−)	合计
试验组	a_i	b_i	n_{1i}
对照组	c_i	d_i	n_{2i}
合计	m_{1i}	m_{2i}	N_i

不同效应指标的 M-H 法计算见表 32-8。

表 32-8　二分类资料不同效应指标的 M-H 法计算公式

效应指标统计量及其标准误计算		权重 w_i	合并效应量及其标准误计算		合并效应量的 95% 置信区间
$OR_i = \dfrac{a_i d_i}{b_i c_i}$	$SE(\ln OR_i) =$ $\sqrt{\dfrac{1}{a_i} + \dfrac{1}{b_i} + \dfrac{1}{c_i} + \dfrac{1}{d_i}}$	$w_i = \dfrac{b_i c_i}{N_i}$	$OR = \dfrac{\sum w_i OR_i}{\sum w_i}$	$SE(\ln OR) =$ $\sqrt{\dfrac{1}{2}\left(\dfrac{E}{R^2} + \dfrac{F+G}{R\times S} + \dfrac{H}{S^2}\right)}$ ①	$e^{\ln OR \pm 1.96 SE(\ln OR)}$
$RR_i = \dfrac{a_i/n_{1i}}{c_i/n_{2i}}$	$SE(\ln RR_i) =$ $\sqrt{\dfrac{1}{a_i} + \dfrac{1}{c_i} - \dfrac{1}{n_{1i}} - \dfrac{1}{n_{2i}}}$	$w_i = \dfrac{c_i n_{1i}}{N_i}$	$RR = \dfrac{\sum w_i RR_i}{\sum w_i}$	$SE(\ln RR) = \sqrt{\dfrac{P}{U \times V}}$ ②	$e^{\ln RR \pm 1.96 SE(\ln RR)}$
$RD_i = \dfrac{a_i}{n_{1i}} - \dfrac{c_i}{n_{2i}}$	$SE(RD_i) = \sqrt{\dfrac{a_i b_i}{n_{1i}^3} + \dfrac{c_i d_i}{n_{2i}^3}}$	$w_i = \dfrac{n_{1i} n_{2i}}{N_i}$	$RD = \dfrac{\sum w_i RD_i}{\sum w_i}$	$SE(RD) = \sqrt{\dfrac{J}{K^2}}$ ③	$RD \pm 1.96 SE(RD)$

①：$R = \sum \dfrac{a_i d_i}{N_i}, S = \sum \dfrac{b_i c_i}{N_i}, E = \sum \dfrac{(a_i + d_i)a_i d_i}{N_i^2}, F = \sum \dfrac{(a_i + d_i)b_i c_i}{N_i^2}, G = \sum \dfrac{(b_i + c_i)a_i d_i}{N_i^2}, H = \sum \dfrac{(b_i + c_i)b_i c_i}{N_i^2}$。

②：$P = \sum \dfrac{n_{1i} n_{2i} m_{1i} - a_i c_i N_i}{N_i^2}, U = \sum \dfrac{a_i n_{2i}}{N_i}, V = \sum \dfrac{c_i n_{1i}}{N_i}$。

③：$J = \sum \dfrac{a_i b_i n_{2i}^3 + c_i d_i n_{1i}^3}{n_{1i} n_{2i} N_i^2}, K = \sum \dfrac{n_{1i} n_{2i}}{N_i}$。

【例 32-3】　为研究硒与冠心病发生的关系,现搜集了满足要求的 5 项随机对照试验,其研究结果见表 32-9,表中试验组是给予有机硒干预的人群,对照组是不给予有机硒干预的人群;"+"代表发生冠心病,"—"代表不发生冠心病。试进行 meta 分析。

表 32-9　硒与冠心病发生的关系的 5 项随机对照试验研究结果

研究序号	试验组		对照组		RR_i	$[SE\ln RR_i]^2$	w_i	$w_i RR_i$
	+	−	+	−				
1	1	39	6	35	0.17	1.12	2.96	0.51
2	10	74	15	61	0.60	0.14	7.88	4.75
3	9	1 697	12	1 693	0.75	0.19	6.00	4.50
4	134	6 230	137	6 240	0.98	0.01	68.43	67.07
5	63	378	59	382	1.07	0.03	29.50	31.50
合计	217	8 418	229	8 411	—	—	114.77	108.33

计算结果见表 32-9。算出合并效应量 $RR = 0.94, SE(\ln RR) = 0.09$。

再进行异质性检验,统计量 $Q = \sum w_i (\ln RR_i - \ln RR)^2 = 4.94$,本例 $v = k - 1 = 5 - 1 = 4$,查 χ^2 分布表得 $P > 0.10$,可认为 5 个研究具有同质性,应选择固定效应模型。基于固定效应模型的合并效应量 RR 的 95% 置信区间为 $(0.79, 1.13)$,该置信区间包含 1,则表明效应合并量与 1 的差异无统计学意义,即试验组与对照组冠心病发生率的差异无统计学意义。meta 分析森林图见图 32-3。

2. Peto 法　也称改良的 M-H 法,常用于以优势比 OR 为效应指标进行多个研究的合并,是固定效应模型的经典方法,其 OR 值及方差 V_i 的计算与一般方法的计算不同,以下举例说明。

【例 32-4】　为了研究他汀类药物和癌症的关系,现搜集了满足要求的 6 个病例对照研究,研究结果见表 32-10,试作 meta 分析。

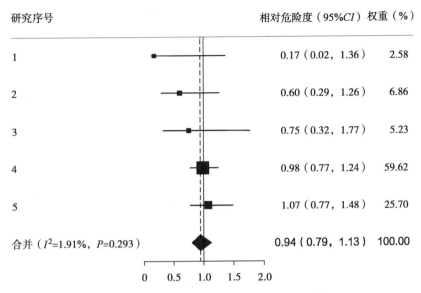

图 32-3 硒与冠心病发生的关系的 meta 分析森林图

表 32-10 他汀类药物与癌症关系的 6 个病例对照研究结果

研究序号	他汀类药物		非他汀类药物		E_i	Z_i	OR_i	V_i	$V_i\ln(OR_i)$
	癌症患者	健康对照	癌症患者	健康对照					
1	44	3 258	49	3 244	46.56	−2.56	0.89	22.93	−2.57
2	252	3 052	259	3 042	255.62	−3.62	0.97	117.88	−3.62
3	378	4 792	369	4 816	372.96	5.04	1.03	173.29	5.04
4	20	1 408	30	1 380	25.16	−5.16	0.66	12.28	−5.10
5	119	3 747	126	3 840	120.94	−1.94	0.97	59.33	−1.94
6	333	8 568	372	8 529	352.50	−19.50	0.89	169.28	−19.52
合计	1 146	24 825	1 205	24 851	—	−27.74		554.99	−27.71

每项研究的 $OR_i = \exp\left(\dfrac{A_i - E_i}{V_i}\right)$，其中 E_i 为每个研究中暴露组（他汀类药物组）某事件（癌症发生）发生数的期望值，A_i 为与 E_i 对应的实际发生数，V_i 为每项研究的方差，$V_i = \dfrac{m_{1i}n_{1i}m_{2i}n_{2i}}{N_i^2(N_i-1)}$。

合并效应量 OR 及其标准误 $SE(\ln OR)$ 的计算见式（32-2），即

$$OR = \exp\left[\frac{\sum V_i(\ln OR_i)}{\sum V_i}\right], \quad SE(\ln OR) = \frac{1}{\sqrt{\sum V_i}} \tag{32-2}$$

从而算出合并 OR 值 = 0.95。

由式（32-3）计算异质性检验的统计量 Q 值得

$$Q = \sum V_i[(\ln OR_i)^2 - (\ln OR)^2] \tag{32-3}$$

$Q = 3.63$，本例 $v = k - 1 = 6 - 1 = 5$，查 χ^2 分布表，$P > 0.10$，可认为 6 个研究具有同质性，应选择固定效应模型。合并效应量 OR 的 95% 置信区间计算同 M-H 法，为（0.88,1.03），该区间包含 1，则表明效应合并量与 1 的差异无统计学意义，即癌症患者和健康对照的他汀类药物暴露程度的差异无统计学意义。meta 分析森林图见图 32-4。

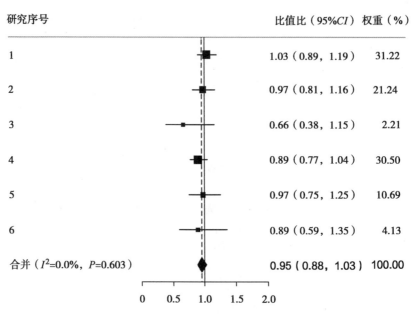

图 32-4   他汀类药物与癌症关系的 meta 分析森林图

3. 倒方差加权法   该方法可用于定量资料的均数差值等效应指标的合并,也可用于分类资料的优势比(OR)、相对危险度(RR)和危险度差(risk difference,RD)等效应指标的合并。不同效应指标的统计量及其标准误、合并效应量及其 95% 置信区间的计算同 M-H 法;但权重及合并效应量的标准误与 M-H 法不同,其中权重都为方差的倒数,具体计算公式见表 32-11。

表 32-11   不同效应指标的倒方差加权法计算公式

效应指标统计量及其标准误计算		权重 w_i	合并效应量及其标准误计算		合并效应量的95% 置信区间
$OR_i = \dfrac{a_i d_i}{b_i c_i}$	$SE(\ln OR_i) =$ $\sqrt{\dfrac{1}{a_i} + \dfrac{1}{b_i} + \dfrac{1}{c_i} + \dfrac{1}{d_i}}$	$w_i = \dfrac{1}{\left[SE(\ln OR_i)\right]^2}$	$OR = \dfrac{\sum w_i OR_i}{\sum w_i}$	$SE(\ln OR) = \sqrt{\dfrac{1}{\sum w_i}}$	$e^{\ln OR \pm 1.96 SE(\ln OR)}$
$RR_i = \dfrac{a_i / n_{1i}}{c_i / n_{2i}}$	$SE(\ln RR_i) =$ $\sqrt{\dfrac{1}{a_i} + \dfrac{1}{c_i} - \dfrac{1}{n_{1i}} - \dfrac{1}{n_{2i}}}$	$w_i = \dfrac{1}{\left[SE(\ln RR_i)\right]^2}$	$RR = \dfrac{\sum w_i RR_i}{\sum w_i}$	$SE(\ln RR) = \sqrt{\dfrac{1}{\sum w_i}}$	$e^{\ln RR \pm 1.96 SE(\ln RR)}$
$RD_i = \dfrac{a_i}{n_{1i}} - \dfrac{c_i}{n_{2i}}$	$SE(RD_i) = \sqrt{\dfrac{a_i b_i}{n_{1i}^3} + \dfrac{c_i d_i}{n_{2i}^3}}$	$w_i = \dfrac{1}{SE(RD_i)^2}$	$RD = \dfrac{\sum w_i RD_i}{\sum w_i}$	$SE(RD) = \sqrt{\dfrac{1}{\sum w_i}}$	$RD \pm 1.96 SE(RD)$

下面以 RD 作为效应指标阐述分类资料倒方差加权法。

【例 32-5】   为了研究阿司匹林对心血管事件发生的预防作用,搜集了满足要求的 5 项临床随机对照试验,研究结果见表 32-12,试进行 meta 分析。

表 32-12   阿司匹林预防心血管事件发生的 5 项临床随机对照试验结果

研究序号	治疗组		对照组		RD_i	w_i	$w_i RD_i$
	发生	未发生	发生	未发生			
1	68	1 194	86	1 191	−0.01	11 163.05	−150.28
2	105	533	108	530	0.00	2 294.02	−10.79

续表

研究序号	治疗组		对照组		RD_i	w_i	w_iRD_i
	发生	未发生	发生	未发生			
3	58	456	62	451	−0.01	2 488.31	−19.95
4	20	499	22	490	0.00	6 591.71	−29.22
5	350	1 506	379	1 476	−0.02	5 879.51	−92.51
合计	601	4 188	657	4 138		28 416.59	−302.75

部分计算结果列于表 32-12 中。同时计算得到合并效应量 $RD = -0.01$。

再进行异质性检验,按照式(32-4)计算统计量 Q 值,计算公式为

$$Q = \sum w_i(RD_i - RD)^2 \tag{32-4}$$

得到 $Q = 0.59$。本例 $v = k - 1 = 5 - 1 = 4$,查 χ^2 分布表,$P > 0.10$,可认为 5 个研究具有同质性,应选择固定效应模型。从而获得效应合并量 RD 的 95% 置信区间为(−0.02,0.00),该 95% 置信区间包含 0,则表明效应合并量与 0 的差异无统计学意义,即尚不能认为该药物对心血管事件的发生率会产生影响。meta 分析森林图见图 32-5。

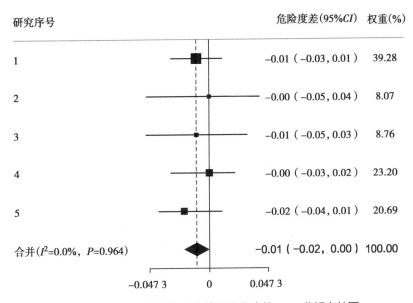

图 32-5　阿司匹林预防心血管事件发生的 meta 分析森林图

(二)随机效应模型

meta 分析时,若异质性检验拒绝原假设,则应采用随机效应模型。与定量资料一样,随机效应模型主要是对固定效应模型中的 w_i 加以校正,即计算校正因子 τ^2 值,τ^2 值及校正后的权重的计算同定量资料。除此之外,OR、RR、RD 及其标准误,合并效应量及其标准误,合并效应量的 95% 置信区间计算参考二分类资料固定效应模型的 M-H 法或倒方差加权法,此处不再赘述。现以 OR 为效应指标进行举例,简述随机效应模型的分析过程。

【例 32-6】 为研究阿司匹林对心肌梗死发生的预防作用,现搜集了满足要求的 6 项随机对照试验,研究结果见表 32-13,试进行 meta 分析。

表 32-13　阿司匹林预防心肌梗死发生的 6 项随机对照试验结果

研究序号	试验组		对照组		OR_i	w_i	$w_i\ln OR_i$	w_i'	$w_i'\ln OR_i$
	心肌梗死	未发生	心肌梗死	未发生					
1	28	1 234	14	1 263	2.05	9.20	6.59	4.09	2.93
2	90	548	82	556	1.11	37.13	3.99	6.15	0.66
3	36	483	24	489	1.52	13.59	5.68	4.78	2.00
4	5	514	10	502	0.49	3.29	−2.36	2.28	−1.63
5	241	1 615	283	1 572	0.83	111.88	−20.99	6.92	−1.30
6	11	264	26	232	0.37	7.27	−7.20	3.66	−3.62
合计	411	4 658	439	4 614	—	182.36	−14.29	27.88	−0.96

　　每项研究的 OR_i、权重 w_i 等计算结果见表 32-13。进行异质性检验，其统计量 Q 的计算同固定效应模型的 M-H 法或倒方差加权法，$Q=19.15$。本例 $v=k-1=6-1=5$，查 χ^2 分布表，$P<0.05$，拒绝 H_0，可认为各研究间存在异质性，应采用随机效应模型。计算每项研究校正后的权重 w_i'，见表 32-13。最后计算合并 OR 值及其 95% 置信区间为 0.97（0.67，1.40），该置信区间包含 1，表明效应合并量与 1 的差异无统计学意义，尚不能认为阿司匹林对心肌梗死的发生有预防作用。meta 分析森林图见图 32-6。

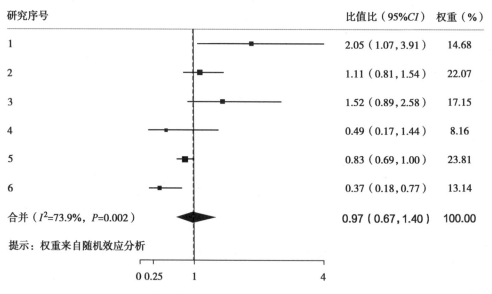

图 32-6　阿司匹林预防心肌梗死发生的 meta 分析森林图

第四节　meta 分析的偏倚考察

一、发表偏倚

（一）定义

　　发表偏倚（publication bias）是指具有统计学意义的研究结果被报告和发表的可能性比无统计学意义或无效的结果被报告和发表的可能性更大，是 meta 分析中最常见的偏倚。发表偏倚的类型较多,常见的有:当完成的临床试验得到阴性结果时,因研究者缺乏向国际知名医学杂志投稿的信心,而转投地方性杂志;非英语国家研究者可能将阴性研究结果发表在本国的地方性杂志上,而得到阳性结果时可能更多用英文发表在国际性杂志上;一些论文因某些客观原因不能发表;一些研究结果可能违背了经费提供方的利益,被迫搁浅不能发表;一稿多投,造成多重发表偏倚。

（二）发表偏倚的探测（漏斗图＋统计推断方法）

发表偏倚可通过漏斗图法、线性回归法、漏斗图回归法等手段进行探测。

1. 漏斗图法　漏斗图法（funnel plot method）的基本思想是每个纳入研究的效应值的精度（效应标准误之倒数）随该研究的样本量的增加而增加,即样本量越小的研究,其效应的标准误越大,精度越小。一般以效应值为横坐标,精度为纵坐标绘制散点图。理论上而言,效应服从正态分布。无论样本量多少,大量研究的效应值应该在理论值左右随机波动。样本量大时,效应的标准误小,则效应的随机波动小,对应的研究比较密集,形成漏斗的顶部;反之,效应的随机波动大,对应的研究比较稀疏,形成漏斗的底部。若纳入研究无发表偏倚,则图形呈现左右对称的、倒置的漏斗形;若漏斗图不对称或不完整,则提示可能存在发表偏倚。图 32-7 提示不存在发表偏倚,而图 32-8 提示可能存在发表偏倚。漏斗图最大的优点是简单易操作,容易掌握;缺点是此法只能对结果作定性判定,比较粗糙,适合于纳入的研究个数比较多的情况。如纳入的研究个数比较少,特别是当纳入研究的样本量变异很大时,往往很难判断是否存在发表偏倚。

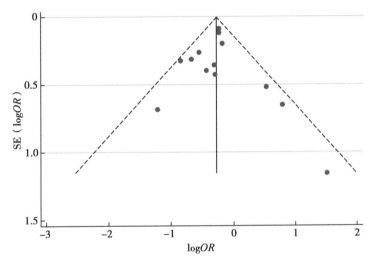

图 32-7　不存在发表偏倚的漏斗图

中间竖线为 meta 分析效应估计值对应位置的垂直线。

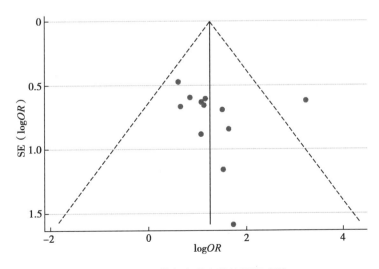

图 32-8　可能存在发表偏倚的漏斗图

2. 线性回归法   针对漏斗图只能进行定性判断的缺点,1977年Egger等根据漏斗图的基本原理,用线性回归模型来检验漏斗图的对称性,称为线性回归法。

具体方法是先计算纳入分析的每个研究的效应的统计量(以误差进行标准化的效应)——标准正态离差(standard normal deviation,SND)和精度(precision),以精度为自变量,标准正态离差为因变量建立回归方程,即 $\widehat{SND} = a + b^* precision$。$a$ 的大小用以评价不对称性,a 的绝对值越大,表示越可能有偏倚;斜率 b 表示 meta 分析的效应值。理论上而言,等号左边的 $\widehat{SND}$ 是 meta 分析效应值与精度的乘积,只有当 $a = 0$ 时等号才成立。如图 32-9 所示,图 32-9A 提示不存在发表偏倚(数据同图 32-7 的数据),而图 32-9B 提示可能存在发表偏倚(数据同图 32-8 的数据)。实际操作中,求出线性回归方程的截距,并对其是否为 0 进行假设检验,进一步推断漏斗图是否对称、是否存在发表偏倚。

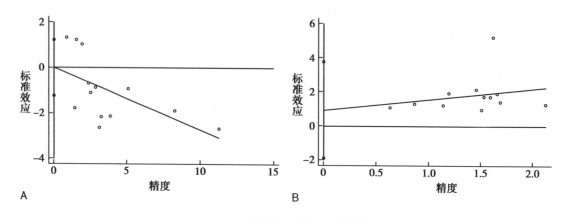

图 32-9   漏斗图的线性回归模型
A. 不存在发表偏倚;B. 可能存在发表偏倚。

Egger 的线性回归法简单易懂,容易计算,但是 Egger's 检验中自变量的标准误估计来自纳入研究的数据,存在抽样误差,因而回归方程的斜率和截距都为有偏估计,而且线性回归法不能解释漏斗图不对称的原因。

3. 漏斗图回归法   针对 Egger 的线性回归标准差的估计存在抽样误差这一局限性,Petra Macaskill 等于 2001 年提出了一种新的方法,即漏斗图回归法。其原理是以效应值为因变量,样本量 n 为自变量直接建立回归方程。若不存在发表偏倚,那么回归直线的斜率应该为 0,截距代表总体的效应值。如果得到的回归方程,经假设检验后斜率不为 0,那么提示有可能存在发表偏倚。漏斗图回归也可认为是将漏斗图顺时针旋转 90° 后再进行回归。如图 32-10(数据同图 32-7 的数据),提示不存在发表偏倚。

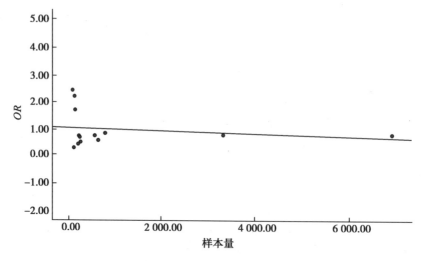

图 32-10   漏斗图回归模型

4. 其他方法　还有其他一些方法可以探测发表偏倚,比如秩相关法、剪补法、失安全数法等。秩相关检验法是 Begg 等人于 1994 年提出的一种基于 Kendall's 方法,检验标准化效应值 t_i^* 与效应值方差 V_i 相关关系或标准化效应值 t_i^* 与样本量 n_i 间的关系;剪补法是一种非参数统计方法,用于估计缺失的研究个数,并对发表偏倚进行校正;失安全数法是 Rosenthal 于 1979 年提出的一种敏感性分析的方法,可以估计可能被遗漏了的"阴性"结果的研究数量 N_R,即最少需要再增加多少"阴性"结果的研究才能使综合分析的结论逆转,由此来评价发表偏倚的程度。它们的原理及步骤可以查阅相关书籍。

另外,还可以采用量表进行偏倚的评估。而且采用量表进行评估,研究者可以更加清楚地知道具体在研究的哪部分产生了偏倚,包括发表偏倚。具体量表详见本章的补充读物内容。

二、异质性

(一)基本概念

由于一些潜在混杂因素,如研究对象、设计方案以及统计分析模型上的不同等导致纳入同一个 meta 分析的各个研究之间存在的差异,称为异质性(heterogeneity)。其来源包括研究内变异和研究间变异,研究内变异是指抽样误差导致来自同一总体的不同研究表现为不同效应量;研究间变异是指研究对象来自不同总体以及偏倚的控制等方面导致不同研究的效应量不同。

(二)探测与度量

异质性的探测手段主要是异质性检验(heterogeneity test),异质性检验主要有 Q 检验法及目测图形法等。Q 检验法的原假设是"所有纳入研究的效应量均相同",若检验结果得出 $P < 0.05$,则表明纳入研究间的效应量存在异质性。

但统计量 Q 易受研究文献数量的影响。若研究文献多,合并方差小,则权重大,对 Q 值的贡献也大,这时容易得出假阳性(即拒绝 H_0,不同质)的结果;反之,如果研究文献较少,容易得出假阴性(即不拒绝 H_0,同质)的结果,从而导致效应模型上的选择错误。为此,可通过对统计量 Q 进行自由度的校正,来降低研究文献的数量对异质性检验结果的影响。这也是目前常用的另一种基于统计量 Q 的异质性判断方法,即 I^2 统计量。其计算公式为

$$I^2 = \begin{cases} \dfrac{Q-(k-1)}{Q} \times 100\% & \text{当 } Q > k-1 \\ 0 & \text{当 } Q \leqslant k-1 \end{cases} \tag{32-5}$$

其中,k 表示纳入 meta 分析的研究个数。

一般来说,$I^2 > 56\%$ 时,提示各研究间存在较大的异质性;$I^2 < 31\%$ 时,则可认为各个研究是同质的。I^2 在 31%~56% 之间时,往往无法排除异质性的存在。

另外,异质性还可以用一些图进行目测,如标准化 Z 分值图、星状图(radial plot)、森林图、拉贝图(L'Abbe plot)等。其中,通过目测森林图中各个研究效应值的 95% 置信区间重叠程度以判断异质性的情况时,若置信区间大部分重叠,无明显异常值,一般可认定同质性较高。

(三)meta 回归

当纳入的研究间存在明显的异质性,同时异质性的潜在来源(如不同临床试验的研究对象的年龄、病情轻重、测量时间、随访时间等)能够被准确测量时,可选用 meta 回归模型,估计合并效应量,并分析这些异质性的来源对效应量的影响。

meta 回归模型见式(32-6),即

$$T_i = \beta_0 + \beta_1 X_{i1} + \cdots + \beta_p X_{ip} + e_i \tag{32-6}$$

其中,T_i 是指效应量;$X_{i1}, \cdots, X_{ip}$ 为异质性的潜在来源,即混杂因素;β_0 为固定效应;$\beta_1, \cdots, \beta_p$ 为偏回归系数。偏回归系数反映了异质性来源对效应量的影响。但 meta 回归容易产生聚集性偏倚,尤其是当资料不齐或纳入分析的研究数目较少时,不宜进行 meta 回归分析。

【例 32-7】 某研究者欲进行国内外女性被动吸烟与肺癌之间关系的病例-对照研究的 meta 分析,并采用 meta 回归探讨异质性来源情况。该例以所查阅的文献中 28 项研究为部分数据进行分析[具体数据见:石修权,王增珍.Meta 回归与亚组分析在异质性处理中的应用.中华流行病学杂志,2008,29(5):497-501]。28 项研究资料经 meta 分析后的合并的 OR 值 $= 1.291$,其 95% 置信区间为 1.138~1.465,可认为女性被动吸烟者肺癌发病的风险可能增加 0.29 倍。同时经异质性检验得 $Q = 44.71$,$P = 0.017 < 0.05$,$I^2 = 39.6\%$,说明存在中度异质性。同时收集了 28 项研究中可能影响异质性的因素,包括:研究时间、地区、样本量、病例与对照例数的比值。进行 meta 回归分析后,发现样本量为异质性因素($P < 0.05$),没有发现其他是异质性因素($P > 0.05$)。

三、报告规范

系统评价/meta 分析报告的声明或指南(QUOROM 声明、PRISMA 指南,MOOSE 声明)中也涉及异质性的报告规范。

第五节 案 例

【案例 32-1】 某研究者采用系统评价方法分析秋水仙碱对某呼吸道疾病死亡率的影响,从 PubMed、Scopus、Embase 等数据库中查阅了相关文献,截止时间为 2019 年 3 月 3 日,文献的纳入标准为:①报道该呼吸道疾病患者的观察性研究或随机对照试验(RCT);②报道秋水仙碱的应用;③报道死亡率信息。文献中不限制年龄、住院或门诊患者、病情。试验组是该呼吸道疾病患者治疗中"施加秋水仙碱",而对照组是该呼吸道疾病患者治疗中接受安慰剂或标准护理。观察结局是死亡率以及优势比 OR(试验组和对照组的优势比)。

共有 8 项研究(包括 5 项观察性研究和 3 项 RCT)纳入了系统评价及 meta 分析。研究者采用固定效应模型进行合并,合并后的 OR 值及其 95% 置信区间为 0.47(0.31,0.72),$I^2 = 50.9$,$P = 0.042$。同时收集了 8 项研究的平均年龄、性别比、糖尿病患病率、高血压患病率、冠状动脉疾病患病率,这些可能是异质性来源的混杂因素,并进行 meta 回归分析,各混杂因素的结果为:年龄的 OR 值为 0.91(95% CI:0.83,0.99),其他混杂因素对应的概率 $P > 0.05$。

请问:

(1)如何解读分析结果?

解析:结果提示秋水仙碱治疗呼吸道疾病能够降低 53% 的死亡风险,且有统计学意义。

(2)该研究中,是否存在问题或不完善的地方?若有,该如何改善?

解析:该研究存在不完善的地方。可改进的地方包括且不限于:①观察性研究和随机对照研究需要分层分析。观察性研究的结果可能受到混杂因素的干扰。②异质性检验 $P \leqslant 0.1$ 或者 $I^2 \geqslant 50$ 时应采用随机效应模型。

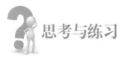 思考与练习

一、最佳选择题

1. 在以试验组与对照组均数差值作为合并效应量的 meta 分析中,合并效应量的 95% 置信区间下限如果大于零,则可认为(   )

A. 试验组效应高于对照组 B. 对照组效应高于试验组

C. 两组效应相同 D. 只能认为两组效应不同

E. 不能认为两组效应不同

2. 在以试验组与对照组的优势比（*OR*）作为合并效应量的 meta 分析中，合并效应量的 95% 置信区间包含 1，则可认为（　　）

    A. 试验组暴露程度高于对照组   B. 对照组暴露程度高于试验组

    C. 两组暴露程度相同   D. 两组暴露程度不同

    E. 不能认为两组暴露程度不同

3. meta 分析中最常见的偏倚是（　　）

    A. 发表偏倚   B. 混杂偏倚

    C. 测量偏倚   D. 回忆偏倚

    E. 住院偏倚

4. 在 meta 分析的异质性检验中，若 $P < 0.05$，则合并效应量的计算应选择（　　）

    A. 固定效应模型   B. 随机效应模型

    C. 定量指标采用固定效应模型   D. 分类指标采用随机效应模型

    E. logistic 回归模型

5. 在 meta 分析中，下列不是发表偏倚的探测方法的是（　　）

    A. 漏斗图法   B. 线性回归法

    C. 逆方差加权法   D. 失安全数法

    E. 秩相关法

二、简答题

1. 循证医学研究的基本步骤有哪些？

2. 系统评价与 meta 分析的区别是什么？

3. 在 meta 分析中，固定效应模型与随机效应模型的主要区别是什么？

4. 发表偏倚指的是什么？探测发表偏倚的常用方法有哪些？

5. 什么是异质性？如何探测和度量异质性？

6. 简述 meta 回归的适用条件及用途。

三、计算分析题

某研究者拟评价他汀类药物预防主要脑血管事件的效果，通过文献检索，收集了满足要求的 9 个独立研究，结果资料见表 32-14。试以 *RD* 为效应指标，采用 M-H 法对该资料进行 meta 分析。

表 32-14　他汀类药物预防主要脑血管事件的 9 个独立研究的研究结果

研究	试验组		对照组	
	事件发生数	患者数	事件发生数	患者数
1	46	3 302	51	3 293
2	14	3 304	17	3 301
3	61	1 585	62	1 654
4	209	5 170	231	5 185
5	166	5 168	212	5 137
6	21	1 428	39	1 410
7	27	959	29	946
8	50	3 866	62	3 966
9	33	8 901	64	8 901

（王　静）

第三十三章
组学研究设计与分析

【学习要点】

1. 常见组学数据的生物来源、数值含义、基本格式和变量维度。

2. 组学研究设计与分析的关键步骤包括：研究设计、样本量估算、数据采集、基因检测、数据质控、基因填补、关联分析、meta 分析、独立验证和补充分析等。

3. 基因组学和表观基因组学数据质控的标准操作流程，主要包括变量和样本两个部分。

4. 组学关联分析中的关联因素识别，常见分析思路包括：基于位点或位点集的主效应分析、基于位点或位点集的交互作用分析。注意多重检验，I型错误控制。

5. 组学预测分析中预测模型构建，基本步骤包括：筛选因素、构建模型、验证模型、评价模型。

第一节 组学研究的基本概念与研究

1953 年，美国学者詹姆斯·沃森（James Watson）和英国学者弗朗西斯·克里克（Francis Crick）共同发现了脱氧核糖核酸（deoxyribonucleic acid，DNA）双螺旋结构，开启了分子生物学的新时代。1986 年，美国科学家罗纳特·杜尔贝克（Renato Dulbecco）首次在《科学》杂志发表对人类全部 DNA 序列进行测序的设想。1990 年，美国国立卫生研究院（National Institutes of Health，NIH）正式启动了人类基因组计划（Human Genome Project，HGP），旨在测定人类全部染色体 30 亿对碱基对的 DNA 序列，绘制人类基因组图谱，实现破译人类遗传信息的宏伟目标。美国、英国、法国、德国、日本和我国科学家共同参与该项目。2003 年，历时 13 年、耗资 38 亿美元的人类基因组计划正式完成。该计划与曼哈顿原子弹计划、阿波罗登月计划被并称为人类 20 世纪三大科学工程。2002 年启动的国际人类基因组单体型图计划、2008 年启动的千人基因组计划（1 000 Genomes Project）、2012 年启动的百万人基因组计划（1 000 000 Genomes Project）等逐渐将分子水平的科学研究推向顶峰。

生命体是一个极其复杂的动态系统。从分子水平而言，除了 DNA 序列外，还有其他类型的遗传信息。根据中心法则（central dogma），不同类型的遗传信息还存在上、下游间的信息传递（图 33-1）。例如，DNA 序列能够转录形成核糖核酸（ribonucleic acid，RNA），RNA 翻译为蛋白质，蛋白质经过化学反应生成代谢物。特殊情况下，RNA 也能够逆转录形成 DNA。此外，DNA 和 RNA 也可能会发生修饰，出现 DNA 甲基化和 RNA 甲基化。所以，基于生命体动态系统的组学研究是一个非常复杂的系统工程。

随着生物技术的日益成熟，"组学"研究得到了蓬勃发展。研究者能够从基因组（genome）、表观

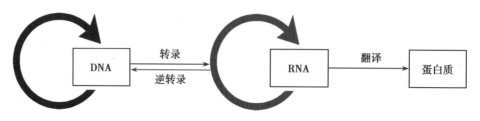

图 33-1　中心法则示意图

基因组（epigenome）、转录组（transcriptome）、蛋白质组（proteome）、代谢组（metabolome）层面获得不同类型的遗传信息。基因组（genome）是指所有基因的集合。针对基因组开展系统、全面地研究而形成的学科，被称为基因组学（genomics）。表 33-1 汇总了各种常见分子水平的组学。不同类型组学中的研究对象统称为分子生物标记物（molecular biomarker）。

表 33-1　常见组学汇总

类型	研究对象
基因组学 （genomics）	DNA 序列：单核苷酸多态性（single nucleotide polymorphism，SNP）、突变（mutation）、拷贝数变异（copy number variation，CNV）等
表观基因组学 （epigenomics）	DNA 甲基化（methylation）、组蛋白修饰（histone modification）等
转录组学 （transcriptomics）	编码 RNA：信使 RNA（messenger RNA，mRNA）；非编码 RNA：核糖体 RNA（ribosome RNA，rRNA）、转运 RNA（transfer RNA，tRNA）、长链非编码 RNA（long non-coding RNA，lncRNA）、微小 RNA（micro RNA，miRNA）、环状 RNA（circular RNA，circRNA）等
蛋白质组学 （proteomics）	蛋白质
代谢组学 （metabolomics）	代谢物

"组"意指所有研究对象的集合，对应英文词根"-ome"。"组学"则表示对"组"进行研究的学科，对应英文词根"-omics"。目前，也衍生出一些其他组学的概念，如脂质组学（lipidomics）、免疫组学（immunomics）、糖组学（glycomics）、影像组学（radiomics）、超声组学（ultrasomics）、暴露组学（exposomics）、表型组学（phenomics）等。如果同时对多个"组"开展研究，则称为多组学（multiomics）。

一、组学数据来源和基本格式

本部分主要介绍基因组、表观基因组、转录组、蛋白质组和代谢组这 5 种常见组学数据类型的基本格式和数值含义。

（一）基因组数据

动、植物的生命单元是细胞。细胞核是细胞的控制中心，在细胞的代谢、生长、分化中起着重要作用，是遗传物质的主要存在部位。细胞核内部含有细胞中大多数的遗传物质，也就是 DNA。这些DNA 与多种蛋白质复合形成染色质。染色质在细胞分裂时会浓缩形成染色体。父代通过染色体将遗传信息"复制"给子代。人类一共有 23 对染色体，包括 1~22 号常染色体和一对性染色体：男性 XX、女性 XY。每对染色体都有 2 条结构相同的同源染色体，分别来自父亲和母亲。DNA 双螺旋结构中包括 4 种碱基，且总是按以下方式配对：腺嘌呤（adenine，A）-胸腺嘧啶（thymine，T）、鸟嘌呤（guanine，G）-胞嘧啶（cytosine，C）。DNA 双螺旋结构中每条单链上的碱基称为等位基因（allele）。如图 33-2 的虚线圆圈所示，上方红色链来自父系，等位基因是 C；下方红色链来自母系，等位基因是 T。CT 是一对同源染色体相同位置等位基因的组合，称为基因型（genotype）。当然，GA 与 CT 碱基互补，传递相同信息。

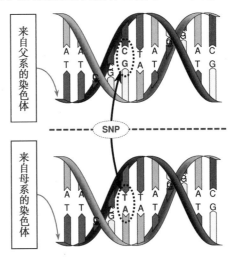

图 33-2　DNA 双螺旋结构及基因型示意图

表33-2展示了基因组数据的格式,含5例样本、5个单核苷酸多态性(single nucleotide polymorphism,SNP)。SNP数值编码原则是基因型包含次要等位基因(minor allele)的个数。以rs9442372为例,A在总人群中占比较少,是次要等位基因,G是主要等位基因(major allele)。GG、AG、AA分别编码0、1、2。目前,检测芯片(array)能够覆盖50万~100万个SNP,二代测序(next-generation sequencing)能够覆盖1 000万个SNP。所有组学数据中,基因组数据的维度最高。

表33-2　基因组数据格式示意

个体编号	rs9442372		rs12562034		rs3934834		rs3094315		rs3737728	
1	AG	1	AA	2	TT	2	GA	1	AG	1
2	GG	0	GG	0	TC	1	GA	1	AG	1
3	GG	0	GG	0	CC	0	GG	2	GG	0
4	AA	2	GG	0	CC	0	AA	0	AA	2
5	AG	1	AG	1	CC	0	GG	2	AG	1

(二)表观基因组数据

DNA甲基化是一种发生在DNA序列上的化学修饰,在不改变DNA序列的前提下影响表型(phenotype)或性状(trait)。哺乳动物的DNA甲基化通常发生在DNA链中胞嘧啶-鸟嘌呤双核苷酸(cytosine-phosphate-guanine pairs of nucleotides,CpG)的胞嘧啶上。在甲基转移酶的催化下,DNA双链中胞嘧啶的5号碳位共价键结合一个甲基基团,形成5-甲基胞嘧啶(5-methylcytosine,5-mC)。当然,5-mC也会主动或被动地发生去甲基化。因此,DNA甲基化是一种双向可逆的过程。一般认为,DNA甲基化会引起基因沉默,使其丧失功能。表33-3示意了5例样本、5个DNA甲基化位点(即CpG)的数据格式。由于甲基化水平近似β分布,因此用β值来表示该位点甲基化的探针强度占总探针强度的比例。β值的分布形式是双峰、非对称且方差不齐,取值范围0%~100%。β值越大,甲基化比例越高。计算公式为:$\beta = M/(M + U + 100)$。其中,M表示匹配到该位点的所对应的所有探针中,检测到甲基化信号的强度;U表示未检测到甲基化的探针信号强度。因为β值不服从正态分布,必要时会对其进行变换:$logit_2(\beta) = log_2[\beta/(1-\beta)]$,获得近似服从正态分布的$M$值。芯片检测能够覆盖45万或85万个CpG,亚硫酸盐测序能够覆盖400万个CpG。

表33-3　表观基因组数据(β值)格式示意

个体编号	cg00455876	cg01707559	cg02004872	cg02494853	cg03155755
1	0.686 971 43	0.078 442 69	0.020 735 84	0.012 996 13	0.895 143 47
2	0.100 592 70	0.180 734 29	0.178 728 09	0.023 155 65	0.422 225 85
3	0.682 348 09	0.080 563 30	0.009 511 47	0.009 960 21	0.912 103 45
4	0.682 584 38	0.055 373 27	0.016 003 37	0.009 054 03	0.879 024 09
5	0.701 200 13	0.062 445 36	0.027 049 63	0.017 252 46	0.876 456 83

(三)转录组数据

RNA测序技术对基因表达量的测量方式是统计匹配到该基因外显子上的读数(read count)。然而,原始读数受到基因长度和测序深度的影响,不能反映真实基因表达量。因此,有几种常见的标准化方法:RPKM(reads per kilobase of exon model per million mapped reads)、FPKM(fragments per kilobase of exon model per million mapped fragments)、TPM(transcripts per kilobase of exon model per million mapped reads)等。不同方法细节略有差异,但都遵循以下基本思想:某个样本匹配到该基因外显子的读数除以某个样本匹配到所有基因外显子的读数总和,同时再除以该基因外显子的长度,以此消除测序深度和基因长度的影响。表 33-4 示意了 5 例样本、5 个基因的 TPM 值。人类全部基因的数量在 6 万左右。因此,转录组数据基因变量的数目约为 6 万。

表 33-4　转录组数据(TPM 值)格式示意

个体编号	PRSS3	C1orf112	ANKIB1	LAP3	CD99
1	0.777 145	0.545 548	1.065 818	6.526 326	49.611 540
2	0.223 675	0.882 474	3.332 959	4.691 958	82.550 610
3	0.276 309	0.639 714	1.980 660	9.668 212	48.209 680
4	0.105 616	0.470 821	1.403 454	5.687 411	69.171 450
5	0.067 290	0.620 818	1.845 902	10.746 690	52.504 220

(四) 蛋白质组数据

表 33-5 示意了 5 例样本、5 个蛋白质的数据格式。目前芯片大约可以覆盖 2 万个蛋白质。

表 33-5　蛋白质组数据格式示意

个体编号	*PRCP*	*CA1*	*ICAM1*	*CHL1*	*TGFBI*
1	1.714 15	7.001 80	7.704 27	3.022 65	9.342 31
2	1.556 70	5.741 13	6.670 55	2.718 42	8.349 28
3	2.181 51	5.615 25	6.897 31	3.827 99	9.150 42
4	1.682 01	5.017 11	6.996 41	2.007 61	8.844 42
5	2.413 15	4.769 38	7.263 96	3.699 09	8.917 60

(五) 代谢组数据

代谢组学使用芯片、超高效气相色谱、液相质谱和磁共振等检测方法获得数据,一般可以检测 800~5 000 种代谢物。表 33-6 示意了 5 例样本、5 个代谢物的数据格式,目前芯片大概能检测 800~1 500 个代谢物。

表 33-6　代谢组数据格式示意

个体编号	1,7-dim ethylurate	1,2,3-benzenetriol sulfate	1,2-dilinoleoyl-GPC	1,2-dipalmitoyl-GPC	1,3,7-trimethylurate
1	10.925 3	0.336 7	0.836 1	1.430 0	7.340 2
2	0.042 0	0.488 0	0.905 1	0.507 2	0.080 7
3	0.042 0	3.684 5	0.330 0	1.432 4	0.080 7
4	0.042 0	0.124 6	0.563 1	0.996 6	0.080 7
5	2.152 7	0.244 8	0.914 2	1.256 7	1.021 7

二、组学关联研究

(一) 组学关联性研究

以基因组学为例,基于人群的基因组数据,筛选并验证疾病发生、进展相关的生物标记物的研究称为全基因组关联分析(genome-wide association study,GWAS)。以病例-对照设计举例,研究者通过统计模型逐个评价 SNP 在病例组、对照组的差异,如果某个 SNP 在组间存在差异,则认为该 SNP 可能与疾病风险存在统计学关联。因此,GWAS 本质上属于统计学关联研究。

2005 年,美国耶鲁大学 Josephine Hoh 教授团队在《科学》杂志发表了全球首个基于商业化芯片的年龄相关性视网膜黄斑变性 GWAS,并成功鉴定出 2 个与疾病相关 SNP:位于补体因子 H 基因(complement factor H,*CFH*)内含子区域的 rs380390 和 rs10272438。2009 年,安徽医科大学张学军教授团队在《自然·遗传》杂志发表了我国首个银屑病的 GWAS,鉴定出 1 个新的银屑病相关 SNP:位于编码晚期角质化包膜(late cornified envelope,*LCE*)基因的 rs4085613。肺癌是我国和全球恶性肿瘤死因的首位原因。2011 年,南京医科大学沈洪兵院士团队在《自然·遗传》杂志发表了我国首个中国人群肺癌 GWAS,鉴定出 2 个新的肺癌相关遗传易感区域:位于 13q12.12 区域的 rs753955、位于 22q12.2 区域的 rs17728461 和 rs36600。

美国国家人类基因组研究所(National Human Genome Research Institute,NHGRI)在 GWAS Catalog 平台汇总了全球 GWAS 有统计学意义($P \leqslant 5 \times 10^{-8}$)的 SNP。目前,研究者已经累计开展了超过 5 700 个 GWAS,共鉴定出 17 大类约 3 300 种疾病或性状相关的约 20 万个 SNP。

类似的,全表观基因组关联研究(epigenome-wide association study,EWAS)、全转录组关联研究(transcriptome-wide association study,TWAS)、全蛋白质组关联研究(proteome-wide association study,PWAS)、全代谢组关联研究(metabolome-wide association study,MWAS)则从其他层面系统地评价分子生物标记物与疾病、性状的关联。本书将其统称为 xWAS。

(二)组学关联性研究特点

1. 无假设性　在组学研究盛行之前,受限于检测技术的效率和价格,研究者只能根据既往研究的提示,选择少数基因开展关联研究。这种方式称为"候选基因"研究策略。在组学研究中,研究者能够获得所有基因的数据。因为事先不假设哪些基因与疾病可能存在关系,所以对全部基因进行分析。无假设性(hypothesis-free)的组学研究为鉴定新的基因、探索新的机制提供了机遇。组学研究经典的分析方式是逐个评价分子生物标记物与结局间的统计学关联。由于涉及几十万或上百万次假设检验,常用 Bonferroni 法或假阳性率(false discovery rate,FDR)法校正多重检验,控制 I 型错误。

2. 信号稀疏性　尽管组学数据覆盖了所有基因,但是一般认为少数基因的少数生物标记物与疾病相关。因此,组学数据具有"噪声多、信号少"的稀疏结构,即信号稀疏性(signal-sparsity)。此外,分子生物标记物的效应一般比较微弱。例如,常见 SNP 的优势比(odds ratio,OR)往往低于 1.3。在上百万的噪声背景下,微弱的效应显得更加稀疏。

3. 高维小样本　由于生物标本获取困难,芯片检测价格昂贵,组学数据的样本量一般有限。以基因组学研究为例,样本量一般在 1 000~5 000 个之间,生物标记物数量则在 50 万~100 万范围。组学数据呈现典型的高维小样本(high-dimension and low-sample-size)($p \gg n$)特征。近年来,不少大型研究联盟或生物标本库能够产生数万至数十万级别的 GWAS 数据,带来了高维大样本分析的新机遇。

4. 生物学属性　标记物存在生物学层次结构,彼此具有一定的相关性:根据中心法则,不同类型分子生物标记物存在上下游调控关系,即组学间相关性;同一类型数据内部也存在相关结构,即组学内相关性;多个生物标记物从属一个基因,多个基因又从属一条生物学通路(biological pathway),共同行使生物学功能。此外,从生物学的角度而言,低频或者处于功能区域的 SNP、mRNA 异常表达更可能与疾病相关。因此,统计分析时不能简单地将组学数据中生物标记物视为独立的变量,而忽略其复杂的生物学属性(biological property)。

5. 独立验证　本着"宁缺毋滥"的原则,组学研究一般采用多阶段设计,即独立验证(independent validation)。在筛选期(discovery phase),利用一个人群数据筛选、评价,该阶段一般采用多重比较方法控制 I 型错误,避免假阳性。如果校正多重检验后,识别出与疾病存在统计学关联的基因,那么再利用一个或多个独立人群的数据明确统计学关联是否依然稳健,称为验证期(validation phase),以达到进一步控制假阳性的目的。

三、组学预测研究

传统的疾病风险预测模型的目的是识别高危发病人群,促进疾病早诊与早治,降低死亡率。预后预测模型同样可以筛选死亡高危人群,优化治疗策略和干预手段,提升治疗效果,降低疾病负担。因此,疾病风险和预后预测模型研究均具有极其重要的临床和社会价值。

基于组学的疾病发病风险和预后预测研究除调整协变量外(人口学特征指标、临床指标等)外,还需要从组学数据中筛选出可作为预测因子的生物标记物,以提高预测精度。以前的绝大部分研究仅筛选有主效应的预测因子,而现在的主流的观点是把有交互作用的生物标记物作为候选预测因子纳入预测模型,因为纳入有交互作用的预测因子能够进一步提高模型的预测精度。

预测模型构建的基本流程包括:筛选因素、构建模型、模型评价和验证模型。近年来,构建预测模型的理念也在不断创新。例如,一般筛选因素时,根据其 P 值判断是否作为有统计学意义的预测因子。新的理念是将预测因子效应从大到小排序,利用爬坡算法逐个添加预测因子直到模型预测精度不再增加为止;又如,一般纳入有相关关系的预测因子构建模型时,新的理念是利用有因果关系的预测因子构建模型,提高风险干预的效力。

评价预测模型优劣的两个关键要素是:精确性和外推性。因此,构建一个好的预测模型要事先在研究人群、预测因子、研究结局、统计分析四个方面仔细斟酌,以获得精确且稳健的预测模型。组学预测特别需要严格控制筛选生物标记物的Ⅰ型错误,在筛选阶段校正多重比较的Ⅰ型错误,并利用独立人群进行外部验证。

第二节　组学研究的设计与分析

经过近二十年的发展,组学研究已经形成了比较完善的设计和分析体系。与其他组学研究相比,基因组学出现时间最早、数据维度最高。因此,基因组学的研究设计、数据质控和关联分析的思路、方法具有典型的代表性。本节参考《自然·综述——方法导论》杂志所发表的 GWAS 设计与分析主题文章,以经典的单位点分析(single-SNP analysis)为例,介绍 GWAS 设计和分析原则。如图 33-3 所示,研究者可遵循以下 11 个步骤开展研究。

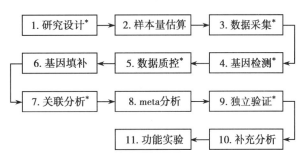

图 33-3　GWAS 设计与分析流程
* 为必需步骤。

(一) 研究设计

从统计设计的角度考虑,如果探索疾病风险相关的基因,可采用病例-对照设计(详见第三十章);如果探索疾病预后相关的基因,则采用队列设计(详见第三十一章)。从人群选择的角度考虑,一般开展基于人群(population-based)的研究时,人群可以从社区、医院根据既定的纳入、排除标准招募。另外,也可以开展基于家系(family-based)的研究。与基于人群的研究相比,基于家系的研究样本量相对较大,但能够避免人群分层(population stratification)所致的假阳性、假阴性。研究无论采用哪种类型的设计,研究者都要事先充分考虑,避免样本选择偏倚,控制混杂因素的干扰。

(二) 样本量估算

从统计学角度,研究者可以根据 SNP 的效应、次要等位基因频率(minor allele frequency,MAF)、普通人群的总体患病率、检验水准、检验效能等信息,估算 GWAS 所需样本量。一般将 SNP 的效应值 OR 设定在 1.1~1.5 之间,根据 HapMap 计划等数据,人类全基因组相对独立的 SNP 位数大约是 100 万,因此,采用 Bonferroni 法校正的检验水准常设定为 5×10^{-8}($0.05/10^6$)。不同设计下的样本量估计方法详见相关章节。研究者可采用常见工具 GAS、GPC、OSSE 进行样本量、检验效能估计。

　　然而,由于单个样本的基因检测价格比较昂贵,组学研究还需要更好的研究设计以达到控制 I 型错误、保证检验效能且节约检测费用的目的。因此,有学者提出二阶段(two-stage)设计,常用软件为 CaTS。

(三) 数据采集

　　病例-对照设计应根据研究目的,尽量采集比较完整的人口学(年龄、性别、教育程度、职业等)、社会学(婚姻状况、家庭收入、医保状态等)、行为习惯(吸烟、饮酒、饮食、户外锻炼等)、既往史(疾病史、家族史等)、生命体征、体格检查、实验室检查等基线指标。队列设计除采集上述基线指标外,还要按既定计划随访目标结局,如总生存时间(overall survival time)。重要的是,研究者要遵循必要的数据采集规范和标准,如 STROBE 声明,以获得高质量的数据。然而,队列建设、数据采集需要付出极为高昂的人力、物力、财力和时间成本。因此,在生物标本库建设和数据共享机制日益完善的当下,研究者也可以申请、购买公共数据开展 GWAS。例如:China Kadoorie Biobank、UK Biobank、BioBank Japan、Genes & Health、H3Africa、BioMe、TOPMed、Million Veteran Program、All of Us Research Program、23andMe 等。

(四) 基因检测

　　目前常用的基因检测主要有 Infinium 微阵列(microarray)技术和 Axiom 微阵列技术。相应的公司也提供全基因组测序(whole genome sequencing, WGS)、全外显子组测序(whole exome sequencing, WES)。微阵列技术主要用于研究 MAF ≥ 5% 的常见变异(common variant),测序技术主要用于研究 1% ≤ MAF < 5% 的低频(low-frequency)变异和 MAF < 1% 的罕见变异(rare variant)。微阵列检测费用约 1 000 元/样本。基因测序精度、价格与测序深度成正比,成本比微阵列高。深度 10~30 倍的 WGS 价格在 2 000~5 000 元/样本之间。深度 100X 的 WES 价格为 1 500 元/样本。基因检测费用是 GWAS 研究的主要开支。研究者需要结合统计学估算的样本量和可支配经费进行权衡。

(五) 数据质控

　　基因检测时,需要对检测数据进行实验室(wet-laboratory)水平的质量控制(quality control)。研究者可要求检测公司提供相应的质控细节和结果。关联分析之前,仍然需要对非遗传数据、遗传数据再次进行非实验室(dry-laboratory)水平的质控,更正错误、不合理的数值,剔除质量低的样本和指标。特别值得一提的是,GWAS 需要判断样本是否存在人群分层,并在关联分析时予以校正。对遗传数据的质控有较为规范的流程,详见本章第三节。数据质控常用软件:PLINK 2.0 和 plinkQC 等。

(六) 基因填补

　　微阵列检测的 SNP 数量比测序少,因此,可采用基因填补的方式获得未检测的 SNP。需要注意的是:先完成数据质控,再进行基因填补。由于全基因组填补计算量相对较大,因此,另一种常见的做法是:先执行关联分析,再对有统计学意义的 SNP 区域进行填补。基因填补的算法和操作见本章第三节。常用工具有:Michigan Imputation Server、TOPMed Imputation Server 等。

(七) 关联分析

　　根据研究设计和结局指标选择合适的统计模型逐个评价 SNP 是经典的单位点分析思路。不过,由于质控后的 SNP 数量仍然很多,势必存在多重比较(multiple comparison)的现象。事实上,当每一次假设检验控制的 I 型错误为 α 时,K 次独立的假设检验总的 I 型错误就是 $1-(1-\alpha)^K$。如果要将总的 I 型错误率控制在 0.05,则每一个 SNP 检验的水准就要控制得非常小。控制 I 型错误的方法很多。最常用、最方便的方法是 Bonferroni 法。如 GWAS 中检验 50 万个 SNP,则按照 Bonferroni 控制,检验水准为 $0.05/500\,000 = 10^{-7}$。不过,Bonferroni 法假设所有的 SNP 相互独立,实际上,这一假设在 GWAS 中并不成立。因此,Bonferroni 法控制过于严格。为此,Sidak 法、FDR 法等 I 型错误控制较宽松的方法颇受欢迎。另外,有学者根据 SNP 间相关系数的特征值数量和累积贡献进行校正,并提出了一个快速的估计独立 SNP 数量的算法,校正的检验水准约为 $0.05/(5\,000\,000 \times 0.65) = 1.5 \times 10^{-7}$。

不过,本着宁缺毋滥的原则,绝大部分研究仍然采用 Bonferroni 法控制 I 型错误。

由于单个 SNP 效应微弱、组学样本量一般有限,再经过多重校正,单位点分析的检验效能往往差强人意。因此,不少学者建议采用避免多重检验的变量筛选方法,如套索算法(least absolute shrinkage and selection operator,LASSO)。考虑到同一个基因或者区域的 SNP 可能共同执行生物学功能,有学者提出了基于基因(gene-based)的位点集合分析(SNP-set analysis)、基于通路(pathway-based)的基因富集分析(gene enrichment analysis)等。复杂疾病的发生、进展往往受到复杂关联模式的驱动,上述针对 SNP 边际效应(marginal effect)的分析并非合理之举。因而,越来越多的研究者重视基因-环境、基因-基因交互作用(interaction)分析,以及位点集合之间的交互作用分析。随着多组学数据的日益丰富,研究者通过跨组学分析(trans-omics analysis)、多组学整合分析(multi-omics integrative analysis)等多样性的手段,充分利用宝贵的组学数据,开展信号挖掘。相关方法详见本章第四节。

单位点分析常用软件:PLINK 2.0、SAIGE、REGENIE、fastGWA-GLMM、STAARpipeline、GATE 等。LASSO 常用软件:PLINK2、fGWAS2 等。交互作用分析常用软件:BOOST、Random Forest、AntEpiSeeker 等。位点集合分析常用软件:SAIGE-GENE+、REGENIE、STAARpipeline、SKAT、coxKM、fastBAT-BB 等。基因富集分析常用软件:SNP-set Enrichment Analysis、DEPICT 等。位点集合交互作用分析常用软件:MAGMA、iSKAT、GenEpi 等。

(八)meta 分析

如果 GWAS 的第一阶段有多个组学数据,可分别进行关联分析,再采用 meta 分析综合分析结果。一般假设多个数据来自同质的人群,常采用固定效应模型(fixed effect model)进行分析。也可以忽视上述假设,根据异质性检验结果,按需选择随机效应模型(random effect model)。研究者根据第一阶段 meta 分析的结果筛选有统计学意义的 SNP 进行后续验证。为了解决基因组学样本量有限的问题,同一领域的学者往往会形成研究联盟进行数据共享,如国际肺癌研究联盟(International Lung Cancer Consortium,ILCCO)、肺癌多学科研究组织(Transdisciplinary Research Into Cancer of the Lung,TRICL)。因此,目前一种流行的做法是针对全球 GWAS 数据进行 meta 分析,称为全基因组关联 meta 分析(genome-wide association meta-analysis,GWAMA)。GWAMA 为单阶段设计,一般不再开展独立验证。针对 GWAMA 的相关规范和操作步骤,可参考《自然·实验室指南》发表的主题文献。常用软件有:GWAMA、METAL、MetaSTAAR 等。

(九)独立验证

几乎所有组学研究都要求至少一个独立人群验证结果。一般而言,要求验证期与筛选期人群具有相同或相似的人口学特征,如相同种族等。特殊情况下,也可以开展跨种族验证,以识别种族间共性、特异性的遗传信号。研究者需要注意的是,筛选期与验证期的人群不能存在重叠样本,也不能存在有血缘关系的样本。验证期的检验水准一般设为 0.05。此外,要求 SNP 的效应方向在筛选期和验证期一致。

(十)补充分析

有统计学意义的 SNP 可能只是引导位点(lead SNP),而非致病位点(causal SNP)。因此,精细作图(fine-mapping)通过条件分析(conditional analysis)或结合生物学信息的贝叶斯分析探索引导位点连锁不平衡(linkage disequilibrium,LD)区域的致病位点。研究者也可以根据肿瘤类型、临床分期等指标开展亚组分析,以识别亚组特异性位点。此外,需要对阳性位点进行功能注释(annotation)以探索其潜在功能。另外,还可以开展多种数量性状基因座(quantitative trait loci,QTL)分析探索 SNP 与其他组学生物标记物的关系,如表达数量性状基因座(expression QTL,eQTL)分析、甲基化数量性状基因座(methylation QTL,mQTL)分析等。最后,研究者也可以构建多基因风险评分(polygenic risk score,PRS)综合评估遗传因素与疾病间的关联。

精细作图常用软件:HyPrColoc、SuSiE、FINEMAP、CAVIAR、POINTER、mtCOJO、OPERA 等。功

能注释常用软件：VEP、ANNOVAR、FUMA 等。QTL 分析常用软件：QTLtools。PRS 分析常用软件：LDPred2、SBayesR、PRSice-2、PRS-CS、SBLUP、pT + clump、lassosum、OTTERS 等。

（十一）功能实验

组学关联研究从人群水平探索疾病发生、进展相关的生物标记物，为后续功能实验提供线索。功能实验旨在阐明生物学机制，为预防、治疗疾病寻找突破口。功能实验部分非本章主要内容，此处不展开叙述。

第三节　组学数据的质控与填补

本节主要以基因组数据质控（quality control，QC）、表观基因组数据质控为例，介绍质控与填补的流程和思路。其他组学的数据质控思路相似，可参考有关文献。

一、基因组数据质控

以微阵列数据为例进行介绍。基因组数据质控包括两个部分：针对变量（SNP）的质控、针对个体（样品）的质控。前者需要考虑基因分型率（genotype calling rate）、次要等位基因频率、哈迪-温伯格平衡（Hardy-Weinberg equilibrium，HWE）、常染色体（autosome）；后者主要考虑缺失率（missing rate）、杂合性（heterozygosity）、性别矛盾（sex discrepancy）、亲缘关系（relatedness）、人群分层等。由于每个样本检测费用昂贵，因此，一般先针对 SNP 进行质控，再针对样本进行质控。先后顺序不同，结果略有差异。

（一）SNP 层面的质控

1. 基因分型率　有两种方法评价基因分型的准确性。一是对同一个体两份标本的分型结果进行对比；二是对于 HapMap 中 LD $r^2 = 1$ 的位点，比较它们在 GWAS 数据中的关系。分型率是反映基因分型质量的重要指标。常以 95% 作为界值，剔除分型率低的 SNP。

2. 次要等位基因频率　每个位点上有 2 个等位基因，在不同人群中，两个等位基因的频率不同。频率高的等位基因称为主要等位基因，而频率低的称为次要等位基因。GWAS 中，如果次要等位基因频率（minor allele frequency，MAF）很低，一方面说明变异小，提供的与疾病关联的信息少；另一方面，关联性检验的统计学效能会很低。例如，在病例-对照研究中，同样是 1 000 个病例和 1 000 个对照，MAF 分别是 0.01 和 0.20 时，检出理论 $OR = 1.5$ 的检验效能分别为 16.8% 和 97.0%。可见，MAF 对检验效能有比较大的影响。因此，需要剔除 MAF 较低的 SNP。目前剔除 MAF 的界值常选为 0.05。如果 GWAS 样本特别大（$n > 10\ 000$），可以适当降低 MAF 的界值，如 0.01。

3. 哈迪-温伯格平衡　哈迪-温伯格平衡是群体遗传中的重要法则。在一个足够大的种群中，个体间随机交配，基因会代际传递。在没有基因选择、遗传漂移、严重突变等条件下，群体的基因频率、基因型频率将保持不变，基因频率与基因型频率的关系也保持不变，且基因频率可以确定其基因型频率。若 SNP 不满足哈迪-温伯格平衡，则提示其质量差，不能作进一步分析。由于疾病可能导致遗传不平衡，因此，在病例-对照研究中只针对对照组人群进行哈迪-温伯格平衡检验。检验水准常取 $10^{-4} \sim 10^{-6}$ 之间。

4. 常染色体　一般认为疾病与决定性别的性染色体无关。因此，关联分析时只保留 1~22 号常染色体上的 SNP。

以中国人群肺癌 GWAS 数据质控为例，展示 SNP 质控的结果（图 33-4）。

（二）样本层面的质控

1. 缺失率　个体 SNP 的缺失率是反映 DNA 样本质量的重要指标。如果缺失多，则说明该个体的 DNA 样品质量差。这一步也是检测公司内部重要的质控步骤。常用 0.05 作为界值，剔除缺失率大于界值的个体。必要时，对同一 SNP 在病例组和对照组的缺失率进行比较，以判断是否为随机缺失。

2. 杂合性 过高或过低的杂合性通常意味着样本污染或近亲繁殖。因此常根据样本杂合性统计量 F 的分布,删除均数 3 倍或 6 倍标准差之外的样本。

3. 性别矛盾 男性在 X 染色体上的纯合性(homozygosity)估计值应该大于 0.8,女性则应该低于 0.2。如果调查表中报告的性别与生物学性别不一致,则需要进一步复核。一般有两种处理方式:如果疾

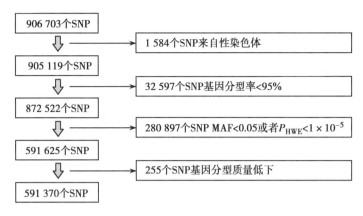

图 33-4 中国人群肺癌 GWAS 中 SNP 的质控流程与结果

病与性别关系不大,则可以考虑用生物学性别替代报告性别;如果有关,则剔除性别矛盾的样本。

4. 亲缘关系 无论是病例-对照研究还是随访研究,都需要满足一个统计学假设:研究个体间是相互独立的(independent)。个体间是否有亲缘关系可用血缘同源(identical by descent,IBD)或状态同源(identical by state,IBS)两种指标来衡量。IBD 表示子代共同拥有的来源于同一祖先的等位基因数目。IBS 表示子代共同拥有的等位基因数目,并不一定来自同一个祖先。通常情况下,无法直接计算 IBD,可利用 IBS 代替。设父亲、母亲同一位置的基因型均为 AC。则子代相同位置的基因型有 AA、AC、AC、CC 四种可能。无论用哪个基因型去比对,兄弟姐妹的 IBD 都有如下分布,即

$$P(\text{IBD}=0)=0.25、\quad P(\text{IBD}=1)=0.5、\quad P(\text{IBD}=2)=0.25$$

表 33-7 汇总了不同亲缘关系 IBD 分布。PLINK 2.0 中用 PI_HAT(表示 IBD 比例)估计亲缘关系的概率。一般将 PI_HAT ≥ 0.250 的样本视为存在亲缘关系。也可将 PI_HAT 的阈值设为更严格的 0.125。如果数据中有亲缘关系的样本较少,则可以删除部分样本以保证样本的独立性。一般做法是保留 SNP 缺失率最低的其中一个亲缘样本。当数据中有亲缘关系的样本较多时,可采用针对非独立数据分析的混合效应模型(mixed effects model)校正样本间的亲缘关系。常用软件有 GEMMA、SAIGE、REGENIE、fastGWA-GLMM、STAARpipeline、GATE 等。

表 33-7 不同亲缘关系下 IBD 的分布

亲缘关系	$P(\text{IBD}=0)$	$P(\text{IBD}=1)$	$P(\text{IBD}=2)$	PI_HAT $= P(\text{IBD}=2)+$ $0.5 \times P(\text{IBD}=1)$
独立个体	1.00	0.00	0.00	0.000
父子	0.00	1.00	0.00	0.500
同卵双生或本人	0.00	0.00	1.00	1.000
兄弟姐妹	0.25	0.50	0.25	0.500
同父异母或同母异父	0.50	0.50	0.00	0.250
祖孙	0.50	0.50	0.00	0.250
叔侄	0.50	0.50	0.00	0.250
第一代堂兄弟、堂姐妹	0.75	0.25	0.00	0.125
第二代堂兄弟、堂姐妹	9/16	6/16	1/16	0.250

5. 人群分层 样本间的地域差异(geographical variation)和人群分层是种族混杂(confounding by ethnicity)的表现,将导致有偏结果。因此,GWAS 中需要阐述是否存在人群分层。若存在,需说明校正的方式和校正的效果,可参考《自然·综述——遗传学》杂志发表的主题论文重点阐述识别人群分层、校正人群分层的方法。

如果存在人群分层,且可以获得个体种族的地域信息时,应该根据种族或地域信息进行亚组分析。事实上,实际工作中很难确切知道个体种族或地域信息。此外,人群分层不仅存在于不同种族之间,也存在于同一种族内部。例如,欧洲血统(European ancestry)的白种人、亚洲血统(Asian ancestry)的黄种人都存在人群分层现象。中国人群是多民族人群,即便以汉族为主,中国人群内部仍然存在人群分层现象。目前常用主成分分析(principal component analysis,PCA)方式展示和校正人群分层。其基本思想是:利用相对独立的 SNP(LD r^2 较小,例如 ≤0.05)估计基因的主成分,并利用第一、二主成分绘制散点图查看人群的分布情况。图 33-5 为中国人群肺癌 GWAS 与 HapMap 多种族参考数据的人群分层图。其中,中国北京人(Han Chinese in Beijing,China,CHB)和日本东京人(Japanese from Tokyo,Japan,JPT)表示黄种人;北欧和西欧裔美国犹太州人[Utah residents with Northern and Western European ancestry from the Centre d'Etude du Polymorphism Humain(CEPH) collection,CEU]表示白种人;尼日利亚伊巴丹约鲁巴人(Yoruba in Ibadan,Nigeria,YRI)表示黑种人。不同种族人群的遗传背景均存在巨大差异。不过,该 GWAS 的样本几乎聚集成团,并未出现明显的人群分层。此外,根据人群分层图也能识别出样本中有 4 个离群值(outlier)。一般剔除离群值再进行关联分析。

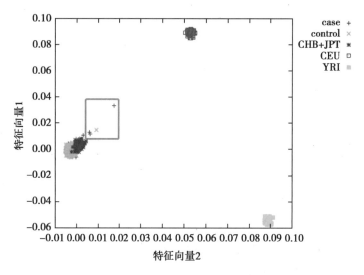

图 33-5　中国人群肺癌 GWAS 与 HapMap 多种族参考数据的人群分层图
case:病例组;control:对照组。

无论是否存在明显的人群分层,一般都会将估算的主成分作为协变量纳入关联分析模型,从而达到校正人群分层的目的。可采用 Tracy-Widom 方法进行假设检验以确定校正多少个主成分。GWAS 估算主成分的常用软件有:EIGENSOFT、FlashPCA、RICOPIL 等。

此外,另外一种不太常用的方法是结构化关联(structured association)分析。基本思想是:根据 SNP 对样本进行聚类,并在各个类内进行关联分析。由于聚类分析较为耗时,该方式在实际应用中不太多见。常用软件有:ADMIXTURE、Structure。

经过人群分层校正的关联分析后,仍需要根据关联分析结果判断校正是否充分。常用遗传控制膨胀系数(genomic control inflation factor)λ 识别是否存在人群分层。λ 是所有 SNP 假设检验 χ^2 统计量(自由度为 1)的中位数与 χ^2 分布中位数的比值。其理由是,只有极少数 SNP 与疾病存在关联,其余绝大部分 SNP 是与疾病无关的随机变量。因而,假设检验的统计量近似服从 χ^2。SNP 若有 $\lambda \leqslant 1.00$,表示无人群分层。由于 λ 与样本量成正比,因此,若 $1.00 < \lambda \leqslant 1.05$,表示有人群分层,但属于可接受的范围。一般采用 Q-Q 图(quantile-quantile plot)进行展示和判断(图 33-6)。

此处仍以中国人群肺癌 GWAS 数据质控为例,展示样本质控的结果(图 33-7)。

二、表观基因组数据质控

表观基因组数据质控也包括两个方面：一是针对变量（CpG）的质控，二是针对样本的质控。数据质控一般针对 β 值进行，由六个部分组成：背景校正（background correction）、位点质控、样本质控、分位数标化（quantile normalization）、探针类型校正（bias correction for type I/II probes）、批次效应校正（batch effects adjustment）。流程见图33-8。此处以 Illumina Human Methylation 450 BeadChip 芯片为例进行介绍。

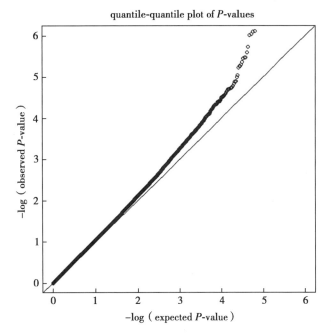

图33-6　中国人群肺癌 GWAS 的 Q-Q 图（$\lambda=1.05$）

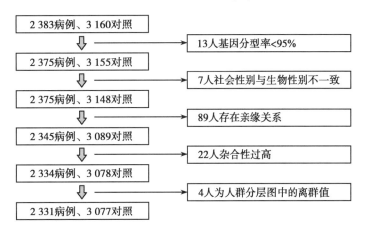

图33-7　中国人群肺癌 GWAS 中样本的质控流程与结果

（一）背景校正

芯片的探针信号中普遍存在背景噪声，需要进行背景降噪，以提高甲基化信号的可信度。芯片设计之初，设计者添加了针对无甲基化区域的阴性探针组，以此估计背景噪声。实际检测位点的甲基化信号强度即原始的信号强度减去该背景噪声强度。

（二）位点质控

位点质控通常包括以下几步。

1. 剔除在超过 5% 的样本中检测 P 值 > 0.05 的低质量 CpG 位点　检测 P 值（detection P value）代表着一个探针在某个样本中检测时的质量的优劣。P 值越小代表着探针检测质量越高。阴性（negative）探针是一系列质量差的探针信号，用于计算 P 值。若检测 P 值大于一定阈值（一般取 0.05），则认为该探针是无法区分靶信号和背景信号的低质量探针。

2. 剔除变异系数 < 5% 的 CpG 点　变异系数小意味着无信号波动，CpG 位点的甲基化程度稳定。

3. 剔除 CpG 附近含有 SNP 的探针　甲基化水平可能会受到 SNP 较大的影响。

4. 剔除性染色体上的探针　一般仅保留 1~22 号染色体上的 CpG 位点。当分组比较的样本混合了不同性别，则无法正确衡量性染色体上的甲基化水平的差异。

5. 剔除交叉反应性的 CpG 位点　探针的交叉反应性（cross-reactive）指的是当实际靶标与预期靶标高度同源时，探针与实际靶标杂交，可能产生假信号，而导致无效结论。

（三）样本质控

剔除含有超过 5% 未检出信号或低质量 CpG 位点的样本。

（四）分位数标化

分位数标化是为了消除检测技术给数据带来的影响，使所有样本中探针强度的分布具有一致的分位数，使数据具有较好的可比性。将单一探针的强度用矩阵中所有有相同秩次的探针的均数替代，使得每个样本的分布相同。

(五) 探针类型校正

Illumina Human Methylation 450 BeadChip 芯片包括两种类型的探针。两种探针设计方式的不同,导致两种探针的信号分布不一致。如果将两类探针 CpG 位点检测结果作为整体进行分析,所得结果将不准确。常用 β 混合分位数校正法(beta mixture quantile dilation,BMIQ),将两种类型探针的 β 值的分布变换为近似 I 型探针的分布,以尽可能消除两种探针之间的差异。

(六) 批次效应校正

批次效应是不同样本组之间的系统误差,是由与生物学无关因素的变异导致的数据误差。其主要由样品处理和制备方面的差异(如提取方法)、DNA 处理(如扩增、标记、杂交)、芯片扫描(如背景噪声)、样品在芯片上的位置、技术偏差等原因导致。校正批次效应一般使用的是基于经验贝叶斯的方法(ComBat)。

以欧洲人群肺癌多中心 EWAS 数据质控为例,展示质控流程和结果(图 33-8)。不同中心按统一的质控标准分别进行数据质控,再将数据合并用于后续关联分析。

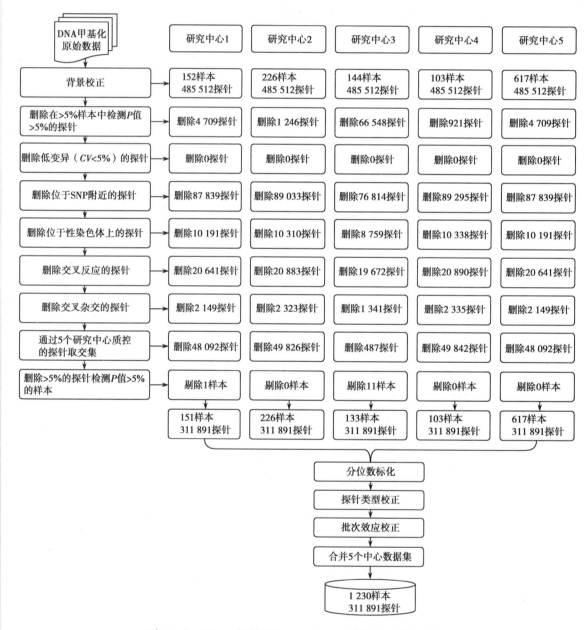

图 33-8 欧洲人群肺癌多中心 EWAS 数据质控流程与结果

CV:变异系数(coefficient of variation)。

三、数据填补

组学研究中会出现大量的缺失数据,如何进行科学的填补是一个重要的研究课题。这里简单介绍 GWAS 数据填补的基本思想和流程,详细内容参考《自然·综述——遗传学》和《自然·遗传学》。数据填补主要解决以下几个问题。①填补未检测的 SNP:微阵列技术实际上仅仅是对全基因组上的标签位点(tag SNP)进行检测,并没有真正意义检测所有的 DNA 序列。测序技术理论上可以覆盖整个基因组,但是其覆盖度和准确度取决于测序的深度。如果测序深度较低(如,低于 10 倍),则不可避免会产生大量随机缺失。因此,数据填补能够获得未检测的 SNP。②跨平台的数据合并与 meta 分析:不同厂家或型号的微阵列芯片所检测的标签位点并非完全一致。因此,通过数据填补能够使得跨平台数据具有相同的、完整的 SNP 信息,并用于后期 meta 分析。③提高统计检验的检验效能:即便是经过 QC 的数据,每个 SNP 仍有 5% 以下的缺失。数据填补恰好能够补充这些缺失信息。有研究显示,与分析未填补的数据相比,分析填补的数据能够增加 10% 左右的检验效能。④精细作图寻找致病位点:一般基于填补的数据,对阳性位点附近区域所有位点进行分析,试图寻找致病位点。

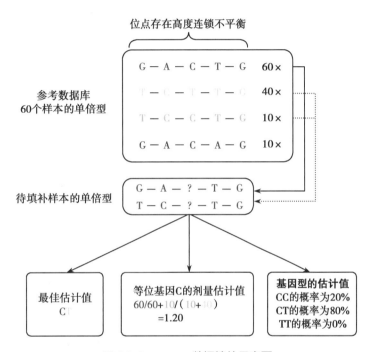

图 33-9　GWAS 数据填补示意图

由于多个 SNP 之间存在连锁不平衡结构(即相关关系),因此多个 SNP 往往会以一种固定组合的形式出现,这种固定组合被称为单倍型(haplotype)。GWAS 数据填补算法正是利用 SNP 数据的这种特性去估计缺失的基因型的概率。图 33-9 简述了数据填补的基本思想。假设参考数据有 60 个样本,当前填补区域(block)涉及 5 个 SNP,这 5 个 SNP 形成了 4 种单倍型,数目分别是 60、40、10、10,合计 120 个。待填补数据中有 1 个 SNP 缺失。

数据填补的核心原理为:①与参考数据库中所有单倍型进行比对,确定与待填补数据最匹配的单倍型是前 3 条。②根据最匹配的 3 条单倍型,估计缺失的 SNP 应该是 C 和 T 组成的基因型。③待填补的第一条链 G-A-?-T-G 与参考库 G-A-C-T-G 唯一匹配。因此,第一条链所缺失的等位基因型必然是 C;第二条链 T-C-?-T-G 与参考库中 2 条单倍型匹配。所缺失的等位基因是 C 的概率为 10/(10+40)=20%,是 T 的概率为 40/(10+40)=80%。④综合两条链等位基因的估计结果,待填补的基因型 20% 的概率是 CC、80% 的概率是 CT。目前大部分填补的算法、软件常采用隐马尔可夫模型(hidden Markov model,HMM)在区域内迭代填补以获得每个 SNP 的准确填补值。实际操作时,还需注意很多技术细节,比如:选择参考人群数、统一基因组坐标系(genomic build)、检查染色体的正负链(strand)、检查等位基因一致性等。Minimac、IMPUTE2 软件的操作细节详见软件帮助文件或参考文献。填补结束后,仍需要将填补质量不佳(填补评分<0.3)的位点删除。

目前常用的两个在线数据填补工具是:密西根填补服务器(Michigan Imputation Server)和跨组学精准医学填补服务器(TOPMed Imputation Server)。两个填补服务器的研发团队存在合作关系。两款在线工具将复杂的数据填补操作进行封装,并向用户提供简明易懂的网页界面。用户上传待填补数据后,服务器后台进行等位基因一致性检查,并将结果反馈用户。用户更新数据后,再次上传数据即可。服务器完成填补后自动向用户发送数据下载链接。密西根填补服务器内置 Minimac4 填补软件,可以选择多种参照数据,如:千人组学计划、非裔美国人哮喘研究联盟(Consortium on Asthma among African-ancestry Populations in the Americas,CAAPA)、单倍型参照数据联盟(Haplotype Reference Consortium,HRC)、跨组学精准医学(Trans-Omics for Precision Medicine,TOPMed)计划。跨组学精准医学计划产生了近 10 万人的深度测序数据,为目前样本量最大的参考数据。跨组学精准医学填补服务器以 10 万人测序数据作为填补参考数据。

随着多组学数据整合分析的兴起,研究者逐渐意识到跨组学数据填补的重要性。一般而言,研究者很少对同一批样本制订多种组学数据计划。因此,当多种组学数据拼接到一起时,同时具有多个组学数据的比例不高。此时,某一个组学部分样本会出现全部数据缺失的情形。这种现象称为多组学数据块缺失(block missing)。跨组学数据填补则期望利用算法填补块缺失。感兴趣的读者可查阅 TOBMI 或其他算法的相关文献。

第四节 组学研究的常见方法与分析思路

经过严格的数据质量控制后,就可以对数据进行关联分析与预测分析。基因组数据较为特殊,关联分析时还需要选择基因型不同编码的遗传模型(genetic model)。其余组学数据则一般可以直接用于分析。分析基因组数据时,SNP 的遗传模型包括相加模型(additive model)、共显性模型(co-dominant model)、显性模型(dominant model)和隐性模型(recessive model)。记某个 SNP 的两个等位基因分别为 A 和 a。设 A 为野生型等位基因,a 为突变型等位基因,则该位点有三种基因型 AA、Aa 和 aa,分别是野生纯合子(wild homozygous)、杂合子(heterozygous)和突变纯合子(variant homozygous)。不同的遗传模式表示 SNP 进入模型的形式不同,表达了不同的生物含义(表 33-8)。

表 33-8 不同遗传模式下 SNP 的比较方式与生物含义

遗传模型	比较方式	生物含义
相加模型	aa = 2 vs Aa = 1 vs AA = 0	每增加 1 个次要等位基因产生的效应
共显性模型	Aa = 1 vs AA = 0	SNP 以哑变量形式进入模型
	aa = 2 vs AA = 0	Aa 和 aa 分别与 AA 比较,分别体现 1 个 a 和 2 个 a 的效应
显性模型	(aa 或 Aa) = 1 vs AA = 0	借用显性遗传概念:只要个体携带 1 个 a,就会出现特定性状 携带 a 的个体与未携带 a 的个体进行比较,体现 a 的效应
隐性模型	aa = 1 vs(Aa + AA)= 0	借用隐性遗传概念:个体必须携带 2 个 a,才会出现特定性状 携带 aa 的个体与未携带 aa 的个体进行比较,体现 aa 的效应

此外,还有等位基因模型(allelic model),即 a 与 A 的比较。由于一个位点有 2 个等位基因,所以该遗传模型中样本含量是翻倍的。实际分析时,一般选择相加模型进行关联分析以筛选 SNP。对有统计学意义的 SNP 再采用其他遗传模型进行敏感性分析,并探索潜在的关联模式。

组学研究有两个常见的主要目的:识别关联因素、构建预测模型。研究者可以围绕这两个目的,结合组学数据的特点,选择合适的统计方法。本节简述关联因素识别、预测模型构建的统计方法的基本思想和分析思路。值得注意的是,无论统计分析出于何种目的,组学研究均强调 I 型错误控制的必要性、独立人群验证的重要性。

一、组学关联分析思路

(一)基于位点的主效应分析

基于单位点的主效应分析是组学研究中最常见的分析思路,即逐个将位点纳入模型,评价其与研究结局间的统计学关联。该思路主要关注位点的边际效应,旨在探索独立影响结局的生物标记物,为后续功能机制研究提供直截了当的人群证据。研究结局的类型不同,统计模型的基本框架则不同。例如:连续型结局变量可以选择线性回归模型(详见第十六章),二分类结局变量可以选择 logistic 回归模型(详见第十七章),罕见事件数的结局变量可以选择泊松回归(详见第十八章);事件发生时间的结局变量可以选择 Cox 比例风险回归模型(详见第十九章)。因为组学研究涉及多个位点的多次假设检验,研究者必须对多重比较控制 I 型错误。此外,最好能利用独立人群对关联信号进行外部验证。

　　然而,生物标记物的效应往往微弱,组学研究的样本量也一般有限,识别位点的检验效能可能会不足。因此,不少研究者采用避免多重校正的方法进行降维筛选,如 LASSO、弹性网(elastic net)、贝叶斯模型等。这类方法的核心思想是:通过惩罚函数(penalty function)或先验信息(prior information)对模型施加限制,将效应极弱变量的系数压缩趋于 0,实现过滤噪声,凸显信号的目的。惩罚类回归得到的系数并非真值的无偏估计。因此,一般先采用惩罚类回归进行变量筛选,然后再通过常规多因素模型进行系数的无偏估计。

(二)基于位点的交互作用分析

　　尽管基于单位点的主效应分析策略鉴定出一大批与疾病风险、预后相关的位点,但是这些位点对疾病遗传度(heritability)的解释力仍然有限。复杂疾病的发生、发展往往由复杂的关联模式所驱动。基因-基因、基因-环境、环境-环境交互作用均属于重要的复杂关联模式。在统计学上,A、B 两因素的交互作用表示两者间存在协同或拮抗作用,或表示 A 因素的效应随着 B 因素取值的变化而发生改变(详见第二十六章析因设计)。交互作用是两种或多种因素之间的复杂关联模式在群体水平(population level)上所表现出的一种现象,为深入理解疾病发生、发展的机制提供了一种不同寻常的思路。然而,交互作用研究的计算负担较重。以 GWAS 为例,一阶基因-基因交互作用分析涉及超过 500 亿次检验。为此,研究者致力于构建合理、高效的交互作用降维分析策略与方法。交互作用分析策略按检索方式可分为穷举式、随机式和启发式三大类。

　　1. 穷举式检索　以一阶交互作用分析为例,该方式穷举两两变量的所有组合,并通过合适的方法逐个评价两个变量间的交互作用。GWAS 质控后的 SNP 数量约为 50 万,一阶基因-基因交互作用检验次数高达 1 250 亿。logistic 回归、Cox 回归等模型的系数估计涉及迭代过程,即便单次分析只需 0.001 秒,全基因组一阶交互作用分析仍要耗时 4 年时间!为此,有学者提出"先初筛、后检验"的降维分析思路,如 BOOST、BiForce。两种方法的算法较为相似,前者提供中央处理器(central processing unit,CPU)单线程和图形处理器(graphics processing unit,GPU)多线程计算软件;后者提供 CPU 多线程计算软件。以 BOOST 为例,该法从不校正协变量的对数线性模型出发,构建交互作用统计量。在初筛期,利用柯克伍德叠加近似(Kirkwood superposition approximation,KSA)快速获得度量交互作用的相对熵,又称 KL 距离(kullback-leibler divergence)。该统计量近似服从自由度为 4 的 χ^2 分布。软件默认的筛选阈值为 30,对应交互作用检验的 P 为 4.89×10^{-6}。在检验期,对一小部分信号,再利用广义迭代法获得交互作用的似然比 χ^2 统计量,给出假设检验的 P 值。利用上述方法,研究者能够在数小时至数天内完成全基因组基因-基因交互作用分析。由于两法在未校正协变量的条件下筛选交互作用,因此可能出现假阳性、假阴性的结果。

　　穷举式检索虽然能够全面评价基因间所有可能的交互作用,但是面临极强的多重校正。在样本量有限和交互作用效应微弱的条件下,识别信号的统计检验效能低下。因此,研究者需要结合数据体量和计算资源综合权衡。此外,高阶交互作用分析次数随阶数呈爆炸式增长。目前暂未见快速且高效的穷举式高阶交互作用检索策略与方法。不过,一般认为高阶交互作用由低阶交互作用构成。因此,可采用爬坡算法(hill-climbing algorithm)探索高阶交互作用。以肺癌表观基因组预后研究为例,研究者鉴定出 *TRIM27* 基因的 DNA 甲基化水平与吸烟存在一阶交互作用。进而,研究者在上述两个因素的基础上,再增加一个基因进行二阶交互作用分析,并从全表观基因组水平再次鉴定出一个新的 *KIAA0226* 基因,其与 *TRIM27* 基因、吸烟存在二阶交互作用,共同影响肺癌预后。

　　2. 随机式检索　该方式随机地从所有变量中挑选子集进行变量间交互作用评价,并多次重复上述过程以尽可能覆盖所有变量。随机森林属于该方式中典型代表,最早由加利福尼亚大学伯克利分校的莱奥·布莱曼(Leo Breiman)教授于 2001 年提出。其基本思想是:从样本量为 n、变量数为 p 的总数据中,随机抽取部分样本(一般为 2/3)和部分位点[一般为 sqrt(p)]作为训练集,剩余样本作为测试集。在训练集中通过分类回归树(classification and regression tree,CART)建模。采用贪婪算法(greedy algorithm)依次对每个变量的每个分割点进行样本分隔,选择分隔效果最佳变量的最佳切割点作为根节点(root node)。重复上述过程,将第 2 个最佳变量的最佳分割点作为子节点(son node)。依次类推,直至样本无法再分隔。CART 从根节点开始叉生为子节点,子节点再次叉生,直至终节点。该过程类似于树生长的过程。因此,CART 被形象地称为决策树。将决策树应用在测试集,获得其预测精度。然后,对决策树上的待考察变量随机排列(permutation)取值后,重新获得决策树在测试集中的预测精度。两次预测精度之差反映了该变量的重要性。单个决策树只能随机地评价 sqrt(p) 个变量的重要性。因此,需要重复上述过程,建立多个决策树。决策树的数量要足够多,以保证覆盖所有的变量。多个随机的决策树形成随机森林。森林中所有决策树的重要性的均数被定义为该变量的变量重要性评分(variable importance measure,VIM)。进一步,通过滑动窗口序贯向前特征选择法(sliding window sequential forward feature selection,SWSFS)从所有变量中筛选最有可能和结果存在关联的子集。基本思想是,按变量重要性评分从大到小依次选择 1 个、2 个、……、p 个变量,建立随机森林并获得当前模型的预测精度。令袋外数据预测精度最高的变量组合被定义为最佳变量子集。

　　随机森林的决策树具有识别交互作用的潜在能力。然而,一个变量必须成为父节点,才能与其子节点形成交互作用。因此,只有变量存在主效应时,才能被随机森林发现该变量与其他变量存在交互作用。为此,有学者针对这一缺陷拓展算法,提出了专门用于筛选交互作用的方法——随机交互森林(SNPInterForest)。其思想是将多个变量整合为一个新变量,评价该新变量的重要性评分。决策树的生长采用贪婪算法,变量重要性评价采用排列,随机森林需要生成大量的决策树。因此,随机森林计算负担较重,适用于 5 万个变量以内的数据分析。

　　3. 启发式检索　该方式首先以特定方式聚焦所有变量的子集,然后在这一部分变量中进行交互作用分析。最简单的做法是仅对有主效应的变量进行交互作用分析,或者仅对有生物学功能证据的位点进行交互作用分析。更合理的做法是根据变量交互作用的信号对一部分变量进行富集。比较典型的算法是蚂蚁算法(ant colony algorithm)。该法最早由布鲁塞尔自由大学的马克·多里戈(Marco Dorigo)教授和瑞士卢加诺大学的卢卡·玛利亚·甘芭德拉(Luca Maria Gambardella)教授提出。美国佐治亚大学鲁姆赞·热卡亚(Romdhane Rekaya)教授的团队提出蚁群优化算法(ant colony optimization algorithm,ACO),用于病例-对照设计下的 GWAS 交互作用分析。蚁群优化算法模拟蚁群寻找食物的机制,在海量数据中寻找交互作用。蚂蚁在寻找食物的途经之处会留下信息素。蚁群选择通过信息素较多的路径,进而又留下更多的信息素,形成一个正反馈。蚂蚁算法的基本思想是:随机选择一组变量,评价这组变量间两两交互作用,并根据交互作用统计量的大小更新变量再次被选中的权重(类似信息素)。重复上述过程,使得信息素富集于一部分变量。最后,对这些变量进行穷举式检索。

　　(三)基于位点集的主效应分析

　　组学研究中,位点并非完全独立;疾病的发生、发展也并非某单个位点驱动。此外,单个位点的效应微弱,再考虑多重比较,往往只有很小的检验效能检出其效应。因此,基于基因、基于通路的分析方法应运而生。这类方法将一组位点视为位点集,综合评价位点集与结局的关联。例如,采用经典的主成分分析的方法,提取一组位点的主成分(详见第 21 章),进而评价主成分与结局间统计学关联。近年来,比较流行的位点集分析方法是哈佛大学林希虹教授团队开发的一系列核机器(kernel machine)方法,例如适合病例-对照设计下 GWAS 分析的 logistic 核机器方法。其基本思想是:用一个形式任意且未知的函数 $h(\cdot)$ 将一组变量封装。该函数由正半定核函数矩阵 $K(\cdot)$ 决定。研究者可选择高斯核函数、IBS 核函数等。通过方差-成分得分检验(variance-component score test)获得位点集的假设检验 P 值。详情参阅林希虹教授所发表的 Sequence Kernel Association Test(SKAT)系列论文。

人类已知基因的数量在 3 万左右。如果将 SNP 按物理位置匹配到基因,再以基因为单元进行关联分析,那么多重校正的力度势必大大减小。针对有统计学意义的基因,再进一步探索起重要贡献的 SNP,校正力度也相对较小。因此,位点集分析也是重要的降维分析手段。

（四）基于位点集的交互作用分析

位点集间的交互作用分析方法主要有以下几类。

1. 以线性方式整合位点集信息,再进行交互作用分析。例如,PC-LRM 法首先计算两个位点集的第一主成分,然后在回归模型中检验两个主成分的乘积项;mPLSPM 法首先分别提取多个表型、多个基因 A 位点、多个基因 B 位点的潜变量（latent variable）,再采用 PLSPM（partial least squares path modeling）法,利用潜变量建立模型,评价两个基因潜变量间的交互作用。

2. 以非线性方式整合位点集信息,再进行交互作用分析。例如,iSKAT 法用核函数将一组位点整合后纳入回归模型,评价一组位点与环境变量间的交互作用。

3. 对于病例-对照研究,通过比较病例、对照人群中两组位点集相关结构的差异,实现交互作用分析。例如,KCCU 法采用核机器典型相关分析（kernel canonical correlation analysis）,基于核函数将位点集矩阵转换为核矩阵,分别计算病例、对照中两个位点集的典型相关系数 r_1、r_0。采用 Fisher z 变换获得 z_1、z_0。利用 bootstrap 比较 z_1、z_0 间的差异以检验交互作用。

4. 首先基于位点进行交互作用分析;然后主要利用统计量求和、P 值合并的方式进行信息整合,如 GGG 法、SBS 法。

二、组学预测的分析思路

组学预测最重要的思想是如何融合组学生物标记物。这里,我们简要介绍组学预测模型构建的基本流程和分析方法,模型构建规范详见多变量预后诊断模型的透明化报告规范（Transparent reporting of a multivariable prediction model for individual prognosis or diagnosis, TRIPOD statment）。

模型构建的基本流程如下。

（一）筛选因素

除调整协变量（人口学特征指标、临床指标等）外,需要从组学数据中筛选出可作为预测因子的生物标记物,以提高预测精度。目前主流的观点是有统计学意义的生物标记物可以作为候选预测因子纳入预测模型。绝大部分研究仅筛选有主效应的预测因子。纳入有交互作用的预测因子能够额外提高模型的预测精度。此外,仍然需要严格控制筛选生物标记物的 I 型错误。例如,在筛选集中校正多重比较的 I 型错误,并利用独立人群进行外部验证。

（二）构建模型

根据研究结局,可利用常规模型（如,线性回归模型、logistic 回归模型等）建立含有多个预测因子的多因素模型。集成算法（如 XGBoost）具有更好地构建预测模型的能力。为了避免模型过拟合,可采用交叉验证（cross validation）调节参数。

（三）验证模型

在训练集中构建预测模型后,必须固定模型中所有预测因子的参数,将其代入一个或多个外部验证集中评价模型的精确性和外推性。在验证集中重新拟合预测模型是错误的做法。这种方式仅仅是再次确认了预测因子与结局的统计学关联,而非验证模型预测效果。

（四）模型评价

模型评价主要利用验证集评价预测模型的精确性和稳健性。对于线性回归模型,常用决定系数 R^2、剩余标准差（详见第十三章）等指标度量模型精度;对于 logistic 回归模型,常用受试者操作特征曲线下面积（area under the receiver operating characteristic curve, AUC）、一致性指数（concordance index, C-index）评价模型精度;对于 Cox 回归模型,常用时依（time-dependent）AUC、一致性指数评价模型。

第五节　案　例

组学研究中主流的研究方法仍然是基于位点的分析。因此,本节分别展示基于位点的主效应分析、交互作用分析、预测模型构建三个案例。

【案例 33-1】(肺癌全基因组关联研究)

以首个中国人群肺癌全基因组关联研究为例[资料来源:HU ZB,WU C,SHI YY,et al. A genome-wide association study identifies two new lung cancer susceptibility loci at 13q12.12 and 22q12.2 in Han Chinese. Nature Genetics,2011,43(8):792-796],介绍主效应分析的案例。

1. 研究目的　鉴定中国人群肺癌易感位点。

2. 资料来源　采用病例-对照设计,收集来自南京、上海、北京、武汉、广州、沈阳地区中国汉族人群。病例组为由至少两名病理医生确诊的肺癌患者;对照组为医院或社区体检中未患肿瘤或传染病的人群。按年龄、性别和地区对病例和对照进行匹配。

3. 分析流程　该研究采用三阶段病例-对照设计,包含一个筛选阶段(2 331 病例和 3 077 对照)和两个独立验证阶段(2 283 病例和 2 243 对照、4 030 病例和 4 166 对照)。研究者在筛选阶段从全基因组水平筛选肺癌风险相关位点,并在两个验证阶段再次确认候选位点的统计学关联。

(1)模型选择:采用单位点分析策略,将 SNP 逐个纳入 logistic 回归模型。

$$\text{logit}(\pi) = \alpha_0 + \alpha_1 \times SNP + \sum \beta_i \times covariate_i$$

(2)协变量校正:研究者校正了年龄、性别、吸烟和反映人群分层的前 4 个特征向量。由于 GWAS 是探索性研究,模型一般仅校正最基本的、公认的协变量(年龄、性别等),而不深入探讨协变量的选择。因此,在研究设计时,需要考虑病例组和对照组的均衡性,以控制偏倚,提高可比性。

(3)检验水准:质控后,用于关联分析的 SNP 数量为 591 370。若采用Bonferroni法控制I型错误,检验水准应设为 8.5×10^{-8}。该研究中,研究者采用逐步向前系列标准(a stepwise series of criteria)筛选 SNP:筛选阶段要求 SNP 在总人群中有 $P \leqslant 1 \times 10^{-6}$ 且在两个子人群中 $P \leqslant 1 \times 10^{-2}$。满足要求的 SNP 进入第 1 个验证阶段,保留 $P \leqslant 0.05$ 者。第 2 个验证阶段 $P \leqslant 0.05$ 者视为最终有统计学意义的 SNP。最后,研究者合并三个阶段数据再次对有统计学意义的 SNP 进行分析,确认所有 SNP 都满足 $P \leqslant 5 \times 10^{-8}$ 的要求,且比理论标准更保守。

4. 主要结果　GWAS 经典结果可视化图形是曼哈顿图(Manhattan plot)。如图 33-10 所示,曼哈顿图是以 SNP 所在染色体及碱基对(base pair)的位置为横轴,以各 SNP 假设检验 P 值的变换值 $-\lg P$ 为纵轴的散点图。橙色线代表 $P = 5 \times 10^{-8}$,蓝色线代表 $P = 1 \times 10^{-6}$。

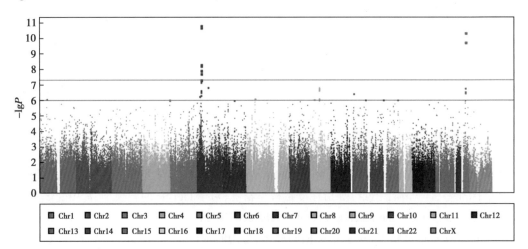

图 33-10　中国人群肺癌 GWAS 关联分析结果的曼哈顿图

在筛选阶段,研究者按既定标准筛选出 32 个 SNP。去除高相关的 14 个 SNP 后,剩余 18 个相对独立的 SNP。此外,研究者还额外纳入了 3 个既往研究鉴定出的肺癌易感位点。因此,共计 21 个 SNP 进入后续验证。其中,13 个 SNP 通过第 1 阶段验证,7 个 SNP 通过第 2 阶段验证。在进行精细作图阶段,研究者进一步采用多位点 logistic 回归模型进行条件分析,再次删除了 1 个 SNP。最终,研究者通过三阶段设计的研究,鉴定出 6 个 SNP:3q28 区域 rs4488809、5p15.33 区域的 rs465498 和 rs2736100、13q12.12 区域的 rs753955、22q12.12 区域的 rs17728461 和 rs36600。

针对欧美人群,国际肺癌研究联盟和肺癌多学科研究组织利用 OncoArray 芯片 GWAS 数据(14 803 病例和 12 262 对照)、多个既往研究 GWAS 数据(14 463 病例和 44 188 对照)进行全基因组关联 meta 分析,鉴定出 18 个肺癌易感位点。其中,6 个为新发现的易感位点[资料来源:MCKAY JD,HUNG RJ,HAN YH,et al. Large-scale association analysis identifies new lung cancer susceptibility loci and heterogeneity in genetic susceptibility across histological subtypes. Nature Genetics,2017,49(7):1126-1132]。

【案例 33-2】(肺癌全基因组基因-基因交互作用研究)

以最大规模且首个欧美人群肺癌全基因组基因-基因交互作用研究为例[资料来源:ZHANG RY,SHEN SP,WEI YY,et al. A large-scale genome-wide gene-gene interaction study of lung cancer susceptibility in Europeans with a trans-ethnic validation in Asians. Journal of Thoracic Oncology,2022,17(8):974-990],介绍交互作用分析的案例。

1. 研究目的　探索欧美人群肺癌风险相关的基因-基因交互作用。

2. 资料来源　采用病例-对照设计,国际肺癌研究联盟和肺癌多学科研究组织收集了来自美国、加拿大、芬兰、瑞典、挪威、丹麦、英国、荷兰、德国、俄罗斯、意大利、西班牙、以色列等地区的肺癌病例和对照(ILCCO:15 157 病例和 13 196 对照;TRICL:3 288 病例和 3 965 对照)。同时,纳入英国生物标本库的肺癌病例和对照(3 017 病例和 406 598 对照)。

3. 分析流程　采用两种设计筛选基因-基因交互作用信号:两阶段设计、meta 分析。①在两阶段设计中,以国际肺癌研究联盟/肺癌多学科研究组织(ILCCO/TRICL)的欧美人群 GWAS 数据为筛选集,以英国生物标本库的欧美人群 GWAS 数据为验证集;②由于不同病理组织类型、吸烟状态、性别的人群存在异质性,肺癌的遗传机制也可能存在差异。因此,研究者综合所有 GWAS 样本,对亚组人群中效应微弱的交互作用信号进行 meta 分析,以鉴定亚组人群特异性肺癌易感位点。

(1)分析策略:采用"信息熵初筛→对数线性模型检验→logistic 回归确认"策略降维分析,再辅以计算机集群多线程并行计算,在数小时内完成交互作用分析。在 logistic 回归模型中增加两个 SNP 的乘积项,进行交互作用分析。

$$\text{logit}(\pi) = \alpha_0 + \alpha_1 \times SNP_1 + \alpha_1 \times SNP_2 + \alpha_3 \times SNP_1 \times SNP_2 + \sum \beta_i \times covariate_i$$

其中,α_1、α_2、α_3 分别表示 SNP_1、SNP_2 的主效应及两者的交互作用。协变量包括:年龄、性别、吸烟、前 3 个人群分层特征向量。

(2)检验水准:质控后,SNP 数量为 340 958。一阶基因-基因交互作用有 580 亿种组合。采用 Bonferroni 法校正多重比较,检验水准设为 8.60×10^{-13}。

4. 主要结果　通过两阶段设计,研究者鉴定出 2 对 SNP 存在拮抗作用:位于 5p15.33 区域 *TERT* 基因的 rs2853668 和 *CLPTM1L* 基因的 rs62329694、位于 6p21.32 区域 *C6orf10* 基因的 rs521828 和 *PRRT1* 基因的 rs204999。进一步,meta 分析又额外鉴定出 6 对亚组人群特异性交互作用信号。该研究一共鉴定出 8 对欧美人群肺癌相关的交互作用。

该研究团队曾经采用相同的分析策略,完成了首个中国人群全基因组肺癌基因-基因交互作用研究,鉴定出 1 对位于 2p32.2 区域的 SNP 存在基因-基因交互作用[资料来源:CHU MJ,ZHANG RY,ZHAO Y,et al. A genome-wide gene-gene interaction analysis identifies an epistatic gene pair for lung cancer susceptibility in Han Chinese. Carcinogenesis,2014,35（3）:572-577]。因此,研究者进行了跨种族的验证分析（图 33-11）。位于 6p21.21 和 2p32.2 区域的 4 个交互作用同时与两种人群的肺癌风险相关。

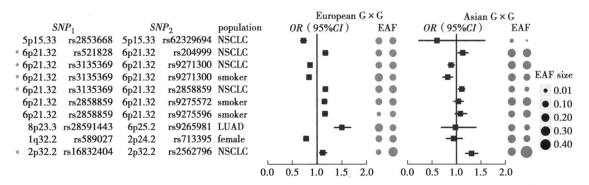

图 33-11　肺癌相关基因-基因交互作用跨种族验证

（population:人群,NSCLC:非小细胞肺癌,smoker:吸烟者,LUAD:肺腺癌,female:女性,European G×G:欧洲人群基因-基因交互作用,Asian G×G:亚洲人群基因-基因交互作用,EAF:效应等位基因频率,EAF size:效应等位基因频率大小,* 表示信号在两个人群都有统计学意义）

进一步,研究者构建了交互作用赋能的多基因风险评分（interaction empowered polygenetic risk score,iPRS）。与领域内著名的肺癌遗传评分（PRS-128）相比,iPRS 显示出更出色的肺癌风险区分能力,能够进一步提升国际知名肺癌风险预测模型（Lung Cancer Risk Model LLP Version 3,LLPv3）的高危人群筛查能力。

【案例 33-3】（脑胶质瘤转录组预后预测研究）

以脑胶质瘤预后预测模型 APOLLO 为例（资料来源:CHEN JJ,SHEN SP,LI Y,et al. APOLLO: an accurate and independently validated prediction model of lower-grade gliomas overall survival and a comparative study of model performance. EBioMedicine,2022,79:104007）,介绍预测模型构建的案例。

1. 研究目的　低级别脑胶质瘤（lower-grade gliomas）具有异质性强、治疗困难、预后不佳等特点,严重危害人民群众身心健康。精准预后预测,甄别死亡高危患者,再进一步开展个体化治疗,是精准医学的核心理念。然而,如何构建精准且稳健的低级别脑胶质瘤预后预测模型仍然是亟待解决的热点问题,具有重大公共卫生意义与临床价值。

2. 资料来源　从公共数据库中收集具有人口学特征、临床信息、总生存时间和转录组数据的脑胶质瘤研究数据。累计从癌症基因图谱（The Cancer Genome Atlas,TCGA）、中国脑胶质瘤基因组图谱计划（Chinese Glioma Genome Atlas,CGGA）、基因表达综合数据库（Gene Expression Omnibus,GEO）获得 6 个独立的数据集,包括:TCGA（$n=505$）、CGGA1（$n=408$）、CGGA2（$n=143$）、Rembrandt（GSE108476,$n=137$）、Weller（GSE61374,$n=121$）、Gravendeel（GSE16011,$n=106$）。

3. 分析流程　该研究按 "筛选预测因子→构建预测模型→系统综述评价" 3 个步骤开展（图 33-12）。研究者在前两步中,采用了 "3-D" 建模策略,以构建精准且稳健的模型。

（1）筛选预测因子:为提高模型的精确性,研究者同时评价了基因的两种类型效应（double types of effects）,并试图纳入具有任意一种效应（主效应或交互作用）的基因作为预测因子。为提高模型的稳健性,研究者通过两步筛选信号（double steps of screening）,首先,以欧美人群 TCGA 数据集作为筛选集,选择 q-FDR ≤ 0.05 的基因;然后,以中国人群 CGGA1 数据集为验证集,将所筛选的基因进行跨种族验证,保留 P ≤ 0.05 且效应方向一致的基因作为候选预测因子。

（2）构建预测模型:为进一步提高模型的稳健性,研究者通过两步构建模型（double steps of modeling）。对通过跨种族验证的基因,首先以 TCGA 为训练集,在调整协变量（年龄、分级、*IDH*

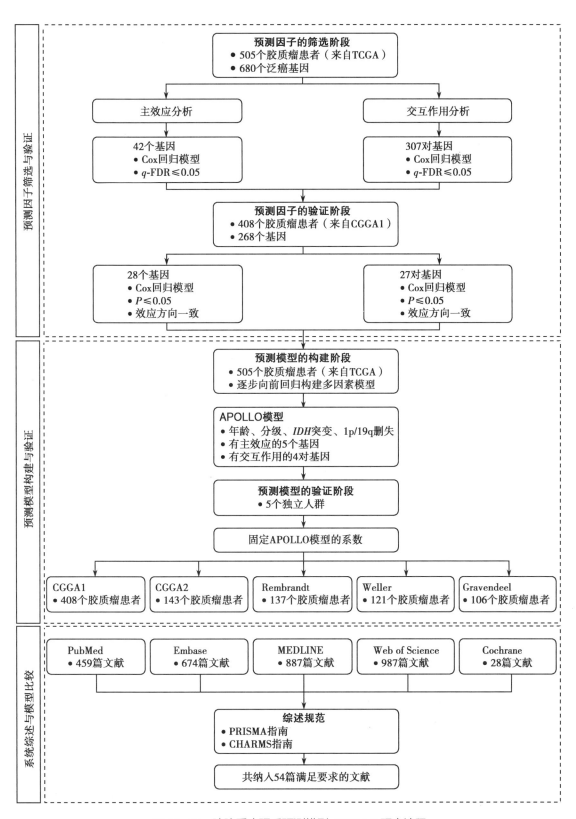

图 33-12　脑胶质瘤预后预测模型 APOLLO 研究流程

突变状态、1p/19q 状态）的基础上，通过逐步回归策略筛选最终预测因子，并构建预测模型 APOLLO；然后，固定 APOLLO 所有参数不变，以 CGGA1 数据集为内部验证集，以 CGGA2、Rembrandt、Weller、Gravendeel 数据集为外部验证集，对 APOLLO 的预测效果反复进行验证。

（3）系统综述评价：研究者严格按照系统综述与 meta 分析报告标准（preferred reporting items for systematic reviews and meta-analyses，PRISMA）和基于预测建模研究系统综述的关键评估和资料提取清单（CHecklist for critical Appraisal and data extraction for systematic Reviews of prediction Modelling Studies，CHARMS），开展了首个低级别脑胶质瘤预后预测模型的系统综述，并将 APOLLO 与现有预测模型进行全面比较。

4. 主要结果　研究者在 TCGA 数据集中分别筛选出 42 个具有主效应的基因、307 对具有基因-基因交互作用的基因。其中，28 个基因、27 对基因在 CGGA1 数据集中通过验证。进一步，研究者通过逐步回归最终将 5 个有主效应的基因、4 对有交互作用的基因纳入预测模型，并构建了 APOLLO 模型。模型中各预测因子的系数如下。

$$APOLLO\_Score = 0.031\,2 \times age + 0.527\,6 \times grade - 0.551\,0 \times IDH - 0.516\,3 \times 1p/19q +$$
$$0.752\,8 \times Transcriptional\_Score$$

$$Transcriptional\_Score = 0.297\,6 \times CHIC2 + 0.350\,0 \times IGF2BP2 +$$
$$0.238\,7 \times ITGAV + 0.553\,2 \times MSN + 0.403\,4 \times PLCG1 +$$
$$0.236\,1 \times BCORL1 - 0.108\,2 \times PRF1 - 0.249\,8 \times BCORL1 \times PRF1 -$$
$$0.167\,4 \times HMGA1 - 0.105\,8 \times TFG + 0.193\,0 \times HMGA1 \times TFG -$$
$$0.192\,2 \times CTNND2 - 0.181\,4 \times GOLGA5 - 0.234\,0 \times CTNND2 \times GOLGA5 -$$
$$0.088\,8 \times FAS - 0.207\,3 \times SMAD4 - 0.172\,4 \times FAS \times SMAD4$$

根据 APOLLO 风险评分的五分位数、90% 分位数将患者进行风险等级划分。评分 > 90% 分位数的患者与 < 20% 分位数的患者相比，前者死亡风险是后者的 54.18 倍，提示 APOLLO 具有甄别死亡高危人群的能力。APOLLO 在 6 个独立队列中均表现出稳健的区分度。综合而言，对低级别脑胶质瘤患者 36 个月生存的区分度是 0.901（95%CI：0.879~0.923），60 个月生存的区分度是 0.843（95%CI：0.815~0.871），综合评价指标一致性指数为 0.818（95%CI：0.800~0.835），提示 APOLLO 效果尚可（satisfactory）且稳健（robust）。与现有模型相比，APOLLO 具有最大样本量的人群基础、最多数量的外部验证，是目前精确性和稳健性最高的脑胶质瘤预后预测模型。

决策曲线分析表明，临床应用 APOLLO 具有更高的临床获益。根据全球疾病负担（Global Burden of Disease）统计，全球有近 43 万的低级别脑胶质瘤患者。在患者死亡率 > 0.4 需要进行临床干预的条件下，运用 APOLLO 指导治疗，对于 36 个月和 60 个月生存期，可分别使得约 24 万患者（55.4%）和 14 万患者（32.4%）免于过度的医疗干预。

为便于实践应用，研究者开发了 APOLLO 在线平台。研究者利用相同分析策略，也构建了乳腺癌预后预测模型 ARTEMIS [XUE MJ，XU ZA，WANG X，et al. ARTEMIS：An independently validated prognostic prediction model of breast cancer incorporating epigenetic biomarkers with main effects and gene-gene interactions. Journal of Advanced Research，2024，S2090-1232（24）：00358-8.]、头颈部肿瘤预后预测模型 ATHENA [XU ZA，CHEN XL，SONG XM，et al. ATHENA：an independently validated autophagy-related epigenetic prognostic prediction model of head and neck squamous cell carcinoma. Clin Epigenetics，2023，15（1）：97]、肺癌预后预测模型 Prophet [ZHANG RY，CHEN C，DONG XS，et al. Independent validation of early-stage non-small cell lung cancer prognostic scores incorporating epigenetic and transcriptional biomarkers with gene-gene interactions and main effects. Chest，2020，158（2）：808-819]。一系列实践显示，3-D 建模策略具有较好的通用性。

思考与练习

一、最佳选择题

1. 人群中等位基因 A 的频率是 0.35,G 的频率是 0.65。统计分析时,利用生物学相加模型对基因型进行编码,则 AA 的编码是（　　）

A. 0   B. 1   C. 2   D. 3   E. 4

2. 一般用 β 值来反映某一个 CpG 位点 DNA 甲基化水平。若评价 CpG1 与 CpG2 两个位点 DNA 甲基化水平的 Pearson 相关系数,应对 CpG 位点进行的数值变换形式是（　　）

A. $\mathrm{logit}_2(\beta)$ B. $\mathrm{sqrt}(\beta)$

C. $\exp(\beta)$ D. $\log(\beta)$

E. $\sin^{-1}(\beta)$

3. 转录组数据常用的标准化方法是（　　）

A. GWAS   B. $\dfrac{X - \bar{X}}{S}$

C. TPM   D. FDR

E. MAF

4. 组学关联性研究的特点**不包括**（　　）

A. 无假设性   B. 信号稀疏性

C. 高维小样本   D. 生物学属性

E. 无须独立验证

5. 组学关联分析涉及海量的多重比较,因此最重要的统计学考虑是（　　）

A. 选择计算速度快的算法

B. 采用并行计算

C. 选择一部分有生物学意义的标记物进行关联研究

D. 校正 I 型错误

E. 增加 CPU 或 GPU 的内存

6. GWAS 数据对 SNP 的质控**不包括**（　　）

A. 基因分型率   B. MAF

C. 哈迪-温伯格平衡   D. 常染色体

E. 亲缘关系

7. 当遗传控制膨胀系数 λ 提示结果未受到明显的人群分层影响时,其范围是（　　）

A. $\lambda \leqslant 2.00$ B. $1.00 < \lambda \leqslant 1.05$

C. $1.00 < \lambda \leqslant 1.50$ D. $\lambda \geqslant 1.00$

E. $-1.00 < \lambda < 1.00$

8. 下列为常用的 GWAS 数据填补工具的是（　　）

A. TOPMed Imputation Server   B. PLINK

C. SAIGE   D. FlashPCA

E. GEMMA

9. 以下**不属于** SNP 编码的遗传模型的是（　　）

A. 相加模型   B. 共显性模型

C. 显性模型   D. 隐性模型

E. 广义线性模型

10. 以下**不属于**组学关联分析思路的是（　　　）

  A. 基于位点的主效应分析   B. 基于位点的交互作用分析

  C. 基于位点集的主效应分析   D. 基于位点集的交互作用分析

  E. 精细作图

11. 组学预测分析的步骤**不包括**（　　　）

  A. 筛选因素   B. 构建模型

  C. 验证模型   D. 模型评价

  E. 模型可视化

二、简答题

1. 目前主要有哪些"组学"？其生物学意义有哪些异同？

2. 组学关联研究和预测研究有哪些特点？

3. 请根据 PLINK 2.0 官网提供的示例数据，完成 GWAS 数据的质控流程。

4. 请利用第 3 题质控后的数据提取第 22 条染色体，利用密西根填补服务器完成数据填补。

5. 请阅读 APOLLO 原文，并根据原文提示下载分析数据和分析代码，重现预测模型。

6. 若设计一个两阶段的肺癌风险研究 GWAS，请查阅文献获取所需信息，并利用 CaTS 软件估计样本量。

（易　东　张汝阳）

第三十四章
大数据研究设计与分析

扫码获取
数字内容

【学习要点】

1. 健康医疗大数据已成为国家基础性战略资源,它包括结构化数据、半结构化数据和非结构化数据3种类型。数据质量评价可从真实性、准确性、完整性、及时性、适用性、经济性、可比性、协调性、可获得性9个维度进行评价。

2. 健康医疗大数据研究设计包括选题、数据采集或已有数据评价、数据挖掘和分析,以及结果呈现等步骤。

3. 健康医疗大数据采集主要包括信息抽取、数据清洗、数据转换以及数据装载4个步骤,并通过自然语言处理、图像处理技术等手段实现数据的结构化和预处理。

4. 在常用的健康医疗大数据挖掘方法中,支持向量机对缺失数据较敏感,而随机森林对缺失严重的训练样本仍能维持较高的准确度。

第一节　大数据研究的基本概念

一、大数据的定义与分类

大数据(big data)的定义:一种规模大到在获取、存储、管理、分析方面大大超出了传统数据库软件工具能力范围的数据集合。作为大数据体系的重要组成部分,健康医疗大数据是指与生命健康及医疗相关,且满足大数据基本特征的数字化信息集合,直接关系到人们的生命与健康。健康医疗大数据涵盖个体和群体全生命周期产生的多方面、多来源数据,包括医疗服务、疾病防控、健康保障以及医疗保险等,其发展与应用为健康医疗领域带来了革命性变化,一些研究成果现已被应用于临床辅助诊断、疾病管理、药品研发、疾病监测、医疗资源的合理配置以及政府决策管理等多个方面,为深化医疗卫生体制改革带来了活力,推动了健康产业的发展。

二、大数据的类型

按照数据特征与应用场景的不同,可笼统地将健康医疗大数据分为医疗大数据、个人健康大数据、生物组学大数据、卫生管理大数据、公共卫生大数据以及医学科研大数据等类型。

按数据结构不同,可将健康医疗大数据分为三类:结构化数据、半结构化数据和非结构化数据(见第一章第二节)。

三、健康医疗大数据的特征

大数据通常具有 "5V" 特征,包括:①大容量(volume),无统一标准,一般认为在 10^{12} 或 10^{15} 级别以上;②数据类型多样(variety),既包括结构化数据,也包括文本、图像、音频、视频等非结构化或半结构化数据;③速度(velocity),即数据更新速度快,处理时效短;④真实性(veracity),即追求高质量的数据;⑤低价值性(value),即有价值的信息占比较低,需从海量数据中挖掘潜在的有用信息。

此外,健康医疗大数据还具备其他鲜明的特征。

（一）时效性

不同于其他领域,健康医疗大数据面向个体和群体全生命周期,需要覆盖各个节点产生的临床诊疗记录与健康评估结果,通过时间标签在疾病发生和发展各个环节产生的数据之间建立关联,具有很强的时间维度属性。此外,医学检测的波形信号(如心电图、床旁监护等)和图像数据(如 MRI、CT 等)还具有独特的时间关联性。

（二）不完整性

由于医疗数据的收集和处理过程存在脱节,健康医疗大数据可能存在缺失。例如,患者转诊或提前出院均可能导致治疗过程数据的不完整。由于疾病的复杂性以及现有医疗水平的局限性,人类对很多疾病的发生机制和发展规律的认识仍十分有限,使得所采集的数据尚不能确保完整、准确地反映某种疾病发生及发展规律。

（三）冗余性

受信息孤岛以及疾病复发等原因的影响,健康医疗大数据常存在相同或相似数据被重复记录的情况。例如,同一慢性病患者进行的多次重复检查、常见病病情描述,以及其他与疾病无关信息可能被多次采集,导致冗余数据的出现。

（四）隐私性

健康医疗信息中常包含了大量涉及个人隐私的内容,如:用户身份、临床诊疗记录、检查检验结果以及基因测序信息等。在对健康医疗大数据进行处理与分析时,不可避免地会涉及患者隐私信息的处理。一旦个人隐私信息被泄露,后果将不堪设想。因此,在开展健康医疗大数据分析与应用之前,需妥善地对数据进行必要的"脱敏脱密"和"去标识化"处理,确保数据的保密与安全。

四、健康医疗大数据研究设计的要点

生物医学领域中的传统随机试验研究、观察性研究、定性研究的设计通常包括选题、制订研究方案、收集资料、数据整理与分析等内容。与其相比,健康医疗大数据研究设计有所不同,多数情况下研究者不参与原始数据的收集工作。此处对常见的健康医疗大数据研究设计要点作简要介绍。

（一）服务于特定研究目的的大型实验性或观察性研究

此类研究通常需要研究者制订设计方案,具有明确的研究目的和研究假设,将基于研究目的收集大量的结构化数据,对于非结构化数据及半结构化数据会建立明确的结构化处理策略。此类研究常见于评估干预措施或治疗手段的多中心随机对照试验或大型自然人群或特殊人群的队列研究。此类研究的设计遵循常规的设计要求即可,具体内容可参考相关流行病学或医学科研设计书籍,此处不赘述。

（二）针对已有的结构化大数据的挖掘研究

已有的结构化大数据通常已完成数据采集与初步清洗工作。此类数据的研究通常是利用大样本人群代表性数据库(如:国家疾病监测系统、国家卫生服务调查)、已有的大样本多中心随机临床试验数据、大样本观察性研究数据、在线开源数据库,以及其他已有的结构化数据库对前期未涉及的其他科学研究问题进行探讨。目前,在已发表的生物医药文献中此类研究最为常见。尽管此类研究是对已有的结构化数据的二次挖掘,但仍需严格的设计。

1. 基于研究者感兴趣方向的文献进展提出高质量的科学研究问题,建立明确的研究假设。

2. 熟悉和评估已有数据库的优缺点,判断其能否满足探讨所提出科学研究问题的需要。具体而言,研究者至少需要明确以下问题:①原始数据的收集目的;②数据来源及范围;③数据库所含变量及其定义;④数据采集日期;⑤数据获取方式;⑥数据采集过程中的质量控制;⑦缺失值、异常值的处理;⑧利用该数据开展研究所采用的统计分析方法及结果的稳定性;⑨数据是否及时;⑩数据的可及性及合规性。

3. 提取和清理已有数据,对异常数据和缺失数据作出恰当处理。

4. 采用适宜统计模型分析数据。

5. 结合已有数据库的优缺点合理解释研究结果,撰写研究报告和论文。

通常而言,此类挖掘研究面临的最大挑战是"绝大多数容易想到的重要科学研究问题"已被原课题组或其他学者作过研究,因此对产生高质量科学研究问题要求非常高。尽管如此,研究者在对此类大数据进行挖掘时仍需从所研究问题的研究现状和所挖掘大数据的特点出发,从专业角度提出该数据能回答的适宜科学研究的问题,切忌忽视专业而仅从数据挖掘结果中产生牵强的"科学研究问题",颠倒正常研究次序。在大数据挖掘中,大量的数据挖掘分析可能会发现一些有趣的线索,但这些线索只能给未来研究提供一些新的思路,并不能提供强有力的因果关联证据,更不支持开展进一步的因果预测分析和决策支持。

(三) 针对服务特定研究目的而采集的非结构化数据/半结构化数据的挖掘研究

在医疗卫生服务过程中,为满足特定目的,会常规采集一些重要的非结构化数据/半结构化数据,如:医生撰写的患者电子病历文本,疾病诊断中用到的心电图、二维超声检查、脑电图、CT、MRI 等静态或动态检测图像等。对于这样的非结构化/半结构化数据,目前的医疗卫生实践往往仅利用了很少的信息,对临床诊断和治疗的支持还远远不够。对此类大数据的挖掘,需要先采用特定技术将非结构化数据/半结构化数据结构化,其研究焦点是优化数据结构化的数学模型,并将结构化数据与临床诊疗决策支持及预后预测充分结合起来,改进临床实践。下文会简要提及针对文本数据、影像数据、视频数据和音频数据等的结构化技术。

(四) 针对无特定研究目的而采集的非结构化数据/半结构化数据的挖掘研究

此类大数据的采集通常不服务于特定健康医疗目的,因此包含了大量与特定数据挖掘目的无关的信息(噪声)。这些噪声的存在,对数据的提取、分析、解读带来了极大挑战。例如:由于 2012 年美国媒体对美国流行性感冒感染(简称"流感")进行大量报道,这使得许多非流行性感冒患者也利用谷歌搜索引擎检索流行性感冒的内容,导致"谷歌流感趋势"在 2012 年的预测结果比实际流感感染数据高出 1 倍。此类数据的挖掘,通常要先从专业角度定义大数据中包含哪些与研究目的相关的信息,再采用特定的处理技术(如:检索策略、知识库)将所需信息从非结构化数据/半结构化数据中提取出来,再采用一定规则将所提取的信息结构化。在此过程中,非结构化数据/半结构化数据信息来源的覆盖面、拟提取信息与所研究问题的相关程度、拟提取信息对已有常规数据的补充价值,以及数据结构化模型的精准度是此类大数据挖掘的关键。

第二节　大数据的采集技术

一、健康医疗大数据的获取方法

(一) 数据来源类型

健康医疗大数据来源既包括各类医疗数据,如:电子病历(electronic medical record,EMR)、医学影像数据、临床检验报告、医院常规临床诊治、门(急)诊及住院记录、生命体征记录、护理记录等;也包括健康数据,如居民健康档案数据、常规体检数据、外部健康物联网数据等;新兴的生物组学数据,如基因组学、蛋白质组学、免疫组学分析数据;各类研究公开发表和共享的数据;与此同时,随着移动设备和移动互联网的飞速发展,各商业公司开发的移动医疗产品和便携式生理设备产生的体重、血糖、血压、心率、心电图、睡眠、呼吸、体育锻炼等健康监测数据,以及各大网站中产生的健康、疾病、寻医购药、在线咨询等信息,网络挂号、网售健康服务、网售药品器材等数据随之增加。

(二) 数据采集技术

传统的医疗信息系统和信息整合主要集中在单一医疗机构内部,其实质是医院局域网的内部信息共享和信息服务。而健康医疗领域的移动物联网技术是将移动通信、互联网和健康服务等技术有机地结合起来,通过智能终端设备实现数据的采集与共享。健康医疗大数据采集的技术难点在于突破分布式、快速、可靠性强的数据采集技术,实现健康医疗数据的快速解析、标准化、转换与装载。

1. 数据库接口采集技术　对于政府卫生健康部门、医疗卫生机构和公共卫生服务机构中的重要健康医疗数据或医学研究数据,一般是通过开发建立专线接口、特定数据库访问接口、系统数据交换接口等技术实现数据的交互。

2. 系统日志采集技术　为了不影响医疗卫生信息系统的正常运行,对于实时更新的数据,可通过读取与解析数据库系统日志文件的技术手段实现同步采集。

3. 网络数据采集技术　针对非结构化、半结构化网络健康医疗数据,主要借助网络爬虫或网站公开应用程序接口(application programming interface,API)等方式进行采集,从网站上获取健康医疗数据,并以结构化形式将其存为统一的本地数据文件。

4. 移动物联网健康数据采集技术　通过移动终端定位、记录和交互式引导功能,可实现用户健康医疗数据和个人信息的记录与存储,使数据采集和交互更加便捷。此外,还可通过各类生物传感器和移动应用程序采集用户健康信息。

此外,数据采集过程需要重视数据采集的规范性,即应按照目前公认的行业标准采集相关的暴露变量、结局变量、协变量的数据。例如,在疾病分类时应选择最新版的国际疾病分类(international classification of disease,ICD)标准,从而增加不同研究所采集数据及研究结果之间的可比性,尽量减小或消除异构数据的影响。

二、传统健康医疗大数据采集技术

(一)传统 ETL 工具数据采集技术

1. 传统 ETL 工具采集数据的步骤　传统数据库使用关系模型来构建数据库,如 Oracle、MySQL、SQL Server 等。传统数据库一般使用传统 ETL(extract-transform-load)工具采集数据,是指从数据来源处提取(extract)、转换(transform)和装载(load)目标数据至目的地的过程,它通常包括以下几个步骤。

(1)抽取:主要是针对分散数据,如各独立医疗系统的数据。在熟悉分散数据的基础上,研究者制订所需的数据源及数据定义,明确可操作的数据源和批量抽取的规则。

(2)清洗:主要是针对系统中各环节可能出现的数据二义性、重复、不完整以及违反专业规则等问题。允许先对数据进行排查,剔除有问题的数据记录,并根据实际情况调整相应的数据读写操作。

(3)转换:主要是基于数据仓库建立的模型,通过自定义脚本、内置的库函数或其他扩展方式等手段,实现将数据从健康医疗专业模型转换为数据分析模型,同时支持环境监控数据转换状态。

(4)装载:主要是将转换后的数据装载到数据仓库中,可通过直接装载数据文件或直接连接数据库的方式予以实现。

2. 典型的 ETL 工具　在健康医疗专业领域应用中,数据采集工作的 ETL 运行方式可以随时调整,并可灵活集成到其他管理系统中。典型的 ETL 工具有:DataStage、Kettle、Informatica Power Center。

(1)DataStage:是一种数据集成软件平台,为 ETL 过程提供了图形化开发环境。DataStage 是一个集成工具,可简化和自动化处理多个数据源的数据提取、转换和维护等过程,并将其导入数据集或数据仓库。DataStage 是目前应用最为广泛的集成工具之一。

(2)Kettle:是一款开源、免费、元数据驱动的 ETL 工具,可用来管理来自不同数据库的数据源,支持 Windows、Linux、Unix 等操作系统。Kettle 主要包括四个核心产品(集成开发环境):Spoon、Pan、Chef 和 Kitchen。Spoon 允许将 ETL 的转换过程以图形界面方式进行设计;Pan 允许由 Spoon 设计的 ETL 转换批量运行;Chef 允许创建任务(job);Kitchen 允许由 Chef 设计的任务批量使用。Kettle 可以完成不同应用程序或数据库之间的数据迁移、大量数据加载到数据库、数据库与文件之间的数据导入与导出、数据清洗、应用集成等多种任务。

（3）Informatica Power Center：是企业数据集成平台。它提供了一种非编码的图形化设计工具，可供用户自行调试，具有功能强大的数据集成引擎，可在内存中执行数据抽取、转换、整合、装载等功能，开发人员无须手工编写相关代码。引擎是元数据驱动的，通过知识库和引擎的配对管理，可保证数据集成过程得到最佳实施。通过辅助产品 Informatica Power Connect，可提供对包括 SAP、Siebel、PeopleSoft 等企业资源计划（enterprise resource planning，ERP）数据源在内的特殊数据源和相关格式的支持。

（二）分布式文件系统数据采集技术

Google File System（GFS）和映射 - 化简（MapReduce）是于 2003 年和 2004 年推出的两款性能高、扩展性强的分布式海量数据处理框架。这两种处理框架在海量网页数据处理方面具有优势，实现了分布式存储和分布式高层次运行处理，用户无须关注复杂的内部并行工作机制，不需具备分布式系统知识及开发经验即可实现大规模分布式系统的部署以及海量数据的并行处理。此外，还有一系列数据采集并行传输接口，用于实现 Hadoop 分布式文件系统（Hadoop distributed file system，HDFS）和不同数据源之间的数据交换，例如用于 HDFS 与关系型数据库进行数据交换的工具 Sqoop、本地文件系统和 HDFS 进行数据交换的服务文件传输协议（file transfer protocol，FTP）。

1. Sqoop　是一种用于将关系型数据库和 Hadoop 中数据进行相互转移的工具，可以将一种关系型数据库（如：MySQL、Oracle）的数据导入 Hadoop（如：HDFS、Hive、HBase），也可将 Hadoop 中的数据导入关系型数据库。

2. Hive　是一种构建于 Hadoop 集群之上的数据仓库应用。自公开以来，它很快成为了 Apache 的开源项目。Hive 能将结构化的数据文件映射为一张数据库表，并提供丰富的类似结构化查询语言（structure query language，SQL）的数据处理功能。Hive 使用名为 Hibernate 查询语言（Hibernate query language，HQL）的脚本语句，用户编写的 HQL 脚本语句被 Hive 解析为 MapReduce 作业，并在 Hadoop 集群上运行。

三、网络健康医疗大数据采集技术

（一）日志数据采集技术

随着健康医疗系统规模的迅速扩大，服务器集群节点数不断扩增，运行、维护等相关日志的任务急剧增加。日志分析是体现应用系统运行状况和用户行为的重要方式，通过日志分析可拓展更多的新方向，如用户行为分析和个性化推荐。

日志文件的数据形态包括 MySQL 数据库、Oracle 数据库、网络数据以及文本文件。由于数据存储形式有可能为多个集群机器的分布式存储，因而日志采集需要增量实时获取类似于分布式流处理的日志文件。当日志规模很大时，需要分布式平台来存储和处理数据。常用的日志采集和监测系统有 Chukwa、Scribe、Flume 等。

1. Chukwa 应用系统　它使用了很多 Hadoop 的组件（如：采用 HDFS 存储数据，采用 MapReduce 处理数据），提供了很多模块以支持 Hadoop 集群日志分析。

Chukwa 的框架中主要有 3 种角色：适配器（adaptor）、采集器（collector）、代理（agent）。

（1）Adaptor 数据源：可封装其他数据源，如 File、Unix 命令行工具等。目前可用的数据源有 Hadoop logs、应用程序度量数据、系统参数数据。

（2）HDFS 存储系统：Chukwa 采用 HDFS 作为存储系统。HDFS 旨在支持大文件存储和小并发、高速率写入的应用场景，而日志系统的特点恰好相反，它支持高并发、低速率写入和大量小文件的存储。

（3）Collector 和 Agent：Agent 的作用是给 Adaptor 提供各种服务，包括启动和关闭 Adaptor，将数据通过超文本传送协议（hypertext transfer protocol，HTTP）传递给 Collector；定期记录 Adaptor 状态，以便崩溃后恢复。Collector 的作用是合并多个数据源的数据，然后装载到 HDFS 中；隐藏 HDFS 实现的细节,HDFS 版本更换后,只需修改 Collector 即可。

2. Scribe 应用系统 是一种日志收集管理系统,它主要包括 Scribe Agent、Scribe 和存储系统。

(1)Scribe Agent:实际上是一个 Thrift Client。向 Scribe 发送数据的唯一方法是使用 Thrift Client,Scribe 内部定义了一个 Thrift 接口,用户使用该接口将数据发送给服务器。

(2)Scribe:Scribe 接收到 Thrift Client 发送过来的原始数据,根据配置文件,将不同类型的数据发送给不同对象。Scribe 提供了各种各样的 Store,如 File、HDFS 等,Scribe 将数据加载到这些 Store 中。

(3)存储系统:存储系统实际上就是 Scribe 中的 Store,当前 Scribe 支持较多的库,包括 File、Buffer、Network、Bucket 等不同存储形态。

3. Flume 应用系统 是于 2009 年 7 月开发的日志系统,其内置的组件较齐全,用户几乎不必进行任何额外开发即可使用。

Flume 采用以下三层构架。

(1)Agent:其作用是将数据源的数据发送给 Collector。

(2)Collector:其作用是将多个 Agent 的数据汇总后,装载到 Storage 中,其来源和 Sink、Agent 类似。

(3)Storage:是一种存储系统,可以是一个普通 File,也可以是 HDFS、Hive、HBase 等。

(二)流数据采集接入技术

流数据挖掘(stream data mining)是指在"流数据"中发现并提取隐含的、事先未知的、潜在有用的信息和知识的过程。在流数据环境下,数据连续、快速、持续不间断地产生,反复存取操作可行性弱,其隐含的聚类可能随时间动态地变化而导致聚类质量降低,这就要求流数据聚类算法快速批量处理新数据,并简洁地表示聚集性信息,稳健地处理噪声和异常数据。基于流数据挖掘的特点,流数据一般通过定制接口或订阅方式接入数据,Apache Kafka 可提供较好的解决方案。

Apache Kafka 是一个分布式发布-订阅消息系统,同时也是一个强大的队列,可以处理大量数据,可让用户将消息从一个端点传递到另一个端点。Kafka 可处理离线和在线消息。Kafka 消息保留在磁盘上,并在群集内复制,以防止数据丢失。Kafka 构建在 Zookeeper 同步服务之上,它与 Apache Storm 和 Spark 可以很好地集成,用于实时流式数据分析。Kafka 专为分布式高吞吐量系统设计,与其他消息传递系统相比,Kafka 具有更强的吞吐量、内置分区、复制和固有的容错能力,这使得它非常适合大规模消息处理应用程序。

(三)互联网络数据采集技术

互联网络信息及数据格式多种多样,这些数据一般是通过网络爬虫进行定制化采集。针对不同网站需建立不同采集模板,将采集到的数据通过 HTTP 传输到 Flume,Flume 写入 Kafka 消息队列中,Flink 获取该消息队列的信息,通过自定义方式处理对应的数据,然后将数据存储到数据仓库。

基于不同需求,网络爬虫技术可分为以下两类。

1. 爬取网页链接 通过统一资源定位符(uniform resource locator,URL)链接获取指定超文本标记语言(hypertext markup language,HTML)页面中的链接,存储这些链接,然后将其作为源再次爬取链接指向 HTML 页面中的链接,如此循环操作,层层递归下去,其普遍使用的方法是深度优先或者广度优先。根据不同级别的抓取需求选择不同的方法以获得最佳效果。通过网络爬虫获取指定的链接或数据,将其存储在数据库中,建立索引,然后定义查询语句,解析查询语句,并利用检索器检索数据库里的数据。

2. 爬取数据信息 根据研究需要通过网络爬虫获取图片、文本信息等数据样本供后续数据分析使用,通常是爬取现有公共数据库或获取指定数据样本。

网络爬虫的原理:由关键词指定的 URL 把所有相关的 HTML 页面全部抓取下来(HTML 集为字符串),解析 HTML 文本(通过正则表达式或者现成工具包 Jsoup),提取所需要的信息数据,然后把数据存储起来。其基本工作流程如下。

(1)首先选取一部分精心挑选的种子 URL。

（2）将这些 URL 放入待抓取 URL 队列。

（3）从待抓取 URL 队列中取出待抓取 URL，解析域名系统（domain name system，DNS），并且得到主机的互联网协议（internet protocol，IP）地址，并将 URL 对应的网页下载下来，存储进已下载网页库中。此外，将这些 URL 放进已抓取 URL 队列。

（4）分析已抓取 URL 队列中的 URL，分析其中的其他 URL，并且将 URL 放入待抓取 URL 队列，从而进行下一个循环。

第三节　大数据的整理与优化

一、文本数据的结构化

大部分健康医疗数据是以非结构化形式存在于医疗档案和报告中的，例如，患者主诉、临床诊疗以及病程等信息主要以自然语言描述的文本形式记录在电子病历中。这些非结构化的文本数据涵盖了丰富信息，但因无法直接被计算机理解而难以进行分析。因此，健康医疗文本数据处理的首要任务是利用计算机技术读取、解读和映射这类基于自然语言描述的文本数据，并将其转化为结构化的数据。

自然语言处理（natural language processing，NLP）是指运用计算机对人类自然语言进行分析的过程。生物医学自然语言处理是一个集生物学、语言学、计算机科学以及数学等多学科于一体的交叉研究领域，是自然语言计算机处理相关技术的总称，主要涉及自动词法分析、自动语义分析以及篇章分析 3 个环节。目前，自然语言处理技术在健康医疗领域的应用主要包括以下几个方面。

（一）信息提取

信息提取（information extraction）是指从自然语言文本中抽取特定信息，并赋予其标准数据格式的过程。此种应用通常针对特定目的从中获取感兴趣的信息。例如，在研究药物不良反应时，可通过提取临床电子病历档案中的用药和不良反应症状相关专业术语或词组，汇总后用于监测药物不良反应。命名实体识别（named entity recognition）通常是信息提取的第一步，是指判断文本中某字符串是否代表一个命名实体并确定其类别的过程。在实际应用中，常需综合专业术语或词组的修饰等上下文信息来提取感兴趣的数据。

（二）信息检索

信息检索（information retrieval，IR）指根据用户要求，从存储的数据中查找给定主题下信息的操作过程。该过程可以帮助用户从大量文档（如电子病历、检查报告单等）中快速获得所需的文档。用户通过信息提取预先对文档进行命名实体识别和修饰语提取，建立索引，进而在检索时实现文档的快速定位。

（三）问答系统

问答系统（question answering system，QA）指能用准确的自然语言形式回答用户采用自然语言提出问题的系统。问答系统是对信息检索技术的扩展，避免了用户制订查询条件，同时在提供答案时会从原始文档中提取出相应问题的答案。

（四）文本摘要

文本摘要（text summarization，TS）指利用计算机自动从大量输入的文本中总结文档主要内容并形成文本摘要的过程。在面对大量数据的情况下，这是一种让用户快速概览文档的有效办法。

（五）其他

除上述应用之外，自然语言处理技术还常被应用于文本生成、情感分析、机器翻译以及文本可读性评估与简化等多个方面。

此外，在采用自然语言处理技术提取文本健康医疗大数据之后，通常还需对所提取的数据进行标准化编码或分类处理,如:疾病诊断编码、手术编码、药品编码、检验编码、临床医疗术语、公共卫生术语、网络术语等的标准化。这样才能使非结构化的文本数据转变为可直接利用的结构化数据。

二、医学影像数据的结构化

医学影像大数据(medical image big data)是指由二维超声检查、心电图、CT、MRI 等医学影像检查所产生并存储在影像存储与传输系统(picture archiving and communication system,PACS)内的大规模、高增速、多结构、高价值的多模态影像数据集合。医学影像图像存储着海量的信息,但这些信息通常隐藏在像素或体素中,无法直接获取和应用。此时,需要通过数字化图像处理技术提升医学影像数据的应用价值。

传统的医学影像分析技术,例如医学图像分割、特征提取以及医学图像可视化算法等,只能处理单一模式的医学影像大数据,不具有通用性。为提高图像识别与检测的水平,充分发挥医学影像大数据多模态的优势,基于机器学习和深度学习的算法(如:随机森林、支持向量机以及卷积神经网络)已被逐渐应用于医学影像大数据的处理与分析。这些算法通过自主从医学影像数据中学习疾病或组织结构(如:病理组织切片、MRI 扫描图像等)的特征信息,构建特征分类器,实现医学图像的自动化识别。此处就医学影像图像结构化处理中常用的关键技术作简要介绍。

(一)图像增强

图像增强(image enhancement)指将原来不清晰的图像变得清晰或者突出所关注的特征,抑制非关注的特征,进而改善图像质量,改善图像判读和识别的效果。常用的图像增强技术包括空域增强以及频域增强。在健康医疗领域,该技术主要用于 X 射线医学图像的增强。

(二)图像复原

图像复原(image restoration)是一个求逆的过程,指将降质图像恢复成接近于或完全未退化的原图像的过程。它主要通过消除衍射尖峰减少无序,提高动态范围,从模糊图像中识别出点扩散函数,提供适当的矢量分解增益,从而实现模糊图像的复原。常用的方法包括边缘检测法、矩分析法与频谱分析法。在健康医疗领域,该技术常用于内镜图像和 X 射线医学图像复原。

(三)图像分割

图像分割(image segmentation)是指将图像分割成若干互不交叉的区域,使所得各区域都满足某种共性要求的过程,它是获取医学影像图像中所包含的疾病或生物组织信息,实现由图像处理到图像分析的关键环节。图像分割的主要任务是寻找含有特定相似属性的像素集或体素集。

(四)图像识别

图像识别(image recognition)是指利用计算机技术对图像进行处理、分析和理解。医学图像识别是集医学影像、计算机技术以及数学建模等于一体的多学科交叉领域,主要应用图像现代信息化处理和计算机技术对医学图像中的疾病病灶或组织结构等进行分辨,提高人类对医学图像的认识与理解。

(五)图像配准

图像配准(image registration)是指将不同模式的两幅或多幅图像进行空间变换、结构匹配、像素叠加,从而实现不同模式图像空间对应的过程。在健康医疗领域,医学图像配准的研究主要集中于断层扫描图像和时序图像的配准问题,常用方法包括点线面配准、最大互信息配准和图谱法等。

三、其他类型数据结构化

除上述提及的文本和图像数据之外,常见的非结构化健康医疗大数据还包括音频、视频等形式。医学语音和视频数据主要产生或收集于医学诊疗或个体行为监测过程中。

视频大数据分析是指通过计算机技术,高效处理海量非结构化的视频数据,实现对数据的快速检索、智能识别和理解的过程。在进行视频数据分析时,计算机需要区分视频图像中的目标、识别其行为特征甚至对未来行为进行预判,主要包括目标检测和跟踪、目标识别和行为识别与理解三个层次的递进任务。该技术常用于个体行为监测,如:驾驶员疲劳驾驶监测,住院患者行走、肢体冲突等日常行为监测。

音频数据主要来源于病患、医师或者其他相关人员之间的沟通交流,内容纷杂不一,且专业词汇和日常用语相互混杂,质量参差不齐。此类数据需要采用语音识别(speech recognition)技术进行处理,从而将人的语音信号转换为相应的文本或命令,实现对所收集音频数据的理解。语音识别主要包括语音特征提取、构建声学及语言模型,以及构建加权有限状态转换器(weighted finite state transducers,WFST)解码器等核心内容。

四、医学知识库的构建及应用

知识库(knowledge base)是指针对某一(或某些)领域问题求解的需要,采用某种(或若干)知识表示方式,在计算机存储器中存储、组织、管理和使用的互相联系的知识片段的集合。它主要应用于知识发现过程中的搜索路径制订以及模式兴趣度挖掘评估。

健康医疗大数据包含临床医学、基础医学、预防医学等多学科的信息,而不同类型数据之间又相互联系,有着相似的特征。合理运用计算机技术,构建医学知识库,实现数据的交互操作,并将信息处理呈现为便于检索与应用的形式,既可以有效提高临床医疗服务的质量,又可以大幅提高数据的应用价值。在健康医疗领域,知识库系统已被广泛应用于病历管理、临床路径信息化和慢性病管理。知识库的实现主要包括知识获取、知识表示以及知识推理3个关键环节。

(一)知识获取

知识获取(knowledge acquisition)指将外部环境中的知识转换到内部并能为其所用的过程。从来源上看,知识获取包括两个方面。一是从外界直接获取原始知识,通过人工获取、机器自动化或半自动化获取等方式将其转化为结构化形式存入知识库;二是通过推理获得隐藏在知识之中的中间知识,再将其添加至知识库,即知识推理。

(二)知识表示

知识表示(knowledge representation)是指以方便计算机处理的形式描述和存储知识。任何知识组织方法都需建立在一定知识表示的基础上。该过程将知识进行变换、编码并转化成结构化数据,常用的方法包括状态空间法、问题规约法、谓词逻辑法和语义网络法。

(三)知识推理

知识推理(knowledge reasoning)是指利用已存在的知识专业,通过推理过程对某些问题作出结论的过程。该过程主要通过推理机来完成,需在一定推理机制的指导下,根据知识库中的知识和动态数据库中的实时数据进行推理判断,同时把中间结果送入动态数据库,直到达到预期目标。

第四节　大数据的质量评价

高质量的数据是健康医疗大数据研究的基石。然而在现实中,受多种因素的影响,研究者接触到的数据总会在不同程度上存在一定的质量问题。不少研究证据表明,有时轻度的数据质量问题都可能对研究结果产生显著的影响。本节简要介绍健康医疗大数据中数据质量的定义、评价维度、常用指标和健康医疗大数据的FAIR[可查找性(findable)、可访问性(accessible)、可交互操作性(interoperable)、可再用性(reusable)]原则。

一、数据质量的定义

不同行业对数据质量的定义不尽一致,此处仅介绍几个影响较大的定义。

《统计科学百科全书》(*International Encyclopedia of Statistical Science*)将数据质量定义为统计数据公布后,在各个方面满足用户需求和对统计信息期望的程度。国际数据管理协会在《数据管理知识体系》中将数据质量定义为规划、实施和控制将质量管理技术应用于数据的活动,以确保其适合消费并满足数据消费者的需求。联合国统计司在《国家官方统计质量保证框架手册》中将数据质量定义为数据适合使用或满足目的的程度。世界卫生组织在《数据质量审查》中将数据质量定义为卫生机构的数据满足目的的程度。

二、数据质量的评价维度

对数据质量的评价通常要考虑多个维度。不同国际组织定义的数据质量维度不尽相同。

联合国统计司在《国家官方统计质量保证框架手册》中确定了与统计产品相关的质量维度,包括相关性、准确性、可靠性、时效性、准时性、可及性、清晰性、一致性和可比性9个维度,对应的具体定义见表34-1。

表34-1 联合国《国家官方统计质量保证框架手册》数据质量评价维度

维度	定义
相关性	统计数据满足用户需求的程度
准确性	估计数据与统计数据所要测量的确切或真实数值的接近程度
可靠性	如果公布了初步数字,最初发布数据与最终数据的接近程度
时效性	数据收集完成与统计资料发布之间的时间长度
准时性	发布日期与数据或统计资料应交付日期之间的时间差
可及性	获得统计信息的难易程度和条件
清晰性	统计数据相关文件的可用程度以及生产者向用户提供的额外帮助
一致性	以不同方式整合统计数据和数据集来服务不同用途的能力
可比性	不同地区、时期间的统计数据差异,可归因于统计数据真实值之间差异的程度

联合国统计司在《生命统计系统的原则和建议》中提出了评价数据质量的4项维度,包括完整性、准确性、可用性和及时性(表34-2)。

表34-2 联合国《生命统计系统的原则和建议》数据质量评价维度

维度	定义
完整性	某一国家或地区特定时间段内发生的所有生命事件都在生命统计系统中得到登记
准确性	数据记录中,所有数据条目已被准确和完整地填写,即无填写错误或缺失条目
可用性	在生命统计系统中收集、归档、处理和储存的数据可方便满足用户的使用需要
及时性	国家或地区发生的所有事件都在法律规定的时间范围内上报登记

我国国家统计局借鉴联合国《国家官方统计质量保证框架手册》制订了《国家统计质量保证框架(2021)》,其中提到数据质量评价的9个维度,各维度定义及侧重点见表34-3。

表34-3 国家统计局《国家统计质量保证框架(2021)》数据质量评价维度

维度	定义	侧重点
真实性	源头数据必须符合统计调查对象的实际情况,确保统计数据有依据、可溯源	对基础数据质量的评价
准确性	误差必须控制在允许范围内	对统计数据自身科学性的评价
完整性	应全面完整,不重不漏,统计口径完备无缺	统计数据全面反映客观实际程度的评价
及时性	应尽可能缩短从调查到公布的时间间隔	对统计数据生产效率的评价

续表

维度	定义	侧重点
适用性	应最大限度满足用户需要,统计指标紧跟时代发展、切合统计需求	对统计用户满意度的评价
经济性	数据生产应当尽可能降低成本,统计调查、行政记录、大数据等数据资源应得到充分利用	对统计数据成本效益的评价
可比性	数据应当连续、可比,不同时间、空间数据生产所使用规范应统一	对统计工作标准化、规范化程度的评价
协调性	数据应结构严谨、逻辑合理,总量数据与结构数据彼此应高度匹配	对统计数据间逻辑关系的评价
可获得性	应多渠道、多方式公布统计数据及所采用的统计方法	对统计服务质量的评价

此外,国际数据管理协会在《数据质量维度》研究报告中系统梳理了 60 项数据质量评价维度,并按不同数据概念(信息系统中对数据进行结构化和组织的形式,如数据、数据文件、数据值等)给出了维度定义。美国质量协会出版社出版的《数据质量》专著中介绍了 30 项质量评价维度及定义,感兴趣的读者可自行查阅。

三、数据质量评价维度的选择步骤

国际数据管理协会在《如何选择正确的数据质量维度》中提出了选择数据质量评价维度的 4 个步骤。

1. 确定数据质量的哪些方面对所采集数据是重要的:先确定数据类别,再确定该类数据的重要性评价维度。

2. 判断一个维度是否对研究目的有足够贡献。

3. 确定不同维度的优先次序:按优先顺序对各维度进行排序,将成本效益最佳的维度放在首位。

4. 为所选定的维度构建合适的指标和测量方法。

四、评价数据质量的常用指标

数据质量测量指标可以分为客观的定量指标和主观的定性指标两类。常用的客观指标包括以下几种。

1. 准确性指标　准确数据在存储数据中的占比。

2. 完整性指标　存储的数据在所需数据中的占比。

3. 及时性指标　及时提交数据的次数在总提交次数中的占比。

4. 一致性指标　一致的数据在存储数据中的占比。

5. 唯一性指标　不重复数据在存储数据中的占比。

主观评价指标通常需要通过组织针对数据管理者或使用者的专门调查进行测量,例如设计利克特量表在数据使用者中开展调查,评价数据的可及性。

五、健康医疗大数据的 FAIR 原则

FAIR 原则是从 4 个方面突出大数据的某些重要属性,涉及数据(或数字对象)、元数据(数字对象有关信息)和基础设施三种实体。在 GitHub 网站上,读者可以下载 FAIR 通用格式代码。

(一) 可查找性

可查找性(findable)指的是使用数据的第一步是能够方便地查找到数据。元数据和数据对人类和计算机来说都应容易查找。确保数据可查找的基本条件如下。

1. F₁ 元数据被分配一个全局唯一和永久标识符。

2. F₂ 采用丰富的元数据描述数据,具体由下面的 R₁ 定义。

3. F₃ 元数据明确包括所描述数据的具体标识符。

4. F₄ 元数据在可搜索资源中注册或索引。

（二）可访问性

可访问性（accessible）指的是一旦用户查找到了所需数据,就需要了解如何访问这些数据,可能包括用户身份验证和授权。确保数据可访问的基本条件如下。

1. A₁ 元数据可通过标准化通信协议标识符实现检索;协议是开放的、免费的、通用的、可执行的（A₁.₁）,本协议在必要时允许认证和授权程序（A₁.₂）。

2. A₂ 即使数据不再可用,元数据也应具有可访问性。

（三）可交互操作性

可交互操作性（interoperable）指的是所查找数据通常需要与其他数据集成。此外,数据需要与应用程序或工作流实施交互操作,以进行分析、存储和处理。确保数据可交互操作的基本条件如下。

1. I₁ 元数据使用一种正式的、可访问的、共享的、广泛适用的语言来表示知识。

2. I₂ 元数据应使用遵循 FAIR 原则的词汇表。

3. I₃ 元数据包括对其他元数据的限定引用。

（四）可再用性

FAIR 的最终目标是优化数据的可再用性（reusable）。确保数据可再用的基本条件是元数据应由多个准确且相关的属性进行充分描述（R₁）。元数据的发布需要有一个清晰且可访问的数据使用许可证（R₁.₁）;元数据应包含详细的溯源信息（R₁.₂）;元数据需符合领域相关的区域标准（R₁.₃）。

第五节 大数据研究的基本流程

一、数据预处理

（一）数据清洗

1. 定义 数据清洗（data cleaning）是对数据进行重新审查和校验的过程,其目的是发现并纠正数据文件中可识别的错误,包括检查数据一致性、处理缺失值和无效值等。对于数据清洗后发现的不符合要求的数据,应将不符合要求的数据提交数据采集单位,由其复核校正后再进行抽取。

2. 问题数据类型

（1）缺失数据:此类数据是指个别观测的部分变量信息缺失,如健康医疗机构的名称、患者姓名、患者居住地址。缺失数据被汇总后应尽快反馈给数据采集单位,由其在规定时间内补全。

（2）错误数据:这类数据主要是由健康医疗系统平台在接收到输入数据后未进行任何判断和处理就直接录入后台数据库造成的,如字符串数据后面存在回车操作、数值数据输成全角数字字符、日期超出设定范围、日期格式不正确等。

（3）重复数据:对于这类数据,需要将重复数据的全部记录导出,由相关人员复核确认后删除重复数据记录。

（二）数据集成

由于各家医疗机构在建设信息系统时缺乏统一的标准,不同医疗机构的系统平台、技术手段、实现方式、数据接口均不相同。目前而言,如何有效集成不同医疗机构的健康医疗数据信息、建立平台与各医院信息系统的无缝链接、解决异构数据源之间的关联问题,已成为建设健康医疗大数据平台的核心问题。

异构数据源是指属于同一类型但在处理方法上存在各种差异的数据。此处的"异构"不仅涉及不同数据库的数据,还指不同结构的数据,如结构化的数据库数据和半结构化数据库的可扩展标记语言(extensible markup language,XML)数据。

异构数据集成是以逻辑或者物理的方式把不同来源、格式、特点性质的数据有机整合,从而为用户提供全面的数据共享服务。

数据集成的过程是将各健康医疗业务系统、物联网设备、公众网站的数据作为数据源,将他们的异构数据库数据集成起来,按照一定规则将若干个 XML 文档集成为一个文档,并将他们上传到系统平台中央数据库。要实现集中统一的数据交换,还要考虑数据交换的标准、用户管理机制和数据权限管理、交换数据传输过程的协议和加密、提供给各个应用系统的程序结构等事宜。

二、数据挖掘方法

传统统计学中,数据挖掘主要用到分类、回归、聚类等模型。随着数学、统计、计算机等学科和技术的快速发展,健康医疗大数据的分析和挖掘技术也在不断更新。当前数据挖掘主要涉及数据之间的关联规则、特征分析、深度学习以及人工智能等。此处对随机森林、支持向量机、卷积神经网络等常用的数据挖掘方法进行介绍。

(一)随机森林

随机森林(random forest,RF)是于 20 世纪 90 年代中期提出的一种算法,后由 Breiman(2001 年)完善和推广。RF 基于决策树的分类思想,能在不显著提高运算量的情况下提高预测精度,它对多元共线性不敏感,分类结果对缺失数据和非平衡数据相对稳健。RF 可很好地反映多达几千个解释变量的预测作用,在人工智能如阿尔法围棋(AlphaGo)、推荐系统、图像和视频检索中被广泛使用。

1. 基本概念　随机森林是利用多个弱分类器组合成一种强分类器进行分类预测的算法。它以分类回归树(classification and regression tree,CART)作为元分类器,采用自助抽样(bootstrap sampling)法得到训练样本构建决策树模型,再将各模型得到的预测类别进行组合,最终得出各样本的所属类别。

2. 基本思想　随机森林实质上是一种组合分类器 $\{h(x,\Theta_k),k=1,2,\cdots,K\}$,其中每一个元分类器 $h(x,\Theta_k)$ 代表一棵决策树;Θ_k 是由 k 棵树引进的一个随机变量,且与 $\Theta_1,\Theta_2,\cdots,\Theta_{k-1}$ 是独立同分布的。当输入一个向量 x 时,每棵决策树就会输出一个分类结果。RF 是一种有监督学习技术,它利用先验知识(即输入金标准)生成随机树。其产生的过程包括训练和验证两个阶段。

(1)训练阶段:各决策树的每个结点都可被看作一个弱分类器,它根据输入的特征向量取值及对应的阈值来决定训练样本的子集落入的具体结点。这种递进式生长一直持续,直至达到生长停止规则的条件。各叶结点包含每个训练样本的分类结果。

(2)验证阶段:未知类别样本的信息被输入每棵树的根结点,从根结点开始,采用训练阶段得到的分类模型引导未知样本穿过整棵树,直到其到达叶结点。每个决策树的叶结点包括了该样本归属该叶结点的概率分布。

3. 特点　随机森林适合处理高维特征变量的样本,不需要对特征变量降维和选择,可用来评估不同特征变量对分类问题上的重要程度,且对数据缺失严重的训练样本仍能维持较高准确度。在应用随机森林时,随机选择特征变量可能会导致少数重要变量被遗漏,而且未充分考虑特征变量间相关性会对预测结果的影响,从而使模型欠拟合。

(二)支持向量机

支持向量机(support vector machine,SVM)是 Vapnik 和 Chervonenkis 于 1963 年首次提出的一种新的、适用于小样本的机器学习方法。目前,SVM 已被广泛地应用于文字识别、文本分类、图像分类和异常检测等众多领域。

1. 基本概念　支持向量机是建立在统计学习理论中万普尼克-泽范兰杰斯(Vapnik-Chervonenkis)

维理论和结构风险最小化原理之上的一种二分类模型算法,它归属于监督式学习方法。VC 维反映函数集的学习能力,可被解释为问题的复杂程度。VC 维数越高,机器学习过程中产生的经验风险(训练误差)与真实风险(包括经验风险和置信范围)之间的差别(即推广性的界)越大,从而出现过拟合现象。结构风险最小化(structural risk minimization,SRM)原理是指把函数集构造为一个函数子集序列,使各子集按照 VC 维大小排列,然后在各子集中寻找最小经验风险,同时使 VC 维尽量小以缩小置信范围,从而使得实际风险最小化。

2. 分类　支持向量机通过构建算法自动寻找出对个体分类有较好区分能力的支持向量,从而构建一个分隔超平面,在高维空间中将二分类结果变量定义的两类样本完全分隔,由此构造出的最优分类器实现了类与类间隔的最大化。通常来说,训练数据集可分为 3 种:线性可分数据集、近似线性可分数据集和非线性可分数据集。对于不同类型数据集,所采用的间隔最大化方法、分隔超平面和 SVM 类型有所不同(表 34-4)。

表 34-4　支持向量机的分类

数据集类型	间隔最大化方法	分隔超平面	SVM 类型
线性可分	硬间隔最大化	线性分隔	硬间隔支持向量机
近似线性可分	软间隔最大化	线性分隔	软间隔支持向量机
非线性可分	核函数＋硬/软间隔最大化	非线性分隔	非线性支持向量机

3. 特点　支持向量机算法有数学理论支持,可解释性强,但参数调控过程较为复杂。支持向量机算法处理小样本、大型特征空间、非线性分类数据及函数拟合等问题具有优势,它可有效避免过拟合,分类性能好,并能很好地处理高维模式识别等问题。但这种算法对缺失数据比较敏感,故需剔除缺失数据后方可进行分析。支持向量机算法计算复杂度高,在处理大规模训练数据集时内存消耗较大,实施困难。针对该问题,目前可采用有序列最小优化算法和逐次超松弛迭代法。

（三）卷积神经网络

卷积神经网络(convolutional neural networks,CNN)是人工神经网络(artificial neural networks,ANN)中的一种,人工神经网络的发展最早可追溯到由 McCulloch 等在 1943 年时受生物神经网络启发而提出 "M-P 神经元模型"。人工神经网络是通过人工模拟神经网络从而模仿构建生物智能模型。

1. 基本概念　卷积神经网络是前馈神经网络的重要类型之一,最初由 LeCun 等学者于 1989 年根据多层神经网络感知器组合提出,是一类包含卷积计算且具有深度结构的前馈神经网络,其在至少一个层中采用卷积(convolution)代替一般的矩阵乘法。

2. 基本原理　卷积神经网络通常由输入层(input layer)、卷积层(convolutional layer)、池化层(pooling layer)、全连接层(fully-connected layer)以及输出层(output layer)组成。其工作流程是:首先,输入信号;信号被输入后,将通过卷积层进行特征提取,提取后的特征再被送入池化层进行数据降维,作为下层卷积层的输入。重复卷积和池化操作,直至数据输入全连接层。此时,全连接层将特征信息展开形成特征向量,作为分类器的输入数据进行判别,从而帮助分类器完成最终分类。

（1）输入层:输入数据,并对数据进行去均值、归一化、奇异值分解或主成分分析等预处理。

（2）卷积层:主要负责目标特征的提取,由卷积核个数确定特征映射的数目,该层是构建卷积神经网络的核心。

（3）池化层:其主要作用是有效减少特征的数量,进行降维,从而保证上层卷积比下层卷积具有更大的局部感受野,使卷积层可以模拟大规模空间上下文信息。

（4）全连接层:经过若干卷积、池化重复操作后的特征信息将在全连接层内被展开为特征向量,再作为分类器的输入信息,进行类别判定。

（5）输出层:在卷积神经网络中,输出层的上游通常为全连接层。分类问题中,输出层将基于逻辑函数或归一化指数函数等输出分类标签。

3. 特点　卷积神经网络作为一种有监督的机器学习方法,被广泛运用于文本分类、语音以及图像识别等健康医疗大数据挖掘,它在进行特征提取的同时可实现降维的目的,同时将局部感受野、权值共享机制、时间空间亚采样这三种结构思想有机地结合起来。尽管卷积神经网络在健康医疗大数据领域中表现优异,但该方法仍面临如何调整卷积核大小以及如何快速得到最优超参数等挑战。

（四）其他数据挖掘方法

在健康医疗大数据挖掘应用中,其他常用的方法还包括文本挖掘和时序分析。文本挖掘又被称为文本知识发现,是通过自然语言处理技术对文本进行特征抽取、特征选择、文本分类、文本聚类以及模型评价等挖掘分析。该方法在疾病分类编码、网络媒体大数据挖掘等领域具有较大的应用潜力。时序分析是以时间序列呈现现象和规律性从而进行挖掘,预测其发展趋势,它在医疗信息网络系统入侵检测、疾病发展预测、疲劳驾驶预警等方面有着良好的应用前景。

第六节　健康医疗大数据应用面临的主要挑战

尽管健康医疗大数据具有良好的应用前景,但目前其发展仍面临严峻的挑战,具体如下。

一、数据缺乏融合共享

健康医疗大数据来源广泛、结构复杂、类型多样且格式与标准规范不统一,涉及跨机构、跨区域、跨行业的多来源数据,各个数据平台尚未实现彼此联通。目前,全球没有一个国家能建立一个数据平台整合所有类型与来源的健康医疗大数据,无法实现健康数据的有效整合。

此外,由于不同系统、不同机构的信息系统相对独立,每个系统和机构都要充分考虑数据所有权、数据安全性以及个人隐私保护,这造成了部分重要数据开放性极差。健康医疗领域内部不同机构的医疗信息系统检索缺乏统一规划,存在严重的重复建设和分散建设现象,健康医疗大数据面临多头管理、多头采集、多系统并立等挑战。不同卫生信息平台与系统间缺乏联通,信息交换水平低,数据缺乏共享。例如,卫生健康管理部门的数据仅限于个别医疗行业或机构内部使用,而与之相关领域的信息不能同步,导致了"既有数据,又无数据"的矛盾局面,极大限制了健康医疗大数据的应用价值。如何打破健康医疗数据中的众多"信息孤岛",在数据融合共享中做到趋利避害,将是未来健康医疗大数据研究的核心问题。

二、数据标准规范滞后

目前,尽管我国已建立了系列卫生信息标准,但标准规范发展相对滞后,已建立的标准和技术缺少统一的标准架构,数据描述格式和表示方法等相差较大,难以实现多类型、多来源数据的集成与融合,无法满足健康医疗大数据的整合研究与应用。随着"互联网＋健康医疗"、智能健康电子产品、移动健康技术等领域的迅猛发展,已有标准无法满足健康医疗大数据应用需求。

2021年,中共中央、国务院印发了《国家标准化发展纲要》,要求统筹推进我国标准化发展。对健康医疗数据标准化而言,这是一项巨大且艰难的工程,必须由中央政府组织制定国家统一规范,融合政府组织、医疗机构以及研究机构等多方力量,从数据服务、数据管理、数据共享融合以及数据安全等多个角度完善和细化标注规范,建立健康医疗大数据的标准体系。同时,各级政府还要出台配套政策,综合采用激励举措和强制要求推动我国健康医疗大数据的标准化发展与应用。

三、隐私保护与数据安全面临巨大挑战

健康医疗大数据是针对个体和群体全生命周期的数据。出于对个人隐私信息的考虑,数据安全一直是健康医疗领域大数据开发和应用的关键问题。随着健康医疗大数据的快速发展,数据的集中

存储、传输、分发、交换和使用增加了个人数据和健康医疗相关机密信息丢失的风险。单一数据的泄露也许不会导致严重的后果,但当多来源数据聚合后,数据泄露就可能会存在身份识别的风险,暴露个人和机构关键信息,隐私保护难度加大,数据安全面临巨大挑战。

近年来,国务院办公厅发布了《关于促进和规范健康医疗大数据应用发展的指导意见》《关于促进"互联网+医疗健康"发展的意见》等文件,国家卫生健康委员会发布了《关于印发国家健康医疗大数据标准、安全和服务管理办法(试行)的通知》等文件,强调应严格执行信息安全和健康医疗数据保密规定,确保健康医疗服务的质量和安全。

四、分析方法亟待创新,复合型人才培养滞后

健康医疗大数据分析的本质是发现不同来源与领域医学数据间的关联,从而形成对人类有用的知识。但健康医疗大数据具有大容量、数据类型多样、低价值密度、时效性、不完整性等显著特点,结构化数据、半结构化数据和非结构化数据混杂,给数据处理与分析制造了诸多难题。目前,针对复杂非结构化数据的处理和分析手段仍无法很好地满足健康医疗实践的需要。例如,当前针对电子病历文本结构化的信息抽取技术和针对医学影像图像数据的结构化处理技术仍无法实现高质量的临床辅助诊断。

从健康医疗大数据分析人才队伍来看,目前我国严重缺乏服务于健康医疗大数据处理与分析的复合型专业人员,他们需要熟悉或了解数据获取、数据挖掘与知识发现、数据质量与治理、数据可视化、数据存储与安全以及备份和归档等相关理论、方法、技术和软件平台。这迫使当前的健康医疗大数据研究建立多学科合作团队,同时要求改变当前传统的单一专业人才培养模式,探讨健康医疗大数据复合型人才的培养模式。

第七节　案　　例

【案例34-1】 本节结合网络大数据儿童产品伤害研究案例,从数据来源选择、数据采集、数据预处理、数据挖掘以及研究价值等方面简要阐述健康医疗大数据的研究过程。

解析:该案例首先采集儿童产品伤害网络媒体新闻报道文本大数据,再执行数据预处理、文本分类以及信息提取等过程,最终构建实时动态更新的儿童产品伤害网络文本数据库及大数据平台,并通过分析挖掘结构化数据的应用价值。

儿童产品伤害是一个重要的公共卫生与安全问题,全球每年有上千万名儿童因非故意伤害就医。传统的死因监测数据及儿童产品伤害监测数据采集的指标有限,且数据整理耗时长,数据正式发布通常有至少1年的滞后期。相对而言,基于新闻报道的儿童产品伤害事件在涵盖信息的丰富性和暴露新问题的及时性方面有着潜在的优势。下文简要介绍利用网络大数据中儿童产品伤害事件文本报道服务儿童产品伤害预防的案例。

(一)数据来源

本案例的数据来源为新闻媒体、社交媒体等网络媒体新闻报道文本数据,通过制订媒体网站纳入与排除标准,本案例共纳入50家全国性和地方性综合新闻媒体网站,而社交媒体网站的新闻文本则通过儿童产品伤害相关关键词进行检索,检索限定时间为2010年1月1日至2020年12月31日。

(二)数据采集

如图34-1所示,通过制订儿童产品伤害相关主题检索策略以及文本筛选纳入与排除标准,构建儿童产品伤害检索词库,采用互联网络数据采集技术Python网络爬虫算法采集儿童产品伤害相关网络新闻报道文本,利用网络爬虫技术中的聚焦爬虫实现网络数据的抓取,主要包括以下步骤。

1. 获取网页 借助Python软件(3.7版本,即Python 3.7)中的Urllib、Requests等库向网站发送HTTP请求,以获取网页源代码(主要为HTML或JavaScript对象简谱、XML等格式的数据)。

2. 抽取信息 获取网页源代码后，再通过正则表达式或 XML 路径查询语言（XPath）等方法从网页源代码中进行信息抽取。此部分将通过 Python 3.7 中的 re、Beautiful Soup、pyquery、lxml 等库来实现。抽取的信息主要包括新闻报道标题、发布时间、原始数据来源、正文、发布的新闻平台以及网页 URL 链接等。

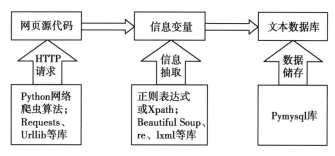

图 34-1　儿童产品伤害网络大数据采集过程

3. 数据储存 所有提取的数据将借助 Python 软件中的 Pymysql 库储存在本地 MySQL 数据库中，从而建立儿童产品伤害原始文本数据库。

4. 质量控制 在爬虫过程中，采用 try-except 语句保证算法尽可能不间断运行的同时，将所有爬取过程中网页状态码异常的网页 URL 保存到本地 TXT 文档文件中。在完成所有新闻媒体网站和社交媒体网站数据的第一轮爬虫采集之后，研究者再对前期保存的网络状态码错误的情况进行第二轮补充爬虫与人工复核，尽可能全面采集新闻媒体网站和社交媒体网站发布的所有满足检索条件的新闻报道文本。

（三）数据预处理

如图 34-2 所示，对网络爬虫算法获得的原始文本数据、文本分类后的数据、信息提取后的数据分别进行预处理。处理内容包括：人工文本清洗、文档及数据自动去重以及信息提取后的词条归并这 3 个步骤。

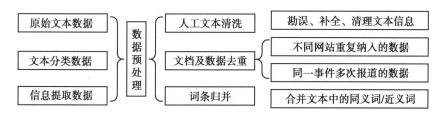

图 34-2　儿童伤害网络大数据预处理过程

1. 人工文本清洗 完成所有文本数据爬虫后，通过调整或额外增加代码、人工校正等手段对所有儿童产品伤害相关新闻报道文本信息进行勘误、补全与清理。

2. 文档及数据去重 包括对新闻媒体网站和社交媒体网站重复纳入的完全一致的数据记录的去重和对同一件儿童产品伤害事件多次报道数据的去重。

（1）对新闻媒体网站和社交媒体网站重复纳入的完全一致的数据记录的去重：主要采用正则表达式对新闻报道的网页 URL，以及标题合并正文前 50 个字符分别进行全字段对比去重，剔除同一篇新闻报道在不同新闻报道平台的多次内容几乎完全相同的重复报道或转载报道。

（2）对同一件儿童产品伤害事件多次报道数据的去重：完成了文本分类以及信息提取后，根据从文本中提取到的儿童产品伤害事件的发生时间以及详细地理位置情况进行去重，剔除同一儿童产品伤害事件被不同媒体平台转载的重复报道。

3. 词条归并 儿童产品伤害相关文本中可能存在多种同义词/近义词的语言表述，不利于后续的数据分析。因此，需要合并文本中的同义词/近义词，以减少语义重复词条的种类，提高文本分类的准确性。

（四）数据挖掘

采用卷积神经网络算法构建儿童产品伤害文本分类模型，基于规则/模式信息抽取技术编写文本信息提取算法，对爬取的文本数据进行结构化处理。

1. 构建文本分类模型 本案例中的 CNN 文本分类器（模型）主要通过 Python 3.7 导入，并调用

TensorFlow 开源框架(1.14 版本)中的神经网络相关的卷积层和池化层相关函数进行搭建。

2. 文本信息提取　文本信息提取主要是基于前期列举的待提取文本特征(变量)及其分类列表,结合儿童产品伤害相关词库,通过正则表达式从各新闻报道文章的正文部分提取文本特征(变量),并对其进行分类。

(五)研究价值

相比于传统伤害监测数据或流行病学调查数据,网络大数据具有信息量丰富、免费、公开、易获取、实时动态更新等显著优势。在儿童产品伤害防控工作中,利用免费、公开且海量的网络大数据对儿童产品伤害事故发生的外部原因和流行分布特征等进行实时监测,能够更及时地获取现有官方统计数据未涵盖但又对儿童产品伤害防控有价值的信息,能够更及时地发现儿童产品伤害新的流行特征。例如:通过构建儿童产品伤害网络文本大数据平台,实时、动态监测和获取网络媒体儿童产品伤害相关信息数据,其中包括因儿童监护人监管不当、产品使用不当等人为因素导致的儿童伤害。结果显示,2010 年1 月至 2020 年 12 月,儿童产品伤害事件涉及的相关产品大类中儿童玩具及儿童用品占比最大,为 11.72%,该类产品相关儿童伤害事件 2010—2020 年的变化趋势如图 34-3 所示。

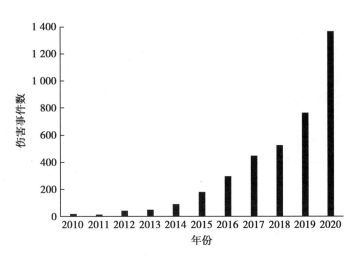

图 34-3　2010—2020 年儿童玩具及用品相关伤害事件数的变化趋势

 思考与练习

一、最佳选择题

1. 以下**不属于**大数据的特征的是(　　)

　A. 大容量　　　　　　　　　　B. 数据类型多样

　C. 更新速度快　　　　　　　　D. 真实性

　E. 高价值性

2. 以下**不属于**大数据采集技术的是(　　)

　A. 硬拷贝采集技术　　　　　　B. 数据库接口采集技术

　C. 系统日志采集技术　　　　　D. 网络数据采集技术

　E. 移动物联网健康数据采集技术

3. 以下**不属于**图像数据处理技术的是(　　)

　A. 图像增强　　　　　　　　　B. 图像复原

　C. 图像分割　　　　　　　　　D. 图像识别

　E. 图像配对

4. 下列关于健康医疗大数据采集的描述**不正确**的是(　　)

　A. 传统 ETL 工具数据采集通常包括抽取、清洗、转换、装载等步骤

　B. 典型的 ETL 工具有 IBM WebSphere DataStage、Kettle 和 Informatica

　C. 日志审计数据通常采用网络爬虫技术进行采集、存储和处理

　D. 基于不同需求,网络爬虫技术可分为网页链接爬取和数据信息聚焦爬取

E. 流数据一般通过定制接口或订阅方式接入数据

5. 下列关于数据预处理和数据挖掘方法的描述正确的是（　　）

　　A. 数据清洗的主要对象包括残缺数据、错误数据、重复数据和元数据

　　B. 异构数据源是指属于不同类型但在处理方法上不存在差异的数据

　　C. 随机森林对缺失数据较敏感，而支持向量机对缺失数据不敏感

　　D. 卷积神经网络是一种有监督的机器学习方法

　　E. 随机森林是一种有监督的分类方法

二、简答题

1. 什么是健康医疗大数据？它具备哪些主要特点？

2. 请简述网络爬虫的基本原理。

3. 请简述医学文本大数据与医学图像大数据结构化主要的处理技术。

4. 请简要说明数据清洗的定义和应用数据类型。

5. 我国《国家统计质量保证框架（2021）》中对数据质量的评价涉及哪些维度？

6. 当前我国健康医疗大数据面临的主要挑战是什么？

（胡国清）

第三十五章

现实世界研究设计与分析

【学习要点】

1. 基于现实世界数据，采用现实世界研究，获得现实世界证据。

2. 现实世界研究设计要素包括：通用数据模型、数据质量评估、研究设计类型（新使用者队列设计、自身对照队列设计、自身病例 - 对照系列设计、病例 - 对照设计、病例交叉设计）。

3. 现实世界研究设计的一般步骤：定义研究问题、评估数据可用性和质量、确定研究人群、可行性和研究诊断、确定研究设计类型和方法、执行研究、结果阐述和报告撰写。

4. 基于现实世界数据的疗效比较方法有：倾向性评分法、工具变量法（包括孟德尔随机化法）等。

5. 现实世界证据评估的基本原则：可重复性和可重现性、可验证性和泛化性、稳健性、可校准性。评估内容包括：数据质量评估、临床有效性评估、软件工具有效性评估、方法有效性评估。

第一节　现实世界研究的基本概念

因果证据是新药获批及其上市后临床评估，以及人群干预决策制订的循证依据。作为实验性因果证据获取的代表，随机对照试验（RCT）通过设计阶段的"随机化分组"有效避免了基线时几乎所有混杂偏倚，成为不可撼动的内部有效性（internal validity）的证据金标准。然而，RCT 为了追求理想化的内部效度，往往采用十分严格的纳入和排除标准非随机地选择试验对象，从而不可避免地出现选择偏倚；治疗过程中的标准化处理又忽略了患者间的差别，从而脱离实际，导致外部有效性（external validity）差。因此，从现实世界入手，基于大样本非随机研究获取或接近因果关联证据的策略越来越受到重视。例如，美国食品药品监督管理局（U.S. Food and Drug Administration，FDA）在《新英格兰医学杂志》上发文，意将现实世界研究（real world study，RWS）结果作为新药和医疗器械审批的证据。因此，如何通过科学合理的 RWS 设计与分析获取可靠的因果关联证据，已经成为当今临床研究和公共卫生研究中必须解决的技术问题。尤其是在当今大数据时代，电子病历（EMR）及电子健康档案（electronic health record，EHR）、高通量生物组学等的广泛普及，为医学研究者和实践者提供了获取海量信息的契机。在医学研究中，除了获取常规基线、处理/干预和结局变量信息外，均可容易地获取各种组学标记、临床指标、实验室指标、影像标记等大量协变量信息。例如，包含基因组学等信息的大数据随机对照试验（big-data randomized controlled trial，BRCT）已被纳入议程；而在大型观察性研究中，高通量全基因组（如 SNPs）等生物标记已成为队列基线的标配。同样，临床实践中类似的协变量信息也可从 EMR/EHR/LIS（实验室信息系统，laboratory information system）等大数据库中获取。在此背景下，各利益攸关方，如制药业、监管机构、卫生技术评估方法（health technology assessment，HTA）机构等，已经开始使用临床实践中产生的数据作为 RCT 数据的补充，以便获取泛化能力更强的循证医学证据。由此，现实世界研究、现实世界数据（real world data，RWD）、和现实世界证据（real world evidence，RWE）等概念应运而生。

一、现实世界数据

按照美国 FDA 的定义，现实世界数据是指从传统临床试验以外的其他来源获取的数据，这些数据来源包括电子病历（EMR）、电子健康档案（EHR）、个人健康档案（personal health record，PHR）、医疗保险理赔数据（claims data）、前瞻性观察性研究或注册性研究、回顾性数据库分析、药品和疾病登记（product and disease registry）、个人健康设备收集的信息、出生死亡登记、公共健康监测数据、病例报告、健康管理报告等。

二、现实世界研究

现实世界研究（RWS）是指在现实世界环境下，收集与患者有关的数据（即 RWD），通过恰当的分析，获得药品或医疗产品的使用价值及潜在获益或风险的临床证据（即 RWE）。其主要研究类型是观察性研究，也可以是实验性研究（主要指实效性比较研究）。其中，观察性研究属于非干预性临床研究，包括回顾性或前瞻性观察性研究。回顾性观察性研究是基于历史数据识别人群及决定暴露/治疗，即在研究设计时就已决定变量和感兴趣的结局；前瞻性观察性研究则无历史数据，即在研究开始时识别感兴趣的人群，随研究进行收集暴露/治疗及产生数据。实验性 RWE 研究一般采用混合型设计，即在传统 RCT 严格设计基础上，兼具贴近临床实际的"实效性"特点，如通过 EHR、医疗索赔数据等途径收集现实临床场景下的医疗数据，因此也属于现实世界研究范畴。这种混合型研究设计，结合了 RCT 和 RWS 的元素，成为提高 RWE 水平的关键步骤，可为监管决策提供实质性证据。

三、现实世界证据

目前，尚没有公认的现实世界证据（RWE）定义，在美国《21 世纪治愈法案》中，RWE 是指通过分析 RWD 得出的关于药物或医疗产品使用和潜在利益或风险的临床证据。RWE 包括三个维度：①使用 RWD（强调从常规医疗实践中获取数据）；②提供现实世界治疗及分组（往往是非随机、开放标签）；③研究结局指标（可以是疗效也可以是安全性）。对于任何 RWS，上述各维度取决于具体的研究问题、潜在研究环境的特征，以及研究结果将被应用的环境特征。需要强调的是，RWE 是对 RCT 证据的补充，提供额外的药物有效性和安全性证据、额外的成本效益证据，而不是替代 RCT 证据。也就是说，RWE 用于弥补 RCT 未能解决的证据缺口，如长期有效性和安全性、分级处方成本效益比较、药物使用和依从模式比较、相关应答者和非应答者亚群确定、患者报告结局（patient-reported outcomes，PROs）等。

第二节　现实世界研究设计

一、现实世界数据标准

现实世界数据反映了患者接受诊疗期间的信息，是收集和储存在医疗卫生信息系统中的数据，也就是通常所说的健康医疗大数据（health care big data）。欧美等发达国家占据指南发布及医药创新产品的优势。其原因之一正是他们在医疗实践中用统一标准，如卫生信息交换标准（health level seven，HL7）、第 10 版国际疾病分类标准（International Classification of Diseases 10th Revision，ICD-10）、ICD-10 临床修订版（ICD-10-Clinical Modification，ICD-10-CM）、解剖学治疗学及化学分类系统（Anatomical Therapeutic Chemical Classification System）、医学系统命名法-临床术语（systematized nomenclature of medicine-clinical terms，SNOMED-CT）等，生产了 EMR、EHR 等大数据；并用统一数据交换标准工具如 HL7 的健康护理数据交换特别标准——快速健康护理数据交换标准（fast healthcare interoperability resources，FHIR）等，较容易地直接将 EMR/EHR 数据映射到国际通用数据模型，如观察性医疗资料架构通用数据模型（Observational Medical Outcomes Partnership Common Data Model，OMOP-CDM）、以患者为中心的临床研究协作网通用数据模型（Patient-Centered Clinical Research Network，POCRnet-CDM）、临床数据交换标准协会（Clinical Data Interchange Standards Consortium，CDISC）等，以支撑 RWS、RCT 等研究。目前，尽管我国也颁布了 EMR/EHR 标准，但目前各级各类

医院及医院信息系统(hospital information system,HIS)公司执行标准不一,不能直接进行标准映射产生标准化数据。

所谓通用数据模型(common data model,CDM)是指现实世界研究的数据标准体系,是一种从多种来源电子数据库中提取特定信息的结构和框架,通过建立标准化的变量表单,从海量数据中准确、快速、有效地提取现实世界研究所需要的关键信息。例如,观测性医疗结果合作组织(Observational Medical Outcomes Partnership,OMOP)已经开发至第 5 版 CDM,内容包括:标准化术语、标准化元数据、标准化临床数据表、标准化健康系统数据表、标准化健康经济数据表、标准化派生元素这 6 类表格;而美国 FDA 发布的小规模安全警戒通用数据模型(mini-sentinel CDM,MSCDM),则由 11 个表单组成,包括登记表、基本数据表、药物处方表、就医史、诊断史、手术史、死亡情况、死亡原因、实验室检查结果、重要体征和疫苗状态表。

二、现实世界数据的质量评估

现实世界数据并不是依据特定研究目的,在严格设计和质控条件下获得的高质量研究型数据,因此,在使用 RWD 进行 RWS 前,必须通过严格的数据质量评估。较高的数据质量(data quality)是指数据能够用于特定用途,且具有完整性、有效性、一致性、及时性和准确性。事实上,任何数据都不太可能是完美无缺的;对于 RWE 研究,只要能够保障所研究特定目的的 RWE 质量,就可认为是质量好的 RWD。

(一)影响 RWD 质量的因素

影响 RWD 质量的因素十分复杂,贯穿于数据采集汇聚—整理优化—挖掘分析—利用发布的各个环节上的众多因素,均可能影响数据质量。因此,质量控制应该贯穿于整合数据生命周期,称为数据质量连续统(continuum)。

1. 数据采集汇聚   数据质量问题可能源于手动输入错误、偏倚(如虚假医药费报销等)、EHR 中表格的错误链接以及使用默认值替换缺失值等。

2. 数据整理优化   潜在的数据质量问题可能源于缺乏规范的通用数据模型归档和元数据信息。

3. 数据挖掘分析   数据质量问题包括不正确的数据转换、不正确的数据解读以及使用不适当的分析方法等。

4. 数据利用发布   数据质量问题可能源于发布数据供后续使用的过程中。

(二)数据质量评估方法

1. 常规数据质量评估   一般数据质量评估的目的是评估数据是否符合 RWE 研究的一般目的,包括如下 3 个方面。

(1)一致性:数据的值是否符合指定的标准和格式?数据类型分为三种,即①值:记录的数据是否与指定的格式一致?例如,所有医学编码是否都是有效编码?②关系:记录的数据是否符合指定的约束关系?③计算:通过对数据进行计算是否会产生预期的结果?例如,根据身高和体重计算出的 BMI 值,是否与数据库中存在的 BMI 值一致?

(2)完整性:重要的变量是否缺失?重要变量是否包含所有记录的值(例如,所有个体的性别都已知吗)?

(3)合理性:核实数据可信性,包括如下 3 个方面。①唯一性:例如,标记每个观察样本的指标是 PERSON_ID,其取值在 PERSON 表中仅出现一次吗?②与非时间性期望一致性:数据的值、分布或密度是否与期望一致?例如,数据库计算的糖尿病患病率是否与已知患病率无差别?③时间性期望一致性:数据值的变化是否符合预期?例如,疫苗接种顺序是否与临床指南所推荐的顺序相一致?

上述 3 个方面可通过如下 2 种方式来评估。①核实:核实的关键是能够利用本地环境中的资源确定期望值和分布的可信性;重点在于通用数据模型和元数据的数据约束、系统假设以及本地知识,而不依赖外部参照基准。②验证:着眼于数据值是否与外部参照基准一致。外部参照基准的来源之一可能是合并多个数据集的结果。

2. 特定研究数据质量评估 上述常规数据质量检查是在数据用于研究之前进行的日常性工作，它与所研究的问题无关。研究开始后，继续采取、设置与研究特别相关的数据质量评估规则，即特定研究数据质量评估。主要评估要点如下。

（1）暴露时长评估：评估涉及感兴趣的暴露记录中至少有 90% 详述了暴露时长。

（2）暴露变化趋势评估：若所观察暴露的比率随时间发生大幅度变化，暗示可能存在数据质量问题。例如，一个新药在被引入市场之前应该不存在暴露，而在上市后随着时间的推移暴露可能增加。

（3）结局变化趋势评估：根据研究设计的队列定义产生队列，检查患病率及患病率随时间的变化，以评估其是否符合基于外部临床知识的预期。某类结局的患病率应与已知人群中该情况的患病率一致。如果在一个数据库中队列患病率很高，而在另一个数据库中却不存在，则可能存在数据质量问题。

（4）协变量代码映射评估：由于现实世界数据库中的每个变量均有对应的标准化元数据代码，检查每个变量标准化代码的时间变化趋势时，若发现异常波动，则可能存在代码映射错误等问题。

3. ETL 过程监控 除了上述数据质量检查之外，还应对 ETL（即提取—转换—加载）过程进行监控。ETL 是将数据转换为通用数据模型（CDM）标准化数据的过程，这个过程通常非常复杂。随之而来的是犯错误的风险也在增加，且这些错误很容易被忽视。为了确保 ETL 能够按照预期目标进行，并可以持续进行，必须具备 ETL 检查工具。例如，利用观察性健康医疗数据科学与信息学联盟（observational health data sciences and informatics，OHDSI）的 Rabbit-in-a-Hat 工具可以创建一个 ETL 检查单元框架，该框架是 R 函数的集合，专门为 ETL 的源数据库和目标 CDM 数据版本的创建及其质量监控提供工具。

三、现实世界研究设计类型

现实世界研究既可以采用干预性研究，也可以采用观察性研究。除了经典 RCT 设计不用于现实世界研究外，众多实效性 RCT 设计（适应性 RCT、患者偏好 RCT、群 RCT 等）和众多观察性研究设计（病例系列设计、横断面设计、病例-对照设计、队列设计、巢式病例-对照设计、病例队列设计、病例交叉设计、病例时间对照设计、新使用者设计、纵向设计等）均可用于现实世界研究。相关内容详见流行病学教材。但是，其主流设计方法主要有如下几种。

（一）新使用者队列设计

在现实世界研究中，新使用者队列设计（new user cohort design）是最常用的设计类型。它与临床随机对照试验（RCT）相似，不同的是新使用者队列设计没有采取随机分配消除混杂因素的影响。其基本原理是：从受试者开始接受治疗干预措施时观察，并随访一定的时间，比较目标治疗组和对照治疗组的差异。该设计主要关注如下 5 个要素。①目标队列：接受目标治疗的队列；②对照队列：接受对照治疗的队列；③结局队列：代表目标结局的队列；④风险暴露期间：在什么时间段（通常与目标和对照队列开始和结束随访的时间相关）考虑结局发生的风险；⑤模型：校正目标组和对照组之间的差异后再评估效果。

在设计层面上，与 RCT 相比，新使用者队列设计的主要问题是：受众多混杂因素的影响，较难获得与 RCT 循证证据级别相当的证据。其原因是：用这种设计方法来比较治疗组间的差异是很困难的，在样本量小的情形下，很难找到一组与暴露组具有可比性的且未暴露的人。因此，如何控制混杂因素就成为新使用者队列设计的主要问题。尽管可采用分层、匹配、倾向性评分加权或将基线特征添加到结局模型等多种策略，但目前广泛采用的还是倾向性得分加权，尤其是纳入海量协变量信息的广义正则化倾向性得分匹配或加权方法。在样本量很大、协变量众多的情况下，通过广义正则化倾向性得分匹配或加权，往往可以达到模拟 RCT 随机化的目的。

（二）自身对照队列设计

自身对照队列设计（self-controlled cohort design）的目的是比较暴露期间的结局发生率与暴露

之前的结局发生率,其关注如下几个设计要点。①目标队列:接受目标治疗的队列;②结局队列:代表目标结局的队列;③风险暴露期间:在什么时间段(通常与目标和对照队列开始和结束随访的时间相关)考虑结局发生的风险;④对照时间段:明确定义并为每个观察对象确定用作对照的时间段。

由于构成暴露组的观察对象也用于对照组,属于自身对照,因此不需要对人与人之间的差异进行校正。但是,该方法却易受其他差异的影响,例如不同时间段之间结局的基线风险的差异等。因此,该方法只适用于暴露快速导致结局且暴露无延迟效应等情况。

(三) 自身病例-对照系列设计

自身病例-对照系列(self-controlled case series,SCCS)设计的目的是比较暴露期间的结局发生率与所有未暴露期间的结局发生率,按暴露状况分为 3 个时间段,包括暴露前、暴露期间和暴露后。可采用条件 logistic 回归或泊松回归分析。因此,它试图回答这样一个问题:假定一位患者已经产生了结局,那该结局在暴露期间比在非暴露期间更有可能发生吗? SCCS 设计的一个重要假设是观察期的结束与结局的日期无关。而对于某些结局,特别是那些可致命的结局,如卒中,这种假设往往不成立。SCCS 设计关注如下几个设计要点。①目标队列:代表治疗的队列;②结局队列:代表目标结局的队列;③风险暴露期间:在什么时间段(通常与目标队列的开始和结束日期相关)考虑结局发生的风险;④模型:对效果进行估计,包括对时变性混杂因素的任何校正。

与其他自身病例-对照设计一样,SCCS 设计可以控制由于人与人之间的差异而产生的混杂,但易受到由于时变效应而产生的混杂的影响。为了解决这些问题,可以纳入年龄和季节进行一些校正。广义的 SCCS 设计不仅包括目标暴露,还包括数据库中记录的所有其他药物暴露,这可能会给模型增加数千个额外变量。交叉验证选择的正则化超参数的 L1-正则化方法,可应用于除目标暴露之外的所有暴露的变量选择。

(四) 病例-对照设计

病例-对照设计(case-control design)研究考虑的问题是:有特定疾病结局的人是否比没有该结局的人更频繁地暴露于一个特定因素? 因此,其中心思想是比较“病例”与“对照”,即比较发生了目标结局的受试者与没有发生目标结局的受试者。病例-对照设计关注如下几个设计要点。①结局队列:代表目标结局的队列;②对照队列:代表对照的队列,通常的对照队列是使用一些选择逻辑自动从结局队列中衍生的;③目标队列:代表治疗的队列;④巢式队列:从队列中选取亚组人群作为病例和对照;⑤风险暴露期间:在什么时间段(通常与索引日期有关)考虑暴露状态。

通常情况下,病例和对照组在年龄和性别等不同特征上进行匹配,以使他们更具可比性。另一种普遍的做法是纳入一个特定亚组人群来进行分析,例如,被诊断出有某个目标暴露指征的亚组;也可采取与新使用者队列设计中同样的协变量调整策略。

(五) 病例交叉设计

病例交叉设计(case-crossover design)旨在评估结局发生时的暴露率是否不同于结局发生前某个预定时期的暴露率。它试图确定结局发生的那段时间是否有什么特别的暴露。病例交叉设计关注如下设计要点。①结局队列:代表目标结局的队列;②目标队列:代表治疗的队列;③风险暴露期间:在什么时间段(通常与索引日期有关)考虑暴露状态;④对照时间段:用作对照的时间段。

病例本身同时也作为他们自己的对照。但是,因为结局日期总是晚于对照日期,如果暴露的总频率随时间增加,该方法将产生正偏倚;如果暴露的总频率随时间减少,则产生负偏倚。为了解决这个问题,可以用病例时间对照设计(case-time-control design),它将匹配年龄和性别等的时间变化添加到病例交叉设计中,以校正暴露趋势的影响。

四、现实世界研究设计的一般步骤

现实世界研究中,在计划实施前,必须制订严格的设计方案。现实世界研究的一般步骤如下。

（一）定义研究问题

首先，将感兴趣的临床问题转化为可以通过现实世界研究而解决的科学问题。例如，探究针对 2 型糖尿病（type 2 diabetes mellitus，T2DM）患者的医疗质量问题是一个宽泛的临床问题，此时，需要将这个大目标分解为更细致的具体科学问题。举例来说，现实临床实践中的 T2DM 治疗指南是否最适合特定的患者亚群（如既诊断为 T2DM 又有心脏病的患者）？这个问题就是疗效估计问题，可以提出一个关于两种不同的 T2DM 药物在预防心血管事件（例如心力衰竭）方面的相对有效性的问题；也可以设计一项研究，以评估两个诊断为 T2DM 合并心脏病的患者群体，在服用不同药物时因心力衰竭住院的相对风险。

（二）评估数据可用性和质量

在提出特定的研究问题后，就需要立即评估已经建立的数据库是否可用，并按上述"数据质量评估"的方法、步骤和工具进行质量评估，以预估数据是否满足研究需求。

（三）确定研究人群

根据文献复习，针对研究目的，咨询临床专家和数据仓库管理专家，制订纳入/排除标准；进而采用本节中第三小节的方法、步骤和工具，创建研究队列。例如，年龄在 18 岁以上且 EMR 中明确诊断为 T2DM 的患者，可以初步作为糖尿病患者疗效评估的队列纳入标准。

（四）可行性和研究诊断

一旦创建了研究队列，就应立即通过更正式的步骤来审查现有数据的研究可行性，并将结果总结在研究方案中。①检查队列特征分布：全面检查队列的特征分布，以确保队列符合所需的临床特征，并标记所有意料之外的特征。例如，对于 T2DM 队列，通过遍历所有诊断的分布来对该队列进行描述，可能会发现 T1DM 患者入组或其他意料之外的问题，评估其临床有效性。②评估队列规模：检查队列规模以及目标组和对照组的结局数量，评价队列是否满足疗效评估等的样本量、协变量、暴露、结局等信息的需要。

（五）确定研究设计类型和方法

根据研究目的、问题和数据情况，选定采用上述一种或多种设计类型，完成研究。一旦选定了研究类型，就应按照设计要求提取数据，完成设计，同时封装最终的研究方案。例如，在一项疗效评估的研究队列中，比较两种治疗的相对有效性，开始执行的研究诊断步骤包括创建队列，以及创建和匹配倾向性评分，确保目标队列和比较队列有足够的重叠，以满足研究的可行性。

（六）执行研究

完成上述步骤后，应以计算机代码的形式生成完全可追溯和可再现的技术流程，通常被称为"研究代码套件"。研究代码套件包含代码库的全部参数和版本戳，将研究中遇到的每一个细节都明确地列出，并确保在同代码下结果能完全再现。

（七）结果阐述和报告撰写

在研究问题定义明确、设计合理、样本量足够、数据质量可靠等条件下，研究结果的解释和研究报告的撰写可以按照既定的设计方案完成。在发布最终报告或提交稿件之前，建议让临床专家和利益相关者对研究结果及其解释进行审查。

第三节　现实世界研究的数据分析

一、描述性分析方法

现实世界研究的数据提供了一种有价值的、可以基于一系列特征来了解人群异质性及分布特征的资源。使用描述性统计学方法对人群进行特征描述是产生现实世界证据（RWE）假设的第一步。特征描述涵盖如下 4 个层面。

（一）数据特征描述

数据特征描述是对数据库进行汇总统计，以了解整个数据库的数据概况。数据特征描述的目的是从时间趋势和分布的角度来描述数据库的整体分布特征,以便对数据进行整体评估。分析的主要内容包括:数据库中的总人数、样本的年龄分布、观察随访时间长度,以及随着时间推移(治疗、手术等)记录/处方的比例等。

（二）队列描述

即描述队列中人群的人口学特征、基线特征和索引特征;队列中患者病情,药物和器械暴露,手术操作和其他临床观察的特征描述,缺省值、截尾数据情况等,从而形成目标队列摘要。队列特征描述方法也可用于个人水平的药物利用研究,以估计使用某一治疗的患者的适应证和禁忌证发生率。队列特征描述已作为最佳实践指南,成为现实世界证据研究中必不可少的内容。

（三）治疗路径分析

治疗路径描述一个个体或群体在一段时间内接受干预的顺序,用于描述患者群体中特定时间窗内的治疗顺序。分析治疗路径的目的是总结诊断为某一特定疾病的患者,从首次处方/配药开始的治疗(事件)干预的顺序及构成比。每个患者的所有事件被汇总成一套可视化的统计摘要。开始入院接受糖尿病治疗的人群的治疗路径通常采用旭日图来描述。图 35-1 是某三级甲等医院 15 001 名患者入院的首次用药方案。其中,使用人数最多的治疗方案为双药治疗(20.60%),其次为胰岛素单药治疗、二甲双胍单药治疗、≥三药治疗和双药治疗,其余处方的比例均低于 10.00%。首次使用二甲双胍单药治疗的比例为 15.49%,含二甲双胍处方的总占比为 31.79%。

治疗路径分析提供了人群中治疗利用度的重要证据。通过治疗路径分析,可以描述最通用的一线治疗利用情况,停止治疗的人群情况,换用其他治疗方案或增加原治疗强度的人群分布。

二、疗效分析方法

疗效分析方法主要是基于上述新使用者队列设计、自身对照队列设计、自身病例-对照系列设计、

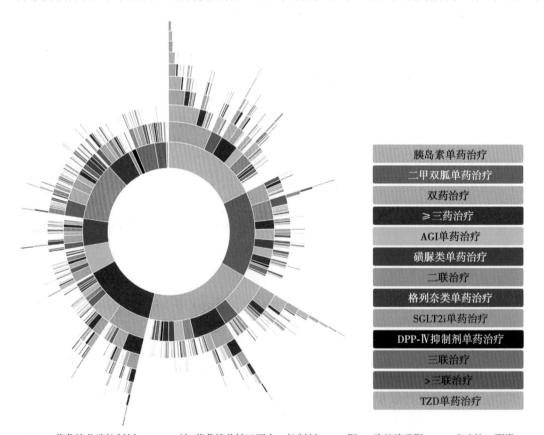

AGI:α-葡萄糖苷酶抑制剂;SGLT2i:钠-葡萄糖共转运蛋白 2 抑制剂;DPP-Ⅳ:二肽基肽酶Ⅳ;TZD:噻唑烷二酮类。

图 35-1　某三级甲等医院糖尿病患者首次入院治疗路径旭日图

病例-对照设计、病例交叉设计等设计类型,通过各种因果推断方法,有效控制混杂因素,估计暴露/干预的治疗效果。尽管针对现实世界研究的因果推断方法有倾向性评分(propensity score,PS)法、工具变量法(instrumental variable,Ⅳ)、双重差分法(difference-in-difference,DID)、事前事件率比(prior event rate ratio,PERR)、断点回归法(regression discontinuity design,RDD)等多种方法,但目前广泛采用且被 FDA 认可的方法只有倾向性评分法。此处,主要介绍倾向性评分法和工具变量法。

(一)倾向性评分法

1. 倾向性评分的基本概念和原理　Rosenbaum 和 Rubin(1983 年)将倾向性评分定义为基于观察到的基线协变量的治疗分配概率 $P_i = P(T_i = 1 | X_i)$。倾向性评分是一个平衡得分,如果给定倾向性评分,那么在接受治疗和未接受治疗的受试者之间,测量的基线协变量具有相似的分布。因此,在一组具有相同倾向性评分的受试者中,观察到的基线协变量的分布在治疗组和未治疗组之间将是相同的。倾向性评分在随机临床试验和现实世界研究均存在。在 RCT 中,每位受试者的倾向性评分均为 0.5,这是由研究设计定义的。在 RWS 中,通常不知道真正的倾向性评分。然而,它可以通过数据进行估计。例如,可通过拟合处理状态与协变量基线特征的 logistic 回归模型进行估计。由回归模型推导出的处理干预预测概率即倾向性评分。

Rosenbaum 和 Rubin(1983 年)定义:如果满足 $[Y(1),Y(0)] \perp T | X$ 和 $0 < P(T=1|X) < 1$,则处理分配为"强可忽略的"。第一个条件是给定观察到的基线协变量的条件下处理分配独立于潜在结局。第二个条件是每个受试者接受处理的概率都是非零的。可以证明,如果处理分配是满足强可忽略的,那么基于倾向性评分条件可以获得平均处理效应(average treatment effect,ATE)的无偏估计。上述第一个条件也被称为"无未测量混杂因素"假设,即假设所有影响处理分配和结局变量都已测量。PS 的用途包括匹配 PS 相近的处理受试者与对照受试者、基于 PS 对研究人群进行分层、使用源于 PS 的逆处理概率加权(inverse probability of treatment weighting,IPTW)来给受试者加权重等,它们的共同目的是控制混杂因素对处理效应的偏倚。

2. L1-正则化倾向性评分计算　L1-正则化倾向性评分模型是将所有通用特征协变量纳入倾向性评分模型,通过 L1-正则化惩罚方法选择协变量构建倾向性评分模型。研究表明,L1-正则化倾向性评分模型的统计学性能明显好于高维倾向性评分法(high-dimensional propensity score approach,hdPS)模型。因此,该模型在《OHDSI 技术指南——实用现实世界临床数据分析工具》中被推荐为现实世界证据研究的 PS 方法。

根据需要,L1-正则化倾向性评分模型可以在 logistic 回归、Cox 回归、泊松回归等广义线性模型中使用。以 logistic 回归倾向性评分模型为例,有

$$P(T=1|X;\theta) = [1/(1+e^{-X\theta})] \tag{35-1}$$

其中 X 为高维协变量向量,T 为二分类处理/治疗指示变量,θ 为模型参数向量。则由 n 个样本构建对数似然函数为

$$l(\theta) = \ln L(\theta) = \sum_{i=1}^{n} \{T^i \ln[P(T_i=1|X_i;\theta)] + (1-T^i)\ln[1-P(T_i=0|X_i;\theta)]\} \tag{35-2}$$

其极小化负对数似然函数 $J(\theta) = -l(\theta)$;L1-正则化 $J_\lambda(\theta) = J(\theta) + \lambda |\theta|_1$,即在 $J(\theta)$ 上加入范数-1 惩罚项。其中,$|\theta|_1 = \sum_{i=1}^{k} |\theta_i|$,$k$ 为参数维数;超参数 λ 用以调节参数向 0 收缩的程度,可以通过交叉验证来选择。当协变量向量达到超高维且使用更复杂的广义线性模型时,上述 L1-正则化问题的求解异常困难。此时,可以采用贝叶斯策略,在上述对数似然函数 $l(\theta)$ 上加入对数先验项 $P(\theta) = l(\theta) + \log P(\theta)$;由此,基于牛顿迭代法等算法,求解极大化后验 $P(\theta)$,从而构建倾向性评分模型。

3. 倾向性评分匹配　倾向性评分匹配是匹配具有相似 PS 的处理组和非处理组受试者,以使得两组混杂因素处于平衡,从而获得处理/干预的平均治疗效应(ATE)的无偏估计,常用 1:1 匹配,也可用 1:k 匹配。一旦匹配成功,处理效应就可通过直接比较处理组和非处理组间的结局差异来估

计。如果结局是数值变量(例如,抑郁量表),处理效应可用处理组与非处理组间的平均结局之差来估计(Rosenbaum 和 Rubin,1983 年),t 检验可用于评估处理效应的统计学意义。如果结局是二分类变量(例如,抑郁症诊断),处理效应可通过两组率的差异来估计,卡方检验可用于评估处理效应的统计学意义。

(1)倾向性评分匹配策略:包括不重复匹配和重复匹配 2 种策略。不重复匹配是指一旦一个非处理组受试者被选择与一个给定的处理组受试者匹配,该非处理组受试者将不再被考虑作为后续处理组受试者的潜在匹配。因此,每个非处理组受试者最多包含在一个匹配集合中。相反,重复匹配则允许一个给定的非处理组受试者包含在多个匹配集中。需要注意的是,此时方差估计必须考虑同一非处理组受试者可能在多个匹配集中。

(2)倾向性评分匹配方法:包括贪婪匹配和最优匹配等多种方法。贪婪匹配是首先随机选择一个处理组受试者;然后,再选择与其倾向性评分最接近的非处理组受试者和该受试者匹配;重复此过程,直到非处理组受试者与所有处理组受试者匹配,或者直到一个处理组受试者列表中找不到非处理组受试者与之匹配为止。

最优匹配包括最近邻匹配和指定距离内最近邻匹配等多种方法。最近邻匹配原则是非处理组受试者倾向性评分与处理组受试者倾向性评分最接近;而指定距离内最近邻匹配的原则是匹配对象的倾向性评分绝对差值必须低于某个预先设定的阈值,该阈值称为卡钳值(caliper)。由于倾向性评分的分数从 0 到 1 连续,精确地匹配几乎是不可能的。所以,使用倾向评性分匹配时,会有一些容忍度,这个容忍度就是卡钳值。通常使用 0.2 个标准差作为默认卡钳值。

(3)重叠-偏好评分评价:倾向性评分法的基本要求是存在可匹配的受试者。因此,一个关键的检查是查看两组倾向性评分分布。通常,可采用"偏好评分"倾向性评分转换图来诊断倾向性评分重叠分布情况。例如,如果 10% 的患者接受了处理/治疗(即 90% 受试者接受了非处理对照),那么偏好评分为 0.5 的受试者接受处理/治疗的概率就为 10%。偏好评分的表达式为

$$\ln[F/(1-F)] = \ln[S/(1-S)] - \ln[P/(1-P)] \qquad (35-3)$$

其中,F 为偏好评分,S 为倾向性评分,P 为接受处理/治疗的受试者比例。Walker 等人(2013 年)提出了"经验均衡"的概念。如果至少有一半的处理/暴露受试者的偏好评分在 0.3 至 0.7 之间,那么他们接受处理/暴露配对(exposure pairs)是符合经验均衡的。由倾向性评分模型计算受试者操作特征曲线下面积(AUC),若 AUC=1,则表示根据基线协变量可以完全预测处理方案,因此处理组和非处理组不可比。图 35-2 显示了由 305 个协变量通过 L1-正则化倾向性评分计算所得的处理组(7 281 名

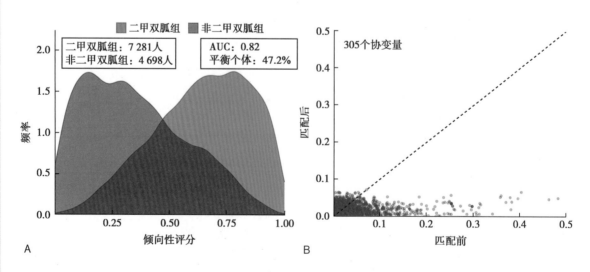

图 35-2 二甲双胍使用者与非二甲双胍使用者倾向性评分评价

A. 二甲双胍组与非二甲双胍组倾向性评分差异;B. 二甲双胍组与非二甲双胍组协变量标准化差异。

使用二甲双胍的 2 型糖尿病患者)和非处理组(4 698 名没有使用二甲双胍的 2 型糖尿病患者)的偏好得分分布。由图 35-2 可见,对于许多个体,他们所接受的治疗是可以预见的,但是也有很多重叠之处,这表明可以使用匹配或调整来选择可比较的受试者;说明处理组与非处理组在一定程度上具有可比性。

（4）平衡诊断:理想的真实倾向性评分是一个平衡得分,即给定倾向性评分后,基线协变量的分布独立于处理分配。在现实世界研究中,常常通过检测倾向性评分模型的可识别性来评估倾向性评分。具有相同倾向性评分的受试者中,基线协变量的分布将在处理组与非处理组受试者间趋于相同。所以,评估倾向性评分模型的可识别性,就可通过检测处理组和非处理组受试者之间的基线协变量分布是否相似来作出模型是否可视化的判断。若经倾向性评分匹配或调整后,处理组和非处理组受试者间的基线协变量仍存在系统差异,这表明倾向性评分模型不可识别。常用标准化差异来比较处理组与非处理组间连续变量和二元变量的均数(多分类变量可用一组二元指标变量表示)。对于一个连续变量,标准化差异定义为

$$d = [\bar{X}_{处理} - \bar{X}_{对照}] \Big/ \sqrt{(S^2_{处理} + S^2_{对照})/2} \qquad (35\text{-}4)$$

其中,$\bar{X}_{处理}$ 和 $\bar{X}_{对照}$ 分别表示处理组和非处理组样本均数,而 $S^2_{处理}$ 和 $S^2_{对照}$ 分别表示它们的样本方差。对于二元变量,标准化差异定义为

$$d = [p_{处理} - p_{对照}] \Big/ \sqrt{[p_{处理}(1 - p_{处理}) + p_{对照}(1 - p_{对照})]/2} \qquad (35\text{-}5)$$

其中,$p_{处理}$ 和 $p_{对照}$ 分别表示处理组和非处理组受试者的率。若标准化差异大于 0.1,表明协变量在两组之间失去平衡性。图 35-2B 显示了倾向性评分匹配前后的标准均数之差的分布,每个点代表一个协变量(共有 305 个协变量)。由此可见,标准化后均数之差均很小,匹配后最大绝对值之差仅有 0.05,匹配后效果良好。

（5）协变量选择:协变量选择有 2 种策略,一种是根据临床医生的专业建议,采用手动方式选择纳入匹配的协变量。另一种是将现实世界数据队列仓库中的通用特征协变量(这些特征协变量不是基于研究中特定的暴露和结局而选择的)全部纳入倾向性评分模型。这些通用协变量包括人口统计学特征,以及在开始治疗之前和当天观察到的所有的诊断、药物暴露、检测和医疗操作。然后正则化回归拟合这些通用特征协变量。本质上是让数据决定哪些特征具有处理分配的预测性,并将它们囊括在模型中。例如,图 35-2B 中的协变量数就达到 305 个。由于在现实世界场景中真正的因果结构实际上是很少被人所知的,针对同一研究问题,不同的研究人员所选择的所谓"正确的"混杂协变量往往差别很大。尤其是在面对海量协变量可选择的时候,不同研究者之间的选择结果往往是不可重复的。故而,将所有通用特征协变量纳入 PS 模型方法是可行的。

4. 倾向性评分加权　倾向性评分加权法首先将多个主要混杂变量的信息综合为一个变量倾向性评分;然后,将倾向性评分作为需要平衡的混杂因素,通过标准化原理加权,使各对比组中倾向性评分分布一致,则达到使各混杂因素在各比较组分布一致的目的。该方法将每一观察单位看作一层,不同倾向性评分值预示这一观察单位在两组中的概率不同。在假定不存在未观测混杂因素的条件下,加权调整是基于在一定条件下的两种相反事件的对比来对数据进行调整的,即假设使每个受试者均接受处理因素和使每个受试者均不接受处理因素两种相反情况。具体加权方法有逆处理概率加权法(inverse probability of treatment weighting,IPTW)和标准化死亡比加权法(standardized mortality ratio weighting,SMRW)。其中,双稳健估计方法(doubly robust estimation)是一种基于 IPTW 的扩展倾向性评分模型。它将逆倾向评分加权(Inverse propensity score weighting,IPSW)与回归估计相结合,保证了当回归模型或倾向性评分模型中的一个模型正确时,双稳健估计就具备相合性,从而获得无偏估计。

其基本原理是将回归模型 $m(T, \boldsymbol{X}; \gamma) = E(Y \mid T, \boldsymbol{X}; \gamma)$ 和倾向性评分模型 $\pi(\boldsymbol{X}; \alpha) = P(T = 1 \mid \boldsymbol{X}; \alpha)$ 整合为一个模型。借助广义矩估计(generalized method of moments,GMM)等方法,来估计倾向性评

分模型中协变量对处理/暴露（T）效应的 α，以及回归模型中协变量（X）对结局 Y 的效应 γ，得到参数估计值（$\hat{\alpha},\hat{\gamma}$）。则平均处理效应（ATE）的双稳健估计可表示为

$$
\begin{aligned}
ATE = &\left[\frac{1}{n}\sum_{i=1}^{n}\frac{T_i}{\pi(X_i;\hat{\alpha})}Y_i - \frac{1}{n}\sum_{i=1}^{n}\frac{1-T_i}{1-\pi(X_i;\hat{\alpha})}Y_i\right] \\
&+ \left\{\frac{1}{n}\sum_{i=1}^{n}\left[1-\frac{T_i}{\pi(X_i;\hat{\alpha})}\right]m(1,X_i;\hat{\gamma}) - \frac{1}{n}\sum_{i=1}^{n}\left[1-\frac{1-T_i}{1-\pi(X_i;\hat{\alpha})}\right]m(0,X_i;\hat{\gamma})\right\}
\end{aligned}
\tag{35-6}
$$

式中，第一部分为逆倾向性评分加权估计；第二部分是对逆倾向性评分加权估计的一个纠偏项，由逆倾向性评分的残差和回归估计模型构成。如果倾向性评分模型正确，那么逆倾向性评分加权估计有相合性，且当样本量增加时纠偏项趋于零。

5. 倾向性评分调整　倾向性评分回归调整（propensity score regression adjustment）是将 PS 直接作为一个新的协变量纳入回归模型（例如，Cox 模型等）进行调整。即在回归模型中，以结局变量为因变量、以处理/干预为自变量、以 PS 作为协变量构建模型，估计处理组与非处理组间的效应。倾向性评分调整法没有损失样本，最大限度保留了原有信息，在现实世界研究中被广泛应用。然而，倾向性评分调整法对倾向性评分和处理效应之间的关系进行了限制性假设，当两者之间的函数关系假设错误时，会导致有偏估计。

（二）工具变量法

在现实世界研究中，工具变量法是借助自然随机化方法，模仿 RCT 随机化分配，达到控制已知和未知混杂因素的方法。由于实际临床工作中很难找到合适的工具变量，所以长期以来，传统的工具变量法在 RWE 研究中并未得到广泛应用和认可。近年来，随着大规模全基因组关联研究（genome-wide association study，GWAS）的实施，使得以单核苷酸多态性（SNP）作为工具变量的孟德尔随机化（Mendelian randomization，MR）研究得到广泛应用。

1. 孟德尔随机化基本原理　按照孟德尔自由组合定律，基因型在减数分裂期间从父母传给后代时是随机分配的，因此个体在出生时是否携带影响特定暴露表型的遗传变异是随机的，而遗传变异通常与后天的环境混杂因素是不相关的。因此，携带该变异与不携带该变异的人群在某结局上的差异则可以归因于暴露因素的变异，从而排除混杂因素的干扰。孟德尔随机化的三个核心基本假设为：①"关联"假设，遗传变异与暴露因素相关；②"独立性"或"可交换性"假设，遗传变异和结局没有共同的原因（即混杂因素）；③"排除限制"或"无水平多效性"假设，遗传变异对结局的效应只能通过暴露起作用。

2. 孟德尔随机化方法　孟德尔随机化模型主要有两大类：单样本孟德尔随机化方法以及两样本孟德尔随机化方法。

（1）单样本孟德尔随机化：采用单个工具变量估计暴露 X 对结局 Y 的因果效应时，最常用的方法是系数比法（或 Wald 法）。记暴露 X 对工具变量 Z 作回归时 Z 的回归系数为 $\hat{\beta}_{XZ}$，结局 Y 对工具变量 Z 作回归时 Z 的回归系数为 $\hat{\beta}_{YZ}$，系数比法得到的因果效应估计为 $\hat{\beta}_{YZ}/\hat{\beta}_{XZ}$。系数比估计量的置信区间可通过正态近似法或 bootstrap 法得到。此外还可通过两阶段的方法，基于似然方法（likelihood-based methods）以及半参数估计方法（semi-parametric methods）估计暴露对结局的因果效应。当存在多个工具变量时，还可以将多个 SNP 整合为一个加权或非加权的等位基因得分（allele score）或者称为遗传风险得分（genetic risk score），再以得分为工具变量进行孟德尔随机化分析。

（2）两样本孟德尔随机化：两样本孟德尔随机化允许研究者使用汇总数据（summary data）进行分析。汇总数据为遗传变异与性状（或疾病结局）关联关系的汇总统计量（包括关联估计值、标准误、统计学意义 P 值等）。假设存在 j 个相互独立，且符合工具变量基本假设的工具变量（$G_1,\cdots,G_j$），分别记第 j 个遗传变异 G_j 与暴露以及结局的关联关系的估计值为 $\hat{\beta}_{X_j}$ 和 $\hat{\beta}_{Y_j}$。则采用逆方差加权（inverse-variance weighted，IVW）法估计暴露对结局的因果效应，该方法的思路为：首先，分别计算各

遗传变异对应的 Wald 估计量 $\hat{\theta}_{R_j} = \hat{\beta}_{Y_j} / \hat{\beta}_{X_j}$；进而，以 Wald 估计量方差的逆作为权重，对各个遗传变异对应的比例估计值进行整合，整合后的 IVW 估计量则作为最终暴露与结局的因果效应关联估计值，即

$$\hat{\beta}_{\text{IVW}} = \left[\sum_{j=1}^{J} \hat{\theta}_{R_j} \sigma_{R_j}^{-2} \bigg/ \sum_{j=1}^{J} \sigma_{R_j}^{-2} \right] = \left[\sum_{j=1}^{J} \hat{\beta}_{X_j} \hat{\beta}_{Y_j} \sigma_{Y_j}^{-2} \bigg/ \sum_{j=1}^{J} \hat{\beta}_{X_j}^{2} \sigma_{Y_j}^{-2} \right] \tag{35-7}$$

使用汇总数据进行分析的优势在于汇总数据往往来源于大样本的 GWAS 结果，确保因果效应估计的检验效能较高，同时提高了研究结果的可重复性。然而，仅基于汇总数据无法进一步针对特定亚组进行分析，也较难根据研究需要进行变量的调整。

第四节　现实世界证据评估

一、现实世界证据评估的基本原则

(一) 可重复性和可重现性

如果针对任何特定问题采用相同的现实世界证据(RWE)研究设计和分析方法，在对相同数据进行分析时，应该得到完全一致的结果。这个最基本要求隐含的概念是，证据是使用特定输入并执行一系列规定程序的结局，且在这个过程开始后不需要任何人工干预。更理想的情况是，可信的证据应该是可重现的(reproducible)。也就是说，不同的研究人员应该能够完成相同的任务，基于指定的数据库执行指定的分析时，得到相同的结果。可重现性要求预选制订证据产生过程并以可读和计算机可执行的形式封存，以避免证据产生过程受到人为干预。实现可重复性(repeatability)和可重现性(reproducibility)的最有效解决方法是使用严格定义了输入和输出的标准化分析路径，并将该标准化分析路径应用于指定版本的数据库。

(二) 可验证性和泛化性

如果针对相同的证据问题采用相同的设计或分析，处理类似的数据后，结果可以相互验证，那么，这种证据的可信性高。在疗效评估中，可验证性(verifiability)体现了因果证据不随时间、地点、人群和数据的变化而发生变化。如果对不同的数据库进行相同的分析能得到相对一致的结论，则可以进一步确信证据是可外推的。

(三) 稳健性

稳健性(robustness)是指研究结论不应该对分析过程中作出的主观选择过于敏感。如果某项证据研究使用了其他合理的统计方法后产生了相似结论，则认为该证据具有稳健性；反之，如果产生不同结论，则认为该证据的可信度缺乏稳健性。例如对于疗效效应估计，敏感性分析可以在两个层级进行，第一层级是在研究设计阶段采取不同的研究方案，比如采用比较队列或采用自身病例-对照系列设计。第二层级是在研究设计内嵌的数据分析层面，比如在比较队列框架设计内采用倾向性评分匹配、分层或权重作为调整混杂的策略。

(四) 可校准性

可校准性(calibration)是指证据能够被校准(calibrated)，是证据质量评估的最重要属性。校准的主要是通过外部数据库评估证据或模型的测量偏倚、混杂偏倚和选择偏倚。例如，阴性对照已经被证明是群体水平评估中识别和减少偏倚的有力工具。

二、现实世界证据评估的内容

衡量证据质量的一个重要方面是能够识别和认识从数据到证据的过程中产生的不确定性。现实世界证据产生后，必须回答如下问题：①证据是否足够可信？②应用于临床是否有效？③是否符合

监管决策要求？④是否可以作为未来证据更新的基础？所以,现实世界证据评估的内涵正是从"证据质量"整体观的视角,评估从数据到证据的全过程,明确证据产生过程的每个组成部分,衡量每个组成部分的质量,并且针对在此过程中每一步观察到的结果进行有效的沟通。现实世界证据评估包括如下四个方面。

1. 数据质量评估　数据是否以符合规定的结构和约定的技术流程,以及合理数据采集途径进行采集和构建数据库。数据质量评估已在本章第二节详述。

2. 临床有效性评估　RWE 的临床有效性评估是评估现实世界证据分析是否符合现实世界临床实际和目的,是否具有可推广性;是通过对现实世界研究的数据库、队列验证性、证据泛化性等方面的评价,回答 RWE 在多大程度上符合现实世界临床意图。

3. 软件工具有效性评估　RWE 研究的软件工具有效性评估是通过评估 RWE 研究流程中所使用的各种软件工具是否标准、可靠和稳健,来间接评估 RWE 的可信性。其包括代码运行自动化程度评估、编程代码标准化评估、代码有效性评估三个方面。

4. 方法有效性评估　研究方法有效性评估是针对研究问题和数据特点,评估 RWE 研究中所使用的设计方法和统计分析方法是否合理,以及结果是否可信。方法有效性(method validity)评估的重点是,评价所用数据采集和数据治理方法、研究设计方法、统计分析方法等是否能够有效地支撑 RWE 产生。评估方法有效性的核心工作就是评估方法(例如统计分析模型)中的重要假设是否被证实或得到满足。其包括:①针对研究设计的方法的评估。例如,假设倾向性评分匹配可以使两个总体具有可比性,就需要去评估是否真正达到了均衡可比。②效应估计的诊断方法的评估。例如评估是否存在剩余偏倚或系统误差的阴性对照(negative control)、合成阳性对照(synthetic positive control)、期望值(expected value,E-value)等;校准剩余混杂等系统误差或偏倚的 P 值校准和置信区间校准等。这些方法都非常抽象和复杂,在此不再赘述,可参考后面的推荐阅读文献。

第五节　案　　例

本节利用国家健康医疗大数据研究院某协作中心现实世界数据(RWD),以肺癌现实世界研究为例,从队列数据构建、队列创建、队列描述、疗效评估等方面,简要阐述现实世界证据(RWE)研究的设计和分析应用。

【案例 35-1】(肺癌现实世界队列数据库)

(一)数据来源

按照本章第二节的 OMOP-CDM 通用数据模型标准,从电子病历(涉及病案首页基本信息表、疾病诊断表、手术记录表、入院记录、出院记录、影像记录、检验表、药品医嘱等)、医疗保险、死因监测等 RWD 数据源中,提取肺癌入院患者的 RWD,进而创建肺癌 RWD 队列数据库。数据库纳入对象为2016 年 1 月至 2021 年 5 月在该协作中心(医院)首次确诊的肺癌住院病例;诊断标准为通过手术或者活体组织检查(简称"活检",包括支气管镜活检、肺穿刺活检或者淋巴结活检等)明确病理学诊断为肺癌(ICD-10 编码为 C34);排除继发性肺癌、既往或目前合并有其他恶性肿瘤和身份证号码格式异常者。

该肺癌 RWD 队列数据库共纳入原发性肺癌 5 246 例,观察指标包括人口学信息(年龄、性别等)、肿瘤相关特征(病理类型、TNM 分期等)、疾病(103 个 ICD-10 编码对应 28 868 个别名)、手术(有无手术以及手术方式等)、药品(主要指肺癌化疗、靶向、免疫用药,64 个药品标码 YPID)、实验室检查(875 个 CNAS-AL09)、随访结局(转移、死亡等)等共 1 251 个变量。其中,CNAS-AL09 是由中国合格评定国家认可委员会(China National Accreditation Service for Conformity Assessment,CNAS)发布的《医学实验室认可领域分类》。

(二)队列描述

以肺癌确诊时间为队列起点,以死亡为随访结局,从上述肺癌 RWD 队列数据库中提取数据,创建肺癌死亡随访队列,纳入基线协变量包括上述共 1 251 个变量,创建肺癌预后生存随访队列。

1. 入组的 5 246 名肺癌患者中,死亡 1 573 名,存活 3 673 名,平均死亡率 29.98%,平均随访时间 1.74 年,最长随访时间 5.63 年。年龄最小为 22 岁,最大 92 岁,中位年龄 63 岁。男性 2 725 人,占比 51.94%;女性 2 521 人,占比 48.06%。

2. 患者 5 年生存率 52.77%,中位生存时间 5.37 年。队列中非小细胞肺癌 4 715 例,占比 89.88%,其中肺腺癌 3 908 例,肺鳞状细胞癌(简称"鳞癌")659 例。小细胞肺癌 418 例,占比 7.97%。肺癌未特指病理类型 113 例(2.15%)。肺腺癌预后最好(5 年生存率 65.53%),小细胞肺癌预后最差(5 年生存率 15.51%),肺鳞癌居中(5 年生存率 26.19%)。

3. TNM 分期是从肿瘤的大小、淋巴结转移,以及远处转移情况三个维度综合评价肿瘤特征,是国际公认的与癌症预后相关的指标。肺癌队列中,Ⅰ期病例 2 497 例(47.60%,ⅠA 期 2 177 例,ⅠB 期 298 例),Ⅱ期 294 例(5.60%),Ⅲ期 774 例(14.75%),Ⅳ期 1 450 例(27.64%),分期未知 231 例(4.40%)。

4. 在治疗方式上,5 246 名肺癌患者中,有 3 301 人(62.92%)接受了手术切除;997 人(19.00%)接受了放疗;1 805 人(34.41%)接受了化疗;178 人(3.39%)接受了免疫治疗;1 097 人(20.91%)进行了靶向治疗。

【案例 35-2】(非小细胞肺癌铂类药物的疗效评价)

(一)研究问题

基于上述创建的肺癌死亡随访队列,以非小细胞肺癌患者(Ⅱ、Ⅲ、Ⅳ期)的铂类药物治疗对其生存率的疗效评价为例,阐明如何进行现实世界证据研究。

(二)研究设计

针对上述研究问题,采用本章第二节的新使用者队列设计,从上述肺癌死亡随访队列中提取非小细胞肺癌(Ⅱ、Ⅲ、Ⅳ期)患者纳入新使用者队列,共 2 180 例。其中,接受铂类药物治疗(顺铂、卡铂、奈达铂、洛铂和奥沙利铂 5 种药物)者 945 例;接受其他药物治疗者 1 235 例,包括非铂类化疗药、免疫治疗药、靶向治疗药 3 类药物。

(三)分析方法

1. 特征描述方法　采用生存分析的描述性方法,描述铂类用药组和对照组(不用铂类药物)的生存分布差异(K-M 法)。描述入组患者年龄、性别、吸烟、饮酒、N 分期、T 分期、M 分期、用药、手术、疾病等 60 个协变量在铂类用药组和对照组之间的差异。两组进行统计学检验,数值变量采用 t 检验,分类变量采用 χ^2 检验,检验水准取 $\alpha = 0.05$。

2. 正则化倾向性评分匹配

(1)采用本章第三节介绍的 L1-正则化倾向性评分匹配方法,利用 R 软件 glmnet 包中的 glmnet 函数,将所有 60 个协变量纳入 logistic 回归的 L1-正则化倾向性得分模型,筛选调整的协变量集合,并预测个体的倾向性评分,评价两组倾向性评分分布及偏好评分分布,以筛选可匹配的受试者。

(2)基于 R 软件 MatchIt 包中的 matchit 函数对不平衡的基线数据进行倾向性评分匹配(1∶1),通过不重复的最近邻匹配对研究对象进行匹配,卡钳值为 0.2 个标准差。对匹配后的数据进行平衡诊断,计算各协变量的标准化均数之差的绝对值。

(3)基于匹配后的数据,用 survival R 包中的 coxph 函数拟合生存结局对药物使用的单因素 Cox 比例风险模型,评估服用铂类药物对非小细胞肺癌死亡的群体风险比。

3. 正则化倾向性评分调整

(1)采用本章第三节介绍的正则化倾向性评分调整方法,利用 R 软件 glmnet 包中的 glmnet 函数,将所有 60 个协变量纳入 logistic 回归的 L1-正则化倾向性得分模型,筛选调整的协变量集合。

(2)以生存结局为因变量($Y = 1$ 生存;$Y = 0$ 死亡),以治疗分组 T($T = 1$,铂类用药组;$T = 0$,对照组)和倾向性评分(PS)为自变量,拟合 Cox 比例风险模型,评估调整 PS 后,服用铂类药物对非小细胞肺癌死亡的风险比(HR)。

（四）研究结果

1. 描述性分析结果　铂类用药组的 5 年生存率为 27.59%，中位生存时间为 2.23（95% *CI*：1.95~2.57）年；对照组的 5 年生存率为 26.61%，中位生存时间为 1.51（95% *CI*：1.35~1.73）年。两组生存率的分布差异有统计学意义（图 35-3A）。两组间的基线协变量年龄、性别、医保类型、吸烟状况、饮酒状况、机会性筛查、T 分期、N 分期、手术治疗、放疗、非铂类用药、靶向用药、免疫治疗均有统计学意义（*P* < 0.05），具体描述性结果不作详述。

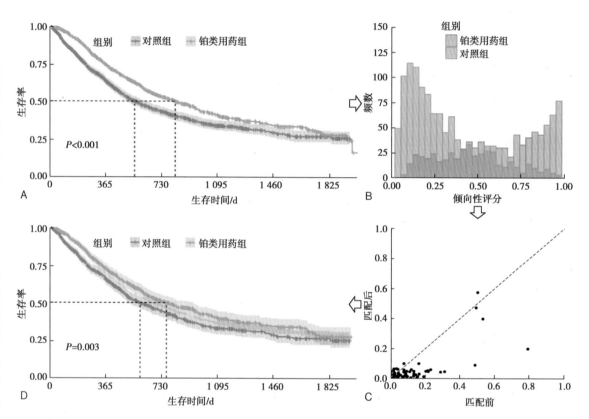

图 35-3　铂类用药组与对照组非小细胞肺癌疗效评估的 PS 匹配分析结果

A. 倾向性评分匹配前铂类用药组与对照组的 K-M 曲线比较；B. 铂类用药组与对照组倾向性评分分布；C. 倾向性评分匹配前后的标准化均数之差的分布；D. 倾向性评分匹配后铂类用药组与对照组的 K-M 曲线比较。

2. 正则化倾向性评分匹配分析结果

（1）采用 logistic 回归的 L1-正则化倾向性评分模型，共筛选出包括年龄、性别、吸烟、饮酒、N 分期、T 分期、M 分期等在内的 59 个协变量用于匹配。如图 35-3B 展示了铂类用药组和对照组的倾向性评分分布和偏好评分分布。由此可见，对于多数个体，其所接受的治疗是可以预见的，但是也有很多重叠之处。表明可以使用匹配来选择可比较的受试者，说明两组在一定程度上具有可比性。

（2）进一步采用不重复的最近邻匹配方法，按 1∶1 倾向性评分匹配，共匹配成功 680 对。图 35-3C 展示了倾向性评分匹配前后各协变量的标准均数之差绝对值的分布。由此可见，绝大部分协变量经匹配后的标准化均数之差均较小，仅个别协变量的标准化均数之差较大。说明匹配效果较好，两组基线特征基本达到了均衡可比。

（3）基于匹配后数据的结果表明，铂类用药组与对照组间的风险比 *HR* 为 0.80，其 95% *CI* 为（0.69，0.92），差异具有统计学意义。说明使用铂类药物与不使用铂类药物相比，非小细胞肺癌生存率提高，临床获益明显。经倾向性评分匹配后的铂类用药组与对照组的 K-M 曲线如图 35-3D 所示，经 log-rank 检验两组生存率有统计学差异（*P* = 0.003）。

3. 正则化倾向性评分调整分析结果　由图 35-3C 可见,经倾向评分性匹配后,仍有少数协变量的标准化均数之差较大,为此,采用正则化倾向性评分调整的 Cox 模型进行敏感性分析。将全部 2 180 名患者纳入分析,其中,铂类用药组 945 名,对照组 1 235 名。结果表明,铂类用药组与对照组的风险比 *HR* 为 0.73,其 95% *CI* 为(0.61,0.88),差异具有统计学意义。该结果与上述正则化倾向性评分匹配分析结果极为相似,进一步证实了使用铂类药物比不使用铂类药物的非小细胞肺癌生存率高,临床获益明显,证据的稳健性良好。

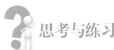

思考与练习

一、最佳选择题

1. 下列关于干预现实世界证据的描述正确的是(　　　)

　　A. 现实世界证据与 RCT 证据同等重要

　　B. 现实世界证据可以代替 RCT 证据

　　C. 现实世界证据是 RCT 证据的有益补充

　　D. 现实世界证据质量往往高于 RCT

　　E. RCT 证据质量往往高于现实世界证据质量

2. 现实世界证据评估**不包括**的描述是(　　　)

　　A. 临床路径评估　　　　　　　　B. 方法有效性评估

　　C. 软件工具有效性评估　　　　　D. 临床有效性评估

　　E. 数据质量评估

3. 下列可以处理未测量混杂因素的方法是(　　　)

　　A. 孟德尔随机化方法　　　　　　B. 倾向性评分匹配法

　　C. 倾向性评分校正法　　　　　　D. 倾向性评分加权法

　　E. 个体匹配法

4. 现实世界研究中最常用的设计类型是(　　　)

　　A. 新使用者队列设计　　　　　　B. 自身对照设计

　　C. 自身病例-对照设计　　　　　 D. 病例交叉设计

　　E. 单纯病例研究

5. 下列**不能**用于现实世界数据疗效比较的方法是(　　　)

　　A. 倾向性评分法　　　　　　　　B. 工具变量法

　　C. 孟德尔随机化方法　　　　　　D. 双重差分法

　　E. 聚类分析法

二、简答题

1. 什么是现实世界数据、现实世界研究和现实世界证据?

2. 简述新使用者队列设计的要点。

3. 简述现实世界研究设计的一般步骤。

4. 简要说明倾向性得分匹配的原理和步骤。

5. 简述现实世界证据评估的基本原则及评估内容。

(薛付忠)

第三十六章
统计思维与统计分析策略

【学习要点】

1. 充分认识到个体变异的普遍性、规律性;统计推断的风险性、可控性;混杂因素的隐蔽性、危害性;规范临床研究的科学性、必要性。

2. 了解数据质量控制和数据管理的流程,掌握数据逻辑核查方法。

3. 掌握基本统计分析方法的选择和应用条件。

4. 掌握统计分析结果的表达和展示。

统计学是研究并揭示随机现象本质规律的科学,统计工作包括研究设计、收集资料、整理资料及分析资料四个步骤。前面各章节重点介绍了研究设计和统计分析的具体技术,然而在数据分析过程中,原始数据的采集、录入与质量控制,统计软件的熟练使用,结合特定医学研究问题和研究设计对统计方法进行合理选择以及对结果的正确解释等,都是非常重要的关键环节。另外,对医学科研数据的统计分析还涉及医学专业知识、统计学基本原理、数据分析的经验和技术等多个方面,本章在前述章节基础上对医学科研数据统计分析的基本原则和方法进行简单概括,使学生从宏观上做到融会贯通。

第一节 统 计 思 维

实证科学总是围绕着具体科学问题展开的。如药物治疗某病是否有效,是否安全? 疫苗接种是否会降低某种传染病发病率? 某种疾病的诊断是否正确? 是非小细胞肺癌还是小细胞肺癌? 肿瘤组织是程序性死亡受体配体 1(programmed death-ligand 1,PD-L1)阳性还是阴性? 要回答这些科学问题,不能靠演绎推理来证明,只能采用归纳推理来说明。

(一)充分认识到个体变异的普遍性、规律性

个体变异是普遍存在的,因此我们要学会从平均的角度看问题、从变异的角度看问题,学会从变异中寻找规律。

1. 学会从平均的角度看问题 由于变异的存在,个体的作用只能通过平均来体现,随机变量总是围绕平均数分布的。仅观察单个个体是无法总结出规律的,也是无意义的。如某病的治愈率,2 型糖尿病患者规范治疗后糖化血红蛋白较基线下降量的均数,终末期肝细胞癌患者靶向治疗后中位生存期,疫苗接种后真病毒的中和抗体几何均数(geometric mean titer,GMT)。

2. 学会透过变异看规律 变异是随机现象固有的属性,变异为 0 的现象是必然现象,必然现象当然不是统计学研究的范畴。R. A. Fisher 就是通过对变异的分解来比较不同处理效果的差异的,某种干预引起的变异与随机误差相近,这种干预当然是没有统计学意义的。

(二)充分认识到统计推断的风险性、可控性

概率和统计学是描述不确定事件的科学语言,面对不确定数据以可控的风险作出科学推断,但风险可控不等于没有风险。

1. 统计学是科学交流的语言 各类学术刊物、学术会议中都用到大量的统计学术语和方法来表达研究结果,如果不熟知统计学的基本概念,就无法领会研究结果的精髓。是统计学,或者说是随机

性定义了科学交流的语境。报告者说试验组的有效率是60%,是在何种设计下得到的? 对照的表现如何,是同期对照还是历史对照,是随机对照吗? 60%有效率是样本的结果,不同的样本结果可能不一样,总体有效率大概在哪个范围? 掌握了基本统计学知识的学者在交流时会很自然地想到这些,也能把这些结果正确地传递给不懂统计学的其他人。

2. 试验科学的结论不是绝对的　统计推断是在变化中看问题,总存在这样或那样的错误,错误是不可避免的,然而这种风险是可控。对于任何一个科学结论,统计学上犯且仅犯一种错误,要么是假阳性的Ⅰ型错误,要么是假阴性的Ⅱ型错误,不可能两者兼犯。为了提高结论的可靠性,在设计时应尽量要求犯两类错误的可能性都比较小,如犯Ⅰ型错误,错误率一般要求不大于0.05,如犯Ⅱ型错误,错误率也不应大于0.20。Ⅰ型错误和Ⅱ型错误没有任何关系,是设计时的通盘考量才让它们看起来有了关系。在固定样本量的情况下,设计时减小犯Ⅰ型错误的概率,就不得已地增大了犯Ⅱ型错误的概率。犯错误的概率是设计时的参数值,所谓试验的完整性就是指试验的全过程中始终"扼守"犯两类错误的概率不被突破,确保达到设计要求,使得科学结论真实、可靠。因此良好的试验设计是科学结论真实可靠的保证。

(三) 充分认识到混杂因素的隐蔽性、危害性

偏倚无处不在,而且不易被发现,试验中一旦引入偏倚,就可能对试验结果产生影响,而且这种影响无法评价。研究设计的全部技巧在如何控制混杂因素,避免和减少偏倚。

1. 无处不在的偏倚　偏倚是指真实结果和试验结果之间的差异。譬如某病某种干预的总体有效率和试验获得的有效率之间的差异。这个问题在现实中是无法回答的,因为不知道总体有效率是多少,当然,要是已知的又何必再试验。但是,如果试验组之间不均衡可比,就有可能引入选择偏倚,如典型案例就是典型的选择偏倚的来源之一;如果信息在组间不对称,就有可能引入信息偏倚,如开放试验有可能引入评价偏倚,统计非盲就有可能引入统计分析偏倚;如果有混杂因素组间不均衡,混杂偏倚就难以避免。在研究时和研究进行中应采用合理的方式方法来控制偏倚。

2. 样本的代表性是统计推断的前提　大数定律要求样本中的个体来自独立同分布的(independent identical distributed,iid)总体,这样的样本才是研究总体的良好代表,只要样本量 n 充分大,样本的均数就趋近总体均数。IID 的最简单便捷的实现手段就是从总体中进行随机抽样。

医学研究的总体通常是假想的无限总体,理论上是做不到随机抽样的。大规模调查研究就必须有周密设计的抽样框架,保证所抽得的样本有较好的代表性。临床研究样本的代表性就更难实现,通常研究获得的是便利样本,只能通过增加中心数目,尽可能地提高样本的代表性。

(四) 充分认识到规范的临床研究的科学性、必要性

应该充分认识到随机对照研究在控制基线混杂方面的重要作用,充分认识到科学、规范的临床试验是提高实/试验可靠性的重要保证。

1. 随机对照实/试验的历史定位　随机对照实/试验是克服各类偏倚对研究结论影响的最有效方法,表面上看随机分组是暴力的、锐化的,但是可以通过选择特定的适应证和合理的对照来柔化。随机对照实/试验是获取因果关系的金标准,现在是,将来仍然是,这一点在研究过程中是要坚守的底线。

2. 医学研究 PICOS 模式　为了探究研究假设的真伪,首先必须明确定义研究总体(population),详细描述干预的方式(intervention),选择合理的对照(control)和结局指标(outcome)予以鉴别比较,以及与之相应的研究设计(study design),简记为 PICOS 模式。所有的实证科学研究都应遵循这种研究模式。研究设计类型的选取要根据研究目的和研究手段的可行性做取舍,研究设计类型直接决定了研究所获结论的证据强度的高低。毋庸置疑,随机平行对照盲法设计试验所获结论的证据等级最高,无平行对照回顾性观察研究所得结论的证据级别最低。

3. 探索性研究和确证性研究　对任何科学问题的论证都是循序渐进的,在研究的早期阶段,可以通过各种研究手段逐步明晰待研究的科学问题,也称为概念验证阶段(proof of concept),如锁定某种干预的适用人群,逐步完善干预方式和干预途径,评估干预的初步风险与效益。

探索性研究是一系列小规模研究的总和,研究设计类型灵活,研究结果是为进一步探索或确证性研究提供依据,是对科学问题的感性认识到理性认识的过渡阶段。

确证性研究是对前期探索性研究建立的概念作进一步的确证,因此应严格按照统计学原理进行研究设计。例如通过小规模调查研究,已知某地某病的患病率在 3.0‰~10.0‰,为了进一步获取该地某病更准确的发病率,误差精度设定为 0.5‰,置信度为 95%,据此设定抽样框架并计算相应的样本量。又如,根据前期的一系列探索性研究,初步知晓某种干预措施对某适应证的疗效,根据设定的Ⅰ、Ⅱ型错误的概率和研究类型计算样本量,进行确证性研究,进一步验证前期探索性结果。

第二节　数据的质量控制

一、数据来源与数据集

完整、准确的资料收集是统计工作的基础。在医学科研中,数据(data)的来源是多方面的,可来自观察性研究也可来自实/试验性研究。观察性研究是一种客观地观察、记录和描述事物规律或现象的认识活动。而实/试验性研究通常是在观察性研究的基础上,在人为控制实/试验条件或对研究对象施加一定干预措施的条件下,所作的进一步研究。相应的科研数据可分为观察性数据和实/试验性数据。

观察性数据常见的有国家法定的有关卫生工作的报表,如传染病报表、职业病报表、医院工作报表等,这些报表是由国家相关部门统一设计,要求有关医疗卫生机构定期逐级上报,提供居民健康状况和医疗卫生机构工作的主要数据,是作为制订医疗卫生工作计划与措施、检查与总结工作的依据。病历资料也可以作为观察性数据的一个来源,病历是医疗工作的重要记录,患者就诊和接受治疗的详细记录及各项检查报告,特别是历年病历资料的积累,可为医学科研工作提供极具价值的信息,但分析时应注意其局限性,如不能以此为依据反映一般人群特征。实/试验性数据可以来源于临床试验中的病历记录和观察表,也可以是从动物实验中得到的记录或数据。随着医学的发展和科研工作的需要,医学科研的数据愈来愈趋向于大型化,即采集的样本量和变量数愈来愈多,如多中心临床试验或大型调查研究。因此,应采取一定措施来取得准确可靠的原始数据,如制订统一的数据采集标准,试验记录、病历和报表要做到规范、完整、准确、及时,要保证基础资料的质量,要提高各级医疗卫生工作人员的认识和责任感,要重视对漏报、重报和错报的检查,坚决制止伪造和篡改科研资料。

任何实/试验和观察的结果必须转换为数据后才能进行统计分析,医学科研的原始数据大多可用一种统一的数据结构表达,如表 36-1 所示。在表 36-1 中,每一行称为一个记录(record),或一个案例(case);每一列称为一个变量(variable),用以表示观察指标。该数据集(data set)是一个由 735 例观察单位和 7 个变量组成的数据方阵,也可称作数据矩阵。

表 36-1　某地 2002 年 735 名 65 岁以上老年人健康检查记录

编号	性别	年龄/岁	民族	体重/kg	身高/cm	有无冠心病	有无糖尿病
1	男	72	汉族	78.54	169.0	有	无
2	女	81	汉族	33.50	142.0	无	无
3	男	90	回族	65.83	170.0	无	未确诊
4	男	72	汉族	86.26	181.0	无	无
5	女	70	其他	69.46	158.5	无	有
⋮	⋮	⋮	⋮	⋮	⋮	⋮	⋮
735	男	71	汉族	88.08	181.0	无	无

数据集中的变量分为标识变量和分析变量。标识变量用于数据的识别、核对和修改,是数据管理和质量控制不可缺少的变量,表 36-1 中的老年人编号即标识变量。分析变量是数据分析的主要内容,表 36-1 中除老年人编号外,其余均为分析变量。分析变量又可分为响应变量(response variable)和解释变量(explanatory variable),反应变量是表示试/实验效应或观测结果的指标;解释变量根据作用又可分为指示变量(design variable,indicator variable)、分组变量(grouping variable)、因素(factor)、协变量(covariate)、预测变量(predictor)等。按照一般线性模型的习惯表达,分组变量或因素通常指离散分类型变量,协变量通常指连续型变量。如在表 36-1 中,若要研究不同性别的老年人体重是否有差别,则“性别”为分组变量,体重为反应变量。若研究目的发生改变,则分组变量和反应变量也会发生相应的变化。如研究老年人的体重是否影响冠心病的患病情况,则“体重”为解释变量,冠心病的有无为反应变量。

创建数据库(database)时,变量的设置应合理。例如变量名最好用英文且不超过 8 个字符,其内容可采用变量标签加以注释而不是直接用中文变量名表示;变量的长度应足够(如姓名应考虑复姓的情况,年龄应考虑到 3 位数等);其中的离散型变量必须进行适当的数量化处理(具体的数量化方法见“第十六章　多因素线性回归模型分析”中的有关内容)。

二、数据录入

数据录入就是将研究收集到的各种信息转换为数据形式,输入到计算机进行保存、管理的过程。准确可靠的原始数据是得到准确统计分析结果的基本前提。录入数据前首先要经过数据审核、制订数据编码表、建立数据库等步骤。在数据的计算机录入过程中,应遵循方便录入、便于核查、易于转换、利于分析的原则。

数据审核是对收集到的原始资料进行审查与核实的过程。一个质量较好的调查表或临床病例报告表应由专人负责原始数据的审核。保证数据的真实性、准确性、完整性、标准性是审核的基本原则。审核过程中对发现有问题的数据应填报数据查询表进行更正和澄清。

数据录入之前需要制订统一的编码表以使研究得到的信息数字化和标准化。编码表中规定了各个问题的每一个回答类别或者观测指标值取值范围的代码,此代码通常采用数字形式,这样实际上是使各个问题的实际含义与不同的数字代码之间建立了一一对应的关系,从而使回答转换为数字形式。编码表至少应包含:①各项问题的数据库内命名;②各项问题的回答内容或者取值范围以及对应编码;③各项内容输入时的输入格式。制订编码表时需要针对不同问题类型考虑不同方法。①封闭性问题的编码:预先确定了回答的答案,只能从众多答案中选择其中之一,编码时以简单数字 0、1、2、3 等形式多见。封闭性问题的编码一般应该在问卷调查开始前完成。②开放性问题的编码:预先没有限定回答问题的类别和答案,需要先整理研究资料,在得到有关信息后再进行编码。编码表一般只能在问卷调查时以及调查完成后,根据实际问卷的问题回答情况进行完善和编码。③缺失数据的编码(无回答的编码):对应问题观测对象没有明确的回答,编码时常采用可以输入的数字的最大数据值,譬如输入数据仅为一位整数则可采用数字 9。

按照编码表的规定把信息转换成可以直接进行计算机输入的编码结果,并将此结果誊写到特定表格的过程称为数据编码。数据编码的目的是便于将资料输入到计算机,防止输入时阅读错误。传统的数据编码方法是使用转录表,即将问卷表的编码结果誊写到特制的、只用于上机输入的数据表格。目前数据编码多采用问卷页边登录方式。具体做法是:①问卷中问题的各个回答一般包含编码,在问卷页上对应问题处预留编码位置(通常是白方框);②在资料收集时观察对象或者调查员选择问题答案,通常不直接填写编码;③在资料审核、数据编码时按对应问题的答案在相应编码位置填写编码。问卷页边登录方式在配合了特定的计算机输入程序的情况下不仅能简化编码输入过程,而且能在输入数据时方便地进行错误检查。

数据库的创建和管理可采用 EpiData、Access、Excel、Visual FoxPro、Oracle 等专用的数据库管理

软件,同时,Stata、SPSS、SAS 等一些常用的统计分析软件也具备一些数据录入和管理的功能,且上面所述的软件多数情况下对录入的数据可相互读取,或者也可以利用 Stat/Transfer 或 DBMS/Copy 等软件进行多种文件格式的转换以共享数据。建立的统计数据库主要应包含:①数据库结构和数据库文件,根据统计数据信息特征确定具体采用何种数据结构来保存数据,通过数据结构确定数据内部间的关系;②数据输入界面,根据问卷设计在计算机终端输入数据的用户数据输入界面,确定输入数据的具体形式;③其他数据库功能,如数据核查、数据查询、数据汇总等。

数据录入是将数据输入到计算机,进而将数据保存在计算机的存储设备的过程。前述专用软件通常具有完善的数据管理、查询、修改、稽查轨迹的功能,并且还能够设计出与调查表格一致的屏幕格式,方便录入。同时,它们还可以在录入时控制数据的录入质量,如在数据的计算机录入过程中,可根据数据的取值范围,对数据的录入范围进行限定,减少出错的可能性。如在表 36-1 资料的录入中,将“性别”变量的取值限定为“0”和“1”,将“年龄”变量的取值范围限定为 65~100,也可根据其余变量各自的特点对取值范围进行限定,以提高数据的录入质量。在一些大型数据的录入过程中,为尽量减少或者避免输入错误,往往采用对同一资料进行双人重复录入的方法,然后应用程序对两个数据库进行比对,如有录入结果不符,则进行核查,找出其错误所在。在数据的录入过程中,应遵循方便录入、便于核查、易于转换、利于分析的原则。例如录入时,数据集中一定要有标识变量,以方便数据的校对,如表 36-2 中的“number”变量即不同个体数据的唯一标识变量。同一项研究课题的结果最好录成一个数据库文件,在后续分析时可根据要求拆分数据集,而不要一开始就各自录入成多个数据文件。

表 36-2 原始数据的录入格式

Number	Sex	Age	Nationality	Weight	Height	Coronary	Diabetes
1	1	72	1	78.54	169.0	1	0
2	0	81	1	33.50	142.0	0	0
3	1	90	2	65.83	170.0	0	1
4	1	72	1	86.26	181.0	0	0
5	0	70	4	69.46	158.5	0	2
⋮	⋮	⋮	⋮	⋮	⋮	⋮	⋮
735	1	71	1	88.08	181.0	0	0

三、数据核查与清洗

数据录入后的核查清洗应按照事先准备好的核查计划进行。利用计算机查错、纠错主要包括如下两个方面。

1. 输入信息的有效性检查 对录入数据范围进行检查,检查各个变量是否都在编码表规定的幅度范围内,把那些超越幅度的错误找出来,也称幅度检查。例如,关于性别的调查项目的回答只有两个:男、女。如果编码表确定数码 1 表示男,数码 0 表示女,那么输入数码只能是 1 或者 0,输入数据中其他的数码都是错误的。

2. 输入信息的逻辑检查 输入信息相互之间的一致性检查常称作逻辑检查。逻辑检查是检查同一份问卷中不同问题的回答是否相互矛盾。例如:如果某份问卷性别项目回答男,而同时生育史项目回答有,那么该份问卷的这两个项目的回答就是不一致的,是逻辑错误。

其他的数据清洗工作还包括:对原始数据的编号和数据库的数据序号进行核对,检查有无缺漏;利用统计分析软件列出变量的频数表,观察其频数分布有无异常;对变量进行统计描述,观察其样本量、最大值、最小值是否与原始数据吻合,有无离群值和缺失值(missing value);对二分类或有序分类的变量列出行列表,以观察两变量间的交互频数是否符合实际情况。通过以上多种措施尽量减少数据录入的差错,给出核查报告,再对其中发现的错误进行更正。

第三节 数据处理中的几个常见问题

一、可疑数据的处理

在数据清理过程中,有时可能会遇到一些偏离数据主体分布较远、超出数据通常变化范围的特大或特小的观测值,它们会使统计分析结果出现较大的误差,该类数据就称为可疑数据,也称作离群点。在各种情况下对可疑值的识别方法是统计诊断(statistical diagnosis)研究方向的一部分重要内容,其中最简单直观的办法是借助一些统计图,且目前多数的专业统计软件中都有一些专门用于可疑值识别的统计诊断量,以及一些评价可疑值对统计分析结果影响的影响分析(influential analysis)诊断量。例如在单变量情况下,可通过观察值的频数分布直方图或箱式图来判断,如果观测值距箱式图底线(第 25 百分位数)或顶线(第 75 百分位数)过远,如超出箱体高度(四分位数间距)的两倍以上,则可视该观测值为可疑值;在回归模型或一些方差分析模型中,可借助某些残差图来初步识别可疑值。

对可疑值的处理应慎重,不宜一律简单剔除,然后对剩余数据进行统计分析。理想的处理方式是在条件允许时,在可疑值附近多次抽样,以了解真实的数据分布情况。如果重复观察之后原来的可疑值仍然大量出现,则提示原来的数据分布假设可能存在问题,对其进一步考察可能有助于修正原模型。因此,通常并不推荐异常点这个笼统的描述,而是用离群点这种客观描述。

数据是否异常应结合分布假设的正确性和专业知识进行综合判断。当重复观察之后,大量观察值出现在主体数据附近而不出现可疑值,且排除原可疑值为数据录入等过失误差时,才可以谨慎地认为可疑值是原来的数据分布假设成立时出现的小概率事件,此时可采用非参数统计或其他稳健统计方法降低可疑值的影响。当现有条件无法在可疑值附近重复观察时,只有确定可疑值是由数据录入等过失误差导致的才可删除,否则应充分利用专业知识直接对可疑值加以合理的解释,或者结合前期研究以及文献中的相关结果对数据分布假设进行确认。如果分布假设成立或者主要是为了描述主体数据的情况,亦可考虑采用非参数统计或其他稳健统计方法降低可疑值的影响。例如临床试验中,前期研究累积的数据分布情况可为之后的数据分布假设提供佐证,在研究方案中即可事先对可疑值的处理给出规定。对可疑值删除前后进行敏感性分析也可作为一种分析策略。

二、缺失值的处理

在资料的收集过程中,特别是大型数据的采集,常有缺失值产生,这主要来自资料收集中的漏填和漏报。为保证资料的质量,应尽量减少数据的缺失,应该收集到的项目,要尽可能地采集到,如有缺项,应尽可能地补齐,通常认为,缺失值应控制在数据记录总量的 10% 以内。在计算机的数据录入过程中,要注意把缺失值和"0"区分开,"0"通常用来表示"无",即该事件未发生,具有确切的含义,表明该数据已收集到;而缺失值表示该数据未填或未收集,两者要注意区分,以免混淆。在一般的数据库软件中,缺失值通常都用"."表示。当缺失比例很小时,可直接对完全记录进行数据处理,舍弃缺失记录。但当缺失数据占有较大比重,尤其是多元数据时,前述的处理将是低效率的,因为会丢失大量信息,并且可能会产生偏倚,使不完全观测数据与完全观测数据间产生系统差异。

针对缺失数据问题,有一些统计学方法能够对缺失值进行插补(imputation),即给每一个缺失数据一些替代值,如此得到"完全数据集"后,再使用完全数据统计分析方法分析数据并进行统计推断。其中,单一插补指针对每个缺失值,从其预测分布中取一个值进行填充后,使用标准的完全数据分析进行处理。由于单一插补往往会低估估计量的方差,20 世纪 80 年代之后出现了一些多重插补(multiple imputation)方法,并且它们已经在 SAS 等软件中被采用。多重插补是一种以模拟为基础的方法,对每个缺失值产生 m 个合理的插补值,这样插补后,得到 m 组完全数据,使用标准的完全数据方法分析每组数据并融合分析结果。具体方法可参阅相关的文献。需要指出,插补以后的缺失值与实际值间毕竟会存在一定的差距,是一种不得已的办法。

第四节　统计方法选择

医学科研数据的统计分析中,统计方法的正确选择极为重要,它是得到正确可靠统计结论的基本保证。而统计方法的选择来自研究方案中的统计学设计,方法的选择应该在正式研究启动之前的设计阶段就形成方案,而不是在拿到数据之后才考虑这个数据能作哪些统计分析。统计学设计要求研究者根据研究目的确定研究因素,选择观察指标,确定研究对象的样本量,拟定研究的实施方法及数据收集、整理、分析的模式,以达到用最少的人力、物力和时间,获得可靠的结论。在实际工作中,必须根据医学研究目的、设计类型、资料性质、样本大小和分析过程中所遇到的各种实际情况等,结合专业方面的知识来恰当地选择和运用统计分析方法,才能作出正确的、符合实际的结论。统计分析方法的选择可按以下步骤进行:①第一,判断反应变量是单变量、双变量还是多变量;②第二,判断拟分析的资料属于哪种类型,是定量资料、无序分类资料还是有序分类资料;③第三,判断影响因素是单因素还是多因素;④第四,判断资料是单一样本、两组样本还是多组样本;⑤第五,判断资料所属的设计方式,是完全随机设计、配对设计、随机区组设计还是其他的设计类型;⑥第六,判断资料是否符合拟采用的统计分析方法的应用条件,必要时可考虑变量变换。统计分析中首先应对清理后的数据进行统计描述,对于分类变量,根据研究目的选用合适的相对数。对于定量数值变量,根据其分布是否对称选用均数、中位数等描述集中趋势;用标准差、四分位数或特定情况下使用变异系数描述其离散趋势。

在实际工作中,必须根据研究目的、设计类型、资料性质、样本大小和分析过程中所遇到的各种实际情况等,结合专业方面的知识恰当地选择和运用统计分析方法,才能作出正确的、符合客观情况的结论。考虑到本教材介绍了较多的假设检验方法,以下主要对各种假设检验方法的应用进行总结。需要强调的是,实际数据分析中,除了得到假设检验的 P 值,统计推断问题所对应感兴趣参数的置信区间估计更为重要。

一、单变量定量资料的假设检验

(一) 样本均数与已知的总体均数比较

该类资料的统计分析步骤为:①单变量分析;②资料为定量资料;③样本均数与已知的总体均数比较;④判断该资料是否符合正态分布;⑤若资料符合正态分布,则选用单样本 t 检验,若不符合正态分布,则考虑变量变换或者选用非参数检验方法。

(二) 两样本均数比较

该类资料的统计分析步骤为:①单变量分析;②资料为定量资料;③完全随机设计的两样本均数比较;④判断该资料是否符合正态分布和方差齐性的条件;⑤若资料符合正态分布和方差齐性,则选用两样本比较的 t 检验,若不符合,则考虑变量变换或者选用两样本比较的秩和检验。

(三) 配对样本均数比较

该类资料的统计分析步骤为:①单变量分析;②资料为定量资料;③配对设计的样本均数比较;④判断该资料是否符合正态分布的条件;⑤若资料符合正态分布,则选用配对的 t 检验,若不符合,则考虑变量变换或者选用配对的秩和检验。

(四) 多个样本均数比较

对于单变量的多个样本均数比较,较常见的可分为完全随机设计的单因素比较和随机区组设计的两因素比较两种情况。

1. 完全随机设计的单因素方差分析　该类资料为多个($k>2$)样本均数的比较,若各组样本服从正态分布,且方差齐,则选用单因素方差分析(one-way ANOVA);若资料不满足上述条件,则选用成组设计多样本的秩和检验——Kruskal-Wallis H 检验(Kruskal-Wallis H test)。如检验结果有统计学意义,则还需进行两两比较,如 SNK-q 检验、LSD-t 检验、Dunnett-t 检验等。

2. 随机区组设计的两因素方差分析　该类资料为单变量的比较,但涉及两个分组因素,一个为处理因素,一个为区组因素,也称作配伍组。如果资料满足正态分布和方差齐性的条件,则采用随机区组设计的两因素方差分析,如果不满足上述条件,则采用随机区组设计资料的秩和检验——Friedman M 检验(Friedman M test)。

3. 其他类型资料的方差分析　主要有析因设计、交叉设计、重复测量资料的方差分析等。析因设计中最简单的是两因素的方差分析,此时观察两个因素,每个因素两个水平,共有 4 种不同的因素水平组合,要分别计算两个因素的效应及因素间的交互作用效应。交叉设计可分为多阶段和两阶段的交叉设计,医学实际研究中应用较多的是后者。对于两阶段的交叉设计资料,要考虑的分别是处理因素、阶段效应和个体效应。而对于重复测量的资料,由于同一受试对象在不同时点的观察值之间彼此不独立,因此,这类资料的方差分析具有一定的特殊性,可视为有多个反应变量。上述资料如果满足正态总体和方差齐性的条件,则可采用广义线性模型的方差分析;如果不满足上述两个条件,则选用非参数方法。单变量定量资料的分析思路可由图 36-1 表示。

如表 36-1 的资料中,欲比较不同性别的老年人年龄有无差别,则为单变量分析,该资料为定量资料,属于完全随机设计的两样本均数比较。经检验,该资料方差齐,因此可采用两样本均数的 t 检验。由于是大样本(总例数为 735 例,其中男性老年人有 366 例,女性老年人有 369 例),也可选用两大样本均数的 u 检验进行比较。

二、单变量定性资料的假设检验

单变量定性资料的分析思路可由图 36-2 表示。

如表 36-1 的资料中,欲比较不同性别的老年人冠心病的患病情况有无差异,则为单变量定性资料的分析,属于非配对的两样本率的比较。可采用四格表的 χ^2 检验,也可选用两样本率比较的 u 检验。

三、单变量等级资料的假设检验

若为两组配对等级资料的比较,可选 Wilcoxon 符号秩和检验;若为成组设计的两样本等级资料的比较,可选 Wilcoxon 两样本比较的秩和检验;若为成组设计的多样本等级资料比较,可选 Kruskal-Wallis H 检验。分析思路见图 36-3。

如表 36-1 的资料中,欲比较不同性别的老年人糖尿病的患病情况有无差异,则为单变量等级资料的分析,属于成组设计的两样本等级资料的比较,应采用秩和检验。

四、双变量资料的分析

1. 简单相关分析　分析两变量的相关关系时,若两变量满足双变量正态分布,可选 Pearson 直线相关分析;若两变量不满足双变量正态分布或两变量是等级资料,可选 Spearman 秩相关分析。

2. 直线回归分析　分析两变量的回归关系时,若两变量的关系呈直线趋势且残差满足独立等方差的正态分布,可选直线回归分析。

3. 曲线回归分析　分析两变量的回归关系时,若两变量的关系呈曲线趋势,可进行曲线直线化变换,也可按曲线类型作相应曲线回归分析,如指数曲线、多项式曲线、生长曲线等,还可选用非线性回归分析方法。双变量资料的分析思路见图 36-4。

如表 36-1 的资料中,欲分析老年人的年龄与体重之间的相互关系,则为双变量资料的分析,由于两变量均为定量资料且为正态分布,因此可采用直线相关或直线回归分析。

关于多变量资料的分析,可参阅有关的文献,这里不再详述。

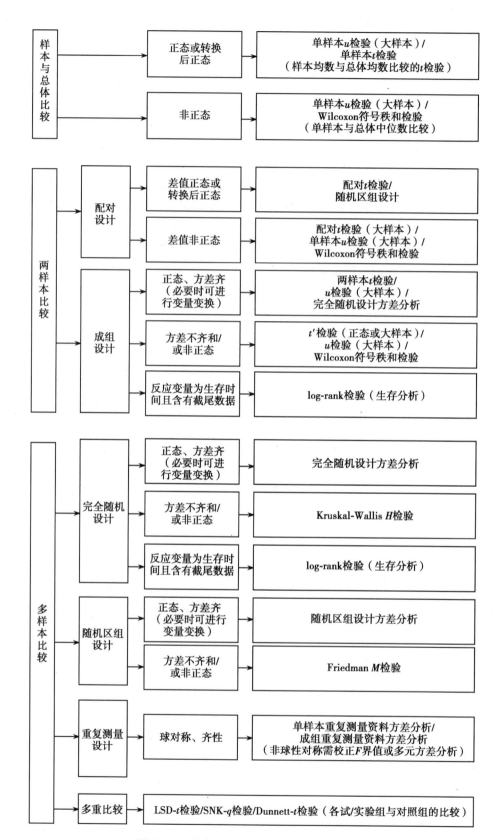

图 36-1 单变量定量资料的分析思路示意图

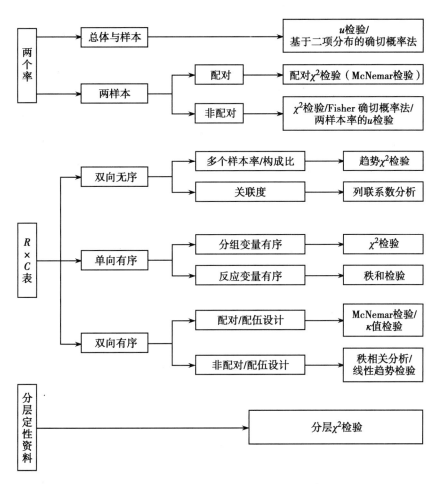

图 36-2　单变量定性资料的分析思路示意图

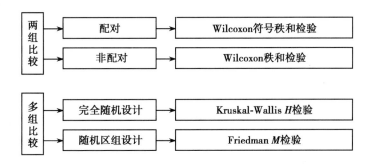

图 36-3　单变量等级资料的分析思路示意图

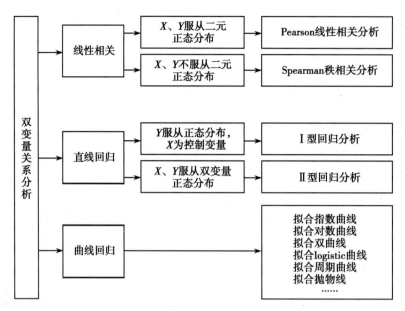

图 36-4　双变量资料的分析思路示意图

不同的统计分析方法都有各自的应用条件和适用范围,实际应用时,必须根据研究目的、资料的性质以及所要分析的具体内容等选择适当的统计分析方法,不能仅关心检验结果有无统计学意义,而不考虑统计分析方法的应用条件和适用范围。

第五节　统计分析的结果与表达

在对数据进行统计分析时,其统计结果主要用统计量(统计指标)来表示,当统计量比较多时,需借助于统计表和/或统计图来表达。

一、统计量

在没有变异指标或精确性指标的情况下,不宜单独使用均数。标准差(S 或 SD)用于表示个体值的变异,而均数的标准误($S_{\bar{x}}$ 或 SE)表示样本均数的抽样误差,当多个均数比较时,多采用标准误。在"±"号后直接写具体数值而无标准误或标准差的符号表示,如 10.1 ± 1.2 容易引起混淆,可用 $10.1(S_{\bar{x}} = 1.2)$ 或 $10.1(S = 5.6)$ 表示更为合适。置信区间用于描述总体均数,它指出了随机区间(如 95% CI)大样本时表示未知总体均数位于样本均数加减两倍标准误之间的概率(95%)。如果给出具体的界限,如(7.7, 12.5),则要比用 10.1 ± 1.2 的意思更清楚。进行配对 t 检验时,也要给出差值的均数以及标准误(或标准差)。用非参数统计分析方法处理的资料,数据的中心位置用中位数表示,分布范围(如 95% 的分布范围)用百分位数表示。此外,若对原始数据进行了变量转换,则原始数据的均数及标准差不能很好地反映数据的中心位置及分布范围,不必将其列出。使用百分比时,分母要交代清楚。小样本资料不宜计算百分比。当两个百分率比较时,很重要的一点是区分清楚绝对差别和相对差别。例如,从 25% 减少到 20%,既表示下降了 5%,也可解释为减少了 20%,前者是绝对差别,后者是相对差别。

二、个体值

由于全距受个体离群值的影响很大,并且随着样本量的增加而增加,故全距不宜作为表示一组观测值变异大小的指标。若有理由认为数据服从正态分布,则在均数加减两倍标准差的范围以外还有5% 的个体值,若用百分位数表示同样的区间范围,则不必假定数据服从正态分布。虽然统计分析注重平均效应的比较,但在很多情况下,考察单个受试者的反应也很重要。例如,在临床上除了要了解某一治疗措施的平均疗效,经常还要了解有多少患者未达到预期的治疗效果,而平均疗效不能解释为对所有个体都有效。

三、假设检验的结果表达

假设检验的结果表达不能仅仅给出 P 值,还要求给出检验统计量的实际值,如 u 值、t 值 χ^2 值等。描述统计量时,如均数、率、相关系数,无论检验结果是否有统计学意义,均应列出,并且指明哪些指标已进行过统计学检验。若用符号(如用"NS"表示 $P > 0.05$ "*"表示 $P \leqslant 0.05$,"**"表示 $P \leqslant 0.01$)表示统计学意义水准,要加以说明和统一。P 值传统上习惯于取 0.05 和 0.01 这两个界值,现在随着计算机和统计软件的普及,提倡在检验结果的表达时给出具体的 P 值,如 $P = 0.012$ 或 $P = 0.361$ 等,这样可以为读者提供更充分的信息,对研究结论的统计学证据的认识也更为详尽,同时也可给其他同类研究提供数据,例如用于 meta 分析。

四、统计图

统计图便于读者直观了解研究结果,并且提倡用图来显示个体值的分布情况,如相关和回归分析的散点图。同一个体值不同时间的重复测量值最好连成曲线,不同组别的个体值(均数)随时间变化的曲线亦可标在同一个图上。由均数加减标准误绘出的误差条图仅能描述 68.27% 的置信区间,不能误解为 95.00% 的置信区间。为避免误解,大多提倡在误差条图中采用 95.00% 的置信区间。相关内容见第五章。

五、统计表

一般采用国内外统一的"三线"表。数值结果按列(行)放置,位数要对齐,不要出现交叉换行的情况。不同类型数据(如均数、标准误)要有标目,表中应列出相应的观察例数。在表示单个患者或地域分布情况的统计表中,按某一变量的序号(如入院时间、地理位置)排列更容易查找。大量统计结果若运用统计表或统计图来表达,则会更为清晰。相关内容见第五章。

六、数据精确度

一般来说,数据精确度只要足以区分个体差异即可,并非小数位数越多越好。定量资料的统计量($\bar{X}$、S、$S_{\bar{x}}$、中位数、百分位数等)要保留的小数位数,应该与原始数据记录的小数位数相同,均数的有效位数通常不应比原始数据的有效位数多,但标准差或标准误必要时需多增加一个位数。评定测量结果的精确度时,两个数的末位应该取得一致,如 5.4 ± 0.62,应写成 5.4 ± 0.6;定性资料的百分比保留一位小数,一般不超过两位小数;病死率、发病率等按惯例选择比例基数,如 1 000‰、10 000/万,100 000/10 万等,或自行选择合适的比例基数,使得率的表达至少有 1 位整数;相关系数保留两位小数;精确概率 P 值一般没必要给出 4 位小数,有时甚至保留两位小数也可以;检验统计量,如 χ^2 值、t 值保留 2~3 位小数即可。

七、混杂的控制

在数据的采集过程中,不可避免地存在着混杂因素的干扰,影响着数据的正确分析,医学研究中的混杂因素应满足以下两个条件:①该因素影响阳性结果;②该因素在对比组中的分布不同。混杂因素是与暴露因素和疾病均关联的非研究因素,混杂往往造成暴露与疾病的虚假联系或掩盖暴露与疾病的真实关系。在研究工作中,研究者不可能在设计和调查的实施过程中对许多重要的混杂因素,如性别、年龄、职业、社会地位等进行控制,分析时如不考虑这些因素,将会导致结果的偏倚。因此,可采用一些统计学方法对混杂因素进行控制和处理,以得到符合真实情况的结论,如

Cochrane-Mantel-Haenszel 分层分析方法或多因素分析(如多重线性回归、协方差分析等方法),可参阅有关的文献。

第六节 案 例

【案例 36-1】 根据某地 2012 年进行的居民营养及健康状况抽样调查数据,测得 140 名成年男性的血红蛋白浓度(g/L)及空腹血糖浓度(mmol/L),见表 36-3。并且已知正常成年男性的血红蛋白浓度 ≥ 130.00g/L,空腹血糖浓度 ≤ 6.10mmol/L。

上述资料经初步统计分析,得到血红蛋白浓度的均数为 127.77g/L,标准差为 11.53g/L,140 人中有 50.7% 的人血红蛋白浓度低于 130.00g/L;空腹血糖浓度的均数为 5.15mmol/L,标准差为 0.83mmol/L,140 人中有 13.6% 的人空腹血糖高于 6.10mmol/L。请讨论该资料还可作哪些统计分析。

表 36-3　140 名成年男性的血红蛋白浓度及空腹血糖浓度的测量结果

编号	血红蛋白浓度/(g·L⁻¹)	血糖浓度/(mmol·L⁻¹)	编号	血红蛋白浓度/(g·L⁻¹)	血糖浓度/(mmol·L⁻¹)	编号	血红蛋白浓度/(g·L⁻¹)	血糖浓度/(mmol·L⁻¹)
1	100.00	5.57	27	127.67	3.48	53	126.09	6.09
2	100.00	6.00	28	145.45	4.43	54	131.23	4.42
3	103.95	5.66	29	123.32	4.64	55	126.09	4.95
4	131.23	5.53	30	120.55	4.56	56	123.32	3.82
5	122.92	5.38	31	133.99	5.53	57	130.83	3.63
6	131.62	6.72	32	117.00	5.40	58	131.23	4.99
7	131.62	6.41	33	120.16	4.08	59	145.85	4.77
8	117.39	6.41	34	124.51	5.23	60	143.08	3.20
9	124.51	7.04	35	124.11	4.64	61	129.25	4.95
10	131.62	6.13	36	125.69	4.75	62	135.57	4.79
11	122.92	3.95	37	133.60	4.41	63	130.83	5.47
12	124.51	5.89	38	131.62	5.79	64	133.20	5.26
13	136.76	4.58	39	135.57	4.90	65	133.20	3.98
14	124.51	3.97	40	144.66	5.10	66	126.88	3.98
15	127.27	5.53	41	146.25	4.04	67	140.32	4.44
16	130.43	4.84	42	147.83	3.97	68	132.81	4.44
17	133.20	4.88	43	125.69	3.89	69	129.64	5.18
18	133.99	5.33	44	125.30	5.49	70	100.00	5.16
19	134.78	4.10	45	146.25	5.57	71	103.11	5.18
20	131.23	5.70	46	130.83	5.36	72	92.22	4.77
21	139.13	5.53	47	105.14	6.42	73	129.18	4.62
22	141.90	4.88	48	105.53	6.07	74	119.84	4.91
23	140.32	4.82	49	112.65	5.96	75	126.46	4.91
24	106.72	5.14	50	130.43	6.87	76	129.57	4.79
25	107.51	5.40	51	137.55	6.71	77	156.42	4.79
26	134.78	5.16	52	127.67	6.33	78	135.41	5.10

续表

编号	血红蛋白浓度/(g·L⁻¹)	血糖浓度/(mmol·L⁻¹)	编号	血红蛋白浓度/(g·L⁻¹)	血糖浓度/(mmol·L⁻¹)	编号	血红蛋白浓度/(g·L⁻¹)	血糖浓度/(mmol·L⁻¹)
79	136.96	5.18	100	133.46	4.62	121	135.80	4.79
80	140.86	4.77	101	129.96	4.91	122	127.24	5.08
81	141.63	4.60	102	126.85	4.91	123	122.96	4.93
82	133.07	4.37	103	121.40	4.79	124	130.74	6.64
83	129.96	3.73	104	134.63	4.79	125	129.96	5.10
84	145.53	5.43	105	124.51	5.10	126	131.13	5.05
85	136.19	6.77	106	121.40	5.18	127	123.74	5.24
86	131.52	5.14	107	130.74	4.77	128	121.01	5.08
87	123.35	4.35	108	134.63	4.60	129	143.19	4.33
88	125.29	4.13	109	134.63	4.37	130	128.02	4.99
89	121.79	5.49	110	121.40	3.73	131	136.96	5.47
90	117.12	5.57	111	136.96	5.43	132	121.40	4.29
91	133.85	5.36	112	105.84	6.77	133	141.25	5.05
92	105.45	6.07	113	119.84	5.14	134	138.52	5.62
93	107.78	5.96	114	126.46	4.35	135	130.74	5.64
94	139.30	6.87	115	104.67	4.13	136	119.84	5.42
95	127.63	6.33	116	107.78	5.36	137	104.28	6.90
96	134.63	5.18	117	138.52	5.18	138	142.41	6.79
97	136.96	5.16	118	133.07	6.58	139	120.62	7.30
98	130.74	5.18	119	110.51	3.69	140	129.18	6.61
99	138.52	4.77	120	117.51	4.54			

解析:可以分析的内容包括但不局限于:①进行血红蛋白浓度与空腹血糖浓度的相关性分析,评价两者之间是否存在线性或非线性的关系;②按每个指标各自的正常范围,判断每个样本的数值是否正常。如此,根据临床知识,将连续性指标转化为二分类指标。评价血红蛋白正常、异常两组人群中空腹血糖异常的比例是否存在差异。

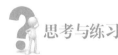

思考与练习

一、最佳选择题

1. 统计资料的类型可以分为(　　　)

　　A. 定量资料和等级资料

　　B. 分类资料和等级资料

　　C. 正态分布资料和离散分布资料

　　D. 定量资料和分类资料

　　E. 二项分布资料和有序分类资料

2. 两小样本定量资料的比较,当方差不齐时,应采用(　　　)

　　A. t 检验　　　　　　　　　　　　　B. χ^2 检验

    C. u 检验　　　　　　　　　　D. 秩和检验

    E. F 检验

3. 两大样本均数比较,推断 $\mu_1 = \mu_2$ 是否成立,可用(　　)

    A. t 检验　　　　　　　　　　B. χ^2 检验

    C. u 检验　　　　　　　　　　D. F 检验

    E. H 检验

4. χ^2 检验**不能**用于(　　)

    A. 推断两个及两个以上总体率或构成比是否有差别

    B. 推断两个分类变量间有无关系

    C. 多个率的趋势检验

    D. 两个率的等效性检验

    E. 两个或多个样本均数的比较

5. 多因素分析时,当因变量为二分类变量时,应采用(　　)

    A. 多元线性相关　　　　　　　　B. 多元线性回归

    C. logistic 回归　　　　　　　　D. 典型相关

    E. 聚类分析

6. 为清晰、简要地表达统计分析结果,较好的方法是(　　)

    A. 统计描述　　　　　　　　　　B. 统计推断

    C. 假设检验　　　　　　　　　　D. 统计表与统计图

    E. 多元分析

7. 两组或多组等级资料的比较,宜采用(　　)

    A. t 检验　　　　　　　　　　B. χ^2 检验

    C. 秩和检验　　　　　　　　　　D. u 检验

    E. F 检验

8. 样本均数与已知总体均数的比较,宜采用(　　)

    A. t 检验　　　　　　　　　　B. χ^2 检验

    C. 秩和检验　　　　　　　　　　D. 直线回归

    E. F 检验

二、简答题

1. 如何保证数据的质量? 你对此有何体会?

2. 如何合理地选择统计分析方法?

3. 假设检验的统计学意义与专业意义有何联系?

4. 反映定量资料集中趋势和离散趋势的指标有哪些? 其各自的适用条件如何?

5. $\bar{X} \pm S$ 提供了哪些统计信息? 应用时应该注意哪些问题?

6. 为什么在报告统计假设检验结果时,提倡使用 P 值的确切数值并给出相关参数的 95% 置信区间?

7. 常用的多因素分析方法有哪些? 各有何应用特点?

三、计算分析题

1. 随机抽取 30 名汉族和彝族居民,通过皮下注射某种菌苗对研究对象进行免疫,21 天后观察结果,分别采用三种原始记录形式,结果见表 36-4。

(1)以下三种记录各属于何种类型的统计资料?

(2)试对这些资料进行合理的分组整理和统计分析,并得出结果。

表 36-4　用某菌苗对两个民族居民作皮下注射的免疫结果

| 编号 | 汉族 | | | 编号 | 彝族 | | |
	抗体滴度	目测判断抗体水平	免疫效果分类		抗体滴度	目测判断抗体水平	免疫效果分类
1	1:40	++	有效	1	1:80	+++	有效
2	1:20	+	无效	2	1:160	++++	有效
3	1:160	++++	有效	3	1:160	++++	有效
4	1:40	++	有效	4	1:80	+++	有效
5	1:320	++++	有效	5	1:40	++	有效
6	1:80	+++	有效	6	1:40	++	有效
7	1:20	+-	无效	7	1:20	+	无效
8	1:20	+-	无效	8	1:80	+++	有效
9	1:40	++	有效	9	1:40	++	有效
10	1:40	++	有效	10	1:160	++++	有效
11	1:80	+-	无效	11	1:80	+++	有效
12	1:80	++	有效	12	1:80	++++	有效
13	1:160	+-	无效	13	1:160	+++	无效
14	1:20	++	有效	14	1:160	++	有效
15	1:40	+	有效	15	1:80	+++	有效

2. 对某医院的住院病历进行整理,见表 36-5。

(1) 该资料中的变量各属于何种类型?

(2) 如欲研究疗效的影响因素,可采用哪些统计分析方法?

表 36-5　某医院的住院病历资料

变量代码	变量名	变量的取值				
X_1	入院情况	公费=1	社保=2	自费=3		
X_2	住院时间	d				
X_3	手术	有=1	无=2			
X_4	治疗效果	治愈=1	好转=2	未愈=3	未治=4	死亡=5
X_5	入出院诊断符合	符合=1	不符=2	待查=3		

（夏结来）

附录　统计用表

附表1　随机数字表

编号	1~10					11~20					21~30					31~40					41~50				
1	88	69	22	93	86	34	87	52	64	67	85	29	90	06	61	39	00	68	69	23	82	05	45	29	18
2	37	96	71	27	39	38	18	07	31	33	95	66	33	65	76	78	61	05	59	93	01	86	01	65	56
3	39	50	41	65	95	02	02	75	18	06	28	77	31	87	37	63	95	22	59	54	75	42	23	99	69
4	44	61	61	04	61	45	05	67	02	96	13	89	39	65	59	88	52	12	85	06	94	30	76	13	09
5	35	52	42	71	12	02	94	23	59	81	19	41	24	83	74	92	34	41	08	61	06	15	12	16	00
6	35	19	33	29	64	84	15	27	27	99	84	18	68	46	13	41	86	65	37	20	97	10	25	23	95
7	40	07	33	74	07	56	84	60	82	46	20	34	70	39	29	21	38	52	39	38	25	56	19	69	29
8	16	50	08	32	88	00	48	34	47	73	05	81	52	56	16	42	17	39	50	53	00	05	74	25	50
9	04	23	41	25	70	09	53	50	72	17	09	04	86	65	46	48	98	53	04	37	23	09	65	88	33
10	39	03	86	03	69	79	78	09	55	84	51	48	82	38	88	47	09	02	77	78	36	97	78	68	92
11	20	97	61	38	82	00	79	54	59	42	86	89	36	81	80	41	36	23	21	41	04	70	12	41	66
12	00	21	45	44	37	80	85	61	07	94	98	65	41	55	83	01	18	39	14	38	47	16	64	53	25
13	92	47	80	25	30	75	30	35	43	65	38	73	27	99	20	98	94	36	88	48	85	78	26	90	08
14	41	97	55	77	12	21	70	47	75	94	29	95	56	39	87	92	56	56	16	50	33	92	39	70	56
15	09	67	70	42	77	87	07	01	07	27	68	36	27	55	63	42	04	15	44	57	07	09	29	33	77
16	24	36	37	95	29	02	72	27	39	27	17	65	96	55	67	67	27	42	57	18	09	35	27	60	34
17	72	88	99	63	42	10	48	10	08	83	59	10	30	21	74	04	71	83	88	28	42	62	02	58	04
18	48	97	89	54	53	53	54	20	99	09	56	45	49	26	21	88	73	89	93	53	67	52	65	52	03
19	51	16	11	09	24	89	07	72	74	51	33	13	00	94	84	81	92	02	48	92	53	29	93	06	91
20	75	67	53	15	79	79	73	43	38	75	92	54	80	72	91	82	07	58	05	66	36	41	60	29	53
21	45	64	16	79	62	83	03	74	43	82	26	74	85	68	91	53	59	45	45	28	63	99	42	29	97
22	66	91	82	85	42	11	78	95	18	69	38	77	70	71	91	87	06	94	69	54	22	63	40	94	67
23	72	83	61	98	37	97	89	54	56	27	41	30	79	28	87	75	81	39	21	77	94	41	34	52	37
24	03	50	92	81	20	92	72	87	22	30	38	30	88	33	64	28	34	65	60	30	86	91	97	94	54
25	99	52	61	47	98	43	52	67	36	05	91	56	46	35	83	46	95	41	08	11	26	17	70	88	25
26	74	94	92	22	30	14	04	63	87	13	87	89	74	39	89	03	98	70	21	56	64	80	59	23	26
27	32	98	72	70	22	66	98	76	70	59	32	94	81	58	43	64	39	57	45	35	84	28	30	83	11
28	39	10	95	09	83	90	49	94	58	13	81	18	18	67	77	82	72	56	20	74	36	85	94	06	94
29	23	79	88	40	92	91	63	73	79	37	19	37	52	72	71	78	22	38	61	52	20	61	72	01	62
30	91	67	82	72	10	88	51	63	69	46	56	66	58	21	91	90	82	26	84	91	52	27	37	01	86
31	29	82	41	79	19	53	18	04	38	49	88	41	12	04	32	20	88	70	21	24	73	92	03	78	19
32	63	95	60	38	71	96	42	47	71	48	23	05	01	72	07	13	25	92	42	35	15	89	79	83	56
33	55	89	21	83	51	06	83	19	78	32	01	19	99	47	48	54	60	31	59	33	10	31	30	92	99
34	51	22	66	68	24	72	32	64	47	78	59	12	53	96	94	50	43	56	34	36	28	80	82	03	82
35	38	26	96	14	31	17	38	69	63	65	63	16	95	25	83	48	12	91	69	77	69	33	39	25	83
36	24	04	51	07	44	21	58	47	02	59	65	11	86	41	80	33	41	63	95	78	53	36	61	59	60
37	21	36	55	87	64	80	41	28	84	58	73	69	97	96	37	80	05	88	50	75	08	81	88	12	23
38	92	00	95	46	70	36	92	21	65	40	58	21	23	55	89	68	61	60	47	71	52	83	22	37	31
39	27	09	02	96	73	52	82	60	25	18	57	74	39	81	79	88	19	99	56	15	89	91	26	74	34
40	52	94	64	60	62	92	16	76	14	55	43	41	88	86	87	03	08	02	24	71	33	70	88	98	75
41	49	95	47	75	75	45	50	75	87	20	29	11	29	52	30	96	30	66	27	57	95	92	57	35	90
42	29	67	86	51	76	34	07	57	64	71	02	81	26	00	97	00	74	63	87	88	53	93	69	55	35
43	27	55	02	92	10	16	36	11	08	16	58	25	63	15	84	91	53	34	39	98	09	51	45	23	55
44	62	79	06	85	40	85	01	97	47	43	64	39	58	24	77	19	07	89	98	20	82	00	85	54	09
45	90	68	20	46	68	39	77	57	86	97	18	76	19	20	17	61	70	39	18	70	89	86	88	12	84
46	94	71	25	51	24	38	01	94	19	91	32	87	73	19	43	69	18	82	83	47	71	87	22	21	80
47	04	84	08	54	85	19	59	46	33	95	77	91	26	61	94	75	16	82	88	96	59	41	26	94	53
48	84	79	41	24	48	02	30	30	84	66	34	61	15	44	76	50	66	72	89	26	29	63	61	86	02
49	73	68	33	46	81	37	83	92	02	73	05	11	69	17	65	37	84	70	17	68	28	41	76	92	30
50	09	98	42	09	49	19	20	43	72	64	97	97	74	78	65	11	14	83	53	76	98	75	65	83	85

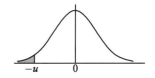

附表 2　标准正态分布曲线下的面积 $\Phi(-u)$ 值

$-u$	0.00	0.01	0.02	0.03	0.04	0.05	0.06	0.07	0.08	0.09
-3.0	0.001 3	0.001 3	0.001 3	0.001 2	0.001 2	0.001 1	0.001 1	0.001 1	0.001 0	0.001 0
-2.9	0.001 9	0.001 8	0.001 8	0.001 7	0.001 6	0.001 6	0.001 5	0.001 5	0.001 4	0.001 4
-2.8	0.002 6	0.002 5	0.002 4	0.002 3	0.002 3	0.002 2	0.002 1	0.002 1	0.002 0	0.001 9
-2.7	0.003 5	0.003 4	0.003 3	0.003 2	0.003 1	0.003 0	0.002 9	0.002 8	0.002 7	0.002 6
-2.6	0.004 7	0.004 5	0.004 4	0.004 3	0.004 1	0.004 0	0.003 9	0.003 8	0.003 7	0.003 6
-2.5	0.006 2	0.006 0	0.005 9	0.005 7	0.005 5	0.005 4	0.005 2	0.005 1	0.004 9	0.004 8
-2.4	0.008 2	0.008 0	0.007 8	0.007 5	0.007 3	0.007 1	0.006 9	0.006 8	0.006 6	0.006 4
-2.3	0.010 7	0.010 4	0.010 2	0.009 9	0.009 6	0.009 4	0.009 1	0.008 9	0.008 7	0.008 4
-2.2	0.013 9	0.013 6	0.013 2	0.012 9	0.012 5	0.012 2	0.011 9	0.011 6	0.011 3	0.011 0
-2.1	0.017 9	0.017 4	0.017 0	0.016 6	0.016 2	0.015 8	0.015 4	0.015 0	0.014 6	0.014 3
-2.0	0.022 8	0.022 2	0.021 7	0.021 2	0.020 7	0.020 2	0.019 7	0.019 2	0.018 8	0.018 3
-1.9	0.028 7	0.028 1	0.027 4	0.026 8	0.026 2	0.025 6	0.025 0	0.024 4	0.023 9	0.023 3
-1.8	0.035 9	0.035 1	0.034 4	0.033 6	0.032 9	0.032 2	0.031 4	0.030 7	0.030 1	0.029 4
-1.7	0.044 6	0.043 6	0.042 7	0.041 8	0.040 9	0.040 1	0.039 2	0.038 4	0.037 5	0.036 7
-1.6	0.054 8	0.053 7	0.052 6	0.051 6	0.050 5	0.049 5	0.048 5	0.047 5	0.046 5	0.045 5
-1.5	0.066 8	0.065 5	0.064 3	0.063 0	0.061 8	0.060 6	0.059 4	0.058 2	0.057 1	0.055 9
-1.4	0.080 8	0.079 3	0.077 8	0.076 4	0.074 9	0.073 5	0.072 1	0.070 8	0.069 4	0.068 1
-1.3	0.096 8	0.095 1	0.093 4	0.091 8	0.090 1	0.088 5	0.086 9	0.085 3	0.083 8	0.082 3
-1.2	0.115 1	0.113 1	0.111 2	0.109 3	0.107 5	0.105 6	0.103 8	0.102 0	0.100 3	0.098 5
-1.1	0.135 7	0.133 5	0.131 4	0.129 2	0.127 1	0.125 1	0.123 0	0.121 0	0.119 0	0.117 0
-1.0	0.158 7	0.156 2	0.153 9	0.151 5	0.149 2	0.146 9	0.144 6	0.142 3	0.140 1	0.137 9
-0.9	0.184 1	0.181 4	0.178 8	0.176 2	0.173 6	0.171 1	0.168 5	0.166 0	0.163 5	0.161 1
-0.8	0.211 9	0.209 0	0.206 1	0.203 3	0.200 5	0.197 7	0.194 9	0.192 2	0.189 4	0.186 7
-0.7	0.242 0	0.238 9	0.235 8	0.232 7	0.229 6	0.226 6	0.223 6	0.220 6	0.217 7	0.214 8
-0.6	0.274 3	0.270 9	0.267 6	0.264 3	0.261 1	0.257 8	0.254 6	0.251 4	0.248 3	0.245 1
-0.5	0.308 5	0.305 0	0.301 5	0.298 1	0.294 6	0.291 2	0.287 7	0.284 3	0.281 0	0.277 6
-0.4	0.344 6	0.340 9	0.337 2	0.333 6	0.330 0	0.326 4	0.322 8	0.319 2	0.315 6	0.312 1
-0.3	0.382 1	0.378 3	0.374 5	0.370 7	0.366 9	0.363 2	0.359 4	0.355 7	0.352 0	0.348 3
-0.2	0.420 7	0.416 8	0.412 9	0.409 0	0.405 2	0.401 3	0.397 4	0.393 6	0.389 7	0.385 9
-0.1	0.460 2	0.456 2	0.452 2	0.448 3	0.444 3	0.440 4	0.436 4	0.432 5	0.428 6	0.424 7
-0.0	0.500 0	0.496 0	0.492 0	0.488 0	0.484 0	0.480 1	0.476 1	0.472 1	0.468 1	0.464 1

注：$\Phi(u) = 1 - \Phi(-u)$。

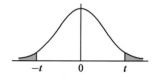

附表 3　t 界值表

自由度 v	单侧	0.250 0	0.200 0	0.100 0	0.050 0	0.025 0	0.010 0	0.005 0	0.002 5	0.001 0	0.000 5
	双侧	0.500 0	0.400 0	0.200 0	0.100 0	0.050 0	0.020 0	0.010 0	0.005 0	0.002 0	0.001 0
1		1.000	1.376	3.078	6.314	12.706	31.821	63.657	127.321	318.309	636.619
2		0.816	1.061	1.886	2.920	4.303	6.965	9.925	14.089	22.327	31.599
3		0.765	0.978	1.638	2.353	3.182	4.541	5.841	7.453	10.215	12.924
4		0.741	0.941	1.533	2.132	2.776	3.747	4.604	5.598	7.173	8.610
5		0.727	0.920	1.476	2.015	2.571	3.365	4.032	4.773	5.893	6.869
6		0.718	0.906	1.440	1.943	2.447	3.143	3.707	4.317	5.208	5.959
7		0.711	0.896	1.415	1.895	2.365	2.998	3.499	4.029	4.785	5.408
8		0.706	0.889	1.397	1.860	2.306	2.896	3.355	3.833	4.501	5.041
9		0.703	0.883	1.383	1.833	2.262	2.821	3.250	3.690	4.297	4.781
10		0.700	0.879	1.372	1.812	2.228	2.764	3.169	3.581	4.144	4.587
11		0.697	0.876	1.363	1.796	2.201	2.718	3.106	3.497	4.025	4.437
12		0.695	0.873	1.356	1.782	2.179	2.681	3.055	3.428	3.930	4.318
13		0.694	0.870	1.350	1.771	2.160	2.650	3.012	3.372	3.852	4.221
14		0.692	0.868	1.345	1.761	2.145	2.624	2.977	3.326	3.787	4.140
15		0.691	0.866	1.341	1.753	2.131	2.602	2.947	3.286	3.733	4.073
16		0.690	0.865	1.337	1.746	2.120	2.583	2.921	3.252	3.686	4.015
17		0.689	0.863	1.333	1.740	2.110	2.567	2.898	3.222	3.646	3.965
18		0.688	0.862	1.330	1.734	2.101	2.552	2.878	3.197	3.610	3.922
19		0.688	0.861	1.328	1.729	2.093	2.539	2.861	3.174	3.579	3.883
20		0.687	0.860	1.325	1.725	2.086	2.528	2.845	3.153	3.552	3.850
21		0.686	0.859	1.323	1.721	2.080	2.518	2.831	3.135	3.527	3.819
22		0.686	0.858	1.321	1.717	2.074	2.508	2.819	3.119	3.505	3.792
23		0.685	0.858	1.319	1.714	2.069	2.500	2.807	3.104	3.485	3.768
24		0.685	0.857	1.318	1.711	2.064	2.492	2.797	3.091	3.467	3.745
25		0.684	0.856	1.316	1.708	2.060	2.485	2.787	3.078	3.450	3.725
26		0.684	0.856	1.315	1.706	2.056	2.479	2.779	3.067	3.435	3.707
27		0.684	0.855	1.314	1.703	2.052	2.473	2.771	3.057	3.421	3.690
28		0.683	0.855	1.313	1.701	2.048	2.467	2.763	3.047	3.408	3.674
29		0.683	0.854	1.311	1.699	2.045	2.462	2.756	3.038	3.396	3.659
30		0.683	0.854	1.310	1.697	2.042	2.457	2.750	3.030	3.385	3.646
31		0.682	0.853	1.309	1.696	2.040	2.453	2.744	3.022	3.375	3.633
32		0.682	0.853	1.309	1.694	2.037	2.449	2.738	3.015	3.365	3.622
33		0.682	0.853	1.308	1.692	2.035	2.445	2.733	3.008	3.356	3.611
34		0.682	0.852	1.307	1.691	2.032	2.441	2.728	3.002	3.348	3.601
35		0.682	0.852	1.306	1.690	2.030	2.438	2.724	2.996	3.340	3.591
36		0.681	0.852	1.306	1.688	2.028	2.434	2.719	2.990	3.333	3.582
37		0.681	0.851	1.305	1.687	2.026	2.431	2.715	2.985	3.326	3.574
38		0.681	0.851	1.304	1.686	2.024	2.429	2.712	2.980	3.319	3.566
39		0.681	0.851	1.304	1.685	2.023	2.426	2.708	2.976	3.313	3.558
40		0.681	0.851	1.303	1.684	2.021	2.423	2.704	2.971	3.307	3.551
50		0.679	0.849	1.299	1.676	2.009	2.403	2.678	2.937	3.261	3.496
60		0.679	0.848	1.296	1.671	2.000	2.390	2.660	2.915	3.232	3.460
70		0.678	0.847	1.294	1.667	1.994	2.381	2.648	2.899	3.211	3.435
80		0.678	0.846	1.292	1.664	1.990	2.374	2.639	2.887	3.195	3.416
90		0.677	0.846	1.291	1.662	1.987	2.368	2.632	2.878	3.183	3.402
100		0.677	0.845	1.290	1.660	1.984	2.364	2.626	2.871	3.174	3.390
200		0.676	0.843	1.286	1.653	1.972	2.345	2.601	2.839	3.131	3.340
500		0.675	0.842	1.283	1.648	1.965	2.334	2.586	2.820	3.107	3.310
1 000		0.675	0.842	1.282	1.646	1.962	2.330	2.581	2.813	3.098	3.300
∞		0.675	0.842	1.282	1.645	1.960	2.326	2.576	2.807	3.090	3.291

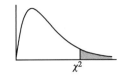

附表 4 χ^2 界值表

自由度	概率,P													
v	**0.995**	**0.990**	**0.975**	**0.950**	**0.900**	**0.750**	**0.500**	**0.250**	**0.200**	**0.100**	**0.050**	**0.025**	**0.010**	**0.005**
1					0.02	0.10	0.45	1.32	1.64	2.71	3.84	5.02	6.63	7.88
2	0.01	0.02	0.05	0.10	0.21	0.58	1.39	2.77	3.22	4.61	5.99	7.38	9.21	10.60
3	0.07	0.11	0.22	0.35	0.58	1.21	2.37	4.11	4.64	6.25	7.81	9.35	11.34	12.84
4	0.21	0.30	0.48	0.71	1.06	1.92	3.36	5.39	5.99	7.78	9.49	11.14	13.28	14.86
5	0.41	0.55	0.83	1.15	1.61	2.67	4.35	6.63	7.29	9.24	11.07	12.83	15.09	16.75
6	0.68	0.87	1.24	1.64	2.20	3.45	5.35	7.84	8.56	10.64	12.59	14.45	16.81	18.55
7	0.99	1.24	1.69	2.17	2.83	4.25	6.35	9.04	9.80	12.02	14.07	16.01	18.48	20.28
8	1.34	1.65	2.18	2.73	3.49	5.07	7.34	10.22	11.03	13.36	15.51	17.53	20.09	21.95
9	1.73	2.09	2.70	3.33	4.17	5.90	8.34	11.39	12.24	14.68	16.92	19.02	21.67	23.59
10	2.16	2.56	3.25	3.94	4.87	6.74	9.34	12.55	13.44	15.99	18.31	20.48	23.21	25.19
11	2.60	3.05	3.82	4.57	5.58	7.58	10.34	13.70	14.63	17.28	19.68	21.92	24.72	26.76
12	3.07	3.57	4.40	5.23	6.30	8.44	11.34	14.85	15.81	18.55	21.03	23.34	26.22	28.30
13	3.57	4.11	5.01	5.89	7.04	9.30	12.34	15.98	16.98	19.81	22.36	24.74	27.69	29.82
14	4.07	4.66	5.63	6.57	7.79	10.17	13.34	17.12	18.15	21.06	23.68	26.12	29.14	31.32
15	4.60	5.23	6.26	7.26	8.55	11.04	14.34	18.25	19.31	22.31	25.00	27.49	30.58	32.80
16	5.14	5.81	6.91	7.96	9.31	11.91	15.34	19.37	20.47	23.54	26.30	28.85	32.00	34.27
17	5.70	6.41	7.56	8.67	10.09	12.79	16.34	20.49	21.61	24.77	27.59	30.19	33.41	35.72
18	6.26	7.01	8.23	9.39	10.86	13.68	17.34	21.60	22.76	25.99	28.87	31.53	34.81	37.16
19	6.84	7.63	8.91	10.12	11.65	14.56	18.34	22.72	23.90	27.20	30.14	32.85	36.19	38.58
20	7.43	8.26	9.59	10.85	12.44	15.45	19.34	23.83	25.04	28.41	31.41	34.17	37.57	40.00
21	8.03	8.90	10.28	11.59	13.24	16.34	20.34	24.93	26.17	29.62	32.67	35.48	38.93	41.40
22	8.64	9.54	10.98	12.34	14.04	17.24	21.34	26.04	27.30	30.81	33.92	36.78	40.29	42.80
23	9.26	10.20	11.69	13.09	14.85	18.14	22.34	27.14	28.43	32.01	35.17	38.08	41.64	44.18
24	9.89	10.86	12.40	13.85	15.66	19.04	23.34	28.24	29.55	33.20	36.42	39.36	42.98	45.56
25	10.52	11.52	13.12	14.61	16.47	19.94	24.34	29.34	30.68	34.38	37.65	40.65	44.31	46.93
26	11.16	12.20	13.84	15.38	17.29	20.84	25.34	30.43	31.79	35.56	38.89	41.92	45.64	48.29
27	11.81	12.88	14.57	16.15	18.11	21.75	26.34	31.53	32.91	36.74	40.11	43.19	46.96	49.64
28	12.46	13.56	15.31	16.93	18.94	22.66	27.34	32.62	34.03	37.92	41.34	44.46	48.28	50.99
29	13.12	14.26	16.05	17.71	19.77	23.57	28.34	33.71	35.14	39.09	42.56	45.72	49.59	52.34
30	13.79	14.95	16.79	18.49	20.60	24.48	29.34	34.80	36.25	40.26	43.77	46.98	50.89	53.67
40	20.71	22.16	24.43	26.51	29.05	33.66	39.34	45.62	47.27	51.81	55.76	59.34	63.69	66.77
50	27.99	29.71	32.36	34.76	37.69	42.94	49.33	56.33	58.16	63.17	67.50	71.42	76.15	79.49
60	35.53	37.48	40.48	43.19	46.46	52.29	59.33	66.98	68.97	74.40	79.08	83.30	88.38	91.95
70	43.28	45.44	48.76	51.74	55.33	61.70	69.33	77.58	79.71	85.53	90.53	95.02	100.42	104.21
80	51.17	53.54	57.15	60.39	64.28	71.14	79.33	88.13	90.41	96.58	101.88	106.63	112.33	116.32
90	59.20	61.75	65.65	69.13	73.29	80.62	89.33	98.64	101.05	107.56	113.14	118.14	124.12	128.30
100	67.33	70.06	74.22	77.93	82.36	90.13	99.33	109.14	111.67	118.50	124.34	129.56	135.81	140.17

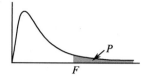

附表5　F 界值表(单尾面积,方差分析用)

上行:$P = 0.05$　下行:$P = 0.01$

分母的自由度 v_2	分子的自由度 v_1											
	1	**2**	**3**	**4**	**5**	**6**	**7**	**8**	**9**	**10**	**11**	**12**
1	161.45	199.50	215.71	224.58	230.16	233.99	236.77	238.88	240.54	241.88	242.98	243.91
	4 052.18	4 999.50	5 403.35	5 624.58	5 763.65	5 858.99	5 928.36	5 981.07	6 022.47	6 055.85	6 083.32	6 106.32
2	18.51	19.00	19.16	19.25	19.30	19.33	19.35	19.37	19.38	19.40	19.40	19.41
	98.50	99.00	99.17	99.25	99.30	99.33	99.36	99.37	99.39	99.40	99.41	99.42
3	10.13	9.55	9.28	9.12	9.01	8.94	8.89	8.85	8.81	8.79	8.76	8.74
	34.12	30.82	29.46	28.71	28.24	27.91	27.67	27.49	27.35	27.23	27.13	27.05
4	7.71	6.94	6.59	6.39	6.26	6.16	6.09	6.04	6.00	5.96	5.94	5.91
	21.20	18.00	16.69	15.98	15.52	15.21	14.98	14.80	14.66	14.55	14.45	14.37
5	6.61	5.79	5.41	5.19	5.05	4.95	4.88	4.82	4.77	4.74	4.70	4.68
	16.26	13.27	12.06	11.39	10.97	10.67	10.46	10.29	10.16	10.05	9.96	9.89
6	5.99	5.14	4.76	4.53	4.39	4.28	4.21	4.15	4.10	4.06	4.03	4.00
	13.75	10.92	9.78	9.15	8.75	8.47	8.26	8.10	7.98	7.87	7.79	7.72
7	5.59	4.74	4.35	4.12	3.97	3.87	3.79	3.73	3.68	3.64	3.60	3.57
	12.25	9.55	8.45	7.85	7.46	7.19	6.99	6.84	6.72	6.62	6.54	6.47
8	5.32	4.46	4.07	3.84	3.69	3.58	3.50	3.44	3.39	3.35	3.31	3.28
	11.26	8.65	7.59	7.01	6.63	6.37	6.18	6.03	5.91	5.81	5.73	5.67
9	5.12	4.26	3.86	3.63	3.48	3.37	3.29	3.23	3.18	3.14	3.10	3.07
	10.56	8.02	6.99	6.42	6.06	5.80	5.61	5.47	5.35	5.26	5.18	5.11
10	4.96	4.10	3.71	3.48	3.33	3.22	3.14	3.07	3.02	2.98	2.94	2.91
	10.04	7.56	6.55	5.99	5.64	5.39	5.20	5.06	4.94	4.85	4.77	4.71
11	4.84	3.98	3.59	3.36	3.20	3.09	3.01	2.95	2.90	2.85	2.82	2.79
	9.65	7.21	6.22	5.67	5.32	5.07	4.89	4.74	4.63	4.54	4.46	4.40
12	4.75	3.89	3.49	3.26	3.11	3.00	2.91	2.85	2.80	2.75	2.72	2.69
	9.33	6.93	5.95	5.41	5.06	4.82	4.64	4.50	4.39	4.30	4.22	4.16
13	4.67	3.81	3.41	3.18	3.03	2.92	2.83	2.77	2.71	2.67	2.63	2.60
	9.07	6.70	5.74	5.21	4.86	4.62	4.44	4.30	4.19	4.10	4.02	3.96
14	4.60	3.74	3.34	3.11	2.96	2.85	2.76	2.70	2.65	2.60	2.57	2.53
	8.86	6.51	5.56	5.04	4.69	4.46	4.28	4.14	4.03	3.94	3.86	3.80
15	4.54	3.68	3.29	3.06	2.90	2.79	2.71	2.64	2.59	2.54	2.51	2.48
	8.68	6.36	5.42	4.89	4.56	4.32	4.14	4.00	3.89	3.80	3.73	3.67
16	4.49	3.63	3.24	3.01	2.85	2.74	2.66	2.59	2.54	2.49	2.46	2.42
	8.53	6.23	5.29	4.77	4.44	4.20	4.03	3.89	3.78	3.69	3.62	3.55
17	4.45	3.59	3.20	2.96	2.81	2.70	2.61	2.55	2.49	2.45	2.41	2.38
	8.40	6.11	5.18	4.67	4.34	4.10	3.93	3.79	3.68	3.59	3.52	3.46
18	4.41	3.55	3.16	2.93	2.77	2.66	2.58	2.51	2.46	2.41	2.37	2.34
	8.29	6.01	5.09	4.58	4.25	4.01	3.84	3.71	3.60	3.51	3.43	3.37
19	4.38	3.52	3.13	2.90	2.74	2.63	2.54	2.48	2.42	2.38	2.34	2.31
	8.18	5.93	5.01	4.50	4.17	3.94	3.77	3.63	3.52	3.43	3.36	3.30
20	4.35	3.49	3.10	2.87	2.71	2.60	2.51	2.45	2.39	2.35	2.31	2.28
	8.10	5.85	4.94	4.43	4.10	3.87	3.70	3.56	3.46	3.37	3.29	3.23
21	4.32	3.47	3.07	2.84	2.68	2.57	2.49	2.42	2.37	2.32	2.28	2.25
	8.02	5.78	4.87	4.37	4.04	3.81	3.64	3.51	3.40	3.31	3.24	3.17
22	4.30	3.44	3.05	2.82	2.66	2.55	2.46	2.40	2.34	2.30	2.26	2.23
	7.95	5.72	4.82	4.31	3.99	3.76	3.59	3.45	3.35	3.26	3.18	3.12
23	4.28	3.42	3.03	2.80	2.64	2.53	2.44	2.37	2.32	2.27	2.24	2.20
	7.88	5.66	4.76	4.26	3.94	3.71	3.54	3.41	3.30	3.21	3.14	3.07
24	4.26	3.40	3.01	2.78	2.62	2.51	2.42	2.36	2.30	2.25	2.22	2.18
	7.82	5.61	4.72	4.22	3.90	3.67	3.50	3.36	3.26	3.17	3.09	3.03
25	4.24	3.39	2.99	2.76	2.60	2.49	2.40	2.34	2.28	2.24	2.20	2.16
	7.77	5.57	4.68	4.18	3.85	3.63	3.46	3.32	3.22	3.13	3.06	2.99

续表

分母的自由度 ν_2	分子的自由度 ν_1											
	14	16	20	24	30	40	50	75	100	200	500	∞
1	245.36	246.46	248.01	249.05	250.10	251.14	251.77	252.62	253.04	253.68	254.06	254.31
	6 142.67	6 170.10	6 208.73	6 234.63	6 260.65	6 286.78	6 302.52	6 323.56	6 334.11	6 349.97	6 359.50	6 365.86
2	19.42	19.43	19.45	19.45	19.46	19.47	19.48	19.48	19.49	19.49	19.49	19.50
	99.43	99.44	99.45	99.46	99.47	99.47	99.48	99.49	99.49	99.49	99.50	99.50
3	8.71	8.69	8.66	8.64	8.62	8.59	8.58	8.56	8.55	8.54	8.53	8.53
	26.92	26.83	26.69	26.60	26.50	26.41	26.35	26.28	26.24	26.18	26.15	26.13
4	5.87	5.84	5.80	5.77	5.75	5.72	5.70	5.68	5.66	5.65	5.64	5.63
	14.25	14.15	14.02	13.93	13.84	13.75	13.69	13.61	13.58	13.52	13.49	13.46
5	4.64	4.60	4.56	4.53	4.50	4.46	4.44	4.42	4.41	4.39	4.37	4.37
	9.77	9.68	9.55	9.47	9.38	9.29	9.24	9.17	9.13	9.08	9.04	9.02
6	3.96	3.92	3.87	3.84	3.81	3.77	3.75	3.73	3.71	3.69	3.68	3.67
	7.60	7.52	7.40	7.31	7.23	7.14	7.09	7.02	6.99	6.93	6.90	6.88
7	3.53	3.49	3.44	3.41	3.38	3.34	3.32	3.29	3.27	3.25	3.24	3.23
	6.36	6.28	6.16	6.07	5.99	5.91	5.86	5.79	5.75	5.70	5.67	5.65
8	3.24	3.20	3.15	3.12	3.08	3.04	3.02	2.99	2.97	2.95	2.94	2.93
	5.56	5.48	5.36	5.28	5.20	5.12	5.07	5.00	4.96	4.91	4.88	4.86
9	3.03	2.99	2.94	2.90	2.86	2.83	2.80	2.77	2.76	2.73	2.72	2.71
	5.01	4.92	4.81	4.73	4.65	4.57	4.52	4.45	4.41	4.36	4.33	4.31
10	2.86	2.83	2.77	2.74	2.70	2.66	2.64	2.60	2.59	2.56	2.55	2.54
	4.60	4.52	4.41	4.33	4.25	4.17	4.12	4.05	4.01	3.96	3.93	3.91
11	2.74	2.70	2.65	2.61	2.57	2.53	2.51	2.47	2.46	2.43	2.42	2.40
	4.29	4.21	4.10	4.02	3.94	3.86	3.81	3.74	3.71	3.66	3.62	3.60
12	2.64	2.60	2.54	2.51	2.47	2.43	2.40	2.37	2.35	2.32	2.31	2.30
	4.05	3.97	3.86	3.78	3.70	3.62	3.57	3.50	3.47	3.41	3.38	3.36
13	2.55	2.51	2.46	2.42	2.38	2.34	2.31	2.28	2.26	2.23	2.22	2.21
	3.86	3.78	3.66	3.59	3.51	3.43	3.38	3.31	3.27	3.22	3.19	3.17
14	2.48	2.44	2.39	2.35	2.31	2.27	2.24	2.21	2.19	2.16	2.14	2.13
	3.70	3.62	3.51	3.43	3.35	3.27	3.22	3.15	3.11	3.06	3.03	3.00
15	2.42	2.38	2.33	2.29	2.25	2.20	2.18	2.14	2.12	2.10	2.08	2.07
	3.56	3.49	3.37	3.29	3.21	3.13	3.08	3.01	2.98	2.92	2.89	2.87
16	2.37	2.33	2.28	2.24	2.19	2.15	2.12	2.09	2.07	2.04	2.02	2.01
	3.45	3.37	3.26	3.18	3.10	3.02	2.97	2.90	2.86	2.81	2.78	2.75
17	2.33	2.29	2.23	2.19	2.15	2.10	2.08	2.04	2.02	1.99	1.97	1.96
	3.35	3.27	3.16	3.08	3.00	2.92	2.87	2.80	2.76	2.71	2.68	2.65
18	2.29	2.25	2.19	2.15	2.11	2.06	2.04	2.00	1.98	1.95	1.93	1.92
	3.27	3.19	3.08	3.00	2.92	2.84	2.78	2.71	2.68	2.62	2.59	2.57
19	2.26	2.21	2.16	2.11	2.07	2.03	2.00	1.96	1.94	1.91	1.89	1.88
	3.19	3.12	3.00	2.92	2.84	2.76	2.71	2.64	2.60	2.55	2.51	2.49
20	2.22	2.18	2.12	2.08	2.04	1.99	1.97	1.93	1.91	1.88	1.86	1.84
	3.13	3.05	2.94	2.86	2.78	2.69	2.64	2.57	2.54	2.48	2.44	2.42
21	2.20	2.16	2.10	2.05	2.01	1.96	1.94	1.90	1.88	1.84	1.83	1.81
	3.07	2.99	2.88	2.80	2.72	2.64	2.58	2.51	2.48	2.42	2.38	2.36
22	2.17	2.13	2.07	2.03	1.98	1.94	1.91	1.87	1.85	1.82	1.80	1.78
	3.02	2.94	2.83	2.75	2.67	2.58	2.53	2.46	2.42	2.36	2.33	2.31
23	2.15	2.11	2.05	2.01	1.96	1.91	1.88	1.84	1.82	1.79	1.77	1.76
	2.97	2.89	2.78	2.70	2.62	2.54	2.48	2.41	2.37	2.32	2.28	2.26
24	2.13	2.09	2.03	1.98	1.94	1.89	1.86	1.82	1.80	1.77	1.75	1.73
	2.93	2.85	2.74	2.66	2.58	2.49	2.44	2.37	2.33	2.27	2.24	2.21
25	2.11	2.07	2.01	1.96	1.92	1.87	1.84	1.80	1.78	1.75	1.73	1.71
	2.89	2.81	2.70	2.62	2.54	2.45	2.40	2.33	2.29	2.23	2.19	2.17

分母的自由度 v_2	分子的自由度 v_1											
	1	2	3	4	5	6	7	8	9	10	11	12
26	4.23	3.37	2.98	2.74	2.59	2.47	2.39	2.32	2.27	2.22	2.18	2.15
	7.72	5.53	4.64	4.14	3.82	3.59	3.42	3.29	3.18	3.09	3.02	2.96
27	4.21	3.35	2.96	2.73	2.57	2.46	2.37	2.31	2.25	2.20	2.17	2.13
	7.68	5.49	4.60	4.11	3.78	3.56	3.39	3.26	3.15	3.06	2.99	2.93
28	4.20	3.34	2.95	2.71	2.56	2.45	2.36	2.29	2.24	2.19	2.15	2.12
	7.64	5.45	4.57	4.07	3.75	3.53	3.36	3.23	3.12	3.03	2.96	2.90
29	4.18	3.33	2.93	2.70	2.55	2.43	2.35	2.28	2.22	2.18	2.14	2.10
	7.60	5.42	4.54	4.04	3.73	3.50	3.33	3.20	3.09	3.00	2.93	2.87
30	4.17	3.32	2.92	2.69	2.53	2.42	2.33	2.27	2.21	2.16	2.13	2.09
	7.56	5.39	4.51	4.02	3.70	3.47	3.30	3.17	3.07	2.98	2.91	2.84
32	4.15	3.29	2.90	2.67	2.51	2.40	2.31	2.24	2.19	2.14	2.10	2.07
	7.50	5.34	4.46	3.97	3.65	3.43	3.26	3.13	3.02	2.93	2.86	2.80
34	4.13	3.28	2.88	2.65	2.49	2.38	2.29	2.23	2.17	2.12	2.08	2.05
	7.44	5.29	4.42	3.93	3.61	3.39	3.22	3.09	2.98	2.89	2.82	2.76
36	4.11	3.26	2.87	2.63	2.48	2.36	2.28	2.21	2.15	2.11	2.07	2.03
	7.40	5.25	4.38	3.89	3.57	3.35	3.18	3.05	2.95	2.86	2.79	2.72
38	4.10	3.24	2.85	2.62	2.46	2.35	2.26	2.19	2.14	2.09	2.05	2.02
	7.35	5.21	4.34	3.86	3.54	3.32	3.15	3.02	2.92	2.83	2.75	2.69
40	4.08	3.23	2.84	2.61	2.45	2.34	2.25	2.18	2.12	2.08	2.04	2.00
	7.31	5.18	4.31	3.83	3.51	3.29	3.12	2.99	2.89	2.80	2.73	2.66
42	4.07	3.22	2.83	2.59	2.44	2.32	2.24	2.17	2.11	2.06	2.03	1.99
	7.28	5.15	4.29	3.80	3.49	3.27	3.10	2.97	2.86	2.78	2.70	2.64
44	4.06	3.21	2.82	2.58	2.43	2.31	2.23	2.16	2.10	2.05	2.01	1.98
	7.25	5.12	4.26	3.78	3.47	3.24	3.08	2.95	2.84	2.75	2.68	2.62
46	4.05	3.20	2.81	2.57	2.42	2.30	2.22	2.15	2.09	2.04	2.00	1.97
	7.22	5.10	4.24	3.76	3.44	3.22	3.06	2.93	2.82	2.73	2.66	2.60
48	4.04	3.19	2.80	2.57	2.41	2.29	2.21	2.14	2.08	2.03	1.99	1.96
	7.19	5.08	4.22	3.74	3.43	3.20	3.04	2.91	2.80	2.71	2.64	2.58
50	4.03	3.18	2.79	2.56	2.40	2.29	2.20	2.13	2.07	2.03	1.99	1.95
	7.17	5.06	4.20	3.72	3.41	3.19	3.02	2.89	2.78	2.70	2.63	2.56
60	4.00	3.15	2.76	2.53	2.37	2.25	2.17	2.10	2.04	1.99	1.95	1.92
	7.08	4.98	4.13	3.65	3.34	3.12	2.95	2.82	2.72	2.63	2.56	2.50
70	3.98	3.13	2.74	2.50	2.35	2.23	2.14	2.07	2.02	1.97	1.93	1.89
	7.01	4.92	4.07	3.60	3.29	3.07	2.91	2.78	2.67	2.59	2.51	2.45
80	3.96	3.11	2.72	2.49	2.33	2.21	2.13	2.06	2.00	1.95	1.91	1.88
	6.96	4.88	4.04	3.56	3.26	3.04	2.87	2.74	2.64	2.55	2.48	2.42
100	3.94	3.09	2.70	2.46	2.31	2.19	2.10	2.03	1.97	1.93	1.89	1.85
	6.90	4.82	3.98	3.51	3.21	2.99	2.82	2.69	2.59	2.50	2.43	2.37
125	3.92	3.07	2.68	2.44	2.29	2.17	2.08	2.01	1.96	1.91	1.87	1.83
	6.84	4.78	3.94	3.47	3.17	2.95	2.79	2.66	2.55	2.47	2.39	2.33
150	3.90	3.06	2.66	2.43	2.27	2.16	2.07	2.00	1.94	1.89	1.85	1.82
	6.81	4.75	3.91	3.45	3.14	2.92	2.76	2.63	2.53	2.44	2.37	2.31
200	3.89	3.04	2.65	2.42	2.26	2.14	2.06	1.98	1.93	1.88	1.84	1.80
	6.76	4.71	3.88	3.41	3.11	2.89	2.73	2.60	2.50	2.41	2.34	2.27
400	3.86	3.02	2.63	2.39	2.24	2.12	2.03	1.96	1.90	1.85	1.81	1.78
	6.70	4.66	3.83	3.37	3.06	2.85	2.68	2.56	2.45	2.37	2.29	2.23
1 000	3.85	3.00	2.61	2.38	2.22	2.11	2.02	1.95	1.89	1.84	1.80	1.76
	6.66	4.63	3.80	3.34	3.04	2.82	2.66	2.53	2.43	2.34	2.27	2.20
∞	3.84	3.00	2.60	2.37	2.21	2.10	2.01	1.94	1.88	1.83	1.79	1.75
	6.63	4.61	3.78	3.32	3.02	2.80	2.64	2.51	2.41	2.32	2.24	2.18

续表

分母的	分子的自由度 v_1											
自由度 v_2	14	16	20	24	30	40	50	75	100	200	500	∞
26	2.09	2.05	1.99	1.95	1.90	1.85	1.82	1.78	1.76	1.73	1.71	1.69
	2.86	2.78	2.66	2.58	2.50	2.42	2.36	2.29	2.25	2.19	2.16	2.13
27	2.08	2.04	1.97	1.93	1.88	1.84	1.81	1.76	1.74	1.71	1.69	1.67
	2.82	2.75	2.63	2.55	2.47	2.38	2.33	2.26	2.22	2.16	2.12	2.10
28	2.06	2.02	1.96	1.91	1.87	1.82	1.79	1.75	1.73	1.69	1.67	1.65
	2.79	2.72	2.60	2.52	2.44	2.35	2.30	2.23	2.19	2.13	2.09	2.06
29	2.05	2.01	1.94	1.90	1.85	1.81	1.77	1.73	1.71	1.67	1.65	1.64
	2.77	2.69	2.57	2.49	2.41	2.33	2.27	2.20	2.16	2.10	2.06	2.03
30	2.04	1.99	1.93	1.89	1.84	1.79	1.76	1.72	1.70	1.66	1.64	1.62
	2.74	2.66	2.55	2.47	2.39	2.30	2.25	2.17	2.13	2.07	2.03	2.01
32	2.01	1.97	1.91	1.86	1.82	1.77	1.74	1.69	1.67	1.63	1.61	1.59
	2.70	2.62	2.50	2.42	2.34	2.25	2.20	2.12	2.08	2.02	1.98	1.96
34	1.99	1.95	1.89	1.84	1.80	1.75	1.71	1.67	1.65	1.61	1.59	1.57
	2.66	2.58	2.46	2.38	2.30	2.21	2.16	2.08	2.04	1.98	1.94	1.91
36	1.98	1.93	1.87	1.82	1.78	1.73	1.69	1.65	1.62	1.59	1.56	1.55
	2.62	2.54	2.43	2.35	2.26	2.18	2.12	2.04	2.00	1.94	1.90	1.87
38	1.96	1.92	1.85	1.81	1.76	1.71	1.68	1.63	1.61	1.57	1.54	1.53
	2.59	2.51	2.40	2.32	2.23	2.14	2.09	2.01	1.97	1.90	1.86	1.84
40	1.95	1.90	1.84	1.79	1.74	1.69	1.66	1.61	1.59	1.55	1.53	1.51
	2.56	2.48	2.37	2.29	2.20	2.11	2.06	1.98	1.94	1.87	1.83	1.80
42	1.94	1.89	1.83	1.78	1.73	1.68	1.65	1.60	1.57	1.53	1.51	1.49
	2.54	2.46	2.34	2.26	2.18	2.09	2.03	1.95	1.91	1.85	1.80	1.78
44	1.92	1.88	1.81	1.77	1.72	1.67	1.63	1.59	1.56	1.52	1.49	1.48
	2.52	2.44	2.32	2.24	2.15	2.07	2.01	1.93	1.89	1.82	1.78	1.75
46	1.91	1.87	1.80	1.76	1.71	1.65	1.62	1.57	1.55	1.51	1.48	1.46
	2.50	2.42	2.30	2.22	2.13	2.04	1.99	1.91	1.86	1.80	1.76	1.73
48	1.90	1.86	1.79	1.75	1.70	1.64	1.61	1.56	1.54	1.49	1.47	1.45
	2.48	2.40	2.28	2.20	2.12	2.02	1.97	1.89	1.84	1.78	1.73	1.70
50	1.89	1.85	1.78	1.74	1.69	1.63	1.60	1.55	1.52	1.48	1.46	1.44
	2.46	2.38	2.27	2.18	2.10	2.01	1.95	1.87	1.82	1.76	1.71	1.68
60	1.86	1.82	1.75	1.70	1.65	1.59	1.56	1.51	1.48	1.44	1.41	1.39
	2.39	2.31	2.20	2.12	2.03	1.94	1.88	1.79	1.75	1.68	1.63	1.60
70	1.84	1.79	1.72	1.67	1.62	1.57	1.53	1.48	1.45	1.40	1.37	1.35
	2.35	2.27	2.15	2.07	1.98	1.89	1.83	1.74	1.70	1.62	1.57	1.54
80	1.82	1.77	1.70	1.65	1.60	1.54	1.51	1.45	1.43	1.38	1.35	1.32
	2.31	2.23	2.12	2.03	1.94	1.85	1.79	1.70	1.65	1.58	1.53	1.49
100	1.79	1.75	1.68	1.63	1.57	1.52	1.48	1.42	1.39	1.34	1.31	1.28
	2.27	2.19	2.07	1.98	1.89	1.80	1.74	1.65	1.60	1.52	1.47	1.43
125	1.77	1.73	1.66	1.60	1.55	1.49	1.45	1.40	1.36	1.31	1.27	1.25
	2.23	2.15	2.03	1.94	1.85	1.76	1.69	1.60	1.55	1.47	1.41	1.37
150	1.76	1.71	1.64	1.59	1.54	1.48	1.44	1.38	1.34	1.29	1.25	1.22
	2.20	2.12	2.00	1.92	1.83	1.73	1.66	1.57	1.52	1.43	1.38	1.33
200	1.74	1.69	1.62	1.57	1.52	1.46	1.41	1.35	1.32	1.26	1.22	1.19
	2.17	2.09	1.97	1.89	1.79	1.69	1.63	1.53	1.48	1.39	1.33	1.28
400	1.72	1.67	1.60	1.54	1.49	1.42	1.38	1.32	1.28	1.22	1.17	1.13
	2.13	2.05	1.92	1.84	1.75	1.64	1.58	1.48	1.42	1.32	1.25	1.19
1 000	1.70	1.65	1.58	1.53	1.47	1.41	1.36	1.30	1.26	1.19	1.13	1.08
	2.10	2.02	1.90	1.81	1.72	1.61	1.54	1.44	1.38	1.28	1.19	1.11
∞	1.69	1.64	1.57	1.52	1.46	1.39	1.35	1.28	1.24	1.17	1.11	1.00
	2.08	2.00	1.88	1.79	1.70	1.59	1.52	1.42	1.36	1.25	1.15	1.00

附表 6　F 界值表（双尾面积，方差齐性检验用）

$$P = 0.20$$

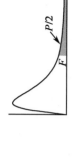

分母的自由度 v_2	分子的自由度 v_1															
	1	2	3	4	5	6	7	8	9	10	12	15	20	30	60	∞
1	39.86	49.50	53.59	55.83	57.24	58.20	58.91	59.44	59.86	60.19	60.71	61.22	61.74	62.26	62.79	63.33
2	8.53	9.00	9.16	9.24	9.29	9.33	9.35	9.37	9.38	9.39	9.41	9.42	9.44	9.46	9.47	9.49
3	5.54	5.46	5.39	5.34	5.31	5.28	5.27	5.25	5.24	5.23	5.22	5.20	5.18	5.17	5.15	5.13
4	4.54	4.32	4.19	4.11	4.05	4.01	3.98	3.95	3.94	3.92	3.90	3.87	3.84	3.82	3.79	3.76
5	4.06	3.78	3.62	3.52	3.45	3.40	3.37	3.34	3.32	3.30	3.27	3.24	3.21	3.17	3.14	3.10
6	3.78	3.46	3.29	3.18	3.11	3.05	3.01	2.98	2.96	2.94	2.90	2.87	2.84	2.80	2.76	2.72
7	3.59	3.26	3.07	2.96	2.88	2.83	2.78	2.75	2.72	2.70	2.67	2.63	2.59	2.56	2.51	2.47
8	3.46	3.11	2.92	2.81	2.73	2.67	2.62	2.59	2.56	2.54	2.50	2.46	2.42	2.38	2.34	2.29
9	3.36	3.01	2.81	2.69	2.61	2.55	2.51	2.47	2.44	2.42	2.38	2.34	2.30	2.25	2.21	2.16
10	3.29	2.92	2.73	2.61	2.52	2.46	2.41	2.38	2.35	2.32	2.28	2.24	2.20	2.16	2.11	2.06
11	3.23	2.86	2.66	2.54	2.45	2.39	2.34	2.30	2.27	2.25	2.21	2.17	2.12	2.08	2.03	1.97
12	3.18	2.81	2.61	2.48	2.39	2.33	2.28	2.24	2.21	2.19	2.15	2.10	2.06	2.01	1.96	1.90
13	3.14	2.76	2.56	2.43	2.35	2.28	2.23	2.20	2.16	2.14	2.10	2.05	2.01	1.96	1.90	1.85
14	3.10	2.73	2.52	2.39	2.31	2.24	2.19	2.15	2.12	2.10	2.05	2.01	1.96	1.91	1.86	1.80
15	3.07	2.70	2.49	2.36	2.27	2.21	2.16	2.12	2.09	2.06	2.02	1.97	1.92	1.87	1.82	1.76
16	3.05	2.67	2.46	2.33	2.24	2.18	2.13	2.09	2.06	2.03	1.99	1.94	1.89	1.84	1.78	1.72
17	3.03	2.64	2.44	2.31	2.22	2.15	2.10	2.06	2.03	2.00	1.96	1.91	1.86	1.81	1.75	1.69
18	3.01	2.62	2.42	2.29	2.20	2.13	2.08	2.04	2.00	1.98	1.93	1.89	1.84	1.78	1.72	1.66
19	2.99	2.61	2.40	2.27	2.18	2.11	2.06	2.02	1.98	1.96	1.91	1.86	1.81	1.76	1.70	1.63
20	2.97	2.59	2.38	2.25	2.16	2.09	2.04	2.00	1.96	1.94	1.89	1.84	1.79	1.74	1.68	1.61
21	2.96	2.57	2.36	2.23	2.14	2.08	2.02	1.98	1.95	1.92	1.87	1.83	1.78	1.72	1.66	1.59
22	2.95	2.56	2.35	2.22	2.13	2.06	2.01	1.97	1.93	1.90	1.86	1.81	1.76	1.70	1.64	1.57
23	2.94	2.55	2.34	2.21	2.11	2.05	1.99	1.95	1.92	1.89	1.84	1.80	1.74	1.69	1.62	1.55
24	2.93	2.54	2.33	2.19	2.10	2.04	1.98	1.94	1.91	1.88	1.83	1.78	1.73	1.67	1.61	1.53
25	2.92	2.53	2.32	2.18	2.09	2.02	1.97	1.93	1.89	1.87	1.82	1.77	1.72	1.66	1.59	1.52
26	2.91	2.52	2.31	2.17	2.08	2.01	1.96	1.92	1.88	1.86	1.81	1.76	1.71	1.65	1.58	1.50
27	2.90	2.51	2.30	2.17	2.07	2.00	1.95	1.91	1.87	1.85	1.80	1.75	1.70	1.64	1.57	1.49
28	2.89	2.50	2.29	2.16	2.06	2.00	1.94	1.90	1.87	1.84	1.79	1.74	1.69	1.63	1.56	1.48
29	2.89	2.50	2.28	2.15	2.06	1.99	1.93	1.89	1.86	1.83	1.78	1.73	1.68	1.62	1.55	1.47
30	2.88	2.49	2.28	2.14	2.05	1.98	1.93	1.88	1.85	1.82	1.77	1.72	1.67	1.61	1.54	1.46
40	2.84	2.44	2.23	2.09	2.00	1.93	1.87	1.83	1.79	1.76	1.71	1.66	1.61	1.54	1.47	1.38
60	2.79	2.39	2.18	2.04	1.95	1.87	1.82	1.77	1.74	1.71	1.66	1.60	1.54	1.48	1.40	1.29
120	2.75	2.35	2.13	1.99	1.90	1.82	1.77	1.72	1.68	1.65	1.60	1.55	1.48	1.41	1.32	1.19
∞	2.71	2.30	2.08	1.94	1.85	1.77	1.72	1.67	1.63	1.60	1.55	1.49	1.42	1.34	1.24	1.00

续表

$P = 0.05$

分母的自由度 v_2	分子的自由度 v_1															
	1	2	3	4	5	6	7	8	9	10	12	15	20	30	60	∞
1	647.79	799.50	864.16	899.58	921.85	937.11	948.22	956.66	963.28	968.63	976.71	984.87	993.10	1 001.41	1 009.80	1 018.26
2	38.51	39.00	39.17	39.25	39.30	39.33	39.36	39.37	39.39	39.40	39.41	39.43	39.45	39.46	39.48	39.50
3	17.44	16.04	15.44	15.10	14.88	14.73	14.62	14.54	14.47	14.42	14.34	14.25	14.17	14.08	13.99	13.90
4	12.22	10.65	9.98	9.60	9.36	9.20	9.07	8.98	8.90	8.84	8.75	8.66	8.56	8.46	8.36	8.26
5	10.01	8.43	7.76	7.39	7.15	6.98	6.85	6.76	6.68	6.62	6.52	6.43	6.33	6.23	6.12	6.02
6	8.81	7.26	6.60	6.23	5.99	5.82	5.70	5.60	5.52	5.46	5.37	5.27	5.17	5.07	4.96	4.85
7	8.07	6.54	5.89	5.52	5.29	5.12	4.99	4.90	4.82	4.76	4.67	4.57	4.47	4.36	4.25	4.14
8	7.57	6.06	5.42	5.05	4.82	4.65	4.53	4.43	4.36	4.30	4.20	4.10	4.00	3.89	3.78	3.67
9	7.21	5.71	5.08	4.72	4.48	4.32	4.20	4.10	4.03	3.96	3.87	3.77	3.67	3.56	3.45	3.33
10	6.94	5.46	4.83	4.47	4.24	4.07	3.95	3.85	3.78	3.72	3.62	3.52	3.42	3.31	3.20	3.08
11	6.72	5.26	4.63	4.28	4.04	3.88	3.76	3.66	3.59	3.53	3.43	3.33	3.23	3.12	3.00	2.88
12	6.55	5.10	4.47	4.12	3.89	3.73	3.61	3.51	3.44	3.37	3.28	3.18	3.07	2.96	2.85	2.72
13	6.41	4.97	4.35	4.00	3.77	3.60	3.48	3.39	3.31	3.25	3.15	3.05	2.95	2.84	2.72	2.60
14	6.30	4.86	4.24	3.89	3.66	3.50	3.38	3.29	3.21	3.15	3.05	2.95	2.84	2.73	2.61	2.49
15	6.20	4.77	4.15	3.80	3.58	3.41	3.29	3.20	3.12	3.06	2.96	2.86	2.76	2.64	2.52	2.40
16	6.12	4.69	4.08	3.73	3.50	3.34	3.22	3.12	3.05	2.99	2.89	2.79	2.68	2.57	2.45	2.32
17	6.04	4.62	4.01	3.66	3.44	3.28	3.16	3.06	2.98	2.92	2.82	2.72	2.62	2.50	2.38	2.25
18	5.98	4.56	3.95	3.61	3.38	3.22	3.10	3.01	2.93	2.87	2.77	2.67	2.56	2.44	2.32	2.19
19	5.92	4.51	3.90	3.56	3.33	3.17	3.05	2.96	2.88	2.82	2.72	2.62	2.51	2.39	2.27	2.13
20	5.87	4.46	3.86	3.51	3.29	3.13	3.01	2.91	2.84	2.77	2.68	2.57	2.46	2.35	2.22	2.09
21	5.83	4.42	3.82	3.48	3.25	3.09	2.97	2.87	2.80	2.73	2.64	2.53	2.42	2.31	2.18	2.04
22	5.79	4.38	3.78	3.44	3.22	3.05	2.93	2.84	2.76	2.70	2.60	2.50	2.39	2.27	2.14	2.00
23	5.75	4.35	3.75	3.41	3.18	3.02	2.90	2.81	2.73	2.67	2.57	2.47	2.36	2.24	2.11	1.97
24	5.72	4.32	3.72	3.38	3.15	2.99	2.87	2.78	2.70	2.64	2.54	2.44	2.33	2.21	2.08	1.94
25	5.69	4.29	3.69	3.35	3.13	2.97	2.85	2.75	2.68	2.61	2.51	2.41	2.30	2.18	2.05	1.91
26	5.66	4.27	3.67	3.33	3.10	2.94	2.82	2.73	2.65	2.59	2.49	2.39	2.28	2.16	2.03	1.88
27	5.63	4.24	3.65	3.31	3.08	2.92	2.80	2.71	2.63	2.57	2.47	2.36	2.25	2.13	2.00	1.85
28	5.61	4.22	3.63	3.29	3.06	2.90	2.78	2.69	2.61	2.55	2.45	2.34	2.23	2.11	1.98	1.83
29	5.59	4.20	3.61	3.27	3.04	2.88	2.76	2.67	2.59	2.53	2.43	2.32	2.21	2.09	1.96	1.81
30	5.57	4.18	3.59	3.25	3.03	2.87	2.75	2.65	2.57	2.51	2.41	2.31	2.20	2.07	1.94	1.79
40	5.42	4.05	3.46	3.13	2.90	2.74	2.62	2.53	2.45	2.39	2.29	2.18	2.07	1.94	1.80	1.64
60	5.29	3.93	3.34	3.01	2.79	2.63	2.51	2.41	2.33	2.27	2.17	2.06	1.94	1.82	1.67	1.48
120	5.15	3.80	3.23	2.89	2.67	2.52	2.39	2.30	2.22	2.16	2.05	1.94	1.82	1.69	1.53	1.31
8	5.02	3.69	3.12	2.79	2.57	2.41	2.29	2.19	2.11	2.05	1.94	1.83	1.71	1.57	1.39	1.00

附表 7　百分率的置信区间

单位：%

$1-\alpha = 95\%$

n	0①	1	2	3	4	5	6	7	8	9	10	11	12	13
														X
1	0.0~97.5													
2	0.0~84.2	1.3~98.7												
3	0.0~70.8	0.8~90.6	9.4~99.2											
4	0.0~60.2	0.6~80.6	6.8~93.2											
5	0.0~52.2	0.5~71.6	5.3~85.3	14.7~94.7										
6	0.0~45.9	0.4~64.1	4.3~77.7	11.8~88.2										
7	0.0~41.0	0.4~57.9	3.7~71.0	9.9~81.6	18.4~90.1									
8	0.0~36.9	0.3~52.7	3.2~65.1	8.5~75.5	15.7~84.3									
9	0.0~33.6	0.3~48.2	2.8~60.0	7.5~70.1	13.7~78.8	21.2~86.3								
10	0.0~30.8	0.3~44.5	2.5~55.6	6.7~65.2	12.2~73.8	18.7~81.3								
11	0.0~28.5	0.2~41.3	2.3~51.8	6.0~61.0	10.9~69.2	16.7~76.6	23.4~83.3							
12	0.0~26.5	0.2~38.5	2.1~48.4	5.5~57.2	9.9~65.1	15.2~72.3	21.1~78.9							
13	0.0~24.7	0.2~36.0	1.9~45.4	5.0~53.8	9.1~61.4	13.9~68.4	19.2~74.9	25.1~80.8						
14	0.0~23.2	0.2~33.9	1.8~42.8	4.7~50.8	8.4~58.1	12.8~64.9	17.7~71.1	23.0~77.0						
15	0.0~21.8	0.2~31.9	1.7~40.5	4.3~48.1	7.8~55.1	11.8~61.6	16.3~67.7	21.3~73.4	26.6~78.7					
16	0.0~20.6	0.2~30.2	1.6~38.3	4.0~45.6	7.3~52.4	11.0~58.7	15.2~64.6	19.8~70.1	24.7~75.3					
17	0.0~19.5	0.1~28.7	1.5~36.4	3.8~43.4	6.8~49.9	10.3~56.0	14.2~61.7	18.4~67.1	23.0~72.2	27.8~77.0				
18	0.0~18.5	0.1~27.3	1.4~34.7	3.6~41.4	6.4~47.6	9.7~53.5	13.3~59.0	17.3~64.3	21.5~69.2	26.0~74.0				
19	0.0~17.6	0.1~26.0	1.3~33.1	3.4~39.6	6.1~45.6	9.1~51.2	12.6~56.6	16.3~61.6	20.3~66.5	24.4~71.1	28.9~75.6			
20	0.0~16.8	0.1~24.9	1.2~31.7	3.2~37.9	5.7~43.7	8.7~49.1	11.9~54.3	15.4~59.2	19.1~63.9	23.1~68.5	27.2~72.8			
21	0.0~16.1	0.1~23.8	1.2~30.4	3.0~36.3	5.4~41.9	8.2~47.2	11.3~52.2	14.6~57.0	18.1~61.6	21.8~66.0	25.7~70.2	29.8~74.3		
22	0.0~15.4	0.1~22.8	1.1~29.2	2.9~34.9	5.2~40.3	7.8~45.4	10.7~50.2	13.9~54.9	17.2~59.3	20.7~63.6	24.4~67.8	28.2~71.8		
23	0.0~14.8	0.1~21.9	1.1~28.0	2.8~33.6	5.0~38.8	7.5~43.7	10.2~48.4	13.2~52.9	16.4~57.3	19.7~61.5	23.2~65.5	26.8~69.4	30.6~73.2	
24	0.0~14.2	0.1~21.1	1.0~27.0	2.7~32.4	4.7~37.4	7.1~42.2	9.8~46.7	12.6~51.1	15.6~55.3	18.8~59.4	22.1~63.4	25.6~67.2	29.1~70.9	
25	0.0~13.7	0.1~20.4	1.0~26.0	2.5~31.2	4.5~36.1	6.8~40.7	9.4~45.1	12.1~49.4	14.9~53.5	18.0~57.5	21.1~61.3	24.4~65.1	27.8~68.7	31.3~72.2

①：单侧 97.5% 置信区间。

续表

$1-\alpha=95\%$

n	0①	1	2	3	4	5	6	7	8	9	10	11	12	13
26	0.0~13.2	0.1~19.6	0.9~25.1	2.4~30.2	4.4~34.9	6.6~39.4	9.0~43.6	11.6~47.8	14.3~51.8	17.2~55.7	20.2~59.4	23.4~63.1	26.6~66.6	29.9~70.1
27	0.0~12.8	0.1~19.0	0.9~24.3	2.4~29.2	4.2~33.7	6.3~38.1	8.6~42.3	11.1~46.3	13.8~50.2	16.5~54.0	19.4~57.6	22.4~61.2	25.5~64.7	28.7~68.1
28	0.0~12.3	0.1~18.3	0.9~23.5	2.3~28.2	4.0~32.7	6.1~36.9	8.3~41.0	10.7~44.9	13.2~48.7	15.9~52.4	18.6~55.9	21.5~59.4	24.5~62.8	27.5~66.1
29	0.0~11.9	0.1~17.8	0.8~22.8	2.2~27.4	3.9~31.7	5.8~35.8	8.0~39.7	10.3~43.5	12.7~47.2	15.3~50.8	17.9~54.3	20.7~57.7	23.5~61.1	26.4~64.3
30	0.0~11.6	0.1~17.2	0.8~22.1	2.1~26.5	3.8~30.7	5.6~34.7	7.7~38.6	9.9~42.3	12.3~45.9	14.7~49.4	17.3~52.8	19.9~56.1	22.7~59.4	25.5~62.6
31	0.0~11.2	0.1~16.7	0.8~21.4	2.0~25.8	3.6~29.8	5.5~33.7	7.5~37.5	9.6~41.1	11.9~44.6	14.2~48.0	16.7~51.4	19.2~54.6	21.8~57.8	24.5~60.9
32	0.0~10.9	0.1~16.2	0.8~20.8	2.0~25.0	3.5~29.0	5.3~32.8	7.2~36.4	9.3~40.0	11.5~43.4	13.7~46.7	16.1~50.0	18.6~53.2	21.1~56.3	23.7~59.4
33	0.0~10.6	0.1~15.8	0.7~20.2	1.9~24.3	3.4~28.2	5.1~31.9	7.0~35.5	9.0~38.9	11.1~42.3	13.3~45.5	15.6~48.7	18.0~51.8	20.4~54.9	22.9~57.9
34	0.0~10.3	0.1~15.3	0.7~19.7	1.9~23.7	3.3~27.5	5.0~31.1	6.8~34.5	8.7~37.9	10.7~41.2	12.9~44.4	15.1~47.5	17.4~50.5	19.7~53.5	22.2~56.4
35	0.0~10.0	0.1~14.9	0.7~19.2	1.8~23.1	3.2~26.7	4.8~30.3	6.6~33.6	8.4~36.9	10.4~40.1	12.5~43.3	14.6~46.3	16.9~49.3	19.1~52.2	21.5~55.1
36	0.0~9.7	0.1~14.5	0.7~18.7	1.8~22.5	3.1~26.1	4.7~29.5	6.4~32.8	8.2~36.0	10.1~39.2	12.1~42.2	14.2~45.2	16.3~48.1	18.6~51.0	20.8~53.8
37	0.0~9.5	0.1~14.2	0.7~18.2	1.7~21.9	3.0~25.4	4.5~28.8	6.2~32.0	8.0~35.2	9.8~38.2	11.8~41.2	13.8~44.1	15.9~47.0	18.0~49.8	20.2~52.5
38	0.0~9.3	0.1~13.8	0.6~17.7	1.7~21.4	2.9~24.8	4.4~28.1	6.0~31.3	7.7~34.3	9.6~37.3	11.4~40.2	13.4~43.1	15.4~45.9	17.5~48.7	19.6~51.4
39	0.0~9.0	0.1~13.5	0.6~17.3	1.6~20.9	2.9~24.2	4.3~27.4	5.9~30.5	7.5~33.5	9.3~36.5	11.1~39.3	13.0~42.1	15.0~44.9	17.0~47.6	19.1~50.2
40	0.0~8.8	0.1~13.2	0.6~16.9	1.6~20.4	2.8~23.7	4.2~26.8	5.7~29.8	7.3~32.8	9.1~35.6	10.8~38.5	12.7~41.2	14.6~43.9	16.6~46.5	18.6~49.1
41	0.0~8.6	0.1~12.9	0.6~16.5	1.5~19.9	2.7~23.1	4.1~26.2	5.6~29.2	7.2~32.1	8.8~34.9	10.6~37.6	12.4~40.3	14.2~42.9	16.1~45.5	18.1~48.1
42	0.0~8.4	0.1~12.6	0.6~16.2	1.5~19.5	2.7~22.6	4.0~25.6	5.4~28.5	7.0~31.4	8.6~34.1	10.3~36.8	12.1~39.5	13.9~42.0	15.7~44.6	17.6~47.1
43	0.0~8.2	0.1~12.3	0.6~15.8	1.5~19.1	2.6~22.1	3.9~25.1	5.3~27.9	6.8~30.7	8.4~33.4	10.0~36.0	11.8~38.6	13.5~41.2	15.3~43.7	17.2~46.1
44	0.0~8.0	0.1~12.0	0.6~15.5	1.4~18.7	2.5~21.7	3.8~24.6	5.2~27.4	6.6~30.1	8.2~32.7	9.8~35.3	11.5~37.8	13.2~40.3	15.0~42.8	16.8~45.2
45	0.0~7.9	0.1~11.8	0.5~15.1	1.4~18.3	2.5~21.2	3.7~24.1	5.1~26.8	6.5~29.5	8.0~32.1	9.6~34.6	11.2~37.1	12.9~39.5	14.6~41.9	16.4~44.3
46	0.0~7.7	0.1~11.5	0.5~14.8	1.4~17.9	2.4~20.8	3.6~23.6	4.9~26.3	6.3~28.9	7.8~31.4	9.4~33.9	10.9~36.4	12.6~38.8	14.3~41.1	16.0~43.5
47	0.0~7.5	0.1~11.3	0.5~14.5	1.3~17.5	2.4~20.4	3.5~23.1	4.8~25.7	6.2~28.3	7.6~30.8	9.1~33.3	10.7~35.7	12.3~38.0	13.9~40.3	15.6~42.6
48	0.0~7.4	0.1~11.1	0.5~14.3	1.3~17.2	2.3~20.0	3.5~22.7	4.7~25.2	6.1~27.8	7.5~30.2	8.9~32.6	10.5~35.0	12.0~37.3	13.6~39.6	15.3~41.8
49	0.0~7.3	0.1~10.9	0.5~14.0	1.3~16.9	2.3~19.6	3.4~22.2	4.6~24.8	5.9~27.2	7.3~29.7	8.8~32.0	10.2~34.3	11.8~36.6	13.3~38.9	14.9~41.1
50	0.0~7.1	0.1~10.6	0.5~13.7	1.3~16.5	2.2~19.2	3.3~21.8	4.5~24.3	5.8~26.7	7.2~29.1	8.6~31.4	10.0~33.7	11.5~36.0	13.1~38.2	14.6~40.3

①：单侧 97.5% 置信区间。

续表

$1-\alpha=95\%$

n	X											
	14	15	16	17	18	19	20	21	22	23	24	25
26												
27	31.9~71.3											
28	30.6~69.4											
29	29.4~67.5	32.5~70.6										
30	28.3~65.7	31.3~68.7										
31	27.3~64.0	30.2~66.9	33.1~69.8									
32	26.4~62.3	29.1~65.3	31.9~68.1									
33	25.5~60.8	28.1~63.6	30.8~66.5	33.5~69.2								
34	24.6~59.3	27.2~62.1	29.8~64.9	32.4~67.6								
35	23.9~57.9	26.3~60.6	28.8~63.4	31.4~66.0	34.0~68.6							
36	23.1~56.5	25.5~59.2	27.9~61.9	30.4~64.5	32.9~67.1							
37	22.5~55.2	24.8~57.9	27.1~60.5	29.5~63.1	31.9~65.6	34.4~68.1						
38	21.8~54.0	24.0~56.6	26.3~59.2	28.6~61.7	31.0~64.2	33.4~66.6						
39	21.2~52.8	23.4~55.4	25.6~57.9	27.8~60.4	30.1~62.8	32.4~65.2	34.8~67.6					
40	20.6~51.7	22.7~54.2	24.9~56.7	27.0~59.1	29.3~61.5	31.5~63.9	33.8~66.2					
41	20.1~50.6	22.1~53.1	24.2~55.5	26.3~57.9	28.5~60.3	30.7~62.6	32.9~64.9	35.1~67.1				
42	19.6~49.5	21.6~52.0	23.6~54.4	25.6~56.7	27.7~59.0	29.8~61.3	32.0~63.6	34.2~65.8				
43	19.1~48.5	21.0~50.9	23.0~53.3	25.0~55.6	27.0~57.9	29.1~60.1	31.2~62.3	33.3~64.5	35.5~66.7			
44	18.6~47.6	20.5~49.9	22.4~52.2	24.4~54.5	26.3~56.8	28.3~59.0	30.4~61.2	32.5~63.3	34.6~65.4			
45	18.2~46.6	20.0~49.0	21.9~51.2	23.8~53.5	25.7~55.7	27.7~57.8	29.6~60.0	31.7~62.1	33.7~64.2	35.8~66.3		
46	17.7~45.8	19.5~48.0	21.4~50.2	23.2~52.5	25.1~54.6	27.0~56.8	28.9~58.9	30.9~61.0	32.9~63.1	34.9~65.1		
47	17.3~44.9	19.1~47.1	20.9~49.3	22.7~51.5	24.5~53.6	26.4~55.7	28.3~57.8	30.2~59.9	32.1~61.9	34.1~63.9	36.1~65.9	
48	17.0~44.1	18.7~46.3	20.4~48.4	22.2~50.5	24.0~52.6	25.8~54.7	27.6~56.8	29.5~58.8	31.4~60.8	33.3~62.8	35.2~64.8	
49	16.6~43.3	18.3~45.4	19.9~47.5	21.7~49.6	23.4~51.7	25.2~53.8	27.0~55.8	28.8~57.8	30.7~59.8	32.5~61.7	34.4~63.7	36.3~65.6
50	16.2~42.5	17.9~44.6	19.5~46.7	21.2~48.8	22.9~50.8	24.7~52.8	26.4~54.8	28.2~56.8	30.0~58.7	31.8~60.7	33.7~62.6	35.5~64.5

续表

$1-\alpha=99\%$

n	X 0①	1	2	3	4	5	6	7	8	9	10	11	12	13
1	0.0~99.5													
2	0.0~92.9	0.3~99.7												
3	0.0~82.9	0.2~95.9	4.1~99.8											
4	0.0~73.4	0.1~88.9	2.9~97.1											
5	0.0~65.3	0.1~81.5	2.3~91.7	8.3~97.7										
6	0.0~58.6	0.1~74.6	1.9~85.6	6.6~93.4										
7	0.0~53.1	0.1~68.5	1.6~79.7	5.5~88.2	11.8~94.5									
8	0.0~48.4	0.1~63.2	1.4~74.2	4.7~83.0	10.0~90.0									
9	0.0~44.5	0.1~58.5	1.2~69.3	4.2~78.1	8.7~85.4	14.6~91.3								
10	0.0~41.1	0.1~54.4	1.1~64.8	3.7~73.5	7.7~80.9	12.8~87.2								
11	0.0~38.2	0.0~50.9	1.0~60.8	3.3~69.3	6.9~76.7	11.4~83.1	16.9~88.6							
12	0.0~35.7	0.0~47.7	0.9~57.3	3.0~65.5	6.2~72.8	10.3~79.1	15.2~84.8							
13	0.0~33.5	0.0~44.9	0.8~54.1	2.8~62.1	5.7~69.1	9.4~75.5	13.8~81.1	18.9~86.2						
14	0.0~31.5	0.0~42.4	0.8~51.2	2.6~58.9	5.3~65.8	8.7~72.0	12.7~77.7	17.2~82.8						
15	0.0~29.8	0.0~40.2	0.7~48.6	2.4~56.1	4.9~62.7	8.0~68.8	11.7~74.4	15.9~79.5	20.5~84.1					
16	0.0~28.2	0.0~38.1	0.7~46.3	2.2~53.4	4.5~59.9	7.5~65.8	10.9~71.3	14.7~76.4	19.0~81.0					
17	0.0~26.8	0.0~36.3	0.6~44.1	2.1~51.0	4.3~57.3	7.0~63.1	10.1~68.5	13.7~73.4	17.6~78.1	21.9~82.4				
18	0.0~25.5	0.0~34.6	0.6~42.2	2.0~48.8	4.0~54.9	6.5~60.5	9.5~65.8	12.8~70.7	16.5~75.3	20.5~79.5				
19	0.0~24.3	0.0~33.1	0.6~40.4	1.9~46.8	3.8~52.7	6.2~58.2	9.0~63.3	12.1~68.1	15.5~72.6	19.2~76.8	23.2~80.8			
20	0.0~23.3	0.0~31.7	0.5~38.7	1.8~44.9	3.6~50.7	5.8~56.0	8.5~61.0	11.4~65.7	14.6~70.1	18.1~74.3	21.8~78.2			
21	0.0~22.3	0.0~30.4	0.5~37.2	1.7~43.2	3.4~48.8	5.5~53.9	8.0~58.8	10.8~63.4	13.8~67.7	17.1~71.8	20.5~75.8	24.2~79.5		
22	0.0~21.4	0.0~29.2	0.5~35.8	1.6~41.6	3.2~47.0	5.3~52.0	7.6~56.7	10.2~61.2	13.1~65.5	16.2~69.5	19.5~73.4	22.9~77.1		
23	0.0~20.6	0.0~28.1	0.5~34.5	1.5~40.1	3.1~45.3	5.0~50.2	7.3~54.8	9.7~59.2	12.5~63.4	15.4~67.4	18.5~71.2	21.8~74.8	25.2~78.2	
24	0.0~19.8	0.0~27.1	0.4~33.2	1.5~38.7	2.9~43.8	4.8~48.5	6.9~53.0	9.3~57.3	11.9~61.4	14.6~65.3	17.6~69.0	20.7~72.6	24.0~76.0	
25	0.0~19.1	0.0~26.2	0.4~32.1	1.4~37.4	2.8~42.4	4.6~47.0	6.6~51.4	8.9~55.5	11.3~59.5	14.0~63.3	16.8~67.0	19.7~70.5	22.8~73.9	26.1~77.2

①：单侧 99.5% 置信区间。

续表

$1-\alpha=99\%$

n	0①	1	2	3	4	5	6	7	8	9	10	11	12	13
									X					
26	0.0~18.4	0.0~25.3	0.4~31.0	1.3~36.2	2.7~41.0	4.4~45.5	6.4~49.8	8.5~53.8	10.9~57.8	13.4~61.5	16.1~65.1	18.9~68.6	21.8~71.9	24.9~75.1
27	0.0~17.8	0.0~24.5	0.4~30.0	1.3~35.1	2.6~39.7	4.2~44.1	6.1~48.3	8.2~52.3	10.4~56.1	12.8~59.7	15.4~63.3	18.1~66.7	20.9~70.0	23.8~73.1
28	0.0~17.2	0.0~23.7	0.4~29.1	1.2~34.0	2.5~38.5	4.1~42.8	5.9~46.9	7.9~50.8	10.0~54.5	12.3~58.1	14.8~61.6	17.3~64.9	20.0~68.1	22.8~71.3
29	0.0~16.7	0.0~23.0	0.4~28.2	1.2~33.0	2.4~37.4	3.9~41.6	5.6~45.5	7.6~49.3	9.6~53.0	11.9~56.5	14.2~59.9	16.7~63.2	19.2~66.4	21.9~69.5
30	0.0~16.2	0.0~22.3	0.4~27.4	1.2~32.0	2.3~36.3	3.8~40.4	5.4~44.3	7.3~48.0	9.3~51.6	11.4~55.0	13.7~58.3	16.0~61.6	18.5~64.7	21.1~67.7
31	0.0~15.7	0.0~21.6	0.3~26.6	1.1~31.1	2.3~35.3	3.7~39.3	5.3~43.1	7.0~46.7	9.0~50.2	11.0~53.6	13.2~56.9	15.5~60.0	17.8~63.1	20.3~66.1
32	0.0~15.3	0.0~21.0	0.3~25.9	1.1~30.3	2.2~34.4	3.5~38.3	5.1~41.9	6.8~45.5	8.7~48.9	10.6~52.2	12.7~55.4	14.9~58.5	17.2~61.6	19.6~64.5
33	0.0~14.8	0.0~20.4	0.3~25.2	1.1~29.5	2.1~33.5	3.4~37.3	4.9~40.9	6.6~44.3	8.4~47.7	10.3~50.9	12.3~54.1	14.4~57.1	16.6~60.1	18.9~63.0
34	0.0~14.4	0.0~19.9	0.3~24.5	1.0~28.7	2.0~32.6	3.3~36.3	4.8~39.8	6.4~43.2	8.1~46.5	10.0~49.7	11.9~52.8	13.9~55.8	16.1~58.7	18.3~61.5
35	0.0~14.0	0.0~19.4	0.3~23.9	1.0~28.0	2.0~31.8	3.2~35.4	4.6~38.9	6.2~42.2	7.9~45.4	9.7~48.5	11.5~51.5	13.5~54.5	15.6~57.4	17.7~60.1
36	0.0~13.7	0.0~18.9	0.3~23.3	1.0~27.3	1.9~31.0	3.1~34.6	4.5~37.9	6.0~41.2	7.6~44.3	9.4~47.4	11.2~50.4	13.1~53.3	15.1~56.1	17.1~58.8
37	0.0~13.3	0.0~18.4	0.3~22.7	0.9~26.6	1.9~30.3	3.0~33.7	4.4~37.1	5.8~40.2	7.4~43.3	9.1~46.3	10.9~49.2	12.7~52.1	14.6~54.8	16.6~57.5
38	0.0~13.0	0.0~18.0	0.3~22.2	0.9~26.0	1.8~29.6	3.0~33.0	4.2~36.2	5.7~39.3	7.2~42.4	8.8~45.3	10.6~48.2	12.3~50.9	14.2~53.7	16.1~56.3
39	0.0~12.7	0.0~17.6	0.3~21.7	0.9~25.4	1.8~28.9	2.9~32.2	4.1~35.4	5.5~38.5	7.0~41.4	8.6~44.3	10.3~47.1	12.0~49.8	13.8~52.5	15.7~55.1
40	0.0~12.4	0.0~17.2	0.3~21.2	0.9~24.8	1.7~28.3	2.8~31.5	4.0~34.6	5.4~37.6	6.8~40.5	8.4~43.4	10.0~46.1	11.7~48.8	13.4~51.4	15.3~54.0
41	0.0~12.1	0.0~16.8	0.3~20.7	0.8~24.3	1.7~27.6	2.7~30.8	3.9~33.9	5.2~36.8	6.6~39.7	8.1~42.5	9.7~45.2	11.4~47.8	13.1~50.4	14.8~52.9
42	0.0~11.9	0.0~16.4	0.2~20.3	0.8~23.8	1.6~27.1	2.7~30.2	3.8~33.2	5.1~36.1	6.5~38.9	7.9~41.6	9.5~44.3	11.1~46.8	12.7~49.4	14.5~51.9
43	0.0~11.6	0.0~16.0	0.2~19.8	0.8~23.3	1.6~26.5	2.6~29.6	3.7~32.5	5.0~35.3	6.3~38.1	7.7~40.8	9.2~43.4	10.8~45.9	12.4~48.4	14.1~50.9
44	0.0~11.3	0.0~15.7	0.2~19.4	0.8~22.8	1.6~25.9	2.5~29.0	3.6~31.8	4.9~34.6	6.2~37.3	7.6~40.0	9.0~42.5	10.5~45.0	12.1~47.5	13.7~49.9
45	0.0~11.1	0.0~15.4	0.2~19.0	0.8~22.3	1.5~25.4	2.5~28.4	3.6~31.2	4.7~33.9	6.0~36.6	7.4~39.2	8.8~41.7	10.3~44.2	11.8~46.6	13.4~48.9
46	0.0~10.9	0.0~15.1	0.2~18.6	0.7~21.9	1.5~24.9	2.4~27.8	3.5~30.6	4.6~33.3	5.9~35.9	7.2~38.4	8.6~40.9	10.0~43.3	11.5~45.7	13.1~48.0
47	0.0~10.7	0.0~14.8	0.2~18.3	0.7~21.5	1.5~24.4	2.4~27.3	3.4~30.0	4.5~32.7	5.7~35.2	7.0~37.7	8.4~40.2	9.8~42.5	11.3~44.9	12.8~47.2
48	0.0~10.5	0.0~14.5	0.2~17.9	0.7~21.0	1.4~24.0	2.3~26.8	3.3~29.5	4.4~32.1	5.6~34.6	6.9~37.0	8.2~39.4	9.6~41.8	11.0~44.1	12.5~46.3
49	0.0~10.2	0.0~14.2	0.2~17.6	0.7~20.7	1.4~23.5	2.3~26.3	3.3~28.9	4.3~31.5	5.5~34.0	6.7~36.4	8.0~38.7	9.4~41.0	10.8~43.3	12.2~45.5
50	0.0~10.1	0.0~13.9	0.2~17.3	0.7~20.3	1.4~23.1	2.2~25.8	3.2~28.4	4.2~30.9	5.4~33.3	6.6~35.7	7.9~38.0	9.2~40.3	10.6~42.5	12.0~44.7

①：单侧99.5%置信区间。

续表

$1-\alpha = 99\%$

n	14	15	16	17	18	19	20	21	22	23	24	25
						X						
26												
27	26.9~76.2											
28	25.7~74.3											
29	24.7~72.4	27.6~75.3										
30	23.7~70.7	26.5~73.5										
31	22.8~69.0	25.5~71.8	28.2~74.5									
32	22.0~67.4	24.6~70.1	27.2~72.8									
33	21.3~65.8	23.7~68.5	26.2~71.2	28.8~73.8								
34	20.6~64.3	22.9~67.0	25.3~69.6	27.8~72.2								
35	19.9~62.9	22.2~65.5	24.5~68.1	26.9~70.6	29.4~73.1							
36	19.3~61.5	21.5~64.1	23.7~66.7	26.0~69.2	28.4~71.6							
37	18.7~60.2	20.8~62.7	23.0~65.3	25.2~67.7	27.5~70.1	29.9~72.5						
38	18.1~58.9	20.2~61.4	22.3~63.9	24.5~66.3	26.7~68.7	29.0~71.0						
39	17.6~57.7	19.6~60.2	21.7~62.6	23.8~65.0	25.9~67.4	28.1~69.7	30.3~71.9					
40	17.1~56.5	19.1~59.0	21.0~61.4	23.1~63.7	25.2~66.1	27.3~68.3	29.5~70.5					
41	16.7~55.4	18.5~57.8	20.5~60.2	22.4~62.5	24.5~64.8	26.5~67.0	28.6~69.2	30.8~71.4				
42	16.2~54.3	18.1~56.7	19.9~59.0	21.8~61.3	23.8~63.6	25.8~65.8	27.8~67.9	29.9~70.1				
43	15.8~53.2	17.6~55.6	19.4~57.9	21.3~60.2	23.2~62.4	25.1~64.6	27.1~66.7	29.1~68.8	31.2~70.9			
44	15.4~52.2	17.2~54.5	18.9~56.8	20.7~59.0	22.6~61.2	24.5~63.4	26.4~65.5	28.4~67.6	30.4~69.6			
45	15.1~51.3	16.7~53.5	18.5~55.8	20.2~58.0	22.0~60.1	23.9~62.3	25.7~64.3	27.7~66.4	29.6~68.4	31.6~70.4		
46	14.7~50.3	16.3~52.6	18.0~54.8	19.7~56.9	21.5~59.1	23.3~61.2	25.1~63.2	27.0~65.3	28.9~67.2	30.8~69.2		
47	14.4~49.4	16.0~51.6	17.6~53.8	19.3~55.9	21.0~58.0	22.7~60.1	24.5~62.1	26.3~64.1	28.2~66.1	30.0~68.1	31.9~70.0	
48	14.0~48.5	15.6~50.7	17.2~52.9	18.8~55.0	20.5~57.0	22.2~59.1	23.9~61.1	25.7~63.1	27.5~65.0	29.3~66.9	31.2~68.8	
49	13.7~47.7	15.2~49.8	16.8~52.0	18.4~54.0	20.0~56.1	21.7~58.1	23.4~60.1	25.1~62.0	26.9~63.9	28.6~65.8	30.5~67.7	32.3~69.5
50	13.4~46.9	14.9~49.0	16.4~51.1	18.0~53.1	19.6~55.1	21.2~57.1	22.9~59.1	24.5~61.0	26.3~62.9	28.0~64.8	29.8~66.6	31.6~68.4

附表 8 泊松分布 λ 的置信区间

样本计数	95% CI		99% CI		样本计数	95% CI		99% CI	
X	下限	上限	下限	上限	X	下限	上限	下限	上限
1	0.03	5.57	0.01	7.43	51	37.97	67.06	34.48	72.45
2	0.24	7.22	0.10	9.27	52	38.84	68.19	35.30	73.62
3	0.62	8.77	0.34	10.98	53	39.70	69.33	36.13	74.80
4	1.09	10.24	0.67	12.59	54	40.57	70.46	36.95	75.97
5	1.62	11.67	1.08	14.15	55	41.43	71.59	37.78	77.15
6	2.20	13.06	1.54	15.66	56	42.30	72.72	38.60	78.32
7	2.81	14.42	2.04	17.13	57	43.17	73.85	39.43	79.49
8	3.45	15.76	2.57	18.58	58	44.04	74.98	40.26	80.66
9	4.12	17.08	3.13	20.00	59	44.91	76.11	41.09	81.82
10	4.80	18.39	3.72	21.40	60	45.79	77.23	41.93	82.99
11	5.49	19.68	4.32	22.78	61	46.66	78.36	42.76	84.15
12	6.20	20.96	4.94	24.14	62	47.54	79.48	43.60	85.32
13	6.92	22.23	5.58	25.50	63	48.41	80.60	44.43	86.48
14	7.65	23.49	6.23	26.84	64	49.29	81.73	45.27	87.64
15	8.40	24.74	6.89	28.16	65	50.17	82.85	46.11	88.80
16	9.15	25.98	7.57	29.48	66	51.04	83.97	46.95	89.96
17	9.90	27.22	8.25	30.79	67	51.92	85.09	47.79	91.11
18	10.67	28.45	8.94	32.09	68	52.80	86.21	48.64	92.27
19	11.44	29.67	9.64	33.38	69	53.69	87.32	49.48	93.42
20	12.22	30.89	10.35	34.67	70	54.57	88.44	50.33	94.58
21	13.00	32.10	11.07	35.95	71	55.45	89.56	51.17	95.73
22	13.79	33.31	11.79	37.22	72	56.34	90.67	52.02	96.88
23	14.58	34.51	12.52	38.48	73	57.22	91.79	52.87	98.03
24	15.38	35.71	13.26	39.74	74	58.11	92.90	53.72	99.18
25	16.18	36.90	14.00	41.00	75	58.99	94.01	54.57	100.33
26	16.98	38.10	14.74	42.25	76	59.88	95.13	55.42	101.48
27	17.79	39.28	15.49	43.50	77	60.77	96.24	56.28	102.62
28	18.61	40.47	16.25	44.74	78	61.66	97.35	57.13	103.77
29	19.42	41.65	17.00	45.98	79	62.55	98.46	57.98	104.91
30	20.24	42.83	17.77	47.21	80	63.44	99.57	58.84	106.06
31	21.06	44.00	18.53	48.44	81	64.33	100.68	59.70	107.20
32	21.89	45.17	19.30	49.67	82	65.22	101.78	60.55	108.34
33	22.72	46.34	20.08	50.89	83	66.11	102.89	61.41	109.48
34	23.55	47.51	20.86	52.11	84	67.00	104.00	62.27	110.62
35	24.38	48.68	21.64	53.32	85	67.89	105.10	63.13	111.76
36	25.21	49.84	22.42	54.54	86	68.79	106.21	63.99	112.90
37	26.05	51.00	23.21	55.75	87	69.68	107.31	64.85	114.04
38	26.89	52.16	24.00	56.96	88	70.58	108.42	65.72	115.17
39	27.73	53.31	24.79	58.16	89	71.47	109.52	66.58	116.31
40	28.58	54.47	25.59	59.36	90	72.37	110.63	67.44	117.45
41	29.42	55.62	26.38	60.56	91	73.27	111.73	68.31	118.58
42	30.27	56.77	27.18	61.76	92	74.16	112.83	69.17	119.71
43	31.12	57.92	27.99	62.96	93	75.06	113.93	70.04	120.85
44	31.97	59.07	28.79	64.15	94	75.96	115.03	70.91	121.98
45	32.82	60.21	29.60	65.34	95	76.86	116.13	71.77	123.11
46	33.68	61.36	30.41	66.53	96	77.76	117.23	72.64	124.24
47	34.53	62.50	31.22	67.72	97	78.66	118.33	73.51	125.37
48	35.39	63.64	32.03	68.90	98	79.56	119.43	74.38	126.50
49	36.25	64.78	32.85	70.08	99	80.46	120.53	75.25	127.63
50	37.11	65.92	33.66	71.27	100	81.36	121.63	76.12	128.76

附表 9 q 界值表（SNK-q 检验法）

上行：$P = 0.05$ 下行：$P = 0.01$

v	组数，a								
	2	**3**	**4**	**5**	**6**	**7**	**8**	**9**	**10**
5	3.64	4.60	5.22	5.67	6.03	6.33	6.58	6.80	6.99
	5.70	6.98	7.80	8.42	8.91	9.32	9.67	9.97	10.24
6	3.46	4.34	4.90	5.30	5.63	5.89	6.12	6.32	6.49
	5.24	6.33	7.03	7.56	7.97	8.32	8.61	8.87	9.10
7	3.34	4.16	4.68	5.06	5.36	5.61	5.82	6.00	6.16
	4.95	5.92	6.54	7.01	7.37	7.68	7.94	8.17	8.37
8	3.26	4.04	4.53	4.89	5.17	5.40	5.60	5.77	5.92
	4.74	5.63	6.20	6.63	6.96	7.24	7.47	7.68	7.87
9	3.20	3.95	4.42	4.76	5.02	5.24	5.43	5.60	5.74
	4.60	5.43	5.96	6.35	6.66	6.91	7.13	7.32	7.49
10	3.15	3.88	4.33	4.65	4.91	5.12	5.30	5.46	5.60
	4.48	5.27	5.77	6.14	6.43	6.67	6.87	7.05	7.21
12	3.08	3.77	4.20	4.51	4.75	4.95	5.12	5.27	5.40
	4.32	5.04	5.50	5.84	6.10	6.32	6.51	6.67	6.81
14	3.03	3.70	4.11	4.41	4.64	4.83	4.99	5.13	5.25
	4.21	4.89	5.32	5.63	5.88	6.08	6.26	6.41	6.54
16	3.00	3.65	4.05	4.33	4.56	4.74	4.90	5.03	5.15
	4.13	4.78	5.19	5.49	5.72	5.92	6.08	6.22	6.35
18	2.97	3.61	4.00	4.28	4.49	4.67	4.82	4.96	5.07
	4.07	4.70	5.09	5.38	5.60	5.79	5.94	6.08	6.20
20	2.95	3.58	3.96	4.23	4.45	4.62	4.77	4.90	5.01
	4.02	4.64	5.02	5.29	5.51	5.69	5.84	5.97	6.09
30	2.89	3.49	3.84	4.10	4.30	4.46	4.60	4.72	4.82
	3.89	4.45	4.80	5.05	5.24	5.40	5.54	5.65	5.76
40	2.86	3.44	3.79	4.04	4.23	4.39	4.52	4.63	4.73
	3.82	4.37	4.70	4.93	5.11	5.27	5.39	5.50	5.60
60	2.83	3.40	3.74	3.98	4.16	4.31	4.44	4.55	4.65
	3.76	4.28	4.59	4.82	4.99	5.13	5.25	5.36	5.45
120	2.80	3.36	3.69	3.92	4.10	4.24	4.36	4.48	4.56
	3.70	4.20	4.50	4.71	4.87	5.01	5.12	5.21	5.30
∞	2.77	3.31	3.63	3.86	4.03	4.17	4.29	4.39	4.47
	3.64	4.12	4.40	4.60	4.76	4.88	4.99	5.08	5.16

附表 10   Dunnett-t 检验 t 界值表

附表 10.1   Dunnett-t 检验 t 界值表（单侧）

上行：$P=0.05$ 下行：$P=0.01$

ν	处理组数,a								
	2	3	4	5	6	7	8	9	10
5	2.02	2.44	2.68	2.85	2.98	3.08	3.16	3.24	3.30
	3.37	3.90	4.21	4.43	4.60	4.73	4.85	4.94	5.03
6	1.94	2.34	2.56	2.71	2.83	2.92	3.00	3.07	3.12
	3.14	3.61	3.88	4.07	4.21	4.33	4.43	4.51	4.59
7	1.89	2.27	2.48	2.62	2.73	2.82	2.89	2.95	3.01
	3.00	3.42	3.66	3.83	3.96	4.07	4.15	4.23	4.30
8	1.86	2.22	2.42	2.55	2.66	2.74	2.81	2.87	2.92
	2.90	3.29	3.51	3.67	3.79	3.88	3.96	4.03	4.09
9	1.83	2.18	2.37	2.50	2.60	2.68	2.75	2.81	2.86
	2.82	3.19	3.40	3.55	3.66	3.75	3.82	3.89	3.94
10	1.81	2.15	2.34	2.47	2.56	2.64	2.70	2.76	2.81
	2.76	3.11	3.31	3.45	3.56	3.64	3.71	3.78	3.83
11	1.80	2.13	2.31	2.44	2.53	2.60	2.67	2.72	2.77
	2.72	3.06	3.25	3.38	3.48	3.56	3.63	3.69	3.74
12	1.78	2.11	2.29	2.41	2.50	2.58	2.64	2.69	2.74
	2.68	3.01	3.19	3.32	3.42	3.50	3.56	3.62	3.67
13	1.77	2.09	2.27	2.39	2.48	2.55	2.61	2.66	2.71
	2.65	2.97	3.15	3.27	3.37	3.44	3.51	3.56	3.61
14	1.76	2.08	2.25	2.37	2.46	2.53	2.59	2.64	2.69
	2.62	2.94	3.11	3.23	3.32	3.40	3.46	3.51	3.56
15	1.75	2.07	2.24	2.36	2.44	2.51	2.57	2.62	2.67
	2.60	2.91	3.08	3.20	3.29	3.36	3.42	3.47	3.52
16	1.75	2.06	2.23	2.34	2.43	2.50	2.56	2.61	2.65
	2.58	2.88	3.05	3.17	3.26	3.33	3.39	3.44	3.48
17	1.74	2.05	2.22	2.33	2.42	2.49	2.54	2.59	2.64
	2.57	2.86	3.03	3.14	3.23	3.30	3.36	3.41	3.45
18	1.73	2.04	2.21	2.32	2.41	2.48	2.53	2.58	2.62
	2.55	2.84	3.01	3.12	3.21	3.27	3.33	3.38	3.42
19	1.73	2.03	2.20	2.31	2.40	2.47	2.52	2.57	2.61
	2.54	2.83	2.99	3.10	3.18	3.25	3.31	3.36	3.40
20	1.72	2.03	2.19	2.30	2.39	2.46	2.51	2.56	2.60
	2.53	2.81	2.97	3.08	3.17	3.23	3.29	3.34	3.38
24	1.71	2.01	2.17	2.28	2.36	2.43	2.48	2.53	2.57
	2.49	2.77	2.92	3.03	3.11	3.17	3.22	3.27	3.31
30	1.70	1.99	2.15	2.25	2.33	2.40	2.45	2.50	2.54
	2.46	2.72	2.87	2.97	3.05	3.11	3.16	3.21	3.24
40	1.68	1.97	2.13	2.23	2.31	2.37	2.42	2.47	2.51
	2.42	2.68	2.82	2.92	2.99	3.05	3.10	3.14	3.18
60	1.67	1.95	2.10	2.21	2.28	2.35	2.39	2.44	2.48
	2.39	2.64	2.78	2.87	2.94	3.00	3.04	3.08	3.12
120	1.66	1.93	2.08	2.18	2.26	2.32	2.37	2.41	2.45
	2.36	2.60	2.73	2.82	2.89	2.94	2.99	3.03	3.06
∞	1.64	1.92	2.06	2.16	2.23	2.29	2.34	2.38	2.42
	2.33	2.56	2.68	2.77	2.84	2.89	2.93	2.97	3.00

附表10.2　Dunnett-t检验t界值表（双侧）

上行：$P=0.05$　下行：$P=0.01$

v	处理组数，a								
	2	**3**	**4**	**5**	**6**	**7**	**8**	**9**	**10**
5	2.57	3.03	3.29	3.48	3.62	3.73	3.82	3.90	3.97
	4.03	4.63	4.98	5.22	5.41	5.56	5.69	5.80	5.89
6	2.45	2.86	3.10	3.26	3.39	3.49	3.57	3.64	3.71
	3.71	4.21	4.51	4.71	4.87	5.00	5.10	5.20	5.28
7	2.36	2.75	2.97	3.12	3.24	3.33	3.41	3.47	3.53
	3.50	3.95	4.21	4.39	4.53	4.64	4.74	4.82	4.89
8	2.31	2.67	2.88	3.02	3.13	3.22	3.29	3.35	3.41
	3.36	3.77	4.00	4.17	4.29	4.40	4.48	4.56	4.62
9	2.26	2.61	2.81	2.95	3.05	3.14	3.20	3.26	3.32
	3.25	3.63	3.85	4.01	4.12	4.22	4.30	4.37	4.43
10	2.23	2.57	2.76	2.89	2.99	3.07	3.14	3.19	3.24
	3.17	3.53	3.74	3.88	3.99	4.08	4.16	4.22	4.28
11	2.20	2.53	2.72	2.84	2.94	3.02	3.08	3.14	3.19
	3.11	3.45	3.65	3.79	3.89	3.98	4.05	4.11	4.16
12	2.18	2.50	2.68	2.87	2.90	2.98	3.04	3.09	3.14
	3.05	3.39	3.58	3.71	3.81	3.89	3.96	4.02	4.07
13	2.16	2.48	2.65	2.78	2.87	2.94	3.00	3.06	3.10
	3.01	3.33	3.52	3.65	3.74	3.82	3.89	3.94	3.99
14	2.14	2.46	2.63	2.75	2.84	2.91	2.97	3.02	3.07
	2.98	3.29	3.47	3.59	3.69	3.76	3.83	3.88	3.93
15	2.13	2.44	2.61	2.73	2.82	2.89	2.95	3.00	3.04
	2.95	3.25	3.43	3.55	3.64	3.71	3.78	3.83	3.88
16	2.12	2.42	2.59	2.71	2.80	2.87	2.92	2.97	3.02
	2.92	3.22	3.39	3.51	3.60	3.67	3.73	3.78	3.83
17	2.11	2.41	2.58	2.69	2.78	2.85	2.90	2.95	3.00
	2.90	3.19	3.36	3.47	3.56	3.63	3.69	3.74	3.79
18	2.10	2.40	2.56	2.68	2.76	2.83	2.89	2.94	2.98
	2.88	3.17	3.33	3.44	3.53	3.60	3.66	3.71	3.75
19	2.09	2.39	2.55	2.66	2.75	2.81	2.87	2.92	2.96
	2.86	3.15	3.31	3.42	3.50	3.57	3.63	3.68	3.72
20	2.09	2.38	2.54	2.65	2.73	2.80	2.86	2.90	2.95
	2.85	3.13	3.29	3.40	3.48	3.55	3.60	3.65	3.69
24	2.06	2.35	2.51	2.61	2.70	2.76	2.81	2.86	2.90
	2.80	3.07	3.22	3.32	3.40	3.47	3.52	3.57	3.61
30	2.04	2.32	2.47	2.58	2.66	2.72	2.77	2.82	2.86
	2.75	3.01	3.15	3.25	3.33	3.39	3.44	3.49	3.52
40	2.02	2.29	2.44	2.54	2.62	2.68	2.73	2.77	2.81
	2.70	2.95	3.09	3.19	3.26	3.32	3.37	3.41	3.44
60	2.00	2.27	2.41	2.51	2.58	2.64	2.69	2.73	2.77
	2.66	2.90	3.03	3.12	3.19	3.25	3.29	3.33	3.37
120	1.98	2.24	2.38	2.47	2.55	2.60	2.65	2.69	2.73
	2.62	2.85	2.97	3.06	3.12	3.18	3.22	3.26	3.29
∞	1.96	2.21	2.35	2.44	2.51	2.57	2.61	2.65	2.69
	2.58	2.79	2.92	3.00	3.06	3.11	3.15	3.19	3.22

附表 11　T 界值表（两样本比较的秩和检验用）

	单侧	双侧
第 1 行	$P=0.050$	$P=0.100$
第 2 行	$P=0.025$	$P=0.050$
第 3 行	$P=0.010$	$P=0.020$
第 4 行	$P=0.005$	$P=0.010$

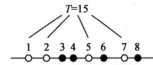

n_1	\multicolumn{11}{c}{n_2-n_1}										
	0	1	2	3	4	5	6	7	8	9	10
2				3~13	3~15	3~17	4~18	4~20	4~22	4~24	5~25
							3~19	3~21	3~23	3~25	4~26
3	6~15	6~18	7~20	8~22	8~25	9~27	10~29	10~32	11~34	11~37	12~39
			6~21	7~23	7~26	8~28	8~31	9~33	9~36	10~38	10~41
					6~27	6~30	7~32	7~35	7~38	8~40	8~43
							6~33	6~36	6~39	7~41	7~44
4	11~25	12~28	13~31	14~34	15~37	16~40	17~43	18~46	19~49	20~52	21~55
	10~26	11~29	12~32	13~35	14~38	14~42	15~45	16~48	17~51	18~54	19~57
		10~30	11~33	11~37	12~40	13~43	13~47	14~50	15~53	15~57	16~60
			10~34	10~38	11~41	11~45	12~48	12~52	13~55	13~59	14~62
5	19~36	20~40	21~44	23~47	24~51	26~54	27~58	28~62	30~65	31~69	33~72
	17~38	18~42	20~45	21~49	22~53	23~57	24~61	26~64	27~68	28~72	29~76
	16~39	17~43	18~47	19~51	20~55	21~59	22~63	23~67	24~71	25~75	26~79
	15~40	16~44	16~49	17~53	18~57	19~61	20~65	21~69	22~73	22~78	23~82
6	28~50	29~55	31~59	33~63	35~67	37~71	38~76	40~80	42~84	44~88	46~92
	26~52	27~57	29~61	31~65	32~70	34~74	35~79	37~83	38~88	40~92	42~96
	24~54	25~59	27~63	28~68	29~73	30~78	32~82	33~87	34~92	36~96	37~101
	23~55	24~60	25~65	26~70	27~75	28~80	30~84	31~89	32~94	33~99	34~104
7	39~66	41~71	43~76	45~81	47~86	49~91	52~95	54~100	56~105	58~110	61~114
	36~69	38~74	40~79	42~84	44~89	46~94	48~99	50~104	52~109	54~114	56~119
	34~71	35~77	37~82	39~87	40~93	42~98	44~103	45~109	47~114	49~119	51~124
	32~73	34~78	35~84	37~89	38~95	40~100	41~106	43~111	44~117	46~122	47~128
8	51~85	54~90	56~96	59~101	62~106	64~112	67~117	69~123	72~128	75~133	77~139
	49~87	51~93	53~99	55~105	58~110	60~116	62~122	65~127	67~133	70~138	72~144
	45~91	47~97	49~103	51~109	53~115	56~120	58~126	60~132	62~138	64~144	66~150
	43~93	45~99	47~105	49~111	51~117	53~123	54~130	56~136	58~142	60~148	62~154
9	66~105	69~111	72~117	75~123	78~129	81~135	84~141	87~147	90~153	93~159	96~165
	62~109	65~115	68~121	71~127	73~134	76~140	79~146	82~152	84~159	87~165	90~171
	59~112	61~119	63~126	66~132	68~139	71~145	73~152	76~158	78~165	81~171	82~178
	56~115	58~122	61~128	63~135	65~142	67~149	69~156	72~162	74~169	76~176	78~183
10	82~128	86~134	89~141	92~148	96~154	99~161	103~167	106~174	110~180	113~187	117~193
	78~132	81~139	84~146	88~152	91~159	94~166	97~173	100~180	103~187	107~193	110~200
	74~136	77~143	79~151	82~158	85~165	88~172	91~179	93~187	96~194	99~201	102~208
	71~139	73~147	76~154	79~161	81~169	84~176	86~184	89~191	92~198	94~206	97~213

注：n_1 为较小的样本量。表中 T 界值范围表示：当 H_0 成立时，T 值的理论范围，均不包含两端的临界值。例如，"3~13"表示在 3~13 之间，但不包含 3 和 13。

附表 12　H 界值表（三组比较的秩和检验用）

n	n_1	n_2	n_3	P					n	n_1	n_2	n_3	P				
				0.100	0.050	0.025	0.010	0.100					0.100	0.050	0.025	0.010	0.001
8	5	2	1	4.200	5.000				14	8	3	3	4.543	5.617	6.588	7.350	9.426
	4	2	2	4.458	5.333	5.500				8	4	2	4.500	5.393	6.193	7.350	9.293
	4	3	1	4.056	5.208	5.833				8	5	1	3.967	4.869	5.864	7.110	9.579
	3	3	2	4.556	5.361	5.556				7	4	3	4.527	5.623	6.578	7.550	9.670
9	7	1	1	4.267						7	5	2	4.485	5.393	6.221	7.450	9.640
	6	2	1	4.200	4.822	5.600				7	6	1	4.033	5.067	6.067	7.254	9.747
	5	2	2	4.373	5.160	6.000	6.533			6	4	4	4.595	5.681	6.667	7.795	9.681
	5	3	1	4.018	4.960	6.044				6	5	3	4.535	5.602	6.667	7.590	9.669
	4	3	2	4.511	5.444	6.000	6.444			6	6	2	4.438	5.410	6.210	7.467	9.752
	4	4	1	4.167	4.967	6.167	6.667			5	5	4	4.523	5.666	6.760	7.823	9.606
	3	3	3	4.622	5.600	5.956	7.200			6	5	3	4.535	5.602	6.667	7.590	9.669
10	8	1	1	4.418						6	6	2	4.438	5.410	6.210	7.467	9.752
	7	2	1	4.200	4.706	5.727			15	5	5	4	4.523	5.666	6.760	7.823	9.606
	6	2	2	4.545	5.345	5.745	6.655			8	5	2	4.466	5.415	6.260	7.440	9.781
	6	3	1	3.909	4.855	5.945	6.873			8	6	1	4.015	5.015	5.933	7.256	9.840
	5	3	2	4.651	5.251	6.004	6.909			7	4	4	4.562	5.650	6.707	7.814	9.841
	5	4	1	3.987	4.985	5.858	6.955			7	5	3	4.535	5.607	6.627	7.697	9.874
	4	3	3	4.709	5.791	6.155	6.745			7	6	2	4.500	5.357	6.223	7.490	10.060
	4	4	2	4.555	5.455	6.327	7.036			7	7	1	3.986	4.986	6.057	7.157	9.871
11	8	2	1	4.011	4.909	5.420				6	5	4	4.522	5.661	6.750	7.936	9.961
	7	2	2	4.526	5.143	5.818	7.000			6	6	3	4.558	5.625	6.725	7.725	10.150
	7	3	1	4.173	4.952	5.758	7.030			5	5	5	4.560	5.780	6.740	8.000	9.920
	6	3	2	4.682	5.348	6.136	6.970		16	8	4	4	4.561	5.779	6.750	7.853	10.010
	6	4	1	4.038	4.947	5.856	7.106			8	5	3	4.514	5.614	6.614	7.706	10.040
	5	3	3	4.533	5.648	6.315	7.079	8.727		8	6	2	4.463	5.404	6.294	7.522	10.110
	5	4	2	4.541	5.273	6.068	7.205	8.591		8	7	1	4.045	5.041	6.047	7.308	10.030
	5	5	1	4.109	5.127	6.000	7.309			7	5	4	4.542	5.733	6.738	7.931	10.160
	4	4	3	4.545	5.598	6.394	7.144	8.909		7	6	3	4.550	5.689	6.694	7.756	10.260
12	8	2	2	4.587	5.356	5.817	6.663			7	7	2	4.491	5.398	6.328	7.491	10.240
	8	3	1	4.010	4.881	6.064	6.804			6	5	5	4.547	5.729	6.788	8.028	10.290
	7	3	2	4.582	5.357	6.201	6.839	8.654		6	6	4	4.548	5.724	6.812	8.000	10.340
	7	4	1	4.121	4.986	5.791	6.986		17	8	5	4	4.549	5.718	6.782	7.992	10.290
	6	3	3	4.590	5.615	6.436	7.410	8.692		8	6	3	4.575	5.678	6.658	7.796	10.370
	6	4	2	4.494	5.340	6.186	7.340	8.827		8	7	2	4.451	5.403	6.339	7.571	10.360
	6	5	1	4.128	4.990	5.951	7.182			8	8	1	4.044	5.039	6.005	7.314	10.160
	5	4	3	4.549	5.656	6.410	7.445	8.795		7	5	5	4.571	5.708	6.835	8.108	10.450
	5	5	2	4.623	5.338	6.346	7.338	8.938		7	6	4	4.562	5.706	6.787	8.039	10.460
	4	4	4	4.654	5.692	6.615	7.654	9.269		7	7	3	4.613	5.688	6.708	7.810	10.450
13	8	3	2	4.451	5.316	6.195	7.022	8.791		6	6	5	4.542	5.765	6.848	8.124	10.520
	8	4	1	4.038	5.044	5.885	6.973	8.901	18	8	5	5	4.555	5.769	6.843	8.116	10.640
	7	3	3	4.603	5.620	6.449	7.228	9.262		8	6	4	4.563	5.743	6.795	8.045	10.630
	7	4	2	4.549	5.376	6.184	7.321	9.198		8	7	3	4.556	5.698	6.671	7.827	10.540
	7	5	1	4.035	5.064	5.953	7.061	9.178		8	8	2	4.509	5.408	6.351	7.654	10.460
	6	4	3	4.604	5.610	6.538	7.500	9.170		7	6	5	4.560	5.770	6.857	8.157	10.750
	6	5	2	4.596	5.338	6.196	7.376	9.189		7	7	4	4.563	5.766	6.788	8.142	10.690
	6	6	1	4.000	4.945	5.923	7.121	9.692		6	6	6	4.643	5.801	6.889	8.222	10.890
	5	4	4	4.668	5.657	6.673	7.760	9.168									
	5	5	3	4.545	5.705	6.549	7.578	9.284		∞	∞	∞	4.605	5.991	7.378	9.210	13.820

附表 13　*T* 界值表（配对比较的秩和检验用）

| *n* | 单侧 | 0.050 | 0.025 | 0.010 | 0.005 |
	双侧	0.100	0.050	0.020	0.010
5		0~15			
6		2~19	0~21		
7		3~25	2~26	0~28	
8		5~31	3~33	1~35	0~36
9		8~37	5~40	3~42	1~44
10		10~45	8~47	5~50	3~52
11		13~53	10~56	7~59	5~61
12		17~61	13~65	9~69	7~71
13		21~70	17~74	12~79	9~82
14		25~80	21~84	15~90	12~93
15		30~90	25~95	19~101	15~105
16		35~101	29~107	23~113	19~117
17		41~112	34~119	27~126	23~130
18		47~124	40~131	32~139	27~144
19		53~137	46~144	37~153	32~158
20		60~150	52~158	43~167	37~173
21		67~164	58~173	49~182	42~189
22		75~178	65~188	55~198	48~205
23		83~193	73~203	62~214	54~222
24		91~209	81~219	69~231	61~239
25		100~225	89~236	76~249	68~257
26		110~241	98~253	84~267	75~276
27		119~259	107~271	92~286	83~295
28		130~276	116~290	101~305	91~315
29		140~295	126~309	110~325	100~335
30		151~314	137~328	120~345	109~356
31		163~333	147~349	130~366	118~378
32		175~353	159~369	140~388	128~400
33		187~374	170~391	151~410	138~423
34		200~395	182~413	162~433	148~447
35		213~417	195~435	173~457	159~471
36		227~439	208~458	185~481	171~495
37		241~462	221~482	198~505	182~521
38		256~485	235~506	211~530	194~547
39		271~509	249~531	224~556	207~573
40		286~534	264~556	238~582	220~600
41		302~559	279~582	252~609	233~628
42		319~584	294~609	266~637	247~656
43		336~610	310~636	281~665	261~685
44		353~637	327~663	296~694	276~714
45		371~664	343~692	312~723	291~744
46		389~692	361~720	328~753	307~774
47		407~721	378~750	345~783	322~806
48		426~750	396~780	362~814	339~837
49		446~779	415~810	379~846	355~870
50		466~809	434~841	397~878	373~902

　　注：表中 *T* 界值范围表示：当 H_0 成立时，*T* 值的理论范围，均不包含两端的临界值。例如，"0~15" 表示在 0~15 之间，但不包含 0 和 15。

附表 14　*M* 界值表（随机区组比较的秩和检验用）

处理数	区组数 *b*	P 0.10	P 0.05	P 0.01	处理数	区组数 *b*	P 0.10	P 0.05	P 0.01
$k=3$	3	6.000	6.000		$k=4$	3	6.600	7.400	9.000
	4	6.000	6.500	8.000		4	6.300	7.800	9.600
	5	5.200	6.400	8.400		5	6.360	7.800	9.960
	6	5.333	7.000	9.000		6	6.400	7.600	10.20
	7	5.429	7.143	8.857		7	6.429	7.800	10.54
	8	5.250	6.250	9.000		8	6.300	7.650	10.50
	9	5.556	6.222	9.556		9	6.200	7.667	10.73
	10	5.000	6.200	9.600		10	6.360	7.680	10.68
	11	5.091	6.545	9.455		11	6.273	7.691	10.75
	12	5.167	6.500	9.500		12	6.300	7.700	10.80
	13	4.769	6.615	9.385		13	6.138	7.800	10.85
	14	5.143	6.143	9.143		14	6.343	7.714	10.89
	15	4.933	6.400	8.933		15	6.280	7.720	10.92
	16	4.875	6.500	9.375		16	6.300	7.800	10.95
	17	5.059	6.118	9.294		17	6.318	7.800	11.05
	18	4.778	6.333	9.000		18	6.333	7.733	10.93
	19	5.053	6.421	9.579		19	6.347	7.863	11.02
	20	4.900	6.300	9.300		20	6.240	7.800	11.10
	21	4.952	6.095	9.238		∞	6.251	7.815	11.34
	22	4.727	6.091	9.091	$k=5$	3	7.467	8.533	10.13
	23	4.957	6.348	9.391		4	7.600	8.800	11.20
	24	5.083	6.250	9.250		5	7.680	8.960	11.68
	25	4.880	6.080	8.960		6	7.733	9.067	11.87
	26	4.846	6.077	9.308		7	7.771	9.143	12.11
	27	4.741	6.000	9.407		8	7.700	9.200	12.30
	28	4.571	6.500	9.214		9	7.733	9.244	12.44
	29	5.034	6.276	9.172		∞	7.779	9.488	13.28
	30	4.867	6.200	9.267	$k=6$	3	8.714	9.857	11.76
	31	4.839	6.000	9.290		4	9.000	10.29	12.71
	32	4.750	6.063	9.250		5	9.000	10.49	13.23
	33	4.788	6.061	9.152		6	9.048	10.57	13.62
	34	4.765	6.059	9.176		∞	9.236	11.07	15.09
	∞	4.605	5.991	9.210					

附表 15 r_s 界值表

n	单侧	0.250 0	0.100 0	0.050 0	0.025 0	0.010 0	0.005 0	0.002 5	0.001 0	0.000 5
	双侧	0.500 0	0.200 0	0.100 0	0.050 0	0.020 0	0.010 0	0.005 0	0.002 0	0.001 0
4		0.600	1.000	1.000						
5		0.500	0.800	0.900	1.000	1.000				
6		0.371	0.657	0.829	0.886	0.943	1.000	1.000		
7		0.321	0.571	0.714	0.786	0.893	0.929	0.964	1.000	1.000
8		0.310	0.524	0.643	0.738	0.833	0.881	0.905	0.952	0.976
9		0.267	0.483	0.600	0.700	0.783	0.833	0.867	0.917	0.933
10		0.248	0.455	0.564	0.648	0.745	0.794	0.830	0.879	0.903
11		0.236	0.427	0.536	0.618	0.709	0.755	0.800	0.845	0.873
12		0.217	0.406	0.503	0.587	0.678	0.727	0.769	0.818	0.846
13		0.209	0.385	0.484	0.560	0.648	0.703	0.747	0.791	0.824
14		0.200	0.367	0.464	0.538	0.626	0.679	0.723	0.771	0.802
15		0.189	0.354	0.446	0.521	0.604	0.654	0.700	0.750	0.779
16		0.182	0.341	0.429	0.503	0.582	0.635	0.679	0.729	0.762
17		0.176	0.328	0.414	0.485	0.566	0.615	0.662	0.713	0.748
18		0.170	0.317	0.401	0.472	0.550	0.600	0.643	0.695	0.728
19		0.165	0.309	0.391	0.460	0.535	0.584	0.628	0.677	0.712
20		0.161	0.299	0.380	0.447	0.520	0.570	0.612	0.662	0.696
21		0.156	0.292	0.370	0.435	0.508	0.556	0.599	0.648	0.681
22		0.152	0.284	0.361	0.425	0.496	0.544	0.586	0.634	0.667
23		0.148	0.278	0.353	0.415	0.486	0.532	0.573	0.622	0.654
24		0.144	0.271	0.344	0.406	0.476	0.521	0.562	0.610	0.642
25		0.142	0.265	0.337	0.398	0.466	0.511	0.551	0.598	0.630
26		0.138	0.259	0.331	0.390	0.457	0.501	0.541	0.587	0.619
27		0.136	0.255	0.324	0.382	0.448	0.491	0.531	0.577	0.608
28		0.133	0.250	0.317	0.375	0.440	0.483	0.522	0.567	0.598
29		0.130	0.245	0.312	0.368	0.433	0.475	0.513	0.558	0.589
30		0.128	0.240	0.306	0.362	0.425	0.467	0.504	0.549	0.580
31		0.126	0.236	0.301	0.356	0.418	0.459	0.496	0.541	0.571
32		0.124	0.232	0.296	0.350	0.412	0.452	0.489	0.533	0.563
33		0.121	0.229	0.291	0.345	0.405	0.446	0.482	0.525	0.554
34		0.120	0.225	0.287	0.340	0.399	0.439	0.475	0.517	0.547
35		0.118	0.222	0.283	0.335	0.394	0.433	0.468	0.510	0.539
36		0.116	0.219	0.279	0.330	0.388	0.427	0.462	0.504	0.533
37		0.114	0.216	0.275	0.325	0.383	0.421	0.456	0.497	0.526
38		0.113	0.212	0.271	0.321	0.378	0.415	0.450	0.491	0.519
39		0.111	0.210	0.267	0.317	0.373	0.410	0.444	0.485	0.513
40		0.110	0.207	0.264	0.313	0.368	0.405	0.439	0.479	0.507
41		0.108	0.204	0.261	0.309	0.364	0.400	0.433	0.473	0.501
42		0.107	0.202	0.257	0.305	0.359	0.395	0.428	0.468	0.495
43		0.105	0.199	0.254	0.301	0.355	0.391	0.423	0.463	0.490
44		0.104	0.197	0.251	0.298	0.351	0.386	0.419	0.458	0.484
45		0.103	0.194	0.248	0.294	0.347	0.382	0.414	0.453	0.479
46		0.102	0.192	0.246	0.291	0.343	0.378	0.410	0.448	0.474
47		0.101	0.190	0.243	0.288	0.340	0.374	0.405	0.443	0.469
48		0.100	0.188	0.240	0.285	0.336	0.370	0.401	0.439	0.465
49		0.098	0.186	0.238	0.282	0.333	0.366	0.397	0.434	0.460
50		0.097	0.184	0.235	0.279	0.329	0.363	0.393	0.430	0.456

附表 16　*W* 检验统计用表

附表 16.1　*W* 检验中统计量的系数表 $a_i(W)$

i	n							
	3	4	5	6	7	8	9	10
1	0.707 1	0.687 2	0.664 6	0.643 1	0.623 3	0.605 2	0.588 8	0.573 9
2		0.167 7	0.241 3	0.280 6	0.303 1	0.316 4	0.324 4	0.329 1
3			0.087 5	0.140 1	0.174 3	0.197 6	0.214 1	
4					0.056 1	0.094 7	0.122 4	
5								0.039 9

i	11	12	13	14	15	16	17	18	19	20
1	0.560 1	0.547 5	0.535 9	0.525 1	0.515 0	0.505 6	0.496 8	0.488 6	0.480 8	0.473 4
2	0.331 5	0.332 5	0.332 5	0.331 8	0.330 6	0.329 0	0.327 3	0.325 3	0.323 2	0.321 1
3	0.226 0	0.234 7	0.241 2	0.246 0	0.249 5	0.252 1	0.254 0	0.255 3	0.256 1	0.256 5
4	0.142 9	0.158 6	0.170 7	0.180 2	0.187 8	0.193 9	0.198 8	0.202 7	0.205 9	0.208 5
5	0.069 5	0.092 2	0.109 9	0.124 0	0.135 3	0.144 7	0.152 4	0.158 7	0.164 1	0.168 6
6		0.030 3	0.053 9	0.072 7	0.088 0	0.100 5	0.110 9	0.119 7	0.127 1	0.133 4
7				0.024 0	0.043 3	0.059 3	0.072 5	0.083 7	0.093 2	0.101 3
8						0.019 6	0.035 9	0.049 6	0.061 2	0.071 1
9							0.016 3	0.030 3	0.042 2	
10										0.014 0

i	21	22	23	24	25	26	27	28	29	30
1	0.464 3	0.459 0	0.454 2	0.449 3	0.445 0	0.440 7	0.436 6	0.432 8	0.429 1	0.425 4
2	0.318 5	0.315 6	0.312 6	0.309 8	0.306 9	0.304 3	0.301 8	0.299 2	0.296 8	0.294 4
3	0.257 8	0.257 1	0.256 3	0.255 4	0.254 3	0.253 3	0.252 2	0.251 0	0.249 9	0.248 7
4	0.211 9	0.213 1	0.213 9	0.214 5	0.214 8	0.215 1	0.215 2	0.215 1	0.215 0	0.214 8
5	0.173 6	0.176 4	0.178 7	0.180 7	0.182 2	0.183 6	0.184 8	0.185 7	0.186 4	0.187 0
6	0.139 9	0.144 3	0.148 0	0.151 2	0.153 9	0.156 3	0.158 4	0.160 1	0.161 6	0.163 0
7	0.109 2	0.115 0	0.120 1	0.124 5	0.128 3	0.131 6	0.134 6	0.137 2	0.139 5	0.141 5
8	0.080 4	0.087 8	0.094 1	0.099 7	0.104 6	0.108 9	0.112 8	0.116 2	0.119 2	0.121 9
9	0.053 0	0.061 8	0.069 6	0.076 4	0.082 3	0.087 6	0.092 3	0.096 5	0.100 2	0.103 6
10	0.026 3	0.036 8	0.045 9	0.053 9	0.061 0	0.067 2	0.072 8	0.077 8	0.082 2	0.086 2
11		0.012 2	0.022 8	0.032 1	0.040 3	0.047 6	0.054 0	0.059 8	0.065 0	0.066 7
12				0.010 7	0.020 0	0.028 4	0.035 8	0.042 4	0.048 3	0.053 7
13						0.009 4	0.017 8	0.025 3	0.032 0	0.038 1
14								0.008 4	0.015 9	0.022 7
15										0.007 6

i	31	32	33	34	35	36	37	38	39	40
1	0.422 0	0.418 8	0.415 6	0.412 7	0.409 6	0.406 8	0.404 0	0.401 5	0.398 9	0.396 4
2	0.292 1	0.289 8	0.287 6	0.285 4	0.283 4	0.281 3	0.279 4	0.277 4	0.275 5	0.273 7
3	0.247 5	0.246 3	0.245 1	0.243 9	0.242 7	0.241 5	0.240 3	0.239 1	0.238 0	0.236 8
4	0.214 5	0.214 1	0.213 7	0.213 2	0.212 7	0.212 1	0.211 6	0.211 0	0.210 4	0.209 8
5	0.187 4	0.187 8	0.188 0	0.188 2	0.188 3	0.188 3	0.188 3	0.188 1	0.188 0	0.187 8
6	0.164 1	0.165 1	0.166 0	0.166 7	0.167 3	0.167 8	0.168 3	0.168 6	0.168 9	0.169 1
7	0.143 3	0.144 9	0.146 3	0.147 5	0.148 7	0.149 6	0.150 5	0.151 3	0.152 0	0.152 6

续表

i	n									
	31	32	33	34	35	36	37	38	39	40
8	0.124 3	0.126 5	0.128 4	0.130 1	0.131 7	0.133 1	0.134 4	0.135 6	0.136 6	0.137 6
9	0.106 6	0.109 3	0.111 8	0.114 0	0.116 0	0.117 9	0.119 6	0.121 1	0.122 5	0.123 7
10	0.089 9	0.093 1	0.096 1	0.098 8	0.101 3	0.103 6	0.105 6	0.107 5	0.109 2	0.110 8
11	0.073 9	0.077 7	0.081 2	0.084 4	0.087 3	0.090 0	0.092 4	0.094 7	0.096 7	0.098 6
12	0.058 5	0.062 9	0.066 9	0.070 6	0.073 9	0.077 0	0.079 8	0.082 4	0.084 8	0.087 0
13	0.043 5	0.048 5	0.053 0	0.057 2	0.061 0	0.064 5	0.067 7	0.070 6	0.073 3	0.075 9
14	0.028 9	0.034 4	0.039 5	0.044 1	0.048 4	0.052 3	0.055 9	0.059 2	0.062 2	0.065 1
15	0.014 4	0.020 6	0.026 2	0.031 4	0.036 1	0.040 4	0.044 4	0.048 1	0.051 5	0.054 6
16		0.006 8	0.013 1	0.018 7	0.023 9	0.028 7	0.033 1	0.037 2	0.040 9	0.044 4
17			0.006 2	0.011 9	0.017 2	0.022 0	0.026 4	0.030 5	0.034 3
18					0.005 7	0.011 0	0.015 8	0.020 3	0.024 4
19							0.005 3	0.010 1	0.014 6
20										0.004 9
	41	42	43	44	45	46	47	48	49	50
1	0.394 0	0.391 7	0.389 4	0.387 2	0.385 0	0.383 0	0.380 8	0.378 9	0.377 0	0.375 1
2	0.271 9	0.270 1	0.268 4	0.266 7	0.265 1	0.263 5	0.262 0	0.260 4	0.258 9	0.257 4
3	0.235 7	0.234 5	0.233 4	0.232 3	0.231 3	0.230 2	0.229 1	0.228 1	0.227 1	0.226 0
4	0.209 1	0.208 5	0.207 8	0.207 2	0.206 5	0.205 8	0.205 2	0.204 5	0.203 8	0.203 2
5	0.187 6	0.187 4	0.187 1	0.186 8	0.186 5	0.186 2	0.185 9	0.185 5	0.185 1	0.184 7
6	0.169 3	0.169 4	0.169 5	0.169 5	0.169 5	0.169 5	0.169 5	0.169 3	0.169 2	0.169 1
7	0.153 1	0.153 5	0.153 9	0.154 2	0.154 5	0.154 8	0.155 0	0.155 1	0.155 3	0.155 4
8	0.138 4	0.139 2	0.139 8	0.140 5	0.141 0	0.141 5	0.142 0	0.142 3	0.142 7	0.143 0
9	0.124 9	0.125 9	0.126 9	0.127 8	0.128 6	0.129 3	0.130 0	0.130 6	0.131 2	0.131 7
10	0.112 3	0.113 6	0.114 9	0.116 0	0.117 0	0.118 0	0.118 9	0.119 7	0.120 5	0.121 2
11	0.100 4	0.102 0	0.103 5	0.104 9	0.106 2	0.107 3	0.108 5	0.109 5	0.110 5	0.111 3
12	0.089 1	0.090 9	0.092 7	0.094 3	0.095 9	0.097 2	0.098 6	0.099 8	0.101 0	0.102 0
13	0.078 2	0.080 4	0.082 4	0.084 2	0.086 0	0.087 6	0.089 2	0.090 6	0.091 9	0.093 2
14	0.067 7	0.070 1	0.072 4	0.074 5	0.076 5	0.078 3	0.080 1	0.081 7	0.083 2	0.084 6
15	0.057 5	0.060 2	0.062 8	0.065 1	0.067 3	0.069 4	0.071 3	0.073 1	0.074 8	0.076 4
16	0.047 6	0.050 6	0.053 4	0.056 0	0.058 4	0.060 7	0.062 8	0.064 8	0.066 7	0.068 5
17	0.037 9	0.041 1	0.044 2	0.047 1	0.049 7	0.052 2	0.054 6	0.056 8	0.058 8	0.060 8
18	0.028 3	0.031 8	0.035 2	0.038 3	0.041 2	0.043 9	0.046 5	0.048 9	0.051 1	0.053 2
19	0.018 8	0.022 7	0.026 3	0.029 6	0.032 8	0.035 7	0.038 5	0.041 1	0.043 6	0.045 9
20	0.009 4	0.013 6	0.017 5	0.021 1	0.024 5	0.027 7	0.030 7	0.033 5	0.036 1	0.038 6
21		0.004 5	0.008 7	0.012 6	0.016 3	0.019 7	0.022 9	0.025 9	0.028 8	0.031 4
22			0.004 2	0.008 1	0.011 8	0.015 3	0.018 5	0.021 5	0.024 4
23					0.003 9	0.007 6	0.011 1	0.014 3	0.017 4
24							0.003 7	0.007 1	0.110 4
25										0.003 5

附表 16.2 W 检验临界值表 W_α

n	α			n	α		
	0.01	**0.05**	**0.10**		**0.01**	**0.05**	**0.10**
				26	0.891	0.920	0.933
				27	0.894	0.923	0.935
3	0.753	0.767	0.789	28	0.896	0.924	0.936
4	0.687	0.748	0.792	29	0.898	0.926	0.937
5	0.686	0.762	0.806	30	0.900	0.927	0.939
6	0.713	0.788	0.826	31	0.902	0.929	0.940
7	0.730	0.803	0.838	32	0.904	0.930	0.941
8	0.749	0.818	0.851	33	0.906	0.931	0.942
9	0.764	0.829	0.859	34	0.908	0.933	0.943
10	0.781	0.842	0.869	35	0.910	0.934	0.944
11	0.792	0.850	0.876	36	0.912	0.935	0.945
12	0.805	0.859	0.883	37	0.914	0.936	0.946
13	0.814	0.866	0.889	38	0.916	0.938	0.947
14	0.825	0.874	0.895	39	0.917	0.939	0.948
15	0.835	0.881	0.901	40	0.919	0.940	0.949
16	0.844	0.887	0.906	41	0.920	0.941	0.950
17	0.851	0.892	0.910	42	0.922	0.942	0.951
18	0.858	0.897	0.914	43	0.923	0.343	0.951
19	0.863	0.901	0.917	44	0.924	0.944	0.952
20	0.868	0.905	0.920	45	0.926	0.945	0.953
21	0.873	0.908	0.923	46	0.927	0.945	0.953
22	0.878	0.911	0.926	47	0.928	0.946	0.954
23	0.881	0.914	0.928	48	0.929	0.947	0.954
24	0.884	0.916	0.930	49	0.929	0.947	0.955
25	0.888	0.918	0.931	50	0.930	0.947	0.955

附表17　Kolmogorov-Smirnov 检验临界值表 D_α

n	P			
	0.20	**0.10**	**0.05**	**0.01**
1	0.900	0.950	0.975	0.995
2	0.684	0.776	0.842	0.929
3	0.565	0.633	0.708	0.829
4	0.493	0.565	0.624	0.734
5	0.447	0.509	0.563	0.669
6	0.410	0.468	0.519	0.617
7	0.381	0.436	0.483	0.576
8	0.358	0.410	0.454	0.542
9	0.339	0.387	0.430	0.513
10	0.323	0.369	0.409	0.489
11	0.308	0.352	0.391	0.468
12	0.296	0.338	0.375	0.449
13	0.285	0.325	0.361	0.432
14	0.275	0.314	0.349	0.418
15	0.266	0.304	0.338	0.404
16	0.258	0.295	0.327	0.392
17	0.250	0.286	0.318	0.381
18	0.244	0.279	0.309	0.371
19	0.237	0.271	0.301	0.361
20	0.232	0.265	0.294	0.352
21	0.226	0.259	0.287	0.344
22	0.221	0.253	0.281	0.337
23	0.216	0.247	0.275	0.330
24	0.212	0.242	0.269	0.323
25	0.208	0.238	0.264	0.317
26	0.204	0.233	0.259	0.311
27	0.200	0.229	0.254	0.305
28	0.197	0.225	0.250	0.300
29	0.193	0.221	0.246	0.295
30	0.190	0.218	0.242	0.290
31	0.187	0.214	0.238	0.285
32	0.184	0.211	0.234	0.281
33	0.182	0.208	0.231	0.277
34	0.179	0.205	0.227	0.273
35	0.177	0.202	0.224	0.269
36	0.174	0.199	0.221	0.265
37	0.172	0.196	0.218	0.262
38	0.170	0.194	0.215	0.258
39	0.168	0.191	0.213	0.255
40	0.165	0.189	0.210	0.252
41	0.163	0.187	0.208	0.249
42	0.162	0.185	0.205	0.246
43	0.160	0.183	0.203	0.243
44	0.158	0.181	0.201	0.241
45	0.156	0.179	0.198	0.238
46	0.155	0.177	0.196	0.235
47	0.153	0.175	0.194	0.233
48	0.151	0.173	0.192	0.231
49	0.150	0.171	0.190	0.228
50	0.148	0.170	0.188	0.226
$n>50$	$\dfrac{1.0730}{\sqrt{n}}$	$\dfrac{1.2239}{\sqrt{n}}$	$\dfrac{1.3581}{\sqrt{n}}$	$\dfrac{1.6276}{\sqrt{n}}$

参 考 文 献

［1］陆守曾,陈峰. 医学统计学. 4 版. 北京:中国统计出版社,2022.

［2］颜虹,徐勇勇. 医学统计学. 3 版. 北京:人民卫生出版社,2015.

［3］王彤,姚应水. 医学统计学. 北京:人民卫生出版社,2020.

［4］颜艳,王彤. 医学统计学. 5 版. 北京:人民卫生出版社,2020.

［5］陈峰. 医用多元统计分析方法. 3 版. 北京:中国统计出版社,2018.

［6］陈峰,夏结来. 临床试验统计学. 北京:人民卫生出版社,2018.

［7］夏结来,黄钦. 临床试验数据管理学. 北京:人民卫生出版社,2020.

［8］刘玉秀,洪立基. 新药临床研究设计与统计分析. 南京:南京大学出版社,1999.

［9］陈峰. 现代医学统计方法与 Stata 应用. 2 版. 北京:中国统计出版社,1999.

［10］张文彤. SPSS 统计分析基础教程. 3 版. 北京:高等教育出版社,2017.

［11］张文彤,董伟. SPSS 统计分析高级教程. 3 版. 北京:高等教育出版社,2018.

［12］周晓华,奥布乔斯基,麦克林斯. 诊断医学中的统计学方法. 2 版. 侯艳,李康,宇传华,等译. 北京:高等教育出版社,2016.

［13］OHDSI. OHDSI 技术指南:实用真实世界临床研究数据分析工具. OHDSI 中国,译.［2024-06-01］. https://ohdsichina. org/.

［14］ARMITAGE P,BERRY G,MATTHEWS J N S. Statistical methods in medical research. 4th ed. Oxford: Blackwell Science Ltd,2002.

［15］KLEIN J P,MOESCHBERGER M L. Survival analysis:techniques for censored and truncated data. 2nd ed. New York:Springer,2003.

［16］BATES D M,WATTS D G. Nonlinear regression analysis and its applications. Hoboken:John Wiley & Sons, Inc. ,1988.

［17］BRESLOW N E,DAY N E. Statistical methods in cancer research volume Ⅰ-the analysis of case-control studies. Lyon:International Agency for Research on Cancer,1980.

［18］BRESLOW N E,DAY N E. Statistical methods in cancer research volume Ⅱ-the design and analysis of cohort studies. Lyon:International Agency for Research on Cancer,1987.

［19］HOSMER D W,LEMESHOW S,STURDIVANT R X. Applied logistic regression. 3rd ed. Hoboken:John Wiley & Sons,Inc. ,2013.

［20］HOSMER D W,LEMESHOW S,MAY S. Applied survival analysis:regression modeling of time-to-event data. 2nd ed. Hoboken:John Wiley & Sons,Inc.,2008.

［21］DOBSON A J,BARNETT A G. An introduction to generalized linear models. 4th ed. Boca Raton:CRC Press,2018.

［22］CUMMINGS P. Analysis of incidence rates. Boca Raton:CRC Press,2019.

［23］TABACHNICK B G,FIDELL L S. Using multivariate statistics. 5th ed. Boston:Pearson Education,Inc., 2007.

［24］HÄRDLE W,WERWATZ A,MÜLLER M,et al. Nonparametric and semiparametric models. Heidelberg: Springer,2004.

［25］KOENKER R. Quantile regression. Cambridge:Cambridge University Press,2005.

［26］KOENKER R,CHERNOZHUKOV V,HE X,et al. Handbook of quantile regression. Boca Raton:CRC Press,2017.

［27］CHOW S C,SHAO J,WANG H S,et al. Sample size calculations in clinical research. 3rd ed. Boca Raton: CRC Press,2017.

［28］FRIEDMAN L M,FURBERG C D,DEMETS D L,et al. Fundamentals of clinical trials. 4th ed. Cham: Springer,2010.

［29］SHIH W J,AISNER J. Statistical design,monitoring,and analysis of clinical trials:principles and methods. 2nd ed. Boca Raton:CRC Press,2022.

［30］BORGAN Ø,BRESLOW N,NILANJAN C,et al. Handbook of statistical methods for case-control studies. Boca Raton:CRC Press,2018.

［31］CAMERON A C,TRIVEDI P K. Microeconometrics:methods and applications. New York:Cambridge University Press,2005.

［32］HILBE J M. Negative binomial regression. 2nd ed. Cambridge:Cambridge University Press,2011.

［33］VENABLES W N,RIPLEY B D. Modern applied statistics with S-Plus. New-York:Springer,2013.

中英文名词对照索引

Ⅰ型错误　type Ⅰ error　94
Ⅱ型错误　type Ⅱ error　94
Bayes 判别　Bayes discriminant　361
C_p 统计量　C_p statistic　245
Cochran-Armitage 趋势　Cochran-Armitage trend，
　　CAT　137
Cox 回归　Cox regression　292
Fisher 判别　Fisher discrimination　358
Fisher 确切概率检验　Fisher's exact test　138
Framingham 心脏研究　Framingham Heart Study，
　　FHS　510
Gompertz 增长曲线　Gompertz growth curve　218
Heywood 现象　Heywood case　338
Kruskal-Wallis H 检验　Kruskal-Wallis H test　147
meta 分析　meta analysis　520
O'Brien-Fleming 停止界值　O'Brien and Fleming stopping
　　boundary　416
P 值　P value　92
t 检验　t-test　103
Wilcoxon 秩和检验　Wilcoxon rank sum test　145
χ^2 检验　chi-square test　128，129

A

安慰剂　placebo　411
安慰剂模拟　placebo-dummy　429
案例　case　600

B

百分位数　percentile　29
半参数模型　semi-parametric model　293
半对数线图　semilogarithmic line chart　60
半结构化数据　semi-structured data　4
伴发事件　intercurrent event　424
暴露　exposure　509
暴露偏倚　unmasking bias　501
暴露因素　exposure factor　510

暴露组　exposure group/study cohort　509
贝叶斯信息准则　Bayesian information criterion，
　　BIC　284，309
备择假设　alternative hypothesis　90
比　ratio　56
比例　proportion　56
比例风险　proportional hazards　293
比例风险回归模型　proportional hazards regression
　　model　292
变量　variable　600
变量选择　variable selection　309
变异　variation　6，24
标准差　standard deviation，SD　30
标准化偏回归系数　standardized partial regression
　　coefficient　241
标准误　standard error，SE　42
标准正态分布　standard normal distribution　31
标准治疗　standard care　412
饼形图　pie chart　60
病例　case　485
病例-病例研究　case-case study　488
病例-队列研究　case-cohort study　487
病例-对照设计　case-control design　586
病例-对照研究　case-control study　485
病例-交叉设计　case-crossover design　487
病例交叉设计　case-crossover design　586
病例时间对照设计　case-time-control design　488
病因分值　etiologic fraction，EF　511
伯克森偏倚　Berkson's bias　501

C

参数　parameter　6
参数估计　parameter estimation　8，77
参数统计　parametric statistics　144
残差　residual　191
残差分析　residual analysis　198

645